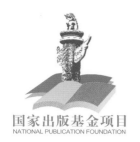

国家出版基金项目
NATIONAL PUBLICATION FOUNDATION

"十三五"国家重点出版物出版规划项目

高原医学系列丛书

高原常见疾病

CLINICAL DISEASES OF HIGH ALTITUDE

U0267458

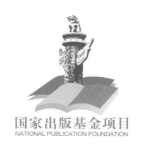

国家出版基金项目
NATIONAL PUBLICATION FOUNDATION

"十三五"国家重点出版物出版规划项目
高原医学系列丛书

高原常见疾病
CLINICAL DISEASES OF HIGH ALTITUDE

主　编　格日力
副主编　关　巍　常　荣　冀林华

北京大学医学出版社

GAOYUAN CHANGJIAN JIBING

图书在版编目（CIP）数据

高原常见疾病 / 格日力主编 . 北京：北京大学
医学出版社，2021.6
（高原医学 / 格日力总主编）
ISBN 978-7-5659-2471-2

Ⅰ . ①高…　Ⅱ . ①格…　Ⅲ . ①高原医学 - 常见病 - 诊
疗　Ⅳ . ① R188

中国版本图书馆 CIP 数据核字（2021）第 145064 号

高原常见疾病

主　　编：格日力

出版发行：北京大学医学出版社

地　　址：（100191）北京市海淀区学院路 38 号　北京大学医学部院内

电　　话：发行部 010-82802230；图书邮购 010-82802495

网　　址：http://www.pumpress.com.cn

E - m a i l：booksale@bjmu.edu.cn

印　　刷：北京信彩瑞禾印刷厂

经　　销：新华书店

策划编辑：许　立　赵　莳　陈　奋　药　蓉

责任编辑：杨　杰　　责任校对：靳新强　　责任印制：李　啸

开　　本：889 mm×1194 mm　1/16　　印张：38.75　　字数：1110 千字

版　　次：2021 年 6 月第 1 版　2021 年 6 月第 1 次印刷

书　　号：ISBN 978-7-5659-2471-2

定　　价：350.00 元

版权所有，违者必究

（凡属质量问题请与本社发行部联系退换）

高原医学系列丛书
编 委 会

主 任 委 员　　格日力

副主任委员　　刘永年　崔　森　欧珠罗布

委　　　员（按姓名汉语拼音排序）

巴桑卓玛　常　兰　常　荣　陈　芃

崔超英　关　巍　冀林华　靳国恩

马福海　马　兰　祁玉娟　任　明

杨应忠　张建青　张　伟

秘　　　书　胥　瑾

分册编委会

主　　编　格日力

副 主 编　关　巍　常　荣　冀林华

编　　委（按姓名汉语拼音排序）

常　荣	青海省人民医院区中心医院	马颖才	青海省人民医院
崔金霞	青海大学附属医院	梅　峰	青海大学附属医院
樊海宁	青海大学附属医院	秦雅婧	青海大学附属医院
耿　惠	青海大学附属医院	苏　娟	青海大学附属医院
关瑞娟	青海省人民医院	田富彰	青海省地方病防控所
关　巍	青海大学附属医院区中心医院	王进鹏	青海省人民医院
郭　砚	青海大学附属医院	王献珍	青海大学附属医院
侯　倩	青海省人民医院	王学军	青海省红十字医院
冀林华	青海大学附属医院	魏晓娟	青海省人民医院
李　凌	青海省人民医院	杨永耿	青海省人民医院
李　毅	青海大学附属医院	余震坤	青海省人民医院
李玉红	青海大学附属医院	张雪飞	青海省地方病防控所
李占全	青海大学附属医院	赵成玉	青海大学附属医院
罗　伟	青海大学附属医院	周思思	青海省人民医院
马丽莉	青海省人民医院	朱爱琴	青海省人民医院

秘　　书　王亚平　青海省人民医院

主编简介

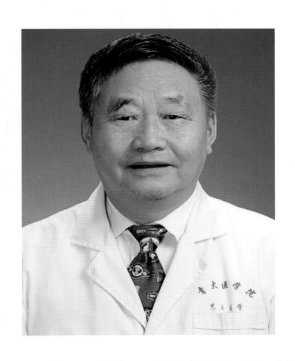

格日力，医学博士，教授，主任医师，博士生导师。现任青海省科学技术协会副主席，青海大学高原医学研究中心主任，呼吸内科学与高原医学教授、主任医师，享受国务院政府特殊津贴。兼任青海大学学位委员会主任，国际高原医学会常务理事、亚太地区国际高原医学会主席、教育部医学与生物学部委员、《中国高原医学与生物学杂志》主编。

主要从事低氧生理和高原医学研究，在国内外期刊发表论文 390 余篇，其中包括 *Science*、*Nature* 等顶级期刊；著有专著 3 部。承担国家级和省部级科研项目 18 项；获国家科技进步特等奖、二等奖，何梁何利奖、青海省科技进步一等奖（两次），全国杰出专业技术人才、全国优秀科技工作者提名奖，2016 年发展中国家科学院基础医学奖，2017 年全国创新争先奖。2019 年担任青海省人才联合会理事长，注重用科技服务民生，其科研成果在青藏铁路建设、高原病防治、玉树地震救灾、高原病急救以及促进高原经济社会发展、维护边疆稳定等方面发挥了重要的作用。

在高原医学人才建设上，创建了集教学、科研、医疗为一体的高原医学研究基地，创建了第一个青海高等院校高原医学博士点和国家级重点学科，培养了 40 余名高原本土医学博士。

丛 书 序 一

高原医学是一门新兴的交叉学科，与特殊的地域环境密切相关，主要特点是低压低氧、低温、干燥、强紫外线等。生活在高原地区的一切生命体均涉及对低压低氧等特殊环境的自身平衡调节。机体为了适应特殊自然环境，启动自身平衡调节机制，使各系统功能达到新的动态平衡，实现机体的习服与适应。如果调节机制失衡、适应功能不良，出现失代偿，就会发生高原疾病。高原低压低氧环境对呼吸、循环、消化、血液、神经、泌尿、内分泌等多系统及水、电解质和能量代谢等产生诸多效应。我们认为，高原环境对人体的影响是多系统、多方位、急慢性损害并存的复杂的病理生理现象，目前还有许多医学难题有待研究。

近几年来，高海拔地区医学和生理学领域的研究取得了跨越式的快速发展。荣获 2019 年诺贝尔生理学或医学奖的来自美国、英国的三位科学家经过 27 年的潜心研究，揭示了氧气如何在细胞中起作用，以及人体从整体水平上如何适应低氧环境变化，从而进一步精准地解释了有关新陈代谢、免疫调节等影响人体适应高原低氧环境的科学问题。高原低氧给人体所带来的影响是多方面的，如高原劳动力受限、高原衰退、高原生活质量下降，以及各类急、慢性高原疾病。细胞氧感知通路的新发现，为高原适应与损伤机制研究和高原运动训练、高原老年医学、高原野外急救医学，以及肿瘤学等的深入研究带来了新的启示与方向，具有重要的理论价值和巨大的临床应用潜力。

为了进一步促进高原医学教学与科研工作的健康快速发展，更广泛地开展高原医学科普教育，深化医教协同，推进医学教育改革与发展，在提升医学人才培养质量的时代要求与背景下，我们紧紧围绕国家生态文明建设战略及高原人群的健康与卫生保健需求，突出青藏高原地域特色，在北京大学医学出版社的大力支持下，启动了"高原医学系列丛书"的编写工作，并成功申请到了国家出版基金资助。根据医学专业类别的不同，本系列丛书共分为 11 个分册，其内容涉及高原特殊环境有关的基础与临床研究、高原劳动卫生防护、高原动物与人体遗传适应、高原运动生理、藏医药等。本系列丛书包括：

1.《高原适应的生物基础》 青藏高原由于地理环境的特殊性和长期的自然选择，逐步形成了独特的生物多样性。藏族、蒙古族等少数民族是主要世居者，世代的变迁使他们一步步适应了这一特定的自然环境，得以生存繁衍。如藏羚羊、牦牛、藏绵羊、高原鼢鼠、高原鼠兔等高原特有动物经过不断进化，成为该地区的主要动物物种，为维持青藏高原的生态平衡和生物多样性起到了重要作用。为了逐步揭开高原世居人群和土著动物的神秘面纱，本书以适应低氧环境的遗传学机制为切入点，从生理、生化、形态学和分子学等方面来探秘人类和动物适应严酷高寒低氧环境的生物学机制。总结了这些生存于高原的人和动物，特别是藏族人群中所发现的 *EGLN1*、*PPARA*、*EPAS1* 等基因的生理功能，从而为高原医学研究提供新的研究策略。

2.《高原医学与生理学》（第 5 版） 该书为英译中文版翻译图书，原著主编者为国际著名高原医学专家约翰·韦斯特（J.B. West）教授，其内容阐述了高原医学和生理学的基本知识及最新研究进展，内容新颖前沿，它将会推动我国高原医学科学的发展。

3. *Hypoxia-Related High Altitude Illness*（《低氧相关高原疾病》） 该书用英文编写，全面地整理和总结了高原低氧环境中各系统疾病的变化特点，探讨了高原地区常见的各种急、慢性疾病的病理生理学变化。立足青藏高原，将我国高原医学研究的新成果推上了国际舞台。

4.《高原低氧神经生理》 本书是专门阐述在低压低氧和常压低氧环境下，神经系统结构和功能变化特点及其规律的一部书籍。该书涉及在低氧环境下脑血流变化、血脑屏障、脑电活动、神经递质合成和释放、突触可塑性、信号传递通路、感觉神经和运动神经活动规律、认知功能、能量代谢以及神经干细胞等方面。它是对当前高原脑科学领域研究状况的一次概括和总结，是致力于三江源地区人居住健康发展的一部著作。相信该书的出版将对高原脑科学研究的发展具有一定的推动作用，也为广大高原医学研究者提供参考。

5.《高原常见疾病》 本书重点对高原地区较常见的急性和慢性高原病的病理生理学变化、诊断标准，以及防治等进行详细整理和总结，特别是简要介绍了调节细胞氧感知通路过程中的关键转录因子——低氧诱导因子（HIF-1），其中的关键分子——脯氨酰羟化酶（PHD2）与高原红细胞增多症患者氧稳态的分子机制，以及低氧性肺动脉高压发生、发展过程中 HIF-1 的作用机制，包括慢性低氧如何调控肺动脉平滑肌细胞的增殖与收缩，如何寻找有效的基于 HIF-1 靶向治疗低氧性肺动脉高压的有效药物等进行了叙述。另外，

对具有高原区域特色的疾病如结核、包虫病、高原烧伤与冻伤和高原麻醉进行阐述，突出了临床疾病在高原特殊环境下的特点和诊治要点。本书旨在提高临床医师对高原特殊环境下的相关临床疾病的深入认识，在临床实践中不断总结经验，提高高原临床疾病的诊治水平，服务于广大高原人民。

6.《高原实用妇产科学》 本书是高原地区临床使用的综合性妇产科参考书籍，旨在研究高原地区妇女生殖系统各种疾病的发生、发展变化的特点，以及在妊娠、分娩、产褥期等不同时期的孕产妇的生理、病理变化特点，并对高原地区胎儿、新生儿的生理病理特点进行阐述，为广大高原地区妇产科医生提供参考。

7.《高原运动医学基础与应用》 通过总结多年高原训练的实践经验和国内外最新研究成果，以高原运动医学为切入点，力求理论与应用并重，前沿动向和实际相结合，探讨了高原地理环境及高原运动锻炼的低氧生理适应机制，全面总结和分析了高原训练及运动锻炼的基本理论、方法和应用，提出了一系列建设性意见和注意事项，对进一步推进我国高原训练实践及全民健身活动发展具有积极意义。

8.《高原藏医药学》 藏医药与高原医学有着密切关系，本书参考了诸多著名藏医专家的著作，总结了多年藏医研究的精华，浓缩了具有浓郁民族特色的藏医药文化精髓，并与高原地域特色密切结合。民族医药与高原常见病、多发病的诊治密切相关，编写本书旨在更好地治疗高原少数民族人民的疾病。

9.《高原临床病理生理学》 本书的编写遵循病理生理学内容的基本结构，同时紧跟学科发展的前沿，力求介绍最新的研究进展和成果。编写上，一方面突出病理生理学这门"桥梁学科"特点，注重基础与临床的紧密联系；另一方面注重介绍高原低氧环境中相关器官系统，如呼吸系统、心血管系统、血液系统、中枢神经系统、免疫和

营养代谢系统等在缺氧条件下的损伤机制及变化。它不仅为临床医生诊疗工作提供了丰富的基础医学理论与知识，而且为广大医学生学习高原医学及相关医学知识提供了教材和参考书籍。

10.《高原医学》（第2版） 这是一本适用于医学本科生、研究生使用的教材，是在《高原医学》（第1版）教材的基础上编写而成的。编写过程中所有章节都做了认真仔细的更新，对陈旧的内容进行了必要的删减，同时增加了许多新的图片和表格，并对参考文献进行了更新。完善后的教材层次性、逻辑性、结构严谨性、文字简洁流畅性均大幅提升。本书作者在高原缺氧研究领域中的高原医学理论成果获得国际认可，在此基础上，将基础理论与最新研究成果有机结合，同时吸收国际最新成果，突出"高原、民族、地域"等特色，编写了独特的高原医学教材，主要适用于临床医学本科、研究生和全科医学专业学生。

11.《走进高原健康必读》 本书是针对初上高原地区，对高原医学感兴趣的非医学专业人士的科普读物，详细介绍了与高原有关的保健知识，具有较强的实用性，同时向公众提供了高原医学的实用科学知识。本书从高原的地理概况、气候特征、高原民族文化、饮食文化、高原交通枢纽，以及初上高原需要掌握的基本医学和保健知识的角度，做了较为全面、详细的梳理和介绍，尤其对高原上各种交通工具的使用、高原气候的逐步适应、初上高原发生的不良反应的自我评估和出现严重高原不良反应时的重要解决途径做了较为全面的介绍，希望读者在欣赏高原地区美丽自然风光的同时，能对高原的圣洁美景、特殊气候、自然条件、民族风俗、饮食文化，以及高原医学知识的储备有更多的深入了解。

本丛书大部分的编写人员是来自青海、西藏、重庆等地区从事高原医学基础与临床工作的专家，还有一些在其他地区从事高原医学研究的专家学者，其中不乏中青年博士、少数民族学者，他们本着严谨、科学、负责的态度，为编撰好本丛书付出了大量心血。衷心感谢北京大学医学出版社的责任编辑许立、赵莳、陈奋等老师对本丛书出版所付出的努力。在此向他们致以诚挚的谢意和崇高的敬意。

由于高原医学是一门发展中的新兴学科，对高原特殊环境下的临床与基础研究尚不够深入，再加上编者的专业范围较广，对各专业临床及基础理论的论述，虽各有侧重，但仍难免有重复之处。另外，编者学术理论、临床实践水平有限，书中难免存在不足，恳请广大读者批评指正，以利于我们不断改进和进步。

格日力 教授
青海大学高原医学研究中心
2021 年 5 月

丛 书 序 二

青藏高原被称为"世界屋脊"、地球"第三极"和欧亚大陆制高点，是我国的特色地貌之一。青藏高原毗邻多国，民族众多。历史的烽火硝烟至今余烬犹在，青藏高原的地理位置也事关国家战略安全。青藏高原地质成矿条件好，又是"亚洲水塔"，自然资源丰富，是我国经济可持续发展的重要战略资源地区。

新中国成立以来，川藏、青藏、新藏等多条公路的建成，多条航空线路的开通，青藏铁路的运行，西藏电网的覆盖，光纤工程的实施等将青藏高原与内地紧密地联系起来；"十四五"期间，川藏铁路、大型水电工程的建设必将进一步提升青藏高原在我国国防安全、经济建设和社会发展的战略地位。

高原地区经济与国防建设的突飞猛进，使人们对高原低氧等极端环境的防护需求日益加大。平原世居者急进高原而产生的急性高原病，移居人群和世居人群的慢性高原病，还有多种高原低氧的机体损害问题都需要在科学研究的基础上进行科学的医学防护。

我国的高原医学专家多年来扎根高原，悉心耕耘，在急性高原病防治上，创造了青藏铁路建设者急性高原病"零死亡"的奇迹；在慢性高原病的诊断上，提出了"青海标准"；开展了对其他高原低氧引发病症的多层次深入研究。

在这一时代背景和历史机遇下，这套描述高原医学相关问题的丛书应运而生。本套丛书的作者们或是世居高原的藏族、蒙古族儿女，或是父母移居高原的"高二代"，或是其他将大好年华挥洒在高原的奉献者。他们都是高原医学相关领域的精英、翘楚，他们都对高原怀有深深的爱。

本套丛书的出版是我国高原医学发展的需要，也是我国高原医学发展的必然。相信本套丛书的问世，将对高原医学领域的医、教、研发展起到重要的作用，在青藏高原地区的建设中发挥重要作用，而且将会进一步为确立我国在国际高原医学领域的领军地位产生重大影响。

致敬作者，祝福青藏，扎西德勒。

范 明 教授
中国人民解放军军事医学科学院
2020 年 12 月

丛 书 序 三

It is a truly amazing feat of human physiology that each of the approximately one hundred trillion cells in the healthy adult human body is supplied with adequate O_2 to meet its metabolic needs or, to put it another way, that O_2 supply and demand are matched on such a massive scale.

The discovery of hypoxia-inducible factors (HIFs) and their regulation by HIF hydroxylases has provided a molecular mechanism for understanding how oxygen homeostasis is maintained despite moment-to-moment changes in O_2 delivery and utilization across those hundred trillion cells.

The HIFs and their hydroxylases are present across metazoan species, the evolution of which is a story of increasingly large and complex body plans, necessitating increasingly extensive and sophisticated physiological systems for O_2 delivery, culminating in the respiratory and circulatory systems of mammals. It is no surprise that this evolutionary process was accompanied by an increasing complexity of the underlying molecular mechanisms. *Caenorhabditis elegans*, a simple nematode that is composed of roughly one thousand cells, makes only one HIF protein and just a single HIF hydroxylase, whereas the genome of Homo sapiens encodes three HIF proteins and four HIF hydroxylases.

Besides the evolution of metazoan species of increasing size and structural complexity, another truly remarkable feature of animal life on earth has been its ability to populate virtually every available ecological niche on land and in the sea. Even within a single species, the drive for environmental adaptation seems to have been relentless. As a result, humans have adapted to life at high altitude, with long-term settlement of regions of the Himalayas, Andes, and Ethiopean plateau at elevations exceeding 3500 meters. The principal challenges of life at high altitude include increased exposure to ultraviolet light and cold temperatures, but the greatest challenge is reduced O_2 availability. Thus, individuals residing at an altitude of 3650 meters in Lhasa, Tibet must maintain O_2 homeostasis despite an ambient O_2 concentration of 14% (a partial pressure of $\sim$ 500 mmHg), which is one third less than is present at sea level (21%, $\sim$ 760 mmHg).

Evolution is the product of mutation and selection. Thus, over many millennia, humans and their hominid progenitors, as well as other metazoan species living at high altitude, have been subject to the process of natural selection, in which individuals with genetic variants that improved the adaptation of their body to chronic hypoxia were more likely to pass their genes along to the next generation. The recent identification of variants in the *EPAS1* and *EGLN1* genes, which encode a HIF protein and HIF prolyl hydroxylase, respectively, as the most highly selected polymorphisms in the genome of high-altitude Tibetans has underscored that O_2 homeostasis provides an organizing principle for understanding human evolution and biology.

Still, given the profound requirement for O_2, there are many unanswered questions about the impact of chronic hypoxia on human development and physiology, as well as the predisposition to, and progression of, various human diseases. The eleven books in this series will focus on many of these issues. For example, while most Tibetans appear well adapted to life at high altitude by virtue of having inherited protective alleles at the *EPAS1* and *EGLN1* genes, individuals who have not inherited these variants are at increased risk for the development of chronic mountain sickness, a life-threatening condition that is often characterized by polycythemia, pulmonary hypertension, and cognitive deficits. The potentially fatal outcome of this disease represents a selection against individuals who do not carry the protective variants. Another major source of selection is during pregnancy, when chronic hypoxia exerts its maximum effect by affecting survival at the earliest stages of life. As we achieve a greater understanding of the pathophysiological effects of chronic hypoxia, we will be in a better position to prevent or treat hypoxia-associated diseases. Conversely, what we learn about the molecular and cellular mechanisms underlying effective adaptation to chronic hypoxia in high altitude populations may provide new strategies for the treatment of disorders that are common in lowland populations, such as ischemic cardiovascular disease due to atherosclerosis and pulmonary hypertension due to chronic lung disease.

Gregg L. Semenza, MD, PhD
Professor of Johns Hopkins University
School of Medicine USA
Member of the National Academy of Sciences of USA
Winner of the 2019 Noble Prize in Physiology or Medicine
January, 2021

丛书序三（译文）

一个健康成年人体内大约有 100 万亿个细胞。让人惊奇的是，每个细胞都有足够的氧气供应以满足其代谢需要，换言之，这是一种在最大限度上达到了氧气供需平衡的状态。

尽管氧的输送和利用在 100 万亿个细胞中时刻变化着，但低氧诱导因子（HIF）的发现和 HIF 羟化酶对其的调控为氧稳态维持提供了一种分子调控机制。

HIF 及其羟化酶广泛存在于多细胞动物物种中。多细胞物种的进化需要越来越广泛和复杂的生理系统支持以保证氧气输送，最终使氧气到达哺乳动物的呼吸和循环系统。可以肯定的是，该进化过程的潜在分子机制更为复杂。秀丽线虫（*Caenorhabditis elegans*）是一种由大约 1000 个细胞组成的简单的线虫，只产生一种 HIF 蛋白和一种 HIF 羟化酶，而现代人的基因组编码了 3 种 HIF 蛋白和 4 种 HIF 羟化酶。

除了多细胞后生动物物种的体型进化得越来越大、结构越来越复杂之外，地球上动物生命的另一个真正显著的特征是它能够在陆地和海洋上几乎占据所有可用的生态区域。即使是在一个物种内部，对环境适应的驱动力似乎也是不间断的。因此，人类已经适应了高海拔地区的生活，并在喜马拉雅山、安第斯山脉和埃塞俄比亚高原地区等海拔超过 3500 米的地区长期定居。高海拔地区生活的主要挑战包括紫外线、低温，但最大的挑战是低氧。因此，尽管西藏拉萨（海拔 3650 米）的氧浓度为 14%（大气压约 500 mmHg），比海平面（氧浓度 21%，大气压约 760 mmHg）低 1/3，但居住在这里的人也必须适应并维持氧稳态。

进化是突变和选择的产物。因此，几千年来，生活在高海拔地区的人类和人类的祖先及其他多细胞动物物种一直受到自然选择的影响。他们不断发生着遗传变异，这种变异使得他们对慢性缺氧的适应能力增加，并且把适应缺氧的基因传递下去，进行着种族繁衍。最近，在编码 HIF 蛋白和 HIF 脯氨酰羟化酶的 *EPAS1* 和 *EGLN1* 基因中发现了变异。这两个基因是高海拔藏族人基因组中高度选择的遗传多态性，说明氧稳态为人类进化和生物学提供了一个组织原则。

尽管如此，鉴于对氧气的巨大需求，我们仍有许多问题有待研究，包括慢性缺氧对人类发育、生理的影响，对各种疾病的易感性等。本系列丛书的 11 个分册将集中讨论其中的许多问题。例如，虽然大多数藏族人在 *EPAS1* 和 *EGLN1* 基因上遗传了保护性基因，因此似乎很好地适应了高海拔地区的生活，但没有遗传这些变异的个体患慢性高原病的风险增加。该疾病通常以红细胞增多症、肺动脉高压和认知障碍为特征，可危及生命。这种疾病的潜在致命结果代表了对不携带保护性基因的个体的选择。另一个主要的选择来源是在妊娠期间，慢性缺氧通过影响生命早期的存活发挥最大的作用。随着我们对慢性缺氧的病理生理学效应有了更深入的了解，我们将能够更好地预防或治疗缺氧相关疾病。相反，我们对高海拔人群有效适应慢性缺氧的分子和细胞机制的了解可能为平原人群常见疾病的治疗提供新的策略，如动脉粥样硬化引起的缺血性心血管疾病和慢性肺病引起的肺动脉高压。

格雷格·塞门扎 教授

美国约翰斯·霍普金斯大学医学院

美国国家科学院院士

2019 年诺贝尔生理学或医学奖获得者

2021 年 1 月

丛 书 序 四

People and other species adapting to the challenge of high-altitude hypoxia form the substance of this set of volumes overseen by Editor-in-Chief Ge Ri-Li, director of the Research Center for High-Altitude Medicine, Qinghai University. With an average altitude of 4500 m, the vast Qinghai-Tibet Plateau afforded Dr. Ge, national and international colleagues, and students a richly endowed natural laboratory to address classic scientific questions and raise new ones about the biological consequences of hundreds of generations, a lifetime, or a short period of exposure to an unavoidable, severe, and unique stress: hypobaric hypoxia. It results from falling barometric pressure with increasing altitude; the air becomes less dense and has fewer molecules, including oxygen molecules that make up 21% of air. The renowned physician-scientist John B. West has remarked that high-altitude hypoxia affects every system in the body. The topics in this set of volumes support his assertion.

One volume of the series launches the series with an evolutionary approach examining the genetic bases of adaptation by Tibetans, a population with millennia of highland residence, and highland animal species such as the Tibetan antelope (*Pantholops hodgsonii*). Several volumes expand to physiology, pathology, and medicine among highlanders and others. People of many nationalities have migrated to the Qinghai-Tibet Plateau, worked there for a time, or visited as tourists. Volumes in the series deal with their responses. Other volumes address the medical specialties of neurology and obstetrics, and gynecology when practiced at high altitudes. Adaptations to hypoxia may increase vulnerability to certain diseases, a topic covered from both biomedicine and Tibetan medicine viewpoints.

This series aims to serve a diverse audience with basic science and translational science perspectives. For example, one volume addresses new residents themselves, another advises athletes in training, and another teaches medical students. In summary, Editor-in-Chief Ge Ri-Li has organized a series of volumes that will form a reference work about the basic science, its educational, practical and public health applications obtained during decades of research and practice on the Qinghai-Tibet Plateau.

Cynthia M. Beall, PhD
Professor of Case Western Reserve University
Member of the National Academy of Sciences of USA
January, 2021

丛书序四（译文）

这套丛书是在青海大学高原医学研究中心主任格日力教授的指导下完成的，其主要讲述了人类和动物物种对高原低氧环境的适应。青藏高原地域辽阔，平均海拔 4500 米，为格日力教授及其团队提供了得天独厚的自然实验室，用以解决经典科学问题，并不断提出关于数百代人一生或短时间暴露在不可避免的、严重的、独特的低压低氧环境下的生物学效应的新问题。低压缺氧是指随着海拔升高，气压下降，进而出现空气稀薄，包括占空气 21% 的氧分子在内的分子减少。著名的医学家约翰·韦斯特（J.B. West）曾指出高原缺氧会影响身体各个系统，这套丛书支持该观点。

丛书分册之一从进化角度研究了藏族人群及高原动物物种（如藏羚羊）适应高原缺氧的遗传基础。许多分册还分别介绍了青藏高原世居者、移居人员、工作和旅游参观人群的生理学、病理学及医药学等相关内容。有些分册还涉及高海拔居住人群的神经病学、妇产科学等。此外，缺氧适应可能会增加人体对某些疾病的易感性，这是生物医学和藏医学所涵盖的一个主题。

本丛书旨在为不同的读者提供基础科学和转化科学的视角。例如，其中一个分册主要是针对住院医师，而另一个分册则是针对训练中的运动员，还有一个分册是针对医学生编写的。总而言之，格日力教授主编的这一系列丛书，是一套在青藏高原几十年研究和实践中获得的有关基础医学、教育、实践和公共卫生应用的参考书。

辛西娅·贝尔 教授

美国凯斯西储大学人类学部

美国国家科学院院士

2021 年 1 月

前　言

青藏高原号称"世界屋脊"和"地球第三极"，平均海拔 4500 米，大气氧分压仅为海平面的 53%～62%，环境低氧现象极为显著。该地区占我国陆地总面积的 26%，长期居住人口约有 1000 万，且以世居少数民族为主。该地区资源及社会文化景观丰富，可开发利用程度高，经济发展潜力巨大，每年约有 200 万人从低海拔地区进入高原。高原环境低压、低氧、低温、干燥、紫外线强，其中，低氧是高原环境的显著特征。急性高原低氧暴露可以引起急性高原反应、高原脑水肿或高原肺水肿，慢性高原低氧暴露可以引起慢性高原病、高原肺动脉高压、高原性心脏病等。然而，在高原低氧环境下，不仅可以引起急、慢性高原疾病，而且其他临床疾病也具有与平原地区不同的特点和诊治方法，近年来的研究取得了很大的进展，但仍缺乏系统性的阐述和足够的重视。

本书的编委来自青海从事高原临床工作的专家，同时还有长期在高原地区从事创伤外科、心脏外科、眼科、烧伤与冻伤、高原人畜共患病等临床一线的专家学者，共同参与了本书的编写工作，因而更丰富了全书的理论性与实用性。在编写过程中，主要介绍受高原环境影响较大的系统，如呼吸系统、循环系统、血液系统、神经系统及皮肤等，同时也对具有高原地区特色的疾病（如结核、棘球蚴病）、高原烧伤与冻伤和高原麻醉进行了阐述，突出了临床疾病在高原特殊环境下的特点和诊治要点，旨在提高临床医师对高原特殊环境下相关临床疾病的认识，在临床实践中不断总结经验，提高高原临床疾病的诊治水平，服务于广大高原人民。

由于对高原环境下临床疾病的研究尚不够深入，并且编者的专业范围较广，因此对各专业临床及基础理论的论述，虽然各有侧重，但仍难免有重复之处。另外，编者学术理论、临床实践水平有限，书中难免存在不足之处，尚请广大读者批评、指正。

格日力

2021 年 5 月

目　录

第一篇　呼吸系统疾病

第二篇 循环系统疾病

第三篇 消化系统疾病

第四篇 血液系统疾病

第五篇　风湿性疾病

第六篇　神经系统疾病

第七篇 高原常见传染病

第八篇 其他高原临床相关疾病

第九篇 高原人畜共患病

第十篇 高原疾病与麻醉

呼吸系统疾病

高原环境最主要的变化是随海拔的升高，大气压呈非线性降低，吸入气氧分压、肺泡氧分压及动脉血氧分压均降低，气体密度和温度也降低。伴随着低温，绝对湿度相对于海平面也降低。这会增加呼吸道水分的丢失，特别是在运动时通气量增加的情况下。随海拔升高，气体的质量也发生变化，如尘螨是导致哮喘的一种重要的过敏原，它随海拔的升高而减少。但空气质量的其他方面，随海拔升高可能变得不佳，如在高原运输货物的大型柴油卡车数量增多，排放的尾气也明显增多；高原很多地区以木材或牦牛粪为燃料，也可导致空气质量变差；高原强紫外线使光化学产物和雾气增多；高原有许多山谷，频繁的温度变化使污染物增多。呼吸系统是机体与外界进行气体交换的系统，高原环境的这些变化均会对呼吸系统造成影响，所以高原呼吸系统疾病具有与平原不同的特点。

（关　巍）

第一章

急性气管支气管炎

急性气管支气管炎是病毒或细菌感染，物理、化学性刺激或过敏因素所引起的气管 - 支气管黏膜急性炎症。在高原地区，由于低氧、低温、昼夜温差大、寒冷季节时间长，所以本病一年四季均可发生，主要在秋、冬季节或气候突变时发病，多见于儿童和老年人。由于高原特殊的环境，导致本病在该地区发病率高于平原地区[1]。

一、病因

本病可由病毒、细菌感染直接导致，也可因急性上呼吸道感染蔓延引起。常见感染病毒为腺病毒、流感病毒（甲型、乙型）、冠状病毒、鼻病毒、单纯疱疹病毒、呼吸道合胞病毒和副流感病毒。常见致病细菌为流感嗜血杆菌、肺炎链球菌、卡他莫拉菌等。衣原体和支原体感染有所增加，在病毒感染的基础上继发细菌感染也较常见。物理与化学性刺激（如过冷空气、粉尘、某些刺激性气体等），也易引起本病。

二、病理表现

气管、支气管黏膜充血、水肿，纤毛上皮细胞损伤脱落，黏液腺体肥大，分泌物增加，并有淋巴细胞和中性粒细胞浸润。炎症消退后，气管、支气管黏膜的结构和功能可恢复正常。

三、临床表现

（一）症状

本病起病急，患者往往先有上呼吸道感染的症状，如鼻塞、打喷嚏、咽痛、声音嘶哑等，全身症状轻微，有轻度畏寒、发热、头痛及全身酸痛等。

最主要的呼吸系统症状为咳嗽，呈刺激性，痰液少，多为白色黏液痰，几天后咳嗽加重，合并细菌感染，痰液可由黏液转为黏液脓性。剧烈咳嗽时可伴恶心、呕吐或胸、腹肌痛。伴发支气管痉挛时，患者可有哮鸣和气促。本病一般呈自限性，发热和全身不适可在 3 ～ 5 天内消退，但咳嗽有时可持续时间较长，甚至长达数周，逐渐演变为感染后咳嗽。

（二）体征

支气管痉挛，可听到喘鸣音。黏液分泌物在较大支气管时，可有粗的干啰音，咳嗽后消失。稀薄分泌物积留在小支气管时，肺部可闻及湿啰音。

四、辅助检查

病毒感染者血液白细胞总数正常或降低，淋巴细胞数量可增加；细菌感染或合并细菌感染时，白细胞总数和中性粒细胞数量增高。

胸部 X 线检查无异常或仅有肺纹理增粗。

痰培养、免疫荧光法、酶联免疫吸附法、病毒分离鉴定、病毒血清学检查等有助于确定病原体。

五、诊断与鉴别诊断

通常根据症状、体征、X 线表现、血常规检查，即可作出临床诊断。根据相关实验室检查则可作出病原学诊断，对轻、中度患者没有必要，对重症、继发细菌感染、治疗效果欠佳者可进行相关病原体检测，以指导临床用药。

急性气管支气管炎应与多种疾病（如肺结核、肺癌、支原体肺炎、肺脓肿、麻疹、百日咳、急性扁桃体炎、流行性感冒等）相鉴别。

六、治疗

（一）一般治疗

应当注意休息，保暖，多饮水，补充足够热量。对发热患者可给予物理降温或给予解热镇痛药。

（二）抗感染

对于由病毒引起者一般给予抗病毒药。根据感染的病原体及药物敏感试验选择抗菌药物治疗。未能得到致病菌阳性结果时，可以选用大环内酯类、青霉素、头孢菌素类和喹诺酮类等药物。多数患者口服抗菌药物即可，对症状较重者可用肌内注射或静脉滴注。

（三）对症治疗

对咳嗽无痰患者，可用右美沙芬、喷托维林或可待因。对咳嗽有痰而不易咳出者，可选用盐酸氨溴索、溴己新、羧甲司坦等。对伴有支气管痉挛者可应用沙丁胺醇、异丙托溴铵等雾化吸入给药，以舒张支气管。另外，还可选用止咳化痰中成药。

七、预防

（一）避免诱因

避免受凉、淋雨、过度疲劳；避免与急性上呼吸道感染患者接触，避免脏手接触口、眼、鼻。年老体弱易感者更应注意防护，上呼吸道感染流行时应戴口罩，避免在人群聚集的公共场所出入。

（二）增强体质

坚持适度有规律的户外运动，提高机体免疫力与耐寒能力是预防本病的主要方法。

（三）免疫调节药物和疫苗

对于经常、反复发生本病以及免疫力低下的患者，可酌情应用免疫增强剂。目前除流感病毒外，尚没有针对本病相关其他病毒的疫苗。

（关　巍）

参考文献

[1] 杨生岳. 高原常见呼吸系统疾病防治的研究进展 [J]. 高原医学杂志，2014，24（4）：44-63.

第二章

社区获得性肺炎

社区获得性肺炎（community acquired pneumonia, CAP）是指在医院外罹患的感染性肺实质炎症, 包括具有明确潜伏期的病原体感染而在入院后平均潜伏期内发病的肺炎。

一、流行病学

虽然强杀菌、超广谱抗生素不断问世, 但CAP仍然是威胁人类健康的重要疾病, 尤其是随着人口老龄化、免疫受损宿主增加、病原体的变迁和抗生素的耐药性上升, CAP面临着许多问题和挑战。

寒冷、干燥及低氧是高原地区的气候特点。人体受凉以后, 呼吸系统的抵抗力下降, 容易遭受病毒感染, 导致呼吸道黏膜被破坏, 屏障作用减弱。在冷空气的刺激下, 呼吸道腺体分泌增加, 痰液量增加。由于高原空气干燥, 使痰液变得黏稠, 难以咳出, 为大多数细菌的繁殖创造了条件。缺氧可使机体免疫功能降低, 吞噬细胞在呼吸系统中的正常作用发生障碍, 细菌到达肺部后, 难以迅速被全部清除, 进一步繁殖而引起感染。因此, 虽然高原环境相对纯净, 细菌数量相对较少, 但肺炎的发病率仍然较高。

目前缺乏高原社区获得性肺炎的流行病学调查研究数据。有报道显示高原地区肺炎住院患者占内科住院患者的10%以上[1]。由于海拔越高, 气温越低, 昼夜温差越大, 人体越易受凉, 故本病发病率有随海拔升高而增加的趋势。高原气候寒冷, 全年平均气温明显降低, 因而一年四季均有发病者, 以冬、春季发病为多, 每年11月至次年5月为疾病的高发季节。

二、病原学

CAP病原体的组成和耐药特性在不同国家、地区之间存在着明显差异, 且随时间的推移而发生变迁。目前国内多项成人CAP流行病学调查结果显示: 肺炎支原体和肺炎链球菌是我国成人CAP的重要致病菌[2]。其他常见病原体包括流感嗜血杆菌、肺炎衣原体、肺炎克雷伯菌及金黄色葡萄球菌; 但铜绿假单胞菌、鲍曼不动杆菌感染者少见。随着病毒检测技术的发展与应用, 呼吸道病毒在我国成人CAP发病过程中的作用逐渐受到重视。近期发表的几项多中心研究结果显示, 我国成人CAP患者中病毒检出率为15.0%～34.9%, 流感病毒占首位, 其他病毒包括副流感病毒、鼻病毒、腺病毒、人偏肺病毒及呼吸道合胞病毒等。病毒检测阳性患者中5.8%～65.7%可合并细菌或非典型病原体感染。

高原CAP的相关病原学研究较少, 有研究[3]发现, 海拔在2260～2800 m地区的老年人肺炎病原体中, 革兰氏阳性菌占44.5%, 依次为肺炎链球菌、化脓性链球菌、溶血性链球菌、金黄色葡萄球菌; 革兰氏阴性菌占44.1%, 主要为肺炎克雷伯菌、产气肠杆菌、沙雷菌及大肠埃希菌; 真菌占11.4%, 主要为热带假丝酵母菌及近平滑假丝酵母菌。但目前国内外有关高原CAP病原学的资料极少, 需要进一步研究。

三、诊断依据

1. 社区发病。
2. 肺炎的临床表现 ①新出现的咳嗽、咳痰或原有呼吸道疾病症状加重, 并出现脓性痰, 伴或不伴胸痛, 咯血、呼吸困难; ②发热; ③肺实变体征和（或）湿啰音; ④外周血白细胞计数 > 10×10^9/L 或 < 4×10^9/L, 伴或不伴核左移。
3. 胸部影像学检查 显示新出现的斑片状浸润影、肺叶或肺段实变影、磨玻璃影或间质性改变, 伴或不伴胸腔积液。

符合1、3及2中任何1项, 并除外肺结核、肺部肿瘤、非感染性肺间质性疾病、肺水肿、肺不张、肺栓塞、肺嗜酸性粒细胞浸润症及肺血管炎等, 即可建立临床诊断。

四、病情严重程度判断

目前判断CAP严重程度的评分系统较多, 如CURB-65、CRB-65和肺炎严重指数等, 但仍需结合临床实际, 对病情做出综合评估。

（一）CAP住院标准

建议使用CURB-65评分（共5项指标, 满足1项计1分: ①意识障碍; ②尿素氮 > 评估死亡风险 7 mmol/L; ③呼吸频率 ≥ 30次/分; ④收缩压 < 90 mmHg 或舒张压 ≤ 60 mmHg; ⑤年龄 > 65岁）作为判断CAP患者是否需要住院治疗的标准。评分为 0～1 分：原则上门诊治疗即可；2 分：建议住院或在严格随访下进行院外治疗；3～5 分：应住院治疗。

（二）重症 CAP 的诊断标准

符合下列 1 项主要标准或 ≥ 3 项次要标准者可诊断为重症肺炎，需密切观察患者病情，积极救治，有条件时收住 ICU 治疗。

主要标准：①需要气管插管行机械通气治疗；②脓毒症休克患者经积极液体复苏后仍需要血管活性药物治疗。次要标准：①呼吸频率 ≥ 30 次／分；②氧合指数 ≤ 250 mmHg；③多肺叶浸润；④出现意识障碍和（或）定向障碍；⑤血尿素氮 ≥ 7.14 mmol/L；⑥收缩压 < 90 mmHg，需要积极的液体复苏。

五、病原学诊断

对于在门诊接受治疗的轻症 CAP 患者不必常规进行病原学检查，但对初始经验性治疗无效或住院 CAP 患者（包括需要急诊留观的患者）通常需要进行病原学检查。病原学检查项目的选择应综合考虑患者的年龄、基础疾病、免疫状态、临床特点、病情严重程度以及前期抗感染治疗情况等。

（一）痰标本采集、送检和实验室处理

痰液是最方便采集的无创伤性病原学诊断的标本，但易被口咽部细菌污染。①采集：需在抗感染药物治疗前采集痰液标本，嘱患者先漱口，并指导或辅助患者深咳嗽，留取脓性痰送检，对无痰患者可用高渗盐溶液雾化吸入导痰；②送检：要求在 2 小时内送检标本；③实验室处理：挑取脓性部分涂片行革兰氏染色，镜检筛选合格标本（鳞状上皮细胞 < 10 个／低倍镜视野、多核白细胞 > 25 个／低倍镜视野。或两者比例为 1：2.5）。

（二）其他标本的送检

1．肺炎合并胸腔积液　尤其是与肺部感染病灶同侧的胸腔积液，可通过胸腔穿刺抽液行胸腔积液病原学检查。

2．对接受机械通气治疗的患者，可经支气管镜留取下呼吸道标本（包括气管内吸出物、支气管肺泡灌洗液、防污染样本毛刷等）进行病原学检查；对经验性治疗无效、怀疑特殊病原体感染的 CAP 患者，采用常规方法获得的呼吸道标本无法明确病原体时，可经支气管镜留取下呼吸道标本或通过经皮肺穿刺活检留取肺组织标本进行病原学检查。血培养：若初始治疗效果欠佳，则应考虑到菌血症的可能，可行血培养。

（三）检测结果诊断意义的判断

1．确诊　①血培养或胸腔积液培养找到致病菌；②经支气管镜或人工气道插入吸引的标本培养显示致病菌浓度 ≥ 105 CFU/ml（半定量培养 ++），肺泡灌洗液标本 ≥ 10 CFU/ml（+～++），防污染样本毛刷或防污染支气管肺泡灌洗液标本 ≥ 103 CFU/ml（+）；③呼吸道标本培养出肺炎支原体、衣原体及嗜肺军团菌；④肺炎支原体、衣原体及嗜肺军团菌抗体滴度 ≥ 4 倍，同时肺炎支原体抗体滴度 ≥ 1：64，肺炎衣原体抗体滴度 ≥ 1：32，嗜肺军团菌抗体滴度 ≥ 1：128；⑤嗜肺军团菌 Ⅰ 型抗原检测呈阳性；⑥血清流感病毒、呼吸道合胞病毒等抗体滴度呈 4 倍或 4 倍以上变化；⑦肺炎链球菌抗原检测呈阳性（儿童除外）。

2．有意义　①合格痰标本培养优势菌中度以上生长（≥ +++）；②合格痰标本细菌少量生长，但与涂片镜检结果一致；③ 3 天内多次培养到相同细菌；④血清肺炎衣原体 IgG 抗体滴度 ≥ 1：512 或 IgM 抗体滴度 1：16；⑤血清嗜肺军团菌试管凝集试验抗体滴度升高达 1：320 或间接荧光试验 IgG 抗体 ≥ 1：1024。

3．无意义　①痰培养有上呼吸道正常菌群的细菌（如草绿色链球菌、表皮葡萄球菌、非致病奈瑟菌、类白喉杆菌等）；②痰培养为多种致病菌少量（< +++）生长；③不符合 1、2 中的任何一项。

六、治疗

（一）初始经验性抗菌治疗

在确立 CAP 临床诊断并合理安排病原学检查及标本采集后，需要根据患者年龄、基础疾病、临床特点、实验室及影像学检查、疾病严重程度、肝功能、肾功能、既往用药情况和药物敏感试验等分析最有可能的病原体，并评估耐药风险，选

择恰当的抗感染药物和给药方案，及时实施初始经验性抗感染治疗。

1. 首剂抗感染治疗 首剂抗感染药物应争取在诊断 CAP 后尽早使用，以改善疗效，降低病死率，缩短住院时间。

2. 用药选择

（1）门诊轻症 CAP 患者：可口服阿莫西林或阿莫西林/克拉维酸治疗；年轻无基础疾病患者或考虑为支原体、衣原体感染患者，可口服多西环素或米诺环素；我国肺炎链球菌及肺炎支原体对大环内酯类药物耐药，在耐药率较低地区可将其用于经验性抗感染治疗；喹诺酮类药物可用于上述药物耐药率较高地区或对药物过敏或不耐受患者的替代治疗。

（2）需要住院的 CAP 患者：推荐单用 β- 内酰胺类或联合多西环素、米诺环素、大环内酯类，或单用喹诺酮类。与联合用药相比，喹诺酮类单药治疗不良反应少且不需要进行皮肤试验。

（3）需要入住 ICU 的无基础疾病罹患重症 CAP 的青壮年患者：推荐青霉素类/酶抑制剂复合物、第三代头孢菌素、厄他培南联合大环内酯类或单用喹诺酮类静脉治疗，而对老年人或有基础病患者推荐联合用药。

（4）有误吸风险的 CAP 患者：应优先选择氨苄西林/舒巴坦、阿莫西林/克拉维酸、莫西沙星、碳青霉烯类等有抗厌氧菌活性的药物，或联合应用甲硝唑、克林霉素等。

（5）对年龄 ≥ 65 岁或有基础疾病（如充血性心力衰竭、心脑血管病、慢性呼吸系统疾病、肾衰竭、糖尿病等）的住院 CAP 患者，要考虑肠杆菌科细菌感染的可能（有产超广谱 β- 内酰胺酶细菌定植或感染史、曾使用第三代头孢菌素、有反复或长期住院史、留置植入物以及肾替代治疗等）。

（6）在流感流行季节，对怀疑为流感病毒感染的 CAP 患者，推荐常规进行流感病毒抗原或核酸检测，并积极应用神经氨酸酶抑制剂进行抗病毒治疗，不必等待流感病原学检查结果，即使发病时间超过 48 小时，也推荐应用。另外，还需注意流感继发细菌感染的可能，其中以肺炎链球菌、金黄色葡萄球菌及流感嗜血杆菌较为常见。

3. 初始经验抗感染治疗效果的判断 一般在经验性治疗 48 ～ 72 小时后应对疗效作出评估。

如果患者体温下降、呼吸道症状改善，即视为治疗有效，可继续原有治疗。抗感染治疗一般可于退热 2 ～ 3 天且主要呼吸道症状明显改善后停药，但疗程应视病情严重程度、缓解速度、并发症以及不同病原体而定，不须以肺部阴影吸收程度作为停用抗菌药物的指征。通常，轻、中度 CAP 患者疗程为 5 ～ 7 天，对重症以及伴有肺外并发症患者，可适当延长抗感染疗程。对非典型病原体治疗反应较慢者疗程延长至 10 ～ 14 天。金黄色葡萄球菌、铜绿假单胞菌、克雷伯菌属或厌氧菌等易导致肺组织坏死，抗菌药物疗程可延长至 14 ～ 21 天。

若治疗 72 小时症状无改善或一度改善再恶化，即视为治疗无效。通常要考虑与所用药物未能覆盖致病菌或存在耐药、非普通细菌（包括结核分枝杆菌、真菌、病毒等）感染、出现脓胸等并发症或非感染性疾病等有关。应积极行病原学检查甚至创伤性的诊断技术，然后根据检查结果调整用药。

（二）CAP 目标性抗感染治疗

一旦获得 CAP 病原学检查结果，即可参考体外药物敏感试验结果进行目标性治疗。

（三）其他治疗

除抗感染治疗外，对中、重症 CAP 患者予以补液，保持水、电解质平衡，营养支持以及物理治疗等辅助治疗也是有必要的。对合并低血压的 CAP 患者早期进行液体复苏是降低严重 CAP 病死率的重要措施。对低氧血症患者的氧疗和辅助通气也是改善患者预后的重要治疗手段，此外，雾化吸入、体位引流、胸部物理治疗等也可用于 CAP 的治疗，重症 CAP 的辅助治疗还包括应用糖皮质激素、静脉注射丙种球蛋白等。

七、预防

戒烟、避免酗酒有助于预防肺炎的发生。预防接种肺炎链球菌疫苗和（或）流感疫苗可降低某些特定人群罹患肺炎的风险。另外，还应适度锻炼身体，增强机体免疫力。

（关 巍）

参考文献

[1] 杨生岳. 高原常见呼吸系统疾病防治的研究进展 [J].
高原医学杂志，2014，24（4）：44-63.

[2] 中华医学会呼吸病学分会. 中国成人社区获得性肺炎诊断和治疗指南（2016年版）[J]. 中华结核和呼吸杂志，2016，39（4）：253-279.

[3] 荣四柱，张晓会. 高原老年肺炎患者感染致病菌分布及对患者 Smad 通路蛋白的调控 [J]. 中国高原医学与生物学杂志，2018，39（1）：39-43.

第三章

慢性阻塞性肺疾病

一、定义

慢性阻塞性肺疾病（简称慢阻肺）是一种持续性的呼吸道症状和以气流受限为特征的疾病，可以预防和治疗，与气道和肺对有毒颗粒或气体的慢性炎症反应增强有关。病变主要累及肺，也可引起全身（或称肺外）不良反应。

本病与慢性支气管炎、肺气肿密切相关。慢性支气管炎是指支气管壁的慢性非特异性炎症。如患者每年咳嗽、咳痰达 3 个月以上，连续 2 年或更长时间，并可除外其他已知原因所致的慢性咳嗽，即可诊断为慢性支气管炎。肺气肿则是指肺部终末细支气管远端气腔出现异常持久的扩张，并伴有肺泡壁和细支气管破坏。当慢性支气管炎和肺气肿患者肺功能检查显示气流受限并且不能完全可逆时，则可诊断为慢性阻塞性肺疾病。

二、流行病学

慢阻肺是呼吸系统中的常见病和多发病，患者人数多，死亡率高，社会经济负担重。慢阻肺目前居全球死亡原因的第 4 位。世界银行 / 世界卫生组织公布，至 2020 年，慢阻肺已位居世界疾病经济负担的第 5 位。2018 年 4 月 9 日，中国工程院院士王辰等[1] 在 Lancet 上发表了关于中国肺部健康研究的最新研究成果：我国 20 岁以上人群中慢性阻塞性肺疾病患病率为 8.6%，40 岁以上人群中慢阻肺的患病率为 13.7%，依此估算，我国有近 1 亿慢阻肺患者。

关于高原居民慢阻肺发病率的研究结果不甚一致。对拉丁美洲和墨西哥的研究显示，慢阻肺发病率与海拔高度呈负相关，但对哥伦比亚的一项样本数量为 5539 人的研究发现[2]，慢阻肺发病率与海拔呈正相关，但在最高海拔为 2640 m 地区的人群慢阻肺发病率与海拔为 18 m 地区的人群无显著差异。2005 年对拉丁美洲 5 个城市的流行病学研究发现[3]，海拔为 2240 m 的墨西哥慢阻肺发病率低于海拔在 1000 m 以下的 5 个城市。青海大学附属医院呼吸科在 2006 年对青海省（海拔为 2000 ～ 4500 m）≥ 15 岁共计 24 916 人进行的调查发现，在国内现有的慢性阻塞性肺疾病流行病学调查统计资料中，青海地区患病率最低，青海地区 40 岁以上人群患病率为 1.52%，与近年国内

其他地区相比是最低的，与近年世界各地患病率相比，也排在最末位，且随海拔升高，患病率降低。

高原慢阻肺患病率低的原因尚不十分清楚。有学者认为是由于高原的特殊环境导致气道内径与肺容积增加，但气道内径的增加多于肺容积的增加，导致一秒率，即第一秒用力呼气量占用力肺活量百分比（forced expiratory volume in first second/forced vital capacity，FEV$_1$/FVC）增加。另外，高原地区大气压下降，气体密度下降，会影响肺功能检查结果，使 FVC 轻度降低，FEV$_1$ 轻度增高，从而导致高原地区 FEV$_1$/FVC 值增高，使得慢阻肺发病率降低。

关于高原地区慢阻肺的病死率与海拔关系的认识较为统一，即普遍认为慢阻肺的病死率随海拔的升高而增高。有研究发现，海拔每增加 95 m，慢阻肺的病死率增高 1/10 万。对美国慢阻肺病死率的调查结果也显示，海拔 1000 m 以上地区慢阻肺患者病死率较海拔 100 m 以下地区高（3 ～ 4）/10 000[4]。近期研究结果也发现，台湾地区慢阻肺患者病死率与海拔呈正相关[5]。

但在实际工作中，关于高原慢阻肺的研究较少，流行病学情况有待于进一步研究。

三、病因

目前本病的确切病因尚不清楚，可能与下列因素有关。

（一）吸烟

目前认为吸烟是导致慢阻肺最重要的环境因素。吸烟者慢性支气管炎的患病率比不吸烟者高 2 ～ 8 倍。烟草中所含的各种化学物质（如焦油、尼古丁和氢氰酸等）可损伤气道上皮细胞，影响纤毛运动，促使支气管黏液腺肥大，杯状细胞增生，黏液分泌增多，气道净化能力减弱。氧自由基产生增多，诱导中性粒细胞释放蛋白酶，破坏弹性纤维，从而诱发肺气肿。

（二）吸入职业粉尘和化学物质

越来越多的流行病学研究结果表明，某些职业粉尘暴露可以参与慢阻肺的发病，如烟雾、变应原、工业废气及室内空气污染物等。近年研究发现，生物燃料燃烧在农村慢阻肺发病因素中占

有重要地位，特别是在发展中国家妇女慢阻肺的发病中起重要作用。燃烧生物燃料使慢阻肺的患病危险性增加，可能与吸烟具有协同作用。

（三）空气污染

流行病学研究表明，长期生活在室外空气污染严重的地区可能是慢阻肺发病的重要因素之一。大气中的有害气体（如二氧化硫、二氧化氮、氯气等）可损伤气道黏膜上皮，使纤毛清除功能减弱，黏液分泌增加，为细菌感染创造条件。

（四）呼吸道感染

对于慢阻肺患者，呼吸道感染是导致疾病急性加重的一个重要因素，可以加剧病情进展。但是，感染是否是导致慢阻肺发病的直接原因，目前尚不明确。

（五）社会经济地位

社会经济地位与慢阻肺的发病之间呈负相关，社会经济地位低的人群发生慢阻肺的概率较大。研究发现，贫穷与慢阻肺患者气流受限相关，具体原因尚不十分清楚，可能与室内、外空气污染，居室拥挤，营养状况差等原因有关。

（六）获得性免疫缺陷综合征

近期的 Meta 研究显示，感染人类免疫缺陷病毒（human immunodeficiency virus，HIV）的患者较 HIV 阴性者罹患慢阻肺的风险增加 [11 项研究，$OR = 1.14$（95% CI 1.05，1.25）][6]。

（七）遗传易感性

调查发现，慢阻肺患者中近 41.8% 并不吸烟。国外文献报道显示，吸烟者中有 10%～20% 的人发展为慢阻肺。某些遗传因素可增加慢阻肺发病的危险性。α_1- 抗胰蛋白酶基因是目前唯一可以确定的与慢阻肺发病密切相关的基因，其等位基因有 M 型、S 型和 Z 型三种，其中 Z 型纯合子人群为慢阻肺易感者。

（八）年龄和性别

年龄是慢阻肺的危险因素，目前尚不清楚老化是否会导致慢阻肺，或者年龄是否反映一生中累积暴露危险因素，但气道和肺实质老化与一些

慢阻肺有关的结构变化相似。以往多数研究认为，男性慢阻肺的发病率和死亡率高于女性，但近年来的研究显示，男性和女性慢阻肺的流行病学相似，还有研究认为，女性对于烟草的刺激更为敏感。

（九）肺部发育

在妊娠、分娩、童年和青少年时期接触危险因素的过程都会影响肺部发育，任何影响肺部发育的因素都可增加慢阻肺的发生风险。

四、发病机制

慢阻肺的发病机制尚未完全明确。目前普遍认为，慢阻肺以气道、肺实质和肺血管的慢性炎症为病变特征，在肺的不同部位有肺泡巨噬细胞、T 淋巴细胞（尤其是 CD_8^+ T 淋巴细胞）和中性粒细胞增多，部分患者有嗜酸性粒细胞增多。激活的炎症细胞释放多种介质，包括白三烯（leukotriene，LT）、白细胞介素（interleukin，IL）、肿瘤坏死因子 α（tumor necrosis factor-α，TNF-α）和其他介质。这些介质能破坏肺的结构和（或）促进炎症反应。除炎症外，肺部的蛋白酶和抗蛋白酶失衡、氧化与抗氧化失衡以及自主神经系统功能紊乱（如胆碱能神经受体分布异常）等也在慢阻肺发病过程中起重要作用。吸入有害颗粒或气体可导致肺部炎症，吸烟能诱导炎症并直接损伤肺，与其他危险因素共同导致慢阻肺的发生（图 3-1）。

五、高原对慢性阻塞性肺疾病的影响

（一）长期居住在高原地区对慢阻肺的影响

目前关于长期居住在高原地区的慢阻肺患者生存状况的研究资料十分有限。由于高原环境具有寒冷、干燥、冬季时间长等特点，高原居民罹患慢性支气管炎的概率高于平原地区居民，并且由于高原空气稀薄，高原居民血氧分压低于平原居民，因此，与平原地区相比，肺功能分级相同的高原慢阻肺患者动脉血氧分压（arterial partial pressure of oxygen，PaO_2）更低，更易出现较严重的低氧血症和呼吸衰竭。慢性肺部疾病再加上高原低氧因素，与平原地区相比，高原肺源性心

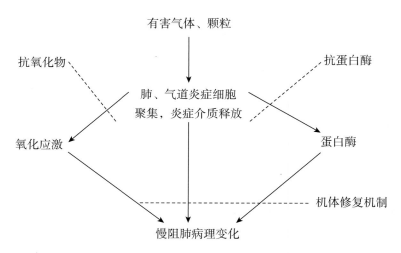

图 3-1 慢阻肺的发病机制示意图

脏病患者发绀、红细胞增多的情况更为严重，肺动脉高压及右心扩大出现更早，且疗效较差。有研究显示，海拔每升高 95 m，慢阻肺患者死亡率增高 $1/10^5$。与海平面相比，高原患者死亡年龄较年轻且患病后生存期缩短。对青海地区的调查统计资料显示，高原地区老年人死亡原因分析表明，肺源性心脏病仅次于脑血管病，是老年人死亡的第二大原因。但也有与此结果相反的研究，墨西哥的一项研究显示，慢阻肺患者死亡率并未随海拔升高而增高。尽管长期居住在高原环境对慢阻肺的影响结论尚未统一，但对于慢阻肺患者来说，海拔是一个潜在的问题，慢阻肺患者应该避免长期居住在高原地区。

动物实验结果显示，高原地区低压、低氧使肺气肿大鼠肺组织的破坏加重，高原低氧可能加重慢阻肺原有的炎症反应、氧化应激和细胞凋亡。模拟海拔 5500 m 处的大鼠肺气肿模型肺组织破坏程度重于海拔 2260 m 处，且前者支气管肺泡灌洗液内 TNF-α、IL-6 水平明显增高。有研究显示，海拔 5500 m 处的大鼠肺气肿模型肺组织 caspase-3 表达增加，细胞凋亡加重。低氧导致一些转录因子的活化，如核因子 κB（NF-κB）的活化程度增加。NF-κB 活化后，可刺激炎症因子（如 TNF-α、IL-1、IL-6）释放增加及氧化应激和细胞凋亡的改变。模拟海拔 7620 m 处的低压、低氧条件，大鼠肺组织内活性氧自由基（ROS）、丙二醛水平明显增高，而抗氧化水平（谷胱甘肽与氧化型谷胱甘肽比值）明显降低，并同时伴有肺组织炎症反应加重。

（二）急进高原对慢阻肺的影响

关于慢阻肺患者是否能到高原地区短期旅行和工作，目前的研究资料还不够充分，主要从以下几方面加以考虑：

1. 气体交换　慢阻肺患者由平原进入高原，PaO_2 下降。在运动状态下，PaO_2 将进一步降低。美国胸科协会指南提出，PaO_2 高于 50 mmHg 是决定能否到高原的阈值。美国航空医疗协会将这个标准定在 55 mmHg，并且确认在海平面 PaO_2 为 73 mmHg 的慢阻肺患者飞行到 2348 m 的高度是安全的，在到达海拔为 2348 m 时 33% 的患者和到达 3048 m 时 66% 的患者 $PaO_2 < 50$ mmHg。由于 PaO_2 的下降，慢阻肺患者可能出现相应的临床表现，如心律失常、呼吸困难、头痛、头晕，但这些症状与低氧水平又不完全相关，患者最常出现的症状就是呼吸困难和轻度疲劳。

2. 气流受限　除影响动脉血的氧合外，海拔也会改变气流受限的程度。高海拔对于气流受限的影响，除了低氧的影响外，低气温也是一个影响因素。但对于气流受限的影响目前尚不统一。有学者将 FEV_1/FVC 为 51% 的慢阻肺患者带到海拔为 5488 m 的低压舱内，发现肺活量（vital capacity，VC）从 2.97 L 降到 2.72 L，FEV_1/FVC 从 51% 增加到 57%，同时发现最大通气量（maximal ventilation volume，MVV）从 60 L 增加到 73 L，最大呼气流速从 1.45 L/s 增加至 1.55 L/s。也有研究显示，将 FEV_1/FVC 为 31% 的患者在模拟海拔为 2348 m 处，患者 VC、FEV_1、MVV 等均无明显变化。还有研究认为，低氧会加重慢阻肺患者的支气管收缩。但这些研究都只是模拟低压、低氧环境，都没有很好的模拟高海拔的低气温模型。有学者将慢阻肺患者暴露于 $-17\ ℃$，发现 FEV_1 平均下降 $9.4\% \pm 1.4\%$。而慢阻肺患者在 $-20\ ℃$ 行踏车运动试验后，FEV_1 与训练前相比下降 $4\% \sim 8\%$，但也有研究显示平均 FEV_1 为 $1\ L$ 的患者在 $-13\ ℃$ 时训练，最大呼气流速增加。

3．肺大疱　对于有严重肺大疱的慢阻肺患者来说，最重要的问题是在高原低气压下肺大疱是否会扩大或导致气胸。现有的文献显示，这个顾虑是不必要的。研究显示，9 例非慢阻肺但有肺大疱或肺囊肿的患者在低压舱中，快速将舱内压力降至相当于 13110 m 处的压力，只有 1 名患者肺大疱和囊肿扩大，但没有出现气胸；6 名患有肺大疱的慢阻肺患者以 304 m/min 的速度到达模拟海拔 5488 m 处，肺大疱没有扩大，也未形成气胸。

4．继发性肺动脉高压　严重慢阻肺所致低氧可引起肺动脉高压，这些患者在高原发生高原肺水肿和急性右心衰竭的风险增高。在高原地区，肺泡低氧可导致低氧性肺血管收缩，肺动脉压进一步增高，可促进肺水肿的形成和右心负荷增加。高原寒冷的气候也可导致肺血管阻力增加，到目前为止尚没有研究表明低压、低氧对慢阻肺患者及其肺动脉压的影响，但这些患者患低氧性肺血管收缩和急性右心衰竭的风险高于没有肺动脉高压的慢阻肺患者的结论是合理的。

5．呼吸功耗　进入高原地区，正常人通气量很容易增加，但是中度到重度慢阻肺患者能否在一段较长的时间内维持通气量的增加和耐受呼吸时的高氧耗，目前尚缺乏这方面的研究。根据慢阻肺患者运动训练的相关文献可以得出一些结论。对 12 个平均 FEV_1 为 1.8 L 的慢阻肺患者进行运动训练，从最大氧耗量（maximal oxygen consumption，$VO_{2\ max}$）的 $60\% \sim 70\%$ 水平开始训练，直到他们所能耐受的最大限度，尽管训练持续时间远远短于慢阻肺患者在高原停留的时间，但研究发现，在这个过程中没有人出现膈肌收缩疲劳，而且 MVV 达到 55.6 ± 4.1 L/min，显著高于他们在静息状态下的每分通气量。这表明，慢阻肺患者在高原地区时或许能够维持足够的静息每分通气量。

六、临床表现

（一）症状

本病起病缓慢，病程较长。

1．慢性咳嗽　患者可能有痰或无痰，可出现反复喘息。

2．咳痰　患者咳嗽后通常咳少量黏液性痰，部分患者在清晨较多；合并感染时痰量增多，常有脓性痰，有时可咳血痰或咯血。

3．呼吸困难　是慢阻肺的特征性症状，早期仅于劳力时出现，然后逐渐加重，以致日常活动甚至休息时也自觉气促。

4．反复下呼吸道感染。

5．全身症状　病情较重的患者，可能会出现全身症状，如体重减轻、食欲减退、外周肌肉萎缩和功能障碍、精神抑郁和（或）焦虑等。

（二）体征

慢阻肺患者早期体征可不明显。随疾病进展，常有以下表现：

1．视诊　胸廓形态异常，包括胸部过度膨隆、前后径增大、剑突下胸骨下角（腹上角）增宽及腹部膨隆等；呼吸变浅，频率增快，辅助呼吸肌（如斜角肌及胸锁乳突肌）参加呼吸运动，重症患者可见胸腹矛盾运动；患者常采用缩唇呼吸，以增加呼出气量；呼吸困难加重时，患者常采取前倾坐位；低氧血症者可出现黏膜及皮肤发绀，伴右心衰竭者可见下肢水肿、肝大。

2．触诊　双侧触觉语颤减弱。

3．叩诊　由于肺过度充气，使心浊音界缩小，肺界、肝浊音界降低，肺部叩诊可呈过清音。

4．听诊　两肺呼吸音可减低，呼气相延长，平静呼吸时可闻及干啰音，两肺底或其他肺野可闻及湿啰音；心音遥远，剑突部心音较清晰、响亮。

七、辅助检查

（一）肺功能检查

肺功能检查是判断气流受限的客观指标，对慢阻肺的诊断、严重程度评价、疾病进展、预后及治疗反应评估等均有重要意义。不完全可逆的气流受限是慢阻肺诊断的必备条件。吸入支气管扩张药后 $FEV_1/FVC < 70\%$ 者，可确定为不完全

可逆的气流受限，再根据 FEV$_1$ 占预计值的百分比（FEV$_1$%）对患者进行肺功能分级（表3-1）。

表3-1 慢性阻塞性肺疾病患者肺功能分级

分级	分级标准
GOLD 1 级：轻度	FEV$_1$ ≥ 80%预计值
GOLD 2 级：中度	50%预计值 ≤ FEV$_1$ < 80%预计值
GOLD 3 级：重度	30%预计值 ≤ FEV$_1$ < 50%预计值
GOLD 4 级：极重度	FEV$_1$ < 30%预计值

（二）胸部 X 线检查

慢阻肺早期，胸部 X 线检查可无明显变化，之后可出现肺纹理增多、紊乱等非特征性改变；主要 X 线表现为肺气肿，如肺过度充气，肺容积增大，胸腔前后径增大，肋骨走向变平，肺野透亮度增高，横膈位置低平，心脏悬垂狭长，肺门血管纹理呈残根状，肺野外周血管纹理纤细、稀少等，有时可见肺大疱形成。并发肺动脉高压和肺源性心脏病时，除右心增大的 X 线表现外，还可有肺动脉圆锥膨隆、肺门血管影扩大及右下肺动脉增宽等。

（三）胸部 CT 检查

高分辨率 CT 检查对辨别小叶中心型或全小叶型肺气肿及确定肺大疱的大小和数量，有很高的灵敏度和特异性，对预计肺部分切除或外科减容手术等的效果有一定价值。

（四）动脉血气分析

当 FEV$_1$ < 40% 预计值时，或对出现呼吸衰竭或右心衰竭表现的慢阻肺患者，均应做血气分析。血气分析异常首先表现为轻、中度低氧血症。随着疾病进展，低氧血症逐渐加重，并可出现高碳酸血症。高原慢阻肺患者 PaO$_2$ 显著低于海平面同等病情程度的慢阻肺患者。

（五）其他检查

低氧血症患者，即 PaO$_2$ < 55 mmHg 时，血红蛋白及红细胞计数可增高，血细胞比容 > 55% 可诊断为红细胞增多症。并发感染时，痰涂片可检出致病菌。

八、病情综合评估及分期

（一）病情综合评估

以往对慢阻肺患者的病情进行分级主要根据肺功能，2017 年起慢性阻塞性肺疾病全球倡议（global initiative for chronic obstructive lung disease，GOLD）指南提出，对慢阻肺患者的病情评估应结合症状评分、急性加重风险及合并症进行综合评估，分为 A、B、C、D 四级（表3-2），症状评分主要根据慢性阻塞性肺疾病评估试验（chronic obstructive pulmonary disease assessment test，CAT）和改良的英国医学研究委员会（modified British Medical Research Council，mMRC）呼吸困难指数评分。

表3-2 慢阻肺患者病情综合评估

分级	特征	加重次数（每年）	mMRC 呼吸困难指数（分）	CAT（分）
A	低危，症状较少	≤ 1 次	0 ~ 1	< 10
B	低危，症状较多	≤ 1 次	≥ 2	≥ 10
C	高危，症状较少	≥ 2 次	0 ~ 1	< 10
D	高危，症状较多	≥ 2 次	≥ 2	≥ 10

注：mMRC，改良的英国 MRC 呼吸困难指数；CAT，慢性阻塞性肺疾病评估试验

（二）分期

1. 稳定期　患者咳嗽、咳痰、气促等症状稳定或症状较轻。

2. 急性加重期　在疾病过程中，病情出现超越日常状况的持续恶化，并需要改变患者的日常基础用药，通常是指患者短期内咳嗽、咳痰、气促和（或）喘息加重，痰量增多，呈脓性或黏液脓性，可伴发热等炎症明显加重的表现。

九、治疗

（一）长期居住在高原地区慢阻肺患者的治疗

1. 健康教育　教育和劝导患者戒烟；因职业或环境因素所致者，应脱离污染环境；教会患者掌握慢阻肺的基础知识，学会自我控制疾病的要点和方法，使患者知晓何时应前往医院就诊。

2．预防呼吸道感染　加强体育锻炼，提高耐寒、耐低氧能力，每年接种流感疫苗。

3．长期氧疗（long time oxygen treatment，LTOT）对慢阻肺出现慢性呼吸衰竭患者可提高生活质量和生存率，对血流动力学、运动耐力、肺生理和精神状态均会产生有益的影响。LTOT 的指征：① $PaO_2 \leqslant 55$ mmHg 或动脉血氧饱和度（arterial oxygen saturation，SaO_2）$\leqslant 88\%$，伴或不伴高碳酸血症。② PaO_2 $55 \sim 60$ mmHg，或 $SaO_2 < 89\%$，并有肺动脉高压、心力衰竭所致水肿或红细胞增多症（血细胞比容 $> 55\%$）。长期氧疗一般是经鼻导管吸入氧气，流量为 $1.0 \sim 2.0$ L/min，吸氧持续时间 > 15 h/d。高原环境的特点是低压、低氧，所以高原慢阻肺患者低氧血症要重于平原地区，更应重视氧疗。

4．稳定期药物治疗　根据患者病情严重程度不同，选用相应的治疗药物（表3-3）。

表3-3　慢阻肺稳定期初始药物选择

C组	LAMA	D组	LAMA 或 LAMA+LABA[*] 或 LABA+ICS[**]
A组	支气管扩张药	B组	一种长效支气管扩张药（LABA/LAMA）

LAMA：长效抗胆碱药；LABA：长效 β_2 受体激动剂；ICS：吸入型糖皮质激素；[*] 症状较多时考虑（如 CAT > 20 分）；[**] 嗜酸性粒细胞 > 300 时考虑

5．急性加重期治疗

（1）治疗地点的选择：根据病情的严重程度决定予以门诊或住院治疗。

（2）抗感染治疗：慢阻肺症状加重、痰量增加特别是呈脓性时，应给予抗菌药物治疗。应根据病情严重程度，结合当地常见致病菌类型、耐药趋势和药物敏感情况尽早选择敏感抗菌药物，并根据痰培养结果调整治疗。

（3）支气管扩张药：同稳定期，如患者有严重喘息症状，可给予较大剂量雾化吸入治疗。

（4）糖皮质激素：全身使用糖皮质激素对急性加重期患者的病情缓解和肺功能改善有益。如患者基础 $FEV_1 < 50\%$ 预计值，则除应用支气管扩张药外，还可考虑口服糖皮质激素，如泼尼松龙每天 $30 \sim 40$ mg，连用 $7 \sim 10$ 天。

（5）祛痰药：应用盐酸氨溴索、溴己新、羧甲司坦等药物。

（6）并发症的治疗：出现呼吸衰竭、心力衰竭及其他并发症时，给予相应治疗。

（7）康复治疗：适用于中度以上慢阻肺患者。其中，呼吸生理治疗包括正确咳嗽、排痰和缩唇呼吸等；肌肉训练包括全身运动及呼吸肌锻炼，如步行、踏车、腹式呼吸锻炼等；科学的营养支持与加强健康教育也是康复治疗的重要方面。

（8）外科手术治疗：如肺部分切除术、肺减容术和肺移植术等。

（二）慢阻肺患者急进高原的治疗

1．对于所有在高原生活或到高原旅行的慢阻肺患者，都应维持基本治疗，如雾化吸入支气管扩张药和激素。另外，到高原旅行的患者，还应携带醋酸泼尼松片，以防止病情急性加重。

2．对于基础 $FEV_1 < 1.5$ L 的慢阻肺患者，在去高原前应评估是否需补充氧气。预估患者进入高原后的 PaO_2（PaO_2 Alt），可根据 DILLARD 预计 PaO_2 的回归方程：

$$PaO_2\ Alt = (0.519 \times PaO_2\ SL) + (11.85 \times FEV_1) - 1.76$$

$PaO_2 < 50 \sim 55$ mmHg（$6.7 \sim 7.3$ kPa）的患者应该吸氧。

上式中，$PaO_2 SL$ 表示海平面 PaO_2

3．肺大疱患者可以到高原旅行、生活，但是新近发生的自发性气胸患者应该在 X 线检查显示气胸吸收 > 2 周后才能到高原。

4．慢阻肺合并肺动脉高压患者不宜到高原，如果必须要到高原，应预防性服用尼氟地平 20 mg，每天 2 次。

（关　巍）

参考文献

[1] Chen Wang, JianYing Xu, Lan Yang, et al. Prevalence and risk factors of chronic obstructive pulmonary disease in China (the China Pulmonary Health [CPH] study): a national cross-sectional study [J]. Lancet, 2018, 391: 1706-1717.

[2] Menezes AM, Perez-Padilla R, Jardim JR, et al. Chronic obstructive pulmonary disease in five Latin American cities (the PLATINO study): a prevalence study [J]. Lancet, 2005, 366 (9500): 1875-1881.

［3］Beckman MG，Hooper WC，Critchley SE，et al. Venous thromboembolism：a publish health concern ［J］. American journal of preventive medicine，2010，38（4 Suppl）：S495-501.

［4］Ezzati M，Horwitz ME，Thomas DS，et al. Altitude，life expectancy and mortality from ischaemic heart disease，stroke，COPD and cancers：national population-based analysis of US counties. J Epidemiol Community Health，2012，66（7）：e17.

［5］Ta-Chien Chan，Po-Huang Chiang，Ming-Daw Su，et al. Geographic disparity in chronic obstructive pulmonary disease（COPD）mortality rates among the Taiwan population. PLoS One，2014，9（5）：e98170.

［6］GOLD executive committee. Global strategy for the diagnosis，management，and prevention of chronic obstructive pulmonary disease（updated 2019）［EB/OL］. 2018-11-11. www.goldcopd. Org.

第四章

支气管哮喘

一、定义

支气管哮喘（bronchial asthma）简称哮喘，是由多种细胞（包括气道的炎症细胞和嗜酸性粒细胞、肥大细胞、T淋巴细胞、中性粒细胞、平滑肌细胞、气道上皮细胞等）和细胞组分参与的气道慢性炎症性疾病。这种慢性炎症导致气道高反应性，通常出现广泛多变的可逆性气流受限，并引起反复发作性的喘息、气促、胸闷或咳嗽等症状，常在夜间和（或）清晨发作、加重，多数患者可自行缓解或经治疗缓解。

二、流行病学

全球约有3亿支气管哮喘患者[1]，患病率为1%～13%，我国患病率为1%～4%。一般认为，儿童患病率高于青壮年，国际儿童哮喘和变应性疾病研究显示，13～14岁儿童哮喘患病率为0～30%，老年人群患病率有增高的趋势，成人男女患病率大致相同，发达国家患病率高于发展中国家，城市高于农村。

关于高原地区支气管哮喘的流行病学统计资料十分有限。对墨西哥23个州进行的流行病学调查显示，支气管哮喘的患病率与海拔呈负相关。青海省2006年对全省27 851人的流行病学调查显示，青海高原哮喘总人口患病率为0.38%（105/27 851），显著低于近年来国内外报道。其中，男女患病率分别为0.31%、0.45%，女性患病率高于男性，儿童患病率为0.85%；不同职业人群中农民患病率最高，为0.61%，在牧民中未发现哮喘患者；支气管哮喘患病率随海拔升高而降低，其中以海拔为1900～2500 m处地区患病率最高；农村患病率高于城市和半农半牧区，牧区哮喘患病率最低（表4-1，表4-2）。

表4-1　2006年青海省不同海拔地区哮喘患病率的比较

海拔高度（m）	调查人数	患者人数	患病率（%）	标化率（%）
1920～	20 314	91	0.45	0.59
3001～	4462	13	0.29	0.40
>3500	3075	1	0.03	0.08
合计	27 851	105	0.38	—

表4-2　2006年青海省不同居住环境哮喘患病率的比较

地区	调查人数	患者人数	患病率（%）
半农半牧区	1310	2	0.15
城市	13 933	37	0.27
牧区	2489	1	0.04
农村	10 119	65	0.64
合计	27 851	105	0.38

三、病因与发病机制

（一）病因

哮喘的病因尚不十分清楚。目前认为，哮喘发病的主要危险因素包括宿主因素（遗传因素）和环境因素两个方面。

大量流行病学调查资料表明，哮喘患者亲属患病率高于群体患病率，且亲缘关系越近，患病率越高；患者病情越严重，其亲属患病率也越高。目前，哮喘的相关基因尚未完全明确，但有研究表明患者存在与气道高反应性、IgE调节和特应性相关的基因，这些基因在哮喘的发病过程中起着重要作用。

环境因素主要包括某些激发因素，如尘螨、花粉、真菌、动物毛屑、二氧化硫、氨气等各种特异性和非特异性吸入物；感染，如细菌、病毒、原虫、寄生虫等感染；食物，如鱼、虾、蟹、蛋类、牛奶等；药物，如普萘洛尔（心得安）、阿司匹林等，以及气候变化、运动、妊娠等。

（二）发病机制

哮喘的发病机制尚不明确。变态反应、气道炎症、气道反应性增高及神经机制等因素及其相互作用被认为与哮喘的发病关系密切（图4-1）。

1. 变态反应　抗原通过抗原提呈细胞激活T细胞，活化的辅助性T淋巴细胞（主要是Th2细胞）产生白细胞介素IL-4、IL-10和IL-13等进一步激活B淋巴细胞，后者合成特异性IgE，并与肥大细胞和嗜碱性粒细胞等细胞表面的高亲和性的IgE受体结合。若变应原再次进入体内，则可与结合在细胞表面的IgE交联，使该细胞合成并释放多种活性介质，导致平滑肌收缩、黏液分泌增加、血管通透性增高和炎症细胞浸润等。炎症细胞在炎症介质的作用下又可分泌多种介质，使气道病变加重，炎症细胞浸润增加，从而引发哮喘的临床症状。这是一个典型的变态反应过程。

2．气道炎症　气道慢性炎症被认为是哮喘的本质。病理表现为多种炎症细胞特别是肥大细胞、嗜酸性粒细胞和 T 淋巴细胞等多种炎症细胞在气道的浸润和聚集。这些细胞相互作用可以使多种炎症介质和细胞因子分泌增多，这些介质、细胞因子与炎症细胞等多种细胞相互作用，构成复杂的网络，使气道反应性增高，气道收缩，黏液分泌增加，血管渗出增多。

3．气道高反应性（airway high response，AHR）表现为气道对各种刺激因子出现的收缩反应，是哮喘发生和发展的另外一个重要因素。目前普遍认为，气道炎症是导致气道高反应性的重要机制之一。当气道受到变应原或其他刺激后，由于多种炎症细胞、炎症介质和细胞因子的参与，气道上皮和上皮内神经损害等而导致气道高反应性。AHR 常有家族倾向，受遗传因素的影响。AHR 为支气管哮喘患者的共同病理生理特征。

4．神经机制　神经因素也被认为是哮喘发病的重要环节。支气管受复杂的自主神经支配，除胆碱能神经、肾上腺素能神经外，还有非肾上腺素能非胆碱能（non-adrenergic non-cholinergic，NANC）神经系统。支气管哮喘与 β- 肾上腺素受体功能低下和迷走神经张力亢进有关，并且患者可能存在 α- 肾上腺素能神经元反应性增强。NANC 神经系统可释放舒张支气管平滑肌的神经介质［如血管活性肠肽（vasoactive intestinal peptide，VIP）、一氧化氮（NO）］及收缩支气管平滑肌的介质（如 P 物质、神经激肽）。若两者平衡失调，则可引起支气管平滑肌收缩。

四、高原环境与哮喘的发生

1920 年，有人发现在高原地区，哮喘患者的症状得到改善。有报道显示患者居住的海拔高度与哮喘的发生及急性加重呈负相关，居住在海拔为 800 ～ 1200 m 处的儿童哮喘发病率及夜间症状的发生率均低于海平面的居民。而关于哮喘患者短期内进入高原的研究显示，哮喘急性加重的发生率增高。因此，研究认为，短期内到高原与长期居住在高原对哮喘的影响是不一致的。这可能与过敏原、低氧、低湿度及其他气候条件的变化有关。

（一）过敏原

在高原地区，尘螨的数量随海拔的升高而降低。这种尘螨负担的减轻已经被外周血淋巴细胞激活，嗜酸性粒细胞数量、尘螨特异性免疫球蛋白 E 和嗜酸性粒细胞激活的标志物减少所证实。哮喘患者在高原也显示出对尘螨的皮肤试验阳性率降低。这些免疫功能的变化使气道高反应性得以改善。研究显示，延长在高原停留的时间，儿童对组胺、醋甲胆碱 - 腺苷—磷酸的反应性均降低。高原哮喘发病率低可能与过敏原减少及患者的反应性降低有关，但具体机制仍不明确。

（二）低氧

高原低氧对气道反应性的作用不十分清楚。一些研究显示，低氧可增加气道对醋甲胆碱的反应性。而其他一些研究又显示，在与之前研究匹配的低氧暴露下，对醋甲胆碱的反应性及特殊的气道阻力都没有变化。还有研究显示，正常二氧化碳分压急性低氧条件可减轻醋甲胆碱导致的呼吸困难和胸闷症状。一些研究者认为，急性低氧

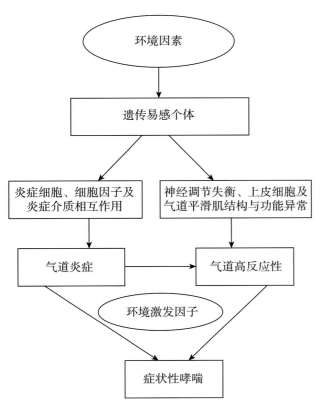

图 4-1　哮喘发病机制示意图

可能会钝化对吸入支气管扩张药的反应，但是这个结果只是在体外实验获得的，还没有经体内实验证实。

（三）低二氧化碳

低氧导致每分通气量增加，使肺泡二氧化碳分压下降。这种反应可能对哮喘患者造成潜在的影响。研究显示，低二氧化碳可增加气道阻力，从而导致哮喘症状加重。

（四）空气温度

吸入冷空气也可导致哮喘症状加重。针对运动员进行的大量流行病学调查显示，在冷空气下训练可产生高的每分通气量，运动员的哮喘发病率和类似哮喘症状的出现均高于非运动员对照组。一些研究也显示，呼吸冷空气和皮肤寒冷可增加支气管反应性。研究显示，通过应用色甘酸钠、乙酰唑胺、尼氟地平，气道高反应性可减轻。后两种药物可同时用于预防高原病，因此对于阻断高原环境诱发的气道高反应性可能更有意义。

（五）气体密度

进入高原后，大气压下降，气体密度降低。理论上讲，低密度的气体有利于气流通过狭窄的气道，因此，在高原地区，哮喘患者可能会因气体密度降低而受益。但是，气体密度对高原哮喘的影响迄今为止在文献中仍没有提及。在平原地区，很多研究已经应用低密度的氦-氧混合气体通气治疗哮喘急性加重的患者，并显示患者呼吸困难及气流受限得到改善，肺通气功能指标（如 FVC 和 FEV_1）及雾化液传送到小气道的效果均有改善。但气体密度降低在高原是否对哮喘患者有利尚不清楚。在海平面，气体密度为 1.29 g/L，80% 的氦和 20% 的氧的混合气体密度仅为 0.428 g/L；在海拔 5500 m 处，气压大概是海平面的一半，气体密度为 0.645 g/L，仍然高于海平面 80%/20% 氦-氧混合气体的密度。因此，哮喘患者要想从高原低密度气体获益，必须达到很高的海拔高度才能获得与海平面氦-氧混合气体相近的气体密度。

这些关于尘螨、低氧、低二氧化碳、气体密度和吸入冷空气的研究提示了哮喘患者在高原可能发生的变化，但许多是分别研究这些独立因素，

而忽视了哮喘患者在高原面临的是综合气候因素的影响。例如，关于低氧和气道反应性的研究应用的是低氧独立因素，但事实上，哮喘患者在高原经历的是低压、低氧环境，并且经常同时吸入冷空气，在急进高原时又会发生过度通气而导致的二氧化碳降低。由于这些限制，最好的评估哮喘患者长期及短期暴露于高原地区的结果是对哮喘患者进行高原环境的现场研究。

目前，对于哮喘患者进入高原的现场研究非常有限，仅有很少的研究涉及，且结论存在矛盾性。有研究将 10 例非哮喘患者和 5 例轻度、病情控制良好的哮喘患者带到尼泊尔的喜马拉雅山旅行，结果发现，从海平面到高原，哮喘患者的平均最大呼气流速（maximal expiratory flow，MEF）降低 76 ± 67 L/min。在高原奔跑 200 m 没有导致 PEF 进一步下降。但是这个研究有一个问题，所有的研究对象在到达最高海拔时口服了地塞米松或乙酰唑胺，这可能会影响气道高反应性。另外，也有研究与此结论不同。11 名轻度支气管哮喘患者分别在平原和进入海拔 5050 m 后 72 小时，使用低渗溶液和醋甲胆碱吸入来进行气道反应性测定，结果显示，在平原吸入低渗溶液时，FEV_1 比吸入前下降 28%，而进入高原后只下降 7.2%；吸入醋甲胆碱后，平原和高原的 $PD20$-FEV_1（吸入药物后 FEV_1 下降 20% 时的激发剂最低累积量）分别为 700 mg 和 1600 mg，同时还发现，血浆皮质激素含量在高原明显高于平原。因此，关于高原环境对支气管哮喘的利弊，有待于进一步研究加以验证。

五、高原环境治疗哮喘的机制

高原环境应用于哮喘治疗已有 30 余年的历史，以往认为主要与海拔高于 1600 m 的地区缺少尘螨有关，但近年来有研究显示，高原环境下对尘螨过敏、对其他物质过敏及无过敏状态的患者气道炎症都明显减轻。目前对于高原环境在哮喘治疗中的作用主要包括以下几方面。

（1）过敏性哮喘：随着海拔升高，尘螨数量降低，哮喘控制水平得到改善，患者尘螨 IgE 水平和气道局部炎症水平均降低，且当患者回到原来的海拔地区，特异性和非特异性气道反应仍然是降低的。除对尘螨过敏的患者外，对花粉过敏

的哮喘患者由于高原暴露于花粉的时间短、强度低，症状也可呈季节性的改善。

（2）非过敏性哮喘：有研究认为，高原非特异性的空气污染水平降低是高原哮喘患者症状少、气道炎症反应轻、肺功能降低程度少、药物需求少的原因。高原空气中的一氧化氮和其他粉尘较平原少；在平原，30%的居住环境中存在真菌并通过非过敏性机制在哮喘的发病过程中起作用，包括其代谢物（如葡聚糖）和二代代谢物（如真菌毒素和挥发性的有机混合物），这些现象在高原可能有所改善。另外，高原环境对哮喘患者肺功能影响小可能与气体密度降低、气道阻力降低以及吸气、呼气流速增加有关。

（3）高原气候治疗（high altitude climate therapy，HACT）：又称高山治疗（alpine therapy）。由于治疗的不便性、价格昂贵及效果的不确定性，尽管多年来很多学者对此进行研究，但地区、海拔差异大，且缺乏采用盲法及随机法的研究，因此高原气候治疗哮喘尚未被广泛接受。Denis Vinnikov 等对 1970—2015 年发表的关于高原哮喘的文献进行了 meta 分析，纳入 21 项研究，907 个研究对象（年龄为 4～58 岁），在海拔 ≥ 1500 m 的地区停留 12 周观察哮喘的治疗效果（主要观察 FEV_1、FEV_1/FVC，还有哮喘的症状和严重程度），仅有 3 项研究是高质量的，其余研究仅报道肺功能改善，HACT 对成人的治疗效果优于儿童。HACT 用于哮喘患者仍有许多问题尚需进一步研究，如最佳海拔和持续时间、如何延续回到居住地的治疗效果等。

六、临床表现

（一）症状

支气管哮喘的典型症状为发作性伴有哮鸣音的呼气性呼吸困难或发作性胸闷和咳嗽。严重者被迫采取坐位或呈端坐位呼吸，干咳或咳大量白色泡沫痰，甚至出现发绀等，有时咳嗽可为唯一的症状（咳嗽变异型哮喘）。哮喘症状可在数分钟内发作，经数小时至数天，应用支气管扩张药缓解或自行缓解。某些患者在缓解数小时后可再次发作。症状在夜间及凌晨发作和加重常是哮喘的特征之一。有些青少年患者，其哮喘症状表现为运动时出现胸闷、咳嗽和呼吸困难（运动性哮喘）。

（二）体征

患者症状发作时，胸部呈过度充气状态，可闻及广泛哮鸣音，呼气相延长。但轻度哮喘或者非常严重的哮喘发作患者，可不出现哮鸣音。心率增快、奇脉、胸壁反常运动和发绀常见于严重哮喘患者。非发作期体格检查可无异常。

七、辅助检查

（一）痰液检查

患者无痰咳出时，可通过痰诱导法进行检查。涂片在显微镜下可见较多嗜酸性粒细胞。

（二）呼吸功能检查

1. 通气功能检测 哮喘发作时，患者出现阻塞性通气功能障碍，呼气流速指标均显著下降，FEV_1、FEV_1/FVC 以及最大呼气流速（MEF）均降低。肺容量指标可见用力肺活量减少、残气量增加、功能残气量和肺总量增加，功能残气量占肺总量百分比增高。缓解期上述反映通气功能的指标可逐渐恢复。病程迁延、反复发作者，通气功能可逐渐下降。

2. 支气管激发试验 用以测定气道反应性。常用吸入激发剂为醋甲胆碱、组胺、甘露醇等。吸入激发剂后患者通气功能下降、气道阻力增加。运动亦可诱发气道痉挛，使通气功能下降。支气管激发试验通常适用于通气功能在正常预计值 70% 以上的患者。如 FEV_1 占预计值百分比下降 ≥ 20%，则可诊断为支气管激发试验阳性。通过剂量反应曲线计算第一秒用力呼气量下降 20% 激发剂量（dose of the bronchoconstrictor trigger which causes a fall of 20% in FEV_1，PD_{20}-FEV_1）或第一秒用力呼气量下降 20% 激发浓度（provocative concentration of the bronchoconstrictor trigger needed to cause a 20% fall in FEV_1，PC_{20}-FEV_1），可对气道反应性增高的程度进行定量判断。

3. 支气管扩张试验 用以测定气道可逆性。有效的支气管扩张药可使患者哮喘发作时的气道痉挛得到改善，使肺功能指标好转。常用吸入型支气管扩张药，如沙丁胺醇、特布他林及异丙托溴铵等。支气管扩张试验阳性的诊断标准：

① FEV_1 占预防值百分比较用药前增加 $\geq 12\%$，且其绝对值增加 ≥ 200 ml；② 最大呼气流速（maximal expiratory flow，MEF），又称呼气流量峰值（peak expiratory flow，PEF），较治疗前增加 60 L/min 或增加 $\geq 20\%$。

4．PEF 及其变异率　测定 PEF 可反映气道通气功能的变化。哮喘发作时，PEF 下降。此外，由于哮喘患者有通气功能时间节律变化的特点，常于夜间或凌晨发作或加重，使其通气功能下降。若 24 小时内 PEF 或昼夜 PEF 波动率 $\geq 20\%$，也符合气道可逆性改变的特点。

（三）动脉血气分析

哮喘发作时，由于气道阻塞且通气分布不均，通气/血流比例失调，可致肺泡-动脉血氧分压差（alveolar-artery oxygen partial pressure gradient，$P_{A-a}O_2$）增大；严重发作时可有低氧，PaO_2 降低，由于过度通气可使动脉血二氧化碳分压（partial pressure of carbon dioxide in artery blood，$PaCO_2$）下降，pH 值上升，表现为呼吸性碱中毒。若为重症哮喘，患者病情进一步发展，气道阻塞严重，则可有低氧及 CO_2 潴留，$PaCO_2$ 上升，表现为呼吸性酸中毒。若低氧血症明显，则可合并代谢性酸中毒。

（四）胸部 X 线检查

早期哮喘发作时，可见两肺透亮度增加，呈过度充气状态；缓解期多无明显异常。如并发呼吸道感染，则可见肺纹理增加及炎性浸润阴影。同时要注意肺不张、气胸或纵隔气肿等并发症的存在。

（五）特异性变应原的检测

哮喘患者大多数伴有过敏体质，对众多的变应原和刺激物过敏。测定变应性指标结合病史，有助于对患者进行病因诊断和脱离致敏因素。

1．体外检测　可检测患者的特异性 IgE。过敏性哮喘患者血清特异性 IgE 可较正常人明显增高。

2．体内试验

（1）皮肤过敏原测试：用于指导避免过敏原接触和脱敏治疗，临床较为常用。需根据患者病史和当地生活环境选择可疑的过敏原进行检查，可通过皮肤点刺等方法进行，皮肤试验阳性提示患者对该过敏原过敏。

（2）吸入过敏原测试：用于验证过敏原吸入引起的哮喘发作。由于过敏原制作较为困难，且该试验有一定的危险性，因此目前临床应用较少。

体内试验应尽量防止发生过敏反应。

八、诊断

（一）诊断标准

1．反复发作喘息、气促、胸闷或咳嗽，多与接触变应原、冷空气、物理、化学性刺激以及病毒性上呼吸道感染、运动等有关。

2．发作时在双肺可闻及散在或弥漫性、以呼气相为主的哮鸣音，呼气相延长。

3．上述症状和体征可经治疗缓解或自行缓解。

4．除外其他疾病所引起的喘息、气促、胸闷和咳嗽。

5．临床表现不典型者（如无明显喘息或体征），应至少具备以下 1 项试验阳性：① 支气管激发试验或运动激发试验阳性；② 支气管扩张试验阳性，FEV_1 增加 $\geq 12\%$，且 FEV_1 增加绝对值 ≥ 200 ml；③ PEF 日内（或 2 周）变异率 $\geq 20\%$。

符合 1～4 条或 4、5 条者，可以诊断为哮喘。

（二）支气管哮喘的分期及控制水平的分级

支气管哮喘可分为急性发作期和非急性发作期。

1．急性发作期　是指气促、咳嗽、胸闷等症状突然发生或症状加重，常有呼吸困难，以呼气流量降低为其特征，常因接触变应原等刺激物或治疗不当所致。哮喘急性发作时程度轻重不一，病情加重可在数小时或数天内出现，偶尔可在数分钟内危及生命，故应对病情作出正确评估，以便给予及时、有效的治疗。哮喘急性发作的严重程度分级见表 4-3。

2．非急性发作期（亦称慢性持续期）　患者即使没有哮喘急性发作，但在相当长的时间内仍以不同频度和（或）不同程度地出现症状（喘息、咳嗽、胸闷等），肺通气功能下降。目前认为，长期评估哮喘的控制水平是较为可靠和有用的严重程度评估方法，对评估哮喘和指导治疗更有意义。哮喘控制水平分为控制、部分控制和未控制 3 个等级。具体分级指标见表 4-4。

表4-3 哮喘急性发作的病情严重程度分级

临床特点	轻度	中度	重度	危重度
气促	步行、上楼时出现	稍做活动即出现	休息时即出现	—
体位	可平卧	喜坐位	端坐呼吸	—
讲话方式	连续成句	仅能说单词	仅能说单字	不能讲话
精神状态	可有焦虑，尚安静	时有焦虑或烦躁	常有焦虑、烦躁	嗜睡或意识模糊
出汗	常无	有	大汗淋漓	—
呼吸频率	轻度增加	增加	常 > 30 次 / 分	—
辅助呼吸肌活动及三凹征	常无	可有	常有	胸壁反常运动
哮鸣音	散在，呼吸末期	响亮、弥漫	响亮、弥漫	—
脉率（次 / 分）	< 100	100 ~ 120	> 120	减弱、甚至无
奇脉（深吸气时收缩压下降，mmHg）	无，< 10	可有，10 ~ 25	常有，> 25	脉率变慢、不规则
使用 β_2 受体激动剂后 PEF 预计值	> 80%	60% ~ 80%	< 60% 或 < 100 L/min 或作用时间 < 2 h	无，提示呼吸肌疲劳
PaO_2（mmHg）	正常	≥ 60	< 60	—
$PaCO_2$（mmHg）	< 45	≤ 45	> 45	—
SaO_2	> 95%	91% ~ 95%	≤ 90%	—
pH				降低

表4-4 非急性发作期哮喘控制水平的分级

临床特征	控制（满足以下所有情况）	部分控制（任何 1 周出现以下 1 种表现）	未控制
日间症状	无（或 ≤ 每周 2 次）	> 每周 2 次	任何 1 周出现部分控制表现 ≥ 3 项
活动受限	无	任何 1 次	
夜间症状 / 憋醒	无	任何 1 次	
对缓解药物治疗 / 急救治疗的需求***	无（或 ≤ 每周 2 次）	> 每周 2 次	
肺功能（PEF 或 FEV_1）	正常	< 80% 预计值或个人最佳值	
急性发作	无	≥ 每年 1 次*	任何 1 周出现 1 次**

注：*，患者出现哮喘急性发作后都必须对维持治疗方案进行回顾分析，以确保治疗方案的合理性；**，根据定义，任何 1 周出现 1 次哮喘急性发作，表明这周的哮喘没有得到控制；***，肺功能检查结果对 5 岁以下儿童的可靠性差

九、治疗

（一）脱离变应原

对于部分患者，能找到引起哮喘发作的变应原或其他非特异性刺激因素，应立即使患者脱离与变应原的接触。

（二）药物治疗

治疗哮喘的药物可分为控制药物和缓解药物见表 4-5。

1. 长期控制药物 是指需要长期每天使用的药物，这些药物主要通过抗炎作用使哮喘维持临床控制，包括吸入型糖皮质激素、全身用激素、白三烯调节剂、长效 β_2 受体激动剂（需与吸入型

激素联合应用)、缓释茶碱、色甘酸钠、抗 IgE 抗体及其他有助于减少全身激素剂量的药物。

2. **快速缓解药物** 是指按需要使用的药物，这些药物通过迅速解除支气管痉挛缓解哮喘症状，其中包括吸入型速效 β_2 受体激动剂、全身用激素、吸入性抗胆碱药、短效茶碱及口服短效 β_2 受体激动剂等。对哮喘患者根据分级治疗原则选用药物缓解和控制病情。

表4-5 治疗哮喘的药物

快速缓解药物	长期控制药物
吸入型速效 β_2 受体激动剂	吸入型糖皮质激素
沙丁胺醇	丙酸倍氯米松（BDP）
口服短效 β_2 受体激动剂	布地奈德（BUD）
抗胆碱药	丙酸氟替卡松（FP）
（异丙托溴铵、噻托溴铵）	吸入型长效 β_2 受体激动剂
甲基黄嘌呤	沙美特罗（Salmeterol）
短效茶碱（氨茶碱）	福莫特罗（Formoterol）
全身用皮质激素	其他
	口服长效 β_2 受体激动剂
	白三烯受体拮抗剂（孟鲁司特钠）
	甲基黄嘌呤
	缓释茶碱
	色甘酸钠/奈多罗米钠
	全身激素减量疗法

（三）支气管哮喘患者急进高原的治疗

1. 间歇发作或轻度持续的哮喘患者可以到达海拔 5000 m 的地区。患者应该维持原有的治疗方案 [吸入支气管扩张药和（或）激素]，并且应该携带急救的吸入剂和口服泼尼松片，以防在很难得到医疗救治的偏远地区发生哮喘急性加重。

尽管在高原和寒冷时不同的峰流速仪可能会低估气道反应性，但患者仍然应当携带峰流速仪，因为尽管最大呼气流速准确性受高原环境影响，但是气流变化的趋势对于指导治疗仍然能够提供有用的信息。

在寒冷和有风的环境中，患者应该考虑用手帕、口罩等保护鼻和口，使得吸入的气体尽量变得温暖和湿润，减少气道高反应性发生的可能。

2. 重症哮喘患者应避免到高原地区。因为在高原许多地区缺乏数据和医疗支持，所以哮喘程度较重的患者应该避免到高原地区。如果必须要去，在旅行之前应该使用高剂量吸入激素甚至口服激素减轻症状。

（关　巍）

参考文献

[1] Global Initiative for Asthma. Global strategy for asthma management and prevention. Updated 2018. http：//www.ginasthma.org/local/uploads/files/GINA_Report_2018.pdf. 11th Nov 2018.

第五章

高原相关肺动脉高压

一、定义

肺动脉高压（pulmonary hypertension，PH）是不同病因导致的以肺动脉压和肺血管阻力升高为特点的一组病理生理综合征。肺动脉高压可使右心室负荷增加，最终导致右心衰竭。本病是临床常见病、多发病，且致残、致死率均较高。关于肺动脉高压的诊断标准尚未完全统一，目前主张的诊断标准为：海平面静息状态下右心导管测得的肺动脉平均压（mean pulmonary artery pressure）$\geq$ 25 mmHg，运动状态下 $\geq$ 30 mmHg。与高原相关的肺动脉高压主要有高原肺水肿（high-altitude pulmonary edema，HAPE）伴随的肺动脉高压（呈可逆性，详见高原肺水肿）、慢性高原病、其他原因所致肺动脉高压。

二、分类

肺动脉高压有不同的分类方法（表5-1）。

（一）根据发病原因是否明确分类

根据发病原因是否明确，可将肺动脉高压分为原发性和继发性肺动脉高压。

（二）根据肺动脉阻力、心输出量和肺动脉楔压增高情况分类

根据肺动脉阻力、心输出量和肺动脉楔压增高情况，可将肺动脉高压分为三类。由肺动脉阻力增大引起的称为毛细血管前性肺动脉高压，如原发性肺动脉高压、肺栓塞；由心输出量增加引起的称为高动力性肺动脉高压，见于先天性心脏病、甲状腺功能亢进症等；由肺动脉楔压增高引起的称为毛细血管后性肺动脉高压，见于二尖瓣狭窄、左心衰竭等，又称被动性肺动脉高压。

有些肺动脉高压的发生不是由单一因素所致，称为多因性肺动脉高压，又称为反应性肺动脉高压。

（三）根据临床病因分类

根据伴发肺动脉高压的临床疾病进行分类，它们有其各自不同的病理学、病理生理学特点，诊断和治疗也各不相同。

表5-1　2015年欧洲呼吸学会修订的肺动脉高压诊断分类标准[1]

1. 动脉型肺动脉高压（pulmonary artery hypertension，PAH）
　特发性
　遗传性
　　BMPR2 基因突变
　　其他基因突变
　药物和毒物所致的肺动脉高压
　疾病相关肺动脉高压
　　结缔组织病
　　先天性体 - 肺（循环）分流性心脏病
　　门静脉高压
　　HIV 感染
　　血吸虫病
1′ 肺静脉和（或）肺毛细血管瘤样增生（相关因素所致肺动脉高压）
特发性
遗传性（*EIF2AK4* 基因突变，其他基因突变）
药物和毒物所致的肺动脉高压
疾病相关肺动脉高压
结缔组织病
HIV 感染
1″ 新生儿持续性肺动脉高压

2. 静脉型肺动脉高压（又称左心系统疾病伴发肺动脉高压）
　左心室收缩功能不全
　左心室舒张功能不全
　心脏瓣膜病
　先天性 / 获得性左心室流入道 / 流出道梗阻和先天性心肌病
　先天性 / 获得性肺静脉狭窄

3. 肺部疾病和（或）低氧血症相关性肺动脉高压
　慢性阻塞性肺疾病
　间质性肺疾病
　与其他限制性或阻塞性通气功能障碍并存的疾病
　睡眠呼吸障碍
　肺泡低通气综合征
　慢性高原病
　肺部发育异常

4. 慢性血栓栓塞性肺动脉高压
　慢性血栓栓塞性肺动脉高压
　其他肺动脉阻塞性肺动脉高压
　　血管肉瘤
　　其他血管内肿瘤
　　动脉炎
　　先天性肺动脉狭窄
　　寄生虫病——包虫病 / 棘球蚴病

5. 机制不明和（或）多因素所致疾病（原发性肺动脉高压）
　血液系统疾病：慢性溶血性贫血、骨髓异常增生综合征、脾切除
　全身性疾病：结节病、肺组织细胞增多症、肺淋巴管平滑肌瘤病
　代谢性疾病：糖原贮积病、戈谢病、甲状腺疾病
　其他：肺肿瘤血栓性微血管病、纤维性纵隔炎、慢性肾功能不全、节段性肺动脉高压

三、分级

(一)右心导管压力分级

根据静息条件下右心导管测得的肺动脉平均压,可将肺动脉高压进行分级,轻度为 26 ~ 35 mmHg;中度为 36 ~ 45 mmHg;重度 > 45 mmHg。

(二)超声心动图分级

较常用的是根据伯努利(Bernoulli)方程,通过超声心动图测量三尖瓣反流速率(表 5-2),结合右心房压力值,可以估算肺动脉收缩压(pulmonary artery systolic pressure,SPAP)。

公式为:$SPAP = 4V^2 + RAP$(V:三尖瓣反流速率;RAP:右心房压)

RAP 近似值:无或有少量三尖瓣反流时,约为 5 mmHg;轻、中度三尖瓣反流时,约为 10 mmHg;重度三尖瓣反流时,右心明显增大,约为 15 mmHg。

表5-2 超声心动图诊断肺动脉高压的参考标准[2]

除外肺动脉高压
三尖瓣反流速率 ≤ 2.8 m/s,肺动脉收缩压 ≤ 36 mmHg,无其他超声心动图参数支持肺动脉高压
可疑肺动脉高压
三尖瓣反流速率 ≤ 2.8 m/s,肺动脉收缩压 ≤ 36 mmHg,有其他超声心动图参数支持肺动脉高压
三尖瓣反流速率为 2.9 ~ 3.4 m/s,肺动脉收缩压为 37 ~ 50 mmHg,伴或不伴有其他超声心动图参数支持肺动脉高压
肺动脉高压可能性较大
三尖瓣反流速率 > 3.4 m/s,肺动脉收缩压 > 50 mmHg,伴或不伴有其他超声心动图参数支持肺动脉高压

注:连续多普勒超声心动图不推荐用于肺动脉高压的筛查

其他一些可以增加肺动脉高压可疑程度的超声心动图参数包括肺动脉瓣反流速率增加和右心射血时间暂时缩短,右心腔内径增大,室间隔形状和运动异常,右心室壁厚度增加和主肺动脉扩张等,但这些参数均出现在肺动脉高压较晚时期。

四、高原环境与肺动脉高压

(一)高原肺动脉高压的分类

1. 根据是否有临床症状分类 可分为生理性高原肺动脉高压和病理性肺动脉高压。

平原地区居民移居至高原或出生在高原的平原居民可存在不同程度的肺动脉高压,而且海拔越高,肺动脉高压的发生率越高。对青海省进行的调查显示,海拔 2260 m 处的久居人群肺动脉高压发生率为 58.3%,海拔 3900 m 地区为 86.7%,与南美高原的结果近似。肺动脉高压的发生和发展存在着显著的个体及种族差异。在高原地区,不是每个人都会发生肺动脉高压,即使有肺动脉高压,程度也通常较轻,可无任何临床症状,能完成各种重体力劳动。这类人群的肺动脉高压称为生理性肺动脉高压。

有少数人进入高原后,即可出现显著的肺动脉高压,甚至有对低氧特别易感者,其肺动脉压可接近或超过体循环压,并导致急性高原肺水肿(high altitude pulmonary edema,HAPE)。

大多数海拔 2500 m 以上地区居民经过一段时间后,均能适应高原环境,但仍有 5% ~ 10% 的居民不能适应高原环境,肺动脉平均压 > 30 mmHg 或肺动脉收缩压 > 50 mmHg(超声心动图测定),右心室肥大,有中度低氧血症,无红细胞增多症(女性 Hb < 19 g/dl,男性 Hb < 21 g/dl),称为高原肺动脉高压,是慢性高原病的一种类型,属于肺动脉高压分类中的第三类。长期持续肺动脉高压,易导致肺血管结构发生改变,如细小肺动脉壁平滑肌细胞增生、管壁增厚、循环阻力增加,从而导致明显的右心室肥厚、右心衰竭。

2. 根据起病缓急分类 可分为急性高原肺动脉高压和慢性高原肺动脉高压。

(二)肺动脉高压患者和高原环境

目前尚无关于原发性或继发性肺动脉高压患者处于高原环境的系统性研究。

1. 原发性肺动脉高压 目前没有关于原发性肺动脉高压和高原之间关系的研究。患者发生高原肺水肿(HAPE)的风险还有待继续研究,目前尚无肯定的结论。

2. 继发性肺动脉高压 HAPE 的一个重要病理生理特点是对急性低氧的肺血管反应。低氧程度增加、肺血管收缩可使肺动脉和毛细血管压力显著增加，因此，可促进红细胞、蛋白质和液体从血管进入肺间质和肺泡。原有的肺动脉高压可能会加重这个病理生理过程，并增加 HAPE 的风险。解剖性的肺动脉高压（如先天性右肺动脉缺失、右肺动脉闭塞及先天性心脏病等）患者在中度海拔（1500 ~ 2500 m）地区即可发生 HAPE。患有肺动脉高压的高原居民也是 HAPE 的易感者。有研究显示，居住在海拔为 1610 ~ 3050 m 的 10 例患有慢性肺动脉高压的儿童，在到达比他们居住地海拔高 520 ~ 2500 m 地区时发生了 HAPE。10 例研究对象中有 4 例没有心、肺疾病，估计他们的肺动脉高压是由于居住的海拔高度所致。另有报道显示，1 例患有慢性高原病和肺动脉高压（肺动脉平均压 38 mmHg）的藏族居民在海平面附件居住 12 天后返回海拔为 4300 m 地区时发生了 HAPE。以上研究显示，原先患有继发性肺动脉高压的患者罹患 HAPE 的可能性大。

目前的数据没有显示使 HAPE 风险增加的肺动脉高压水平。根据以往的研究估计，肺动脉收缩压达 40 mmHg 即足够引起 HAPE，但是由于上述研究描述的肺动脉压范围很广，使得确定肺动脉压阈值（高于该阈值即表示发生 HAPE 的风险增加）较为困难。发生 HAPE 的风险主要取决于肺血管阻力、低氧通气反应、到高原的次数和所到达的海拔高度。没有数据显示上述患者在高原是否能维持足够的氧分压，但是如果他们在海平面出现低氧，那么在高原可能会发生更为严重的低氧。

肺动脉高压患者到高原地区后不仅是发生 HAPE，即使不发生明显肺水肿或亚临床肺水肿，急性暴露于高原也会使得肺动脉压进一步升高，进而导致急性右心衰竭或亚急性高山病，给患者造成严重的结果。因此，可以推测肺动脉高压患者选择生活在高原地区发生慢性高原病的风险很大。

五、低氧血症相关性肺动脉高压的发病机制

高原相关肺动脉高压主要与低氧有关，是低氧血症相关性肺动脉高压（pulmonary hypertension associated with hypoxemia）的常见类型之一。急性低氧可引起低氧性肺血管收缩（hypoxic

pulmonary vasoconstriction，HPV），慢性低氧可导致低氧性肺血管重塑（hypoxic pulmonary vessel remodeling，HPVR）。HPV 和 HPVR 是低氧血症相关性肺动脉高压发生、发展过程中的两个重要病理表现。低氧血症相关性肺动脉高压的发生机制非常复杂，涉及离子通道、信号通路、血管内皮细胞及生长因子、血管活性物质、神经因素、基因等多个途径，具体机制尚未完全明确。

（一）离子通道

低氧可直接作用于肺血管平滑肌细胞（vascular smooth muscle cell，VSMC）的离子通道。肺动脉平滑肌细胞（pulmonary arterial smooth muscle cell，PASMC）主要存在四种钾离子通道：①延迟整流型钾通道（K_{DR}）；②钙离子激活性钾通道（K_{ca}）；③腺苷三磷酸敏感的钾通道（K_{ATP}）；④电压依赖性钾通道（K_V）。急性低氧可抑制 K_{DR} 功能，使 K_{DR} 开放减少，K^+ 外流减少，膜电位降低，引发细胞膜发生去极化，从而启动钙通道开放，允许细胞外的钙离子进入细胞内，使钙离子水平升高，促使组胺、血管紧张素等神经递质释放而导致 HPV。K_{DR} 在 HPV 反应中可能起着核心、始动的介导作用。K_{Ca} 广泛分布于 PASMC，直接参与血管张力的调节。K_{Ca} 开放可使膜电位趋于极化状态，同时可引起血管扩张，VSMC 去极化和 Ca^{2+} 进入细胞时，K_{Ca} 将起到负反馈调节作用。正常情况下，K_{ATP} 处于关闭状态，急性重度低氧时，细胞内 ATP 大量分解或合成减少，ATP 浓度明显降低，K_{ATP} 开放，引起血管张力明显降低。近年的研究发现，慢性低氧可下调 PASMCs 上 K^+ 通道的表达。慢性低氧可引起 Ca^{2+} 内流增加，肺动脉阻力增高，从而导致 HPVR，形成持续的肺动脉高压。

（二）信号通路

1. 蛋白激酶 C（protein kinase C，PKC）细胞外的信息通过 G 蛋白耦联受体激活磷脂酶，触发磷酸肌醇级联反应。反应中产生的二酰甘油可激活 PKC，继而使腺苷三磷酸末端的磷酸基转移至适当靶蛋白的丝氨酸残基上。通过对靶蛋白的作用，PKC 可调节离子通道开关等多个环节，继而在细胞的生长、增殖等方面发挥重要作用。PKC 参与低氧导致的肺血管收缩，低氧激活 PKC 后可

减少一氧化氮（NO），抑制肺血管内皮依赖性舒张反应，并使内皮细胞产生过多的缩血管性前列腺素，导致血管收缩性增强。

2．Rho激酶　研究显示，Rho激酶介导的血管收缩反应在大鼠肺动脉高压形成过程中具有一定的作用。

3．血管内皮细胞及生长因子

（1）血管内皮细胞（vascular endothelial cell，VEC）：具有分泌功能，可合成和释放多种缩血管物质（内皮素等）及舒血管物质（前列环素、一氧化氮等），共同调节血管壁的舒缩功能和平滑肌细胞的增殖、迁移等。低氧可能通过增加氧自由基的释放，加重肺动脉高压血管内皮的损伤、凋亡和脱落。低氧时间越长，肺血管内皮细胞结构损伤越重，肺动脉压越高。血管通透性增高，VEC增殖、肥大；VEC和VSMC分泌细胞外基质，特别是Ⅰ型胶原蛋白明显增多，同时合成和释放多种细胞生长因子，促进VSMC增生。

（2）生长因子：血管内皮生长因子（vascular endothelial growth factor，VEGF）是一种特异性内皮细胞分裂素，通过与VEC表面的特异性受体结合而发挥促进成纤维细胞、内皮细胞生长，合成和分泌胶原纤维等细胞外基质的作用，并具有促血管形成活性，促进内皮细胞有丝分裂和新生血管形成，以及增加血管通透性的作用。低氧时，VEGF其在肺循环中的表达明显增加，在HPH及肺血管重塑过程中发挥重要作用。成纤维细胞生长因子（fibroblast growth factor，FGF）等对于促进成纤维细胞和平滑肌细胞增生可能起作用，并可参与血管形成和组织再生过程。

4．血管活性物质

（1）内皮素（endothelin，ET）：内皮细胞是肺内ET-1的主要合成细胞之一。在细胞因子的作用下，VSMC也参与合成和释放ET-1。内皮素通过两种G蛋白耦联受体ETA和ETB发挥作用。ETA主要分布在肺动脉近端，介导血管收缩和增殖；ETB主要分布在远端阻力血管的血管平滑肌上，同样介导血管收缩。机体在受到低氧刺激后，可促进血管内皮细胞释放ET-1，与血管平滑肌上的ETA、ETB等受体结合，使细胞内Ca^{2+}浓度增高，引起VSMC收缩，血管阻力增大，动脉压升高。

（2）尾升压素Ⅱ（urotensin Ⅱ，U-Ⅱ）：具有强大的缩血管作用。低氧时，U-Ⅱ可上调还原型辅酶Ⅱ（NADPH）氧化酶，增加纤溶酶原激活物抑制因子-1的表达，通过NADPH氧化酶及激酶依赖途径，引起PASMC增殖，导致肺动脉高压及肺血管重塑。

5．气体分子　气体信号分子NO、一氧化碳（carbon monoxide，CO）、硫化氢（hydrogen sulfide，H_2S）在低氧血症相关性肺动脉高压的发生过程中起一定作用。NO是内源性舒张因子，具有舒张肺血管和抑制平滑肌细胞增殖的作用。NO主要通过激活VSMC内可溶性鸟苷酸环化酶（soluble guanylyl cyclase，sGC），使GTP转化为环磷酸鸟苷（cyclic guanosine monophosphate，cGMP），使细胞内cGMP水平升高，激活cGMP依赖性蛋白激酶，从而发挥舒张血管、抑制平滑肌细胞增殖等生物学效应。低氧可抑制内源性NO生成，从而刺激血管EC分泌ET-1增加。同时，低氧使NO水平和肺组织NO合成酶活性显著降低。ET-1/NO之间的平衡失衡，共同促进HPV和肺血管重塑。CO可显著缓解低氧血症相关性肺动脉高压和肺血管重塑，可能与抑制低氧性PASMC增生、诱导低氧性PASMC凋亡以及调节细胞外基质重建。低氧时，H_2S可使肺动脉平滑肌舒张，抑制PASMC增殖，诱导PASMC凋亡，还可调控肺动脉壁胶原蛋白的降解，在低氧血症相关性肺动脉高压发生过程中起重要作用。

6．低氧诱导因子-1（hypoxia-inducible factor 1，HIF-1）　HIF-1作为一种氧感受器的功能物质，在低氧状态下的活性和表达增加。HIF-1可促进ET、VEGF、促红细胞生成素（hemopoietin，EPO）的生成；ET、VEGF和EPO大量生成对低氧性肺血管收缩、肺血管平滑肌细胞增殖、肺血管重塑及红细胞增生等有关，进而对肺动脉高压的形成起促进作用。

六、临床表现

（一）症状

患者最常见的症状为劳力性呼吸困难，其他常见症状包括胸痛、咯血、头晕或晕厥、咯血。

另外，患者还可出现疲乏、无力，10%的患者可出现雷诺现象。增粗的肺动脉压迫喉返神经时，可引起声音嘶哑。

（二）体征

主要是肺动脉高压和右心功能不全的表现，具体表现取决于病情的严重程度。

1．肺动脉高压的表现 最常见的是肺动脉瓣区第二心音亢进和时限不等的分裂，可闻及 Graham-Steel 杂音。

2．右心室肥厚和右心功能不全的表现 右心室肥厚严重者在胸骨左缘可触及搏动，右心衰竭时可见颈静脉怒张，可闻及三尖瓣反流杂音和第四心音，可触及肝大搏动感，还可出现心包积液、腹腔积液、双下肢水肿等。

3．其他体征 20%的患者可出现发绀、低血压、脉压减小及肢体末端皮温降低。

七、辅助检查

要明确肺动脉高压的原因，须完善相关检查，排除或确定诊断。

实验室检查包括自身抗体检测、肝功能与肝炎标志物测定、抗 HIV 抗体检测、甲状腺功能检查、血气分析、凝血酶原时间与活动度，以及心电图、胸部 X 线检查、超声心动图、肺功能测定、肺灌注显像、肺部 CT、肺动脉造影术、多导睡眠图等检查。

右心导管检查是唯一可以准确测量肺血管血流状态的检查，是诊断肺动脉高压的"金标准"。

八、治疗

（一）常规治疗

常规治疗包括在低海拔地区居住、氧疗、抗凝治疗，以及利尿药、强心药及钙通道阻滞剂的应用。

1．在低海拔地区居住 有研究显示，高原肺动脉高压患者移居至低海拔地区，可缓解肺动脉压的进一步增高甚至部分逆转，但相关研究资料十分有限，效果并不十分肯定。

2．氧疗 低氧可引起肺血管收缩、红细胞增多、血液黏稠、肺小动脉重塑，加速 PAH 的进展。因此，对伴有低氧血症的 PAH 患者应进行氧疗，以保证 SaO_2 持续 > 90%。高原肺动脉高压的根本原因是低氧，因此吸氧是提高血氧分压和血氧饱和度，改善心功能的重要手段。吸氧对于低氧造成的肺血管收缩有效，但对肺血管重塑引起的肺动脉高压效果较差。患者应坚持长期家庭氧疗，每天吸氧 > 15 h，吸氧浓度为 30%。

3．抗凝治疗 肺小动脉血栓形成是 PAH 形成的主要病理生理基础之一。当临床怀疑为中、重度 PAH 及估测肺动脉压力 > 60 mmHg 时，如果没有抗凝禁忌证，则应在患者接受全面评估的同时开展抗凝治疗，建议长期予以抗凝治疗。常用的抗凝血药为华法林，推荐 INR 的目标范围为 1.5 ~ 2.5，也可应用新型口服抗凝血药，如利伐沙班等。

4．利尿药与强心药的使用 利尿药可减轻体内水、钠潴留，从而减轻心脏的前、后负荷，减轻肺淤血，降低肺动脉压，因此被广泛用于 PAH 患者。应根据患者个体情况使用利尿药，防止电解质紊乱的发生。强心药主要用于合并右心衰竭及心律失常的患者，主张短期小剂量使用。

5．钙通道阻滞剂（calcium channel blocker, CCB）的使用：CCB 通过阻断钙离子内流引起的血管收缩，使肺血管舒张。使用血管扩张药后，在心排血量无改变的情况下，mPAP 较基础值下降超过 ≥ 10 mmHg，或 ≤ 40 mmHg 时为血管舒张试验阳性，提示肺血管对药物反应良好，可考虑使用 CCB 治疗。常用的 CCB 有长效硝苯地平和氨氯地平、地尔硫䓬等。CCB 治疗 PAH 的有效剂量相对较大，有国外资料显示，PAH 患者应用地尔硫䓬最大剂量可达 900 mg/d，大剂量应用 CCB 时需非常谨慎，一般主张从小剂量开始，逐渐加量，以达到最适剂量。同时，应密切监测患者血压。

（二）新型药物治疗

新型药物治疗包括使用前列环素类、ET-1 受体拮抗剂及 5 型磷酸二酯酶（PDE-5）抑制剂。

1．前列环素类 能明显扩张肺血管、抑制血小板聚集、抑制平滑肌细胞的迁移和增殖、延缓肺血管结构重塑、抑制 ET 的合成和分泌等，主要用于肺型 PH 尤其是 IPAH 的治疗。目前临床应用的前列环素类包括静脉注射依前列醇、皮下注射剂曲前列尼尔、口服制剂贝前列素、吸入制剂伊洛前列素。

2．ET-1 受体拮抗剂 ET-1 受体拮抗剂可以减轻血管收缩，逆转肺血管重塑。目前临床应用的 ET-1 受体拮抗剂包括非选择性双重 ETA/ETB 受体拮抗剂波生坦、高选择性 ETA 西他生坦和安立生坦。这三种内皮素受体拮抗剂均可改善 PAH 患者的症状和运动耐力。波生坦常见的不良反应为肝功能损害及贫血。

3．PDE-5 抑制剂　包括西地那非、他达拉非等。西地那非是高选择性的 PDE-5 抑制剂，能改善 PH 患者的运动耐力、降低肺动脉压和改善血流动力学。西地那非可能引起不可逆的肾损害，用药时应注意监测肾功能。

这些药物对低氧血症相关性肺动脉高压的疗效不肯定。2015 欧洲呼吸学会肺动脉高压指南明确提出，不推荐将肺动脉高压的治疗药物用于治疗肺部疾病 / 低氧血症相关性肺动脉高压。但已有少数研究显示，在高原地区服用西地那非、波生坦可降低已增高的肺动脉压，因此，关于高原肺动脉高压的药物治疗尚有待于进一步研究。

（三）肺动脉高压患者急进高原的注意事项

1．目前缺乏对肺动脉高压患者处于高原环境的相关研究，最安全的建议是不要到高原旅行。如果类似的旅行不可避免，则应该提前告知患者 HAPE 的症状和体征。

2．对于有已知肺动脉高压患者，无论他们在海平面是否存在低氧表现，在高原地区都应该吸氧。尽管 HAPE 在普通人群多发生海拔为 3000 m 以上的地区，仍然建议肺动脉高压患者在较低海拔地区就吸氧（如海拔为 2000 m 处），因为在这种环境下的低氧已经足够触发低氧通气反应和促使肺动脉压升高。

3．停留高原期间应该应用尼氟地平 20 mg，每天 2 次已经证实这种用药方案对于易发生 HAPE 的患者有预防作用。

（关　巍）

参考文献

[1] Galiè N，Humbert M，Vachiery JL，et al. 2015 ESC/ERS Guidelines for the diagnosis and treatment of pulmonary hypertension. Kardiol Pol，2015，73（12）：1127-1206.

[2] Global Initiative for Asthma. Global strategy for asthma management and prevention. Updated 2018. http：//www.ginasthma.org/local/uploads/files/GINA_Report_2018.pdf. 11th Nov 2018.

第六章

高原睡眠呼吸紊乱

进入高原后，机体的神经系统功能、呼吸调节功能以及昼夜生理节律等发生改变，从而出现各种不同类型的睡眠呼吸紊乱，如频繁觉醒、周期性呼吸（periodic breathing，PB）、低通气（hypopnea）、周期性呼吸伴呼吸暂停、失眠及多梦等，称为高原睡眠呼吸紊乱。

一、正常睡眠结构

睡眠可分为两个时相，既快速眼动（rapid rye movement，REM）和非快速眼动（non-rapid eye movement，NREM）睡眠。NREM 又进一步分四个时期，有人把 NREM 的 1～2 期称为浅睡眠、3～4 期称为深睡眠，故将睡眠分为浅睡眠、深睡眠和 REM 睡眠。

二、高原睡眠变化

（一）急进高原的睡眠呼吸紊乱

初到高原，特别是急进高海拔地区的人都会出现不同类型及程度的睡眠呼吸紊乱。主要表现为入睡困难及失眠，睡眠效率降低，总睡眠时间减少，浅睡眠增多（1 期、2 期）、深睡眠减少（3 期、4 期）、频繁觉醒、周期性呼吸增多，甚至出现中枢型睡眠呼吸暂停。

当低海拔地区人群快速进入高原或高原居住者到平原后重返高原，除有头痛、头晕、胸闷、气促、恶心、呕吐等不适感外，还普遍受到入睡困难、易醒、醒后窒息感等睡眠问题的困扰。有研究利用匹兹堡睡眠质量问卷调查观察志愿者由平原进入海拔为 6119 m 的地区后主观睡眠量的改变，结果发现，志愿者在进入高原后评分显著升高，其中 53% 的志愿者睡眠质量下降，主要表现形式为入睡时间延长，睡眠效率降低，以及频繁觉醒、呼吸困难和低温带来的不适感。

人体急进高原后睡眠的改变不仅包括主观感受，还包括通过多导睡眠监测观察到的多项客观指标变化。最早监测高海拔地区睡眠变化是 1970 年 Joern 等在南极洲对 2 名受试者进行脑电图监测，结果发现，受试者深睡眠（3 期、4 期）几乎消失，快速眼动睡眠减少约 50%，其中 1 名受试者出现与觉醒相关的周期性呼吸。研究发现，在进入海拔为 4300 的地区后第一晚，总睡眠时间未发

生明显改变，1 期睡眠明显增加，3 期、4 期及快速眼动睡眠（REM）减少，觉醒时间显著增加。Pamelal 等对 19 名生活在海平面地区的志愿者，分别在海拔为 0 m、1400 m、3500 m、3900 m、4200 m 及 5000 m 的地区进行睡眠呼吸监测，结果发现在海拔为 3500 m 及以上的地区，1 期睡眠时间随着海拔升高而增加，3 期、4 期睡眠所占时间随之减少，REM 睡眠变化不大，与 PB 相关的觉醒增加，但发生 PB 的受试者与未发生 PB 的受试者在睡眠结构上无明显差异。睡眠呼吸暂停低通气指数（sleep-related apnea-hypopnea index），简称呼吸暂停低通气指数（apnea-hypopnea index，AHI），较平原地区时明显增高，并随海拔升高而增高。同时，随着海拔的升高，中枢型睡眠呼吸暂停次数显著增加，而在同一海拔高度，随停留时间的延长，中枢型睡眠呼吸暂停次数略有减少。高原环境睡眠期间，血氧饱和度显著下降，并随着海拔的升高而降低，在同一海拔高度则随着习服时间延长而上升。高原环境睡眠期间，低氧血症的发生与频繁出现的呼吸暂停或低通气密切相关。

（二）世居或久居高原的睡眠呼吸紊乱

久居高原的人仍然存在睡眠呼吸紊乱。对居住在海拔为 1800 m、2300 m、3500 m 地区的 3000 人分别进行夜间睡眠呼吸观察研究，结果发现随着海拔的升高，睡眠呼吸紊乱的发生也增加，睡眠呼吸紊乱的发生率分别为 40.65%、43.27% 和 65.83%，并且随着年龄的增长，睡眠障碍的发生率也增高。拉萨门诊患者睡眠障碍的发生率达到 42.2%。

关于世居或久居高原地区人群的睡眠监测结果资料有限。夏尔巴人随着年龄的增长，夜间血氧饱和度降低。居住在海拔为 4300 m 地区的秘鲁人 REM 睡眠与平原地区居住者相似，但是可出现 PB 和呼吸暂停，并伴有显著低氧表现。

久居高原者睡眠的变化与海拔高度有关，世居藏族居民较移居汉族居民能够更好地保持睡眠结构，睡眠呼吸障碍较少，并能维持较好的 SaO_2。有研究对健康平原（海拔为 100 m）汉族居民，中度海拔（海拔为 2260 m）及高海拔（海拔为 3780 m）地区藏族、汉族居民的睡眠结构、呼吸及 SaO_2 进行比较，发现各组之间总睡眠时间无

显著差异，中度海拔组藏族、汉族居民睡眠效率、REM 睡眠、2 期睡眠低于低海拔（平原）组，高海拔组藏、汉族居民睡眠效率低于低海拔组汉族和中度海拔组藏、汉族居民。高海拔组汉族居民 NREM 2 期睡眠显著长于同组藏族居民，高海拔藏族居民 NREM 3 期、4 期睡眠长于同组汉族居民，高海拔组汉族居民 REM 期睡眠短于高海拔藏族居民。中海拔组藏、汉族居民无明显睡眠呼吸紊乱，高海拔组藏族居民中有 3 例出现睡眠呼吸暂停低通气综合征，高海拔组汉族居民均出现睡眠呼吸暂停低通气综合征，呼吸暂停低通气指数（AHI）显著高于其他各组，且平均睡眠呼吸暂停及低通气时间均长于其他各组，中海拔组及高海拔组夜间最低 SaO_2 及平均 SaO_2 低于平原组，且高海拔组低于中海拔组，高海拔组汉族居民低于高海拔组藏族居民。Plywaczewski 等对 8 名出生以及生活在海拔为 3700 ~ 4800 m 地区的藏族人以及 6 名在高原地区生活多年并已经适应高原环境的汉族人在海拔为 2261 m 的地区进行睡眠监测，结果显示，汉族人的觉醒期及清醒期比藏族人长，两组受试者的睡眠结构无显著差异。在模拟海拔为 5000 m 的低压氧舱内，藏族受试者较汉族受试者有更长的夜间睡眠时间，1 期睡眠减少，

2 期睡眠延长。藏族受试者的周期性呼吸增多，比汉族受试者有更高的动脉血氧饱和度，在急性暴露与 5000 m 高海拔环境下，藏族居民的睡眠结构及动脉血氧饱和度优于汉族居民。

睡眠呼吸暂停是指每晚 7 小时睡眠中，呼吸暂停出现 30 次以上或 AHI 超过 5 次，每次呼吸暂停时限在 10 秒以上，并伴有血氧饱和度显著下降。睡眠呼吸暂停可分为三种类型，即中枢型、阻塞型和混合型。中枢型睡眠呼吸暂停是指呼吸暂停过程中气流消失，且呼吸动力消失；阻塞型睡眠呼吸暂停是指呼吸暂停过程中气流消失，但呼吸动力仍然存在；混合型睡眠呼吸暂停是指一次呼吸暂停过程中前半部分表现为中枢型特点，后半部分表现为阻塞型特点。高原睡眠呼吸暂停通常为中枢型睡眠呼吸暂停，多导睡眠图上表现为全部呼吸运动（包括鼻气流和胸腹运动）暂时消失。但某些人起初为中枢型睡眠呼吸暂停，继之为阻塞型睡眠呼吸暂停，表现为混合型睡眠呼吸暂停（图 6-1）。

三、高原睡眠呼吸紊乱的发病机制

关于人体暴露于低氧环境中引起睡眠呼吸障

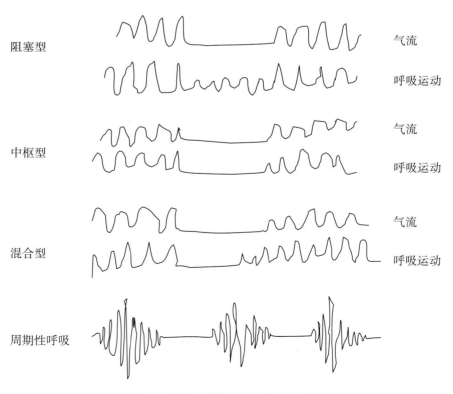

图 6-1 各种类型的呼吸紊乱

碍的机制尚不十分清楚。一般认为，呼吸暂停是由清醒转入睡眠时，呼吸中枢对低氧、高碳酸血症、胸壁和气道的机械收缩等的刺激反应减弱或亢进所致，主要表现为中枢和（或）外周化学感受器对呼吸反馈控制不稳定，从而出现呼吸调节器的增强或减弱。

（一）高通气综合征

发生高通气综合征的基本因素是通气过度引起的肺泡 CO_2 分压（$PaCO_2$）降低。在高原地区，特别是到达高原后的前 2 周，因吸入气氧分压下降，刺激颈动脉体的外周化学感受器，使肺通气量显著增加，$PaCO_2$ 急剧下降，引起急性呼吸性碱中毒，从而抑制呼吸中枢，导致呼吸暂停。呼吸暂停又使 $PaCO_2$ 回升，于是使得呼吸恢复。因此，外周化学感受器的反应和呼吸性碱中毒是急性低氧引起呼吸紊乱的基础。周期性呼吸的发生与清醒时的低氧通气反应（hypoxia ventilation response，HVR）有关，即 HVR 高的人，发生周期性呼吸次数增多、周期时限较长，但 SaO_2 并不减低，仍维持较高水平，由此认为周期性呼吸是一种生理性的保护反应。当吸入 100% 氧时，周期性呼吸或呼吸暂停的频率减低，甚至消失；吸入高浓度 CO_2 后呼吸暂停迅速消除，但周期性呼吸仍持续存在；撤销吸入高浓度 CO_2 后，呼吸暂停又立刻重现。

（二）低通气综合征

低通气综合征的发生与高通气综合征的发生机制恰恰相反，其特点是肺泡通气不足引起 $PaCO_2$ 相对增高，出现呼吸性酸中毒。造成低通气综合征的主要原因是呼吸驱动力减弱，呼吸调节系统及其器官损害。一般而言，睡眠时，无论是在平原还是在高原，中枢神经系统的功能均呈"抑制"状态，因此，与清醒时相比，各睡眠期的肺通气量均下降，尤其 REM 睡眠期更为明显，平均为清醒时的 84%。然而，在平原地区，即使睡眠通气水平较低，SaO_2 的降低也不明显；而在高原地区由于氧解离曲线的"S"形特征，SaO_2 易降低，从而出现低氧血症。另一个重要因素是，由于慢性低氧或其他原因引起的呼吸驱动力减弱。

四、睡眠呼吸紊乱与急、慢性高原病

（一）睡眠呼吸紊乱与急性高原病

高原睡眠呼吸紊乱与急性高原病（acute mountain sickness，AMS）的发生密切相关。通过对 AMS 患者进行的 Lake Lousis（LL）评分与睡眠呼吸紊乱相关性分析发现，海拔越高，睡眠呼吸紊乱越严重（AHI 越高），夜间血氧饱和度越低，LL 评分越高。临床观察发现，大多数急性高原病患者都有夜间睡眠呼吸紊乱，患者的症状越严重，呼吸暂停次数就越多，每次呼吸暂停的时间也越长。这提示高原肺水肿或脑水肿常在夜间发生与睡眠呼吸暂停有密切关系。

（二）睡眠呼吸紊乱与慢性高原病

已知慢性高原病（chronic mountain sickness，CMS）患者既有外周化学感受器反应减弱（低氧通气反应钝化），又有呼吸中枢抑制。通气驱动正常的情况下，呼吸暂停引起的低氧和高 CO_2 可刺激外周或中枢化学感受器，兴奋呼吸中枢，提高 SaO_2 的水平；而通气驱动减弱者（如 CMS 患者）由于对低氧和高 CO_2 刺激的反应减弱，使得呼吸暂停频率增加、时限延长，从而进一步加重低氧，出现低氧血症。如果低氧血症严重，则可刺激骨髓促红细胞生成素生成增多，进而导致继发性红细胞增多。同时，低氧使肺小动脉收缩，肺血管结构重塑，可导致肺动脉高压、右心肥厚，甚至右心衰竭。

对 CMS 患者进行多导睡眠监测发现，患者低通气表现较对照组增加，夜间平均 SaO_2 明显降低，夜间平均及最低 SaO_2 与 CMS 评分呈反比[1]。当脱离低氧环境，到达低海拔地区或平原后，这些患者的睡眠质量得到显著改善，周期性呼吸及呼吸暂停消失。CMS 患者由于血红蛋白增多、血液黏滞度增加而使肺循环阻力增加，心脏储备功能减弱，心输出量降低，从而使颈内动脉血流量减少，脑血管氧传递能力减弱，导致脑组织低氧。脑组织低氧可导致呼吸中枢对外界的各种刺激反应进一步减弱，使机体在睡眠期间易出频繁性呼吸暂停。因此，夜间睡眠呼吸暂停以及睡眠期间的低氧血症可能是发生慢性高原病的重要因素之一。

五、高原对原有睡眠呼吸暂停综合征的影响

睡眠呼吸暂停低通气综合征（sleep apnea hypopnea syndrome，SAHS）是指多种原因引起的上气道阻塞和（或）中枢性呼吸抑制，以睡眠过程中反复出现伴或不伴鼾声的呼吸变浅或暂停，以及日间嗜睡、疲乏等为主要症状的常见睡眠呼吸疾病。其对机体的主要病理生理学影响是间歇性睡眠低氧和睡眠结构的破坏，极易发生心、脑血管等多系统合并症，严重者可发生睡眠猝死。临床上根据发生呼吸事件时有无上气道阻塞和中枢神经系统的影响，将 SAHS 分为阻塞型 SAHS 和中枢型 SAHS 两种类型。

（一）阻塞型睡眠呼吸暂停低通气综合征与高原

阻塞型睡眠呼吸暂停（低通气）综合征（obstructive sleep apnea hypopnea syndrome，OSHAS，OSAS）的病因复杂多样，既有上气道解剖机构的狭窄（颌面骨性结构异常、扁桃体肥大等），也有上气道及全身功能的缺陷。其中，肥胖是导致 OSAHS 的重要因素。

目前针对 OSAHS 患者在高原和平原地区睡眠状况的研究较少。据估计，海平面地区血氧饱和度低的 OSAHS 患者在高原地区发生睡眠呼吸暂停阶段血氧饱和度应该更低，白天低氧的 OSAHS 患者发生肺动脉高压的风险也较大，因此发生高原肺水肿的风险也大。有研究对 34 例平均年龄为 62 岁、平均呼吸暂停低通气指数为 47.5、平时居住海拔 < 600 m 的 OSAHS 患者由海拔为 490 m 地区到海拔为 1860 m 和 2590 m 地区进行多导睡眠监测，结果发现，夜间平均动脉血氧饱和度随海拔升高而降低（94%、90% 和 86%），AHI 随之增加（47.5、85.1 和 90.0），并且随着海拔的升高，中枢型睡眠呼吸暂停增多。阻塞事件在高原减少的原因尚不清楚，可能与高原地区气体密度降低或低氧通气反应压倒在海平面影响阻塞事件的其他因素有关。遗憾的是，对于这些在高原可能发生的问题目前尚无数据支持，所以对于 OSAHS 患者在高原地区的睡眠情况及由此引起的相应器官功能变化，尚需进一步的研究。

（二）中枢型睡眠呼吸暂停与高原

中枢型睡眠呼吸暂停除在高原低氧时可能发生，另外有一些特殊疾病的患者也会出现，如严重的心脏病、脑部肿瘤、脑血管病患者等。目前仍缺乏这些患者在高原地区状况的相关研究。理论上推测，中枢型睡眠呼吸暂停在高原可能会与平原地区一样或更严重。已有较多研究证实，部分健康人在高原会出现中枢型睡眠呼吸暂停和周期性呼吸，并且随着海拔的升高，严重程度加重。由此推测，在海平面地区有中枢性睡眠呼吸紊乱的患者在高原地区病情可能会加重。

六、诊断

高原睡眠呼吸暂停，通常为中枢型或混合型睡眠呼吸暂停，其诊断主要依靠多导睡眠图来监测。患者清醒时的症状和体征，主要表现为晨起头痛、乏力，夜间睡眠不良，精神不振，白天嗜睡，学习和工作效率降低，呼吸困难。慢性低通气综合征患者可出现显著发绀、血细胞比容及血红蛋白浓度增高，显著低氧血症和相对性高碳酸血症，肺泡 - 动脉血氧分压差（$P_{A-a}O_2$）增高。低氧通气反应斜率低于健康人。

七、治疗

高原环境低压、低氧是发生睡眠呼吸紊乱及睡眠低氧血症的核心。因此，改善睡眠时的低氧状况，对消除呼吸暂停、提高血氧饱和度非常重要。

（一）氧疗

根据睡眠呼吸暂停的频率以及睡眠期间 SaO_2 降低的程度，可持续或间断性低流量给氧，一般为 1 ~ 2 L/min，以使 SaO_2 提高到 85% 以上为宜。如有条件，可使患者睡在高压氧袋或富氧室。改善睡眠低氧状况是提高睡眠质量、防止呼吸暂停最为重要的措施。

（二）药物治疗

以使用刺激呼吸中枢药物为主。①乙酰唑胺 0.25 g，每天 3 次，可以预防和治疗低氧引起的呼吸暂停。其作用是通过促进 HCO_3^- 排泄增多，导致代谢性酸中毒，从而刺激呼吸中枢，使肺通气量增加，提高 SaO_2。②甲羟孕酮，对低通气综合

征患者可刺激呼吸中枢化学感受器，增加每分通气量，使 $PaCO_2$ 下降、SaO_2 升高，用量为 20 mg 口服，每天 3 次。男性长期服药后可出现阳痿，女性在月经期服用者停药后可有少量月经来潮。③氨茶碱，可降低肺动脉压，扩张支气管，对治疗睡眠呼吸紊乱起辅助作用。

（三）无创机械通气

应用无创机械通气治疗高原睡眠呼吸暂停尚未见报道。在高原地区，对一些较严重的睡眠呼吸暂停患者，特别是混合型睡眠呼吸暂停患者，可考虑酌情使用机械辅助通气。应用持续气道正压通气治疗的 OSAHS 患者到高原旅行时应该携带设备，因为持续气道正压通气（continuous positive airway pressure，CPAP）的应用能够减小夜间血氧饱和度的下降幅度，从而减少心、肺并发症。患者的 CPAP 呼吸机应该有压力补偿功能，能够在高海拔地区对压力进行调节。

（四）脱离低氧环境

频繁性低通气型睡眠呼吸紊乱及低氧血症、明显肺动脉高压、心功能不全者不宜留在高原时，应考虑转至平原或较低海拔处进行治疗。

（五）进入高原地区的处理

在海平面有阻塞型或中枢型睡眠呼吸暂停的患者，如果到高原地区，应该携带 CPAP 设备。

对于主要表现为中枢型睡眠呼吸暂停者，乙酰唑胺（250 mg，每天 2 次）可用于缓解相关睡眠呼吸紊乱。在海平面吸氧的患者到高原后要继续吸氧。对白天低氧的患者应该进行超声心动图检查，以估计肺动脉压，如果肺动脉压高，在高原停留期间应给予尼氟地平（20 mg，每天 2 次）。

（关　巍）

参考文献

[1] Wei Guan，Qin Ga，Ge Rili，et al. Sleep disturbances in long-term immigrants with chronic mountain sickness：A comparison with healthy immigrants at high altitude. Respiratory Physiology & Neurobiology，2015，（206）：4-10.

第七章

肺血栓栓塞症

肺栓塞（pulmonary embolism，PE）是以各种栓子阻塞肺动脉系统为其发病原因的一组疾病或临床综合征的总称，包括肺血栓栓塞症（pulmonary thromboembolism，PTE）、脂肪栓塞综合征、羊水栓塞、空气栓塞等。

肺血栓栓塞症（PTE）是由来自静脉系统或右心的血栓阻塞肺动脉或其分支所致的疾病，以肺循环和呼吸功能障碍为其主要临床表现和病理生理特征。PTE 为 PE 最常见的类型，占 PE 中的绝大多数，通常所称的 PE 即指 PTE。引起 PTE 的血栓主要来源于深静脉血栓形成（deep venous thrombosis，DVT）。

急性 PTE 造成肺动脉广泛阻塞时，可引起肺动脉高压，达到一定程度可导致右心功能失代偿、右心扩大，从而发生急性肺源性心脏病。肺动脉发生栓塞后，若其支配区的肺组织因血流受限或中断而发生坏死，则称为肺梗死（pulmonary infarction，PI）。由于肺组织存在多重供血与供氧机制，因此 PTE 患者中仅不足 15% 发生 PI。

一、流行病学

PET 和 DVT 已构成世界性的重要医疗保健问题。其发病率较高，病死率亦高。

西方国家 DVT 和 PET 的发病率分别为 1.0‰ 和 0.5‰。新近资料显示，美国 VTE 的年新发病例数超过 60 万，其中 PTE 患者为 23.7 万，DVT 患者为 37.6 万，因 VTE 而死亡的病例数超过 29 万；欧盟国家 VTE 的年发病例数超过 150 万，其中 PTE 患者为 43.5 万，DVT 为患者 68.4 万，因 VTE 而死亡的病例数超过 54 万。未经治疗的 PTE 患者病死率为 25%～30%。由于 PTE 患者 DVT 发病和临床表现的隐匿性和复杂性，导致其漏诊率和误诊率普遍较高。

长期居住于高海拔地区者，VTE 的发生率显著增高。早期有研究者回顾分析美国科罗拉多州 Penrose 医院（海拔为 1829 m）1948—1985 年的 7753 例尸检资料，结果发现肺动脉慢性巨大血栓形成发生率为 0.9%，是平原地区的 9 倍。Smallman 等[1] 发现，2002—2008 年，位于海拔为 2210 m 的美国空军学院门诊血栓栓塞事件发生率显著高于位于海平面地区的美国海军学院和美国

军事学院学员。Khalil 等[2] 报道，2006—2007 年在巴基斯坦高海拔（2438 m 以上）地区服役的士兵中有 50 例发生肺栓塞，其中 25 例的危险因素是处于高原环境。有研究报道，长期在高原地区（海拔在 3000 m 以上）的印度士兵发生血栓性疾病（DVT、PTE、卒中）的比例显著高于非高海拔地区。

VTE 除可发生在由低海拔地区迁移到高海拔地区者，也可见于高海拔地区的世居者。有研究发现，高原慢性低氧的 200 例患者中有 49 例（24.5%）发生 PE，100 例伴有红细胞增多症的患者 PE 发生率为 39%，不伴有红细胞增多症的 100 例患者 PE 发生率为 10%。

VTE 不仅可见于长期居住在高原环境的人群，而且在短时间内进入高原的人群也可发生。高原肺水肿（HAPE）是急进高原后不适应人群发生的以胸闷、呼吸困难、咳嗽、咳粉红色泡沫痰为特征性表现的疾病，PTE 症状与 HAPE 相似，且高海拔地区多地处偏远，PTE 诊断所需的肺动脉造影、肺灌注显像等可能无法获得，因此有漏诊的可能。2013—2015 年在加拿大一诊所（海拔为 1400 m）诊断的 303 例 HAPE 患者中，有 8 例最后被证实是 PTE，提示在 HAPE 的治疗效果不佳时应考虑到 PTE 的可能，并进行相关检查。

高原地区疾病状态下合并血栓的概率明显增高。VTE 是烧伤的常见并发症，青海省人民医院报道 2007—2013 年烧伤并发 DVT 发生率为 1.8%，明显高于早期报道的平原发生率（0.3%）。Cancienne 等对 2005—2012 年海拔在 1219 m 以上地区所有接受单纯膝关节镜下半月板部分切除和（或）软骨成形术的患者与海拔在 30 m 以下地区分患者进行病例对照研究，结果发现术后 90 天高海拔组患者发生 DVT、PE 的风险显著高于低海拔组，表明高原环境是膝关节镜术后 VTE 发生的独立危险因素。高原地区慢性阻塞性肺疾病患者低氧血症和肺动脉高压较平原地区更严重，发生 VTE 的可能性更大。有研究发现，海拔为 2500～4500 m 地区的 54 例 PTE 患者中合并慢性阻塞性肺疾病者有 9 例（16.7%），海拔为 1800～2450 m 地区的 36 例 PTE 患者中合并慢阻肺者有 5 例（13.9%）。

二、肺栓塞的危险因素

DVT 和 PTE 具有共同的危险因素，即 DVT 的危险因素，包括任何可以导致静脉血液淤滞、静脉系统内皮损伤和血液高凝状态的因素，可以分为原发性和继发性两类。

原发性危险因素由遗传变异引起，包括 V 因子突变、蛋白质 C 缺乏、蛋白质 S 缺乏和抗凝血酶缺乏等，常以反复静脉血栓形成和栓塞为主要临床表现。如患者特别是 40 岁以下的年轻患者无明显诱因反复发生 DVT 和 PTE，或发病呈家族聚集倾向，则应注意进行相关原发性危险因素的检查。

继发性危险因素是指后天获得的易导致 DVT 和 PTE 等多种病理和病理生理改变的因素，包括骨折、创伤、手术、恶性肿瘤和口服避孕药等。上述危险因素既可以单独存在，也可以同时存在、协同作用。年龄是独立的危险因素，随着年龄的增长，DVT 和 PTE 的发病率逐渐增高。

三、高原血栓栓塞性疾病的危险因素

导致高原血栓栓塞性疾病的原因尚不十分清楚。根据现有的文献资料，高原肺栓塞的危险因素可能包括以下几方面。

（一）高原对血液凝固性的影响

低氧导致机体血液成分发生改变，使血液呈高凝状态。

1. 红细胞及血红蛋白　高原低氧环境可刺激低氧诱导因子表达增加，激活下游的促红细胞生成素（EPO）基因，使 EPO 合成增多。早期研究显示，进入高原后 2 小时，EPO 水平即可升高，在 24 ~ 48 小时达高峰，红细胞数量几周后可升高，6 个月左右达到稳态。20 世纪 70 年代，研究者发现，安第斯（Andes）高原的居民红细胞数量比海平面地区居民高 83%，之后国内外较多研究显示红细胞数量可随海拔的升高而增加。高原低氧环境对红细胞数量的影响还与高原居住时间、种族、性别等多种因素有关。高原暴露时间越长，红细胞增加的程度可能越高。世居高原的藏族居民红细胞数量、血红蛋白、血细胞比容均低于久居高原的南美安第斯山脉居民和移居的汉族居民，

女性的相应指标低于男性。红细胞数量增加，在一定程度上使血红蛋白含量增加，对低氧起到代偿作用，但如果红细胞过度增生，则可导致血液黏滞度增高，使血栓形成的概率增加。高原低氧不仅可影响红细胞的数量，还可影响红细胞的形态、结构和功能。从平原进入高原后，红细胞平均体积可增大，并随高原居住时间的延长而进一步增大。以往研究显示，红细胞变形性随居住高原时间的延长而显著增高，血液黏滞度在进驻高原的早期可明显升高，后期则恢复正常，红细胞的聚集性在进驻高原的早期显著升高，后期则下降。研究发现，健康男性在急性低氧条件下，红细胞的变形性降低。新近一项研究显示，低氧可导致红细胞与内皮及内皮下成分纤维连接蛋白、层粘连蛋白的黏附性增加。

2. 血小板　动物实验显示，将大鼠暴露于海拔为 5500 m 的低压氧舱后，其血小板数量显著减少。早期研究显示，急进高原和长期居住于高原者的血小板变化不同，急进高原 24 小时者，血小板数量显著减少，超过 48 小时以后，血小板数量则逐渐增加。久居平原的人群进入高原后，随着时间延长，血小板数量减少。40 例健康男性在海拔为 4100 ~ 4500 m 的地区居住 3 个月，血小板数量较基础水平下降 12%，居住 13 个月下降 31%。另外有研究者比较了西安市（海拔为 400 m）、西宁市（海拔为 2260 m）、兴海县（海拔为 4000 m）的健康人群，结果发现，随着海拔的升高，血小板数量逐渐降低，生理低限界值检出率显著递增。高原环境下血小板聚集、黏附功能增强。以往研究发现，低海拔（200 m）地区健康青年进入高原（3500 m 以上）地区后，循环血中血小板 α 颗粒膜蛋白 -140（GMP-140）、血栓素 A_2 及血小板聚集性升高，且随海拔的升高而增高，进驻 1 周时血小板激活最明显，以后逐渐降低，1 年后则明显降低。有学者比较了长期居住在海拔为 300 m、2200 m 和 4500 m 地区的居民，结果显示，随着海拔的升高，血小板数量逐渐降低，GMP-140 逐渐升高，说明久居高原的居民仍存在血小板活化。文献报道指出，随着海拔的升高，人体暴露于高原的第 2、10 天血小板黏附性较平原增高。早期已有研究发现久居高原者血小板黏附性也增加，HAPE 患者血小板聚集、黏附功能也增强。

3. 凝血参数　关于高原环境下凝血参数是否

发生变化尚有争议。久居高原人群凝血酶原时间、活化部分促凝血酶原激酶时间、纤维蛋白原及凝血酶时间均延长。早期有研究者认为，D-二聚体随海拔的升高而增加；但也有研究认为，高原环境下因子Ⅷ水平及D-二聚体均无变化；还有研究发现，进入高原（海拔为3900 m）后，对运动组和不运动组凝血功能（纤溶活性、纤维蛋白原水平）没有影响，运动组因子Ⅷ、血管性血友病因子水平明显升高，两组血浆凝血酶的产生均无变化，但测定全血凝血酶活性，发现两组内源性凝血酶生成潜力均增大，延迟时间和达峰时间缩短，推测细胞中凝血酶生成在低氧导致的血栓前状态中起作用。

4. 血浆容量（plasma volume，PV）　急进高原的健康人血浆容量减少，从平原进入高原（海拔3454 m）后，第4天血浆容量开始减少，在高原停留的28天内，血浆容量持续减少，回到平原14天时恢复基线水平。急进高原血浆容量减少的原因主要有：①经呼吸道和皮肤丢失水分，进入高原后，低氧通气反应增加，导致呼吸加深、加快，经呼吸道丢失水分增加，且高原气候干燥，也可导致经呼吸道和皮肤丢失水分增加；②水摄入不足，进入高原后，可出现典型或不典型的高原反应，如恶心、呕吐，可能还有部分患者发生腹泻，同时影响食欲和饮水，导致水摄入不足；③高原运动时皮肤和骨骼肌收缩，也会导致水分丢失；④高原环境可导致调节血浆容量的激素释放发生改变。有研究显示，进入高原（海拔为3440～5050 m）24小时，尿量显著增加，尿渗透压降低，抗利尿激素和血浆肾素活性显著降低，心房钠尿肽显著增高，而醛固酮水平未见明显改变，且这些变化主要见于男性，而女性只在海拔为5050 m处才有变化。另外有研究显示，进入高原后，醛固酮水平显著下降，可影响Na^+、水的重吸收，起到利尿作用，从而导致血浆容量减少。针对久居高原的人血浆容量变化的相关研究较少且不完全一致。早期研究者发现，秘鲁高原（海拔为4370 m）居民的血浆容量是利马（海平面地区）居民的2/3。去除体质量影响后，高原组全血量比海平面对照者多14%，而血浆容量仍少27%。随后相关研究发现，尽管高原居民的细胞容量是增大的，但血浆容量与平原对照组相比无显著差异。

（二）高原环境下血流状态的改变

进入高原后，很多因素均可能导致血流速度减慢。在高原低氧环境下，缩血管物质增多，导致血管收缩，血管管腔减小；细胞容量增加，血浆容量减少，血液黏滞度增加，血流减慢；长途旅行制动，使血流缓慢；高原气候恶劣，室内久坐时间延长等也可能影响血流状态。早期研究报道显示，健康人从海拔为1310 m的地区进入海拔为3470 m的地区后，臂动脉、股总动脉、股浅动脉、股深动脉血管直径和血流量较低海拔地区显著减低，但海拔继续升高至5330 m后则再无变化；返回低海拔地区后，血管直径和血流量显著增加，而颈动脉、体动脉变化不大。进入高原后，视网膜血流速度最初加快，之后减慢，而脉络膜的血流速度始终是加快的，脑血流量增加。

（三）内皮功能紊乱

血管内皮细胞是覆盖于血管表面的一层单核细胞，通过合成和分泌NO、内皮素、前列环素等血管活性物质，调节血管的收缩和舒张，抗血栓形成，抑制平滑肌细胞增殖及血管壁炎症反应等。低氧通过刺激缩血管物质释放增多、舒血管物质减少，使氧化应激及炎症反应增强等途径损伤血管内皮功能。相关研究指出，暴露于高原后，机体循环造血干细胞、循环内皮细胞均显著减少。低压、低氧环境可使静脉内皮细胞结合蛋白复合体的表达下调，使内皮细胞受损，可能是急性高原病患者血管高通透性的机制。内皮细胞功能受损可影响凝血功能。有研究显示，培养的人静脉内皮细胞暴露于低氧条件下，炎症因子增加，纤溶功能被抑制，促凝血活性增强。缺氧可导致内皮细胞膜屏障功能发生改变，导致血浆蛋白内流，激活血管壁蛋白酶。内皮细胞含有Weibel-Palade小体，存储与血栓和炎症相关的成分，如血管性血友病因子、P-选择素，而低氧可诱导Weibel-Palade小体的分泌，在下肢DVT发生过程中有重要作用。在高原环境下，内皮功能发生障碍，D-二聚体和活化的蛋白激酶C抵抗会增加，使机体呈促凝血状态。

（四）遗传因素

个体的遗传背景也与血栓形成有关。Ⅴ因子

和血凝素 20210A 基因突变、蛋白质 C、蛋白质 S 等缺乏均可能增强促凝活性。然而，对于高原环境下将基因背景与血栓形成联系起来的研究很少，仅有两项针对蛋白质 S 和蛋白质 C 缺乏的个案报道。高原血栓形成的遗传因素需有待进一步研究探讨。

四、临床表现

（一）症状

PTE 的症状多种多样，但均缺乏特异性。症状的严重程度亦有差别，可以从无症状、隐匿，到血流动力学不稳定，甚至发生猝死。

1. 不明原因的呼吸困难及气促 尤以活动后明显，是 PTE 患者最多见的症状。

2. 胸痛 包括胸膜炎性胸痛或心绞痛样疼痛。

3. 晕厥 可为 PTE 的唯一或首发症状。

4. 烦躁不安、惊恐甚至濒死感。

5. 咯血 常为小量咯血，大咯血者少见。

6. 咳嗽、心悸等。

7. 其他 患者可伴有发热，多为低热，少数患者发热可达 38 ℃以上。

患者有时可出现所谓"三联征"，即同时出现呼吸困难、胸痛及咯血，但仅见于 20% 的患者。患者可出现以上症状的不同组合。

（二）体征

1. 呼吸系统体征 呼吸急促最为常见，患者可有发绀，肺部有时可闻及哮鸣音和（或）细湿啰音，肺野偶尔可闻及血管杂音。合并肺不张和胸腔积液时，可出现相应的体征。

2. 循环系统体征 患者可出现心动过速、血压变化，严重时可出现血压下降甚至休克，可见颈静脉充盈或异常波动，可闻及肺动脉瓣区第二心音亢进或分裂，以及三尖瓣区收缩期杂音。

五、诊断

（一）根据临床情况疑诊 PTE（疑诊）

如患者出现上述临床症状、体征，特别是存在前述危险因素的病例出现不明原因的呼吸困难、胸痛、晕厥、休克，或伴有单侧或双侧不对称性下肢肿胀、疼痛等，则应进行血浆 D-二聚体测定、动脉血气分析、心电图检查、胸部 X 线检查、超声心动图检查和下肢深静脉超声检查。

（二）对疑诊病例进一步明确诊断（确诊）

在临床表现和初步检查提示 PTE 的情况下，应进行 PTE 的确诊检查，包括以下 4 项，其中 1 项呈阳性即可明确诊断：螺旋 CT、放射性核素肺血流灌注显像、磁共振成像（MRI）、肺动脉造影。

六、治疗

1. 一般处理与呼吸、循环支持治疗

2. 溶栓治疗 溶栓治疗主要用于危重 PTE 病例（出现休克者），对于中危和低危 PTE 患者，以抗凝治疗为主。

3. 抗凝治疗 是 PTE 和 DVT 的基本治疗方法，可以有效地防治血栓再形成，有利于复苏，为机体发挥自身的纤溶机制溶解血栓创造条件。抗凝血药主要有（普通）肝素、低分子量肝素、华法林及新型口服抗凝血药。

4. 外科手术 包括肺动脉血栓摘除术、肺动脉导管碎解和抽吸血栓、放置腔静脉滤器等。

5. 从平原进入高原的抗凝治疗

（1）有静脉血栓史的患者到高原后，应继续保留在海平面地区所应用的抗凝治疗，到高原前、后，应对患者的凝血状态（国际标准化比值 INR）进行追踪检测。

（2）如果对患者在进入高原之前已经完成一个阶段的抗凝治疗，则没有必要继续进行抗凝治疗，除非到高原后有特殊的血栓风险存在。

（3）具有潜在高凝因素和口服避孕药的妇女在进入高原期间，应强烈建议其停止服用避孕药。

（4）在长时间飞行、乘坐公交车或其他长时间不动、脱水或静脉闭塞等情况存在时，对以往有静脉血栓的患者应采取措施避免这些危险因素（如补水、定时活动、进行小腿腓肠肌锻炼等），或在此期间应口服低剂量的阿司匹林。

（关 巍 肖 迪）

参考文献

[1] Smallman DP，McBratney CM，Olsen CH，et al. Quantification of the 5-year incidence of thromboembolic events in U. S. Air force academy cadets in comparison to the U. S. naval and military academies [J]. Mil Med，2011，176（2）：209-213.

[2] Khalil KF，Saeed W. Pulmonary embolism in soldiers serving at high altitude [J]. J Coll Physicians Surg Pak，2010，20（7）：468-471.

第八章

急性高原肺水肿

急性高原肺水肿（high altitude pulmonary edema，HAPE）是平原居民初次进入高原或高原居民近期抵达更高海拔地区（多见于海拔在 2500 m 以上的地区）时，机体对高原低压、低氧环境不适应，而引起肺动脉压急骤升高，肺循环血量增加，肺毛细血管内皮和肺泡上皮细胞受损、通透性增高，以及体液潴留及转移，导致液体自肺毛细血管渗漏至肺间质或（和）肺泡内，临床出现静息时呼吸困难、胸闷、压塞感、咳嗽、咳白色或粉红色泡沫痰、全身乏力或活动耐力减低等肺水肿表现的一种高原特发病。该病起病急，病情进展迅速，如能及时诊断与治疗，则可完全治愈。

据文献记载，1898 年法国医师 Jacottet 攀登海拔为 4800 m 的勃朗峰时，在海拔为 4300 m 的高山站死亡，之后由其同事在现场进行尸体解剖，成为世界上首例高原肺水肿尸检资料。Hurtado 于 1937 年在秘鲁首次报道了一名居住在高原 29 年的男性，到平原短期停留几天后重返高原时发生肺水肿。1960 年 Houston 首次详细地描述了急性高原肺水肿的发病情况。1961 年，Hultgren 等报道了在秘鲁奥鲁亚市（海拔 3750 m）对 4 例典型的高原肺水肿患者进行心导管检查，发现患者存在肺动脉高压，而肺毛细血管楔压正常，同时也观察到患者吸入 100%氧气后，肺动脉压明显降低。20 世纪 60 年代中后期，Roy、Penaloza 等学者先后观察了高原肺水肿患者的血流动力学变化，并提出高原肺水肿是一种非心源性肺水肿的概念。

一、流行病学

高原肺水肿的发病率取决于进入高海拔地区的速度、海拔高度以及到达高海拔地区后所从事体力活动的强度等因素。世界各地报告的本病发生率差异很大。高原肺水肿易发生于初入高海拔地区的人群，但久居高海拔地区者到平原地区短期居住后重返高海拔地区时，或从一个高海拔地区转到另一更高海拔地区时也可发病。据统计，年轻人发病率高于老年人，男性发病率高于女性，高原世居者较少发病。海拔高度、进入高海拔地区的速度与高原肺水肿的发病率呈正比。国外报告，高原肺水肿发病最低海拔为 2600 m，我国报告为 2260 m。在海拔为 4500 m 的地区，高原肺水肿的发病率是 0.6%～6%；在海拔为 5500 m 的地区，高原肺水肿的发病率是 2%～15%。Hultgren 等在秘鲁海拔为 3730 m 的地区经调查统计的总发病率为 3.4%，其中年轻人为 6%，老年人为 0.4%。我国报道成人最高发病率为 9.9%，最低为 0.15%。我国学者认为，再入人群高原肺水肿的发病率高于初入人群，但无统计学资料进行对比研究验证。经过治疗后，高原肺水肿患者死亡率为 11%，未经治疗者死亡率达 50%。

二、病因

HAPE 的发生、发展过程有明显的个体及种族差异性，病理过程复杂，多因素、多环节和多基因参与，并且受环境和遗传双重因素的影响。

（一）外因

高原低氧是肺水肿的初始因素，也是根本因素。高原肺水肿的发生与高原的海拔高度相关，主要发生在海拔为 2500 m 以上的地区。进入高原的海拔高度越高，急性高原肺水肿的发病率也越高，临床症状也越严重。

上呼吸道感染、劳累、过度体力活动和寒冷、使用催眠药、摄入过量盐、进入高原速度较快（快速进入高原者易患高原肺水肿，缓慢进入者则相对较少发生）等均可诱发急性高原肺水肿[1]，并且睡眠呼吸障碍与睡眠呼吸紊乱是急性高原病的危险因素，可促进急性高原病的发生及发展。

（二）内因

高原肺水肿发生的内因包括个体易感性和种族差异性。在相同海拔高度，人类部分种群和个体更易发生 HAPE，而有些种群则能够更好地适应高原低氧环境，如久居高原的夏尔巴人，其患病率明显低于秘鲁印第安人；久居青藏高原的藏族居民，其患病率低于移居高原的汉族人群。另外，高原肺水肿的发病还具有家族遗传性和反复性倾向。

研究发现，单核苷酸多态性（single nucleotide polymorphism，SNP）与 HAPE 易感性相关，并且在 HAPE 的发病机制中发挥重要作用，尤其是肾素 - 血管紧张素 - 醛固酮系统（renin-angiotensin-aldosterone system，RAAS）在血管收缩、维持血压以及保持内环境稳态方面起着重要的作用[2]。

文献报道，在印度人群中，内皮素1（*EDN1*）基因（CT）n-（CA）n 和 G2288T 两个位点的多态性[16]，肺表面活性蛋白 A（*SP-A1*）基因 C1101T（va19ala）、T3192C 和 T3234C 三个位点的多态性，以及 *SP-A2* 基因 A3265C（Lys223Gln）位点、谷胱甘肽硫转移酶 P1 基因（*GSTP1*）I105V（A/G）和 A114V（C/T）两个位点的多态性可能与 HAPE 易感性存在关联。由 β_2 肾上腺素受体（*ADRB2*）基因 A46G 和 C79G 两个位点的基因型所组成的单倍型与 HAPE 的易感性相关。在亚洲人群中，HAPE 的易感性可能与 *AGT* 基因 T（704）C（met235thr）和 G-6A 两个位点的多态性相关，而与 C521T（thr174met）位点无关联；*ACE* 基因插入/缺失（insertion/deletion，I/D）、A-240T 和 A2350G 三个位点的多态性与 HAPE 易感性相关。在汉族人群中，*ACE2* 基因 G1075A 和 A8790G 两个位点的多态性、热休克蛋白 70（HSP70）中 *HSPA1A* 基因 A-110C 位点的多态性和 *HSPA1B* 基因 A1267G 位点的多态性与 HAPE 的易感性相关；*CYP11B2* 基因 C-344T、conversion、A2713G（lys173arg）以及 C5160A 四个位点的多态性、*NOS3* 基因 G894T（glu298asp）和 27bp VNTR4a/4b/4c 两个位点的多态性可能与 HAPE 易感性有关联。另外，在高原肺水肿的发病过程中，低氧信号通路上的部分基因变化也参与了急性高原肺水肿的发病[3]，如 *BNIP3L*、*ODC1* 和 *MMP9* 等基因，具体机制还需进一步研究探讨。

三、发病机制

急性高原肺水肿的发生及其影响因素包括自身因素和应激因素两类。自身因素主要包括遗传因素、交感神经活性增强、低氧通气反应降低及肺血管收缩反应增强等，而应激因素则主要包括快速登高、寒冷、重体力活动、急性上呼吸道感染、炎症、酗酒、熬夜和睡眠障碍等。应激因素作用于易感个体后，可出现急性高原肺水肿，发病机制主要包括以下几个方面（图 8-1）。

（一）低氧性肺血管收缩和肺动脉高压形成

低氧性肺血管收缩（hypoxic pulmonary vasoconstriction，HPV）是肺循环在缺氧状态下重要的自身保护机制，可使非通气侧肺小动脉收缩，

肺血管阻力增加，使血流向通气侧转移，从而降低肺内分流率，有利于维持适当的肺泡通气/血流比例。在胎儿时期有利于肺内血液分流，而在成人期则有助于减少缺氧肺泡的血流灌注，改善通气/血流比例（ventilation/perfusion ratio，V/Q）。研究发现，低氧性肺血管重塑（HPVR）敏感人群比 HPVR 抵抗人群的 HAPE 发病率明显增高，低氧性肺血管收缩和肺血管重塑是肺动脉高压形成和发展的主要因素，而肺动脉高压形成是 HAPE 发病机制的中心环节。

低氧性肺血管重塑的原因主要是缺氧直接作用于肺血管，使血管平滑肌细胞的 K^+ 通道关闭、细胞去极化、细胞外 Ca^{2+} 内流，导致低氧通气反应钝化及肺血管收缩反应增加、肺血管内皮细胞产生多种血管活性物质。低氧时神经体液因素改变产生的缩血管物质生成和释放增多。

高原肺水肿（HAPE）是一种非心源性肺水肿，其特征是由于急性缺氧引起肺毛细血管收缩，肺动脉压明显升高，导致血管内液体渗漏至肺间质或肺泡内，最显著的病理生理改变是肺动脉压明显增高，而肺毛细血管楔压正常（左心房压力正常），肺动脉阻力增加。低氧性肺血管收缩主要发生在毛细血管前动脉，可导致部分肺循环过度灌注，引起肺血流速度加快及毛细血管机械剪切性损伤，使血浆中的蛋白质和液体渗漏至肺间质和肺泡腔内，形成肺水肿。因此，HAPE 患者水肿液的蛋白质含量较高。HAPE 时，低氧引起肺血管床的血流动力学不均匀性受损，导致血管收缩不平衡，收缩较弱的区域灌注增强，造成局部水肿，液体通过靠近阻力血管的动脉壁漏出、转移和潴留，引起肺间质和肺泡疾病。另外，不均一性的离子通道激活，如细胞膜钙离子通透性增高，钠离子和钾离子的泵功能受到抑制，均可导致肺动脉收缩和肺动脉压力增高。

（二）炎症反应

HAPE 发生时，患者白细胞水平明显升高，随着病情缓解，可逐渐下降并趋于正常，这说明 HAPE 是一种全身性炎症反应综合征。HAPE 发生时，肺泡毛细血管渗漏由类似急性呼吸窘迫综合征的炎症反应引起。研究者曾经在患者支气管肺泡灌洗液（bronchoalveolar lavage fluid，BALF）中发现细胞炎症因子，推测 HAPE 的发病机制与

炎症反应有关。HAPE 易感者早期到达高原时，在出现 HAPE 相关症状和体征以前，支气管肺泡灌洗液中并没有发现炎症因子，说明在 HAPE 早期是缺乏炎症反应的，炎症反应发生在之后更晚的阶段，因此目前考虑炎症反应过程是由继发于肺毛细血管压升高而引起血管损伤所致。急性缺氧导致肺毛细血管受损，含有红细胞的水肿液渗漏到肺间质和肺泡内，引起肺水肿。由于机体对缺氧的应激反应而导致大量白细胞活化，从而引发或加重血管扩张、通透性增高、发生脂质过氧化反应及白细胞的大量渗出等一系列的病理生理改变，导致机体发生炎症反应，并出现炎症继发的组织细胞损伤。缺氧、SaO_2 下降，可以反射性引起交感神经兴奋，使血浆中儿茶酚胺水平升高，血管内皮细胞损伤，从而发生炎症反应和液体渗出，导致 HAPE 的发生。

（三）肺泡内液体的主动清除功能障碍

HAPE 发生时，机体可出现肺泡内液体的分泌和吸收失衡。肺水肿的形成和消散包括主动和被动机制，其主动机制是指机体主动清除肺泡内积聚的体液，而被动机制则是由肺组织、体液及滤过机制等物理特性决定的。动物实验和体外研究已经证实，肺泡上皮钠 - 水主动转运系统由上皮钠通道（eNaC）、Na^+, K^+-ATP 酶和水孔蛋白（aquaporin，AQP）组成。该系统在肺泡内水肿液的清除过程中发挥重要作用。HAPE 患者存在液体潴留及体液转运失调、肺泡内液体主动清除功能障碍及水、电解质紊乱现象，原因可能与抗利尿激素分泌增加、肾素 - 血管紧张素 - 醛固酮系统活动亢进和心房钠尿肽分泌减少等有关。

（四）通气/血流比例失调

HAPE 发生时，V/Q 失调是由于肺内血管扩张和高动力循环状态，肺血流量明显增加和低氧性肺血管收缩受损所致，患者可出现低氧血症。通常，机体有一定的代偿贮备功能，可协调 V/Q，以维持机体的正常生理功能，但在环境变化剧烈时或特异性体质及合并肺本身代偿功能低下者，易造成 V/Q 失调。在平原地区，人类一般 V/Q 为 0.84，但因重力作用，肺内各部分 V/Q 不同，代偿范围也不同。人体直立时，肺尖部 V/Q 最大，为 3.3，肺底部 V/Q 最小，为 0.63，故通常肺尖部对缺氧的代偿能力强，而对缺血的代偿能力弱；肺底部对缺血代偿能力强，而对缺氧的代偿能力弱。而在高原地区，由于长期缺氧，正常人的氧分压、血氧饱和度均低于平原地区数值，肺部代偿能力减弱，容易产生 V/Q 失调，进而导致肺动脉高压、肺水肿形成。

（五）睡眠障碍与睡眠呼吸紊乱

在高原缺氧环境下，睡眠剥夺作为一种应激源，与饥饿、缺氧等类似，可造成机体正常生理功能紊乱，引起免疫功能降低，学习、记忆能力

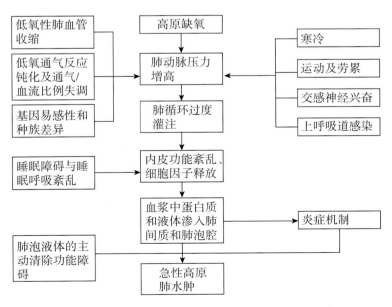

图 8-1　急性高原肺水肿的发病机制示意图

减退及情绪障碍等。机体在应激时，交感神经活性可增强。研究发现，睡眠剥夺和高原环境同时存在的情况下，大鼠交感神经活性比单独高原环境或单独睡眠剥夺时进一步增强，此时水、钠潴留加重，从而造成肺部毛细血管过度灌注，形成肺水肿，脑组织缺血或缺氧性损伤，脑循环障碍，从而导致颅内压增高、脑水肿。临床观察发现，大多数急性高原病患者都有夜间睡眠呼吸紊乱，急性高原病的症状评分与夜间呼吸暂停的发生频率有关。在高海拔地区，患者存在明显的睡眠呼吸紊乱和低氧血症，睡眠呼吸紊乱参与 HAPE 的病理生理过程、促使 HAPE 发生及发展，并与预后相关。

四、病理变化

急性高原肺水肿的主要病理改变为肺泡及间质水肿，肺毛细血管微血栓形成，严重者可出现肺梗死。

肉眼观：肺组织明显充血和水肿，肺的重量比正常高 2～4 倍，表面湿润，肺膜紧张，颜色暗红，压之质硬，气管和支气管内充满粉红色泡沫液体；左心正常，右心房、右心室扩大，主动脉和肺动脉扩张。

光镜观：肺泡呈开放状态，肺泡上皮细胞大多呈矮立方形，肺泡腔内可见淡嗜伊红无结构物质，肺泡隔变宽。肺小动脉和毛细血管扩张、充血及破裂，管腔内广泛性微血栓形成。肺泡内纤维蛋白渗出及透明膜形成，与新生儿透明膜相似。

电镜观：肺泡腔内可见电子密度浅的无定形水肿液、红细胞积聚，肺泡壁毛细血管内皮细胞胞质内线粒体肿胀、电子密度降低，吞饮小泡增多，出现空化；部分区域表面微绒毛呈指状突起，突入管腔；内皮细胞连接间隙变宽，毛细血管基底膜出现不同程度的增厚，肺泡隔毛细血管丰富，Ⅰ型、Ⅱ型肺泡上皮细胞肿胀，尤其是Ⅰ型肺泡上皮细胞胞质内线粒体肿胀明显，表面微绒毛脱落；Ⅱ型肺泡上皮细胞核周间隙扩大，胞质内嗜锇性板层小体增多，可见排空现象，细胞连接间隙明显增宽，肺泡毛细血管膜（气血屏障）结构变薄。日本学者在 HAPE 患者支气管肺泡灌洗液涂片的电镜下发现大量中性粒细胞以及红细胞、巨噬细胞和Ⅱ型肺泡上皮细胞存在，并且中性粒细胞通过细胞质突出和毛细血管内皮细胞的基底膜附着而被困在毛细血管腔内。

五、临床表现

（一）症状

高原肺水肿通常在抵达高原 24～72 小时内发病，患者早期可出现疲乏、头痛、胸闷、心悸、恶心、呕吐、活动后呼吸困难、胸部不适并伴有干咳。随着病情发展，患者可出现静息时呼吸困难、频繁干咳，夜间加重难以入睡或活动耐力降低。严重时，呼吸困难加剧，少数患者不能平卧呈端坐呼吸，咳泡沫样痰，痰液起初呈白色或淡黄色，之后即变成粉红色，量多者可从口腔和鼻孔涌出。神经系统症状为意识模糊、幻觉、感觉迟钝，严重者可昏迷。有些患者可出现发冷、低热、面色苍白、皮肤湿冷等症状。

（二）体征

通常可见口唇及甲床发绀，呼吸急促和心动过速，呼吸频率可达 40 次 / 分。听诊可闻及单侧或双侧湿啰音，常呈不对称分布，个别患者伴有发热。最重要的体征是肺部闻及捻发音和湿啰音，严重者仅将耳部贴于胸壁即可听到气过水声。肺动脉瓣区第二心音亢进，部分患者心前区可闻及Ⅱ～Ⅲ级收缩期杂音。右心衰竭时，可见颈静脉怒张、水肿、肝大并有压痛。眼底检查可见视网膜静脉曲张，动脉痉挛，视神经盘充血，散在点状或火焰状出血斑。

六、辅助检查

（一）血气分析

血气分析表现为Ⅰ型呼吸衰竭，氧分压最低可达 24 mmHg，患者出现呼吸性碱中毒表现，pH 值、PaO_2、$PaCO_2$、SaO_2 及氧合指数（动脉血氧分压 / 吸入氧浓度）在出现 HAPE 时明显降低，其中以氧合指数下降尤为显著。

（二）血常规

血常规主要表现为白细胞总数、中性粒细胞总数及其比值显著增高，白细胞计数可高达 $10×10^9$/L，而 Hb、RBC、HCT、PLT 无显著变化。

合并感染时，血小板计数常升高。

（三）心电图表现

心电图表现有：窦性心动过速、心律失常、ST-T 改变、T 波倒置，伴有严重的肺动脉高压者可出现肺型 P 波，完全性或不完全性右束支传导阻滞、心电轴右偏。

（四）胸部 X 线表现

肺内改变：即肺水肿表现，以肺门为中心，为双侧或单侧点状、斑片状或云絮状渗出阴影（右侧多见）。斑片影易融合，典型表现是呈蝶翼状分布于两肺，部分伴有实变影（图 8-2）。肺纹理增多，似间质性纤维化样改变，可见 Kerley 线。

胸膜改变：病变侧肺透光度减低（胸膜增厚），水平裂增宽、密度增加，伴或不伴有胸腔积液。

心脏改变：肺动脉段明显凸出，右下肺动脉主干直径 ≥ 1.5 cm。

（五）胸部 CT 表现

胸部 CT 早期表现为磨玻璃样密度增高影，多出现于下肺叶背段及后基底段，且右下肺病变出现早于左下肺，此期病理表现为间质型肺水肿；中期表现为云絮状密度增高影，若早期未得到及时、有效的治疗，则病变密度逐渐增高而形成云絮状密度增高影，此期病理表现为间质型肺水肿合并肺泡型肺水肿；晚期可发展到上肺叶后段及前段，病变可充满整个肺段或肺叶，肺段支气管可见充气征，右肺表现往往较左肺严重（图 8-3）。

（六）心脏超声检查表现

高原肺水肿急性期，心脏超声检查可见右心房增大，肺动脉压力增高，三尖瓣反流增加，右心室流出道增宽，并且随着病情的恢复，肺动脉压力可逐渐下降至恢复正常。青海大学高原医学中心格日力教授团队发现，高原肺水肿急性缺氧期肺动脉压力可高达 75 mmHg，立即给予吸氧治疗约 10 分钟后，患者肺动脉压力可下降约 10 mmHg，直到康复期肺动脉压力可完全恢复正常。

七、诊断与鉴别诊断

目前，高原肺水肿的诊断标准按照中华医学会第三次全国高原医学学术讨论会推荐的 1995 年高原肺水肿诊断标准[4]。

（一）现场诊断标准

1．发病　近期抵达高原（海拔在 2500 m 以上）。

2．症状　静息时呼吸困难，胸闷、压塞感，咳嗽，咳白色或粉红色泡沫痰，无力或活动能力减低。

3．体征　一侧或双侧肺野出现湿啰音或喘鸣音，呈中心性发绀，出现呼吸急促、心动过速。

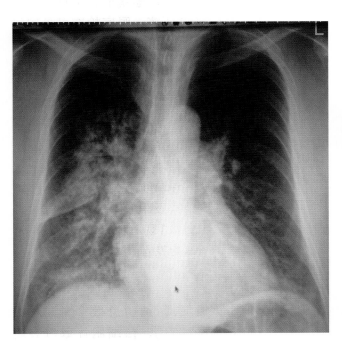

图 8-2　急性高原肺水肿胸部 X 线

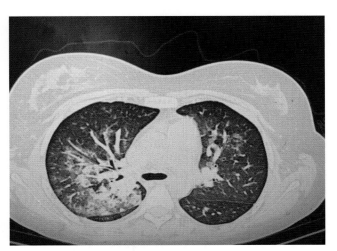

图 8-3　急性高原肺水肿胸部 CT 表现

症状、体征至少各具备 2 项，才可作出诊断。

（二）临床诊断标准

1. 近期抵达高原（海拔在 2500 m 以上），出现静息时呼吸困难、咳嗽、咳白色或粉红色泡沫痰。

2. 出现中心性发绀，肺部听诊闻及湿啰音。

3. 胸部 X 线表现是诊断的主要依据，可见病变以肺门为中心向单侧或两侧放射，肺野呈点状、片状或云絮状浸润阴影，常呈弥漫性、不规则性分布，亦可融合成大片状阴影。心影多正常，但亦可见肺动脉高压及右心增大征象。

4. 经临床及心电图等检查排除心肌梗死、心力衰竭等其他心、肺疾病，并排除肺炎。

5. 经卧床休息、吸氧等治疗或转移至低海拔或平原地区，症状迅速好转，X 线征象于短期内消失。

（三）鉴别诊断

1. **急性心源性肺水肿**　多起因于左心衰竭，常见于器质性心血管病或使心脏负荷突然增加的各种情况。临床表现有阵发性呼吸困难、端坐呼吸、咳粉红色泡沫样痰等症状，扩血管、利尿治疗有效。

2. **急性呼吸窘迫综合征**　是指肺内、外严重疾病导致以肺毛细血管弥漫性损伤、通透性增高为基础，以肺水肿、透明膜形成和肺不张为主要病理变化，以进行性呼吸窘迫和难治性低氧血症为临床特征的急性呼吸衰竭综合征，起病较急，可在 24～48 小时内发病，也可长至 5～7 天。主要临床表现包括：呼吸急促、口唇和指（趾）端发绀，以及不能用常规氧疗方式缓解的呼吸窘迫（极度缺氧的表现），患者可伴有胸闷、咳嗽、咳血痰等表现。病情危重者可出现意识障碍，甚至死亡等。体格检查：呼吸急促，鼻翼扇动，呈"三凹"征；叩诊可闻及浊音；合并肺不张时，叩诊可呈实音，合并气胸者则出现皮下气肿，叩诊呈鼓音等；听诊双肺早期可无啰音，偶尔可闻及哮鸣音，后期可闻及细湿啰音，卧位时背部听诊明显。胸部影像学检查早期可正常或仅有肺纹理增粗，之后可出现斑片状阴影，并逐渐扩展、融合，形成大片实变影及大片状浸润阴影。

3. **尿毒症肺炎**　尿毒症患者胸部 X 线检查时可显示以肺门为中心向两侧放射的，对称的蝶形或蝙蝠翼状阴影，即模糊的肺门周围阴影和浸润影。此征象为容量负荷增加、血管渗透性增高所致。如果进行常规的血液透析，可避免尿毒症相关肺水肿的发生。

4. **神经源性肺水肿**　是由严重神经系统病变（如颅脑创伤、脑血管意外、癫痫大发作、颅内出血等疾病）所致的颅内压增高引起的急性肺水肿，临床表现为起病急，患者早期即出现呼吸困难，伴有大量血性泡沫痰，两肺听诊可闻及湿啰音及血压升高。大多数神经源性肺水肿患者的呼吸困难、低氧血症和胸部 X 线检查所示肺浸润影都发生在明确的神经系统受损之后。

5. **复张性肺水肿**　复张性肺水肿患者原有肺不张，经治疗使肺复张后发生的肺水肿，如大量胸腔积液压迫引起肺不张，在胸腔穿刺抽取大量胸腔积液以后发生肺水肿，或气胸引起肺不张，在经胸导管行过高负压吸引以后发生肺水肿。复张性肺水肿病变常为单侧，在肺复张后数分钟至数小时内，患者可出现肺水肿的典型症状和体征。

6. **脂肪栓塞**　脂肪栓塞的栓子常来源于长骨骨折、脂肪组织严重挫伤和烧伤，这些损伤可导致脂肪细胞破裂并释出脂滴，由破裂的骨髓血窦或静脉进入血液循环而引起脂肪栓塞。临床表现为，在损伤后 1～3 天内出现突然发作的呼吸急促、呼吸困难和心动过速。典型肺部 X 线为全肺出现"暴风雪"状阴影，并常有右心负荷增加的影像。

八、治疗

（一）一般治疗

立即绝对卧床休息，可降低氧耗而减轻症状。

（二）氧疗

早期采用低流量吸氧（4～8 L/min），对于严重缺氧者可给予高流量吸氧（10 L/min 以上）。采用高压氧舱治疗急性肺水肿效果较为理想。

（三）无创正压机械通气

无创正压机械通气需要具备以下条件：患者能够清醒合作，血流动力学稳定，不需要气管插管保护，无影响鼻面罩使用的面部损伤，能够耐受鼻面罩。

（四）药物治疗

1. 血管扩张药　可降低肺动脉压，包括扩张动、静脉的硝普钠，扩张静脉的单硝酸异山梨酯、α受体阻滞剂酚妥拉明、钙通道阻滞剂硝苯地平等，均可降低肺动脉压，改善右心功能。另外，研究发现，吸入低浓度的NO能选择性降低肺动脉压，并且不影响正常血压。外源性补充精氨酸，可以提高内源性NO的含量，减轻低氧损伤，降低肺动脉压。

2. 茶碱类药物　可松弛支气管平滑肌，具有心脏和中枢兴奋作用。作用机制为茶碱类药物可抑制磷酸二酯酶，从而使环磷酸腺苷（cyclic adenosine monophosphate，cAMP）破坏减少，提高细胞内cAMP浓度。另外，茶碱类还可增强异丙肾上腺素对肥大细胞释放组胺的抑制作用，增强β受体激动剂的疗效，从而达到松弛支气管平滑肌，降低肺动脉压、强心、利尿，改善心功能的目的。

3. 利尿药　常用药物有呋塞米、托拉塞米等，可减轻心脏负荷，减少肺泡内渗出。研究发现，乙酰唑胺可减轻肺水肿，但目前还未应用于临床。

4. 抗炎药物　常用的有地塞米松，可减轻肺水肿患者的全身炎症反应，起到抗炎、抗休克等作用。

5. 强心药及镇静药　适用于烦躁不安、心率增快的患者，但应酌情使用。

6. 针对诱因的治疗　对上呼吸道感染患者可予以抗病毒药、祛痰药治疗，必要时可使用抗生素。

九、预防

（一）一般预防原则

患有严重器质性心、肺疾病的患者不宜进入高原；罹患上呼吸道感染者应待呼吸道感染痊愈后再进入高原；进入高原后，应注意避免受凉感冒；进入高原1周内，要注意多休息，不宜做剧烈体力活动；以往罹患过HAPE者，不宜再进入高原。

（二）阶梯式登山

登山速度与HAPE的发生有密切关系。目前认为，阶梯式登山是预防HAPE最稳妥且最安全、有效的方法。专家建议，初入高山者如进入海拔在4000 m以上的高原，一般应在2500～3000 m处停留2～3天，每天上升的速度不宜超过600～900 m。但目前尚缺乏前瞻性随机对照研究评价。

（三）药物预防

预防性用药仅推荐用于既往发生过HAPE的患者，应在进入高原前服用，并持续服用至从高原返回或在高原停留5天以上。

1. 硝苯地平　研究和广泛临床经验显示，硝苯地平对于预防HAPE敏感者发生HAPE是有效的，推荐使用方法是每天60 mg，分次服用。

2. 沙美特罗　吸入长效β受体阻滞剂沙美特罗可使HAPE敏感者发生HAPE的概率降低50%，但是较高剂量（每次125 μg，每天2次）可使患者发生药物相关的不良反应。在高原使用本药预防HAPE的经验十分有限，目前并不推荐沙美特罗单药用于HAPE的预防，但可考虑作为硝苯地平的补充用药。

3. 他达拉非　是环磷酸鸟苷特异性磷酸二酯酶的选择性、可逆性抑制剂，研究显示他达拉非对于预防HAPE是有效的，但研究对象的数量较少，且缺乏临床使用经验，需要更多的数据支持这个研究结果。使用剂量为每次10 mg，每12 h 1次。

4. 地塞米松　研究显示，地塞米松可预防HAPE，推荐剂量为每次2 mg，每6 h 1次，或每次4 mg，每12 h 1次。

5. 乙酰唑胺　乙酰唑胺可用于预防再入高原者发生HAPE。推荐剂量为每次125 mg或250 mg，每12 h 1次。

6. 中药　目前认为某些中药，如红景天，对预防HAPE可能有效，推荐在进入高原前服用，但目前尚缺乏设计良好的随机对照研究加以证实。

（四）低氧预适应

进入高山前，应对心理和体质进行适应性锻炼，有条件者可在低压舱内进行低氧刺激与习服锻炼，使机体能够对于由平原转入高原缺氧环境提前进行某种程度的生理调整。

十、预后

发现症状若及早处理和治疗，则通常高原肺水肿的预后良好。若延误诊断和治疗，则患者可合并高原脑水肿而致死。

（李玉红）

参考文献

[1] Swenson ER，Bärtsch P. High-altitude pulmonary edema [J]．Compr Physiol，2012，2（4）：2753 -2773.

[2] Ali Z，Mishra A，Kumar R，et al. Interactions among vascular-tone modulators contribute to high altitude pulmonary edema and augmented vasoreactivity in highlanders [J]．Plos One，2012，7（9）：e44049.

[3] Charu R，Stobdan T，Ram RB，et al. Susceptibility to high altitude pulmonary oedema：role of ACE and ET-1 polymorphisms [J]．Thorax，2006，61（11）：1011-1012.

[4] 吴天一．我国高原病命名，分型及诊断标准 [J]．高原医学杂志，1996，6（1）：2-2.

第二篇

循环系统疾病

循环系统是有效维持机体组织与器官的氧、营养物质供应的封闭管道系统，包括心脏，动、静脉和毛细血管。血液在封闭系统中流动，给组织、细胞提供氧气和各种营养物质，各种代谢物质随血流被带走。高原低大气压、低氧分压的环境对心血管系统造成一系列的影响，以满足组织、细胞新陈代谢的需要。

平原地区的健康人进入高原环境后，临床上主要表现为血压异常，通常与进入高原的海拔高度和在高原居住时间有关。一般急进高原和短期居住于高原者表现为血压升高，而在高原居住一段时间后，随着机体对高原环境的习服，血压逐渐恢复正常，一部分人可出现低血压。尽管血压表现不同，但这些血压异常的表现会随着回到平原而恢复到正常水平。同时，一部分人由于长期居住于高原地区，肺循环压力增加，肺动脉低氧性收缩，使右心负荷加重，可进一步发展成为高原性心脏病。

对于世居高原人群，由于高原低氧导致的肺泡气与肺静脉氧分压降低，肺循环阻力增加，导致先天性心脏病的发病率增高，特别是动脉导管未闭与房间隔缺损较为常见。

（常　荣）

第九章

高原血压异常

在以低压、低氧为主要特征的高原环境下，平原地区人群进入高原后，体循环血压有不同程度的改变，可表现为血压升高或降低，多数表现为血压升高。随着机体对高原低氧环境的适应，血压可恢复至原来的水平。严重低氧时，血压可显著下降。

高原血压变化有一定的特点，血压升高以舒张压升高为主，收缩压升高幅度较小；血压降低时以收缩压降低为主，舒张压降低不明显或基本不降低，这种收缩压和舒张压不同步升降以及由此形成的相对或绝对的脉压减小，是高原血压变化的特点，且仅见于移居者。

1. 高原环境对急进高原人群动脉血压的影响　健康人由平原急速进入高原环境后，由于空气中氧含量低，机体处于明显低氧状态，往往会造成循环系统功能性代偿，此时机体会对体外环境变化做出相应的反应性调整和适应。近来大量研究表明，平原地区人群在暴露于高原的初期，收缩压、舒张压均显著升高，且随高原驻留时间延长而呈逐步升高的趋势，尤其以舒张压升高为主，这可能是心血管系统为适应高原环境而发生的代偿性功能增强表现。舒张压显著升高是高原环境下血压升高的重要特点，具有重要的意义，其机制可能为低氧性红细胞增多，使红细胞在血液中的相对密度增高，血液黏滞度增大，外周阻力增加，从而导致舒张压升高较为明显而持久。有研究表明，急进高原人群血压升高可能是低氧应激导致交感神经兴奋，使血液中肾上腺素及去甲肾上腺素水平升高，导致心输出量增多，周围小动脉收缩，外周阻力增加所致。也有研究通过观察高原低氧对小鼠血压的影响表明，高原低氧小鼠出现血压升高，可能与其血浆内皮素增加和 NO 生成减少有关。目前对高原血压变化的发病机制仍无确切定论。另外，还有其他研究认为，进入高海拔地区的个体初期血压升高和降低是机体习服过程的反映，是一种应激性代偿反应，称为"低氧性增压反应"。这种增压反应具有普遍性，尤其在初入高原 1 周内血压升高更为明显，但随着时间的推移，血压将恢复到正常水平。也有研究认为，短暂暴露于高原低氧环境后，动脉血压无变化或仅有轻度升高。总之，高原环境下动脉血压变化的结果目前仍不一致，有待于未来大样本研究进一步证实。

2. 高原环境有习服人群的动脉血压改变　人体对高原环境具有强大的习服适应能力，习服程度受居住地海拔高度和居住时间等因素的影响。高原停留一定时间是获得习服所必需的基本条件。文献报道[1]，青年士兵进入高原 7 天后即可建立初步习服，6 个月以后称为完全习服。完全习服后，人体生理指标趋于相对稳定，体力劳动能力可达到良好水平。初入高原的个体在急性适应期收缩压和舒张压均显著升高，其中以第 3 天和第 7 天表现最为明显，15 天后血压开始逐渐下降，第 30 天时血压即基本回复至接近原来的水平，而在血压变化中又以舒张压变化最为明显。这说明，平原地区的个体进入高原低压、低氧环境后，机体为适应此环境，动脉血管直接收缩，加之代偿性体内物质的释放、有效循环血量增加及暂时性高肾素和血管紧张素转换酶活性较高等因素，导致血压显著升高。

3. 高原久居人群的血压改变　在高原留居一段时间后，随着人体对低氧环境的适应，心输出量逐渐减少，血压常出现不同程度的变化，某些人血压可恢复至平原水平，某些人血压可进一步降低，导致高原性低血压，亦有表现为收缩压无明显改变，而舒张压相对较高，甚至收缩压和舒张压之差 < 20 mmHg 的高原低脉压情况发生。此外，还可出现持续性血压升高者（高原性高血压）。有文献报道[2]，久居高原人群的血压比平原居民低，收缩压和舒张压呈逐渐降低趋势，且在某些情况下收缩压和舒张压可降至平原以下，但收缩压比舒张压可能更易受影响，这可能与长期居住于高原者交感神经兴奋性降低而副交感神经激活导致血压降低有关。李珣[3]等对汉族男性青年久居高原后不同时段的血压进行观察：高海拔低氧环境对移居者血压呈持续负性影响，在移居高原 0.5 ~ 18 年内，收缩压、舒张压、脉压平均值均较平原正常值显著下降，其机制可能是：慢性低氧直接抑制心肌收缩性，导致心输出量减少，主要影响收缩压；同时，还可使外周阻力血管扩张，引起舒张压降低；综合调控的结果导致脉压同步减小。

4. 高原世居人群动脉血压的改变　Tripathy 等[4]对不同海拔高度地区的藏族居民血压进行调查分析，发现高原世居人群动脉血压较低，且较高海拔地区人群与较低海拔地区人群相比，血压偏低，可能与血管平滑肌舒张有关。

高原血压异常主要为高原性高血压和高原性低血压，本章主要从这两方面进行阐述。

第一节 高原性高血压

近年随着高原经济、交通的快速发展，游客日益增多及慢性病防治工作的深入开展，高原性高血压的发病率逐年上升，严重威胁着游客的生命安全。高原性高血压是指在平原血压正常，进入海拔在 2500 m 以上的高原地区后，体循环动脉压升高超过 140/90 mmHg，持续存在并伴有一定的临床症状，返回平原后血压恢复至原来的水平，且排除其他原因所致的高血压状态。本病是由高原低氧导致的高原常见病，可与其他高原病并存，也可单独存在。与原发性高血压和其他继发性高血压不同，本病主要发生于移居人群。

一、流行病学

国内、外文献关于高原性高血压的发病率报道不一致。高寒琦等[5]发现，外来人群与世居高原人群的高原性高血压发病率均为 23.69%。赵青跃等[6]分别观察了平原人群移居至不同海拔高度（2800 m、4200 m、4700 m 和 5100 m）地区后 2 年内的血压变化，结果发现海拔对血压有明显影响，随着海拔高度的升高，血压异常发病率也增高（6.29%、11.17%、16.48%、20.43%），两者呈正相关。林巨俭等[7]研究了藏北区某部常驻海拔为 4500 m 以上地区官兵的血压情况，发现血压异常率为 39.04%，高原性高血压的发病率非常高，不同民族人群均有发生，移居汉族者发病率最高。还有研究发现，高原性高血压的发病率与年龄呈正相关，30 岁以下患者占 1.2%；31 ~ 39 岁患者占 5.8%；40 ~ 50 岁患者占 26.7%；51 ~ 60 岁患者占 31.4%；61 岁以上患者占 34.9%。Tsering 等[8]对 2007—2011 年居住在印度北部 Ladakhi 地区（海拔为 2600 ~ 4900 m）的 2800 名参与者进行调查发现，高原性高血压的发病率为 37.0%，移居人群高达 48.3%，久居者在城镇与农村的发病率分别为 41.1% 和 33.5%；而居住在海拔为 4000 ~ 4900 m 地区的游牧民发病率相对较低，为 27.7%。

高原性高血压的发病率个体差异较大，可能与被调查者的年龄、到达地区的海拔高度、民族差异等有关。

二、病因

1. 气候-氧化应激因素 常荣等[9]研究发现，高原低氧环境下原发性高血压患者的氧化应激水平较平原地区高血压患者增高，内皮功能下降。氧化应激是指机体组织或细胞内氧自由基生成增多和（或）清除能力降低，导致活性氧家族在体内或细胞内蓄积而引起的氧化损伤过程。活性氧在体内不断夺获电子并与之配对，形成连锁反应，损伤所接触的组织，是导致内皮功能紊乱与受损、高血压靶器官损伤等不可忽视的重要因素。体内绝大多数细胞的氧化代谢过程可产生活性氧，在正常生理条件下，氧化剂的形成与清除速度维持平衡状态。在高原地区，随着海拔的升高，血氧分压降低，组织及血液活性氧生成增多，并对脂质、蛋白质以及 DNA 造成氧化损伤。与此同时，暴露于高海拔环境下，可使抗氧化物酶系统的活性和作用减弱，使氧化应激水平增高。单纯高血压与氧化应激之间互为因果，是心血管疾病的危险因素。氧自由基能与细胞的蛋白质、脂质和核酸分子发生多种形式的氧化还原反应，导致血管内皮损伤、通透性增高，平滑肌细胞肥大、增殖，细胞外基质沉积和降解，以及血管壁重构。当处于高原低氧环境时，由于大气中氧含量减少，使线粒体氧摄取减少，三磷酸腺苷消耗增多，线粒体电子传递链中的还原当量累积，导致活性氧生成增多。同时，高海拔可对人体产生多种应激环境的综合作用，如低气温、高紫外线照射及交感神经系统改变等，都可能使氧自由基生成增多，持续的高氧化应激水平对心血管系统可产生不利影响。另外，高原性高血压患者血清 NO 水平明显减低，提示其血管内皮功能受损明显。总之，长期生活在高原低氧地区的高血压患者，由于气候特征引起的氧化应激水平升高更为明显，与平原地区高血压患者相比，其氧化应激水平升高可能是发生动脉硬化、冠状动脉粥样硬化性心脏病及脑卒中等心血管疾病风险的主要原因之一。

2．环境-饮食因素 刘正等[10]对768例西藏常住居民（居住史为10年以上者）进行了调查研究，其中男性516例，女性252例，年龄为25～80岁，平均为41.5岁，分布于22个自然村。研究采用随机抽样法，调查内容包括家族高血压病史、饮食习惯，并对当地海拔、气压、气温进行长期检测，结果发现高血压发病具有明显的地域性，高原地区的发病率是非高原地区发病率的5倍。高原地区因其特殊的地理环境，相对于非高原地区，高血压发病率明显增高，高原环境、气候等因素可导致外周血管收缩，血流阻力增加，血压升高。同时，在寒冷刺激下，儿茶酚胺分泌增多，易导致心、脑血管痉挛，粥样斑块破裂，血小板聚集而形成血栓，导致心、脑血管病的发生。高原地区往往交通闭塞，人口稳定，久居者多喜饮酒、吸烟，喜食荤腥肉类。调查结果表明，成年人有较高的高血压发病率，其吸烟和饮酒频率也较高。这些特点有助于阐明吸烟、饮酒与高血压的关系。饮酒可直接引起血压升高。另外还发现，患者摄入过多的动物脂肪和食盐，而新鲜蔬菜摄入较少，且每日摄入大量食盐。流行病学和临床观察均显示，食盐摄入量与高血压的发生密切相关，是高血压发病的重要危险因素。高蛋白质、高脂、高热量的食物对于高原寒冷的气候条件来说有其积极的一面，但实验及流行病学调查发现摄入脂肪过多与高血压的发病有关。Tsering等的横断面研究发现，居住在高海拔地区，城镇居民高原性高血压发病率比农村居民高，其中超重是发病的主要原因，城市化可以改变人们的生活方式和饮食习惯，这可能导致肥胖和高血压的高患病率。调查发现，长期吸烟、饮酒，以及食盐和脂肪、肉类摄入较多的被调查者，其高血压发病率明显较高，提示环境及饮食对高原性高血压的影响。

3．遗传因素 调查显示[11]，西藏地区藏族居民原发性高血压患病率为22%，四川凉山地区彝族居民的患病率仅为2%～3%，造成这种差异的因素包括环境、遗传、文化、饮食等，其中，遗传和环境可能占有重要地位。藏族患者一级亲属受累率为43.3%，遗传度为（77.2±13.3）%。既往基因组学调查多集中在肾素-血管紧张素-醛固酮系统（renin-angiotensin-aldosterone system，RAAS），目前已经明确血管紧张素（angiotensin，AGT）、血管紧张素转换酶（angiotensin converting enzyme，ACE）基因多态性与原发性高血压易感性有密切关系。同时，在高原低氧与RASS的作用下，高原性高血压患者体内脑钠肽（brain natriuretic peptide，BNP）、血管肾素活性（vascular renin activity，RRA）、血管紧张素Ⅱ（angiotensin Ⅱ，Ang Ⅱ）的水平明显增高。有研究证实，AGT基因5′端调控区-6 A—G变异与藏族居民高血压易感性呈正相关，但该变异与汉族和彝族居民原发性高血压无相关性。

三、发病机制

进入高原后，机体对急性低氧产生应激反应，交感-肾上腺系统活性增强，血液中可以促使血压升高的生物活性物质儿茶酚胺类增多，心排血量增加，周围小血管收缩，引起血压升高。这可加强血液对组织的灌注，有一定的适应作用。之后随着其他器官或细胞水平适应的建立，经数周至数月，血压可逐步恢复正常。但少数人由于中枢神经系统对低氧的调节功能发生紊乱，交感-肾上腺系统活性依然维持在高水平，全身细小动脉痉挛，肾缺血并分泌肾素，进一步使小动脉收缩，从而形成恶性循环。这些病理变化主要与以下因素有关：

1．神经系统 神经系统对低氧极为敏感，加之高原环境其他不利于生命活动因素（如低温、干燥、强烈日辐射等）的刺激，可引起长时间反复的精神紧张及情绪波动，致使大脑皮质功能紊乱，失去对皮质下血管舒缩中枢的调节作用，导致血管运动中枢交感神经过度兴奋，使去甲肾上腺素分泌增加，引起全身小动脉痉挛、收缩，致使血压升高。

2．肾 由于高原低氧，导致神经系统及肾功能代谢紊乱，引起去甲肾上腺素分泌增加，从而使肾血管发生病变，引起肾缺血。当肾血流量减少或受到刺激后，可产生肾素。肾素是一种蛋白水解酶，可与血液中的血管紧张素原起作用，形成血管紧张素，引起全身血管收缩，致使血压升高。

3. 外周血管　高原低氧环境下，动脉血氧饱和度下降，刺激颈动脉窦和主动脉体化学感受器，致使外周血管阻力增加、心率加快，致使血压升高。

4. 血液系统　由于高原低氧，引起红细胞增多，血液黏滞度增高，血管阻力增强，心输出量与外周血管阻力的相互关系发生紊乱，致使血压升高。

四、病理变化

高原性高血压的病理改变和普通高血压的病理改变一致，分为良性高血压和恶性高血压。

(一) 良性高血压

良性高血压又称缓进型高血压，患者早期多数无症状，起初表现为全身细、小动脉间断性痉挛，血压波动，然后出现血压持续升高。有血管并发症者，病情进展加快，如出现动脉粥样硬化、糖尿病等。晚期患者常因心、脑血管并发症而死亡。

1. 动脉系统病变

(1) 细动脉：是指中膜仅含量 1 ~ 2 层平滑肌细胞的细动脉及直径在 1 mm 及以下的最小动脉。病变常累及腹腔器官、视网膜、肾上腺包膜的细动脉，肾入球小动脉最严重。由于细动脉反复痉挛，内压持续升高，内皮细胞间隙扩大，血浆蛋白渗入内皮下间隙。局部中膜平滑肌细胞坏死，释放溶酶体酶，引起局部蛋白溶解，以致该处管壁透性升高，渗出的血浆蛋白连同平滑肌细胞产生的胶原纤维使细动脉壁细胞减少，发生玻璃样变性，形成细动脉硬化。镜下，管壁胶原化、均质化，呈红染、均质样物。随病变发展，管壁变厚、变硬，管腔变小，细动脉硬化。

(2) 肌性动脉（包括中动脉和小动脉）：主要累及冠状动脉、脑动脉及肾动脉（弓形动脉及小叶间动脉常受累），表现为中膜平滑肌细胞肥大、增生，产生胶原纤维、弹性纤维，使中膜增厚。内膜亦有血浆蛋白渗入，产生胶原纤维、弹性纤维，内弹力膜分裂，管腔可有一定程度的狭窄。

2. 心脏病变　主要表现为左心室肥大，这是心肌工作负荷增加的一种适应性反应。在心脏处于代偿期时，心脏不增大，甚至可缩小，称为向心性肥大。心脏重量增加，达 400 g 以上。肉眼观，左心壁增厚，可达 1.5 ~ 2 cm，乳头肌和内柱增粗。镜下观，肥大的心肌细胞变粗、变大，细胞核大，可有多核。心脏处于失代偿期时，心肌收缩力减弱，心腔扩张，称为离心性肥大，严重者可出现心力衰竭。

3. 肾病变　表现为原发性颗粒性固缩肾，为双侧对称性、弥漫性病变。肉眼观，肾体积缩小，重量减轻，质地变硬，表面呈均匀、细小的颗粒状。切面观，皮质变薄，肾盂及周围脂肪明显增生。镜下观，肾细、小动脉硬化，可发生玻璃样变性、纤维化。部分肾单位萎缩，发生纤维化（包括肾小球、肾小管），部分肾单位代偿性肥大、扩张，间质纤维结缔组织增生，淋巴细胞浸润。临床上，患者早期通常无症状，晚期可出现肾功能不全症状。

4. 脑部病变　高血压时，由于脑内细动脉痉挛和病变，患者可出现不同程度的高血压脑病症状，如头痛、头晕、眼花等，甚至可出现高血压危象。患者有明显神经系统症状，如意识模糊、剧烈头痛、恶心、呕吐、视力障碍等。①脑动脉病变：细、小动脉纤维化，玻璃样变性，严重者可有纤维蛋白样坏死，并发血栓及微动脉瘤。②脑软化：由于动脉硬化，造成局部缺氧，脑组织内可出现多数小软化灶。③脑出血：是高血压患者最严重的且往往是致命性的并发症，易发生于内囊、基底部，其次为大脑白质、脑桥、小脑。局部脑组织完全破坏，形成囊腔，腔内充满血液。引起脑出血的原因一方面是由于细、小动脉本身硬化，另一方面是脑出血多发生于基底节区域，供应该区的豆纹动脉从大脑中动脉直角分出，受到高压力血流冲击，使血管易破裂、出血。临床上，患者可突然昏迷，出现呼吸加深，排尿、排便失禁，肢体偏瘫，失语等，甚至死亡。

5. 视网膜病变　视网膜中央动脉亦常发生硬化。眼底镜检查可见血管迂回，颜色苍白，反光增强，呈银丝样改变。动 - 静脉交叉处静脉受压，严重者视神经盘水肿，视网膜渗出、出血等。临床常通过眼底检查判断高血压分期、高血压性视网膜病变。

（二）恶性高血压

恶性高血压又称急进型高血压，可由良性高血压恶化进展而来，或起病时即为恶性。病理变化主要见于脑、肾。特点是：①起病急，病程短，患者多在半年至 1 年内因尿毒症、脑出血等而死亡。②症状明显、严重，血压明显升高，≥ 230/130 mmHg，患者常出现高血压脑病、高血压危象等症状。③血管病变严重，细动脉多为纤维蛋白样坏死，小动脉常发生增生性动脉内膜炎，呈葱皮样改变。④在血管纤维蛋白坏死的基础上常可伴发血栓、出血等。⑤肾病变，肉眼观表面光滑，可见多数出血点，切面可见微梗死灶等。镜下观，细动脉发生纤维蛋白样坏死，肾小球毛细血管丛呈节段性坏死。⑥脑病变，血管可发生同样的病理变化，常并发脑梗死、脑出血等。

五、临床表现

常见症状为头痛、头晕、心悸、胸闷、气促、乏力、耳鸣、口干、易怒、多梦、失眠等，可伴有面部及肢体麻木，消化道症状（如恶心、呕吐、食欲减退等）也较为常见。

移居高原 1 年以上者，血压仍高，可伴有头痛、头晕、失眠、心悸、气促，少数患者可有恶心、呕吐、水肿等。眼底检查可见视网膜动脉痉挛、变细，心电图及 X 线检查可见心室肥大。患者血压波动较大，须仔细观察，约 1/3 的患者血压可自行恢复正常。

六、并发症

1. 脑出血　脑内小动脉肌层和外膜均不发达，管壁薄弱。发生硬化的脑内小动脉若再伴有痉挛，则易发生渗血或破裂性出血（即脑出血）。脑出血是晚期高血压患者最严重的并发症。出血部位多在内囊和基底节附近，临床上表现为偏瘫、失语等。

2. 心力衰竭　心脏（主要是左心室）因克服全身小动脉硬化所造成的外周阻力增大而加强工作，因此导致心肌代偿性肥大。左心室肌壁逐渐肥厚，心腔也显著扩大，心脏重量增加。当代偿功能不足时，即可发展成为高血压心脏病。患者心肌收缩力明显减弱而导致心力衰竭。由于高血压患者常伴有冠状动脉粥样硬化，负担加重的心脏处于缺血、缺氧状态，因此更易发生心力衰竭。

3. 肾功能不全　肾入球小动脉硬化，使大量肾单位（即肾小球和肾小管）因慢性缺血而发生萎缩，并继发纤维组织增生（这种病变称为高血压性肾硬化）。残存的肾单位则发生代偿性肥大、扩张。肾硬化时，患者尿液中可出现较多发蛋白质和红细胞。在疾病晚期，由于大量肾单位遭到破坏，导致肾排泄功能障碍，使得体内代谢终末产物（如非蛋白氮等）不能全部排出而在体内潴留，水、电解质代谢和酸碱平衡也随之发生紊乱，造成自体中毒，引发尿毒症。

七、辅助检查

1. 血常规　红细胞和血红蛋白一般无异常，但急进型高血压时，患者可有库姆斯试验（Coombs test）阴性的微血管病性溶血性贫血，伴红细胞畸形。血红蛋白含量高者血液黏滞度增高，易导致血栓形成（包括脑梗死）和左心室肥大。

2. 尿常规　早期患者尿常规正常，肾浓缩功能受损时尿比重逐渐下降，可有少量尿蛋白、红细胞，偶尔可见管型。随着肾病变进展，尿蛋白量增多，良性肾硬化者如 24 小时尿蛋白在 1 g 以上，则提示预后差。红细胞和管型也可增多，管型主要是透明管型和颗粒管型。

3. 肾功能　多采用血尿素氮和肌酐来评估肾功能。早期患者检查并无异常，肾实质受损到一定程度时即可开始升高。成人肌酐 > 114.3 μmol/L，老年人和妊娠妇女 > 91.5 μmol/L 时，提示有肾损害。酚红排泄试验、尿素清除率、内生肌酐清除率等可低于正常范围。

4. 胸部 X 线检查　可见主动脉，尤其是升主动脉、主动脉弓迂曲延长，其升部、弓部或降部均可扩张。发生高血压心脏病时，患者有左心室增大，出现左心衰竭时左心室增大更明显。全心衰竭时，则左、右心室均可增大，并有肺淤血征象。肺水肿时，可见肺间质明显充血，呈蝴蝶形模糊阴影。应常规进行胸部 X 线检查，以便前后对比病变进展情况。

5. 心电图　左心室肥厚时，心电图可显示左心室肥大或兼有劳损。虽然心电图诊断左心室肥大的标准不尽相同，但其灵敏度和特异性相差不大，假阴性率为 68% ～ 77%，假阳性率为 4% ～ 6%，由此可见，心电图诊断左心室肥大的灵敏度不高。由于左心室舒张期顺应性下降，左心房舒张期负荷增加，所以心电图可出现 P 波增宽、切凹，PV_1 导联 P 波终末电势负值增大等，上述表现甚至可出现在心电图表现显示左心室肥大之前。患者可有心律失常，如室性期前收缩、心房颤动等。

6．超声心动图　目前认为，与胸部 X 线检查、心电图相比，超声心动图是诊断左心室肥厚最敏感、可靠的手段。可在二维超声定位基础上记录 M 型超声曲线或直接从二维图进行测量，室间隔和（或）心室后壁厚度＞13 mm 者为左心室肥厚。高血压患者左心室肥大多呈对称性，但有 1/3 左右以室间隔肥厚为主（室间隔和左心室后壁厚度之比＞1.3）的患者，室间隔肥厚常上端先出现，提示高血压时首先影响左心室流出道。超声心动图尚可观察其他心脏腔室、瓣膜和主动脉根部的情况，并可进行心功能检测。左心室肥厚早期，虽然心脏的整体功能指标（如心排血量、左心室射血分数）仍属正常，但已有左心室收缩期和舒张期顺应性降低，如心肌收缩最大速率（V_{max}）下降、等容舒张期延长、二尖瓣开放延迟等。出现左心衰竭后，超声心动图检查可发现左心室、左心房扩大，左心室壁收缩活动减弱。

7．眼底检查　测量可见视网膜中央动脉压增高，在病情发展的不同阶段，可见下列眼底变化：

Ⅰ级：视网膜动脉痉挛；

Ⅱ级：A，视网膜动脉轻度硬化；

　　　B，视网膜动脉显著硬化；

Ⅲ级：Ⅱ级＋视网膜病变（出血或渗出）；

Ⅳ级：Ⅲ级＋视神经盘水肿。

8．其他检查　患者可伴有血糖水平增高和高尿酸血症。部分患者血浆肾素活性增强、血管紧张素Ⅱ水平升高。

八、诊断

1．根据患者症状，排除原发性高血压及肾性、药物性等原因所致高血压。

2．在平原地区血压为正常，进入高原后，血压持续升高，短时间内不能下降，并有高血压症状者。

3．符合上述症状者，参考实验室检查。其高血压与红细胞增多并不呈平行关系。

4．病史询问应注意以下内容：

（1）接触高原的状况：是初次进入高原还是回到平原居住一段时间后重返高原，或从高原某地区到另一个海拔更高的地区。

（2）发病地区的海拔高度。

（3）从进入高原到发病所经历的时间。

（4）发病有无明显的诱因，如登高速度过快、体力活动过多、寒冷或气候改变、饥饿、疲劳、失眠、晕车、情绪紧张、上呼吸道感染等因素。

（5）发病后有无经吸氧治疗或转至海拔较低处（2500 m 以下）病情自然好转史。

（6）进入高原前或发病前有无类似症状发作史。

九、鉴别诊断

高原性高血压的临床表现与原发性高血压有许多相似之处，但也存在以下不同点：

1．高原性高血压患者多为普通体型，年轻人患者较多，年龄一般不超过 40 岁，原发性高血压 40 岁以后多见。

2．高原性高血压患者的临床表现除头痛、失眠等多见外，恶心、呕吐、水肿、气促、心悸等症状也较原发性高血压患者多。

3．高原性高血压患者体征常有心脏轻度增大，心前区可闻及轻度收缩期杂音，肺动脉瓣听诊区第二心音亢进或分裂，心率多较快，常伴发绀等，这些改变与血压高低、高血压时间持续长短无关。

4．高原性高血压主要表现为舒张压升高。研究发现[12]，高原性高血压患者中单纯舒张压升高占 92.6%，收缩压和舒张压同时升高者仅占 7.4%，无一例单纯收缩压升高者。

5．高原性高血压患者多属于轻度高血压，合并心脏、脑、肾损害者少见且轻微，治疗效果好，而原发性高血压患者病情多严重，降压效果不佳，且到中、晚期，常合并有不同程度的心、脑、肾等器官损害。

6．高原性高血压患者眼底改变少见，与血压高低无平行关系。

7．经过长期观察，高原性高血压一般预后良好，返回平原 1 ~ 60 天内，多数人血压即可恢复正常，各种临床症状亦随之消失。

本病应与原发性高血压相鉴别，在高原地区不易鉴别二者，但患者一旦转至海拔较低的地区，不需特殊处理，血压即可于数天或 1 ~ 2 个月内逐渐降至正常，重返高原后血压又升高，此为诊断高原性高血压的有力佐证。

十、治疗

1．对于病程短、症状轻，且无明显心脏、脑、肾损害表现者，可予以对症处理。此外，患者还应加强锻炼，增强适应能力。必要时可适当应用镇静药，保证足够的睡眠。

2．对于血压升高较显著、症状明显者，应给予抗高血压药治疗。如 β 受体阻滞剂、钙通道阻滞剂、血管紧张素转换酶抑制剂等，具体用法与原发性高血压相同，治疗包括以下几方面：

（1）β 受体阻滞剂：在高原地区，低氧可引起交感神经兴奋。舒缩血管中枢传出的冲动，以缩血管占优势，从而使小动脉收缩，外周血管阻力增加，血压升高。许多 β 受体阻滞剂在抑制交感神经兴奋、减慢心率、降低血压的同时，还可影响运动耐量。奈必洛尔是一种强效、高选择性的第三代 β 受体阻滞剂，在减慢心率的同时，也可以显著降低外周血管阻力，达到降低血压的目的。奈必洛尔不会引起支气管平滑肌和血管平滑肌收缩，没有内源性拟交感活性，也没有负性肌力作用，因此对于高血压合并哮喘、慢性阻塞性肺疾病的患者也可选用。

（2）钙通道阻滞剂：研究发现，平原地区的人在刚进入高原地区的初期，收缩压、舒张压均会显著升高，随着进入高原时间的延长，血压的升高则主要以舒张压升高为主，这一变化可能是由于心血管系统对高原环境的适应造成的。钙通道阻滞剂通过减弱兴奋 - 收缩耦联，降低阻力血管的收缩反应，从而降低血压。

（3）新型血管紧张素 Ⅱ 受体阻滞剂（angiotensin Ⅱ receptor blocker，ARB）：在高原地区，慢性低氧可引起血流重新分布，使肾血流量减少，肾灌注不足，激活肾素 - 血管紧张素 - 醛固酮系统，引起血压升高。新型 ARB 类药物阿齐沙坦酯是一种前体药物，在胃肠道中可被水解为阿齐沙坦。阿齐沙坦通过选择性阻断血管紧张素 Ⅱ 与 AT1 受体的结合，达到降低血压的作用。由于它并不抑制 ACE，故不会影响缓激肽水平，也不会结合并阻断其他与血管调节作用相关的受体或离子通道。White 等[13]通过 2 项随机双盲试验，研究以安慰剂及奥美沙坦、缬沙坦为对照，结果发现阿齐沙坦酯的降血压效果显著优于安慰剂、奥美沙坦和缬沙坦。

（4）血管紧张素转换酶抑制剂（ACEI）：通过抑制血管紧张素转换酶及缓激肽释放酶，减少血管紧张素 Ⅰ 转化为血管紧张素 Ⅱ，并减慢有扩血管作用的缓激肽的降解与释放，促进有扩血管作用的前列腺素释放，最终导致血管扩张，血压降低。ACEI 类作为一线抗高血压药，对高血压患者具有良好的靶器官保护和心血管终点事件预防作用。ACEI 类降血压作用明显，且能够平稳降血压，对糖、脂代谢无不良影响，对于高血压伴有以下：慢性心力衰竭、心肌梗死后心功能不全、糖尿病肾病、蛋白尿或微量蛋白尿、稳定型冠心病的二级预防等患者尤其适用，但对于 ACEI 过敏者、妊娠期及哺乳期妇女以及孤立肾、双侧肾动脉狭窄、严重肾功能不全、高钾血症等患者禁用。

（5）血管紧张素受体 - 脑啡肽酶双重阻滞剂：LCZ696 是一类全新的抗高血压药，具有双效血管紧张素受体 - 脑啡肽酶抑制作用。LCZ696 是由 AHU377 和缬沙坦，按物质的量以 1∶1 共结晶而组成的，通过 AHU377 抑制脑啡肽酶对肽类的降解来提高心房利钠肽的水平，还能通过缬沙坦抑制肾素 - 血管紧张素 - 醛固酮系统，二者协同扩张血管，促进尿钠排泄，从而达到降低血压的目的。

（6）利尿药：利尿药主要通过排钠，减少细胞外容量，降低外周血管阻力，降血压作用起效缓慢，但效果较平稳，持续时间相对较长，作用持久。值得注意的是，由于高原地区慢性低氧，致血管收缩，红细胞继发性增多，引起血液黏稠，所以一般不推荐过多使用利尿药，以防栓塞的发生。

（7）内皮素拮抗剂：在高原人群中，在慢性低氧、吸烟、强紫外线照射等诸多因素的影响下，血管活性物质的合成与释放失去平衡，如一氧化氮分泌减少且活性减低、内皮素分泌增多、内皮依赖性血管相关活性因子异常、内皮结构受损，即内皮细胞功能障碍，可导致血管收缩及舒张功能障碍，并引起血管重塑，促使血管阻力增加，致使血压升高。分布于血管平滑肌细胞上的 ET-1 与靶细胞膜上的 ET-A 结合，激活鸟苷酸环化酶、磷酸肌醇系统和钙离子通道，通过增加胞质内钙离子浓度而介导血管收缩。内皮素拮抗剂通过阻断 ET 与 ET-A 的结合，而降低血压。达芦生坦是一种选择性内皮素拮抗剂，作用时间长，可平稳降低血压。此外，达芦生坦还具有肾保护作用。

3. 对于病程长、血压高且出现高血压脑病患者，除应用药物降低血压和颅内压以外，还可予以高浓度氧吸入治疗，有条件者可用高压氧舱治疗。

4. 对于病情重、经积极治疗效果不明显，或心脏、脑、肾损害较重者，可转回平原地区就医治疗。

十一、预防

1. 合理控制饮食 控制能量的摄入，限制肉类、脂肪的摄入，适量摄入蛋白质，多摄入含钾、钙丰富的食物（绿菜叶、鲜奶及豆制品类），限制钠盐的摄入量，多吃新鲜蔬菜、水果。

2. 适量运动 适量运动除了可以促进血液循环外，还能增进食欲、促进胃肠蠕动、预防便秘、改善睡眠。要养成持续运动的习惯，最好是有氧运动。有氧运动亦能降低血压，散步、慢跑、打太极拳、骑自行车和游泳等都是有氧运动。进行运动的注意事项：海拔在 3500 m 以上的地区，高原反应不能消除，甚至一些人会出现急、慢性高

原病；在海拔为 4500 m 以上的地区从事活动，做功量为 1200（kg·m）/min，持续 5 min，血氧饱和度由活动前的 82% 降至 75%，持续 10 min 可降到 72%，超过卫生学容许的 ≥ 75% 的上限。进入高海拔地区后，应尽可能减轻活动强度，活动期间要注意休息，活动时间不宜过长，强度不宜过大。

3. 戒烟、限酒。

4. 保持心理平衡 紧张、易怒、情绪不稳定，是使血压升高的诱因。患者可通过改变行为方式，培养对自然和社会环境的良好习惯。

5. 高原性高血压患者自我管理的建议：

（1）定期测量血压，1 ~ 2 周至少测量 1 次。

（2）治疗高血压要有信心、恒心，要注意劳逸结合、控制饮食、适当运动、情绪稳定、睡眠充足。

（3）定时服用抗高血压药，不随意减量或停药，可在医师指导下加以调整。

（4）自备血压计，学会自测血压，随时掌握自己的病情。

（5）老年人降血压要平稳，不可骤降，收缩压宜控制在 140 ~ 160 mmHg，以减少心、脑血管病的发生。

（6）服用去甲肾上腺素能神经末梢阻断药的老年患者应防止直立性低血压。

（7）不需严格禁止性生活。

（常 荣 余震坤）

第二节 高原性低血压

久居和世居高原者除少数发生高血压外，大部分平均血压值是偏低的，这是一种较为普遍的生理现象。高原性低血压（high altitude hypotension）是指进入高原后，血压逐渐降低不大于 90/60 mmHg（12.0/8.0 kPa）（收缩压或舒张压单项降低即可），持续存在并伴有一定临床症状，返回平原后血压可恢复至原来水平，且排除其他原因所致的低血压状态。

高原性低血压以收缩压降低为主，其发生机制不清楚，可能是由于低氧引起自主神经功能紊乱，迷走神经张力增加，引起心动过缓和外周血管阻力降低。也有学者认为，低氧通过某些生理活性物质的作用，使小动脉平滑肌张力降低和毛细血管开放增多，导致心排血量降低、外周血管阻力下降和收缩压下降，舒张压下降不如收缩压明显。低血压可使心脏、脑、肾等重要器官有效灌注压下降而引起头晕、头痛、困倦、乏力、四肢麻木、眩晕等临床症状，影响患者的生活质量。

一、流行病学

目前尚缺乏较为详尽的流行病学资料，多数为较早期的研究结果。有研究[15]对1992年拉萨地区（海拔为3865 m）800名干部进行体格检查，结果发现低血压患病率为17.5%，移居汉族为23.1%，世居藏族为12.3%，且不同年龄组低血压患病率有明显差异，31~40岁年龄组为26.4%，21~30岁年龄组为25.4%，61岁以上年龄组为15.8%，41~50岁年龄组为13.0%，51~60岁年龄组为10.8%。还有研究[16]对29 494名高原居民进行调查，结果显示高原性低血压发病率为14.85%，女性发病率较男性高。也有研究显示[17]，在海拔为4500 m的以下高海拔地区，移居人群收缩压和舒张压随海拔的升高而升高；在海拔为4500 m以上的地区，收缩压和舒张压随海拔的升高而降低，以收缩压降低明显。另外，移居时间长短也可影响高原性低血压的发病率。

综上所述，高原性低血压的发病率可能与海拔高度、性别、年龄、民族、移居时间等因素有关。

二、发病机制

目前本病的发病机制尚不明确，可能包括以下几方面：

（1）在高原地区，机体为了适应低氧环境，保证组织获得更多的血液，常会发生毛细血管增生，小血管扩张，平时不开放的侧支循环也开放流通，这引起外周血管阻力下降，使舒张压降低。

（2）长期高原低氧对心肌有直接抑制作用，通过心交感神经传出活动减少，迷走神经兴奋占优势，心脏本身缺乏兴奋，经延髓等高位中枢使交感缩血管纤维紧张性降低，使每搏输出量减少，引起心输出量下降，心肌收缩力减弱，从而对血液推动力不足，同时血容量减少，导致体循环血压降低（主要表现为收缩压降低）。

（3）高原居民小动脉壁平滑肌细胞内含钠量较低，收缩性应激反应也较弱。

（4）少数人由于高原适应功能障碍，血管舒缩中枢和自主神经功能调节紊乱，血液中组胺含量增高。低氧导致肾动脉收缩、肾缺血，使肾小球旁器细胞变性及肾上腺皮质功能不足，导致

血浆肾素活性（PRA）减弱，血管紧张素转换酶（ACE）及醛固酮分泌减少，致使血压降低。

三、临床表现

高原性低血压患者常出现眩晕、头痛、头重、耳鸣、易疲劳、烦躁不安、注意力不集中、工作效率降低、易出汗、四肢发冷、肩部僵硬、失眠甚至晕厥等低血压表现，症状轻重因人而异。一般经1周左右，症状可逐渐消退。体格检查时收缩压≤90 mmHg和（或）舒张压≤60 mmHg，脉压可缩小。

四、辅助检查

部分患者实验室检查血常规可见血红蛋白、血细胞比容明显升高。

胸部X线检查、心电图、心脏超声、眼底检查等未见特殊改变。

五、诊断

根据1982年全国高原医学学术讨论会拟定的试行方案，高原性低血压的诊断标准为：

1. 居住在平原地区的居民进入高原前血压正常，移居至高原后血压持续降低。

2. 血压≤90/60 mmHg（收缩压或舒张压单项降低即可）。

3. 有低血压表现，常见症状包括眩晕、头痛、头重、耳鸣、易疲劳、烦躁不安、注意力不集中、工作效率降低、易出汗、四肢发冷、肩部僵硬、失眠甚至晕厥等。

4. 返回平原后血压可自行上升，而重返高原后血压又复降低，排除其他原因引起的继发性低血压。

六、鉴别诊断

1. 原发性低血压 原发性低血压常见于年轻、无力型妇女，可伴有情绪易激动及血管运动的不稳定性。其中一部分人低血压时间较长，且不随年龄增长而升高，也不出现低血压的症状，如头晕、疲倦、视物模糊等。低血压多在体格检

查时发现，此类低血压属于正常范围。但另一部分人低血压有头晕、疲倦、视物模糊、胸闷、心悸等低血压症状，且常并发某些慢性疾病或营养不良。

2．继发性低血压　许多疾病患者均可出现低血压，如心肌梗死、心律失常、肾上腺皮质功能减退症、垂体功能减退症等疾病患者。

七、治疗

1．一般治疗

（1）高原性低血压一般无需特殊治疗。可给予卧床休息、吸氧，必要时给予镇静药。患者吸氧后症状多可缓解，必要时返回平原即可自愈。

（2）症状不明显者无需特殊治疗。鼓励患者坚持适度的体力活动，但不宜做剧烈运动。

（3）注意体育锻炼，如打太极拳、做健美操等，以增强机体的适应能力。但应避免剧烈运动，不宜长时间站立、暴晒等。

2．治疗方案　对于症状明显者，一般治疗无效时可考虑以下治疗方案：

（1）药物治疗：硫酸苯丙胺 5 mg，每天 2 ~ 3 次；或哌苯甲醇 1 mg，每天 2 ~ 3 次；麻黄碱 20 mg 或苯海拉明 50 mg，每天 2 ~ 3 次；选择性 α 肾上腺素受体激动剂：米多君 20 mg，每天 3 次。

（2）中医药治疗[18]：人参、党参、黄芪、麦冬、五味子等中药对升高血压有一定效果。

（3）对重症患者可短期使用糖皮质激素[19]，如泼尼松 5 mg，每天 2 ~ 3 次。

（4）对症治疗：可应用调节自主神经功能的药物，如谷维素口服 20 mg 每天 3 次。另外，还可适当补充 B 族维生素。

（常　荣　张晓菲）

参考文献

[1] 卫生部保健局.高原保健手册 [M].北京：人民卫生出版社，2004.

[2] 陈灏珠.实用内科学.11 版 [M].北京：人民出版社，2001.

[3] 李珣，李素芝，黄跃.汉族青年男性移居高原后血压变化特点 [J].高原医学杂志，2009，19（03）：21.

[4] Tripathy V，Gupta R.Blood pressure variation among Tibetans at different altitude [J].Ann Hum Biol，2007，34（4）：470-483.

[5] 高寒琦，陈富禄，索南平措.浅议海拔 4500 米阿里地区援藏务工人员血压特征 [J].西藏科技，2008（11）：35-37.

[6] 赵青跃，胡进明.高原不同海拔地区正常人血压变化的分析 [J].青海医药杂志，2010，40（7）：25-26.

[7] 林巨俭，郑必海，李素芝.藏北某部常驻在海拔 4500 m 以上官兵的高原血压异常情况 [J].职业与健康，2012，28（6）：672-674.

[8] Tsering N，Norboo T，Stobdan T，et al. Prevalence of hypertension at high altitude：cross-sectional survey in Ladakh，Northern India 2007-2011.BMJ Open，2015；5：e007026-007040.

[9] 常荣，刘永萍，周白丽.高原缺氧环境下原发性高血压患者氧化应激水平与内皮功能变化 [J].中华高血压杂志，2010，10（18）：983-985.

[10] 刘正，小达瓦.高原地区高血压发病与气候饮食等因素的调查分析 [J].中国当代医药，2009，16（19）：131-132.

[11] 卓玛次仁，庄兰平，崔超英.藏族原发性高血压的遗传学研究 [J].中华医学杂志，2002，82（15）：1009-1012.

[12] 贺斌，李小萍，冯霞.高原性高血压患者的血压变异性分析 [J].西藏医药杂志，2004，25（80）：71-74.

[13] 崔建华.高原医学基础与临床 [M].北京：人民军医出版社，2012.

[14] Krum H，Schlaich M，Whitbourn R，et al.Catheter-based renal sympathetic denervation for resistant hypertension：a multicentre safety and proof-of-principle cohort study [J].Lancet，2009，373（9671）：1275-1281.

[15] 徐巧莲，叶如陵，梁兵.高原性低血压 140 例分析 [J].西藏医药杂志，1995，16（2）：04-06.

[16] 孙新甫.高原居民血压与血压异常 [J].西藏医药杂志，1981（2）：5-10.

[17] 金玉华，陈占梅，周军，等.高海拔和驻防时间对高原男性军人血压的影响 [J].临床荟萃，2013，28（6）：617-618.

[18] 中医辨证治疗高原性功能性低血压 200 例 [J].中国中西医结合杂志，2002，22（7）：554.

[19] 林济中.高山低血压症应用皮质类药物的疗效观察.中华内科杂志，1964，12：790.

第十章

高原性心脏病

一、概述

高原性心脏病（high altitude heart disease，HAHD）是指以慢性低压、低氧引起的肺动脉高压为基本特征，并伴有右心室肥厚或右心功能不全。HAHD 在国外高原医学中被归为蒙赫病（Monges's disease，MD）的临床类型之一，机体长期处于高原低氧环境而发生慢性缺氧。高原性心脏病早期即累及传导系统和心肌组织，心肌自发地通过"下调"功能活动（减少对氧的需求）以维持心肌血流灌注 - 收缩匹配，其本质是维持心肌氧的供需平衡。

高原性心脏病可分为小儿型和成人型。本病易发生在海拔为 2500 m 以上的高原移居人群，多为慢性发病，而急性或亚急性发病多发生在个别初进高原者特别是儿童。急性或亚急性发病者，以显著肺动脉高压引起的右心室扩大和充血性右心衰竭为特征；而慢性发病者则以右心室后负荷过重所致的右心室肥厚为主的多脏器损害为特征。

我国是世界上最早认识高原性心脏病的国家，比西方国家早 1500 余年。公元前 32 年，汉代杜钦出使克什米尔，就描述了经过"大头痛山"时的症状。新中国成立初期，进军西藏和高原筑路，使得我国起步较早地研究高原病。急性高原肺水肿是人们首先注意到的高原性心脏病。1928 年西班牙学者 Monges 提出"慢性高原病"的概念，后来习惯用蒙赫病（MD）来命名以肺动脉高压和右心功能不全为重要特征的混合型慢性高原病。1955 年吴德诚等报道了 1 例 11 月龄婴儿的临床和尸检材料，首次提出"小儿高原性心脏病"的命名和诊断，提出其发病原理是高原低氧所致的肺动脉高压，此后报道小儿高原性心脏病的文献逐渐增多[1]。1965 年吴天一首次在国内报道成人高原性心脏病[2]。1966 年李经邦等报道了一组小儿高原适应不全的尸检观察，首次在病理学反面证实了小儿高原性心脏病的存在[3]。1988 年隋官杰与国外著名高原病学者 Heath 等合作，根据我国西藏地区的资料首次提出不同于急、慢性高原病的"婴儿亚急性高原病"（subacute infantile high altitude sickness）新概念[4]。1989 年裴澍宣等发表论文，确认我国西藏地区存在与国外描述一致的蒙赫病[5]。目前，我国高原病研究的规模和成绩已经引起世界瞩目。

2004 年 8 月在第六届国际高原医学和低氧生理学术大会上，国际高原医学会慢性病专家小组会聚中国青海，经过慎重的研究和讨论，对高原性心脏病进行的定义是[6]：生活在海拔为 2500 m 以上地区的成人和儿童，出现对高原环境不适应的临床症状，即肺动脉平均压 > 30 mmHg 或肺动脉收缩压 > 50 mmHg，右心室肥大，有中度低氧血症，无红细胞增多症（女性 Hb < 190 g/L，男性 Hb < 210 g/L）；当患者移居到低海拔地区后，其临床症状逐渐消失，如果重返高原，则病情可复发。肺动脉压可在心脏超声检查过程中测定，肺动脉收缩压可由伯努利方程计算得到。排除标准：①由其他原因引起的肺动脉高压，包括新生儿持续性肺动脉高压；②慢性阻塞性肺疾病（如慢性支气管炎、肺气肿）和慢性肺源性心脏病；③肺间质疾病，如肺尘埃沉着病；④其他心血管疾病，如冠心病、心脏瓣膜疾病、扩张型心肌病和高血压心脏病、先天性心脏病。

二、流行病学

（一）发病率

我国学者在青海省进行的大规模人群调查显示，高原性心脏病的流行病学有以下特点[7]：

（1）无论是成人还是儿童高原性心脏病，男性患病率均高于女性；儿童患病率男性为 1.16%，女性为 0.75%。

（2）儿童和成人患病率均随居住地海拔高度的升高而增高，儿童高原性心脏病患病率明显高于成人。儿童对高原性心脏病的易感性还表现在，成人发病一般在海拔为 3050 m 以上的地区，而小儿一般在海拔为 3000 m 以上的地区发病，部分易感儿童可在海拔为 2261 ~ 2801 m 的地区发病。有研究者指出，儿童肺小动脉对低氧的收缩反应更为显著，部分高原儿童可能保持其肺动脉的胎儿型结构，肺血管阻力增加，更易发生高原性心脏病。

（3）儿童高原性心脏病的发病率因高原暴露的方式不同而有差异。据统计，平原地区居民移居至高原后生育并留居高原，其子女高原性心脏病发病率为 2.4%，出生于平原之后移居至高原的小儿为 1.56%，世居高原的小儿为 0.47%；

（4）高原性心脏病以移居至高原汉族人群最

多见，但亦可有世居少数民族患病者。对青海地区的调查研究发现，各民族发病有明显差异，发病率高低大致与该民族人群在高原适应的历史长短相关，适应历史越长的人群高原性心脏病发病率越低：汉族儿童发病率为 2.07%，藏族仅为 0.27%。

（二）病因

高原性心脏病多见于从平原移居至高原或由中度海拔（1500～2500 m）地区到更高海拔地区的居民，主要与高原适应不良有关，其发病率随海拔的升高而增高，除低氧个体差异外，劳累、寒冷、呼吸道感染为常见诱发因素。

三、发病机制

高原性心脏病有 3 种基本类型：

（1）高原肺水肿：多为急性发病，常发生于抵达高原环境数小时或数日内，血流动力学检测有肺动脉高压，但无肺静脉压升高，因而不同于常见的心源性肺水肿，常合并高原脑水肿。发病机制的中心环节为低氧血症相关性肺动脉高压导致肺泡毛细血管通透性增高、微循环过度灌注以及交感神经活性增强。

（2）慢性高原病：成人高原性心脏病属于慢性高原病的范畴，但患者常合并高原红细胞增多症和（或）高原衰退症；成人病例中居住高原时间在半年以上，平均达 15 年；儿童高原性心脏病也有报道，部分病例呈慢性病程，可出现心力衰竭，迁延不愈。

（3）婴儿亚急性高原病：多数为平原出生者移居至高原（移居 1.2 个月）后发病，我国报道的患儿年龄为 3～16 月龄，即小儿高原性心脏病[4]。

慢性高原病和婴儿亚急性高原病的发病机制均为低氧血症相关性肺动脉高压、肺血管重塑的肺源性心脏病。

低压、低氧是高原性心脏病的主要病因，而低氧血症相关性肺动脉高压（pulmonary hypertension associated with hypoxemia）是发病机制的中心环节。持续低氧可导致肺血管收缩和肺血管重塑，形成肺动脉高压；而持续的肺动脉高压可引起肺动脉瓣相对关闭不全和右心室流出道增宽，导致右心室压力负荷增加，引起心肌重塑；

加之低氧对心肌本身的损害，以及心肌的代偿机制等共同作用，使得室间隔逐渐增厚，引起右心室肥厚；持续克服较高的后负荷，可引起心脏功能减退，发生心力衰竭。低氧可使心肌活动过度增强或直接收到抑制，导致心肌细胞的物质能量代谢失调，继续发展可使其结构甚至功能受到严重损害。早期以低氧血症相关性肺动脉高压、右心衰竭为主，晚期左心室也可受累，出现左心室肥厚、扩大，甚至全心衰竭。

（一）低氧血症相关性肺动脉高压

临床和动物模型研究证实，长期持久的低氧性肺血管收缩和肺动脉高压可加重右心后负荷，使右心室发生代偿性肥厚，心脏储备能力逐渐下降。同时，低氧可损伤心肌细胞，使心肌收缩力减弱，心输出量降低，最终导致右心衰竭。其机制涉及各种因子、离子通道、遗传基因等多个方面。

（1）低氧诱导促分裂因子（hypoxia-induced mitogenic factor，HIMF）：促分裂因子是主要分布于支气管上皮细胞、Ⅱ型肺泡上皮细胞、肺血管等的一种蛋白，具有肺组织特异性。低氧性肺血管收缩（hypoxic pulmonary vasoconstriction，HPV）和低氧性肺血管重塑（hypoxic pulmonary vessel remodeling，HPVR）为肺动脉高压形成的关键环节；低氧性肺血管收缩多在急性低氧时首先出现，慢性低氧时可发生低氧性肺血管重塑。低氧性肺血管重塑主要以肺小动脉壁细胞增殖、管壁增厚、细胞外基质增多及管腔狭窄为特征，其中主要是肺动脉平滑肌细胞增殖和无肌性肺小动脉肌化。在诱导肺动脉高压大鼠模型发夹环 RNA 敲除低氧诱导促分裂因子后，肺动脉压和肺血管阻力下降，右心室肥厚及肺血管重塑得到有效改善，表明低氧诱导促分裂因子参与肺动脉高压的形成[8]。

高原肺动脉高压形成过程中的作用机制比较复杂：①低氧诱导因子（hypoxia inducible factor，HIF）是调控低氧诱导促有丝分裂因子（HIMF）表达上游的重要物质，HIF 与低氧诱导促有丝分裂因子关系密切，在低氧性肺血管重塑形成过程中发挥核心作用[9]。②HIMF 可通过激活肺动脉平滑肌磷脂酰肌醇磷脂酶 C（phospholipase C，PLC）-三磷酸肌醇（inositol triphosphate，IP3）与络氨酸磷酸化而刺激细胞内 Ca^{2+} 释放，促进低氧性肺血管收缩。③对体外培养的大鼠肺组织进行研究发现，HIMF 能明显增加血管内皮生长因子（vascular endothelial growth factor，VEGF）、单核细胞趋化蛋白 -1（monocyte chemoattractant protein-1，MCP-1）、活性氧类（reactive oxygen species，ROS）和基质细胞衍生因子 -1（stromal cell-derived factor-1，SDF-1）的表达，从而促进肺血管内皮细胞增殖、血管重塑[9]。④ HIMF 可促进炎症反应和趋化现象，增加的生长因子和趋化因子能招募循环细胞，并可能导致肺血管重塑[10]。

（2）细胞凋亡：在多细胞动物中，器官的大小、形态及功能通过细胞的生长、分裂及凋亡体现，受到细胞因子的精确调控。细胞凋亡是一种重要的生理过程，肺动脉平滑肌细胞凋亡可引起细胞数量下降，使肺动脉压降低。低氧环境下，细胞增殖与凋亡失衡，可使肺小动脉壁厚度增加、肺动脉管腔缩窄、肺阻力增加，从而引起肺动脉压升高。Bcl-2 基因家族蛋白是目前已知细胞凋亡通路最重要的调控因子。Bcl-2 通过控制细胞核内、外物质的运转和抑制 Ca^{2+} 释放或阻断细胞内过氧化物的蓄积而起到抗凋亡作用，而 Bax 的作用与 Bcl-2 相反。Bax 与 Bcl-2 在细胞中的比例决定是否发生细胞凋亡：当 Bax 表达过量时，形成 Bax-Bax 同二聚体，诱导细胞凋亡；当 Bcl-2 表达过量时，形成 Bcl-2 异二聚体，则抑制细胞凋亡。大鼠在低氧处理 3 周后，肺动脉内皮细胞和平滑肌细胞的 Bcl-2 基因表达显著增加，Bcl-2 蛋白也增加，而 Bax mRNA 及 Bax 蛋白表达略增加，Bcl-2 基因表达占优势，在高原肺动脉高压形成过程中起到至关重要的作用。

（3）转化生长因子（transforming growth factor，TGF）及其受体：TGF 是一种多功能的细胞因子，主要有 5 种亚型：TGF-β_1 ～ TGF-β_5。其中，TGF-β_1 可能是促进低氧性肺血管重塑的重要因子[11]。TGF 既能刺激成纤维细胞增殖并促进其合成胶原蛋白、弹性蛋白等，导致肺血管生成，又能抑制肺血管平滑肌增殖，所以具有促进和抑制细胞增殖的双向作用。

（4）相关基因：

1）PTEN 基因（phosphates and tensin homologue deleted on chromosome ten gene，PTEN gene）：又称人第 10 号染色体缺失的磷酸酶及张力蛋白同源的基因，是在多种肿瘤细胞染色体的 10q23 位点发现的一个肿瘤抑制基因。动物实验通过监测磷酸化 PTEN 蛋白 mRNA 提示：暴露于低氧环境下，特别是低氧 24 h 后的大鼠，相应蛋白水平较正常组大鼠显著升高[12]，在高原肺动脉高压发生过程中起重要作用。研究表明，血管平滑肌细胞改变与其增殖、内膜形成有关。PTEN 可抑制病理性血管重塑。去除平滑肌细胞 PTEN 蛋白可导致平滑肌细胞增殖、血管重塑以及与肺动脉高压一致的组织病理学改变；平滑肌细胞 PTEN 基因表达降低可促使平滑肌祖细胞向平滑肌细胞分化、迁移[13]。

2）生长终止同源异形框（growth arrest-specific homeobox，gax）基因：是主要存在于心、肺血管系统的同源异形框基因，是调节血管平滑肌细胞和内皮细胞生物学行为的核转录因子基因之一。在低氧条件下，肺动脉平滑肌细胞内的 gax 基因表达下降，且随着缺氧时间的延长，其在转录和翻译水平均呈现逐渐下降的趋势。研究表明，低氧在下调肺动脉平滑肌细胞中 gax 基因及蛋白表达的同时，也可诱导肺动脉平滑肌细胞增殖，gax 基因表达下调与肺动脉平滑肌细胞增殖明显相关，过表达则能抑制肺动脉平滑肌细胞的增殖[14]。gax 基因参与血管平滑肌细胞的增殖是血管再狭窄发生的重要机制之一。

3）骨形态生成蛋白Ⅱ型受体（bone morphogenetic protein type Ⅱ receptor，BMPR Ⅱ）基因：为 TGF-β 受体超家族成员，具有丝氨酸 - 苏氨酸激酶活性，能结合并磷酸化结合Ⅰ受体、触发下游的 Smads 信号系统，其功能的发挥有赖于细胞和外环境的共同作用。在低氧环境下，BMPR Ⅱ基因突变而导致转录过程提前终止，BMPR Ⅱ激酶结构异常可引起受体功能发生显性失活效应，引发肺动脉平滑肌细胞增殖凋亡抵抗，从而导致高原肺动脉高压形成[15]。

4）钙调节蛋白（calponin）基因：calponin 是一种平滑肌钙离子结合蛋白，具有抑制平滑肌收缩、参与细胞信号转导和维持细胞骨架等作用。calponin 基因过表达能抑制多种细胞增殖，表达不足或缺失则可促进细胞增殖。实验证明，肺动脉高压小鼠平滑肌细胞中 calponin 基因表达明显下降，表明其抑制细胞增殖的能力减弱[11]；肺动脉高压转基因小鼠研究同样发现 calponin 基因表达表达下降，并认为 calponin 基因下调与 BMPR 信号转导途径的改变有关。

5）水孔蛋白-1（aquaporin-1，AQP-1）：是一种具有高度选择性的水通道特异性蛋白，可高度选择细胞代谢过程中所需水分子的跨膜转运。AQP-1功能异常或调节失控可诱发包括肺动脉高压在内的多种疾病。AQP-1主要定位于肺泡周围血管内皮的水分子通道，可清除血管周围组织的水分子。有研究发现，AQP-1与血管紧张素Ⅱ协同作用可促进毛细血管增生[16]。

6）炎症：炎症细胞浸润、自身抗体、炎症因子等可直接引起肺血管重塑，其严重程度与管壁厚度呈正相关。炎症细胞浸润血管外膜，以淋巴细胞浸润为主，尤其是CD8[+]T细胞。内皮细胞损伤是血管炎症反应的关键性启动环节，在低氧或有害因素刺激下，血管内皮细胞表达表皮细胞黏附分子-1、TGF受体、组织因子等，启动内皮损伤过程，导致内皮屏障功能受损。同时，血管结构和功能显著改变，最终导致肺动脉高压。肺动脉高压患者循环和肺组织中的细胞因子（包括单核细胞趋化因子-1、白介素-1、白介素-6、肿瘤坏死因子、血小板衍生生长因子及巨噬细胞炎症蛋白等）的合成与表达均显著增加，提示炎症因子可能参与高原肺动脉高压的形成并与其严重程度相关[17]。

7）RhoA/Rho激酶信号通路：Rho家族GTP是Ras单体GTP酶超家族成员，RhoA通过激活下游靶分子Rho激酶调节细胞的收缩、黏附、迁移、增殖、凋亡及基因表达等多种生物学行为和功能。近年研究表明，慢性低氧可通过RhoA/Rho激酶途径改变内皮素-1（endothelin-1，ET-1）的血管收缩机制，与ET-1的作用机制类似；而在高原肺动脉高压发生过程中，5-羟色胺的缩血管作用可能部分是由于激活RhoA/Rho激酶信号通路[18]。目前已经观察到阻断RhoA/Rho激酶信号通路可以有效改善肺动脉高压。

8）蛋白激酶C（protein kinases C，PKC）：属于丝氨酸/苏氨酸蛋白激酶家族，是一种重要的信号分子。最近研究证实，PKC蛋白表达下调可参与慢性低氧诱导的大鼠肺动脉高压的发生和发展[19]。

（二）肺血管重塑

长期严重低氧可使肺血管发生形态学改变，主要表现为肺小动脉中层肥厚及无平滑肌的细小动脉肌化。低氧性肺血管收缩是导致肺小动脉肌化的初始机制；肌层增厚可进一步促进肺小动脉阻力增加，收缩力增强，使肺动脉压进一步升高。有研究者等在高原性心脏病尸检中发现，肺小动脉壁明显增厚，尤其是中层平滑肌增厚，血管壁厚度占血管外径的百分比增大。另外，肺血管内皮细胞肿胀，呈圆形向管腔突出，或与管壁呈垂直排列。肺血管重塑亦常发生于原发性肺动脉高压、慢性心、肺疾病等患者，但形态学改变在某些方面不同于单纯低氧所致的高原性心脏病患者，如肺血管壁增厚主要以内膜增殖和外膜纤维化为主。慢性肺泡性缺氧所致的肺血管重塑主要表现为血管平滑肌细胞的增殖或游走，但对于其发生机制尚存在不同的观点和理论。现已知乙酰胆碱松弛动脉环依赖于血管内皮的完整性，说明内皮细胞与邻近的平滑肌间有密切关系。有研究者认为，低氧可直接损伤血管内皮细胞，减少内源性血管扩张因子（PGI_2、NO等）的合成，并释放某些生长因子，促使血管平滑肌细胞增殖、肥厚。这些因子包括ET-1、ACE、血小板衍生生长因子（platelet derived growth factor，PDGF）和胰岛素样生长因子（insulin-like growth factor，IGF）等。生长因子是指一些多肽类糖蛋白，这些因子被特定的细胞合成并释放后，向邻近的细胞传递信号，使之进行复制或发生表型（phenotype）改变。它们的主要功能是通过细胞的趋化、分裂、吞噬和降解等改变细胞的行为，如细胞的骨架排列、细胞形状和收缩性，从而使细胞增殖，并促进细胞外基质蛋白生成等。与肺血管重塑直接相关的生长因子主要有：

（1）血管内皮生长因子（VEGF）：可由肺泡巨噬细胞、血管平滑肌细胞和内皮细胞合成，有两个特异性受体，即Flk-1和Flt-1，存在于内皮细胞中。VEGF的活性取决于低氧诱导因子（HIF），慢性缺氧使HIF合成增加，进而促使VEGF基因转录，加速VEGF的合成和释放。研究者采用免疫组织化学染色，结果显示肺源性心脏病患者肺小动脉平滑肌细胞VEGF-Flt呈阳性，而且血管壁越厚，免疫反应就越强。Tuder和Christon分别发现，在慢性低氧血症相关性肺动脉高压动物模型中，VEGF-Flk受体mRNA明显增高，肺小动脉中层平滑肌细胞VEGF-Flt呈强阳性，提示VEGF可能参与低氧性肺血管重塑过程。

（2）转化生长因子 -β₁（TGF-β₁）：是一种多功能的生长因子。TGF 有 3 种类型，即 TGF-β₁、TGF-β₂ 和 TGF-β₃。TGF-β₁ 是分子量为 25 kD 的二聚体，存在于血小板、肺等多种组织中，可促进肺血管平滑肌、血管内膜及肺间质等组织细胞增殖及纤维化。移居至高原的大鼠肺小动脉和细支气管周围单核细胞、巨噬细胞和中性粒细胞抗 TGF-β₁ 抗体呈强阳性，而高原鼠兔未发生此现象。另外，原发性肺动脉高压和肺源性心脏病患者的肺血管平滑肌细胞抗 TGF-β₁ 抗体也呈阳性。TGF-β₁ 可能由多种细胞分泌，如肥大细胞、内皮细胞、中性粒细胞和肺泡巨噬细胞等，其活性需要依赖其他细胞因子的存在。

（3）肥大细胞类胰蛋白酶（mast cell tryptase）：早期的研究证实，吸入低氧气体的大鼠肺血管周围肥大细胞密度增加，并出现脱颗粒，认为肥大细胞释放某些介质（如组胺等），使肺血管收缩。随着免疫组织化学及分子生物检测技术的发展，发现肥大细胞除可释放舒缩血管介质外，还可合成和释放多种生长因子，其中，类胰蛋白酶（tryptase）和胃促胰酶（chymase）是目前被熟知的由肥大细胞分泌的多肽生长因子。类胰蛋白酶于 1981 年首次从人体肺组织肥大细胞中提取出丙氨酸蛋白酶，分子量为 110 ～ 140 kD，是一种大分子复合物。哮喘患者和吸烟者的支气管肺泡灌洗液中 Tryptase 含量极高。通过肺组织细胞培养发现，类胰蛋白酶能刺激新的血管生长，所以认为它是一种新发现的血管新生因子。有研究者应用单克隆抗体免疫组织化学染色，发现移居至高原的大鼠肺小动脉周围肥大细胞类胰蛋白酶呈强阳性，而高原鼠兔未见任何阳性反应。另外还发现，实施肺减容术（lung-volume reduction surgery，LVRS）的慢性肺气肿和肺源性心脏病患者肺血管、小支气管周围和肺间质中肥大细胞的密度增加，类胰蛋白酶免疫反应亦呈阳性，肺小动脉周围肥大细胞的密度与血管壁厚度呈正相关。国外研究发现，世居高原居民的肺组织中，特别是管壁增厚的小动脉周围有大量肥大细胞堆积，并提出肥大细胞对血管重塑的作用似乎比缩血管作用更重要。

四、临床表现

（一）症状

儿童患者发病较早，病情进展快，多数为右心衰竭表现，起初表现为夜啼不眠、烦躁不安、食欲缺乏、腹泻、咳嗽等，继而精神萎靡、颜面苍白、呼吸困难，常有憋气、发绀、消化道功能紊乱，可出现发作性晕厥，最终出现右心衰竭、肝大、少尿、水肿等。成人起病较缓慢，常发生于初入高原或到达高原后短期内，尤其多见于突然从平原到高原者，诱因多为呼吸道感染或劳累，患者可出现心悸、气促、咳嗽、呼吸困难、水肿等，左心衰竭症状较为明显，严重者可因急性左心衰竭而死亡。

（二）体征

心脏可向一侧或两侧扩大，心前区可闻及 1/6 ～ 3/6 级收缩期吹风样杂音，肺动脉瓣区第二心音亢进，可伴分裂，两肺可有散在湿啰音。另外，患者还可有肝大等。慢性高原性心脏病多见于移居高原多年的成人，患者常合并红细胞增多症和（或）高原性高血压。

（三）临床分期

（1）心功能代偿期：患者可以长期耐受，无任何自觉症状和体征，仅在某些诱因作用下出现心力衰竭，如过度疲劳、感染、精神紧张、由高原转往更高海拔的地区或由平原重返高原等。多数患者心脏有轻度扩大，心尖部可闻及 2/6 级收缩期吹风样杂音，肺动脉瓣区第二心音亢进，肺部可有散在湿啰音。患者平时可无明显症状，或可出现头痛、胸闷、心悸、气促等。

（2）心功能失代偿期：随着病程进展，心悸、气喘、呼吸困难、发绀等症状加重，如伴有红细胞增多症，则发绀将更明显；继之可出现颈静脉怒张，心界向两侧扩大，心尖区可闻及 2/6 ～ 3/6 级收缩期吹风样杂音，个别患者还可出现舒张期杂音，肺动脉瓣区第二心音亢进或伴分裂，两肺可闻及干、湿啰音。患者可有肝大、下肢水肿，较少出现杵状指，部分患者可并发上消化道出血、血栓形成或栓塞。

五、辅助检查

1. 实验室检查

（1）血常规：患者血液中红细胞计数异常升高。我国对高原红细胞增多症的诊断标准是：男性血红蛋白 > 21 g/dl、女性血红蛋白 > 19 g/dl，血细胞比容 > 65%，红细胞计数 > 6.5×10^{12}/L；而白细胞总数及分类可在正常范围，或有轻度升高；血小板与同海拔高度地区的健康人相同。

（2）骨髓增生：骨髓粒细胞系统的主要特点是红细胞系增生旺盛，红细胞系占有核细胞的 33.3%，以中、晚幼红细胞尤为明显，粒细胞及巨核细胞系统无明显变化。

（3）血气分析：表现为 pH 值降低、显著低氧血症，PaO_2 降低，$PaCO_2$ 增高。

2. 心电图　以右心室肥厚为主要表现，心电轴右偏，呈极度顺钟向转位，可出现肺型 P 波或尖峰形 P 波、完全或不完全性右束支传导阻滞、右心室肥厚伴有心肌劳损等，仅少数患者有 P-R 及 Q-T 间期延长和双心室肥厚，右心室肥厚与肺动脉高压呈正相关。

3. 肺功能检查　高原性心脏病与肺源性心脏病病较易混淆，肺功能检查对两者的鉴别诊断具有重要价值。高原性心脏病患者仅有轻度小气道功能障碍，主要表现为肺功能除有小气道功能轻度异常（即闭合容积增高、用力呼气中段流量降低）外，无其他明显变化。

4. 多普勒超声心动图　是最理想的无创性定量诊断肺动脉高压的方法。超声心动图主要表现为右心室流出道扩张，右心室内径增大，前壁厚度也增加；而左心房内径无明显变化。中华医学会高原医学会制订的高原心脏病诊断标准是：右心室流出道 > 33 mm，右心室舒张末期内径 > 23 mm。

5. X 线检查　患者可存在肺淤血征象，部分患者表现为肺门影扩大、肺纹理增加；心脏改变为肺动脉段凸出，圆锥膨隆，有的甚至呈动脉瘤样凸出；右心房和（或）右心室增大，心脏呈二尖瓣型，右下肺动脉外径增宽，个别患者也可出现左、右心室都增大。高原性心脏病的 X 线诊断标准是：右下肺动脉干横径 > 17 mm，右肺下动脉干横径与气管横内径比值 > 1.10。

六、诊断与鉴别诊断

（一）诊断

1. 居住海拔高度　一般在海拔 2500 m 以上地区的移居者易发病，个别对低氧易感的世居者亦可罹患本病。根据国际高原医学大会制订的高原定义，诊断高原性心脏病时，患者所在地海拔高度为 2500 m 以上。

2. 症状和体征　高原性心脏病患者主要表现为肺动脉高压、右心衰竭。其症状和体征为心悸、疲乏无力、咳嗽、呼吸困难、发绀、肺动脉第二心音亢进或分裂，重症患者可出现肝大、下肢水肿、少尿等。

3. 实验室检查　胸部 X 线检查、心电图及超声心动图等检查示显著肺动脉高压和右心室肥厚征象。右心导管或彩色多普勒超声心动图示：肺动脉平均压 > 30 mmHg 或肺动脉收缩压 > 50 mmHg。

4. 排除其他心血管疾病特别是肺源性心脏病。

5. 转至平原或低海拔地区后，患者病情缓解，肺动脉压下降，心功能恢复正常。

（二）鉴别诊断

1. 先天性心脏病　高原先天性心脏病特别是动脉导管未闭的患病率很高，而且易与小儿高原性心脏病混淆。但动脉导管未闭的收缩期杂音粗糙并且可以传导，X 线检查多有肺门舞蹈征，可通过心脏彩色多普勒超声检查鉴别。

2. 肺源性心脏病　肺源性心脏病和高原性心脏病患者均可出现右心功能不全的表现，但前者有慢性咳嗽史，肺通气功能显著异常，表现为持续气流受限，FEV_1/FVC% < 70%；而后者肺功能基本正常。

3. 原发性肺动脉高压　原发性肺动脉高压较少见，发病原因不明，主要累及中、小肺动脉，表现为呼吸困难、疲乏、胸痛、眩晕、水肿、晕厥等。患者病情呈进行性加重，发病后 2 ~ 5 年可出现右心室衰竭或致命性的晕厥，脱离高原环境后病情仍不缓解。

七、治疗

（一）一般治疗

除低氧的个体差异外，劳累、寒冷及呼吸道感染常为本病的诱发因素，故在高原地区应注意劳逸结合，保证睡眠时间及睡眠质量，适当进行体育锻炼。心功能不全者应注意卧床休息。注意调整饮食，多食水果和新鲜蔬菜，禁止吸烟和过量饮酒。

（二）氧疗

吸氧是纠正缺氧、提高血氧饱和度、改善心功能的重要手段。应根据患者病情采用间断或持续低流量（3 L/min）吸氧，使 PaO_2 提高到 50 mmHg，一般不必应用高浓度给氧。

（三）心功能不全的治疗

1. 强心　对发生心力衰竭者宜选用强心药。洋地黄类的代表药物有毛花苷 C、地高辛等。常用毒毛花苷 K 0.125～0.25 mg 静脉注射，小儿剂量为 0.007～0.01 mg/kg，每天 1 次；毛花苷 C 0.2～0.4 mg 静脉注射，每天 1～2 次；地高辛 0.125～0.25 mg 口服，每天 1 次。可联合应用双氢克尿噻、呋塞米等。

低氧情况下使用洋地黄，则患者易发生洋地黄中毒。洋地黄中毒与地高辛血药浓度高于 2.0 ng/ml 相关，低氧情况下中毒剂量更小。洋地黄中毒主要表现为各类心律失常，常见的是室性期前收缩（多表现为二联律）、非阵发性交界性心动过速、房性期前收缩、心房颤动及房室传导阻滞等。快速房性心律失常伴传导阻滞是洋地黄中毒的特征性表现。另外，患者还可出现恶心、呕吐、视物模糊、黄视、绿视、定向力障碍、意识障碍等。发生洋地黄中毒时，应急查血钾并立即停药，必要时可予以补钾治疗。对于快速性心律失常患者，若血钾不低，则可给予利多卡因或苯妥英钠。对于缓慢性心律失常患者可予以阿托品，不宜给予异丙肾上腺素，以免诱发室性心律失常。

2. 利尿　常见利尿药有袢利尿药、噻嗪类利尿药和保钾利尿药。袢利尿药以呋塞米为代表，作用于髓袢升支粗段，具有保钠、排钾作用，最常见的不良反应是低钾血症，使用过程中需定期复查电解质。噻嗪类利尿药作用于肾远曲小管近端和髓袢升支远端，以氢氯噻嗪为代表，可影响糖类、脂肪和尿酸代谢；保钾利尿药可作用于肾远曲小管远端，通过拮抗醛固酮或者直接抑制 Na^+-K^+ 交换而具有保钾作用，以螺内酯为代表，常见的不良反应有男性女性化等。

3. 降低肺动脉压　肺动脉高压是发生高原性心脏病的关键，有效改善肺动脉高压可降低右心后负荷。肺动脉高压的具体治疗措施详见肺动脉高压章节。

4. 抗生素　高原性心脏病患者极易并发呼吸道感染，可根据病情酌情选用广谱或一般抗生素防治感染。

5. 脱离高原环境　对心脏明显扩大，有明显肺动脉高压和严重心功能不全者，应考虑转至平原或较低海拔处治疗。

八、预后

高原性心脏病的首要治疗措施是就地氧疗或将患者转至低海拔地区。由于绝大多数病例呈亚急性经过，所以及时转移至低海拔地区预后良好。但是由于各种原因不能脱离高原环境者病程迁延或反复发作，病死率为 9.9%～15.1% [20]。

九、预防

高原性心脏病的发生是由于长期缺氧、心脏负荷加重造成的。为保持良好的身体状况，更好地适应高原环境，减少高原性心脏病的发生，可通过以下方式加以预防。

1. 养成良好的生活习惯　戒烟、戒酒，作息规律。吸烟和饮酒是发生心血管系统疾病的重要危险因素。在高原低氧环境中，吸烟、饮酒可进一步引起支气管平滑肌收缩，加重缺氧程度，导致心脏供氧不足。而良好、规律的生活作息有利于各器官、系统的功能性生理循环。

2. 增强体质　进入高原地区前应进行相关检查。高龄或存在呼吸、循环系统疾病患者身体素质较差，容易发生高原反应，诱发高原性心脏病，此类人群应避免进入高海拔地区。

3. 吸氧　为预防慢性高原病的发生，可在进入高原地区前备好氧气瓶，必要时吸氧。进入高原时，应逐渐升高海拔高度，使身体逐渐适应更高的海拔。

4.保持心理健康 良好的心理状态有利于维持机体的生理功能，提高机体对缺氧性疾病的耐受，并减轻疾病临床症状。

（常 荣 刘 兵）

参考文献

[1] 吴德诚，刘咏儒. 高原性心脏病 [J]. 中华儿科杂志，1955，6：348-351.

[2] 吴天一，王祖慰，李春华. 成人高原性心脏病22例分析 [J]. 中华内科杂志，1965，13：700-702.

[3] 李经邦. 57例乳幼儿高原适应不全症的病理观察 [J]. 中华病理学杂志，1966，10 (2)：38-40.

[4] Sui GJ, Liu YH, Cheng XS, et al. Sabacute infantile mountain sickness [J]. J Pathol. 1988，155 (2)：161-170.

[5] Pei SX, Chen XJ, Bu J et al. Chronic mountain sickness in Tibet [J]. G J Med，1989，7l：555-574.

[6] 国际高原医学会慢性高原病专家小组. 第六届国际高原医学和低氧生理学术大会颁布慢性高原病青海诊断标准 [J]. 青海医学院学报，2005，26 (1)：3-5.

[7] 吴天一，格尔力，代廷凡等. 高原性心脏病的发病调查 [J]. 中华医学杂志，1983，63 (2)：90-92.

[8] Yamaji-Kegan K, Su Q, Angelini DJ, et al. Hypoxia-induced mitogenic factor (HIMF/FIZZl/RELMalpha) induced lung inflammatiom and activates pulmonary microvascular endothelial cells via an IL-4-dependent mechanism [J]. J Immunol，2010，185 (9)：5539-5548.

[9] Yamaji-Kegan K, Su Q, Angelini DJ, et al. Hypoxia-induced mitogenic factor has proangiogenic and proinflamatory effects in the via VEGF and VEGF receptor-2 [J]. Am J Physiol Lung Cell Mol Physiol，2006，291 (6)：L1159-L1168.

[10] Angelini DJ, Su Q, Yamaji—Kegan K, et al. Hypoxia-induced Mitogenicfactor (HIMF/FIZZl/RELMalpha) induces the vascular and hemodynamic changes of pulmonary hypertension [J]. Am J PhysiolLung Cell Mol Physiol，2009，296 (4)：L582-L593.

[11] 曹禹，李智，丰瑞. 肺动脉高压大鼠肺动脉平滑肌上 calponin 和 TGFβ1 的变化 [J]. 中国药理学通报，2007，23 (2)：277-278.

[12] Yi B, Qian GS. Bai L. The changes of PTEN/Aktl expression and Cell Proliferation in pulmonary arterial Smooth muscle cells inducedby hypoxia in rats [J]. Zhonghua Jie He He Hu Xi Za Zhi，2008，31 (8)：195-197.

[13] Nemenoff RA, Simpson PA, Furgeson SB, et al. Targeted deletion of PTEN in smooth muscle resuhs in vascular remodeling and recruitment of progenitor cells through induction of stromal cell-derived factor-l alpha [J]. Cire Res，2008，102 (9)：1036-1045.

[14] 夏世金，钱桂生，胡冬明等. 低氧对大鼠肺动脉平滑肌细胞中 Gax 基因表达及细胞增殖的影响 [J]. 第三军医大学学报，2006，28 (3)：195-197.

[15] Davies RJ, Norrell NW. Molecularmechanism of pulmonary arterial Hypertention role of mutations in the Bone morphogenetic protein type II receptor [J]. Chest，2008，134 (6)：1271-1277.

[16] 韦成厚，牛刚，沈宏伟等. 子宫内膜异位症异位和在位内膜中水通道蛋白 -1 的表达及意义 [J]. 中国计划生育杂志，2012，20 (3)：156-159.

[17] Price LC, Wort SJ, Perres F, et al. Inflammation in pulmonary arterial hypertention [J]. Chest，2012，141 (1)：210-221.

[18] Homma N, Naggaoka T, Morio Y, et al. Endothelin-1 and semtonin are involved in activation of RhoA/Rho kinase signaling in the chronically hypoxic hypertensive rat pulmonary circulation [J]. JCardiovasc Pharmacol，2007，50 (6)：697-702.

[19] 文燕，程振玲，聂欣等. 慢性低氧所致肺动脉高压对大鼠肺动脉内蛋白激酶 Ca 的膜转位和蛋白表达的影响 [J]. 国际呼吸杂志，2012，32 (21)：1619-1623.

[20] 刘惠亮，杨胜利，张华. 高原性心脏病 [J]. 心血管康复医学杂志，2008，17 (2)：199-201.

第十一章

高原先天性心脏病

高原地区先天性心脏病的患病率（1.15%）明显高于平原地区（0.13%～0.35%），也高于美国1岁以上小儿（0.38%），这表明高原地区先天性心脏病患病率较高与高原低氧环境有关。低氧可能影响胎儿期心血管的正常发育过程。关于海拔为3780 m处地区的动物实验证实，高原妊娠鼠分娩的后代心血管畸形发生率高达29.4%～40%，而平原对照鼠的后代则无先天性心血管畸形的发生[1]。

对不同海拔高度小儿先天性心脏病患病率的比较进一步揭示：随着海拔升高，患病率逐步增高，海拔为2000～3000 m地区的先天性心脏病患病率为0.82%，约为平原地区的3倍；而海拔为4000～5000 m及以上地区的先天性心脏病患病率为1.54%，又较海拔为2000～3000 m的地区高近1倍，表明高原低氧程度越重，本病患病率越高。

先天性心脏病各种疾病类型的患病率，以动脉导管未闭最高，其次是房间隔缺损其次，分别为0.58%及0.30%，总计为0.88%；两者各占先天性心脏病总数的50.3%及25.9%，总计为76.2%[1]。因此，高原先天性心脏病患病率较高与动脉导管未闭及房间隔缺损发病率高有关，而平原地区最常见的先天性心脏病是室间隔缺损，则因动脉导管未闭等的高发病率而相对列居第二。

第一节 动脉导管未闭

一、概述

动脉导管未闭（patent ductus arteriosus，PDA）是一种常见的先天性心血管畸形，占先天性心脏病总数的12%～15%。在高原地区，动脉导管未闭的患病率更高（约为0.58%），居先天性心脏病首位，约占50.3%，女性患者多见，男性与女性发病率之比为1:3～1:2[1]。动脉导管是胎儿时期肺动脉与主动脉之间正常的重要血流通路，由于此时肺不具备呼吸功能，来自右心室的肺动脉血经动脉导管直接进入降主动脉，而左心室血液则进入升主动脉，故动脉导管是胚胎时期特殊循环方式所必需的。出生后，肺承担气体交换功能，肺循环和体循环分别形成各自的循环系统，导管因失用而闭合；一般在出生后10～15小时发生功能性闭合，2～3天之内形成解剖学闭塞，最后变成动脉韧带，如1年内未闭合，则形成肺动脉与主动脉之间血液异常分流，称为动脉导管未闭，本病可单独存在，亦可与其他心血管畸形并存。

高原地区动脉导管未闭高发的机制是低氧血症相关性肺动脉高压的持续存在：小儿在高原出生后其动脉血氧含量仍处于较低水平，缺乏对动脉导管收缩闭合的有力刺激；同时，高原小儿肺小动脉的胎型结构退化延迟甚至不退化，保持肌层增厚、管腔缩窄，肺动脉高压的持续存在使动脉导管难以闭合[1]。

二、病因与发病机制

在整个心动周期中，主动脉压均高于肺动脉压，因此血液持续地从主动脉分流至肺动脉[2]。

（一）左心负荷增加

1. 血液分流至肺动脉，导致肺循环血流量增多，常达体循环血流量的2～4倍。血液经肺到达左心房、左心室而使左心容量负荷增加。

2. 为弥补主动脉至肺动脉分流对体循环造成的损失，左心室代偿性地增加心排血量。这两种因素均可造成左心房与左心室肥厚、扩大，最终导致左心衰竭。

3. 肺动脉高压及右心负荷增加 随着肺循环血流量的增加，肺动脉及其分支扩张、充血，肺血管收缩而使肺动脉压升高，从而增加右心负荷。早期肺动脉呈反射性痉挛状态，产生动力性肺动脉高压，如进一步发展，则肺小动脉内膜增生、血栓形成，管腔硬化变窄，血管阻力增高，成为不可逆性永久性病理改变，形成梗阻性肺动脉高压。

（二）差异性发绀

梗阻性肺动脉高压发展到肺动脉压接近或

超过主动脉压时，可产生大动脉水平双向或右向左分流，即艾森门格综合征（Eisenmenger syndrome），此时患者可出现发绀。因分流部位在左锁骨下动脉远端的降主动脉，所以发绀仅见于下半身或下肢末端，而口唇、上肢不发绀，称为差异性发绀。

三、分型

动脉导管未闭的形状各异，按其形态大致可分为五种类型（图 11-1）：

（一）管型

动脉导管的外形如圆管或圆柱，管壁厚度介于主动脉与肺动脉之间。

（二）漏斗型

动脉导管的主动脉端内径大于肺动脉端内径，犹如漏斗状，此型最为常见。

（三）窗型

动脉导管极短，内径极粗，酷似主肺动脉窗样结构，管壁往往极薄。

（四）哑铃型

动脉导管中段细、两端粗，外形像哑铃，此型很少见。

（五）动脉瘤样型

动脉导管本身呈瘤状膨大，壁薄而脆，张力高，容易破裂，此型很极少见。

四、临床表现

未闭合的动脉导管内径较小时，分流量少，临床上患者可无主观症状。典型的体征为胸骨左缘第 2 肋间有响亮的连续性机器样杂音，几乎占据整个收缩期与舒张期，在收缩末期最响亮并伴有震颤，向左上胸部及背部传导。中等分流量者常有乏力、劳累后心悸、胸闷、气喘等症状。因相对性二尖瓣狭窄，在心尖部可闻及轻度舒张期杂音；由于舒张压降低，脉压增大，可出现周围血管征，如甲床毛细血管搏动、水冲脉等。分流量大的动脉导管未闭，常伴有继发性肺动脉高压，可导致右向左分流；听诊可闻及肺动脉瓣区第二心音增强，可能仅在肺动脉瓣区听到舒张期吹风样杂音，此时患者可出现差异性发绀且临床症状严重。

五、辅助检查

（一）超声心动图

心底短轴切面观，在肺动脉分叉与其后方的降主动脉之间，可见未闭合的动脉导管的管腔声像图；可见主动脉、肺动脉及左、右肺动脉扩张，搏动增强；左心房、左心室扩大，左心室壁及室间隔运动幅度增强；彩色多普勒于心底短轴切面和胸骨上窝主动脉弓长轴切面在主动脉与左肺动脉根部间可见由降主动脉经异常通道进入肺动脉的异常血流信号，呈红色为主的五彩镶嵌的血流束。频谱多普勒可探及连续性分流频谱（图 11-2）。

（二）X 线检查

右心房不大，右心室可正常或增大；当出现肺动脉高压或心力衰竭时，右心可表现不同程度的增大；肺血流量增多，左心房稍大，左心室增大，主动脉结增大，有时可见漏斗征；左前斜位片可见降主动脉起始处主动脉骤然向内收缩。

（三）心电图

心电图表现可正常，也可出现左心室肥厚，

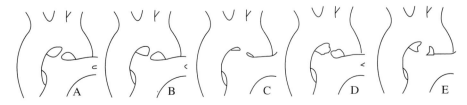

图 11-1 动脉导管未闭分型
A. 管型；B. 漏斗型；C. 窗型；D. 哑铃型；E. 动脉瘤样型

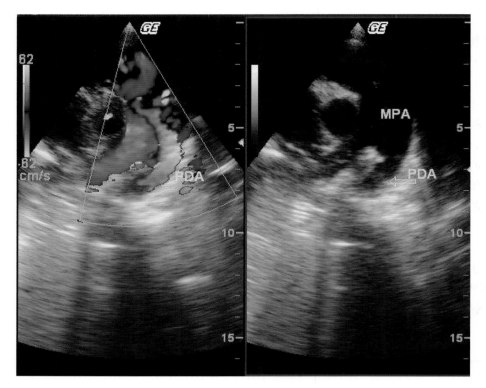

图 11-2 动脉导管未闭超声心动图表现

左、右心室肥大或右心室肥大表现，后两者均伴有相应程度的肺动脉高压。

（四）心血管造影

左心室造影可见肺动脉提前显影，有时可见近段升主动脉及主动脉弓扩张，而远段主动脉管腔较细；有时还可显示未闭合的动脉导管和动脉导管附着处的主动脉局部呈漏斗状膨出。

（五）CT 和 MRI

CT 表现主要是主动脉弓降部内下壁与左肺动脉起始段上外壁的直接连接。MRI 还可显示左心房、左心室增大；当出现肺动脉高压时，表现为右心室腔扩大和右心室壁增厚，进而右心房扩大，腔静脉扩张。

六、诊断与鉴别诊断

根据上述典型体征，结合超声心动图、心电图和胸部 X 线检查，诊断动脉导管未闭一般并不困难。对于非典型的患者或疑有其他合并畸形者，心血管造影检查可协助诊断。本病需与以下疾病相鉴别。

（一）主 - 肺动脉窗

主 - 肺动脉窗是一种少见的先天性心脏病，由主动脉、肺动脉间隔发育异常所致，病变位置主要在主动脉瓣上方的升主动脉部位，这是升主动脉的左壁与毗邻的肺动脉主干的右壁，右肺动脉开口近端处的交通。

（二）主动脉窦瘤破裂

主动脉窦瘤破裂由先天性畸形、梅毒或感染性心内膜炎等原因所致，可侵蚀并穿破至肺动脉、右心房或右心室，从而引起左向右分流。其连续性机器样杂音与动脉导管未闭类似，只是部位和传导方向有差异。超声心动图显示主动脉窦畸形及向室腔、肺动脉或房腔分流。逆行性升主动脉造影可明确诊断。本病多突然起病，随后患者有右心衰竭的表现。

（三）左冠状动脉异常起源于肺动脉

超声心动图未探及正常的左冠状动脉开口，右冠状动脉通常增粗、迂曲，肺动脉壁上可见左肺动脉的起源，分流方向为冠状动脉—肺动脉，彩色多普勒可探及冠状动脉—肺动脉的双期连续性分流信号。

（四）高位室间隔缺损合并主动脉瓣脱垂

临床上在胸骨左缘可闻及双期杂音，舒张期为泼水样杂音，不向上传导，但有时与连续性杂音类似；超声心动图可显示主动脉瓣脱垂畸形及主动脉血液反流入左心室，同时通过室间隔缺损形成左向右分流。

（五）室间隔缺损合并主动脉瓣关闭不全

本病所产生的杂音位置偏低，在胸骨左缘第3、4肋间隙可听到收缩期和舒张期杂音。右心导管检查可见心室水平形成左向右分流。

七、治疗

患儿年龄在1岁以上，动脉导管未闭确诊后，如无禁忌证，则应择期施行医疗干预，中断动脉导管处的血流。手术适宜的年龄是4～5岁。如分流量较大，患儿症状较严重，则应提早手术。若伴有细菌性心内膜炎，则须用大剂量抗生素控制感染后3个月，再施行手术为宜。对药物不能控制感染者应及时行手术治疗。如果患者年龄过大，发生肺动脉高压后，手术危险性会增大。

手术禁忌证　①出现严重肺动脉高压伴有右向左分流；②伴有其他先天性心血管畸形，而未闭合的动脉导管起代偿作用，如法洛四联症等，在根治性手术前不能单独闭合动脉导管。

目前对大多数动脉导管未闭患者首选经心导管介入方法。将导管介入性引入弹簧圈、双面伞、可调式钮扣堵片等，可用于封堵不同大小的动脉导管（图11-3）。弹簧圈法只用于小动脉导管，一般直径在3.5 mm以内；双面伞法可用于直径在7 mm以内的动脉导管，但对于直径在5 mm以内的动脉导管效果最好。Amplatzer法目前作为新的封堵装置在临床应用逐渐增多，可用于关闭直径在10 mm以内的动脉导管，具有操作简便、疗效肯定、创伤小及并发症少的特点，有良好的临床应用前景。

对于导管过于粗大的患者或早产儿动脉导管未闭，可考虑使用开胸缝扎的方法。手术一般经

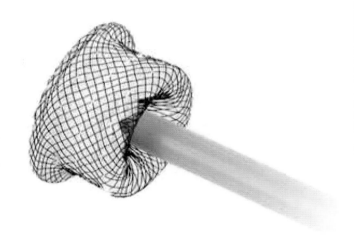

图 11-3　PDA 封堵器

左胸第4肋间，进行未闭的动脉导管结扎、钳闭或切断缝合术。对于导管粗大、重度肺动脉高压、导管壁有钙化、细菌性导管炎者，可在体外循环下进行手术。

手术方法　患者取右侧卧位，在气管插管全身麻醉下，经左侧第四肋间后外切口进胸。在肺动脉部位扪到细震颤即可确诊。沿降主动脉长轴切开纵隔胸膜，将纵隔胸膜推向肺动脉侧游离导管上、下端，应注意左侧喉返神经的行径，以免误伤神经。对导管短粗或伴肺动脉高压者，应在导管上、下缘的降主动脉套以线绳，以便必要时闭合降主动脉，以控制意外出血。

动脉导管的处理方法　①结扎法：此法简便、易行，适用于较细的动脉导管。②切断缝合法：适用于动脉导管粗大伴肺动脉高压者，以及用结扎法不易完全闭合动脉导管或可能割裂动脉导管而引起致命性大出血者。应在控制性降压治疗后以无损伤性导管钳钳夹未闭合动脉导管的主动脉端和肺动脉端，然后采用边切边缝合的方法[3]。

并发症　①动脉导管破裂：可引起致命性大出血。剥离动脉导管时应非常小心，操作应轻柔。在结扎或钳闭动脉导管时，应先予以控制性降压治疗，以降低血管壁张力。一旦发生出血，术者应保持镇静，以手指或纱布压迫止血，游离动脉导管上、下缘的降主动脉，并予以关闭缝合，然后缝合修补裂口。若出血迅猛，则应在压迫止血的同时，迅速准备在体外循环深低温停搏下经主动脉切口修补裂口及闭合动脉导管。②左喉返神

经损伤：术后患者出现声音嘶哑、饮水呛咳等症状，是动脉导管未闭的术后常见并发症。应以预防为主。游离导管时应注意勿伤及左侧喉返神经。

八、预后及预防

动脉导管闭合手术死亡率一般在 1% 以内，术后导管再通率为 1% 左右。动脉导管闭合术后的远期效果，取决于患者术前有无合并肺血管继发性病变及其程度。在尚未发生肺血管病变之前接受手术的患者可完全康复。肺血管病变严重且不可逆转者，术后肺血管阻力仍高，右心负荷仍重，治疗效果较差。孕妇在孕期须注意预防感染，避免滥用药物，避免接触有害物质，可有效降低新生儿发生动脉导管未闭的风险。

第二节　房间隔缺损

一、概述

房间隔缺损（atrial septal defect，ASD）是指房间隔在其发生、吸收的过程中出现异常，致使其不完整，在左、右心房之间残留房间孔缺损而造成左右心房血流相通的先天性畸形。房间隔缺损的发病率占先天性心脏病的第二位，为 10% ~ 20%，多见于女性，男性与女性发病率之比为 1∶2；高原地区房间隔缺损的发病率为 0.30%，占先天性心脏病的 25.9%。房间隔缺损有家族遗传倾向，其绝大多数为单孔，亦有呈多孔或筛孔者。

根据胚胎学及病理解剖特点，可将房间隔缺损分为原发孔型房间隔缺损和继发孔型房间隔缺损。其中，原发孔型房间隔缺损常伴有二尖瓣及三尖瓣畸形，属于部分型心内膜垫缺损的一种。根据缺损的部位又可将继发孔型房间隔缺损分为中央型（卵圆窝型缺损）、上腔型（冠状静脉窦型）、下腔型和混合型四种类型（图 11-4）。此外，还有学者将无顶冠状静脉窦综合征也归为继发孔

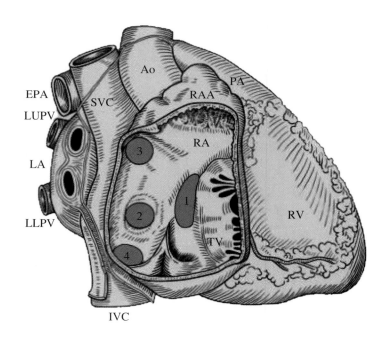

图 11-4　房间隔缺损示意图

注：1. 原发孔型房间隔缺损；2. 继发孔型房间隔缺损（中央型）；3. 继发孔型房间隔缺损（上腔型）；4. 继发孔型房间隔缺损（下腔型）；IVC：下腔静脉；SVC：上腔静脉；AO：主动脉；RA：右心房；RV：右心室；PA：肺动脉；TV：三尖瓣；LA：左心房；LLPV：左下肺静脉；LUPV：左上肺静脉；RPA：右肺动脉；RAA：右心耳

型房间隔缺损中的一种。

二、病因与发病机制

（一）病因

在胚胎发育的第4周，心房被从其后上壁发出并向心内膜垫方向生长的原始房间隔分为左、右心房。心内膜垫不断生长并逐渐与原始房间隔下缘接触、融合，最后关闭左、右心房之间残留的间隙（原发孔）。在原发孔（即第一房间孔）关闭之前，原始房间隔中上部逐渐退化、吸收，形成一个新的通道，即继发孔。在继发孔形成后，原发隔（即第一房间隔）右侧出现向下生长的间隔，即继发隔，形成一单瓣遮盖继发孔，但二者之间并不融合，而是形成卵圆孔，血流可通过卵圆孔从右心房向左心房分流。卵圆孔于出生后逐渐闭合，但在约20%的成人中可遗留细小间隙，由于有左心房面活瓣组织覆盖，正常情况下可无分流。如在胚胎发育过程中，原始房间隔下缘不能与心内膜垫接触，则在房间隔下部残留一间隙，形成原发孔型房间隔缺损。而原始房间隔上部吸收过多，继发孔过大或继发隔生长发育障碍，则二者之间不能接触，形成继发孔型房间隔缺损（图11-5）。

高原地区房间隔缺损高发的机制可能是低氧使右心房及右心室保持较高压力，导致卵圆孔功能性关闭障碍，甚至持续开放。

（二）发病机制

正常左心房压力大于右心房压力，左心房血液经房间隔缺损向右心房分流。左向右分流量的多少取决于缺损口大小、两侧心房压力差及两侧心室充盈阻力。原发孔型房间隔缺损的分流还与二尖瓣反流程度相关。左向右分流使右心容量负荷加重，右心扩大，肺动脉增宽。肺循环血量增加可使肺动脉压升高，导致肺小动脉反应性痉挛，长期痉挛可使肺小动脉管壁增厚和纤维化，最终导致梗阻性肺动脉高压。当右心房压力高于左心房时，即可出现右向左分流，引起发绀，导致艾森门格综合征，患者最终可因右心衰竭而死亡[4]。

三、临床表现

1．**症状** 多数继发孔型房间隔缺损患儿除易患感冒等上呼吸道感染外，通常可无症状，活动亦不受限制，一般到青年时期才出现心悸、气促、乏力等症状。40岁以后，绝大多数患者症状加重，并常出现心房颤动、心房扑动等心律失常和充血性心力衰竭表现，是死亡的重要原因。

2．**体征** 典型的表现是胸骨左缘第2、3肋间可闻及2～3级收缩期吹风样杂音，伴有第二心音亢进和固定分裂。收缩期杂音为肺动脉瓣血流速度增快所致。肺动脉瓣区第二心音亢进、分裂，提示存在肺动脉高压。病程晚期可发展为充

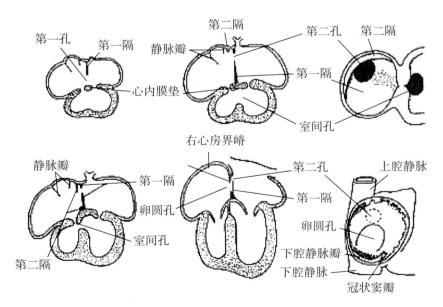

图 11-5 房间隔缺损病因示意图

血性心力衰竭，患者有颈静脉怒张、肝脾大。

四、辅助检查

（一）心电图

心电图表现为电轴右偏、不完全性右束支阻滞和右心室肥大。成年患者可有心律失常，以心房颤动和心房扑动最为多见。

（二）超声心动图

通过超声心动图检查通常可确诊房间隔缺损。二维超声心动图可见右心房、右心室增大，室间隔与左心室后壁同向运动等右心负荷过重的表现（图 11-6）。房间隔中部连续性中断，并可测量其缺损直径大小。彩色多普勒超声检查可以明确血液分流方向、速度并评估分流量。冠状静脉窦型房间隔缺损超声显像可能有一定困难，过氧化氢（双氧水）造影则有助于发现分流部位，经食管超声心动图检查可获得清晰的图像。

（三）胸部 X 线检查

胸部 X 线检查主要表现为肺野充血，心影轻度到中度增大，肺动脉段突出，左心室和主动脉正常或比正常略减小。

（四）右心导管检查

右心房血氧含量超过腔静脉平均血氧含量的 1.9V% 以上，右心导管也可经缺损处进入左心房。右心导管检查可计算肺循环与体循环血流量，确定心内分流情况并测量肺动脉压[5]。

五、诊断与鉴别诊断

听诊肺动脉瓣区可闻及柔和的收缩期吹风样杂音、固定性第二心音分裂，心电图示不完全性右束支传导阻滞及肺血管阴影加深等 X 线表现，均提示房间隔缺损的可能。超声心动图和心导管检查等可确诊。但需与以下疾病相鉴别[6]：

（一）原发性肺动脉扩张

听诊肺动脉瓣区可闻及 2 级收缩期杂音，胸部 X 线检查显示肺动脉段突出，但肺血流情况正常。心脏超声检查可见房间隔无回声中断和分流。右心导管检查显示右心房、右心室无血氧含量改变，右心室和肺动脉间无压力阶差。

（二）单纯肺动脉瓣狭窄

听诊可闻及肺动脉瓣区收缩期杂音性质粗糙、响亮，可扪及震颤，肺动脉瓣区第二心音减弱甚至消失。胸部 X 线检查显示肺动脉段明显突出，肺血流量可在正常范围或少于正常。心脏超声检查可明确诊断。右心导管检查显示右心房与腔静脉血氧含量无显著差异，右心室与肺动脉压力阶差超过 20 mmHg。

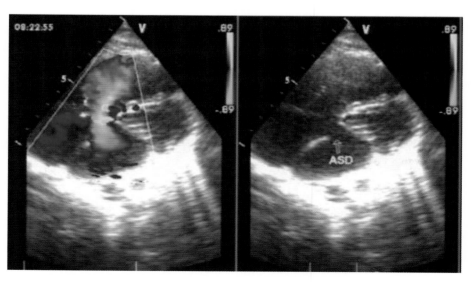

图 11-6 房间隔缺损的超声心动图表现

（三）功能性杂音

听诊收缩期杂音较短，无固定性第二心音分裂。心电图、X线检查及心脏超声检查可协助鉴别。

（四）肺静脉异位引流

房间隔缺损患者中约有15%合并肺静脉异位引流。临床表现与房间隔缺损相似，但程度略重，确诊依靠心导管及心血管造影检查。

六、治疗

1岁以上的继发孔型房间隔缺损患者较少有自发性闭合。对于无症状的患儿，如缺损小于5 mm，则可动态观察；如患儿有右心房、右心室增大，则一般主张在学龄前进行矫治。约有5%的婴儿于出生后1年内出现充血性心力衰竭，对内科治疗效果不佳者也可施行手术。成年患者如缺损小于5 mm，无右心房、右心室增大，则可予以临床动态观察。成年患者如存在右心房、心室增大，则可采取手术治疗，对合并有心房颤动者也可同时行手术治疗。肺血管阻力大于12（mmHg·min/L）者、出现右向左分流和发绀者，出现艾森门格综合征者是手术禁忌证[4]。

对于部分继发孔型房间隔缺损患者，如缺损口大小及位置合适，可行微创心导管介入治疗。经股静脉插管，将镍钛合金的封堵器夹在房间隔缺损处，然后闭合房间隔缺损，以达到治疗目的（图11-7）。对于部分缺损口较大的继发孔型房间隔缺损患者，常经胸骨正中入路在体外循环下进行直视修补（图11-8）。

冠状静脉窦型房间隔缺损的修补较为复杂，一般经上腔静脉直接插入引流管，以增加缺损显露。修补过程中必须辨别右上肺静脉开口并避开窦房结，将补片缝至右肺静脉入口前缘的右心房壁上，以保证肺静脉引流入左心房[5]。

年龄较大的ASD患者术后窦性心动过缓发生率高，可用异丙肾上腺素或阿托品使心率加快，术中植入临时起搏电极。

七、预后

未经手术治疗的房间隔缺损患者自然病程与

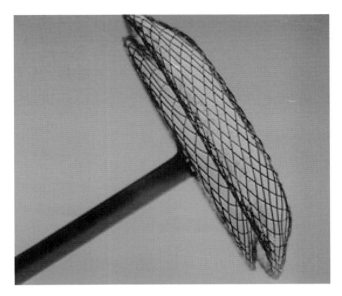

图 11-7　房间隔缺损封堵器

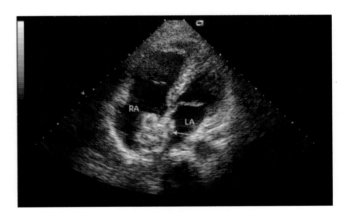

图 11-8　房间隔缺损封堵术后

缺损的类型、分流量大小及是否合并其他类型的心脏畸形密切相关。患者多数可生长至成年，病变晚期患者主要死于充血性心力衰竭[5]。单纯继发孔型房间隔缺损手术死亡率低于1%。术后由于血流动力学改善，患者的症状可明显减轻或消失，其长期生存率与正常人对比无显著差异[6]。成年患者特别是合并有心功能不全、心律失常或肺动脉高压者，手术死亡率相对较高。如果手术修补成功，虽然患者已有的肺动脉高压及右心室肥大问题仍然存在，但心脏功能可得以改善，其长期生存率也明显高于未经手术治疗的患者[7]。

第三节 室间隔缺损

一、概述

室间隔缺损（ventricular septal defect，VSD）是指胎儿时期心脏发育异常导致左、右心室间形成异常通道，使心室水平产生异常分流的一种先天性心脏病，是临床上最常见的先天性心脏病之一，占先天性心脏病的 20%～25%，男、女发病比例较接近。室间隔缺损可以单独存在，也可与其他先天性心内畸形并存。某些类型的室间隔缺损可自行闭合[8]。

有学者在青海高原地区先天性心脏病患者中发了 *GDF1* 基因的错义突变，表明 *GDF1* 基因突变可能与高原地区先天性心脏缺陷的发生相关[12]。

二、病因与发病机制

（一）小缺损

缺损＜主动脉瓣环直径的 1/3，称为限制型室间隔缺损。

1. 分流量很小，右心压力正常，没有明显的病理生理改变。

2. 小的缺损可明显限制左向右的分流量。

（二）中等大小缺损

缺损程度为主动脉瓣环直径的 1/3 ～ 1/2。

1. 随着缺损面积的增大，左向右分流量亦相应增大，但肺动脉压正常或仅有轻度升高，这类缺损仍属于限制型缺损。

2. 其病理生理改变主要为左心室容量负荷过重。随着左心室舒张末期容积增加，左向右分流也可使右心室容积增加。右心室、肺循环和左心房压力增高，肺静脉血液回流受阻，使肺顺应性变差，易引发呼吸道感染[2]。

3. 个别中等大小的肌性室间隔缺损，在收缩期缺损面积明显减小，可致左向右分流量极小，而舒张期则有明显的左向右分流。

（三）大缺损

缺损直径＞主动脉瓣环直径的 1/2，对左向右分流无限制作用，称为非限制型室间隔缺损。

1. 缺损面积进一步增大，对分流没有或极少有限制作用，其左、右两侧心室压力相等。

2. 血流以同等的压力射向体循环、肺循环，肺循环增加增加导致肺小动脉收缩。久而久之，肺小血管内膜和中层增生，引起肺动脉高压。

3. 当肺血管阻力超过体循环时，左向右分流消失，进而代之以右向左分流，即艾森门格综合征。

三、分型

室间隔缺损分为三类及若干种亚型。

（一）漏斗部缺损

此类缺损包括干下型室间隔缺损及嵴内型室间隔缺损。

（二）膜部缺损

此类缺损包括嵴下型室间隔缺损、单纯膜部室间隔缺损以及隔瓣下型室间隔缺损。

（三）肌部室间隔缺损

此类缺损发生在室间隔肌部，缺损周围均为肌肉组织。

四、临床表现

临床症状与缺损大小、肺血流量、肺动脉压及是否合并其他心脏畸形有关。缺损小，分流量少者，一般无临床症状。缺损大，分流量多者，在婴儿期即可出现症状，表现为体型瘦小，心悸、乏力，活动后易疲劳和气促，反复发作呼吸道感染；严重者可出现慢性心力衰竭。重度肺动脉高压患者可出现活动受限及发绀。典型的室间隔缺损可在胸骨左缘第 3 或第 4 肋间闻及 3/6 级以上粗糙的全收缩期杂音，部分伴收缩期震颤，肺动脉高压患者心脏杂音变得柔和甚至消失，但会出现肺动脉瓣区第二心音亢进[9]。

五、辅助检查

（一）超声心动图

超声心动图是诊断室间隔缺损的主要方法，能明确显示缺损的大小、部位，心腔大小，心室厚度以及是否合并其他心脏畸形。二维超声心动图可显示室间隔连续中断，断端回声增强、粗糙；室间隔膜部可呈瘤样突向右心室，囊壁上可有连续中断，形成膜部瘤样缺损；左心室增大，肺动脉高压时可见右心增大（图 11-9）[10]。

（二）胸部 X 线检查

分流量少时，胸部 X 线检查可基本正常，肺纹理正常或略增粗。分流量多的缺损可表现为肺纹理增多、增粗，左心室增大，肺动脉段突出，主动脉较小。重度肺动脉高压患者，肺动脉呈瘤样扩张，肺门血管呈"残根"样，肺血流量明显减少[11]。

（三）心电图

心电图表现可以正常，也可表现为左心扩大及右心室肥厚心电图表现。

（四）导管造影

导管造影主要适用于肺动脉高压患者，可以测定肺动脉压力、分流量大小及肺血管阻力，为肺动脉高压患者是否有手术适应证提供临床依据。

六、诊断与鉴别诊断

根据上述症状、体征，结合超声心动图、心电图、胸部 X 线检查，诊断室间隔缺损并不困难，但需与注意以下疾病相鉴别。

（一）肺动脉口狭窄

瓣膜型肺动脉口狭窄患者收缩期杂音位于胸骨左缘第 2 肋间。漏斗部型肺动脉口狭窄患者杂音常位于胸骨左缘第 3、4 肋间，易与室间隔缺损患者杂音相混淆。但漏斗部型肺动脉口狭窄的 X 线检查示肺循环不充血，肺纹理稀少，右心导管检查可发现右心室与肺动脉间的收缩期压力阶差，而无左向右分流的表现。室间隔缺损与漏斗部型肺动脉口狭窄可以合并存在，形成"非典型法洛四联症"，患者可无发绀。

（二）原发孔型房间隔缺损

原发孔型房间隔缺损与室间隔缺损不易鉴别，尤其是伴有肺动脉高压者。原发孔型房间隔缺损患者杂音较柔和，常有右心室扩大，伴有二尖瓣裂时可出现左心扩大。心电图常有 PR 间期延长。超声心动图检查对于这两种疾病的鉴别诊断有极其重要的作用。

（三）梗阻性肥厚型心肌病

肥厚型心肌病有左心室流出道梗阻者，可在胸骨左下缘听到收缩期杂音，其性质和位置与室间隔缺损的杂音类似，但此杂音可在患者下蹲时减轻，半数患者心尖部有反流性收缩期杂音，脉搏呈双峰状。

（四）动脉导管未闭

两种情况下不易鉴别，一种是高位室间隔缺

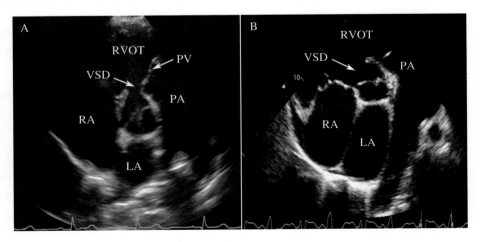

图 11-9　室间隔缺损超声心动图表现

损合并主动脉瓣脱垂和关闭不全者，易与典型动脉导管未闭相混淆。前者杂音为双期杂音，后者为连续性杂音；前者主动脉结不明显，而后者主动脉结增大。另一种是动脉导管未闭伴有肺动脉高压，仅有收缩期杂音和震颤者，与高位室间隔缺损较难鉴别。前者脉压较大，杂音位置较高，主动脉结明显。较为可靠的鉴别方法是左心室或逆行性主动脉造影。

（五）主 - 肺动脉窗

室间隔缺损合并主动脉瓣关闭不全者杂音与主 - 肺动脉窗高位缺损主动脉瓣关闭不全者易混淆，超声心动图可加以鉴别。

七、治疗

（一）手术时机

较小的单纯室间隔缺损在出生后 1 年内有自愈的可能，故对于 1 岁后的室间隔缺损患者应尽早行手术治疗。体重越小的患儿，麻醉及体外循环的风险越大，因此只有对巨大室间隔缺损合并心力衰竭或反复肺部感染发作的患儿，应限期在 3 ~ 6 个月内手术[3]。

（二）手术适应证

出现症状的患儿；没有症状但有心、肺继发性改变表现者；干下型室间隔缺损者。

（三）手术禁忌证

1. 严重的肺动脉高压 心导管检查提示肺循环阻力大于体循环阻力，肺循环血量少于体循环血量，肺循环阻力大于 12（mmHg·min）/L。

2. 艾森门格综合征 此类患者完全失去手术机会。

（四）手术方式

1. 室间隔缺损修补术 目前最常用的手术方法是体外循环直视下行室间隔缺损修补术，最常用的是胸骨正中切口，切开心包后常规行心外探查。对于室间隔缺损直径小于 0.5 cm 且缺损边缘为白色室间隔膜部的患者可以直接缝合；对于较大的室间隔缺损或干下型室间隔缺损患者应行补片修补术。

2. 介入封堵术 经皮穿刺下将封堵器置于室间隔缺损处（图 11-10）。膜周部室间隔缺损的封堵在先天性心脏病介入治疗中应用较多。

（1）适应证：年龄大于 3 岁；对心脏有血流动力学意义的单纯室间隔缺损；室间隔缺损上缘距主动脉瓣右冠瓣 2 mm 以上，无右冠瓣脱垂或主动脉瓣关闭不全。

（2）禁忌证：活动性心内膜炎，心内存在赘生物，介入通路有血栓形成，缺损解剖位置不良，封堵器放置后会影响心脏瓣膜的功能，重度肺动脉高压，对镍钛金属过敏者[3]。

3. 不停搏状态下室间隔缺损修补术 即在常温、体外循环、全身麻醉、心脏不停搏的情况下行心内直视室间隔缺损修补术，是心外科发展的一项新技术。由于心脏持续性搏动，血流可持续存在，有利于室间隔缺损探查及发现修补后残余漏，也可避免因缝合损伤引起的心律失常。该技术的缺点是气体有可能在修补过程中经缺损部位进入体循环，导致重要脏器发生气体栓塞。

4. 微创室间隔缺损修补术 包括单纯右侧小切口室间隔缺损修补、胸腔镜室间隔缺损修补术及机器人室间隔缺损修补术。

5. 单向活瓣技术 采用自体心包片缝制于中央打孔的涤纶补片上，形成单向活瓣，用该补片修补伴有重度肺动脉高压患者的室间隔缺损。术后早期特定情况下活瓣开放，形成右向左分流，可以有效减轻右心室负荷，使患者度过术后危险期，可降低围术期病死率。

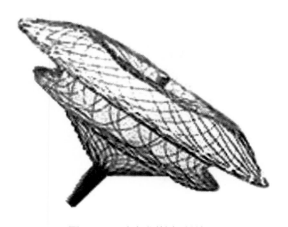

图 11-10 室间隔缺损封堵器

八、预后

对于室间隔缺损患者，应做到早发现、早诊断、早治疗。未经手术治疗的室间隔缺损患者自然病程与缺损的类型、分流量大小及是否合并其他类型的心脏畸形密切相关。缺损口很小的室间隔缺损患者预后良好，其自然寿命甚至可达 70 岁以上；缺损小者甚至有可能在 10 岁以前自行闭合；缺损大者 1 ～ 2 岁时即可发生心力衰竭，伴肺动脉高压者预后差[12]。

手术如果成功，则疗效通常较好。患者临床症状可明显改善或消失，活动能力增强，心脏逐渐缩小，收缩期杂音减轻或消失，生活质量得到明显改善。

第四节　肺动脉瓣狭窄

一、概述

肺动脉瓣狭窄（pulmonary stenosis，PS）是指由于肺动脉瓣病变导致的肺动脉瓣口狭窄，其发病率占先天性心脏病的 8% ～ 10%。肺动脉瓣狭窄可单独存在，或作为其他心脏畸形的组成部分（如法洛四联症等）。多数患者伴有肺动脉漏斗部狭窄或漏斗部肌束肥厚。肺动脉瓣狭窄的病理解剖特征为三个瓣叶充分发育，瓣叶交界清楚，但互相融合形成幕状，使瓣口明显窄小。患者肺动脉瓣环可正常，少数患者瓣环较小或发育不全。肺动脉主干呈狭窄后扩张，且常延伸到左肺动脉近端。患者常伴有卵圆孔未闭或房间隔缺损[13]。

二、病因与发病机制

（一）病因

在胚胎发育的第 6 ～ 9 周，动脉干开始分隔成为主动脉与肺动脉，肺动脉瓣开始发育。首先，肺动脉腔内膜开始形成三个原始结节并向腔内生长，继而吸收、变薄，形成三个肺动脉瓣。若在此阶段发育异常，即可形成肺动脉瓣狭窄。

（二）发病机制

正常的肺动脉瓣由三个半月瓣组成，瓣叶交界处完全分离，瓣环与右心室漏斗部肌肉相连。当肺动脉瓣发生病变时，瓣叶增厚、交界处融合，瓣叶开放受到限制，或者肺动脉瓣本身发育差合并瓣环缩小。肺动脉瓣狭窄的继发性改变是右心室呈向心性肥厚，心室腔小，狭窄严重者可致右心室流出道狭窄。心内膜下心肌可有缺血性改变。右心房继发性增大，多伴有卵圆孔开放。

肺动脉瓣狭窄可使右心室排血受阻，右心室腔内压力增高，增高幅度与狭窄程度呈正比，肺动脉内压力则保持正常或稍有下降，因而右心室腔与肺动脉间存在跨瓣压力阶差，其压力阶差随着肺动脉口的狭窄程度加重而增大。轻度狭窄者，跨瓣压力阶差在 40 mmHg（5.3 kPa）以下，对右心排血影响不大；中度狭窄者，跨瓣压力阶差为 40 ～ 100 mmHg（5.34 ～ 13.33 kPa），右心室排血开始受到影响并伴有右心室肥大，右心室腔变小。对于轻、中度肺动脉瓣狭窄者，代偿性心肌肥厚可以维持正常的心排血量。严重狭窄患者心脏失代偿，心排血量减少，右心室壁极度增厚，心肌供血不足，最终导致右心室扩大，造成右心室衰竭。当右心房压力高于左心房压力时，伴有房间隔卵圆孔未闭的患者即可出现右向左分流，临床上出现发绀[2]。

三、临床表现

1. 症状　症状轻重与肺动脉瓣狭窄程度有密切关系。极严重狭窄者在新生儿期即可出现烦躁不安、心动过速。伴卵圆孔未闭或房间隔缺损者，因心房水平有右向左分流而出现发绀及低氧血症。严重肺动脉瓣狭窄患者至 20 ～ 30 岁可因右心衰竭而出现颈静脉怒张、肝大及腹腔积液等征象。但也有 30% ～ 40% 的患者无明显症状，或仅在运动后感气促或心前区疼痛。

2. 体征　多数患者发育良好，肺动脉瓣重度狭窄伴有心力衰竭时心脏扩大，可见胸骨左缘向前隆起，左侧胸骨旁可触及右心室呈抬举样搏动。出现右向左分流时，患者可有发绀、杵状指（趾）。胸骨左缘第 2、3 肋间可触及收缩期震颤并向胸骨上窝及胸骨左缘下部传导；胸骨左缘第 2 肋间听诊可闻及 3～4 级响亮的喷射性收缩期杂音，传导广泛，第二心音分裂、减弱[2]。

四、鉴别诊断

（一）房间隔缺损

轻度肺动脉瓣狭窄的体征、心电图表现与房间隔缺损有相似之处。

（二）肺动脉特发性扩张

本病的临床表现和心电图变化与轻度肺动脉瓣狭窄非常相似，鉴别诊断有一定困难。右心导管检查未能发现右心室与肺动脉收缩期压力阶差，X 线检查示肺动脉干扩张则有利于本病的诊断。

（三）法洛四联症

房间隔缺损、重度肺动脉瓣狭窄伴有室间隔缺损。

五、辅助检查

（一）X 线检查

轻度肺动脉瓣狭窄者胸部 X 线可无异常表现，中、重度狭窄者则显示心影轻度或中度扩大，以右心室和右心房肥大为主，肺动脉段突出，肺血流量减少。

（二）心电图

心电图表现可作为评估狭窄程度的指标。轻、中度狭窄时，心电图通常是正常的，中度狭窄以上者则可出现电轴右偏，右心室肥大、劳损和 T 波倒置等改变，重度肺动脉瓣狭窄者可出现提示心房肥大的高而尖的 P 波。

（三）超声心动图

超声心动图是最重要的无创性检查和评价手段，可以较准确地评估瓣膜狭窄程度，以及瓣膜的形态（包括瓣叶形态、瓣叶交界处及瓣环情况等），并可查明右心室流出道肥厚和右心室、右心房扩大的程度，也可以探明与肺动脉瓣狭窄伴随的其他心脏畸形，如房间隔缺损、室间隔缺损等。

（四）右心导管和选择性右心室造影检查

根据临床表现、X 线及超声心动图检查等，一般不难做出初步诊断。选择性右心室造影不必作为常规检查。对于某些疑难病例，为明确诊断或鉴别诊断，需要了解狭窄程度和伴发的心脏畸形时，则可做右心导管或右心室造影检查。该检查为有创操作，一般很少用于诊断肺动脉瓣狭窄，而是结合球囊扩张术同时进行。

六、治疗

（一）轻度肺动脉瓣狭窄

轻度肺动脉瓣狭窄，超声检查测量跨瓣压力阶差在 30 mmHg 以下，没有明显右心室肥大者，可以不需要治疗；对于跨瓣压力阶差为 30～40 mmHg 者，可以在门诊进行超声心动图、心电图随访。如果患者病情继续加重，有明显右心室肥大，且出现胸闷、胸痛、劳力性呼吸困难等症状时，则需要治疗。

（二）中、重度肺动脉瓣狭窄

中、重度肺动脉瓣狭窄，心脏扩大，跨瓣压力阶差在 50 mmHg 以上者，需要接受手术治疗。

目前可供选择的治疗方式有以下几种：

1. 介入治疗 经皮球囊肺动脉瓣成形术（percutaneous balloon pulmonary valvuloplasty, PBPV）（图 11-11）。1982 年 Kan 等首次成功使用球囊导管治疗肺动脉瓣狭窄以后，球囊导管扩张法得到广泛应用。这种技术并不能使肺动脉瓣完全恢复正常，但对于大多数患者都能将严重肺动脉瓣狭窄降到轻度，成功球囊导管扩张后再狭窄的概率很低。对大部分单纯性肺动脉瓣狭窄患者，经皮球囊导管扩张法属于首选的治疗方法，尤其适用于典型的肺动脉瓣狭窄患者，治疗效果良好。对于轻、中度发育不良型肺动脉瓣狭窄患者，介入治疗效果也不错；对于重度发育不良患者则效果不佳[14]。

2. 手术治疗 适用于治疗任何类型需要治疗的肺动脉瓣狭窄。对于更复杂的瓣膜病变，简单的球囊扩张术则不适用，此时必须采用开放式心脏手术治疗。

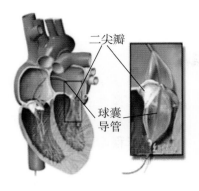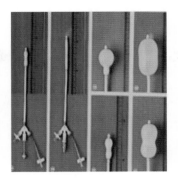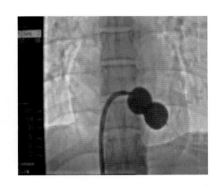

二尖瓣

球囊
导管

图 11-11　经皮球囊肺动脉瓣成形术

（1）手术适应证：活动后感气促、心前区疼痛，并出现发绀、右心衰竭等临床表现者。休息时右心室峰压大于 75 mmHg（10.0 kPa），肺动脉至右心室的跨瓣压力阶差大于 50 mmHg（6.7 kPa）者。

（2）手术方法：

1）体外循环下心内直视纠治术：进行体外循环下心内直视纠治术，可采用瓣叶交界切开、瓣叶部分切除或跨肺动脉瓣环补片等方式，适用于各类肺动脉瓣狭窄的治疗。术后并发症少，手术死亡率较低，一般在 2% 左右，手术效果满意，术后患者症状可得到改善或完全消失，可恢复正常生活。

2）杂交方式［开胸（小切口）球囊扩张］治疗：对重度肺动脉瓣狭窄的婴幼儿患者，由于心、肺组织发育不成熟，可以采用外科小切口，经右心室流出道穿刺扩张狭窄的瓣膜[3]。

第五节　法洛四联症

一、概述

法洛四联症是最常见的发绀型先天性心脏病。据统计，其发病率约占先天性心脏病的 14%。1888 年 Fallot 首先对法洛四联症进行了详细的描述。其主要病理改变包括：①肺动脉狭窄；②室间隔缺损；③主动脉右移、骑跨；④右心室肥厚（图 11-12）。

二、病理生理

肺动脉狭窄可引起右心室排血受阻，肺循环血量减少。右心室压力增高，常和左心室压力相等，故大量右心室的血液可经室间隔缺损排入主动脉，临床上患者出现发绀、动脉血氧饱和度下降。机体为了代偿缺氧，红细胞及血色素增多。

三、临床表现

1．症状　患者症状的轻重与肺动脉狭窄程度有关。多数患儿出生后 3～6 个月即出现发绀，哭闹时发绀加重。严重者常有缺氧性晕厥发生。年龄稍长后出现活动后气促，体力活动受限，喜蹲踞。

2．体征　患儿生长发育不良，面唇发绀，出现杵状指（趾）。听诊胸骨左缘第 2～4 肋间可闻及粗糙的收缩期喷射样杂音，可伴有细震颤。胸骨左缘第 2、3 肋间可闻及第二心音肺动脉瓣关闭成分减弱[15]。

四、辅助检查

（一）心电图

心电图表现为电轴右偏，右心室肥厚。

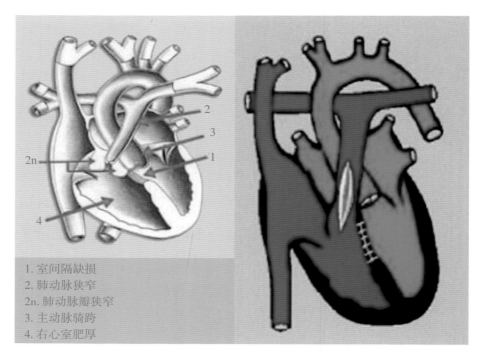

1. 室间隔缺损
2. 肺动脉狭窄
2n. 肺动脉瓣狭窄
3. 主动脉骑跨
4. 右心室肥厚

图 11-12　法洛四联症示意图

（二）胸部 X 线检查

胸部 X 线检查显示两肺纹理纤细，心腰凹陷，呈"靴形心"，右心室扩大，心尖圆钝，25% 的患者伴右位主动脉弓。

（三）超声心动图

超声心动图表现为肺动脉瓣及漏斗部狭窄，主动脉骑跨，室间隔连续性中断。

（四）右心导管检查

右心导管检查可见右心室压力升高，肺动脉到右心室有压力阶差及移行区。有时，导管可通过缺损进入左心室或升主动脉。

（五）右心室造影

右心室造影可显示肺动脉狭窄的程度及部位，室间隔缺损的大小及主动脉骑跨程度。

五、外科治疗

常用的手术方式有姑息性手术（即分流术）及根治性手术两种。

（一）姑息性手术（分流术）

对 2 岁以下发绀严重的婴儿，可行左锁骨下动脉与肺动脉吻合术，或主动脉与肺动脉吻合术。分流术的目的是使血氧饱和度低的动脉血部分分流至肺循环，再次氧合后经肺静脉回流入左心，再经主动脉供应全身。分流术后患儿缺氧情况可得到改善，发绀减轻，从而使患儿的生长发育及体力活动情况得以改善。之后可在体外循环下进行根治术。

姑息性手术方式包括以下几种：

1. 锁骨下动脉 - 肺动脉分流术（Blalock-Taussig 手术）：将锁骨下动脉与肺动脉吻合，分流效果较好，临床应用较多，但由于易形成血栓或吻合口不能随年龄增长而扩大，以及可能并发心内膜炎等原因，其远期疗效不满意，因此该手术多用于为根治性手术做准备。

2. 升主动脉 - 肺动脉分流术（Waterston 手术）：在主动脉和主肺动脉之间用 Core-Tex 管进行旁路移植，该术式简便、安全，但易出现分流量过大或肺动脉扭曲等后果。

3. 腔静脉 - 肺动脉分流术（Glenn 手术）：对于并发三尖瓣狭窄以及右心室流出道难以疏通又无法容纳心外管道的小婴儿，可采用一个半心室矫治术，将右肺动脉与上腔静脉吻合，然后将上腔静脉近心端闭合，完成双向上腔静脉 - 肺动脉吻合术；同时修补室间隔缺损，尽量疏通右心室流出道，使下腔静脉血能沿正常途径流入主动脉和肺动脉。

（二）根治性手术

根治性手术应在体外循环下进行。手术过程中应切除漏斗部肥厚肌束，用补片修补室间隔缺损。对右心室流出道狭窄严重或伴有肺动脉瓣环狭窄者，须用补片加宽，以彻底解除肺动脉狭窄。根治术后患者症状可明显减轻或消失，生长发育正常，并且可恢复正常的体力活动。

1. 手术时机　近年来一期根治术趋于低龄化，早期手术有利于保护右心室功能，促进肺动脉生长发育，减少慢性低氧血症损害。通常，对轻症患儿可于 1 ～ 2 岁施行择期手术。

2. 手术适应证　对单纯典型法洛四联症患儿首选一期根治术。即使患儿症状较重，也可施行一期根治术，适用于左心室发育良好，同时肺动脉瓣狭窄相对较轻的患儿[16]。

六、预后

本病预后不良，患者平均寿命为 12 岁。半数患者仅能生存到 7 岁。

第六节　右心室双出口

一、概述

右心室双出口的是指主动脉和肺动脉均起源于右心室，或一根大动脉和另一根大动脉的大部分起源于右心室，室间隔缺损为左心室的唯一出口。室间隔缺损大小通常比主动脉口径大，仅 10% 的患者室间隔缺损的口径比主动脉口径小，室间隔缺损约 60% 位于主动脉瓣下方，30% 位于肺动脉瓣下方，少数患者室间隔缺损的位置在主动脉和肺动脉开口下方的中间部位，极少数患者室间隔缺损位于室间隔的中下部，与大动脉开口相距较远。大动脉位置：常见的是主动脉与肺动脉开口并排于同一平面，主动脉位于右侧。其次是主动脉开口位于肺动脉开口的右后方，以及主动脉开口位于肺动脉开口的右前方。主动脉开口位于肺动脉开口左前方的情况较常见于房室不一致的右心室双出口患者。房室连接：90% 的加重房室关系一致，右心房与右心室连接，左心房与左心室连接，房室关系不一致者仅占 10% 左右。其他畸形有肺动脉瓣或漏斗部狭窄、主动脉瓣下狭窄、房室瓣畸形、心室发育不良、房间隔缺损、冠状动脉开口异常等[17]。

二、病理变化

右心室双出口的血流动力学变化主要取决于室间隔缺损的位置和大小，以及是否合并肺动脉狭窄及其程度。当室间隔缺损位于主动脉瓣下而无肺动脉狭窄时，左心室血液大部分经缺损处直接进入主动脉，而右心室血液主要进入肺动脉，导致肺血流量增多，临床表现与单纯性室间隔缺损合并肺动脉高压相似。当室间隔缺损位于肺动脉瓣下而无肺动脉狭窄时，左心室血液主要经缺损处直接进入肺动脉，而右心室血液主要进入主动脉，临床表现与完全性大动脉错位合并室间隔缺损相似，患者有肺充血和严重发绀。室间隔缺损大者，左心室排血无阻碍，左、右心室内压力相等。室间隔缺损小者，左心室排血受阻，左、右心室间存在压力阶差，左心室压力高于右心室。无论室间隔缺损位置和大小如何，只要患者合并肺动脉狭窄，临床表现都与严重的法洛四联症类似，可出现肺缺血和严重发绀表现[18]。

三、分型与临床表现

右心室双出口的分型方法很多。Lev、Kirklin[12] 等从外科治疗角度，根据室间隔缺损的解剖位置与动脉干的关系将右心室双出口分为以下几型：

（一）右心室双出口，房室关系一致

1. 主动脉瓣下室间隔缺损
   伴／不伴肺动脉狭窄

2. 肺动脉瓣下室间隔缺损
   伴／不伴肺动脉狭窄

3. 与两大动脉开口相关的室间隔缺损
   伴／不伴肺动脉狭窄

4. 与两大动脉开口无关的室间隔缺损
   伴／不伴肺动脉狭窄

（二）右心室双出口，房室关系不一致

1. 主动脉瓣下室间隔缺损
   无或有肺动脉狭窄

2. 肺动脉瓣下室间隔缺损
   无或有肺动脉狭窄

3. 与两大动脉开口相关的室间隔缺损
   无或有肺动脉狭窄

4. 与两大动脉开口无关的室间隔缺损
   无或有肺动脉狭窄

（三）其他复杂类型

伴有完全性肺静脉异位引流，完全性共同房室通道，二尖瓣闭锁或狭窄，主动脉狭窄或发育不全。

（四）临床表现

右心室双出口的临床表现多样，视病变类型，心室间隔缺损的大小及其与主动脉、肺动脉的关系，通过室间隔缺损后左心室血流方向，肺循环血量以及是否伴有其他心脏畸形而异，但无论病变属于何种类型，患儿在出生后早期（平均为2个月，变动范围为1天～4岁）都出现症状，最常见的是发绀和充血性心力衰竭。病情严重的新生儿常未经治疗即早期死亡。出生后2个月以内施行根治术，手术死亡率曾高达50%，因此通常需要先施行姑息性手术（如肺动脉环扎术或体-肺循环分流术），以延长生命。近年来，对2岁左右幼儿施行根治术的手术死亡率已降至10%左右。胸部X线检查、心电图检查和心导管检查结果因患儿病变类型不同而有较大差异。切面超声心动图和心脏血管造影检查是最可靠的诊断方法，两者均能显示主动脉前移与肺动脉共同起源于右心室，

二尖瓣前瓣叶基部与主动脉半月瓣之间不连接，并可显示主动脉、肺动脉开口的相互位置，室间隔缺损的位置及大小，以及合并的心脏畸形（如肺动脉口狭窄、二尖瓣前叶裂等）。

1. **右心室双出口，房室一致，右位主动脉伴主动脉瓣下室间隔缺损，不伴肺动脉狭窄** 是最常见的类型。临床表现与较大的室间隔缺损伴肺动脉高压相似，患者常出现肺血流量增多而引致的反复呼吸道感染、肺炎、发育迟缓和心功能不全。胸部X线检查：显示心影增大和肺充血。心电图检查：显示右心室肥大，常见室内传导阻滞。右心导管检查：左心室与右心室压力相近、主动脉与肺动脉压力相近为其特征，肺血管阻力增高，因左心室血液经室间隔缺损进入右心室及主动脉，故患者动脉血氧饱和度增高。选择性右心室造影检查：可见主动脉、肺动脉同时显影。

2. **右心室双出口，房室一致，右位主动脉伴主动脉瓣下室间隔缺损，伴肺动脉狭窄** 临床表现与严重的法洛四联症相似，患者有发绀，喜蹲踞，出现杵状指（趾）和缺氧性表现。胸部X线检查：显示肺缺血。心电图检查：显示左、右心房及右心室肥大。右心导管检查：显示因左心室血液经室间隔缺损到右心室后再进入主动脉，故右心室血氧饱和度高于右心房。选择性右心室造影：可见右心室、主动脉、肺动脉同时显影，以及右心室漏斗部和（或）肺动脉狭窄。

3. **右心室双出口，房室一致，右位主动脉伴肺动脉瓣下室间隔缺损，有或无肺动脉狭窄** 患者在婴儿期就出现发绀、呼吸困难及充血性心力衰竭，生长发育迟缓，杵状指（趾）。胸部X线检查：显示肺充血和心影扩大。心电图检查：显示电轴右偏，右心室肥大。右心导管检查：可见左心室与右心室压力相近、主动脉与肺动脉压力相近，右心房、右心室及肺动脉血氧饱和度递增。选择性右心室造影检查：可见右心室、主动脉、肺动脉同时显影。

4. **右心室双出口，房室一致，伴与两根大动脉开口相关的室间隔缺损。** 主动脉与肺动脉开口并列，室间隔缺损较大，位于两根大动脉开口之下。临床表现与主动脉瓣下室间隔缺损相似，分流量大，患者有轻度发绀或心力衰竭表现。胸部X线检查：显示肺血流量增多，心影扩大。心电图检查：显示双心室肥大。右心导管检查：显示

右心室压力与体循环动脉压力相近，右心室内血氧饱和度增高。选择性右心室造影检查：可见主动脉与肺动脉同时显影，室间隔缺损位于两根大动脉之下。

5．右心室双出口，房室一致，伴与两根大动脉开口无关的室间隔缺损。主动脉与肺动脉开口并列，室间隔缺损位于圆锥下、三尖瓣隔瓣下的房室共同通道型或位于心尖部肉柱间。临床表现与较大的室间隔缺损及肺动脉高压相似。胸部X线检查：显示肺充血，心影增大。心电图检查：显示左、右心室肥大。右心导管检查：显示右心室血氧饱和度增高。选择性右心室造影检查：可见两根大动脉同时显影和显示室间隔缺损的位置。

6．右心室双出口，房室不一致，常伴肺动脉狭窄和右位心，室间隔缺损多位于肺动脉瓣下方。患者在婴儿期即出现发绀、缺氧。胸部X线检查：显示心脏与内脏呈正位或逆位。心电图检查：显示左、右心室肥大。右心导管检查及右心室造影：显示左、右心室压力相近，导管不易插入肺动脉，但肺动脉血氧饱和度增高而压力降低。造影可见两根大动脉起源于右心室，室间隔缺损位于室上嵴下方，有肺动脉瓣狭窄。

四、治疗

与临床表现分类相对应的治疗方法分别是：

1．针对右心室双出口，房室一致，右位主动脉伴主动脉瓣下室间隔缺损，不伴肺动脉狭窄的治疗　在体外循环结合低温条件下，切开右心室，做心室内隧道，即应用涤纶织物补片作为室间隔缺损与主动脉间的隧道，将左心室血液经室间隔缺损及隧道引入主动脉。

2．针对右心室双出口，房室一致，右位主动脉伴主动脉瓣下室间隔缺损，伴肺动脉狭窄的治疗　在体外循环结合低温条件下，切开右心室，切除漏斗部肥厚肌肉，然后切开肺动脉瓣膜融合的交界处。若瓣环狭小，则需做右心室流出道或跨越肺动脉瓣环的补片，重建并扩大右心室流出道，同时在右心室内做隧道，将室间隔缺损与主动脉相连接。

3．针对右心室双出口，房室一致，右位主动脉伴肺动脉瓣下室间隔缺损，有或无肺动脉狭窄的治疗　在体外循环结合低温条件下，切开右

心室，在右心室内做一室间隔缺损与肺动脉之间的隧道，使肺动脉与左心室连接，从而形成生理上的大动脉错位，然后在右心房内施行改道手术（Mustard术或Senning术）。另一种手术方法是在右心室内做一隧道，将室间隔缺损与主动脉连接，这样左心室血液流入主动脉，右心室血液流入肺动脉。如隧道导致右心室流出道梗阻，则需用带瓣心外导管作为右心室与肺动脉的通路。若有肺动脉狭窄，需同时行右心室流出道扩大手术。

4．针对右心室双出口，房室一致，伴与两根大动脉开口相关的室间隔缺损。主动脉与肺动脉开口并列，室间隔缺损较大，位于两根大动脉开口之下的治疗　在体外循环结合低温条件下，切开右心室，用卵圆形补片使室间隔缺损与主动脉连接，建立左心室和主动脉间的隧道。

5．针对右心室双出口，房室一致，伴与两根大动脉开口无关的室间隔缺损。主动脉和肺动脉开口并列，室间隔缺损位于圆锥下、三尖瓣隔瓣下的房室共同通道型或位于心尖部肉柱间的治疗　在体外循环结合低温条件下，切开右心室后进行以下操作：

（1）对室间隔缺损位于三尖瓣隔瓣下，缺损较小者，需要将缺损扩大，然后行心室内隧道修补，使室间隔缺损与主动脉连接。然后闭合肺动脉开口，用带瓣心外导管建立右心室与肺动脉间的通路。

（2）对室间隔缺损位于三尖瓣隔瓣下，伴肺动脉狭窄者，用心室内隧道修补方法连接左心室-主动脉通路，并用心包或涤纶织物补片做右心室流出道跨肺动脉瓣环补片成形术。

6．针对右心室双出口，房室不一致，常伴肺动脉狭窄和右位心，室间隔缺损多位于肺动脉瓣下方的治疗　在体外循环结合低温条件下，行心内隧道手术：

（1）心内隧道修补术：经位于左侧形态上的右心室切口，切除肺动脉下肥厚的部分肌束并切开肺动脉瓣，以解除狭窄，然后用补片修补室间隔缺损并与肺动脉相连，保证使肺动脉出口起源于形态上的左心室。

（2）带瓣心外导管纠治术：经位于形态上的左心室切口，闭合室间隔缺损，使主动脉引流体循环心室内的血流。然后将肺总动脉切断，于近心端缝闭，远心端与右心室切口之间连接带瓣心

外导管，将体循环静脉血引流入肺动脉。

重建右室-肺动脉通路的带瓣心外导管主要有两种，即带主动脉瓣的同种主动脉导管和带异种（猪）瓣的涤纶导管。采用后者较前者更好，其优点是：①涤纶导管的大小取材方便，易于保存和移植。②移植后跨瓣压力阶差小。③同种主动脉导管可发生退行性变、钙化及狭窄，以致失效。

五、预后

右心室双出口手术治疗死亡率仍较高，主要问题是由于严重的肺血管阻塞性病变，肺动脉狭窄解除不满意，以及有严重血流动力学影响的合并畸形未能得到满意的纠正或纠正不良，以及并发完全性房室传导阻滞等因素所致的低心排血量综合征。因此认为，对右心室双出口患者的肺血管阻力超过 800（dynes·S）/cm^5、肺循环血流量与体循环血流量之比 1：3 及肺动脉狭窄患者，在手术结束时测定右心室压力与左心室压力之比，若二者压力之比大于 0.75，则手术死亡率高。常见的死亡原因为心力衰竭、低心排血量综合征、出血性肺水肿、心律失常、完全性房室传导阻滞、呼吸衰竭和感染等。

第七节   心内膜垫缺损

一、概述

心内膜垫缺损也称房室间隔缺损或房室通道缺损，在先天性心脏病中占 3%～7%，是胚胎时期由于心室流入道的心内膜垫融合过程中发育障碍所致，超过半数患者合并唐氏综合征。心内膜垫缺损的主要解剖畸形为房室瓣上、下间隔发育不全或缺如，包括由原发孔型房间隔缺损合并巨大室间隔缺损所致的一组复合畸形。分流量少的患者症状可以不明显，而完全型心内膜垫缺损患者常于出生后早期即有典型的充血性心力衰竭症状[2]。

二、病理解剖

根据房室瓣周围房室间隔组织的发育程度和房室瓣畸形的不同，可将心内膜垫缺损分为部分型、完全型、过渡型。

（一）部分型心内膜垫缺

部分型心内膜垫缺损约占先天性心脏病的 2.5%，包括由原发孔型房间隔缺损和二尖瓣裂及其所致的不同程度的二尖瓣反流。原发孔型房间隔缺损呈新月形，在房间隔下部和房室瓣上方。二尖瓣反流部位大多在前瓣裂处。

（二）完全型心内膜垫缺

完全型心内膜垫缺损包括原发孔型房间隔缺损和房室瓣下方室间隔流入道缺损。一组房室瓣横跨左、右心室，形成上（前）和下（后）桥瓣，在室间隔嵴上形成一"裸区"。

Rastelli 分型将完全型心内膜垫缺损分为三个亚型：A 型最常见，约占 70%，病理解剖为前桥瓣的腱索广泛附着在室间隔嵴上，能被有效地分为"两瓣"，即左上桥瓣完全在左心室，右上桥瓣完全在右心室，有利于手术时重建左、右心房瓣和心室瓣。B 型约占 10%，病理解剖为左前桥瓣发出乳头肌附着在右侧室间隔上。C 型约占 20%，病理解剖为前桥瓣悬浮在室间隔上，没有腱索附着。

完全型心内膜垫缺损易合并圆锥干畸形，如法洛四联症、右室双出口、大动脉错位。其中法洛四联症最常见，约占 6%。其他合并畸形包括动脉导管未闭（3%）、永存左上腔静脉（3%）、弥漫性主动脉瓣下狭窄或残留房室瓣组织所致的左心流出道梗阻。

（三）过渡型心内膜垫缺

过渡型心内膜垫缺损介于部分型和完全型之间，有两组明确的房室孔——原发性房间隔缺损和房室瓣下方室间隔缺损。患者室间隔缺损常位于流入道室间隔，在室间隔嵴上没有明显的"裸区"。

三、病理生理

心房和心室水平的左向右分流使几乎所有的心内膜垫缺损患者存在肺血流量增多。如果没有室间隔缺损，则血流动力学类似于房间隔缺损，右心室搏出量增加。通过房室瓣裂缺的反流量随时间延长而增加，左向右分流会更大，使患者出现明显的进行性心脏增大和充血性心力衰竭。

完全型心内膜垫缺损患者因心内四个心腔相互交通，存在大量左向右分流，右心室和肺动脉压与左心室压相等，从出生时就有严重的肺动脉高压，并呈进行性加重，患儿常在出生后几个月内就出现明显的肺血管阻力增大。合并唐氏综合征（先天愚型）的患者肺动脉高压的进展速度更快。房室瓣反流可增加心室容量负荷，加重肺动脉高压和充血性心力衰竭，因此早期手术至关重要[2]。

四、临床表现

部分型心内膜垫缺损分流量少的患者症状可以不明显，仅在体格检查时发现心脏杂音。分流量较多者随着出生后肺血管阻力的下降，可出现大汗、呼吸急促、喂养困难、反复上呼吸道感染、生长发育迟缓、活动量受限以及充血性心力衰竭等严重表现。完全型心内膜垫缺损患者出生后早期既有典型的充血性心力衰竭症状，如果房室瓣反流明显，则可闻及响亮的收缩期杂音。

五、辅助检查

（一）胸部 X 线检查

胸部 X 线检查显示双心室大和肺充血。

（二）心电图

心电图检查显示双心室肥厚、PR 间期延长、电轴左偏。

（三）超声心动图

超声心动图检查能明确瓣膜异常的性质、室间隔缺损和房间隔缺损的形态及合并的畸形，房室水平分流量及瓣膜的反流情况。

（四）心导管检查

心导管检查可测量肺动脉压及肺阻力，是手术指征的参考指标。

六、治疗

对心内膜垫缺损患者需行手术治疗。

（一）手术适应证

对部分型心内膜垫缺损伴轻度二尖瓣关闭不全患者，可放宽至学龄前进行手术治疗。如果护照你这有明显二尖瓣反流或左侧心脏结构发育不良（如主动脉缩窄、二尖瓣畸形、主动脉瓣下狭窄），则应提早手术。完全型心内膜垫缺损患者在出生后 2 ～ 4 个月即可有严重的充血性心力衰竭表现，应当在 3 ～ 6 月龄时行手术治疗。过渡型心内膜垫缺损患者的手术时间根据室间隔缺损大小而定，缺损越大，手术时间应当越早。对心内膜垫缺损合并其他畸形患者，在条件允许的情况下，主张早期一次性手术予以纠治。

（二）手术禁忌证

严重的肺动脉高压和肺血管阻力增高，肺血管阻力 / 体循环阻力 > 0.75，发绀或动脉血氧饱和度 < 85%。

（三）手术治疗及效果

肺动脉环缩术在外科手术不成熟时应用得较多，针对 3 个月内的小婴儿合并肺炎、心力衰竭者，内科治疗无效时，可考虑先行肺动脉环缩术，待心脏和全身情况改善后 3 ～ 6 个月，再行根治性手术。

根治性手术的治疗原则：关闭室间隔缺损和房间隔缺损，修复反流的二尖瓣及三尖瓣，避免损伤传导束。手术成功的关键是左侧房室瓣成形的效果，应注意避免出现左心室流出道狭窄。

完全型心内膜垫缺损的手术方法包括单片法、双片法和改良单片法。从手术死亡率、术后二尖瓣反流、起搏器植入率、左心室流出道梗阻程度、残余室间隔缺损或房间隔缺损的再手术率来评价，以上三种手术方法的效果大体相同。

部分型心内膜垫缺损手术死亡率约为 0.6%；完全型心内膜垫缺损病变最为复杂，手术风险最高，死亡率为 3%～5%。总体而言，心内膜垫缺损患者远期二尖瓣再手术率为 10%～15%。

（四）术后并发症

完全性房室传导阻滞发生率为 1% 左右，可先安放临时起搏器，如患者较长时间未恢复窦性心律，则需安放永久性人工心脏起搏器；残余二尖瓣关闭不全发生率为 5%～10%，对情况严重者需进行再次手术修复或换瓣术。对术后残余分流需进行再次手术修复。术后低心排血量综合征是危及患者生命的最严重的术后并发症，术前须评估患者左心室功能，加强围术期心功能维护。

（五）术后注意事项及随访

术后应至少服用 3 个月强心、利尿、扩血管药物，以帮助恢复心功能。术后早期注意预防呼吸道感染，以防严重感染导致心功能不全的发生，甚至危及生命。

术后 3～6 个月应复查超声心动图，主要观察房室反流的情况，以及是否存在残余分流、左心室流出道梗阻，需要对患者房室瓣特别是二尖瓣的情况，进行长期随访。

（常　荣　魏晓娟　吴金春）

参考文献

[1] 吴天一. 青藏高原儿童先天性心脏病的流行病学研究. 心肺血管学报，1990，9（3）.

[2] 郭继鸿，王志鹏，张海澄，李学斌. 临床实用心血管病学. 2015.01：329-340.

[3] 黄连军. 先天性心脏病介入治疗. 北京：北京大学医学出版社，2015.

[4] Zhao F，Bosserhoff AK，Buettner R，et al.A heart hand syndrome gene：Tfap2b plays a critical role in the development and remodeling of mouse ductus arteriosus and limb patterning. PLoS One，2011，6（7）.

[5] Donit A，Bonvicini M，Placci A，et al. Surgical treatment of secundum atrial septal in patients older than fifty years. Ital Heart J，2001，2：428.

[6] Jemielity M，Dyszkkiewicz W，Paluszkiewicz L，et al.Do patients over forty years of age benefit from surgical closure of atrial septal defects？Heart，2001，85：300.

[7] Moodie D，Sterba R. Long-term outcomes excellent for atrial septal defect repair in adults. Cleve Clin J Med，2000，67：591.

[8] Oakley C. Closure of atrial septal defect in adult life. Cardiologia，1996，41：31.

[9] Gatzoulis M，Redington A，Somerville J，et al. Should atrial septal defects in adults be closed？Ann Thorac Surg，1996，61：657.

[10] Landzberg M，Closure of atrial septal defects in adult patients：justification of the "tipping point." J Interven Cardiol，2001，14：267.

[11] Perloff J.Surgical closure of atrial septal defect in adults. N Engl J Med，1995，8：513.

[12] Kirklin JW，Barratt-Boyes BG. Atrial septal defect and partial anomalous pulmonary venous connection，in Kirklin JW，Barratt-Boyes BG（eds）. Cardiac Surgery. New York：Churchill Livingstone，1993：620.

[13] Craig RJ，Selzer A. Natural history and prognosis of atrial septal defect. Circulation，1968，37：805.

[14] Campbell M.Natural history of atrial septal defect. Br Heart J，1970，32：820.

[15] Horvath KA，Burke RP，Collins JJ，et al. Surgical treatment of adult atrial septal defect：early and longterm results. J Am Coll Cardiol，1992，20：1156.

[16] Du ZD，Hijazi ZM，Kleinman CS，et al. Comparison between transcatheter and surgical closure of secundum atrial septal defect in children and adults，results of multicenter nonrandomized trial. J Am Coll Cardiol，2002，39：1836-1844.

[17] Steele PM，Fuster V，Cohen M，et al. Isolated atrial septal defect with pulmonary vascular obstructive disease：long-term follow-up and prediction of outcome after surgical correction. Circulation，1987，76：1037.

[18] Schmaltz AA，Neudorf U，Sack S，et al.Interventions in congenital heart disease and their sequelae in adults.Herz，1999，24（4）：293-306.

第三篇

消化系统疾病

高原环境对人体胃肠道可产生影响，例如，急进高原的人，从进入高原起，就可产生"胃肠型"急性高原反应，也有人称之为"高原胃肠应激综合征"，表现为食欲减退、恶心、呕吐、腹胀、腹泻等临床症状。急进高原地区后，消化腺的分泌和胃肠蠕动受到抑制，除胰腺功能分泌稍增加外，其余消化液分泌均较平原时减少，胃肠功能明显减弱。因此，可出现食欲缺乏、腹胀、腹泻或便秘、上腹部疼痛等一系列消化系统紊乱症状。

长期居住在高原慢性低氧环境下的人群，为适应低氧环境，提高携氧能力，而致外周血红细胞、血红蛋白、血细胞比容增加，红细胞过度代偿，引起高原红细胞增多症，使血液黏滞度增加，血液流速缓慢，胃黏膜微循环无氧酵解增强，酸性代谢产物和有毒物质大量堆积，造成毛细血管内皮损伤，通透性增高，导致黏膜渗出、充血和水肿。高原低氧可兴奋大脑边缘系统，刺激下丘脑自主神经和胃肠道系统，使胃液分泌增加，胃肠道蠕动亢进，胃部肌层挛缩，胃黏膜血流量减少、流速变缓，引起表层上皮细胞、腺窝上皮细胞缺氧、缺血，黏液分泌功能降低，胃黏液屏障功能受损。另外，低氧还可刺激肥大细胞和胃窦G细胞释放组胺，使毛细血管通透性增高，血浆外渗，使血液黏滞度进一步增高，导致毛细血管淤血、血栓形成及出血，最终导致胃黏膜糜烂、溃疡及坏死。

较之高原低氧环境与心血管、神经、血液、呼吸系统等相关性的研究，涉及消化系统的相关研究还较少。随着近年高原医学研究的深入，尤其是内镜技术、胃肠道动力测定等技术的发展，以及胃肠激素与胃肠道疾病相关机制的阐明，高原胃肠道基础和临床试验的研究有很大进展，对于防治高原消化性疾病，提高高原建设者的生活质量，以及提高高原人群习服具有重要的意义。

（周思思）

第十二章

高原应激性溃疡

一、概述

应激是指机体对各种内、外界刺激因素所做出的适应性反应的过程，其最直接的表现形式是精神紧张。当机体受到刺激因素作用时，会产生相应的反应，并在新的情况下逐渐适应。当机体不能适应这种刺激时，就可能在生理上或心理上出现异常反应，甚至导致疾病的发生。胃黏膜是体内上皮细胞增殖、更新最快的组织之一，胃黏膜损伤是局部黏膜损害（致损伤）因素和黏膜保护（黏膜抵抗）因素之间失去平衡的结果。胃黏膜也具有抵抗损伤因子的适应性保护能力，应激原可引起机体发生应激反应，导致应激性胃黏膜病变或应激性溃疡的发生。应激性溃疡（stress ulcer，SU）又称急性胃黏膜病变（acute gastric mucosal lesion，AGML），是指在各种应激状态下，特别是遭受严重创伤、烧伤、缺氧、大手术和危重症患者合并休克、出血、感染或肝、肺、肾等脏器功能严重受损时，胃、十二指肠发生的急性、多发性黏膜糜烂和溃疡。

高原地区属于特殊环境，具有氧分压低、气候寒冷、风速快、辐射量大、气候多变等特点，其主要特征是低氧[1]。高原低氧环境可引起人体各系统发生一系列的应激反应，进而使机体出现暂时性功能紊乱，主要表现为急性肺水肿、急性脑水肿等[2]。高原胃肠应激反应亦是急性高原病的常见表现形式，可引起机体内环境紊乱[3]。低氧作为应激原，可诱发应激性溃疡的发生。高原应激性溃疡是指机体在高原低氧环境下发生的急性胃肠黏膜缺血、缺氧，黏膜屏障破坏，造成胃、十二指肠黏膜糜烂和溃疡，严重者可引起上消化道大出血和穿孔，危及生命。目前，世界上高原地区中居住人口最多的是我国的青藏高原。随着我国经济的飞速发展，进入青藏高原的人急剧增多，高原胃肠应激反应作为低氧所诱导的较严重的反应之一，影响着越来越多急进高原者的健康。

二、流行病学

高原胃肠应激反应不仅是急性高原病的常见表现形式，还可引起机体内环境紊乱，这在急进高原人群中最突出，严重影响人们的身心健康和工作效率。目前关于高原应激性溃疡的流行情况尚缺乏大规模流行病学调查研究报告。Wu等对海拔为5020 m处的22例登山队员进行胃镜检查发现，有13例登山队员（占59%）存在胃、十二指肠黏膜损伤，其中以溃疡表现较为明显[4]。刘勇等（1998年）对快速进入高原后发生胃黏膜出血的72例患者行胃镜检查发现，其中25%的患者出现黏膜出血和糜烂。以上资料显示，急进高原人群应激性溃疡发生率较高，今后需进一步开展大规模的调查研究，以获取较全面的流行病学统计资料。

三、病因与发病机制

（一）病因

1. 高原低氧和寒冷 可导致急性胃黏膜病变，甚至胃肠出血[4]。

2. 幽门螺杆菌（*Helicobacter pylori*，Hp） 溃疡的发生与Hp密切相关。Hp为微厌氧菌，高原低氧环境有利于其感染和生长[5]，高海拔地区人群Hp感染率较低海拔地区高。高原自然环境的特点和缺氧可能导致Hp在胃黏膜定植，并引起Hp感染率增高。

3. 药物 高原地区因急性上呼吸道感染或急、慢性高原病发生率较高，服用非甾体抗炎药（nonsteroidal anti-inflammatory drug，NSAID）、氨茶碱、糖皮质激素等药物的现象较为普遍，易造成胃黏膜损伤。

4. 饮食 高原地区主要居住人口为藏族，其饮食结构比较单一，主要以肉食为主，蔬菜和水果摄入较少，从而使胃肠黏膜血流减慢，上皮细胞再生能力降低，黏液分泌减少，导致胃肠黏膜易于发生溃疡[6]。

5. 饮酒、吸烟 高原地区居民尤其藏族居民饮酒、吸烟较为普遍。高浓度乙醇可直接破坏胃黏膜屏障，而吸烟可增加胃酸分泌，减少十二指肠碳酸氢盐分泌。同时，饮酒、吸烟可致黏膜损伤性氧自由基增加[7]，最终造成胃肠功能障碍及溃疡发生。

6. 心理 心理因素在应激性溃疡的发生、发展过程中起重要作用。疲乏、失眠、精神紧张者高原胃肠反应发生率高，可能与心理因素协同高原低氧等环境因素共同作用有关。有研究发现，机体应激时，自主神经、内分泌和免疫系统发生明显变化，显著影响消化系统的分泌功能 [8]。

（二）发病机制

1. 缺氧后胃肠功能紊乱与胃肠黏膜损伤　高原低氧可引起胃肠道功能紊乱 [9]，尤其在胃肠动力激素分泌紊乱时，胃肠收缩的频率和幅度均会发生明显变化。有学者在研究急性低压缺氧对犬胃肠移行性复合运动（migrating motor complex，MMC）的影响时发现，在海拔高度为 5000 m 时，犬 MMC Ⅱ 相时间延长，Ⅲ 相时间缩短；在 MMC Ⅱ 相初期模拟升空，犬胃窦和十二指肠 MMC Ⅱ 相收缩振幅和动力指数明显低于平原地区，MMC Ⅲ 相被抑制；在 MMC Ⅱ 相后期模拟海拔高度升至 5000 m，MMC Ⅲ 相仍能出现，但其收缩振幅和动力指数显著降低 [10]。另有研究发现，在海拔为 2800 ～ 5300 m 的高原地区，由于高原缺氧导致胃肠动力紊乱，对 266 例驻高原官兵进行的胃镜检查发现，有 93 例出现反流性胃炎，占受检人数的 1/3，其镜下表现主要为胆汁反流和黏液湖混有胆汁以及胃食管反流 [9]。该研究中胆汁反流发生率高达 50%。而在通常情况下，单纯胆汁直接接触胃黏膜一般不引起损害，但可通过刺激胃酸分泌，胆盐与胃酸结合可增强酸性水解酶的活力，破坏溶酶体膜，溶解脂蛋白，进而破坏胃黏膜的屏障作用；H^+ 逆向弥散增加，进入黏膜和黏膜下层，可刺激肥大细胞释放组胺，后者又刺激胃酸和胃蛋白酶分泌，最终导致胃黏膜炎症、糜烂、出血。胆汁与胰液混合后，胆汁中的卵磷脂与胰液中的磷脂酶 A 起作用而转化为溶血卵磷脂，如反流入胃，则可造成胃黏膜屏障损伤。

2. 缺氧后机体炎症与胃肠黏膜损伤　国外有研究者对海拔为 5020 m 处的 22 名登山队员进行胃镜检查发现，有 13 例（占 59%）登山队员存在胃、十二指肠黏膜损伤，其中以溃疡表现最明显 [14]。而在缺氧严重时，不仅可以造成胃肠黏膜损伤，还可引起胃肠黏膜分泌型 IgG 的分泌减少，黏膜屏障作用减弱，从而导致肠黏膜上皮坏死，肠黏膜完整性被破坏。此外，严重的高原缺氧亦可通过降低缺氧诱导因子 1α（hypoxia inducible factor-1α，HIF-1α）而引起肠黏膜屏障功能减弱，并诱导免疫细胞和上皮细胞的炎症反应，从而生成大量炎症细胞 [11]。炎症介质肿瘤坏死因子 -α（tumor necrosis factor-α，TNF-α）和白介素 -1（interleukin-1，IL-1）为炎症损伤始动因子，TNF-α 与其受体结合后，可通过活化的转录因子使单核 / 巨噬细胞分泌产生更多的血小板活化因子（platelet-activating factor，PAF）、IL-1、白介素 -6（interleukin-6，IL-6）和 TNF-α，引起细胞因子发生级联反应，导致炎性损伤进一步扩大 [12]。反之，胃肠道炎症亦可破坏胃肠黏膜上皮屏障功能，激活肠黏膜免疫系统，引起包括肥大细胞、淋巴细胞和分泌细胞在内的各种炎症及免疫细胞增加，并释放多种细胞因子及炎症介质，且局限于黏膜的炎症反应还可干扰肠 - 胃反射。

3. 缺氧后氧自由基与胃肠黏膜损伤　胃肠黏膜在化学物质作用或缺氧、缺血等内、外因素刺激的情况下，可产生大量的氧自由基 [13-14]。当所产生氧自由基的量超过机体自身的清除能力时，自由基可导致胃肠黏膜损伤 [15-16]。有研究用二乙基二硫代氨基甲酸钠（sodium diethyldithiocarbamate，DDC）抑制胃黏膜内源性超氧化物歧化酶（superoxide dismutase，SOD），使鼠发生消化性溃疡，提示消化性溃疡与氧自由基有关。张沥等 [17] 测定了 126 例活动期消化性溃疡患者外周血中含铜与锌超氧化物歧化酶（Cu,Zn-superoxide dismutase，Cu,Zn-SOD）活性及血浆中脂质过氧化物的代谢产物丙二醛（malondialdehyde，MDA）含量，结果显示 MDA 含量明显升高，表明胃黏膜损伤与自由基的大量产生有关。关于氧自由基对胃肠黏膜损伤的作用机制，目前普遍认为主要包括两个方面：一方面是脂质过氧化损伤，另一方面是共价键结合性损伤 [18]。当氧自由基与膜内多价不饱和脂肪酸结合时，形成多种脂质过氧化物（lipid peroxide，LPO），可破坏膜表面的酶和受体功能，导致线粒体和溶酶体膜破坏，最后造成细胞死亡；作用于含巯基的氨基酸时，可使蛋白质变性和酶失活；作用于辅酶时，可使辅酶活性减弱；作用于糖类时，可使其表面受体发生改变。需要特别注意的是，氧自由基能破坏上皮间质中的透明质酸和胶原纤维网，促进胃肠黏膜损伤。

四、临床表现

（一）临床表现

高原低氧所致应激性溃疡可发生于任何年龄、性别、种族，多数起病隐匿，通常于应激后 10 天左右发病，患者无明显前驱症状，如腹痛、反酸等。主要临床表现为急性、无痛性、反复上消化道出血，严重时可导致失血性休克，并可伴腹痛、腹胀、恶心、呕吐等消化系统症状。

（二）内镜表现

与常见胃炎和消化性溃疡不同，内镜下高原低氧所致应激性溃疡黏膜病变主要表现为：①部位，以胃体部最多见，亦可见于食管、十二指肠和空肠。②形态，以多发性糜烂及急性、多发、浅表小溃疡为主。糜烂表现为多发性出血点或出血斑、边缘整齐，溃疡深度可至黏膜下、固有肌层和浆膜层。

Recavarren、Arce 等[19]对海拔为 3700 m 地区的患者和平原地区患者行胃黏膜活检，结果显示高原地区患者胃黏膜损伤更严重。病变主要限于胃黏膜浅层，胃小凹和腺体颈部上皮变性、坏死，有缺损，腺体轻度减少，胃小凹上皮增生。糜烂病变侵犯较浅，不超过上皮基底膜，表现为黏膜上皮剥脱、糜烂面急性渗出等。溃疡处可见上皮脱落、坏死，底部和边缘无纤维组织。急性溃疡则穿过基底膜，达黏膜下层并进入肌层，但很少穿越肌层，可有大量炎症细胞浸润、点状出血。若病变侵犯裸露的黏膜下血管，则可造成大出血。胃黏膜改变的病理生理基础是：低氧环境下血液黏滞度高，胃黏膜微循环不能进行有效的物质和气体交换，导致无氧代谢增多、酸性代谢产物和有毒物质大量堆积，直接损伤毛细血管内皮，使血管受损、通透性增加，造成渗出、出血、水肿。血液高凝状态可致小血管内血栓形成，造成胃黏膜缺血、糜烂、坏死。

五、辅助检查

（一）内镜检查

胃镜检查是目前确诊高原应激性溃疡最重要的检查手段。胃镜检查不仅可对胃、十二指肠黏膜进行直接观察、摄像，还可在直视下取活组织行病理学检查及幽门螺杆菌检测。因此，胃镜检查对消化性溃疡的诊断及胃部良、恶性溃疡鉴别诊断的准确性高于 X 线钡餐检查。

（二）X 线钡餐检查

X 线钡餐检查适用于对胃镜检查有禁忌证或不愿接受胃镜检查者。溃疡的 X 线征象有两种：①直接征象，龛影是直接征象，对溃疡有确诊价值；②间接征象，局部压痛、十二指肠球部激惹和球部畸形、胃大弯侧痉挛性切迹均为间接征象，仅提示可能有溃疡。

（三）幽门螺杆菌检测

幽门螺杆菌检测应列为消化性溃疡诊断的常规检查项目，因为有无幽门螺杆菌感染决定了治疗方案的选择。检测方法分为侵入性和非侵入性两大类。前者需通过胃镜检查取胃黏膜活组织进行检测，主要包括快速尿素酶试验、组织学检查和幽门螺杆菌培养；后者主要包括 ^{13}C 或 ^{14}C 尿素呼气试验、粪便幽门螺杆菌抗原检测及血清学检查（定性检测血清抗幽门螺杆菌 IgG 抗体）。快速尿素酶试验是侵入性检查的首选方法，操作简便、费用低。组织学检查可直接观察幽门螺杆菌，与快速尿素酶试验相结合，可提高诊断的准确率。幽门螺杆菌培养对技术要求高，主要用于科研。^{13}C 或 ^{14}C 尿素呼气试验检测幽门螺杆菌的灵敏度及特异性高，并且无需胃镜检查，可作为根治术后复查的首选方法。

六、诊断与鉴别诊断

（一）诊断

既往无胃、十二指肠溃疡及胃出血病史，在高原低氧环境停留 2 周内出现上消化道出血、穿孔等症状，病情允许时应立即行内镜检查，镜下见胃黏膜糜烂，呈多发性浅表溃疡，同时可排除非应激性溃疡（如凝血功能障碍或全身凝血病变）等疾病，即可诊断为高原应激性溃疡。

（二）鉴别诊断

结合患者近期进入高海拔地区，有胃肠道反应症状或进入高海拔地区后出现上消化道出血、穿孔等症状，一般抗酸药、保护胃黏膜药物不起作用，吸氧可缓解症状，高原应激性溃疡的诊断并不困难。内镜检查有助于诊断。高原应激性溃疡须注意与以下疾病相鉴别。

1．细菌性痢疾　是由志贺菌属引起的急性肠道传染病，以全身中毒症状、腹痛、腹泻、里急后重、黏液脓血便为主要表现。6—9月为发病高峰，患者常有饮食不洁史，成人患病率高于儿童。临床分为急性与慢性细菌性痢疾。急性细菌性痢疾起病急，患者体温高达38～39℃，儿童可达41℃，腹痛多位于左下腹，多为隐痛或坠胀痛，腹泻次数每天为数次至数十次，粪便多为稀水样便，逐渐转为黏液血便或脓血便，伴有里急后重。患者左下腹有压痛，肠鸣音亢进。根据流行病学、临床表现和粪便培养即可鉴别。

2．空肠弯曲菌肠炎　是由空肠弯曲菌引起的急性肠道感染，为人畜共患病，家禽为主要宿主，患者临床表现以发热、腹痛、腹泻、黏液便或脓血便为主要特点，可并发肺炎、败血症。本病以食物和饮水传播为主，2～3岁幼儿发病率较高，高原健康者带菌率高于平原地区居民，全年均可发病，但以8—10月为发病高峰。本病起病急，患者多数有低热或中度发热，很少有高热。腹痛位于脐周或脐下，呈隐痛，腹泻每天多在10次以内。粪便多为黏液便，少数患者可出现脓血便。粪便检查可找到空肠弯曲菌。

3．其他上消化道疾病所致出血　上消化道疾病所致出血是高原常见疾病，多见于胃、十二指肠溃疡出血，其次为肝硬化食管静脉曲张破裂出血。患者多在原有病变的基础上发病，出血量大，除有呕血与黑便外，严重者还常有周围循环衰竭，甚至出现氮质血症。胃、十二指肠溃疡出血前，患者常有慢性、周期性、节律性上腹痛病史，出血前疼痛加剧，出血后疼痛缓解，消化道内镜检查有助于诊断。肝硬化者有慢性肝病史，且有慢性肝病面容、腹壁静脉曲张、腹腔积液和肝脾大，超声检查和肝功能测定有助于诊断肝硬化。

4．胃癌　内镜或X线检查见到胃溃疡时，必须进行良性溃疡（胃溃疡）与恶性溃疡（胃癌）的鉴别。Ⅲ型（溃疡型）早期胃癌仅凭内镜检查所见与良性溃疡鉴别有困难，放大内镜和染色内镜对鉴别有帮助，但最终必须依靠直视下取活组织行病理学检查鉴别。恶性溃疡的内镜特点为：①溃疡形状不规则，通常较大；②溃疡底部凹凸不平、苔污秽；③边缘呈结节状隆起；④周围皱襞中断；⑤胃壁僵硬、蠕动减弱（X线钡餐检查亦可见上述相应的X线征象）。活组织检查可以确诊，但必须强调，对于怀疑胃癌而一次活检呈阴性者，必须在短期内复查胃镜进行再次活检。即使内镜检查诊断为良性溃疡且活检呈阴性，也仍有漏诊胃癌的可能，因此对初诊为胃溃疡者，必须在完成正规治疗的疗程后进行胃镜复查。胃镜复查显示溃疡缩小或愈合并不是鉴别良、恶性溃疡的最终依据，必须重复活检加以证实。

5．胃泌素瘤　亦称 Zollinger-Ellison 综合征，是由于胰腺非β细胞瘤分泌大量促胃液素所致。肿瘤往往很小（直径<1 cm），生长缓慢，半数为恶性。大量促胃液素可刺激壁细胞增生，促进胃酸大量分泌，使上消化道处于高酸性环境，导致胃、十二指肠球部和不典型部位（十二指肠降段、横段甚至空肠近端）出现多发性溃疡。胃泌素瘤与普通消化性溃疡的鉴别要点是其所指溃疡发生于不典型部位，具有难治性的特点，患者基础酸排出量（basal acid output，BAO）和最大酸排出量（maximal acid output，MAO）均明显升高，且 BAO/MAO > 60%，空腹血清促胃液素水平较高（> 200 pg/ml，常 > 500 pg/ml）。

七、治疗

1．一般治疗　应激性溃疡患者发生消化道出血时，须立即建立静脉通道，予以输血、补液、扩充血容量，防治休克；同时立即止血，纠正贫血、凝血功能障碍；保证呼吸道通畅，纠正氧供不足，水、电解质平衡紊乱和酸碱平衡失调，及早给予营养支持，选用适当抗菌药物控制感染。

2．胃管引流　持续胃肠减压和胃管引流可促进溃疡出血凝固，同时亦可动态观察出血情况。在高原低氧情况下，胃排空减慢可致胃潴留，尽早给予鼻胃管减压，可减少 H^+ 反流，减少对胃黏膜的刺激，改善胃壁血液循环。

3．药物治疗　向胃内灌注碱性药物（如氢氧化铝等）可迅速提高pH值，促进血小板聚集和防止血栓溶解，创造胃内止血的必要条件。研究发现，胃腔内pH值维持在3.5～4.0有利于预防出血。多种药物（如氢氧化铝、碳酸氢钠、H_2 受体拮抗剂、质子泵抑制剂等）可缓解胃肠血管痉挛状态、增加胃黏膜血流，对应激状态下胃黏膜血流的减少有保护作用。H_2 受体拮抗剂可提高胃内pH值，减少应激性溃疡的发生。质子泵抑制剂

（proton pump inhibitor，PPI）通过血浆横跨胃壁细胞质进入分泌小管，与壁细胞 H^+/K^+-ATP 酶结合，转变为一种具有活性的复合物，从而抑制 H^+ 分泌入胃腔。胃黏膜保护剂与胃黏膜蛋白结合形成保护胃黏膜的屏障，可阻止胃酸、胃蛋白等侵蚀。此外，生长抑素是一种内源性肽激素，亦能抑制胃酸分泌，减轻 H^+ 对黏膜的损伤。

4．内镜治疗　对高原低氧所致应激性溃疡出血可采取内镜治疗，包括胃镜下对出血部位局部喷洒止血药、激光止血、高频电凝止血、微波止血、热凝止血、局部注射硬化剂（1：10 000 肾上腺素）、应用止血夹等。

5．介入治疗　严重出血且疗效不满意时，可考虑行选择性腹腔动脉及其分支动脉造影。可向出血部位注入血管收缩药（如垂体后叶素），亦可予以栓塞治疗。

6．手术治疗　对于约 10% 的应激性溃疡出血患者需要进行手术治疗。手术适应证是非手术治疗不能控制的持续性或复发性溃疡。

7．心理治疗　应激性溃疡形成后，如对患者不良情绪刺激未予以解除，会进一步加重病情，因此应针对应激性溃疡患者的情绪反应进行心理疗法。通过训练使患者有意识地控制自身的心理活动，使不适应的行为减少和消失，并激发和强化适应性行为，必要时可根据情况辅以抗焦虑药治疗。

八、预后及预防

原有胃、十二指肠溃疡的患者进入高原后容易发生消化道出血和穿孔，主要是由于这些患者快速进入高原后，大气压突然降低，使胃肠道扩张，加之恶心、呕吐，使胃肠内压增高而导致溃疡穿孔和出血。高原缺氧引起的胃肠黏膜屏障功能受损及胃酸、胃蛋白酶的分泌增加也是促进溃疡出血、穿孔的重要因素。因此，宣传高原防护知识、早期预防和积极治疗，可显著降低应激性溃疡的发病率和并发症发生率。

（一）药物预防

药物预防仅限于危重患者，而不作为常规手段。在应用药物预防的同时，不仅要考虑药物的有效性，而且要考虑其可能存在的不良反应和费用。许多国家相关学会已制定了应激性溃疡预防指南，实行规范化的诊治，2015 年中华医学杂志编辑委员会发表《应激性溃疡防治建议》，提出应激性溃疡防治建议。目前药物预防包括应用抑酸药、抗酸药和胃黏膜保护剂。

（二）早期肠内营养

早期肠内营养（early enteral nutrition，EEN）对预防应激性溃疡的作用越来越受关注。重症监护病房（intensive care unit，ICU）患者在应激状态下的营养支持很重要。人体在饥饿时，首先失去的是体内的水分和盐，并以消耗体内蛋白质作为能量的主要来源。长期或严重饥饿可导致消化道黏膜受损、变薄，消化酶分泌不足，消化功能减弱等，可导致应激性溃疡。施行早期肠内营养不仅能较好地维持机体组织能量代谢、改善胃肠黏膜血流量、中和胃酸、保护胃肠道功能和结构、提高机体抵抗力、降低病死率，而且可有效预防菌群失调和应激性溃疡的发生。

（马颖才　王亚平）

参考文献

[1] Lern-Velarde F，Maggiorini M，Reeves JT，et al. Consensus statement on chronic and subacute high altitude diseases [J]．High Alt Med Biol，2005，6（2）：147-157.

[2] Debudaj A，Bobifiski R．The pathophysiology of acute mountain sickness（Article in Polish）[J]．Pol Merkur Lekarski，2010，28（168）：478-481.

[3] 周波，周其全．高原胃肠应激综合征．西北国防医学杂志 [J]，2006，27（4）：293-295.

[4] Wu TY，Ding SQ，Liu JL，et al. High-altitude gastrointestinal bleeding：an observation in Qinghai-Tibetan railroad construction workers on Mountain Tanggula [J]．World J Gastroenterol，2007，13（5）：774-780.

[5] 张岩伟．驻高原部队 165 名官兵幽门螺杆菌检查分析 [J]．临床军医杂志，2005，33（5）：660.

[6] 王晨，姚小军，文军宝．高原地区老年与中青年消化性溃疡的临床对比分析 [J]．中国老年学杂志，2009，29（22）：2949-2950.

[7] 唐承薇，胡品津．消化性溃疡 [M]．叶任高．陆再英主编．内科学．6 版．北京：人民卫生出版社．2004.

[8] 赵伟森，王福泉．心理因素致消化系统疾病的研究 [J]．

中华临床医学研究杂志，2006，12（17）：2416-2417.

[9] 陈友伟，郑必海，郑建保，等．急进高原个体胆汁反流与急性胃肠黏膜损伤的关系探讨［J］．激光杂志，2010，31（3）：77-79.

[10] 杨春敏，靳京生，张映辉，等．急性低压缺氧对犬胃肠移行复合运动的影响［J］．中华航空航天医学杂志，2002，13（1）：39-43.

[11] Koury J，Deitch EA，Homma H，et al. Persistent HIF-1alpha activation in gut ischemia reperfusion injury：potential role of bacteria and lipopolysaccharide［J］. Shock，2004，22（3）：270-277.

[12] Wang ZT，Yao YM，Xiao GX，et al. Risk factors of development of gut-derived bacterial translocation in thermally injured rats［J］. World J Gastroenterol，2004，10（11）：1619-1624.

[13] 凌关庭．氧化·疾病·抗氧化（Ⅷ）［J］．粮食与油脂，2004（3）：52-55.

[14] 钟小兰，张光奇．自由基在消化性溃疡研究中的意义［J］．中国中西医结合消化杂志，2002，10（4）：248-249.

[15] 王天懿，朱玉群，杨昭徐．氧自由基和细胞凋亡在大鼠应激性溃疡中的作用［J］．中国临床营养杂志，2008，16（5）：277-280.

[16] 王小梅，景会锋．白术对运动应激性溃疡大鼠胃组织中自由基含量及 HSP70 表达的影响［J］．天津体育学院学报，2008，23（5）：453-456.

[17] 张沥，彭民，乔长义，等．活性氧、超氧化物歧化酶与消化性溃疡［J］．中华内科杂志，1992，31（9）：543.

[18] 张澍田，于中麟，王宝恩．消化性溃疡发病机制的某些新进展［J］．中级医刊，1993，28（9）：36-38.

[19] Recavarren. Arce S，Ramirez. Ramos A，Gilman RH，et al. Severe gastritis in the Peruvian Andes［J］. Histopathology，2005，46（4）：374-379.

第十三章

高原慢性胃炎

慢性胃炎是由多种原因引起的胃黏膜慢性炎症病变。其发病率随年龄增长而增高，我国患者多发生以胃窦炎症为主的全胃炎，后期以胃黏膜固有腺体萎缩和肠腺化生为主要病理特点。

1982 年，在我国重庆召开的慢性胃炎会议将慢性胃炎分为浅表性胃炎、萎缩性胃炎和肥厚性胃炎。1990 年在悉尼世界胃肠病学大会上，Misiewicz 和 Tytgat 等提出了新的胃炎分类法。该分类法以炎症部位为核心，将组织学与内镜检查两部分相结合，确定了三种基本诊断：①急性胃炎；②慢性胃炎；③特殊类型胃炎。2006 年《中国慢性胃炎共识意见》采纳了国际上新悉尼系统（Updated Sydney System）的分类方法。该分类方法将慢性胃炎分为非萎缩性胃炎（non-atrophic）、萎缩性（atrophic）胃炎和特殊类型胃炎三大类，又将萎缩性胃炎分为多灶性胃炎和自身免疫性萎缩性胃炎。

一、病因与发病机制

慢性胃炎的病因与发病机制可能与下列因素有关。

1. 急性胃炎进展　造成急性胃黏膜损伤的各种因素未能去除，如长期摄入粗糙食物、刺激性食物、过烫的食物，酗酒，长期服用非甾体抗炎药。长期反复损伤胃黏膜，造成炎症持续不愈，鼻咽口腔部存在慢性感染灶，上腹部肿瘤行深部放射治疗等。

2. 幽门螺杆菌（*Helicobacter pylori*，Hp）感染　大量研究表明，幽门螺杆菌是慢性胃炎的主要致病菌，在慢性胃炎患者中的检出率达 60% 以上。有临床研究证实，在慢性活动性胃炎患者中，幽门螺杆菌检出率达 98 % ~ 100 %。Hp 感染呈世界性分布，与社会、经济状况有关，其感染阳性率随增长而增高。对我国上海地区的研究显示，青壮年 Hp 感染率最高。根除 Hp 后，慢性活动性胃炎可转为非活动性胃炎。Hp 为革兰氏阴性菌，微需氧，主要通过污染水或食物经口感染，存在于胃黏膜表面和胃小凹上皮细胞表面。细菌外壁含有凝集素，能与黏液或上皮细胞表面的糖蛋白糖基结合。Hp 对胃黏膜的损伤机制：①能分泌多种酶，其中尿素酶（一种具有抗原活性的大分子）脱落到细胞组织上，产生局部炎症反应；②可诱发机体产生免疫反应，导致中性粒细胞与淋巴细胞浸润；③可产生空泡细胞毒素（cytotoxin），直接作用于胃黏膜表面，造成损伤；④可干扰正常胃酸分泌途径而产生过量胃酸。研究发现，50% ~ 60% 的 Hp 菌株能产生特异性空泡细胞毒素（vacuolating cytotoxin，VagA），分子量为 87 kD。体外组织培养及动物实验均证实，VagA 可引起细胞发生空泡变性。因此，VagA 是一种重要的致病因素。CagA 由 *CagA* 基因编码，分子量为 120 ~ 128 kD，是一种免疫原性外膜蛋白，其表达与产生细胞毒素有关。通常，VagA 和 CagA 是共同表达的。CagA 与胃黏膜组织的炎症反应及细胞因子（如 IL-8）的产生有关。表达 VagA 和 CagA 的 Hp 菌株可引起比较严重的慢性活动性胃炎、萎缩性胃炎及胃黏膜异型增生。

3. 免疫机制　胃体萎缩性胃炎伴恶性贫血者，自身免疫反应明显，80% ~ 90% 患者血液中可检测出抗胃壁细胞抗体（anti-parietal cell antibody，PCA）和抗内因子抗体（anti-intrinsic factor antibody，IFA）。恶性贫血属于自身免疫病，患者胃底腺黏膜呈弥漫性萎缩、变薄，壁细胞和主细胞几乎消失，而胃窦黏膜基本正常。动物实验中反复注射 PCA 可造成胃体萎缩性胃炎，因此认为胃部病变与自身免疫有关。内因子是由壁细胞所分泌的一种糖蛋白，食物中的维生素 B_{12} 必须与内因子结合后才能被末端回肠吸收。IFA 也是自身抗体，分为阻滞抗体（Ⅰ型）和结合抗体（Ⅱ型）。阻滞抗体与内因子结合后，可阻止内因子和维生素 B_{12} 结合，结合抗体（Ⅱ型）与内因子维生素 B_{12} 复合体结合后可阻止其与回肠黏膜上的受体结合。IFA 存在于患者血清和胃液中，胃液中的 IFA 与恶性贫血有关；血液中的 IFA 作用则较弱。IFA 具有特异性，几乎仅见于萎缩性胃炎伴恶性贫血者。

此外，研究还发现，胃萎缩性胃炎的发生与迟发型超敏反应有关。将患者的淋巴细胞做组织培养，如加入胃黏膜匀浆或内因子，可将淋巴细胞转化为淋巴母细胞。用胃黏膜匀浆免疫犬的动物实验可发现，细胞免疫与胃黏膜病变同时发生，胃黏膜内可见大量淋巴细胞和浆细胞浸润，甚至还出现 PCA，壁细胞数量明显减少，此种萎缩性胃炎的病理变化是可逆的。

一般认为免疫所引起的损伤是继发性的。各

种有害因素造成胃黏膜损伤，可释放抗原并致敏免疫细胞引起免疫反应，造成胃黏膜慢性炎症反应，继而通过体液免疫产生 PCA。PCA 在壁细胞内形成抗原 - 抗体免疫复合物，使壁细胞受损。由于细胞不断破坏，使抗原不断释放，抗体也随之不断产生。如果反应持续进行，则最终可因胃黏膜萎缩（胃萎缩），抗原消耗殆尽，使免疫反应终止。

4. 十二指肠液反流   十二指肠液反流入胃，可能是一个重要的致病因素。胆汁、肠液和胰液中的磷脂与胆汁和胰消化酶一起，能溶解黏液，破坏胃黏膜屏障，促使 H$^+$ 及胃蛋白酶反向弥散入黏膜，使胃黏膜受到消化液的作用，产生炎症，发生糜烂和出血等。H$^+$ 可刺激肥大细胞，使组胺分泌增加，引起胃壁血管扩张，炎症渗出增多和毛细血管淤血，使慢性炎症持续存在，而长期慢性炎症可使屏障功能进一步降低，造成恶性循环，这是慢性胃炎难治的原因之一。

5. 年龄因素及胃黏膜营养因子缺乏   慢性胃炎与年龄关系密切，其发病率随年龄增长而增高。肠化生、幽门腺化生和萎缩性改变也随年龄的增长而程度加重、范围扩大，但炎症细胞浸润程度与年龄关系不大。该病变可能是由于老年人小动脉硬化、胃黏膜发生退行性变，造成黏膜营养不良、分泌功能减退、胃黏膜屏障功能低下所致，是老年人萎缩性胃炎的重要致病因素。

胃黏膜营养因子（如促胃液素、表皮生长因子、尿抑胃素等）缺乏，或胃黏膜感觉神经末梢对这些营养因子不敏感，亦可引起胃黏膜萎缩。

6. 长期高原缺氧环境   高原地区居民慢性胃炎尤其是萎缩性胃炎发病率明显高于平原地区居民。胃黏膜血流量的改变是导致胃黏膜病变的重要因素之一。大量研究表明，组织缺氧是刺激内皮细胞合成与释放内皮素（ET）的重要因素，而内皮素是已知体内最强的缩血管物质。ET$_1$ 作为体内最强烈的缩血管活性因子，可通过其强烈的缩血管作用导致胃黏膜循环障碍、胃黏膜血流量显著下降，进而介导胃黏膜损伤[1]。一氧化氮（nitric oxide，NO）具有扩张血管的作用，适当的 NO 局部浓度可保持组织的正常血流灌注。目前已有大量研究表明，内皮素对胃黏膜具有损伤作用，而 NO 对胃黏膜具有保护作用。急进高原（西藏）者和在高原地区居住半年的汉族居民体内 ET 含量明显高于平原地区居民，而 NO 含量显著低于平原地区居民[2]。在高原缺氧环境中，氧自由基水平显著升高[3,4]。超氧自由基在金属离子，特别是铁离子存在的情况下，可与过氧化氢发生作用，产生毒性更强的羟自由基，进而造成对胃组织的损伤[1]。临床研究发现，萎缩性胃炎患者血浆及组织中脂质过氧化物含量明显高于对照组，自由基清除剂对胃黏膜损伤具有保护作用。动物实验已证实，自由基清除剂具有良好的减轻氧自由基介导的胃黏膜损伤作用[1]。慢性胃炎的病因与发病机制之一是急性胃炎继续发展[1]。据文献报道，高原地区居民慢性胃炎发病率高，且海拔越高，发病率越高[5]。

2007 年，笔者对青海地区进行慢性胃炎流行病学调查研究，以了解该地区慢性胃炎发病率及流行病学特征，同时通过观察不同海拔高度（1800 ～ 2510 m、2900 ～ 3400 m 和 3700 ～ 4500 m）地区慢性胃炎患者胃黏膜组织病理学改变，测定患者胃黏膜组织和血浆中 NO、氧自由基、脂质过氧化物丙二醛（MDA）、黄嘌呤氧化酶（xanthine oxidase）及自由基清除剂超氧化物歧化酶（superoxide dismutase，SOD）含量，研究不同海拔高度患者胃黏膜组织病理改变特点，探讨高海拔缺氧环境中氧自由基与自由基清除剂失衡对胃黏膜损伤及高原慢性胃炎发病的作用机制。结果发现，青海地区居民慢性萎缩性胃炎（chronic atrophic gastritis，CAG）发病率显著高于平原地区居民。文献报道[6]，胃镜室所检病种中，慢性萎缩性胃炎占比高达 72.47%，且 CAG 发病率随年龄增长而增高，世居人群 40 岁年龄段组 CAG 构成比达 80% 以上，50 岁以上人群达 90% 以上。研究结果表明，高原地区慢性萎缩性胃炎发病率显著高于平原地区，其病因与长期处于高原缺氧环境有密切关系。通过测定胃黏膜组织中 4 种相关因子水平发现，高原地区（海拔为 2000 ～ 2500 m）与平原地区世居汉族人群胃黏膜组织中的 MDA 含量无显著差异，但高原地区世居汉族人群胃黏膜组织中的 SOD 活力显著高于平原地区世居汉族人群[7]，结果具有统计学意义（$p < 0.001$）；而 XOD 活力与 NO 含量均显著低于平原地区世居汉族人群，结果具有统计学意义（$p < 0.001$）。这表明，高原地区世居汉族人群胃组织中的 MDA 与平原地区无显著差异，是因为自由基清除剂 SOD 活力显著升高，清除过多 MDA 所致，是高原习服的

体现，因此提示高原缺氧地区人群胃组织中氧自由基与自由基清除剂失衡明显，这也是高原地区慢性胃黏膜病变高发是由于高原缺氧环境所致的重要证据之一。而高原地区世居汉族人群由于长期处于缺氧环境中，因此 NO 含量显著降低，而 NO 引起胃黏膜血管扩张的保护机制受到长期损害，也是导致高原地区慢性胃黏膜病变高发的原因之一[8]。高原地区世居汉族人群胃组织中黄嘌呤氧化酶显著低于平原地区[9]，这与高原世居汉族人群的变化一致，因此进一步表明是由于高原习服所致，具体机制不明。高原地区移居（移居高原 20 年以上）汉族人群胃黏膜中 MDA 含量高于平原地区世居汉族人群，SOD 活力也显著增强；而黄嘌呤氧化酶活力与 NO 含量均显著降低[10]。这表明，平原地区人群移居高原后同样可发生严重的氧自由基与自由基清除剂失衡，是高原地区移居汉族人群慢性胃黏膜病变高发的原因之一。移居高原地区后的汉族居民胃黏膜内 MDA、SOD、NO 与黄嘌呤氧化酶含量或活力与同海拔高度地区的世居汉族人群无显著差异，表明已发生高原习服，平原地区人群移居高原后同样可发生严重的氧自由基与自由基清除剂失衡[11]。

研究同时发现，同海拔高度（1800～2510 m）地区的世居与移居汉族人群胃黏膜组织内 MDA 含量显著高于世居藏族人群[12]，结果具有统计学意义（p 分别为＜ 0.05 和＜ 0.001），SOD 活力也高于世居藏族人群，结果具有统计学意义（$p <$ 0.05）；而黄嘌呤氧化酶活力与 NO 含量无明显差异，结果无统计学意义，这提示氧自由基与自由基清除剂的代谢具有民族差异，世居与移居汉族人群胃组织内的氧自由基与自由基清除剂均高于世居藏族人群；而黄嘌呤氧化酶与 NO 的代谢在同海拔人群中无民族差异。

二、病理表现

慢性胃炎的病理变化是由于胃黏膜的损伤与修复相互作用所引起的，主要组织学特点是炎症、萎缩和化生。在慢性炎症过程中，胃黏膜也有反应性增生变化，如胃小凹上皮细胞增生、黏膜肌层增厚、淋巴滤泡形成、纤维组织和腺管增生等。

浅表性胃炎：炎症限于胃小凹和黏膜固有层的表层。肉眼观，黏膜充血、水肿或伴有渗出物，主要见于胃窦，也可见于胃体，有时可见少量糜烂及出血。镜下观，黏膜浅层有中性粒细胞、淋巴细胞和浆细胞浸润，深层的腺体可保持完整。此外，某些患者胃窦部有较多的糜烂灶，或伴有数量较多的疣状凸起，称为慢性糜烂性或疣状胃炎。

萎缩性胃炎：炎症深入黏膜固有层时，可影响胃腺体，使之萎缩，称为萎缩性胃炎。病理表现为胃黏膜层变薄，黏膜皱襞平坦或消失，可呈弥漫性，也可呈局限性。镜下观，胃腺体部分消失，个别患者可完全消失，黏膜层、黏膜下层有淋巴细胞和浆细胞浸润。有时，黏膜萎缩可并发胃小凹上皮细胞增生，致使局部黏膜层反而变厚，称为萎缩性胃炎伴胃小凹上皮化生。如炎症蔓延广泛，破坏大量腺体，使整个胃体黏膜萎缩、变薄，则称为胃萎缩。

随着慢性胃炎萎缩性病变进展，病变组织可出现胃黏膜肠上皮化生和假幽门腺化生。在增生的胃小凹和肠上皮化生的基础上可发生异型增生。异型增生又称非典型增生，表现为细胞的异型性和腺体结构紊乱。无论是否发生肠上皮化生，黏膜均可发生异型增生，包括固有胃型增生和肠型异型增生。根据异型性程度，可分为轻度、中度、重度三级。轻度常可逆转，属于正常范围；中度可能是重要的癌前病变，对此类患者应定期复查胃镜和活检；重度者表现似癌变，应密切观察患者病情变化，如不能除外癌变，则建议行手术治疗。

三、临床表现

慢性胃炎患者的症状与炎症活动性有关，症状转变与病变严重程度（浅表、萎缩）无必然联系。本病进展缓慢，常反复发作，症状无特异性，部分患者有消化不良的表现。

1. 浅表性胃炎　患者可有不规则上腹隐痛、腹胀、嗳气等表现，尤其以饮食不当时明显，部分患者可有反酸，少数患者可有上消化道出血，此类患者经胃镜检查证实为糜烂性胃炎及疣状胃炎者居多。

2. 萎缩性胃炎　病变类型不同、部位不同者，其症状亦不相同。胃体胃炎者一般消化道症状较少，有时可出现明显厌食、体重减轻、舌炎、舌乳头萎缩，可伴有贫血，在我国发生恶性贫血者罕见。萎缩性胃炎影响胃窦时，胃肠道症状较明显。特别是有胆汁反流时，常表现为持续性上中腹部疼痛，于进食后出现，可伴有含胆汁的呕吐物和胸骨后疼痛及灼热感，有时可有反复小量上消化道出血，甚至呕吐，这是由于胃黏膜屏障被破坏而发生急性胃黏膜糜烂所致。

四、辅助检查

1. 胃镜和活组织检查　是诊断慢性胃炎的主要方法。浅表性胃炎表现以胃窦部最为明显，多呈弥漫性，也可局限而分散。胃黏膜边缘界限模糊、充血、水肿，反光度增强。充血区和水肿区可共存，形成红白相间，并以充血的红色为主，也可呈花斑样，似麻疹样改变，有时可有糜烂。黏液分泌增多，常有灰白色或黄白色渗出物。活检可见浅表炎症细胞浸润，腺体完整。

萎缩性胃炎患者黏膜多呈苍白或灰白色，可为弥漫性，也可呈局限性斑块状分布。胃黏膜呈红白相间，但以灰白色为主，皱襞变细或平坦，黏膜变薄，可见黏膜内血管网或紫蓝色黏膜下血管。病变可为全胃弥漫性或主要在胃窦部。伴有腺体增生性改变者，黏膜表面呈颗粒状或微小结节状凸起，发生严重胃萎缩时，黏液量极少或无，称为"干胃"。活检可见典型的腺体减少伴不同程度的炎症细胞浸润，严重者可伴有不同程度的肠上皮化生、腺体异型增生。

2. X 线钡餐检查　通过气钡双重对比造影可以很好地显示胃黏膜病变情况。胃黏膜萎缩时，可见黏膜皱襞相对平坦、减少。胃窦胃炎的 X 线表现为胃窦痉挛，黏膜呈钝锯齿状，黏膜皱襞粗乱。疣状胃炎 X 线钡餐检查的特征性改变为胃窦部有结节状局限粗大的皱襞，某些皱襞结节中央有钡斑。

3. 胃液分析　包括测定基础酸排出量（base acid output，BAO）及最大酸排出量（maximal acid output，MAO）和高峰酸排出量（peak acid output，PAO），以判断胃泌酸功能，有助于诊断萎缩性胃炎及指导临床治疗。浅表性胃炎患者胃酸分泌多正常；广泛而严重的萎缩性胃炎患者胃酸分泌量降低，尤以胃体胃炎患者更为明显。胃窦炎患者一般正常或有轻度分泌功能障碍，疣状胃炎患者也可有胃酸分泌量增高。

4. 血清促胃液素、自身抗体测定　采用放射免疫法测定血清促胃液素含量，正常值为<10 ng/L。萎缩性胃体炎患者常有中度升高，是因胃酸缺乏、G 细胞分泌促胃液素功能增强所致。伴有恶性贫血的胃萎缩患者空腹血清促胃液素明显增高，可达 1000 ng/L 或以上，甚至 > 5000 ng/L，与胃泌素瘤患者相似，但后者是高胃酸。胃窦黏膜发生严重萎缩时，空腹血清促胃液素水平正常或降低。自身抗体测定，血清 PCA 在胃体萎缩性胃炎时常呈阳性（75% 以上）。慢性胃窦胃炎时，血清 PCA 也有一定的阳性率（30% ~ 40%）。血清中 IFA 阳性率比 PCA 低，但如胃液中检测到 IFA，则对于诊断恶性贫血有很大帮助。血清维生素 B_{12} 的吸收有赖于内因子，正常情况下胃底腺每小时分泌 3000 U 内因子，胃体萎缩性胃炎时，内因子生成减少或缺如，当内因子分泌量降低到每小时 200 U 以下时，可出现维生素 B_{12} 吸收障碍，血清维生素 B_{12} 含量降低。放射免疫法测定正常人空腹血清维生素 B_{12} 浓度为 300 ~ 900 ng/L，低于 200 ng/L 为维生素 B_{12} 缺乏，提示维生素 B_{12} 吸收不良。

5. Hp 检测　目前有 6 种方法检测 Hp：①胃黏膜直接涂片，行革兰氏染色后镜检；②胃黏膜组织切片，以 HE 吉姆萨染色或免疫组织化学染色；③胃黏膜培养，需要特殊培养基和微需氧环境，培养 3 ~ 7 天；④尿素酶快速检测；⑤血清 Hp 抗体测定，是间接检查 Hp 感染的方法，适用于流行病学调查；⑥尿素呼气试验，是一种非侵入性诊断法，口服 ^{13}C 或 ^{14}C 标记的尿素后，检测患者呼出气中的 CO_2 量，结果准确率较高。

五、诊断

慢性胃炎患者病史和症状无特异性，体征很少，X 线检查一般只有助于排除其他胃部疾病，确诊需要依靠胃镜检查（图 13-1）和胃黏膜活检病理学检查（图 13-2）。

六、鉴别诊断

1. 胃癌　慢性胃炎的症状包括食欲缺乏、上腹部不适、贫血等，少数胃窦胃炎的 X 线征象与胃癌非常相似，需特别注意鉴别。胃镜及活检有助于鉴别。

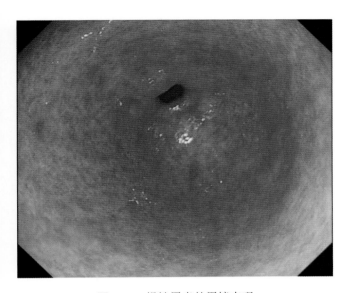

图 13-1 慢性胃炎的胃镜表现

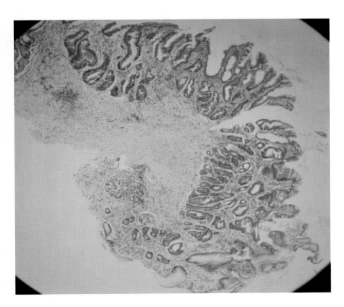

图 13-2 慢性胃炎的病理表现

2．消化性溃疡 两者均有慢性上腹痛，但消化性溃疡以上腹部规律性、周期性疼痛为主，而慢性胃炎所致疼痛很少有规律性，且患者临床表现以消化不良为主。鉴别主要依靠 X 线钡餐检查及胃镜检查。

3．慢性胆道疾病 如慢性胆囊炎、胆石症，患者常有慢性右上腹痛、腹胀、嗳气等消化不良的症状，易被误诊为慢性胃炎。因慢性胃炎十分常见，所以患者消化不良按胃炎治疗效果不好时，

应考虑合并胆石症，且后者可能是症状的主要原因，胆囊造影及超声检查可确诊。

4．其他 如肝炎、肝癌及胰腺疾病等，患者亦可出现食欲缺乏、消化不良等症状而延误诊治。全面、细致的体格检查及有关辅助检查可防止误诊。

七、治疗

大部分浅表性胃炎可逆转，少部分可转为萎缩性胃炎。萎缩性胃炎症状随患者年龄增长而逐渐加重，但轻症者亦可逆转。因此，对慢性胃炎的治疗应及早从浅表性胃炎开始，对萎缩性胃炎患者也应该坚持治疗。

1．消除病因 消除各种可能的致病因素，如避免进食对胃黏膜有刺激性的食物及药品，戒烟、忌酒。注意饮食卫生，防止暴饮暴食，积极治疗口、鼻、咽部慢性疾病。

2．调整饮食 长期缺氧可造成慢性胃炎高发，确切原因是氧自由基与氧自由基代谢失衡。应从饮食角度积极预防，多进食新鲜蔬菜、水果，包括富含维生素 C 和 B 族维生素的食物，可以抗氧化。

3．药物治疗 应根据患者的具体情况选择相应治疗药物。

（1）根除幽门螺杆菌：对 Hp 感染呈阳性的慢性活动性胃炎、萎缩性胃炎合并肠上皮化生、异型增生者，应予以 Hp 根除治疗。对于 Hp 感染的治疗，目前建议采用含铋剂的经典四联根除方案：PPI 抑制剂（质子泵抑制剂）、铋剂及两种抗生素。北京、上海、广州三大城市每年的调查研究显示，目前抗 Hp 抗生素的耐药率呈逐年上升趋势。甲硝唑、克拉霉素、左氧氟沙星等耐药率已较高。不推荐耐药率超过 30% 的地区再选择这些抗生素。如克拉霉素耐药率在国内耐药率已经超过 37%。阿莫西林、呋喃唑酮等药耐药率则偏低，而且再次使用也不易产生耐药性，因此推荐广泛应用。如果患者对阿莫西林过敏，则推荐选用左氧氟沙星，疗程不超过 2 周。如果 Hp 根除治疗失败，则采用补救措施，或者加服荆花胃康胶丸等中成药。由于 Hp 的耐药率越来越高，所以目前在选用抗生素方面，有专家建议使用四环素。其他抗生素（如庆大霉素、链霉素、卡那霉素等）也

有清除 Hp 的作用。

（2）增强屏障功能，促进上皮生长的药物：可选用硫糖铝、麦滋林 -S（含水溶性菌）、米索前列醇、丙谷胺等。

（3）促进胃蠕动，减少肠液反流：可选用多潘立酮、莫沙必利、甲氧氯普胺等胃肠促动药，适用于伴有胃下垂、幽门张力降低、胆汁反流者，亦可缓解恶心、腹胀等消化不良症状。

（4）抗酸药、消化酶类：H_2 受体拮抗剂、PPI 抑制剂适用于胃酸增高者及急性胃黏膜糜烂病变，具有减少胃酸分泌和促进促胃液素（对胃黏膜具有营养作用）分泌及释放的作用。我国萎缩性胃炎多数是胃窦胃炎，主要是幽门腺数量减少，胃底腺受影响较小。由于胃黏膜屏障功能减退引起 H^+ 向胃壁弥散，形成胃酸分泌减少，影响消化功能，故各种消化酶制剂可改善胃腔内环境，有助消化、消除腹胀。

（5）吸附剂：为铝碳酸镁咀嚼片（达喜）可迅速中和胃酸，并吸附十二指肠反流的胆盐，增强胃黏膜屏障防御功能。

（6）其他：对缺铁性贫血者可补充铁剂，对恶性贫血者需终生应用维生素 B_{12} 注射治疗。

（7）中医药治疗：我国有较多方剂成药用于本病，如黄芪建中汤加减，对缓解上消化道症状有一定效果。

（杨桂英）

参考文献

[1] 李兆申，许国铭. 胃黏膜损伤与保护基础与临床. 北京：人民军医出版社，2002.

[2] 崔建华，张西洲等. 不同海拔高度居住不同时间健康青年血浆内皮素和一氧化氮的测定. 西藏医药杂志，1999，20（4）：1-2.

[3] 张西洲，崔建华等. 海拔 4300 m 世居藏族青年和移居汉族青年氧自由基代谢对比研究. 高原医学，2000，10（2）：9-10.

[4] 杜智敏，刘崇礼等. 高原地区不同海拔正常人血中氧自由基含量测定及分析. 环境与健康杂志，1995，12（1）：27-28.

[5] 张天先，王晓莉等. 高原地区年轻人慢性胃炎发病机制探讨（附 1026 例分析）. 中华消化内镜杂志，2001，18（1）：34-35.

[6] 杨桂英，熊元治等. 青海地区慢性萎缩性胃炎流行病学特点研究. 中国消化内镜杂志，2009，3（2）：22-28.

[7] 杨桂英，熊元治等. 西宁地区汉族人群胃组织内 MDA 含量与 SOD 活力变化与高原慢性胃炎发病的关系. 高原医学杂志，2010，20（4）：18-19.

[8] 杨桂英，熊元治等. 中度高海拔地区汉族人群胃组织内 NO 含量变化与高原慢性胃炎发病的关系. 中国消化内镜杂志，2009，3（1）：45-46.

[9] 杨桂英，熊元治等. 高原与平原地区世居汉族人群胃黏膜 XOD 活力比较. 临床消化病杂志，2010，22（2）：74-75.

[10] 杨桂英，熊元治等. 西宁地区汉族人群胃组织内 NO 含量变化与高原地区慢性胃炎发病的关系. 高原医学杂志，2009，19（4）：16-17.

[11] 杨桂英，熊元治等. 中高度海拔地区世居与移居汉族慢性胃炎患者胃黏膜内 MDA、SOD、XOD、NO 含量比较. 高原医学杂志，2013，23（1）：15-17.

[12] 杨桂英，熊元治等. 青海省相同海拔地区世居汉族与藏族慢性胃炎患者胃黏膜内 MDA、SOD、XOD、NO 含量比较. 中华消化内镜杂志，2010，27（6）：307-308.

第十四章

高原胃肠动力障碍性疾病

一、概述

当人们进入高原地区后，可出现食欲减退，由于对脂肪不能耐受，导致肠道吸收障碍，造成体重减轻等[1]。这些消化道表现是判断机体对高原适应不全的重要指标。

胃肠道的活动在体内不是独立的。机体对高原环境的良好适应，一部分取决于胃肠道对高原低氧环境的良好适应。高原环境与胃肠道功能是相互影响、密切联系的。随着海拔的升高，人体胃肠道症状明显增多，这些症状通常经 7 ～ 10 天高原适应后逐渐减轻和消失。平原地区居民快速进入海拔在 3000 m 以上高原地区后，可出现头痛、头晕、胸闷、气促、心悸、失眠等症状，同时伴有消化道症状发生率较高，其中以恶心、呕吐、腹泻、腹胀、食欲缺乏等表现尤为突出。

对部分急进高原的正常人行胃肠道钡餐 X 线检查发现，受检者多有胃肠道功能紊乱，表现为胃肠蠕动亢进或减弱。有关急性高原反应的研究资料表明，初进高原的人群有一半左右可出现腹泻，甚至频繁呕吐或腹泻而引起的水、电解质紊乱。慢性高原反应中也有长期慢性腹泻的症状，虽经各种检查尚未发现细菌感染和其他病因。当患者返回平原地区后，这些症状可自行消失。其原因可能与高原低氧、气候寒冷、食物结构以及水质等因素导致胃肠道运动功能紊乱有关。

机体对脂肪吸收不能耐受，其后果是常造成体重减轻，影响人体对高原低氧环境的适应性。高原低氧环境可引起肠液、唾液腺分泌减少，参与消化的肠淀粉酶分泌亦减少，从而影响消化、吸收功能，也是高原地区慢性胃炎，尤其是慢性萎缩性胃炎高发的原因之一。急进高原或长期居住在高原的健康人血清促胃液素浓度与平原地区人群相比可显著升高，尤其是高原红细胞增多症患者中，血清促胃液素浓度更高。其原因是当人们进入高原后，机体在缺氧环境下首先出现的是交感神经兴奋，促使肾上腺释放儿茶酚胺，促进促胃液素的释放，在高原地区溃疡高发机制中具有重要的意义。

近几年来，精神刺激与胃肠动力学相关研究表明，精神紧张可改变胃肠道消化间期动力。进入高原的人，由于远离家乡，脱离以往在舒适、温暖的生活环境，面对单调的生活与孤寂，可产生失望与烦躁情绪；加之高原特殊地理环境、气候和缺氧的影响，对高原缺乏正确的认识，极易产生紧张、焦虑和恐惧心理。这些因素直接导致胃肠排空障碍，继而引发胃肠动力紊乱性疾病[2]。

应激导致胃排空和分泌延迟与血浆 β - 内啡肽浓度升高有关；应激可降低小肠移行性复合运动（migrating motor complex，MMC）发生率，影响小肠动力；应激可改变胃肠道 MMC，伴随胃动素水平升高，影响胃肠道动力。高原缺氧使下丘脑 - 垂体应激反应增强，是引起胃肠动力紊乱最直接的原因。另外，应激还可使抗利尿激素（antidiuretic hormone，ADH）和醛固酮分泌增加，导致体内水、钠潴留。

低氧可影响脑细胞膜上的钠泵功能，使细胞外液向细胞内液转移，导致脑水肿，继而引起大脑皮质功能紊乱，副交感神经兴奋性降低，导致胃肠肽类激素，如血管活性肠肽（vasoactive intestinal peptide，VIP）、促胃液素、缩胆囊素（cholecystokinin，CCK）、生长抑素、胃动素等释放，影响胃肠动力和消化液分泌，导致腹胀、食欲缺乏等症状。同时，由于脑水肿使大脑皮质兴奋以及低氧应激使胃肠道黏膜充血、水肿，可使患者出现恶心、呕吐和腹泻等病理反射，甚至发生急性胃黏膜病变[2]。

近 20 年来，国内外对胃肠动力紊乱进行了大量临床和基础研究。高原环境下胃肠动力紊乱性疾病的研究已从局限于内镜、B 超、X 线钡餐造影等检查手段，发展为动力学检查，如胶囊内镜、胃肠动力测压、呼气试验等。今后的研究重点将向放射性核素闪烁显像、三维实时超声诊断等方向进一步发展，充分利用现代高新技术，开展对胃肠动力及吸收功能的研究。同时，通过研究脑 - 肠肽及胃肠道多种相关激素在高原环境下对胃肠动力紊乱性疾病的影响，并测定其相关的变化，以及测定有关氧自由基、内皮素，一氧化氮（NO）、脂质过氧化物与高原缺氧反应的影响等，将有利于在细胞和分子水平阐明高原胃肠动力障碍性疾病的发病机制。

胃肠动力障碍性疾病又称功能性胃肠病（functional gastrointestinal disease，FGID），包括胃肠道功能性消化不良、功能性便秘、胃食管反流病、肠易激综合征等。胃肠动力障碍是众多功能性胃肠病（如胃食管反流病、功能性消化不良及功能性便秘等）的共同表现。胃肠动力障碍性疾病的临床表现包括腹胀、腹痛、恶心、呕吐、腹泻等，多发于儿童与老年人。临床有 30%～40% 的消化道疾病患者最终被确诊为胃肠动力障碍性疾病。此外，某些器质性消化道疾病（如消化性溃疡、慢性胃炎及胃癌等）患者可同时伴有胃肠动力障碍。随着生活节奏加快，精神压力增大，胃肠动力障碍性疾病的发病率剧增，严重影响患者的身体健康和生活质量，已成为当今社会一个主要的医疗保健问题，引起国内外医学界的广泛关注和重视 [3]。

二、流行病学

高原地区胃肠动力障碍性疾病包括胃食管反流病（gastroesophageal reflux disease，GERD）、肠易激综合征（irritable bowel syndrome，IBS）、功能性消化不良（functional dyspepsia，FD）、功能性便秘等。慢性胃肠疾病主要与饮食不洁、进食生、冷、辛辣食物，情绪不良等因素有关。美国慢性胃肠疾病男性发病率为 10%，女性发病率为 5%；日本人群发病率为 5%～10%；德国人群发病率为 12.3%。我国慢性胃肠疾病平均发病率为 11.43%，且呈现逐年增高的趋势。第 72 届美国胃肠道病学协会年会报告数据显示，进入 21 世纪以来，在美国由于胃肠疾病最终导致胃癌、肠癌的平均年死亡率高达 25/10 万。我国胃肠疾病的癌变率达 16% 以上，每年死于胃肠疾病的人数达 30 万，胃癌的死亡率位居癌症死亡率的第二位。

三、病因与发病机制

（一）病因

高原胃肠动力障碍性疾病不仅是由胃肠道局部缺氧引起的，而且中枢神经系统低氧应激导致的神经、体液及内分泌调节功能紊乱，如血管活性肠肽（VIP）、脑 - 肠肽、生长抑素（somatostatin，SS）、胰多肽（pancreatic polypeptide，PP）、缩胆囊素（CCK）等神经递质改变 [5]，精神应激刺激因素，高原环境下肠道菌群的改变等同样是本病重要的致病因素。在高原胃肠动力障碍性疾病的研究中，我国学者杨春敏等指出，高原低氧

可以导致犬餐后胃窦、十二指肠的收缩振幅、收缩频率及动力指数明显低于海平面地区，同时还发现在海拔为 5000 m 的低压、低氧环境中，大鼠胃排空及小肠推进率同样明显下降。而国外同样有研究指出，在低氧条件下，不仅肠道的节律性收缩会减弱，使胃肠动力激素受到明显的影响，而且固有神经跨壁刺激的应答同样降低，这表明低氧条件可以致使胃肠蠕动减弱，从而导致胃肠运动缓慢。而胃肠运动功能障碍是与胃肠道的神经调控密切相关的，众所周知，胃肠道的神经支配十分复杂，包括中枢神经系统（central nervous system，CNS）、自主神经系统（交感神经和副交感神经系统）以及内脏神经系统，即肠神经系统（enteric nervous system，ENS）。整个脑 - 肠轴的任何一个环节受到影响，均会对胃肠道的正常生理功能产生影响。高原缺氧环境不仅可导致下丘脑 - 垂体应激反应增强，而且可导致抗利尿激素（ADH）和醛固酮分泌增加，引发体内水、钠潴留。另外，低氧也可干扰细胞膜上的钠泵功能，致使细胞外液向细胞内液转移，二者均可引发脑水肿，导致大脑皮质功能紊乱，副交感神经兴奋性降低，造成多种胃肠肽类激素的释放，影响胃肠动力和消化液分泌，导致出现腹胀、食欲缺乏等症状的产生 [6]。低氧环境同样会对肠神经系统造成影响，不仅可以引起胃肠局部 NO 浓度的改变，而且可以导致血液中 NO 浓度升高。而 NO 是肠神经系统的一种非肾上腺素能非胆碱能神经递质，其浓度升高可以使胃肠运动减弱 [6]。

（二）发病机制

胃肠运动功能的调节机制非常复杂，包括中枢神经系统（CNS）、肠神经系统（ENS）的作用及众多神经递质的调节作用。在进一步研究中发现，间质 Cajal 细胞（interstitial Cajal cell，ICC）、脑 - 肠肽和 5- 羟色胺（5-HT）是胃肠运动重要的调节因素 [4]。

1. 间质 Cajal 细胞（ICC）对胃肠运动的调节 ICC 由西班牙神经解剖学家 Cajal 首次发现，是胃肠道中的一类特殊间质细胞，是胃肠慢波电位的起源和传导细胞，主要参与胃肠基本电节律的调控和神经递质的信号转导。有关 ICC 的分类、形态学及组织学特征已逐渐表明，ICC 缺乏或分布异常可引起多种胃肠动力障碍性疾病。Shafik 等

报道，慢传导型便秘患者结肠平滑肌收缩明显减弱、慢波电位异常。Lee 等的研究显示，慢传导型便秘患者乙状结肠各层组织中 ICC 数量均明显减少。近年来，胃电起搏被广泛用于治疗胃动力障碍性疾病，可明显促进胃排空。关于干细胞与胃肠动力关系的研究，主要集中在干细胞与 ICC 的关系、利用干细胞建立胃肠动力研究的体外模型、干细胞移植对胃排空和胃肌电活动的影响以及某些胃肠动力障碍性疾病的治疗等方面。根据 ICC 存在于胃肠道组织中的位置不同，可将其分为四类：①肌间 ICC（ICC-MY），主要分布于胃、小肠、结肠；②肌内 ICC（ICC-IM），主要分布在食管、胃和结肠；③深肌层 ICC（ICC-DMP），主要分布于小肠；④黏膜下 ICC（ICC-SM），主要分布在胃和结肠[4]。

（1）ICC 与胃肠运动节律：在四种 ICC 中，ICC-MY 是导致起搏的主要细胞，能够自动产生节律性的去极化反应，从而形成基本电节律（慢波）；ICC-IM 能够将 ICC-MY 产生的起搏信号向下传递给与其形成紧密连接的平滑肌，并对神经信号转导过程进行调节；ICC-DMP 与肠神经系统（ENS）及邻近的平滑肌细胞（SMC）存在特殊连接，形成 ENS-ICC-DMP-SMC 的功能单位；ICC-SM 主要为结肠的起搏细胞，它们不仅产生基本电节律，而且可以控制其传导。目前研究认为，ENS、ICC 以及 SMC 之间可以形成网络连接，通过 ENS 释放的各类神经递质、肽类物质与 ICC 上的相应受体结合，引起 ICC 去极化，导致平滑肌运动。以瞬时电流记录法监测 ICC 活性可知，ICC 对 VIP、NO、P 物质（substance P，SP）、腺苷三磷酸（adenosine triphophate，ATP）、乙酰胆碱（acetylcholine，Ach）等神经递质均可产生反应。这些神经递质均可通过干预 ICC 的功能，对胃肠基本电节律造成影响，进而调控胃肠运动。目前认为，在胃肠运动的调控中，ICC 主要存在以下几方面的功能：①参与胃肠平滑肌的起搏功能；②参与平滑肌肌电活动的传播；③调节神经递质的功能，参与神经信号转导；④其他，如免疫调节、生长修复以及纤维化等。

（2）ICC 形成及传播基本电节律的机制：ICC 形成基本电节律的机制目前尚不明确，但可以肯定的是，基本电节律的产生与 ICC 内 Ca^{2+} 浓度密切相关，即认为基本电节律的起源主要是受 ICC 内的 Ca^{2+} 调控。而在 ICC 内三磷酸肌醇（inositol triphosphate，IP3）依赖的 Ca^{2+} 内流、线粒体对 Ca^{2+} 的摄取以及内质网对 Ca^{2+} 的释放被认为是 ICC 内基本电节律形成的功能单位及基础。另外，Ca^{2+} 不仅参与 ICC 的自动去极化，还可激发其他重要的离子通道，如 K^+、Na^+ 和 Cl^- 通道等，但其具体机制尚不明确。基本电节律在 ICC 网络中的传播，是其能够无衰减地在整个消化道上远距离传导的基础。在整个 ICC 形成的网络中，每一个 ICC 都可以被激活。当基本电节律传导至相邻的 ICC 时，可以导致其以相同的机制依次被激活。另外，ICC 与 SMC 之间的电偶联是基本电节律得以传播的另外一个重要因素，即 ICC 可以通过长突起与平滑肌纤维平行走行，并且以从长突起发出的细小突起与平滑肌纤维及其他的 ICC 形成缝隙连接（gap junction）的方式相联系[4]。

目前研究认为，这种缝隙连接通道由缝隙连接蛋白构成，主要以 Cx43 及 Cx45 这两种连接蛋白为主。其中，Cx43 是最重要的一种，它可以提高起搏电流活化平滑肌的效率。近年来大量研究表明，胃肠动力障碍性疾病患者存在 ICC 功能损伤与神经体液因子的异常，这主要表现在 ICC 数量减少、缺失或增生以及 ICC 网络受损和神经递质分泌异常等，并最终导致基本电节律的异常，从而引起胃肠动力障碍性疾病。例如，慢性便秘患者 ICC 数量显著减少，且多种神经递质水平异常，糖尿病性胃动力失调、功能性消化不良、婴儿肥厚性幽门狭窄患者肌肉组织中 ICC 数量、一氧化氮合酶以及多种神经递质均显著减少等，这些变化均表明，在多种胃肠动力障碍性疾病中，ICC 的作用不容忽视。然而，目前关于 ICC 在急进高原胃肠动力功能障碍性疾病中相关作用的研究报道较少，当前的研究多集中在高海拔条件下胃排空的变化、小肠推进运动的改变、胃肠移行性复合运动等直观胃肠动力变化方面，或者高原胃肠应激所引起的神经 - 体液因子变化，但更进一步在细胞分子水平解释其相互关系及影响，从而造成胃肠功能紊乱，以及 ICC 是否在此过程中发生与其他胃肠功能障碍性疾病相似的变化，仍有待进一步的研究和探讨。这不仅对于从细胞分子生物学角度来解释急进高原胃肠动力紊乱的机制具有重要的意义，而且可以对未来的临床干预提供新的思路。

2．脑-肠肽及其受体对胃肠运动的调节　双重分布于脑及胃肠系统内并对胃肠运动具有调节作用的肽类物质被称为脑-肠肽，它与CNS、ENS一起共同参与对胃肠运动的调控。根据脑-肠肽对胃肠平滑肌细胞的直接收缩或舒张效应不同，可将其分为兴奋性脑-肠肽和抑制性脑-肠肽两大类。兴奋性脑-肠肽主要有胃动素（MTL）、促胃液素（GAS）和P物质等。胃动素主要调控消化间期肌电复合波的周期性活动，促进胃排空。当患者处于精神心理应激的情况下，胃动素可以减轻患者的悲伤情绪及消化不良症状，增进愉悦感，这表明胃动素的促动力作用与功能性消化不良症状改善密切相关。GAS能促进胃肠运动，破坏自发移行性复合运动和胃动素所致的移行性复合运动Ⅲ相活动，使空腹样胃肠运动转变为餐后样胃肠运动。GAS也可直接使胃体、胃窦部环行肌收缩，并经胆碱能神经元使胃窦部纵向肌收缩。抑制性脑-肠肽主要有血管活性肠肽（VIP）、生长抑素（SS）及促胰液素等。血管活性肠肽是肠道主要的抑制性神经递质之一，不仅可松弛胃体部，而且抗VIP抗体能阻断电刺激和迷走神经反射所引起的胃部肌肉收缩。生长抑素主要分布于胃、十二指肠及结肠，对胃肠运动具有抑制作用，即延缓胃排空、抑制回肠和胆囊收缩及抑制肠道内容物转运。目前有关脑-肠肽与胃肠动力障碍性疾病的相关研究还在进行中，尚无较理想的治疗药物应用于临床[5]。

3．5-羟色胺（5-hydroxytryptamine，5-HT）及其受体对胃肠运动的调节　在各种刺激因子作用下，5-HT由胺前体摄取和脱羧细胞（amine precursor uptake and decarboxylation cell，APUD cell）生成和分泌，通过对胃肠平滑肌或某些部位黏膜上皮细胞的直接作用来调节胃肠活动。5-HT受体的数量特别庞大，已发现有18种5-HT亚型：5-HT1AR、5-HT1BR、5-HT1DR、5-HT1ER、5-HT1FR、5-HT1PR、5-HT2AR、5-HT2BR、5-HT2CR、5-HT3R、5-HT4R、5-HT5AR、5-HT5BR、5-HT6R、5-HT7AR、5-HT7BR、5-HT7CR及5-HT7ER等。其受体亚型与胃肠平滑肌松弛的调节等生理功能有关。研究表明，5-HT1B/DR具有延迟胃排空和导致胃扩张的作用，5-HT受体激动剂舒马普坦对于调整功能性消化不良患者的胃顺应性、改善进食后上腹部不适症状有明显效果。现已从大

鼠胃底部克隆出5-HT2BR，并证实其参与胃底部收缩。而在小鼠空肠ICC中也有5-HT2BR表达，其通过引起ICC的增殖来调控ICC的数量。5-HT3R可调控肠肌间神经元的快速内向电流，其激活可促使副交感神经末梢释放去甲肾上腺素，以增强胃肠动力。5-HT4R被刺激后可通过增强蛋白激酶途径的神经信号转导促进胃肠运动，敲除5-HT4R的大鼠胃肠运动明显减慢。另有报道指出，5-HT3R和5-HT4R均参与了内脏敏感性的调节。5-HT7R广泛分布于消化道，存在于胃肠黏膜下神经丛、肌间丛、平滑肌细胞和VIP的肠肌运动神经元上[4]。

四、常见疾病

（一）胃食管反流病

1．胃食管反流病（gastroesophageal reflux disease，GEDR）是由于胃内容物反流入食管而导致的组织病理改变和症状，反酸、吞咽困难、胸痛、呼吸症状及呕吐是主要表现，胃灼热则少见[3]。如果患者有胃灼热，则表明食管黏膜病变严重。大多数老年性食管炎患者没有典型反流症状，因此往往容易延误诊断和治疗。老年人食管敏感性降低，并且经常伴随的慢性阻塞性肺疾病或冠状动脉疾病易与胃食管反流病相混淆。胃食管反流病是抗反流的防御功能减退和反流对食管黏膜攻击增强的结果。

2．临床诊断依据　①临床上患者有明显胃灼热；②胸痛，并放射，易与心绞痛相混淆；③反酸、胃食管反流；④内镜检查示反流性食管炎或钡餐检查有明显的胃食管反流；⑤24小时pH值监测或胃食管反流显像可见过多的反流；⑥食管测压显示EESP低下或频发的LES松弛，胃食管反流病引起食管损伤，甚至发展成Barrett食管，后者多为癌前病变[7]。

（二）功能性消化不良

1．功能性消化不良（functional dyspepsia，FD）又称非溃疡性消化不良，近年来日益受到重视。①本病主要与社会和精神心理因素有关；②发展中国家至少有1/2因本病而就医；③至少有23%的年轻人经历过1次或更多次因本病而引起的症状；④本病占门诊疾病的30%，占人口患病

率的 20%～40%；⑤英国统计的 7248 人中，6 个月内消化不良患病率为 41%。

2．2006 年的功能性胃肠病罗马Ⅲ诊断标准中，将成人功能性消化不良分为 6 类[8]：

A．功能性食管病

A1．功能性胃灼热；

A2．功能性食管源性胸痛；

A3．功能性吞咽困难；

A4．癔球。

B．功能性胃、十二指肠疾病

B1．功能性消化不良：餐后不适、上腹痛；

B2．功能性嗳气：吞气症，呈非特异性；

B3．功能性恶心和呕吐：呈特发性、功能性、周期性；

B4．成人反刍综合征。

C．功能性肠病

C1．肠易激综合征；

C2．功能性腹胀；

C3．功能性便秘；

C4．功能性腹泻；

C5．非特异性功能性肠病。

D．功能性腹痛综合征

E．胆囊和 SO 功能障碍

E1．胆囊功能障碍；

E2．胆道 SO 功能障碍；

E3．胰管 SO 功能障碍。

F．功能性肛门、直肠疾病

F1．功能性排便失禁；

F2．功能性肛门、直肠疼痛；

F3．功能性排便障碍。

3．2016 年重新修订并颁布的功能性胃肠病罗马Ⅳ诊断标准中，对于功能性胃肠病的认识由单一的胃肠动力异常转变为包括胃肠神经病学和脑 - 肠互动异常。新的定义强调其症状的产生与动力紊乱、内脏高敏感性、黏膜和免疫功能改变、肠道菌群改变以及中枢神经系统（CNS）处理功能异常等有关。删去罗马Ⅲ诊断标准中的"功能性"一词，用"中枢介导的腹痛综合征"代替罗马Ⅲ诊断标准中的"功能性腹痛综合征"，用"食管疾病"代替罗马Ⅲ诊断标准中的"功能性食管疾病"，用"排便失禁"代替罗马Ⅲ诊断标准中的"功能性排便失禁"。在食管疾病中增加了反流

高敏感（reflux hypersensitivity）这一疾病，用于诊断某些患者的酸反流属于正常范围，但他们对生理性反流很敏感，因此出现胃灼热症状，以便与功能性胃灼热甚至非糜烂性反流病相鉴别。强调不再将肠易激综合征（IBS）、功能性便秘、功能性腹泻、功能性腹胀作为特定的疾病来看。这些疾病具有与病理生理机制特征相联系的症状谱，只是在临床上所表现出的症状数量、发作频率和严重程度有差异，如便秘型 IBS（IBS-C）和功能性便秘的诊断可能因腹痛程度的变化而转换，IBS 的亚型也可能随着粪便性状发生变化而改变。在胃、十二指肠疾病中增加了大麻素剧吐综合征（cannabinoid hyperemesis syndrome, CHS），在中枢介导的腹痛综合征中加了麻醉性肠道综合征（narcotic bowel syndrome）/ 阿片引起的胃肠道高敏感（opioid-induced gastrointestinal hyperalgesia），在肠道疾病中增加了阿片引起的便秘。在 IBS 的诊断标准中，罗马Ⅳ诊断标准删去了腹部不适这一症状，将诊断的症状阈值调整为"近 3 个月内腹部不适平均发作频率为至少每周 1 天"，将"腹痛 / 腹部不适在排便后改善"修改为"腹痛与排便相关"。在分型标准中，将主导型粪便的判断调整为按"有不正常排便（至少 1 次）的天数中粪便性状"计算等。

（三）肠易激综合征

1．定义　肠易激综合征（irritable bowel syndrome, IBS）是一种以长期或反复发作的腹部不适、腹痛、腹胀，伴排便习惯和粪便性状异常而又缺乏形态学、细菌学和生化指标异常的肠功能障碍性综合征，发病率为 15%～20%，女性多见。病因不清，有动力和感觉异常，可能涉及脑 - 肠轴异常[8]。目前研究显示，部分肠炎或痢疾可发展成 IBS。

2．罗马Ⅲ诊断标准[8]　如患者过去 6 个月内有症状，近 3 个月病变处于活动期，有腹部不适或疼痛，无确切的病因，又缺乏可解释症状的器质性疾病证据，并具备以下 2 项，即可确诊：①排便后症状可缓解。②症状的出现与排便次数变化有关。③症状的出现和粪便性状有关。

以下症状支持 IBS 诊断：①排便频率异常；②粪便性状异常，如粪便呈块状、硬块状或呈稀水便；③排便过程异常：如用力、紧迫感或排便

不畅；④排出黏液便；⑤腹胀或腹部膨隆感分为三个亚型：便秘型、腹泻型、腹泻与便秘交替型。

（四）功能性便秘

功能性便秘较常见，患病率为 6%，女性患病率为男性的 4 倍以上，主要病理生理表现为肛门痉挛、肛门松弛障碍及腹肌无力。

诊断　过去 12 个月内，以下症状至少达 3 个月：①排便用力；②粪便呈块状或为硬结；③排便未尽；④排便时有肛门、直肠阻塞感；⑤排便需用手协助；⑥每周排便少于 3 次。

五、辅助检查

（一）病史采集与体格检查

与症状相关的详细病史采集和细致的体格检查有助于排除肠内、外器质性疾病。如有高危症状，则需进行相关检查。血细胞计数有助于判断有无贫血、感染。其他检查（如电解质、甲状腺激素、血液生化测定等），既无诊断价值，费用效益性也差，因此除非患者有可疑异常，否则不进行上述其他检查。腹部 X 线检查、钡灌肠造影和胃镜、肠镜检查在功能性胃肠疾病临床诊断方面的价值有待验证。

（二）胃肠动力学检查

胃肠动力的检查方法包括放射性核素显像、超声检查、腔内测压、胃肌电图、呼气试验、24 小时 pH 监测等，其中多数已在临床应用，成为临床诊断胃肠动力性疾病、判断疗效的客观手段，也有一些检查用于临床科学研究，还有少数检查仅应用于动物实验。影像学检查是最早应用于临床的胃肠动力学检查方法，至今仍是不可缺少的手段之一。通过该项检查可以确诊很多疾病，如贲门失弛缓症、食管裂孔疝、巨结肠、假性肠梗阻等。造影检查可以充分了解整个胃肠的蠕动、排空和转运、收缩和舒张，以及吞咽、排便等功能，特别是动态摄影不仅可记录保存资料，而且能够较准确地反映胃肠动力功能，但了解整个胃肠道动力情况耗时长、曝光频繁，难以被受试者接受，目前仅用于观察吞咽、排便情况。利用不透 X 线的标志物可以较准确地反映胃排空和小肠通过时间，因方法简便、易行，在临床开展较为普遍[9]。

1. 放射性核素显像　可以准确地反映食管通过时间、胃排空、小肠通过时间、胃食管反流、十二指肠胃反流，并在临床广泛应用，作为诊断的"金标准"。由于具备准确性、非侵入性、易重复操作、符合生理要求等优点，使其成为理想的胃肠动力学检查方法，但设备条件和试剂成本较高，无法在基层医院开展，应用受到一定的限制。需要指出的是，放射性核素显像无法用于诊断胃肠道结构异常。

2. 超声检查　优点是经济、安全、可靠、易重复、不接受放射线、非侵入性，较易被医生和受试者接受。采用常规实时二维超声仪即可测定胃排空和胆囊排空情况，检查方法的逐渐统一和简化使基层医院开展成为可能。随着研究的深入，应用带有动态计算机处理系统的超声仪可以了解胃窦收缩频率、幅度、运动指数，较准确地反映胃窦的收缩情况。应用脉冲多普勒和彩色多普勒可观察胃窦 - 幽门 - 十二指肠运动情况，包括液体流动速度、协调运动、十二指肠胃反流，使超声检查在胃肠动力学检查方面应用更为广泛。近年来，超声检查已被用于研究胃肠道的动力与生理机制。理想的胃肠道生理机制的研究应当不受到腔内设备的影响。由于超声小探头同时具有高频超声和小探头两种优点，因此与体积较大的超声内镜相比，其在获得胃肠壁各层面详细图像的同时，对胃肠腔的影响更小。因此，这一类设备适用于进行胃肠道动力学研究，特别适用于一些直径较小的腔道，如食管。此外，超声内镜还可用于检测胃等比较宽大的空腔脏器。由于超声内镜一般使用低频率、大探头，因此也可用于研究邻近胃肠道结构的动力情况。单纯腔内实时 B 型超声或是与其他方法（如压力测量和肌电图）相结合可用于研究胃肠壁的压力、潜在电活动的改变和结构改变的相关性。使用该技术对生理改变进行详细检测时，对胃肠壁超声图像的正确识读非常关键。另外，还有三维腔内超声、肠壁弹力组织测量以及流率测量等新技术。这些技术推动着胃肠道腔内超声检测技术的发展，并使胃肠道动力性疾病的诊治水平得以提高[9]。

3. 胃肠腔内测压　测量数据是通过末端开放导管毛细管灌注系统或末端微小压力传感器获得。由于平滑肌收缩或舒张引起局部胃肠段压力变化，使得该技术已经由研究逐渐向临床扩展，但其侵入性和设备的高昂费用，限制了它在临床的广泛使用。通过腔内测压可以较为全面地评价胃肠道消化期和消化间期的运动情况。内脏感觉异常已成为功能性疾病研究的另一领域，而电子恒压器检查可以了解胃和直肠感觉阈的变化。

4．胃肌电图　目前，胃肌电图的应用已较为成熟，可以用于胃运动障碍的诊断。由于计算机软件的开发，使其检测更科学、规范，胃肌电频率、振幅、不同频率的百分比等数据可以准确地反映胃肌电活动情况，而肠肌电图仍有待进一步的研究。

5．呼气试验　呼气试验可用于测定胃排空和肠通过时间，但受小肠吸收功能、肠道菌群紊乱等影响明显。

6．24 小时 pH 监测　可用于诊断胃食管反流，已成为主要的检查手段，优点是准确、安全、易重复。通过胃内 pH 监测，可以动态了解胃酸分泌状况，也可了解十二指肠胃反流，后者的临床意义与应用逐渐受到重视。

7．直肠肛管测压　是临床上常用的了解肛门、直肠动态情况的检查方法，其结果主要通过直肠肛门抑制反射（rectal anal inhibitory reflex，RAIR）来反映。

8．肛管超声检查　可快速了解肛门括约肌的形态，但目前仍无不同年龄儿童的正常范围参考数值，故多仅用于进行形态描述。

9．胃肠道生理参数测定　胃肠道生理参数作为反映胃肠道活动的主要标志之一，可以有效地反映胃肠道生理、病理情况的变化。近年来，研发出一种可以用于测量消化道内生理参数的胶囊系统，具有无痛苦、可吞服，在近似自然条件下可以对整个消化道进行检测的优点，成为当前国际上的研究热点之一。该系统主要通过体外遥测系统控制体内包含各种测量生理参数的传感器胶囊来监测消化道内的生理参数[9]。

六、胃肠促动药

胃肠动力是消化系统发挥生理功能的基本要素，胃肠动力障碍所导致的一系列疾病，如胃食管反流病（GERD）、功能性消化不良（FD）、慢性便秘（chronic constipation）及假性肠梗阻（intestinal pseudo-obstruction，IPO）等，是消化系统常见疾病[7]。促进和恢复胃肠动力的正常运行是治疗此类疾病的基本原则。因此，胃肠促动药的应用对于治疗胃肠动力障碍性疾病具有重要作用。

（一）多巴胺受体拮抗剂（dopamine receptor antagonist）

将多巴胺受体拮抗剂（dopamine receptor antagonist）作为促动力药源于在哺乳动物肠壁中所观察到的多巴胺抑制胃肠运动效应。研究表明，多巴胺能减慢胃及食管下部括约肌节律，扰乱胃窦、十二指肠运动的协调性。多潘立酮、甲氧氯普胺等的促动力效应就是通过选择性阻滞这类抑制性受体而发挥作用的[10]。

（二）5- 羟色胺受体激动剂

机体约有 80% 的 5-HT 分布于肠道，其在兴奋肠神经元后蠕动反射中发挥核心作用。因此，5-HT 受体成为促动力药的首要靶点之一。与胃肠动力相关的该类受体主要是 5-HT3、5-HT4 和 5-HT1 受体。5-HT4 受体激动后可促使兴奋性神经元释放乙酰胆碱（Ach）增加，从而导致胃肠道的蠕动性收缩。而 5-HT1 受体激活后可导致 NO 释放增加，使胃底部松弛，从而参与调控胃肠道的容受性反射。西沙必利是第一代胃肠促动药，为非选择性 5-HT4 受体激动剂，同时具有较弱的 5-HT3 受体拮抗效应。其对食管远端、胃、十二指肠及结肠均具有促动力作用，从而用于治疗多种功能性或动力障碍性胃肠病[12]。

（三）缩胆囊素（CCK）受体拮抗剂

CCK 是十二指肠内分泌细胞对多种营养物质，尤其是脂质和脂肪酸反应时所释放的一种神经肽类物质，循环中的 CCK 能抑制胃排空。CCK 的这种胃肠道效应是通过分布于肠道平滑肌及迷走神经上的缩胆囊素 -1（CCK-1）受体而发挥作用的。

CCK-1 受体拮抗剂氯谷胺可以阻断进食脂质后对胃动力和胃排空的抑制作用。一项对健康受试者胃排空的磁共振成像研究发现，氯谷胺能够刺激胃窦收缩并加速胃排空。而它的 R- 异构体右氯谷胺，拮抗 CCK-1 受体的作用更强，选择性更高。研究表明，右氯谷胺能够拮抗分布于胃迷走神经末端的 CCK-1 受体，同样可以逆转进食脂质后对胃排空的抑制作用。与安慰剂组相比，右氯谷胺能够缓解消化不良症状，改善便秘型肠易激综合征患者的腹痛及不适感。目前，CCK 受体拮抗剂仍处于临床试验阶段，其临床应用价值还有待深入探讨[13]。

（四）阿片肽受体拮抗剂

阿片类物质可抑制健康受试者消化道的推进性运动，导致便秘。这种致便秘效应由周围肠神经系统调控，而其镇静作用由中枢神经系统调控。因此，拮抗周围神经系统的阿片受体拮抗剂（opioid receptor antagonist）能够保留肠道正常的动力，同时保留阿片类物质的镇静效应。阿维莫泮（Alvimopan）是一种口服阿片受体拮抗剂，能抑制周围神经的抑制效应，产生促动力作用。2 项对腹部手术患者的研究发现，阿维莫泮能够加快胃肠动力功能的恢复，缓解术后不适，显著缩短住院时间[14]。

（五）胃动素受体激动剂

胃动素是一种消化间期在血液循环中释放的内源性肽，能激动 Ⅲ 相移行性复合运动。胃动素通过与分布在消化道的胃动素受体结合后发挥促动力作用，这些受体在整个消化道都有分布，以上消化道分布最为密集。胃动素受体激动剂，如红霉素、大环内酯类药物等，均是强效胃肠促动药。

近年有学者发现，胃肠道的间质 Cajal 细胞（ICC）与胃肠动力障碍性疾病密切相关。大量研究证实，ICC 是胃肠动力的起搏细胞，该类细胞出现异常可能是引起疾病状态发生的直接原因。国内有学者发现，ICC 上同样分布有胃动素受体，并且通过实验证明 ICC 上的胃动素受体可介导红霉素的促动力作用。

七、治疗方案

（一）胃食管反流病

1．减少胃食管反流　治疗药物有胃肠促动药等。

2．降低反流液的酸度　治疗药物有 H$_2$ 受体拮抗剂、质子泵抑制剂。

3．增强食管的清除力。

4．保护食管黏膜　应用胃黏膜保护剂。

（二）功能性消化不良

1．一般治疗　向患者解释病情，去除诱因。

2．心理治疗　调整患者的心理状态。

3．药物治疗　①胃肠促动药；②抗酸药；③病因治疗：治疗胃炎，根除 Hp 治疗，可与 H$_2$ 受体拮抗剂或质子泵抑制剂联合应用；④黏膜保护剂：硫糖铝、胶体铋、蒙脱石等；⑤抗抑郁药。

（三）功能性便秘

1．药物治疗

（1）通便药物：①纤维素添加剂，又称膨胀药物：如车前子、麦麸、魔芋；②渗透性药物：如聚乙二醇、山梨醇糖，其中聚乙二醇效果更佳，安全性高，可作为首选药物；③盐类泻药：硫酸镁；④刺激性泻药：番泻叶、芦荟、鼠李皮、酚酞、蓖麻油；⑤润滑剂：液状石蜡、麻仁丸。

（2）胃肠促动药：西沙必利。

（3）软化治疗：开塞露、灌肠。

（4）中医药治疗：通便灵、达立通。

（5）微生态制剂：双歧三联活菌、双歧杆菌活菌。

2．心理治疗和生物反馈治疗。

3．外科治疗　适应证是结肠无力的通过型便秘，严重影响工作和生活者。

（四）肠易激综合征

1．药物治疗

（1）解痉药：①钙离子通道阻滞剂，适用于治疗腹泻主导型或痉挛性便秘的 BIS 患者，常用的有匹维溴胺；②离子通道调节剂，适用于腹泻型和便秘型 BIS 患者，常用马来酸曲美布汀，每次 100 mg，每天 3 次；③抗胆碱药：颠茄、溴丙胺太林、阿托品。

（2）胃肠促动药：适用于腹胀、胀气和慢通过型便秘的 IBS 患者，常用西沙必利和莫沙必利。

（3）通便药：对便秘主导型者可试用容积性泻药。

（4）止泻药：可用于腹泻主导型 IBS 患者，可应用洛哌丁胺，每次 2 mg，每天 3 ~ 4 次。

（5）抗抑郁药：阿米替林、氟西汀（百优解）、氟哌噻吨。

（6）胃肠微生态制剂。

（7）中医药治疗。

2．非药物治疗

（1）心理治疗：调整患者的情绪和行为，建立合理、规律的生活方式。

（2）饮食治疗：近 2/3 的 IBS 患者认为其症状是由某类特殊食物诱发的。乳糖是研究较多的成分，与 IBS 患者的腹痛、腹胀有关。有研究者提倡 IBS 患者使用低寡聚糖及发酵多元醇饮食，但其效果尚不明确，并且该饮食也有引起营养不良的风险。目前比较一致的意见是避免食用过多脂肪或刺激性食物，如避免饮咖啡、浓茶及饮酒等。

八、预防

高原低氧引起的胃肠动力障碍并非是一种单纯胃肠道症状和表现，由此导致的一系列机体内环境紊乱可加重急性高原反应。此外，患者还因摄入减少和丢失增多，造成低钾血症、低钙血症及代谢性酸中毒，引起无力、轻瘫、肌痉挛和肠麻痹等。由于胃肠黏膜屏障破坏，引起急性胃肠黏膜病变；因肠道吸收毒素，造成免疫应答抑制，引发一系列病理生理改变，所以对此应予以积极预防[15]。

1．心理训练　消除紧张、恐惧心理，采用有效的心理疏导，阻断大脑皮质 - 内脏、脑 - 肠轴作用。

2．阶梯登高　可采取阶梯适应方式登高，加强适应性锻炼，促进高原习服。

3．对症治疗　加强营养，对腹胀、便秘、呕吐、腹泻患者予以对症处理，必要时给予静脉营养支持疗法。

4．调节饮食　戒除烟、酒，避免对胃有刺激性的生、冷、质硬等难以消化的食物或药物。有胃肠病史者应暂缓进入高原。

5．病因治疗　吸氧和高压氧舱可以有效改善低氧血症的体征，对胃肠动力障碍性疾病有明显疗效。

（马丽莉　邓文珺）

参考文献

[1] 李天麟 . 高原与健康 . 北京：北京科学技术出版社，2001.

[2] Joel E，Richter. Founction dsophageal disorders. In：Dcuqlas AD & Joel ER EDS. The functinal gastrointestineal disordens. Little，Brown，1994，2.

[3] 罗金燕 龚均 . 胃肠动力与疾病 . 西安：陕西科学技术出版社，1996.

[4] Jamieson JR，Stein HJ，DeMeester TR，et al. Ambulatory 24-h esophageal PH monitoring：normal values，optimal thresholds，specificity，sensitivity，and reproducibility，2002，10（2）：238-286.

[5] Vito Annese，Jozef Janssens，Gaston Vantrappen，et al. Erythromycin accelerates bastricemptying by inducing antralcontrations and improvedgastroduodenal coornation. Gastroenterology，1992，10（2）：823.

[6] Melsen NC，Andersen MR，Kraglund K，et al. Computer-aided analysis of gastrointestinal pressure recording. Scand-J-Gastroenterol，1992，27（9）：805.

[7] 王勇，罗金燕，胡家露 . Oddi 括约肌功能及其障碍的研究进展 . 国外医学消化系统疾病分册，1994，1（4）：6.

[8] Savarino E，Zentilin P，Mastracci L，et al. Microscopic esophagitis distinguishes patients with non-erosive reflux disease from those with functional heartburn［J］. J Gastroenterol，2013，48（4）：473-482.DOI：10.1136/postgradmedj-2013-306393rep.

[9] Yamashita H，Ashida K，Fukuchi T，et al. Combined PH-impedance monitoring and high-resolution manometry of Japanese patients treated with proton-pump inhibitors for persistent symptoms of non-erosive reflux disease［J］. J Smooth Muscle Res，2012，48（5/6）：125-135.

[10] 胡品津 . 幽门螺杆菌感染与功能性消化不良 . 中华医学杂志，2002，82（增刊）：27-28.

[11] Schwartz MP，Samsom M，Van-Berge-Henegouwen GP，et al. Effect of inhibition of gastric acid secretion on antropyloroduodenal motor activity and duodenal acid hypersensitivity in functional dyspepsia. Aliment Pharmacol Ther，2001，1（5）：1921-1928.

[12] 李国华，钱伟，侯晓华 . 功能性消化不良患者肌间神经丛抗体的研究 . 华中医药，2002，26（增刊）：39-42.

[13] 庄辉，王宝恩 . 临床诊疗指南，消化系统诊疗分册 . 北京：人民卫生出版社，2007.

[14] Gboshal UC，Gwee KA. Chen M. et al. Development. Translation and Validation of Enbanced Asian Rome III Questionnaires for Diagnosis of Functional Bowel Diseases in Major Asian Languages；A Rome Foundation-Asian Neurogastroenterology and Motility Assiociation Working Team Report［J］. Journal of Neurogastroenterology and Motility. 2015. 21（1）：83-92.

[15] 中华医学会消化病学分会胃肠动力学组 . 中华医学会消化病学分会胃肠功能性疾病协作组，中国功能性消化不良专家共识意见（2015 年，上海）［J］. 中华消化杂志 . 2016. 36（4）：217-229.

第十五章

病毒性肝炎

第一节　乙型病毒性肝炎　　　　　　　　第二节　丙型病毒性肝炎

病毒性肝炎（viral hepatitis）是由多种肝炎病毒引起的以肝损伤为主的一组全身性传染病，属于法定乙类传染病，具有传染性强、传播途径复杂、流行范围广泛及发病率高等特点。

人类对病毒性肝炎的认识和研究是一个漫长而艰难的过程，目前已确定的病毒性肝炎包括甲型肝炎（hepatitis A）、乙型肝炎（hepatitis B）、丙型肝炎（hepatitis C）、丁型肝炎（hepatitis D）和戊型肝炎（hepatitis E）等。其中，甲型、戊型肝炎经消化道传播，临床表现为急性肝炎，而乙型、丙型和丁型肝炎经血液和体液传播，部分患者可演变成慢性肝炎，并可发展为肝硬化和肝癌，对健康危害极大。

病毒性肝炎的病原体除肝炎病毒之外，还可见非嗜肝病毒，如 EB 病毒（EBV）、巨细胞病毒（CMV）、单纯疱疹病毒（HSV）、水痘 - 带状疱疹病毒（VZV）、科萨奇病毒 B、麻疹病毒、风疹病毒、腺病毒等。非嗜肝病毒所致肝炎，患者除有肝损伤外，还常合并其他器官损伤。

病毒性肝炎在世界范围内流行和分布，我国为病毒性肝炎的高发国家。高原地区由于经济落后、医疗卫生保健滞后、人们生活与饮食习惯特殊等诸多原因，是我国病毒性肝炎的高发地区，其中以乙型肝炎和丙型肝炎为主。本章主要对乙型肝炎和丙型肝炎进行阐述。

第一节　乙型病毒性肝炎

一、定义

乙型病毒性肝炎简称乙型肝炎，是由乙型肝炎病毒（hepatitis B virus，HBV）感染引起的传染病，根据发病缓急和临床表现不同，可将其分为急性、慢性和重型肝炎。

二、流行病学与自然史

（一）传染源

本病的传染源主要为急、慢性乙型肝炎患者和 HBV 携带者。急性患者自发病前 2 ～ 3 个月即有传染性，慢性患者和 HBV 携带者均具有传染性。

（二）传播途径

HBV 存在于患者的血液和各种体液中。主要传播途径为：①血液传播，通过输血及血制品、使用污染的注射器或针刺、拔牙、手术、血液透析、器官移植等传播。文身、扎耳洞、医务人员工作中意外暴露、共用剃须刀和牙刷等亦可传播。②母婴传播，妊娠期主要通过胎盘轻微剥离而传染，分娩时婴儿通过破损的皮肤、黏膜接触母血、羊水或阴道分泌物而被传染，分娩后通过哺乳及密切接触而传染；③性接触传播，精液和阴道分泌物中含有 HBV，无防护的性接触可以传播 HBV；④日常生活密切接触传播，例如共用牙刷、剃刀，易感的皮肤、黏膜微小破损并接触带有 HBV 的微量血液及体液等。

（三）易感人群

抗 HBs 阴性人群对 HBV 普遍易感。如免疫功能不全的婴幼儿、HBsAg 阳性母亲的新生儿、HBsAg 阳性者的家庭成员、反复输入血液及血制品者、接受血液透析者、有多个性伴侣者、静脉药物成瘾者及频繁接触乙型肝炎患者的医务人员等，均是 HBV 感染的高危人群。

（四）流行特征

HBV 感染呈世界性流行，但不同地区 HBV 感染的流行性差异很大，以非洲与亚洲最为高发。据世界卫生组织报道，全球约有 20 亿人曾感染 HBV，其中 2.4 亿人为慢性 HBV 感染者。我国慢性 HBV 感染者占 6.1 %，约为 8600 万人，而慢性乙型肝炎患者约为 3200 万[1]。特别是在中、低收入国家，每年约有 65 万人死于 HBV 感染所致的肝衰竭、肝硬化和肝细胞癌（liver cell carcinoma，HCC）[2]。全球肝硬化和肝细胞癌患者中，由 HBV 感染引起的比例分别为 30%和 45%。我国肝硬化和肝细胞癌患者中，由 HBV 感染引起的比例分别为 60% 和 80%。2006 年全国乙型肝炎血清流行病学调查表明，我国 1 ～ 59 岁一般人群 HBsAg 携带率为 7.18%[3]。2014 年中国疾病预防控制中心（Center for Disease Control and Prevention，CDC）对全国 1 ～ 29 岁人群乙型肝炎进行的血清流行病学调查结果显示，1 ～ 4 岁、5 ～ 14 岁和 15 ～ 29 岁人群 HBsAg 检出率分别为 0.32%、0.94% 和 4.38%。全国慢性 HBV 感染者约为 9300 万人，而慢性乙型肝炎患者约为 2000 万。HBV 感染多呈散发性，常见家庭聚集现象，男性感染率高于女性，婴幼儿多见[4]。青藏高原是我国 HBV 感染的高发区。有研究报道[5-7]，青海地区藏族居民 HBV 感染率显著高于我国人群平均水平，并且藏族、汉族居民之间 HBV 感染率亦具有明显差异。青海省疾病预防控制中心的流行病学统计资料显示，2018 年全省报告乙型肝炎病例 9307 例，报告发病率为 155.54/10 万，是全国平均水平（71.99/10 万）的 2.16 倍。男性 HBV 感染率高于女性，为 1.62∶1。感染者以 20 ～ 64 岁男性为主，占 83.75%。感染人群主要分布于牧区和农业区，所分布地区按感染率由高到低排序依次为玉树藏族自治州、果洛藏族自治州、黄南藏族自治州、海南藏族自治州、西宁市、海北藏族自治州、海东市和蒙古族藏族自治州。

慢性乙型肝炎的进展可分为五个临床阶段：① HBeAg 阳性慢性 HBV 感染，以往称为"免疫耐受期"，以血清 HBeAg 阳性为特征，伴有高水平 HBV DNA 和 ALT 在正常范围内，肝组织学检查没有明显异常，或仅有轻度炎症性坏死，无或仅有缓慢纤维化。由于 HBV DNA 水平显著增高，所以此阶段具有很强的传染性。② HBeAg 阳性慢性 HBV 感染，伴有 HBV DNA 和 ALT 升高，肝组织学检查表现为中度或严重炎症性坏死，肝纤维化可快速进展。大多数患者可以实现 HBeAg 血清学转换及 HBV DNA 抑制，进入 HBeAg 阴性感染阶段。③ HBeAg 阴性慢性 HBV 感染，以往称为"非活动期"，以 HBeAb 阳性为特征，伴有 HBV DNA 检测不到或低于 2000 IU/ml，ALT 在正常范围内，肝组织学检查没有或仅有轻度炎症，此阶段患者发生肝硬化及肝癌的风险相对较低。④ HBeAg 阴性慢性 HBV 感染，通常伴有 HBeAb 阳性，HBV DNA 处于高水平且 ALT 持续升高或反复异常，肝组织学检查可见炎症性坏死及纤维化。⑤ HBsAg 阴性，以 HBsAg 阴性、HBcAb 阳性为特点，伴或不伴 HBsAb 阳性，此阶段亦被称为"隐形 HBV 感染"，患者 ALT 多正常，HBV DNA 低于检测下限。

三、病因与发病机制

（一）病因

HBV 属于嗜肝 DNA 病毒科，基因组长约 3.2 kb，为部分双链环状 DNA。其基因组编码 HBsAg、HBcAg、HBeAg、病毒聚合酶和 HBx 蛋白。HBV 的抵抗力较强，但 65 ℃加热 10 h、煮沸 10 min 或高压蒸气均可将其灭活。环氧乙烷、戊二醛、过氧乙酸和聚维酮碘对 HBV 也有较好的灭活效果。

近年来研究发现，肝细胞膜上的钠 - 牛磺胆酸 - 协同转运蛋白（sodium taurocholate otransporter）是 HBV 感染所需的细胞膜受体[8]。当 HBV 侵入肝细胞后，部分双链环状 HBV DNA 在细胞核内以负链 DNA 为模板延长正链，以修补正链中的裂隙区，形成共价闭合环状 DNA（covalently closed circular DNA，cccDNA），然后以 cccDNA 为模板，转录成几种不同长度的 mRNA，分别作为前基因组 RNA 并编码 HBV 的各种抗原。cccDNA 半衰期较长，难以从体内彻底清除，对慢性感染起重要作用。HBV 至少有 9 个基因型（A ～ J），我国以 B 型和 C 型为主。HBV 的基因型与疾病进展和干扰素（IFN）治疗应答有关，与 C 基因型感染者相比，B 基因型感染者较少进展为慢性肝炎、肝硬化和肝细胞癌[9]。HBeAg 阳性患者对 IFN-α 治疗的应答率，B 基因型感染者高于 C 基因型感染者，A 基因型感染者高于 D 基因型感染者。研究者发现[10]，藏族人群中 *HLA- DRB*1*12 位点表达具有明显差异，*HLA-DRB*1*12 可能是藏族人群乙型肝炎易感基因，同时也可能是该人群乙型肝炎进展为肝硬化的关键位点。黄维金等[11] 的研究表明，青海地区乙型肝炎感染者以 CD1（10-799 nt）基因型重组为主。

（二）发病机制

乙型肝炎的发病机制较为复杂，迄今尚未完全阐明。大量研究表明，除 HBV 对肝细胞的直接损害外，主要是通过宿主的免疫应答以及病毒与宿主的相互作用引起肝细胞发生病理改变。而炎症反复存在是慢性乙型肝炎患者进展为肝硬化甚至肝细胞癌的重要因素。固有免疫在 HBV 感染初期发挥作用，并诱导后续的特异性免疫应答。慢性 HBV 感染者的非特异免疫应答受损。HBV 可通过自身 HBeAg 和 HBx 等多种蛋白成分，通过干扰 Toll 样受体（Toll-like receptor，TLR）、维 A 酸诱导基因（retinoic acid induced gene-Ⅰ，RIG-Ⅰ）两种抗病毒信号转导途径，抑制非特异免疫应答的强度。慢性乙型肝炎患者常表现为髓样树突状细胞（myeloid dendritic cell，mDc）、浆细胞样树突状细胞（plasmacytoid dendritic cell，pDc）在外周血中的含量低，并且 mDC 存在成熟障碍，pDc 产生 IFN-α 的能力明显降低，机体直接清除病毒和诱导 HBV 特异性 T 淋巴细胞产生的能力下降，不利于病毒的清除。HBV 特异性免疫应答在 HBV 清除过程中起主要作用。主要组织相容性复合体（major histocompatibility complex，MHC）Ⅰ类分子限制性的 CD8$^+$ 细胞毒性 T 淋巴细胞可诱导肝细胞凋亡，也可分泌 IFN-γ，以非细胞裂解机制抑制其他肝细胞内 HBV 基因的表达和复制。慢性感染时，HBV 特异性 T 淋巴细胞易凋亡，寡克隆存在，分泌细胞因子功能和增殖能力显著降低，T 淋巴细胞功能耗竭，HBV 持续复制。

四、临床表现

根据发病持续时间不同，可将乙型肝炎分为急性乙型肝炎和慢性乙型肝炎。急性乙型肝炎表现为 6 周至 6 个月内出现的乏力、食欲减退、恶心等消化道症状，可伴有或不伴有黄疸。慢性乙型肝炎患者大多没有症状，进展至肝硬化、肝癌时可出现黄疸、腹胀、乏力等症状。

（一）急性乙型肝炎

症状持续 6 周至 6 月，无其他原因可解释的乏力、食欲减退、恶心等表现，发病初期可伴有发热、肝大，并有压痛和肝区叩击痛，血清丙氨酸转氨酶（ALT）显著升高，可为黄疸性和无黄疸性。如血清总胆红素 ≥ 17.1 μmol/L，或尿胆红素呈阳性，即为急性黄疸性肝炎，否则为急性无黄疸性肝炎。

（二）慢性乙型肝炎

急性乙型肝炎病程超过半年；原有乙型肝炎或有 HB$_S$Ag 携带者，本次又以同一病原再次出现肝炎症状、体征和肝功能异常者；具有发病时间不明或虽无肝炎病史，但根据症状、体征、实验室检查、B 超检查，综合分析符合慢性乙型肝炎特征者；肝组织病理学检查符合慢性乙型肝炎者，均可诊断为慢性乙型肝炎。慢性乙型肝炎按症状轻重又可分为轻度、中度和重度。

1. 轻度 症状、体征轻微或缺如，肝功能指标仅 1 项或 2 项轻度异常者。

2. 中度 症状、体征和检查处于轻度和重度之间者。

3. 重度 ①有明显或持续的肝炎症状，如乏力、食欲减退、腹胀、尿黄、便秘等，伴有肝病面容、肝掌、蜘蛛痣、脾大，并排除其他病因，但无门静脉高压症状；②血清 ALT 和（或）天冬氨酸转氨酶（AST）反复或持续升高，白蛋白降低或 A/G 比值异常，丙种球蛋白明显升高等；③具备上述重度慢性肝炎的临床症状、体征，而实验室检测白蛋白 ≤ 32 g/L，胆红素 > 5 倍正常值上限，凝血酶原活性为 40% ~ 60%。以上 3 项检测中有 1 项达上述水平，即可诊断为重度慢性肝炎。

（三）重型肝炎（肝衰竭）

分为急性、亚急性、慢加急性重型肝炎及慢性肝衰竭。

1. 急性重型肝炎 以急性重型肝炎起病，2 周内有极度乏力，明显消化道症状，迅速出现Ⅱ度（按Ⅳ度划分）或Ⅱ度以上肝性脑病。肝浊音界进行性缩小，黄疸急剧加重，或尚未出现黄疸但有上述表现。凝血酶原活性低于 40%，并排除其他原因者。

2. 亚急性重型肝炎 以急性黄疸型肝炎起病，黄疸迅速加重，15 日至 24 周之间有极度乏力及明显消化道症状，出现Ⅱ度或Ⅱ度以上肝性脑病或腹腔积液，血清胆红素 > 10 倍正常值上限，凝血酶原活性低于 40% 并排除其他原因者。

3. 慢加急性重型肝炎 在慢性肝病基础上，出现急性（通常在 4 周内）肝功能失代偿的临床表现，出现极度乏力，有明显消化道症状，黄疸迅速加重，血 Tbil > 10 ULN 或每日上升 ≥ 17.1 μmol/L，出血倾向明显，PTA ≤ 40%（或 INR ≥ 1.5），并排除其他原因者，失代偿性腹腔积液，伴或不伴肝性脑病。

4. 慢性重型肝炎 临床表现同亚急性重型肝炎，但其发病基础有慢性肝炎或肝硬化；或慢性乙型肝炎病毒，或丙型肝炎病毒携带史；或虽无上述病史，但有慢性肝病体征（如肝掌、蜘蛛痣、脾大等），以及生化检测改变（如丙种球蛋白升高、白/球蛋白比值下降或倒置）；或肝组织病理学检查符合慢性重型肝炎者。

亚急性、慢性重型肝炎的分期：

（1）早期：有严重乏力及消化道症状，黄疸迅速加重，血清胆红素大于 10 倍正常值上限，凝血酶原活性为 30% ~ 40%，未发现明显肝性脑病，亦未出现腹腔积液。

（2）中期：有 Ⅰ 度肝性脑病或明显腹腔积液、出血倾向（出血点或瘀斑）凝血酶原活性为 20% ~ 30%。

（3）晚期：有难治性并发症，如肝肾综合征、消化道大出血、严重出血倾向，如注射部位有瘀斑、严重的继发感染、难以纠正的电解质紊乱，或 Ⅱ 度以上肝性脑病、脑水肿等，凝血酶原活性 ≤ 20%。

（四）淤胆型肝炎

淤胆型肝炎分为急性、慢性两种。

1. 急性淤胆型肝炎 起病似急性黄疸型肝炎，消化道症状常较轻，但有皮肤瘙痒及粪便灰白。常有明显肝大。黄疸持续 3 周以上，并排除其他原因引起的肝内、外梗阻性黄疸。血清胆红素常明显升高，以直接胆红素增高为主，伴有血清胆汁酸、α- 谷氨酰胺转肽酶、碱性磷酸酶及胆固醇升高。

2. 慢性淤胆型肝炎 在慢性肝炎基础上发生上述胆汁淤积的临床表现。

（五）肝炎后肝硬化

1. 代偿性和失代偿性肝硬化

（1）代偿性肝硬化：一般属 Child-PughA 级。患者可有轻度乏力、食欲减退或腹胀症状，ALT 和 AST 可异常。但尚无明显肝功能失代偿性表现。可有门静脉高压症，如脾功能亢进及轻度食管、胃底静脉曲张，但无食管、胃底静脉曲张破裂出血，无腹腔积液和肝性脑病等。

（2）失代偿性肝硬化：一般属于 Child-Pugh B、C 级。患者常发生食管、胃底静脉曲张破裂出血、肝性脑病、腹腔积液等严重并发症。患者多有明显的肝功能失代偿性表现，如血白蛋白＜ 35 g/L，胆红素＞ 35 μmol/L，ALT 和 AST 有不同程度的升高，凝血酶原活性（PTA）＜ 60%。

2. 活动性肝硬化和静止性肝硬化

（1）活动性肝硬化：有上述肝炎症状，进行性脾增大。血清 ALT 及胆红素升高，白蛋白水平下降。

（2）静止性肝硬化：无明显黄疸，ALT 基本正常，血白蛋白低水平。

五、辅助检查

（一）HBV 血清学检测

HBV 血清学标志物包括 HBsAg、抗 -HBs、HBeAg、抗 -HBe、抗 -HBc 和抗 -HBc-IgM。HBsAg 阳性表示体内有 HBV 存在，在急性 HBV 感染中，接触 HBsAg 后 1 ~ 10 周出现，感染痊愈后 4 ~ 6 个月消失；抗 -HBs 为保护性抗体，其阳性表示对 HBV 有免疫力，见于乙型肝炎康复及已接种乙型肝炎疫苗者；HBeAg 是在乙型肝炎病毒复制过程中产生的抗原，其阳性通常为是体内有病毒复制的标志，但不是病毒复制的必要条件。抗 -HBe 阳性表示 HBV 处于低水平复制阶段。抗 -HBc-IgM 是过去和当前感染中发现的亚型，抗 -HBc-IgM 阳性多见于急性乙型肝炎及慢性乙型肝炎急性发作；抗 -HBc 总抗体主要是 IgG 抗体，只要感染过 HBV，无论病毒是否被清除，此抗体都常呈阳性。在 HBeAg 阳性的慢性乙型肝炎患者中，基线抗 -HBc 定量对聚乙二醇 - 干扰素（PEG-IFN）和核苷类似物（nucleotide analogue，NA）治疗的疗效有一定的预测价值。血清 HBsAg 定量检测可用于预测疾病进展、评估抗病毒治疗效果和判断预后。

（二）HBV DNA、基因型和基因变异检测

1. HBV DNA 定量检测 主要用于判断慢性 HBV 感染的病毒复制水平，可用于抗病毒治疗适应证的选择及疗效的判断。准确定量检测需采用实时定量 PCR（real-time quantitative PCR）。

2. HBV 基因分型和耐药突变株检测 HBV

基因型可能影响疾病的进展、肝癌的发生以及患者对治疗的反应。常用的监测方法有：①基因型特异性引物聚合酶链反应（PCR）；②基因序列测定法；③线性探针反向杂交法。

（三）生物化学检查

评估肝病严重程度的生化指标包括 AST、ALT、γ-谷氨酸转肽酶（gamma-glutamyl transferase，GGT）、碱性磷酸酶（alkaline phosphatase，ALP）、凝血酶原时间（prothrombin time，PT）和血清白蛋白。血清白蛋白水平逐渐下降和 PT 延长，是肝硬化进展的特征性表现。

1. 血清 ALT 和 AST　血清 ALT 和 AST 为细胞内酶，多在肝细胞损伤或坏死后被释放，因此血清 ALT 和 AST 水平一般可反映肝细胞损伤程度。通常 ALT 升高程度较 AST 明显，但当疾病进展至肝硬化时，AST/ALT 比例可以逆转。

2. 血清胆红素　血清胆红素水平与胆汁的代谢、排泄程度有关，胆红素升高的主要原因是肝细胞损伤、肝内外胆道阻塞和溶血。肝衰竭患者血清胆红素可呈进行性升高，每天上升 ≥ 1 倍正常值上限，且可出现胆红素升高与 ALT 和 AST 下降的"胆酶分离"分离现象。

3. 血清白蛋白和球蛋白　血清白蛋白和球蛋白反映肝合成功能，慢性乙型肝炎、肝硬化和肝衰竭患者可有血清白蛋白下降。

4. 凝血酶原时间（PT）及凝血酶原活性（prothrombin activity，PTA）　PT 是反映肝凝血因子合成功能的重要指标，常用国际标准化比值（international normalized ratio，INR）表示，对判断疾病进展及预后有重要作用。

5. γ-谷氨酰转肽酶（GGT）　正常人血清中的 GGT 主要来自肝。GGT 在急性肝炎、慢性活动性肝炎及肝硬化失代偿时仅有轻度至中度升高。各种原因导致肝内、外胆汁淤积时可以显著升高。

6. 血清碱性磷酸酶（ALP）　ALP 经肝胆系统进行排泄，所以当 ALP 产生过多或排泄受阻时，均可使血清 ALP 发生变化。临床上常借助 ALP 的动态观察来判断病情发展、预后和临床疗效。

7. 总胆汁酸（total bile acid，TBA）　健康人外周血中胆汁酸含量极低，当肝细胞损伤或存在肝内、外胆道阻塞时，胆汁酸代谢就会出现异常，TBA 即升高。

8. 胆碱酯酶　可反映肝合成功能，对了解肝应急功能和贮备功能有参考价值。

9. 血氨　肝严重受损时，清除氨的能力减低或丧失，导致血氨升高，常见于肝衰竭、肝硬化失代偿期。

10. 甲胎蛋白（alpha-fetoprotein，AFP）　血清 AFP 及是诊断慢性乙型肝炎的重要指标。应注意 AFP 的升高幅度、动态变化及其与 ALT 和 AST 的消长关系，并结合临床表现和影像学检查结果进行综合分析。

11. 总胆固醇　是反映肝合成和储备功能的灵敏指标，60% ~ 80% 由肝合成。重型肝炎、肝硬化失代偿期及肝衰竭患者血浆胆固醇明显降低。

12. 血糖　肝衰竭患者可出现空腹血糖降低和餐后血糖升高，尤以血糖降低多见，发生率约为 40%。

13. 维生素 K 缺乏诱导蛋白-Ⅱ（protein induced by vitamin K absence-Ⅱ，PIVKA-Ⅱ）又称脱γ羧基凝血酶原（des-gamma-carboxy prothrombin，DCP），是诊断慢性乙型肝炎的重要指标，可与 AFP 互为补充。

（四）肝纤维化非侵袭性检查

瞬时弹性成像（transient elastography，TE）作为一种较为成熟的无创检查，其优势是操作简便、可重复性好，能够比较准确地识别出轻度肝纤维化和进展性肝纤维化或早期肝硬化。但其测定成功率受肥胖、肋间隙大小以及操作者经验等因素影响，其测定值受肝炎症坏死、胆汁淤积以及脂肪变性等多种因素影响。由于胆红素异常对 TE 诊断效能的显著影响，应考虑在胆红素正常的情况下进行 TE 检查。TE 的结果判读需要结合患者 ALT 水平等指标，将 TE 与其他血清学指标联合应用可以提高诊断效能[12]。

（五）影像学检查

影像学检查的主要目的是监测慢性乙型肝炎的临床进展，了解有无肝硬化，发现占位性病变和鉴别其性质，尤其是监测和诊断慢性乙型肝炎。

1. 腹部超声检查　因操作简便、直观、无创和价廉，超声检查已成为肝病检查最常用的重要方法。该方法可以协助判断肝和脾的大小、形态，肝内重要血管情况及肝内有无占位性病变，但容易受到仪器设备、解剖部位、操作者的技术和经验等因素的限制。

2．计算机断层成像（CT） 目前是肝病诊断与鉴别诊断的重要影像学检查方法，用于观察肝形态，了解有无肝硬化，及时发现占位性病变和鉴别其性质，动态多期增强扫描对于慢性乙型肝炎的诊断具有高灵敏度和特异性。

3．磁共振成像（MRI） 无 X 射线辐射，组织分辨率高，可以多方位、多序列成像，对肝的组织结构变化（如出血、坏死、脂肪变性及肝内结节）的显示和分辨率优于 CT 和超声检查。动态多期增强扫描及特殊增强剂显像对良、恶性肝内占位性病变的鉴别优于 CT。

（六）病理学检查

建议对转氨酶升高和（或）HBV DNA 阳性患者进行肝活检，以确定其炎症、坏死及纤维化程度，排除其他肝病、判断预后和监测治疗反应。慢性 HBV 感染的病理学特点主要是汇管区及其周围炎症，小叶内肝细胞变性、坏死，纤维间隔及肝硬化，但肝活检为有创检查，因此，采用非侵入性方法评估肝纤维化和肝硬化的方法得到发展。

六、诊断与鉴别诊断

根据 HBV 感染者的血清学、病毒学、生物化学检测及其他临床和辅助检查结果，可将慢性 HBV 感染分为以下几类：

（一）慢性 HBV 携带者

慢性 HBV 携带者多为年龄较轻的处于免疫耐受期的 HBsAg、HBeAg 和 HBV DNA 阳性者，1 年内连续随访 3 次，每次至少间隔 3 个月，均显示血清 ALT 和 AST 在正常范围，HBV DNA 通常处于高水平，肝组织学检查显示无病变或病变轻微。

（二）HBeAg 阳性的慢性乙型肝炎

患者血清 HBsAg 呈阳性，HBeAg 呈阳性，HBV DNA 呈阳性，ALT 持续或反复异常，或肝组织学检查显示有肝炎病变。

（三）HBeAg 阴性的慢性乙型肝炎

患者血清 HBsAg 呈阳性，HBeAg 呈持续阴性，HBV DNA 呈阳性，ALT 持续或反复异常，或肝组织学检查显示有肝炎病变。

（四）非活动性 HBsAg 携带者

非活动性 HBsAg 携带者血清 HBsAg 呈阳性，HBeAg 呈阴性，抗 -HBe 呈阳性或阴性，HBV DNA 低于检测值下限，1 年内连续随访 3 次以上，每次至少间隔 3 个月，ALT 和 AST 均在正常范围。肝组织学检查显示无明显异常或仅有轻度炎症、坏死。

（五）隐匿型慢性乙型肝炎

患者血清 HBsAg 呈阴性，但血清和（或）肝组织中 HBV DNA 呈阳性，并有慢性乙型肝炎的临床表现。除 HBV DNA 呈阳性外，患者还可有血清抗 -HBs、抗 -HBe 和（或）抗 -HBc 呈阳性，但约 20% 的隐匿型慢性乙型肝炎患者血清学标志物均呈阴性。诊断主要通过 HBV DNA 检测，尤其是抗 -HBc 持续阳性者。

（六）乙型肝炎后肝硬化

建立 HBV 相关肝硬化临床诊断的必备条件包括：①组织学检查或临床检查提示存在肝硬化的证据；②病因明确的 HBV 感染证据。通过病史或相应的检查明确或排除其他常见引起肝硬化的病因，如 HCV 感染、酒精和药物等。

临床上常根据有无主要并发症，将肝硬化分为代偿性及失代偿性肝硬化。代偿性肝硬化患者经影像学、生物化学或血液学检查有肝细胞合成功能障碍或门静脉高压症证据，或组织学检查符合肝硬化的诊断，但无食管胃底静脉曲张破裂出血、腹腔积液或肝性脑病等症状或严重并发症。失代偿性肝硬化患者可以出现食管胃底静脉曲张破裂出血、肝性脑病、腹腔积液等其他严重并发症。为更准确地预测肝硬化患者的疾病进展，判断死亡风险，可按五期分类法评估肝硬化的并发症情况。

七、治疗

乙型肝炎治疗的目标是最大限度地长期抑制HBV，减轻肝细胞炎症、坏死及肝纤维化，延缓和减少肝功能失代偿、肝硬化、肝细胞癌及其他并发症的发生，改善患者生活质量并延长生存期。在治疗过程中，对于部分患者应尽可能追求慢性乙型肝炎的临床治愈，即停止治疗后持续的病毒学应答、HBsAg消失，伴有ALT水平恢复正常和肝组织病变改善。治疗的主要方法有抗病毒、免疫调节、抗炎、抗氧化、抗纤维化和对症治疗。治疗终点：①理想的终点，HBeAg阳性与HBeAg阴性患者，停药后获得持久的HBsAg消失，可伴有或不伴HBsAg血清学转换；②满意的终点，HBeAg阳性患者，停药后获得持续的病毒学应答，ALT水平恢复正常，并伴有HBeAg血清学转换；HBeAg阴性患者，停药后获得持续的病毒学应答和ALT水平恢复正常。③基本的终点，如无法获得停药后持续应答，则应在抗病毒治疗期间长期维持病毒学应答（HBV DNA检测不到）。

（一）一般治疗

对急性乙型肝炎患者，暂不考虑抗病毒治疗，一般采取休息、营养支持及对症治疗即可。

（二）抗病毒治疗

对于慢性乙型肝炎患者，抗病毒治疗是关键，只要有适应证且条件允许，就应进行规范的抗病毒治疗。

抗病毒治疗适应证[4]：患者需同时满足下列2个条件。① HBV DNA水平：HBeAg阳性者，HBV DNA ≥ 20 000 IU/ml（10^5 copies/ml）；HBeAg阴性者，HBV DNA ≥ 2000 IU/ml（10^4 copies/ml）。② ALT持续升高 ≥ 2倍 ULN，如应用干扰素，ALT ≤ 10倍 ULN，总胆红素 < 2倍 ULN。对于HBV DNA持续阳性，达不到上述治疗标准，但有以下情形之一者，可考虑抗病毒治疗：①肝组织学检查显示炎症活动度 > 2，或纤维化分期 > 2。② ALT持续处于1 ~ 2倍 ULN，特别是对于年龄 > 30岁者，建议行肝组织活检或无创检查；若肝组织学检查显示明显炎症或纤维化，则给予抗病毒治疗。③ ALT持续正常（每3个月检查一次），对于年龄 > 30岁，伴有肝硬化或肝细胞癌家族

史者，建议行肝组织活检或无创检查；若肝组织学检查显示明显炎症或纤维化，则给予抗病毒治疗。④对于乙型肝炎后肝硬化患者，无论ALT和HBeAg检测结果如何，均建议积极予以抗病毒治疗。2019年中国慢性乙型肝炎防治指南扩大了慢性乙型肝炎抗病毒治疗的部分适应证。

抗病毒治疗药物：目前批准用于慢性乙型肝炎抗病毒治疗的药物主要有核苷类似物（nucleotide analogue，NA）和干扰素两类。干扰素类药物包括干扰素α（interferon-α，IFN-α）和聚乙二醇-干扰素（polyethylene glycol interferon，PEG-IFN）。核苷类似物包括恩替卡韦（entecavir，ETV）、替诺福韦（tenofovir，TDF）、拉米夫定（lamivudine，LAM）、替比夫定（telbivudine）和阿德福韦酯（adefovir dipivoxil，ADV）。我国上市的第三类抗乙型肝炎病毒药物重组细胞因子基因衍生蛋白注射液（乐复能，Novaferon）开启了慢性乙型肝炎抗病毒治疗的新时代，此类药物在治疗HBeAg阳性的慢性乙型肝炎患者中取得了一定的疗效。

1. HBeAg阳性的慢性乙型肝炎　在HBV感染自然史中，部分ALT升高的HBeAg阳性的慢性乙型肝炎患者在随访过程中随着肝内炎症活动的减轻，可出现自发的HBeAg血清学转换，ALT恢复正常。因此，对于ALT升高的HBeAg阳性慢性乙型肝炎患者，建议先观察3 ~ 6个月，如未出现自发性的HBeAg血清学转换，且ALT持续升高，则可考虑开始抗病毒治疗。

药物选择：对初治患者优先推荐选用恩替卡韦、替诺福韦或PEG-IFN。对于已经开始服用拉米夫定、替比夫定或阿德福韦酯治疗的患者，如果治疗24周后病毒量 > 300 copies/ml，则改用替诺福韦或加用阿德福韦酯治疗。

推荐疗程：核苷类似物的总疗程建议至少为4年，在达到HBV DNA低于检测下限、ALT恢复正常水平、出现HBeAg血清学转换后，再巩固治疗至少3年（每隔6个月复查1次）仍保持不变者，可考虑停药，但延长疗程可减少复发。IFN-α和PEG-IFN的推荐疗程为1年，若经过24周治疗HBsAg定量仍 > 20 000 IU/ml，则建议停止治疗。

2. HBeAg阴性的慢性乙型肝炎　对HBeAg阴性患者进行抗病毒治疗具体疗程不明确，且停

药后肝炎复发率高，因此疗程宜较长。

药物选择：对初治患者优先推荐选用恩替卡韦、替诺福韦或 PEG-IFN。对于已经开始服用拉米夫定、替比夫定或阿德福韦酯治疗的患者，如果治疗 24 周后病毒量 > 300 copies/ml，则改用替诺福韦或加用阿德福韦酯治疗。

推荐疗程：核苷类似物治疗建议达到 HBsAg 消失且 HBV DNA 检测不到后，再巩固治疗 1 年半（经过至少 3 次复查，每次间隔 6 个月）仍保持不变者，可考虑停药[13]。IFN-α 和 PEG-IFN 的推荐疗程为 1 年[14]。若经过 12 周治疗未发生 HBsAg 定量下降，且 HBV DNA 较基线下降 < 2 log10 IU/ml，则建议停用 IFN-α，改用核苷类似物治疗[15]。

3. 代偿性和失代偿性乙型肝炎后肝硬化 对于病情已经进展至肝硬化的患者，需要长期进行抗病毒治疗。

药物选择：对初治患者优先推荐选用恩替卡韦或替诺福韦。IFN-α 有导致肝衰竭等并发症的可能，因此禁用于失代偿性肝硬化患者，对于代偿性肝硬化患者也应慎用。

4. 乙型肝炎所致肝细胞癌 对于 HBV 相关的肝细胞癌患者，外科手术切除、肝动脉化疗栓塞、放射治疗或消融等治疗可导致 HBV 复制活跃。较多的研究显示，对肝细胞癌行肝切除术时，HBV DNA 水平是预测术后复发的独立危险因素之一，且抗病毒治疗可显著延长肝细胞癌患者的无复发生存期并提高总体生存率[16]。因此，对 HBV DNA 阳性的肝细胞癌患者，建议应用核苷类似物进行抗病毒治疗，并优先选择恩替卡韦或替诺福韦治疗。

5. 应用化疗药物和免疫抑制剂治疗者 慢性 HBV 感染者在接受肿瘤化疗或免疫抑制治疗的过程中，有 20% ~ 50% 可以出现不同程度的乙型肝炎再活动，重者可出现急性肝衰竭甚至死亡。高病毒载量是发生乙型肝炎再活动最重要的危险因素，预防性抗病毒治疗可以明显降低乙型肝炎再活动的发生率。同时，建议选用强效低耐药的恩替卡韦或替诺福韦治疗。对于所有因其他疾病而接受化疗或免疫抑制剂治疗的患者，在起始治疗前都应常规筛查 HBsAg、抗 HBc 和 HBV DNA，并评估患者接受免疫抑制剂治疗的风险程度。在开始应用免疫抑制剂及化疗药物前 1 周即进行抗病毒治疗[17]。对 HBsAg 阴性、抗 HBc 阳性者，

若使用 B 细胞单克隆抗体等，则可考虑预防使用抗病毒药。在化疗和免疫抑制剂治疗停止后，应当继续应用核苷类似物治疗 6 个月以上[18]。核苷类似物停用后，患者可出现复发，甚至病情恶化，应注意随访和监测。

6. HBV 和 HCV 合并感染 对于 HBV 合并 HCV 感染的患者，要综合 HBV DNA 水平、HCV RNA 水平以及 ALT 情况，采取不同的治疗方案。对 HBV DNA 低于检测下限、HCV RNA 可检出者，参照抗 HCV 治疗方案。对 HBV DNA 和 HCV RNA 均可检出者，应先用标准剂量 PEG-IFN 和利巴韦林治疗 3 个月，如 HBV DNA 下降 < 2 log10 IU/ml 或升高，则建议加用恩替卡韦或替诺福韦治疗；或换用抗 HCV 直接抗病毒药并加用恩替卡韦或替诺福韦治疗。

7. HBV 和 HIV 合并感染 对于近期不需要进行抗反转录病毒治疗（anti-retroviral therapy，ART）（CD4+T 淋巴细胞 > 500/μl），且符合慢性乙型肝炎抗病毒治疗标准的患者，建议使用 PEG-IFN 或阿德福韦酯进行抗 HBV 治疗。对一过性或轻微 ALT 升高（1 ~ 2 倍 ULN）的患者，建议进行肝组织活检或无创肝纤维化评估。CD4+T 淋巴细胞 ≤ 500/μl 时，无论处于慢性乙型肝炎的任何阶段，均应开始进行抗反转录病毒治疗，优先选用替诺福韦加拉米夫定，或替诺福韦加恩曲他滨。对于正在接受抗反转录病毒治疗且治疗有效的患者，若抗反转录病毒治疗方案中无抗 HBV 药物，则可加用核苷类似物或 PEG-IFN 治疗。当需要改变抗反转录病毒治疗方案时，除非患者已经出现 HBeAg 血清学转换，并已达到足够的巩固治疗时间，否则不应当在无有效治疗药物替代前中断抗 HBV 的有效治疗药物。

8. 乙型肝炎所致肝衰竭 对 HBsAg 阳性或 HBV DNA 阳性的急性和亚急性肝衰竭患者，应尽早应用核苷类似物进行抗病毒治疗，建议选择恩替卡韦或替诺福韦治疗。抗病毒治疗应持续至患者出现 HBsAg 血清学转换为止。对于慢加急性/亚急性肝衰竭及慢性肝衰竭患者，只要 HBV DNA 呈阳性，即应予以抗病毒治疗。对肝衰竭患者进行抗病毒治疗的过程中，应注意监测血浆乳酸水平。

9. HBV 相关肝移植 对于 HBV 相关疾病接受肝移植的患者，推荐尽早使用抑制 HBV 作用强且耐药性低的核苷类似物治疗，以获得尽可能

低的病毒载量，防止移植肝再感染。对于移植肝HBV再感染风险较低的患者，即移植前患者HBVDNA不可测，可在移植前直接应用恩替卡韦或替诺福韦治疗，术后无需使用乙型肝炎免疫球蛋白（hepatitis B immunoglobulin，）HBIG。对于移植肝HBV再感染风险较高的患者，可在术中无肝期给予乙型肝炎免疫球蛋白，移植后的主要抗病毒方案为核苷类似物联合低剂量乙型肝炎免疫球蛋白，其中选择恩替卡韦或替诺福韦联合低剂量乙型肝炎免疫球蛋白能更好地抑制肝移植术后乙型肝炎复发。对于已经使用其他核苷类似物药物的患者，需密切监测是否发生耐药，并及时调整治疗方案。对 HBV 相关肝移植患者需要终生应用抗病毒药，以预防乙型肝炎复发。

10．妊娠相关情况的处理　对于有生育要求的慢性乙型肝炎患者，若有治疗适应证，则应尽量在孕前应用 IFN 或核苷类似物治疗，以期在孕前 6 个月完成治疗。在治疗期间应采取可靠的避孕措施。对于妊娠期间慢性乙型肝炎患者，若ALT 轻度升高，可密切观察；对肝病变较重者，在与患者充分沟通并权衡利弊后，可以使用替诺福韦或替比夫定进行抗病毒治疗。对于抗病毒治疗期间意外妊娠的患者，如应用 IFN-α 治疗，则建议患者终止妊娠。如应用口服核苷类似物药物：若应用的是妊娠 B 级药物（替比夫定或替诺福韦）或拉米夫定，则在充分沟通、权衡利弊的情况下，可继续治疗；若应用的是恩替卡韦和阿德福韦酯，在充分沟通、权衡利弊的情况下，需换用替诺福韦或替比夫定继续治疗，患者可以继续妊娠。

11．儿童 HBV 感染和慢性乙型肝炎　儿童HBV 感染者常处于免疫耐受期，通常不考虑予以抗病毒治疗。对于进展期肝病或肝硬化患儿，应及时进行抗病毒治疗，但需考虑长期治疗的安全性及耐药性问题。目前美国食品药品监督管理局（Food and Drug Administration，FDA）批准用于儿童患者的治疗药物包括普通 IFN-α（2 ～ 17 岁）、拉米夫定（2 ～ 17 岁）、阿德福韦酯（12 ～ 17 岁）、恩替卡韦（2 ～ 17 岁）和替诺福韦（12 ～ 17 岁）。临床试验表明，IFN-α 治疗儿童患者的疗效与成人患者疗效相当[19]。IFN-α 用于治疗儿童患者的推荐剂量为每周 3 次，每次 3 ～ 6 MU/m² 体表面积，最大剂量不超过 10 MU/m²。但 IFN-α 不能用于 1 岁以下婴儿的治疗。在充分知情同意的基础上，对 2 ～ 11 岁患儿也可选用恩替卡韦治疗，对 12 ～ 17 岁患者可选用恩替卡韦或替诺福韦治疗[20]。使用剂量参照美国 FDA 和世界卫生组织（WHO）的推荐意见。

12．HBV 相关肾功能损害　应用核苷类似物进行抗病毒治疗是 HBV 相关肾小球肾炎治疗的关键，推荐使用强效、低耐药的药物。核苷类似物多数以药物原型通过肾清除，因此，用药时需根据患者的肾功能受损程度进行给药间隔和（或）剂量调整，具体剂量调整方案可参考相关药品说明书。对于已经存在肾疾病及其高危风险的慢性乙型肝炎患者，应尽可能避免应用阿德福韦酯或替诺福韦治疗。有研究提示，替比夫定可能具有改善肾小球滤过率（glomerular filtration rate，GFR）的作用，但其机制不明。对于存在肾损害风险的慢性乙型肝炎患者，推荐应用替比夫定或恩替卡韦治疗。

（三）免疫调节治疗

目前尚缺乏乙型肝炎特异性免疫治疗方法。胸腺肽 α-1 可增强非特异性免疫功能，用法为每次 1.6 mg，每周 2 次皮下注射，疗程为 6 个月。

（四）抗炎、保肝及抗纤维化治疗

肝组织炎症、坏死及其所致的纤维化是疾病进展的主要病理学基础。如能有效抑制肝组织的炎症反应，则有可能减少肝细胞破坏和延缓肝纤维化的进展。常用抗炎保肝药物有[4]：①甘草酸苷类，如甘草酸二铵、复方甘草酸苷、异甘草酸镁等，具有减轻肝非特异性炎症、保护肝细胞的作用。②还原型谷胱甘肽，能抑制或减少自由基的产生，保护肝细胞免受损害。③多烯磷脂酰胆碱，可增加细胞膜的流动性，对肝细胞的再生和重构具有非常重要的作用。④腺苷甲硫氨酸，可恢复细胞质膜的动力学特征和细胞质膜的流动性，对肝细胞摄入和胆盐分泌具有重要作用。⑤抗纤维化中药，扶正化瘀胶囊、复方鳖甲软肝片、安络化纤丸及益气活血的中药等。

八、预后及预防

（一）预后

慢性乙型肝炎的治疗非常艰难，期待能够研

发出疗效更好的药物。但目前只要把握治疗时机，即可追求更高的临床治愈率，其预后与慢性乙型肝炎病情进展和并发症密切相关。今后需要关注和有待解决的问题有：生物学标志在乙型肝炎自然史、治疗适应证、疗效预测及预后判断方面的地位和作用；肝纤维化无创诊断手段在治疗适应证、疗效判断及长期随访中的地位和作用；核苷类似物和IFN-α联合/序贯治疗方案的疗效确认及成本效果分析；寻找预测核苷类似物停药的临床标准及生物学标志；长期核苷类似物治疗对肝硬化逆转、肝细胞癌发生率的影响；长期核苷类似物治疗的安全性以及妊娠期核苷类似物治疗对母婴长期安全性的影响；基于长期随访队列及大数据库的临床疗效研究；探索建立医患互动新型慢性病患者健康管理模式，提高患者的依从性；开展卫生经济学研究、探索降低药物价格、提高治疗可及性的有效途径；探索清除HBsAg的新疗法及HBsAg清除后的长期临床转归。

（二）预防

1. 乙型肝炎疫苗预防　接种乙型肝炎疫苗是预防HBV感染最有效的方法。乙型肝炎疫苗全程需接种3针，按照0、1个月和6个月程序进行注射。

2. 意外暴露后预防　当有破损的皮肤或黏膜意外接触HBV感染者的血液和体液后，可按照以下方法处理：①血清学检测，应立即检测HBV DNA、HBsAg、抗-HBs、HBeAg、抗-HBe、抗-HBc和肝功能，酌情在3个月和6个月内复查。②主动免疫和被动免疫，对已接种过乙型肝炎疫苗，且已知抗-HBs阳性者，可不进行特殊处理。对未接种过乙型肝炎疫苗，或虽接种过乙型肝炎疫苗，但抗-HBs < 10 mIU/ml或抗-HBs水平不详者，应立即注射乙型肝炎免疫球蛋白200～400 IU，并同时在不同部位接种1针乙型肝炎疫苗（20 μg），并于1个月和6个月后分别接种第2针和第3针乙型肝炎疫苗（各20 μg）。③对患者和HBV携带者的管理：对已经确定的HBsAg阳性者，应按规定向当地疾病预防控制中心报告，并建议对患者的家庭成员进行血清HBsAg、抗-HBc和抗-HBs检测，并对其中的易感者（该三种标志物均呈阴性者）接种乙型肝炎疫苗。

3. 切断传播途径　大力推广安全注射（包括进行针灸的针具），并严格遵循医院感染管理中的预防原则。服务行业所用的理发、刮脸、修足、穿刺和文身等器具也应严格消毒。注意个人卫生，杜绝共用剃须刀和牙具等用品。若性伴侣为HBsAg阳性者，则应接种乙型肝炎疫苗或采用安全套；在性伴侣健康状况不明的情况下，一定要使用安全套，以预防乙型肝炎及其他血源性或性传播疾病的发生。对HBsAg阳性的孕妇，应避免进行羊膜腔穿刺，以保证胎盘的完整性，尽量减少新生儿与母血接触的机会。

（杨永耿　袁　玲）

第二节　丙型病毒性肝炎

一、定义

丙型病毒性肝炎是由丙型肝炎病毒（hepatitis C virus，HCV）感染引起的以肝损伤为主的传染性疾病。根据发病缓急和临床表现不同，可将其分为急性和慢性丙型病毒性肝炎。

二、流行病学与自然史

丙型肝炎呈全球性流行，不同性别、年龄、种族人群均对HCV易感。据世界卫生组织统计，全球HCV感染率约为2.8%，估计约1.85亿人感染HCV，每年因HCV感染导致的死亡病例约为35万 [21-23]。但是，由于HCV感染具有隐匿性，多数感染者并不知道已感染HCV，因此，全球确切的慢性丙型肝炎发病率尚不清楚 [24]。2006年全国流行病学调查显示，我国1～59岁人群抗-HCV流行率为0.43%，在全球范围内属于HCV感染低流行地区。青海是中国丙型肝炎的高发地区 [25]，年均发病率居国内第3位，为3/10万，远高于文献报道[26-29]的发病水平。全国各地抗-HCV阳性率有一定差异，以长江为界，北方地区（0.53%）高于南方地区（0.29%）。青海地区抗-HCV阳性率为1.61%[30]。抗-HCV阳性率随年龄增长而逐渐上升，1～4岁年龄组为0.09%，50～59岁年龄组则升至0.77%[31]。全国HCV发病无明显性别差异，青海地区以汉族男性多见。HCV基因分布在我国以*HCV1b*和*HCV2a*较为常见，其中以1b型为主（56.8%），其次为2a型（24.1%）和3型[23]。我国HCV感染者*IL-28B*基因型以rs12979860 CC型为主（84.1%）[32, 33]。青海地区人群中HCV的基因亚型以1b型和2a型为主，混有少量3b型和3a型[34]。地区分布多见于西宁及周边地区，可能与该地区丙型肝炎的筛查率高有关[35]。

丙型肝炎的传播方式与乙型肝炎相似，可以通过血液、性行为等途径进行传播，包括输血及血制品的应用、注射途径、生活密切接触、性传播和母婴传播。目前，没有严格消毒的服务行业所用的理发、刮脸、修足、穿刺和文身等器具也是引起HCV感染和传播的重要途径，应予以高度重视。杜绝共用剃须刀和牙具等用品也很重要。

一般暴露于HCV后1～3周，在外周血中即可检测到HCV RNA。急性HCV感染者出现临床症状时，仅50%～70%的感染者抗-HCV呈阳性，3个月后约90%的感染者抗-HCV呈阳性。约50%的急性HCV感染者机体可自发清除病毒，多数发生于出现症状后的12周内。病毒血症持续6个月，病毒仍未清除者为慢性HCV感染。病毒清除后，抗-HCV仍可呈阳性。

急性HCV感染者暴露并感染HCV后，HCV在体内存在6个月，一般临床表现较轻，仅有极少数可出现重型肝炎。丙型肝炎的慢性化率为55%～85%，在不经治疗的情况下，15%～45%的感染者在6个月之内可以自发清除HCV。HCV感染可以导致肝硬化、肝衰竭和肝细胞癌。慢性HCV感染者20年内肝硬化的发生风险为15%～30%，肝硬化患者发生肝细胞癌的风险是每年2%～4%[31]（图15-1）。

三、病因与发病机制

（一）病因

HCV属于黄病毒科肝炎病毒，呈球形颗粒，直径为30～60 nm，表面有脂质外壳、囊膜和棘突结构，内有由核心蛋白和核酸组成的核衣壳。HCV基因组为正链单链RNA，约由9.6×10^3个核苷酸组成。HCV基因组含有一个可读框（open reading frame，ORF），编码10余种结构蛋白和非结构蛋白（NS2、NS3、NS4A、NS4B、NS5A和NS5B）。其中，NS3/4A、NS5A和NS5B是目前直接抗病毒治疗的主要靶位。HCV基因易发生变异，目前可至少分为6个基因型及多个亚型。按照国际通行的方法，以阿拉伯数字表示HCV基因型，以小写英文字母表示基因亚型，如1a、2b、3c等。HCV基因型与干扰素的治疗应答存在相关性，针对NS3/4A、NS5A和NS5B的直接抗病毒治疗可能具有基因型特异性。HCV基因易发生变异，其感染宿主后，经过一定时间，HCV感染者体内同时存在的由多种不同序列组成的具有很高同源性的HCV变异株群体称为准种（quasispecies），具有某些特定位点变异的准种可能影响直接抗病毒治疗的敏感性，并可能与治疗失败有关。HCV对一般化学消毒剂敏感；100℃加热5分钟或60℃加热10小时、高压蒸气和甲醛熏蒸等均可灭活HCV。

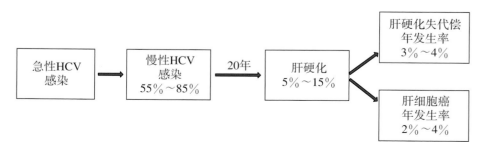

图 15-1 丙型肝炎的自然史

（二）发病机制

丙型肝炎患者肝损害的主要原因是 HCV 感染后引起的免疫学反应，其中，细胞毒性 T 淋巴细胞（CTL）起重要作用。CTL 通过其表面的 T 细胞受体识别靶细胞的 MHC Ⅰ类分子和病毒多肽复合物，杀伤被病毒感染的靶细胞，引起肝病变。丙型肝炎慢性化的机制尚未阐明，考虑是宿主免疫、遗传易感性和病毒共同作用的结果[36]。早期的固有免疫应答是机体抗病毒的第一道防线，后期 HCV 特异性 T 细胞免疫应答在决定感染结局方面有重要作用。HCV 可破坏固有免疫应答，其复制能力超过 CD8$^+$ T 细胞的清除能力，容易发展为慢性感染。体液免疫在保护和清除 HCV 方面的作用微弱。HCV 包膜糖蛋白 E2 的高变区 1（HVR1）易导致抗原表位发生改变，产生变异株，以逃避体液免疫。慢性 HCV 感染者肝、骨髓、外周血中都可见 B 细胞克隆性扩增，这与混合型冷球蛋白血症、非霍奇金淋巴瘤有关[37]。

四、临床表现

根据发病缓急和临床表现不同，可将丙型肝炎分为急性和慢性丙型肝炎。

（一）急性丙型肝炎

1. 流行病学史　患者有输血及应用血液制品史或明确的 HCV 暴露史。输血后，急性丙型肝炎的潜伏期为 2 ~ 16 周（平均为 7 周），散发性急性丙型肝炎的潜伏期尚待研究。

2. 临床表现　主要包括全身乏力、食欲减退、恶心和右季肋部疼痛等，少数患者伴低热，轻度肝大，部分患者可出现脾大，少数患者可出现黄疸。部分患者无明显症状，表现为隐匿性感染。

3. 实验室检查　ALT 多呈轻度和中度升高，抗 -HCV 和 HCV RNA 呈阳性，在 HCV 感染暴露后 2 周，HCV RNA 即可检出，但抗体可能需要 8 ~ 12 周才可检出。如果检测到 HCV RNA，则应进一步完善 HCV RNA 基因分型检测。

（二）慢性丙型肝炎

HCV 感染超过 6 个月，或具体发病时间不明、无肝炎史，但肝组织病理学检查符合慢性肝炎表现，或根据症状、体征、实验室及影像学检查结果可参考急性丙型肝炎，综合分析亦可诊断。

五、辅助检查

（一）HCV 血清学检测

1. 抗体检测　抗 -HCV 检测（化学发光免疫分析法 CIA，或者酶免疫测定 EIA）可用于 HCV 感染者的筛查。快速诊断测试（rapid diagnostic test，RDT）可用于初步筛查抗 -HCV，如采用唾液快速检测试剂。对于抗体呈阳性者，应进一步检测 HCV RNA，以确定是否为现症感染。一些自身免疫病患者可出现抗 -HCV 假阳性；血液透析和免疫功能缺陷或合并 HIV 感染者可出现抗 -HCV 假阴性；急性丙型肝炎患者可因抗 -HCV 检测处于窗口期而出现抗 -HCV 阴性。因此，HCV RNA 检测有助于确诊这些患者是否存在 HCV 感染。HCV 抗体不是保护性抗体，是 HCV 感染的标志，抗 HCV-IgM 阳性提示为现症感染，在发病后即可检测出，一般可持续 1 ~ 3 个月，抗 HCV-IgG 阳性提示现症感染或既往感染。

2. 抗原检测　在缺乏 HCV RNA 检测条件时，可考虑进行 HCV 核心抗原的检测，用于慢性 HCV 感染者的实验室诊断。

（二）HCV RNA 基因型和基因变异检测

1. HCV RNA 定量检测　HCV RNA 定量检测应当采用基于 PCR 扩增、灵敏度和精确度高并且检测范围广的方法，其检测结果用 IU/ml 表示。HCV RNA 定量检测适用于 HCV 现症感染的确认、抗病毒治疗前基线病毒载量分析，以及治疗结束后的应答评估。

2. HCV 基因分型　HCV 基因分型的方法有分子生物学和血清学两大类，前者包括 DNA 测序法、特异性引物扩增法、基因芯片、探针杂交等，后者是通过合成 HCV 特异性多肽来检测其特异性抗体，从而区分基因型。

3. HCV 耐药相关基因检测　直接抗病毒治疗的单药治疗容易产生耐药性。目前检测耐药相关基因突变的方法有 DNA 测序法，包括 PCR 产物直接测序法、新一代深度测序方法以及体外表型分析法。宿主 *IL28B* 基因分型：宿主 *IL28B* 基因编码 IFN-λ3，为 Ⅲ 型干扰素。编码 *IL28B* 基因附近有一些单核苷酸多态位点与 HCV 病毒自发清除能力及对干扰素的应答有关。常用的 *IL28B* 基因分型方法包括 DNA 直接测序、使用 TaqMan 探针进行 SNP 分型。

4. HCV RASs 检测　目前检测 RASs 的方法包括 PCR 产物直接测序法和新一代深度测序方法。进行 PCR 产物直接测序法即可满足临床上 DAAs 方案选择的需求。

(三)肝纤维化非侵袭性检查

目前常用的无创检查方法包括血清学和影像学检查两大类。血清学检查通常是指包括多种临床指标的模型。其中，天冬氨酸转氨酶（AST）与血小板（PLT）比率指数（aspartate aminotransferase-to-platelet ratio index，APRI）和 FIB-4 简便、易行，但灵敏度和特异性不高。APRI 可用于肝硬化的评估。成人 APRI 评分 > 2，预示患者已经发生肝硬化。APRI 计算公式为 $[(AST/ULN) \times 100/PLT(10^9/L)]$。基于 ALT、AST、PLT 和患者年龄的 FIB-4 指数可用于诊断显著肝纤维化（相当于 METAVIR $\geq$ F2）。成人 FIB-4 指数 > 3.25，预示患者已经发生显著肝纤维化。FIB-4 =（年龄 $\times$ AST）÷（PLT $\times$ ALT 的平方根）。

影像学检查包括瞬时弹性成像（TE）、声辐射力脉冲成像 / 点的剪切波弹性成像（ARFI/pSWE）、二维剪切波弹性成像（2D-SWE）和核磁下弹性成像（MRE）等。瞬时弹性成像是近年开始广泛使用的一种新型影像学无创检查方法，对 HCV 肝纤维化分期的诊断较为可靠，对肝硬化的诊断更准确。

(四)影像学检查

目前常用的影像学检查方法包括腹部超声检查、计算机断层成像（CT）和磁共振成像（MRI）等，可以协助监测慢性丙型肝炎的临床进展、判断有无肝硬化及其并发症、发现和鉴别肝细胞癌等占位性病变。

(五)病理学检查

肝组织活检对丙型肝炎的诊断、炎症活动度和肝纤维化分期评价，以及疗效和预后判断等方面至关重要。丙型肝炎的组织病理学表现与其他病毒性肝炎相似，可有小叶内及汇管区炎症等多种病变。其病理学特征表现包括：肝窦内可见单个核细胞呈串珠样浸润；汇管区可见淋巴细胞聚集性浸润，甚至有淋巴滤泡样结构形成；可见小胆管损伤，甚至小胆管结构破坏，CK19 免疫组织化学染色有助于鉴别；可见肝细胞呈大小泡混合性或大泡性脂肪变性，区带分布不明显，基因以 3 型、1 型和 4 型较常见。急性丙型肝炎患者无肝纤维化，无肝细胞脂肪变性或其程度较轻，一般无碎屑样坏死，临床上除非与其他肝病相鉴别，否则通常不行肝活检。

六、诊断与鉴别诊断

(一)急性丙型肝炎

1. 流行病学史　患者在就诊前 6 个月以内有明确的流行病学史，如输血史、应用血液制品史或明确的 HCV 暴露史。

2. 临床表现　患者可有全身乏力、食欲减退、恶心和右季肋部疼痛等表现，少数患者伴低热、轻度肝大，部分患者可出现脾大，少数患者可出现黄疸。部分患者无明显症状，表现为隐匿性感染。

3. 实验室检查　ALT 多呈轻度和中度升高，也可在正常范围内，有明确的 6 个月以内抗 -HCV 和（或）HCV RNA 检测阳性结果的检测史。HCV RNA 常在 ALT 恢复正常前转阴，但也有 ALT 恢复正常而 HCV RNA 持续阳性者。

(二)慢性丙型肝炎

1. 诊断依据　HCV 感染超过 6 个月，或 6 个月以前有明确的流行病学史，或具体发病时间不明。抗 -HCV 及 HCV RNA 呈阳性，肝组织病理学检查符合慢性肝炎的表现，或根据症状、体征、实验室及影像学检查结果综合分析，亦可诊断。

2. 病变程度判定　肝活检行病理学诊断可以判定肝炎的分级和纤维化分期。HCV 单独感染极少引起重型肝炎，HCV 合并 HIV、HBV 等病毒感染、过量饮酒或应用肝毒性药物时，可发展为重型肝炎。

3. 慢性丙型肝炎的肝外表现　肝外临床表现或综合征可能是由机体异常免疫反应所致，包括类风湿关节炎、眼口干燥综合征、扁平苔藓、肾小球肾炎、混合型冷球蛋白血症、B 细胞淋巴瘤和迟发性皮肤卟啉病等。

七、治疗

（一）抗病毒治疗目标

抗病毒治疗的目标是清除 HCV，争取获得临床治愈，清除或减轻 HCV 相关肝损害和肝外表现，逆转肝纤维化，阻止病变继续进展为肝硬化、失代偿性肝硬化、肝衰竭或肝癌，改善患者的长期生存率，提高患者的生活质量，预防 HCV 传播[23]。疗效判断指标为持续病毒学应答（sustained virological response，SVR），即治疗结束后 HCV RNA 持续检测不到，多以第 12 周和第 24 周为评估时间节点，分别以 SVR12 和 SVR24 表示[18]。

（二）抗病毒治疗的适应证

对于 HCV RNA 呈阳性、无治疗禁忌证的慢性丙型肝炎患者，均应考虑进行抗病毒治疗。

（三）抗病毒治疗方案

1. 急性丙型肝炎的治疗 急性丙型肝炎早期抗病毒治疗可显著降低慢性化比例。因此，如检测到 HCV RNA 呈阳性，无论 ALT 是否升高，均可给予 IFN-α 或 PEG-IFN 联合利巴韦林或 DAA 抗病毒治疗。

2. 慢性丙型肝炎治疗 主要有干扰素联合利巴韦林及直接抗病毒药物治疗。治疗方案是：

（1）在接受 PEG-IFN 联合利巴韦林治疗的过程中，应根据治疗过程中病毒学应答进行个体化治疗。在治疗前以及治疗后 4 周、12 周、24 周应用高灵敏度方法监测 HCV RNA，以评估病毒应答，指导治疗。

1）基因 1 型或基因 6 型的治疗方案：①首先推荐使用聚乙二醇-干扰素联合利巴韦林治疗，基本疗程为 48 周。在治疗过程中，应根据不同应答给予相应处理。②IFN-α 联合利巴韦林治疗方案。IFN-α 3 ~ 5 MU，隔天 1 次肌内注射或皮下注射，联合口服利巴韦林 1000 mg/d，建议治疗 48 周。③不能耐受利巴韦林不良反应者的治疗方案：可单用 IFN-α 或 PEG-IFN，方法同上。或在医生指导下进行直接抗病毒治疗。

2）基因 2 型、3 型的治疗方案：①聚乙二醇-干扰素联合利巴韦林的治疗方案，这是 HCV 基因 2 型或 3 型的首选推荐治疗方案。利巴韦林给药剂量为每天 800 mg。但若患者存在低应答的基线因素（如胰岛素抵抗、代谢综合征、重度肝纤维化或肝硬化、年龄较大），利巴韦林则应根据体重给药。在接受 PEG-IFN 联合利巴韦林治疗的过程中应根据患者的不同应答给予相应处理。②IFN-α 联合利巴韦林的治疗方案，IFN-α 3 MU 每周 3 次肌内注射或皮下注射，联合应用利巴韦林 800 ~ 1000 mg/d，治疗 24 ~ 48 周。③不能耐受利巴韦林不良反应者的治疗方案，可单用 IFN-α 或 PEG-IFN。或在医生指导下使用直接抗病毒治疗。

（2）应用干扰素联合利巴韦林治疗过程中患者的随访和监测：

1）治疗前监测：治疗前应检测肝、肾功能，血常规，甲状腺功能，自身抗体，血糖，尿常规，并检查眼底，可检测 *IL-28B* 基因分型。

2）生化检测：治疗期间每个月测定 ALT，治疗结束后 6 个月内每 2 个月检测 1 次。即使患者 HCV 未能清除，也应定期复查 ALT。

3）病毒学检查：在治疗过程中采用敏感、准确的 HCV RNA 检测方法监测疗效。在基线和治疗 4 周、12 周、24 周、48 周以及治疗结束后 24 周，检测血 HCV RNA 水平有助于监测疗效并指导疗程的制订。

4）不良反应的监测：对所有患者在每次随访中都应评估不良反应，包括严重乏力、抑郁、失眠、皮肤反应和呼吸困难等。干扰素和利巴韦林的血液系统不良反应包括中性粒细胞减少、贫血、血小板和淋巴细胞数量减少。在开始治疗后的第 1 个月内应每周检查 1 次血常规，以后间隔 4 ~ 8 周检查 1 次直至 6 个月，然后每 3 个月检查 1 次，对血细胞数量明显减低者，可以增加血常规的检测频率。对所有患者，在治疗过程中每 12 周、治疗结束后每 3 ~ 6 个月检测甲状腺功能，如患者治疗前就已存在甲状腺功能异常，则应每月检查甲状腺功能。对于老年患者，在治疗前应进行心电图检查和心功能评估。应定期评估患者的精神状态，对出现明显抑郁症和有自杀倾向的患者，应立即停药并注意密切防护，给予相应治疗。

直接抗病毒治疗：以直接抗病毒治疗为基础的抗病毒治疗方案包括 1 种直接抗病毒药联合 PR，

直接抗病毒药联合利巴韦林，以及不同的直接抗病毒药联合或应用复合制剂。这些含直接抗病毒治疗的方案适用于 PR 治疗后复发或对 PR 应答不佳的患者，对初治患者也可考虑直接抗病毒治疗方案，以缩短疗程，提高耐受性，提高 SVR 率。

HCV 感染的直接抗病毒治疗领域进展很快，主要是不同直接抗病毒药的研发和具有高 SVR 率的泛基因型临床治疗复合制剂方案的不断出现和更新，如索磷布韦 / 雷迪帕韦（Harvoni），对基因 1b 型丙型肝炎患者治疗 12 周，治愈率达 100%，其中对无肝硬化的初治患者治疗 8 周，治愈率达 100%。索磷布韦 / 维帕他韦是基因 1b 型丙型肝炎的优选治疗方案，治愈率同样高达 99 ~ 100%。2018 年 EASL 指南对失代偿性肝硬化（CTP B/C）治疗的推荐：禁用含有 PI（蛋白酶抑制剂）的方案；索磷布韦 / 雷迪帕韦 + 利巴韦林治疗 12 周；索磷布韦 / 维帕他韦 + 利巴韦林治疗 12 周；对于有利巴韦林禁忌证或不能耐受的患者，也可选择索磷布韦维帕他韦治疗 24 周。2018 年 EASL 对直接抗病毒治疗失败者挽救治疗方案的建议：HCV 耐药检测对于再次治疗具有参考意义。挽救治疗方案推荐：索磷布韦 / 维帕他韦 /VOX 治疗 12 周；

索磷布韦 / 维帕他韦 + 利巴韦林治疗 24 周；索磷布韦 +G/P±RBV 治疗 12 周。对于治疗其他丙型肝炎的直接抗病毒药物治疗无效或复发的患者，应用索磷布韦 / 维迪他韦 / 伏西瑞韦（Vosevi）治疗，治愈率达 95% 以上。欧美国家已批准上市应用于临床的药物及根据 HCV 基因型推荐的不同治疗方案和疗程见 [38] 表 15-1 和表 15-2。

（四）特殊人群抗病毒治疗及管理

1. **失代偿性肝硬化患者的治疗和管理** 对失代偿性肝硬化患者，如未出现影响其生存期的其他严重并发症，应即刻开始进行抗病毒治疗。NS3/4A 蛋白酶抑制剂、聚乙二醇 - 干扰素禁用于失代偿性肝硬化患者。伴有肝功能失代偿或既往曾有肝功能失代偿病史或 CTP 评分为 7 分的患者，不推荐使用含 NS3 蛋白酶抑制剂的治疗方案，因为患者血液水平升高和（或）缺乏安全性数据。对 CTP 评分为 5 分或 6 分的患者，若不能进行密切临床或实验室监测，则不推荐使用含 NS3 蛋白酶抑制剂的治疗方案。抗病毒治疗方案可以选择，雷迪帕韦索磷布韦（基因型 1 型、4 型、5 型和 6 型）或索磷布韦 / 维帕他韦（泛基因型）或

表15-1 美国、欧盟及部分亚太国家批准上市的直接抗病毒药

类别	药品	规格（mg）	剂量（mg/d）
NS3/4A 蛋白酶抑制剂	阿舒瑞韦（ASV）	100	200，分 2 次
	格拉瑞韦（GZR）	100	100
	帕利瑞韦（PTV）	150	150
	西咪匹韦（SMV）	150	150
	格拉卡匹韦（GLE）	100	300
NS5B 聚合酶抑制剂	达塞布韦（DSV）	250	500，分 2 次
	索磷布韦（SOF）	400	400
NS5A 抑制剂	达拉他韦（DCV）	30 或 60	60
	艾尔巴韦（EBR）	50	50
	雷迪帕韦（LDV）	90	90
	奥比他韦（OBV）	25	25
	维帕他韦（VEL）	100	100
	哌仑他韦（PIB）	40	40
NS3/4A 蛋白酶抑制剂 / 奥比帕利（OBV/PTV/r）	OBV	12.5	2 片，每天 1 次
NS5A 抑制剂 /CYP3A4	PTV	75	
	r	50	

表15-2　基因1～6型HCV慢性感染抗病毒治疗方案及推荐疗程

基因 1 型	基因 4 型
SOF + LDV，12 周	SOF + LDV，12 周（肝硬化：12 周联合利巴
SOF + DCV，12 周（非肝硬化）	韦林，24 周不联合利巴韦林）
SOF + SMV，12 周（非肝硬化）	SOF+DCV，12 周
OBV/PTV/r + DSV，12 周	OBV/PTV/r+DSV，12 周
GZR + EBR，12 周	SOF+SMV，12 周（肝硬化：12 周联合 RBV，24 周不联合 RBV）
GLE + PIB，8 周（肝硬化 12 周）	
SOF + VEL，12 周	
基因 2 型	**基因 5 型**
SOF + RBV，12 周	SOF + LDV，12 周（肝硬化：12 周联合 RBV，24 周不联合 RBV）
GLE + PIB，8 周（肝硬化 12 周）	
SOF + VEL，12 周	SOF+DCV，12 周
SOF + DCV，12 周（肝硬化 16～24 周）	
基因 3 型	**基因 6 型**
SOF + RBV，24 周（用于非肝硬化）	CLE + PIB，8 周（肝硬化 12 周）
SOF + DCV，12 周（代偿期肝硬化 24 周）	SOF + LDV，12 周
SOF + VEL，12 周	SOF + VEL，12 周
GLE + PIB，12 周	

注：SOF，索磷布韦；LDV，雷迪帕韦；DCV，达拉他韦；SMV，西咪匹韦；OBV，奥比帕利；PTV，帕利瑞韦；DSV，达塞布韦；GZR，格拉瑞韦；EBR，艾尔巴韦；RBV，利巴韦林；GLE，格拉卡匹韦；PIB，哌仑他韦；VEL，维帕他韦

索磷布韦 + 达拉他韦（泛基因型），以及利巴韦林（< 75 kg，1000 mg/d；≥ 75 kg，1200 mg/d）治疗 12 周，利巴韦林起始剂量为 600 mg/d，随后根据耐受性逐渐调整。如果患者有利巴韦林禁忌证或无法耐受利巴韦林，则不联合应用利巴韦林，但疗程应延长至 24 周。

2．儿童患者的治疗和管理　儿童 HCV 感染的诊断及评价与成人相同，但通常儿童感染时间相对较短，疾病进展缓慢，治疗适应证与成人相比应该更严格，即有明显肝纤维化时（F2 以上）开始治疗。对于 12 岁以下儿童，目前尚未有推荐的直接抗病毒治疗方案。对年龄小于 12 岁的 HCV 感染者应推迟治疗，直至患者达到 12 岁或直至直接抗病毒治疗批准用于 < 12 岁的患者。12 岁及以上或者体重超过 35 kg 的青少年应接受治疗，以干扰素为基础的治疗方案不再推荐用于儿童及青少年患者。对 12 岁及以上或者体重超过 35 kg 的青少年，HCV 基因 1 型、4 型、5 型和 6 型感染，初治 / 经治无肝硬化，或初治代偿性肝硬化患者，应

予以 400 mg 索磷布韦 /90 mg 雷迪帕韦治疗 12 周，对经治代偿性肝硬化患者应治疗 24 周。对 HCV 基因 2 型感染者，予以 400 mg 索磷布韦联合利巴韦林治疗 12 周；对 HCV 基因 3 型感染者，则应治疗 24 周。对 12 岁及以上或者体重超过 45 kg，GT1 型、2 型、3 型、4 型、5 型或 6 型，无肝硬化或代偿性肝硬化青少年患者，给予格卡瑞韦 100 mg/哌仑他韦 40 mg 治疗 8 周、12 周或 16 周，无需调整剂量。

3．合并 HBV 感染患者的治疗和管理　与 HCV 单独感染者采取同样的治疗方案，遵循相同的治疗原则，如在 HCV 清除前、中或后 HBV 显著复制，则应同时给予 HBV 抗病毒治疗。

4．合并肾功能损害患者的治疗和管理　对合并肾损害患者，首选无 IFN 和无利巴韦林的治疗方案。如果患者 GFR > 60 ml/min，则直接抗病毒治疗药物无需调整剂量[13]。对于血液透析患者，目前直接抗病毒治疗药物剂量调整的必要性尚不名曲，因此对严重肾病患者使用直接抗病毒治疗

药物须谨慎。

5. 肝移植患者的治疗和管理 对于肝移植术后患者 HCV 再感染或复发，需及时进行抗病毒治疗。移植后由于需要长期应用免疫抑制剂，HCV 复发或再感染后可以明显加速肝纤维化，导致移植肝发生肝硬化甚至肝衰竭。因此，肝移植患者一旦出现 HCV RNA 阳性，即应及时予以抗病毒治疗。

6. 吸毒患者的治疗和管理 静脉吸毒者应常规自愿接受 HVC 抗体检测。若检测结果呈阴性，则应每 6 ~ 12 个月检测 1 次。对静脉吸毒者的抗病毒治疗方案与非静脉吸毒患者一样，最好选择直接抗病毒治疗方案，并强调个体化治疗。

7. 血友病 / 地中海贫血等血液疾病患者的治疗和管理 血友病等血液系统疾病患者合并 HCV 感染时，或者地中海贫血、镰状细胞贫血患者合并 HCV 感染时，HCV 抗病毒治疗适应证不变，患者应积极接受抗病毒治疗。选择无 IFN、无利巴韦林的全口服直接抗病毒药物治疗方案，具体方案同基本治疗方案。

8. 精神疾病患者的治疗和管理 慢性 HCV 感染可引起中枢或外周神经系统和精神异常，常见表现有焦虑、抑郁、失眠等，应与肝性脑病相鉴别。既往有精神病史的患者，为 PEG-IFN 治疗禁忌证。应根据患者的病情，给予无 IFN 的抗 HCV 治疗。若治疗期间患者出现精神症状，则可用抗精神病药治疗。在使用抗精神药和抗 HCV 药物治疗时，须注意药物相互作用。

9. 合并 HIV 感染患者的治疗和管理 合并 HIV 感染可能引起病情进展，尤其是伴有免疫功能不全或 $CD4^+$ T 细胞数量明显降低的患者，因此，对所有合并 HIV 感染的患者均需要评估是否予以抗 HCV 治疗。在治疗前可进行肝活检或非侵入性检查，以评估肝损伤严重程度。当合并 HIV 感染的患者伴免疫力低下，合并 $CD4^+$ T 细胞 < 200 个 /μl 时，予以抗 HCV 治疗可以增加 $CD4^+$ T 细胞水平。对合并 HIV 感染的慢性丙型肝炎患者，其治疗方案与慢性 HCV 患者相同。无干扰素、无利巴韦利的直接抗病毒药物治疗方案同样适用于 HIV 合并感染者，此类患者 SVR 率与无 HIV 患者相同。如直接抗病毒药物与抗反转录病毒药物发生相互作用，则需要调整治疗方案和药物使用剂量。

10. 育龄期妇女的治疗和管理 育龄期妇女和（或）其性伴侣必须在使用利巴韦林时，以及停药后 6 个月内采取有效的避孕措施。

八、预后及预防

（一）预后

虽然目前尚无有效的预防性丙型肝炎疫苗，但丙型肝炎已成为可治愈性疾病。只要做到早筛查、早发现、早治疗和规范治疗、规范随访等，丙型肝炎的预后是良好的。

（二）预防

目前尚无有效的预防性丙型肝炎疫苗可用于本病的预防。丙型肝炎的预防主要采取以下措施。

1. 严格筛选献血员 严格执行《中华人民共和国献血法》，推行无偿献血。通过检测血清抗 -HCV、谷丙转氨酶（ALT）和 HCV RNA，严格筛选献血员。

2. 预防经皮肤和黏膜传播 推行安全注射和标准预防规程，严格执行《医院感染控制规范》和《消毒技术规范》，使用一次性注射器。对牙科器械、内镜等医疗器具应严格消毒。医务人员接触患者血液及体液时应戴手套。对静脉吸毒者进行心理咨询和安全教育，劝其戒毒。不共用剃须刀及牙具等，理发用具、穿刺和文身等用具应严格消毒。

3. 预防性接触传播 对男男同性和有多个性伴侣者，应定期检查，加强管理。建议 HCV 感染者使用安全套。对青少年应进行正确的性教育。

4. 预防母婴传播 对 HCV RNA 呈阳性的孕妇，应避免行羊膜腔穿刺，尽量缩短分娩时间，保证胎盘的完整性，减少新生儿与母血接触的机会。

5. 高危人群筛查 根据中华人民共和国卫生行业标准《丙型病毒性肝炎筛查及管理》，对丙型肝炎高危人群进行筛查及管理。

（杨永耿　李萍英）

参考文献

[1] Ott JJ, Stevens GA, Groeger J. Global epidemiology of

hepatitis B virus infection：new estimates of age-specific HBsAg seroprevalence and endemicity [J]．Vaccine 2012，30：2212-9.

[2] Lozano R，Naghavi M，Foreman K. Global and regional mortality from 235 causes of death for 20 age groups in 1990 and 2010：a systematic analysis for the Global Burden of Disease Study 2010 [J]．Lancet 2012，380：2095-128.

[3] Goldstein ST，Zhou F，Hadler SC. A mathematical model to estimate global hepatitis B disease burden and vaccination impact [J]．Int J Epidemiol，2005，34：1329-39.

[4] 徐小元，段钟平．传染病学．4 版．北京：北京大学医学出版社，2018.

[5] 姜双应，易虎，邵锡如．青海省同德地区藏族人群乙型肝炎病毒基因型的探讨．病毒学报，2006，22：400-402.

[6] 李向国．青海省 864 例藏族 HBV、HCV 感染状况调查．青海医药杂志，2005，35：59-60.

[7] 李森．青海地区不同民族 906 例 HBV 感染者中 HDV 标志物分析．青海医药杂志，2006，36：51.

[8] Lu FM，Zhuang H. Management of hepatitis B in China [J]．Chin Med J（Engl），2009，122：3-4.

[9] Yan H，Zhong G，Xu G. Sodium taurocholate cotransporting polypeptide is a functional receptor for human hepatitis B and D virus [J]．Elife，2012，1：e00049. DOI：10.7554/eLife.00049.

[10] 任利，邓勇，王海久．青海藏族人群 HLA-DRB1 基因与乙型肝炎预后的相关性．世界华人消化杂志，2011，19（18）：1899-1903.

[11] 黄维金，辜文洁，王佑春．青海地区乙型肝炎感染者 C/D 基因型重组分布．世界华人消化杂志，2016，24（26）：3779-3789.

[12] Livingston SE，Simonetti JP，Bulkow LR. Clearance of hepatitis B e antigen in patients with chronic hepatitis B and genotypes A，B，C，D，and F [J]．Gastroenterology，2007，133：1452-7.

[13] Yu MW，Yeh SH，Chen PJ. Hepatitis B virus genotype and DNA level and hepatocellular carcinoma：a prospective study in men [J]．J Natl Cancer Inst，2005，97：265-72.

[14] Lim SG，Cheng Y，Guindon S. Viral quasi-species evolution during hepatitis Be antigen seroconversion [J]．Gastroenterology，2007，133：951-8.

[15] Dandri M，Locarnini S. New insight in the pathobiology of hepatitis B virus infection [J]．Gut，2012，61 Suppl 1：i6-17.

[16] Zhang Z，Zhang JY，Wang LF. Immunopathogenesis and prognostic immune markers of chronic hepatitis B virus infection [J]．J Gastroenterol Hepatol，2012，27：223-30.

[17] Isogawa M，Tanaka Y. Immunobiology of hepatitis B virus infection [J]．Hepatol Res，2015，45：179-89.

[18] Guidotti LG，Chisari FV. Noncytolytic control of viral infections by the innate and adaptive immune response [J]．Annu Rev Immunol，2001，19：65-91.

[19] Bertoletti A，Ferrari C. Innate and adaptive immune responses in chronic hepatitis B virus infections：towards restoration of immune control of viral infection [J]．Gut 2012，61：1754-64.

[20] Lok AS，McMahon BJ. Chronic hepatitis B：update 2009 [J]．Hepatology，2009，50：661-2.

[21] Mohd Hanafiah K，Groeger J，Flaxman AD. Global epidemiology of hepatitis C virus infection：new estimates of age-specific antibody to HCV seroprevalence [J]．Hepatology，2013，57（4）：1333-42.

[22] Lavanchy D. The global burden of hepatitis C [J]．Liver Int，2009，29（Suppl 1）：74-81.

[23] ZHANG Ning，LUO Shengqiang. Recommendations for WHO guidelines for the screening，care and treatment of persons with chronic hepatitis C infection：a 2016 update [J]．Linchuang Gandanbing Zazhi，2016，32（7）.

[24] Lemoine M，Nayagam S，Thursz M. Viral hepatitis in resource-limitedcountries and access to antiviral therapies：current and future challenges.Future Virol，2013，8（4）：371-380.

[25] 孙海泉，肖革新，郭莹．中国大陆地区 2008-2012 年丙肝流行规律及空间聚集性分析．中国公共卫生，2014，30（3）：286-289.

[26] 刘佳，蔡亚平．中国大陆地区 1990-2010 年丙型病毒性肝炎流行现状分析．现代预防医学，2013，40（14）：2590-2592.

[27] 陈静．天津市丙型肝炎疫情分析及报告质量研究 [D]．天津医科大学，2016.

[28] 付笑冰，林鹏，李艳．广东省 2005-2013 年丙型病毒性肝炎流行特征分析．华南预防医学，2015，41（5）：435-438.

[29] 蒋和宏，卢戎戎，罗琳．重庆市 2004-2014 年丙型病毒性肝炎流行病学分析．中国艾滋病性病，2017，23（1）：60-62.

[30] 车骊强．青海少数民族献血者 HBV、HCV、TP 感染情况调查．中国输血杂志，2012，25（2）：159-160.

[31] 陈圆生，李黎，崔富强．中国丙型肝炎血清流行病学研究．中华流行病学杂志，2011，32（9）：888-891.

[32] Bunchorntavakul C，Maneerattanaporn M，Chavalitdhamrong D. Management of patients with hepatitis C infection and renal disease [J]．World J Hepatol，2015，7（2）：213-25.

[33] 李海，闫杰．肝病指南与临床实践．北京：清华大学出版社，2017.

[34] 库启录，于国英，丁月荷．青海地区丙型肝炎基因亚

型与肝损伤、糖代谢. 中国高原医学与生物学杂志，2014，35（3）：202-205.

[35] 杨秀兰，马玉秀，114 例丙型肝炎患者感染状况及高危因素分析. 青海医药杂志，2016（6）：20-23.

[36] Irshad M，Mankotia DS，Irshad K. An insight into the diagnosis and pathogenesis of hepatitis C virus infection [J]. World J Gastroenterol，2013，19（44）：7896-7909.

[37] Dammacco F，Sansonno D，Piccoli C.The lymphoid system in hepatitis C virus infection：autoimmunity，mixed cryoglobulinemia，and Overt B-cell malignancy [J]. Semin Liver Dis，2000，20（2）：143-157.

第四篇

血液系统疾病

一、概述

血液系统由血液和造血器官组成。血液系统疾病是指原发或主要累及血液和造血器官的疾病。淋巴系统包括中枢淋巴器官和周围淋巴器官。单核-巨噬细胞系统是血液与骨髓中的单核细胞和器官组织内的巨噬细胞的统称。

造血干细胞是能够长期重建造血和免疫功能的细胞，具有两个特点，即自我更新和多向分化。造血微环境是造血干细胞赖以生存的内环境，包括基质细胞、细胞外基质和细胞因子。

二、血液系统疾病的分类

1. 红细胞疾病　贫血和红细胞增多症。
2. 粒细胞疾病　粒细胞缺乏、类白血病反应。
3. 单核细胞和巨噬细胞疾病　恶性组织细胞病、组织细胞增多症。
4. 淋巴细胞和浆细胞疾病　淋巴瘤，急、慢性淋巴细胞白血病，多发性骨髓瘤。
5. 造血干细胞疾病　如再生障碍性贫血、阵发性睡眠性血红蛋白尿、骨髓增生异常综合征及骨髓增殖性疾病。
6. 脾功能亢进。
7. 出血性及血栓性疾病　血管性紫癜、血小板减少性紫癜、凝血障碍性疾病、血栓性疾病等。

三、高原低氧环境下血液系统常见病

由于缺氧导致的红细胞增多症（erythrocytosis），称为高原红细胞增多症（high altitude polycythemia, HAPC）。高原红细胞增多症的发病率随海拔升高而增高。高原对白细胞的影响研究发现，白细胞数量及分类与低海拔地区无差异，主要是白细胞功能的改变，可能导致机体感染性疾病易感性增高，对感染的控制能力降低。高原缺氧对血小板数量的影响相关研究结果各异，但血小板反应性增强，血栓弹性增强。慢性低氧可增加动脉血栓和静脉血栓等血症性疾病风险。健康成人从平原地区急进高海拔地区后，有效循环血量和血浆容量均减少。随着在高海拔地区居住时间的延长，血容量和血浆容量有逐渐恢复的趋势，但血浆容量一般不能恢复到平原地区水平，而血容量则随时间推移可逐渐恢复至平原地区水平，甚至可逐渐超过平原地区水平[1-2]。

四、血液系统疾病的治疗

1. 去除病因　保持正常血液成分及功能。高原红细胞增多症患者回到平原后，大部分可以恢复[1]。

2. 去除异常血液成分和恢复功能 包括化疗、放疗、诱导分化、治疗性血液成分单采、免疫抑制、抗凝及溶血栓治疗，以及造血干细胞移植。

五、血液病学的进展和重要性

随着医疗技术的不断发展，血液病学的有关研究取得了突破性的进展。免疫学、分子生物学、生物化学、细胞遗传学与血液学之间的相互渗透，使血液病的治疗模式发生了一些变化。血液病的诊断水平不断提高，由于循证医学在临床中的应用，美国以及欧洲等血液病学的研究团体以及相关组织相继制定了血液病学诊治指南，为血液病学的诊断与治疗提供了科学的依据。而我国的相关组织也根据我国的实际情况以及世界上比较新的相关文献和指南制定与更新了我国血液病的诊治标准。近年来，表观遗传学、造血干细胞移植、血液病的分子诊断以及靶向治疗研究都取得了一定的进展。总之，血液病的治疗近几年取得了突破性的进展，特别是分子诊断和靶向治疗技术在血液病诊断和治疗中的应用，提高了血液病诊断的精确度，为患者治疗效果的评估提供科学的依据，同时提高了患者治愈率，降低了不良反应的发生率[3]。

（李占全　冀林华）

参考文献

[1] Beidleman BA，Staab JE，Muza SR，Sawka MN. Quantitative model of hematologic and plasma volume responses after ascent and acclimation to moderate to high altitudes.Am J Physiol Regul Integr Comp Physiol. 2017；312（2）：R265-272.

[2] Rocke AS，Paterson GG，Barber MT，Jackson AIR，Main S，Stannett C，Schnopp MF，Baillie JK，Horne EH，Moores C，Harrison P，Nimmo AF，Thompson AAR. Thromboelastometry and Platelet Function during Acclimatization to High Altitude.Thromb Haemost. 2018；118（1）：63-71.

[3] 葛均波，徐永健. 内科学，8 版. 北京：人民卫生出版社，2013.

第十六章

高原红细胞相关疾病

第一节 红细胞增多症

红细胞增多症（polycythemia）是指血液量增加，传统上一直用来表示红细胞量增加。红细胞增多症以红细胞容量增加为特征。原发性红细胞增多症是由于获得性或遗传性基因突变使造血干细胞或红系造血祖细胞发生改变，导致红细胞累积所致。最常见的原发性红细胞增多症即真性红细胞增多症（polycythemia vera，PV），是一种克隆性疾病。继发性红细胞增多症是由促红细胞生成素水平升高引起的与之相应或不相应的红细胞量增多所致，可以是获得性或遗传性的。尽管原发性和继发性红细胞增多症临床表现非常相似，但鉴别它们对准确诊断和正确治疗非常重要。

例如，多种继发性红细胞增多状态是机体对组织缺氧适当的生理性代偿反应，不应采取放血疗法。尚无确切证据支持放血疗法有利于先天性或获得性的原发性或继发性红细胞增多症。然而，患者偶尔会出现高黏滞综合征的症状，等容量降低血细胞比容可缓解症状。依那普利（enalapril）可用于控制肾移植术后红细胞增多症，而切除分泌促红细胞生成素的肿瘤可纠正与其相关的红细胞增多症。

一、分类

红细胞增多症是指血液中红细胞总体积占血液总容量的百分比（即血细胞比容）高于健康人群正常上限，或男性高于 51%，女性高于 48%。可将红细胞增多分为两类：相对红细胞增多症和绝对红细胞增多症。相对红细胞增多症是指红细胞容量正常，但血浆量减少；绝对红细胞增多症是指红细胞容量高于正常。表 16-1 对红细胞增多的病因分类进行了阐述。

二、病理生理

红细胞生成和存在增多所致的血液黏滞度和血容量变化可引起某些常见的和特异性的后果。

当血细胞比容高于 50% 时，血液黏滞度将呈对数级增高，由此所致的血流速度减慢将减少氧

表16-1 红细胞增多症的病因分类

Ⅰ. 绝对红细胞增多症（红细胞容量增加）
  A. 原发性红细胞增多症
    1. 获得性
      真性红细胞增多症
    2. 遗传性
      原发性家族性先天性红细胞增多症
      （1）促红细胞生成素受体基因突变
      （2）未知基因突变
  B. 继发性红细胞增多症
    1. 获得性
      a. 低氧血症
      （1）慢性肺病
      （2）睡眠呼吸暂停
      （3）右向左分流的心脏病
      （4）高海拔
      （5）吸烟
      b. 碳氧血红蛋白血症
      （1）吸烟
      （2）一氧化碳中毒
      c. 促红细胞生成素自主生成
      （1）肝细胞肿瘤
      （2）肾细胞肿瘤
      （3）脑血管瘤
      （4）嗜铬细胞瘤
      （5）甲状旁腺癌
      （6）脑膜瘤
      （7）子宫肌瘤
      （8）多囊肾
      d. 外源性促红细胞生成素自主生成
      e. 病因复杂或不确定
      （1）肾移植后（可疑性血管紧张素Ⅱ信号转导异常）
      （2）雄激素类/合成代谢类固醇激素
    2. 遗传性
      a. 高氧亲和力血红蛋白
      b. 2,3-双磷酸甘油酸缺乏
      c. 先天性高铁血红蛋白血症（细胞色素 b5 还原酶缺陷及珠蛋白基因突变）
      d. 非 *von Hip-pel-Lindau* 基因突变导致常染色体隐性遗传的促红细胞生成素增多
  C. 原发性或继发性混合型红细胞增多症
    可疑性或已证实的先天性缺氧感知异常
      a. 楚瓦什红细胞增多症
      b. 除楚瓦什突变以外，还有由 *von Hip-pel-Lindan* 基因突变导致的促红细胞生成素增多
Ⅱ. 相对红细胞增多症
  A. 脱水
  B. 使用利尿药
  C. 吸烟
  D. Gaisböck 综合征

的转运。因此，氧转运的最佳状态是血细胞比容维持在 40% ~ 45% 的情况下。高血容量本身可增加氧转运，最佳的氧转运需要比正常血容量状态有更高的血细胞比容。所以尽管血液黏滞度增加，血细胞比容适当增高也是有益的，但血细胞比容显著增加则并非同样有益。目前对人和实验动物的观察研究表明，高血液黏滞度可引起多组织血流量减少，并且在高海拔地区居民和严重红细胞增多症患者中偶尔可出现大脑皮质和心血管损伤。这类损伤也可见于自发使用过量促红细胞生成素的运动员。

三、临床表现

虽然出现红细胞增多症时，红细胞生成增加，但骨髓形态学变化常不明显。在正常状态下，红细胞生成率适应于维持每千克体重 30 ml 的红细胞总量。因为出现红细胞增多症时，红细胞的寿命是正常的，红细胞每日生成率仅增高 1 倍就足以维持 60 ml/kg 的红细胞总量。发生某些溶血性贫血时，红细胞生成率可以比正常值高 4 ~ 6 倍，其骨髓形态学和容量变化明显。与之相比，发生红细胞增多症时的骨髓形态学和容量仅发生适度

改变。机体出现红细胞增多时，每天大量破坏的红细胞仅引起胆红素水平轻度升高，更常见的是出现继发性痛风和脾大等骨髓增生性疾病的体征。尽管促红细胞生成素与血小板生成素之间存在相当多的同源性，但促红细胞生成素所致的红细胞增多不会伴随血小板生成增多。

红细胞增多症的许多症状和体征与血液黏滞度增高和血管床增加相关。真性红细胞增多症患者特征性的皮肤红紫本身就是由于血流缓慢流过扩张的皮肤血管时过度脱氧所致。非特异症状（如偶尔有头痛、头晕、耳鸣、面部和头部发胀感等）可能是由血液黏滞度增加和血管扩张共同导致的。在极度红细胞增多症和某些特定类型的红细胞增多症（如高铁血红蛋白血症）患者中，脱氧血红蛋白超过 40 g/L（血红蛋白浓度增高时更易出现）或高铁血红蛋白 > 15 g/L 时，即可出现发绀。

血小板和凝血因子正常的患者出现鼻出血或胃出血是由于毛细血管扩张所致，但引起局部缺血和坏死的血液循环淤滞也是很重要的原因。血栓形成多见于真性红细胞增多症患者，而非其他类型的红细胞增多症患者。

（耿　惠　李　晨）

第二节　真性红细胞增多症

一、病因与发病机制

真性红细胞增多症（polycythemia vera，PV）由单个正常的多能造血干细胞癌变发展而来，属于骨髓增生性肿瘤。癌变提供了选择性生长优势和生存优势，使这一克隆生成的细胞抑制并取代正常多克隆造血。

二、临床表现与分期

（一）临床表现

真性红细胞增多症起病隐匿，最常见于 60 岁左右，但从儿童至老年均可发病。

患者呈多血质面容，皮肤和黏膜红紫，尤以面颊、唇、舌、耳、鼻尖、颈部和四肢末端（手指、足趾及大、小鱼际）明显，睑结膜显著充血。因血容量增加，约半数患者合并高血压。血液黏滞度增高可致血流缓慢和组织缺氧，表现为头痛、眩晕、多汗、疲乏、健忘、耳鸣、眼花、视力障碍、肢端麻木与刺痛等症状。红斑性肢痛病是一种综合征，表现为四肢发热，手指（足趾）疼痛、发红，手、足和手指灼热感并出现红斑，与血小板增多有关，其特征是对低剂量的阿司匹林治疗有快速反应。

血栓形成见于约 1/3 的患者，是真性红细胞增多症最常见和最重要的并发症，常见于脑、周围血管、冠状动脉、门静脉、肠系膜等部位。其中，1/2 ~ 3/4 为动脉血栓形成，缺血性卒中和短暂性脑缺血发作是主要的动脉血栓并发症。巴德 - 基亚里综合征（Budd-Chiari syndrome）又称布 -

加综合征，是真性红细胞增多症的一种极其严重的致命性并发症，是由于肝静脉流出道血栓形成导致肝小动脉灌注不足而缺血，以及肝细胞坏死。Budd-Chiari 综合征可表现为腹腔积液，伴或不伴右上象限腹痛、肝脾大和黄疸。出血见于少数真性红细胞增多症患者，与血管内膜损伤、血小板功能异常等因素有关，如牙龈出血、鼻出血、易擦伤等，也可能发生严重的胃肠道出血及其他致命性出血性并发症。

患者有嗜碱性粒细胞增多，可释放组胺刺激胃腺壁细胞，导致消化性溃疡，刺激皮肤时有明显瘙痒。骨髓过度增殖可致高尿素血症，少数患者可出现继发性痛风、肾结石及肾功能损害。

40%～50% 的患者有肝大、70%～90% 有脾大，这是本病的重要特征。脾大多为中、重度。脾表面平坦，质硬，可引起腹胀、食欲缺乏、便秘。若发生脾梗死，则可引起脾区疼痛。

（二）分期

根据病情进展，可将本病分为三期：①红细胞及血红蛋白增多期，可持续数年；②骨髓纤维化期，血常规处于正常代偿范围，通常在诊断后5～13年；③贫血期，患者有巨脾、髓外化生和全血细胞减少，大多在2～3年内死亡，个别病例可演变为急性白血病。

三、辅助检查

（一）血常规和骨髓检查

1. 血常规 红细胞数量、血红蛋白浓度以及血细胞比容常升高，而平均细胞容积往往正常或低于正常值；红细胞呈小细胞、低色素性。网织红细胞计数正常，当脾大伴髓外造血时，外周血中可有少数幼红细胞。红细胞大小不一、异形红细胞或泪滴状红细胞的出现是衰竭期开始的先兆。约2/3的患者可出现中性粒细胞绝对数增多，常有核左移。在血液中偶尔有中幼粒细胞和晚幼粒细胞的出现。约2/3的患者有嗜碱性粒细胞增多。约70%的患者白细胞碱性磷酸酶水平升高。约50%的患者在诊断时有血小板数量增加，约10%的患者血小板数量 $> 1000 \times 10^9$/L。血液黏滞度为正常时的5～8倍，放射性核素监测显示血容量增多。

2. 骨髓检查 各系造血细胞都显著增生，脂肪组织减少，粒细胞/红细胞比例常下降，巨核细胞增生常较明显。铁染色显示贮存铁减少。

（二）细胞遗传学改变

几乎所有造血细胞都有 *JAK2* 表达，它对不同造血生长因子引发的增值性细胞内信号转导是必不可少的。*V617F* 突变见于几乎所有真性红细胞增多症患者以及超过半数的 ET 患者和骨髓纤维化患者，也见于极少数其他骨髓增殖性疾病患者。在极少数 *JAK2* 呈阴性的真性红细胞增多症患者中，已经发现在 *JAK2* 基因的12号外显子上有其他突变。在很多真性红细胞增多症以及其他 MPDs 患者的骨髓细胞中均发现 *TET2* 基因突变或缺失。

（三）血液生化检查

多数患者尿酸水平增高，可有高组胺血症和高组胺尿症。血清维生素 B_{12} 升高，维生素 B_{12} 结合力增强，血清铁降低，促红细胞生成素（EPO）减少。

四、诊断

真性红细胞增多症的 WHO（2016年）诊断标准：确诊需要满足3项主要标准，或者前2项主要标准及1项次要标准。

主要标准：① Hb > 165 g/L（男性），Hb > 160 g/L（女性），或 HCT > 0.49（男性），HCT > 0.48（女性）或者 HCT 在正常预测均值的基础上增高 $> 25\%$。②骨髓病理检查提示相对于年龄而言，全髓细胞高度增殖，包括显著的红系、粒系增生和多形性、大小不等的成熟巨核细胞增殖。③存在 *JAK2* 基因 *V617F* 突变或者 *JAK2* 基因外显子12的突变。

次要标准：血清 EPO 水平低于正常参考值。主要标准②（骨髓病理检查）在以下情况下不是必需的：主要标准③和次要标准同时满足，且 Hb > 18.5 g/dl（男性），Hb > 16 g/dl（女性）或 HCT > 0.55（男性），HCT > 0.495（女性）。但是在诊断时骨髓纤维化仅能通过骨髓病理检查发现（约占真性红细胞增多症的20%），而且这类患者将明显更快进展至骨髓纤维化期。

五、治疗

真性红细胞增多症的治疗目的在于防止血栓形成及复发、迁延为骨髓纤维化及急性髓细胞性白血病（acute myelogenous leukemia，AML）的进程及控制疾病相关症状。通常推荐控制男性 HCT < 0.45、女性 < 0.42。欧洲白血病网络建议的疗效判定标准：①完全缓解，不放血时 HCT < 0.45，PLT < 400×10^9/L，WBC < 10×10^9/L，影像学检查显示脾大小正常，以及无疾病相关临床症状，包括微血管病变、瘙痒、头痛等。②部分缓解，不满足完全缓解的标准，包括不放血时 HCT < 0.45，或满足完全缓解其余 4 项标准中 3 项及以上。

（一）放血疗法及红细胞单采术

对所有真性红细胞增多症患者均可采用静脉放血，对低危患者可单用放血疗法。每隔 2 ～ 3 天放血 200 ～ 400 ml，直至血细胞比容 < 0.50。应注意：放血后，红细胞及血小板可能会出现反跳性增高，需要用药物控制；反复放血可加重缺铁；老年及有心血管病者，放血后有诱发血栓形成的可能（表 16-2）。采用血细胞分离机进行治疗性红细胞单采术，可迅速降低 HCT 和血液黏滞度，改善临床症状。

表16-2　真性红细胞增多症患者血栓形成的危险因素

分类	危险因素
低危	年龄 < 60 岁且无血栓病史
高危	年龄 ≥ 60 岁或有血栓病史

（二）血栓形成的预防

对于所有真性红细胞增多症患者，如无阿司匹林禁忌证，均建议采用低剂量阿司匹林（75 ～ 100 mg/d）长期预防性治疗。因患者血栓素 A_2 合成增多，阿司匹林可减少其合成。针对患者的其他症状，如红斑性肢痛、视觉性偏头痛等，阿司匹林也有一定效果。不良反应包括胃肠道不适及出血等。出现不良反应时，须立即停药。

（三）细胞减少性治疗

1．羟基脲　剂量为 15 ～ 20 mg/（kg·d），维持白细胞计数为（3.5 ～ 5×10^9/L）。待患者 Hb、HCT 恢复至正常水平后，应给予个体化维持治疗，剂量为 0.5 ～ 1.0 g/d。羟基脲可抑制患者骨髓增殖，适用于任何年龄的真性红细胞增多症患者。不良反应除骨髓抑制外，还包括口腔黏膜及下肢皮肤溃疡，以及指甲脱色和红细胞巨幼样变等。

2．烷化剂　如白消安、苯丁酸氮芥、环磷酰胺等。白消安剂量为 2 ～ 4 mg/d，缓解后停用 4 周再给予维持量 2 mg，每天 1 次。建议将白消安作为预计生存期不超过 10 年的老年血栓形成高危患者及老年真性红细胞增多症患者的二线治疗用药。不良反应包括色素沉着、长期全血细胞减少以及个别患者发生肺纤维化等。

3．放射性核素 ^{32}P 治疗　有效率为 80% ～ 90%，缓解期持续 6 个月至数年。该治疗方法可以作为老年真性红细胞增多症患者羟基脲治疗失败的补救治疗，尤其适用于预计生存期不超过 10 年或有并发症存在的情况。

4．INF-α　300 万单位皮下注射，每天 1 次。待患者 Hb、HCT 恢复至正常范围后，将 INF-α 剂量逐渐减少至隔日 1 次、每周 2 次、每 4 ～ 5 天 1 次，以最小剂量维持。INF-α 可抑制真性红细胞增多症患者异常克隆增殖。聚乙二醇 - 干扰素（PEG-IFN）的起始剂量为 45 μg 皮下注射，每周 1 次，若 12 周后无效，则可加量至 90 ～ 135 μg，每周 1 次，以最小有效剂量维持。PEG-IFN 耐受性更好，并可减轻 *JAK2 V617F* 等位基因负荷，主要用于潜在妊娠可能的妇女（妊娠期间禁用 PEG-IFN）以及对羟基脲耐药和不耐受的高危年轻患者。最常见的不良反应是流感样症状，可给予解热镇痛药对症处理，禁用于甲状腺疾病（INF-α 对甲状腺细胞具有直接毒性作用，可导致甲状腺功能异常，1/3 的患者表现为持续性异常）及精神疾病患者（精神方面的不良反应是 INF-α 最为严重的不良反应之一）。

（四）JAK2 抑制剂

鲁索替尼（Ruxolitinib）是目前最成熟的 JAK2 抑制剂，在临床试验中能够良好地控制 HCT < 0.45，并明显缩小脾，改善临床症状。2014 年 12 月，美国 FDA 批准将此药用于治疗羟基脲治疗效果不佳或不耐受的真性红细胞增多症患者，我国也于 2017 年正式批准将其用于真性红细胞增多症

的治疗。

（五）异基因造血干细胞移植

异基因造血干细胞移植适用于继发骨髓纤维化的高危患者。

六、预后

本病患者可生存 10 ～ 15 年甚至更长时间。出血、血栓形成和栓塞是本病患者的主要死因，个别病例可演变为急性白血病（表 16-3）。

表16-3　真性红细胞增多症患者国际预后积分系统（IWG-MRT）

项目	分值
年龄 57 ～ 66 岁	2 分
年龄 ≥ 67 岁	5 分
静脉血栓形成	1 分
WBC > 15×10^9/L	1 分

积分分层：低危，0 分（OS 26 年）；中危，1 ～ 2 分（OS 15 年）；高危 ≥ 3 分（OS 8.3 年）

（耿　惠　李　晨）

第三节　继发性红细胞增多症

一、病因与发病机制

继发性红细胞增多症（secondary polycythemia）是一组因生理介质（如 EPO）刺激红细胞生成增加而引起的以红细胞数量增多为特征的一组疾病，表现为红细胞数量与容积增加。继发性红细胞增多症可分为两个亚类：对组织缺氧反应正常的代偿性红细胞增多症（如高原红细胞增多症和血红蛋白氧亲和力增强）和非代偿性红细胞增多症，后者源于 EPO 分泌性肿瘤，或 EPO、其他红系造血刺激因子刺激红系造血（如肾移植术后红细胞增多症）。

继发性红细胞增多症的症状可能与血液黏滞度增高有关。血容量正常时，血液黏滞度随血细胞比容增加呈对数线性增高；血细胞比容超过 50% 时，血液黏滞度增长尤其明显。绝对红细胞增多时，血容量并不处于正常状态，而是伴有血容量增加，而这又使血管床扩大，并使外周血管阻力降低。因此，高血容量可促进氧运输，最佳氧运输出现在比正常血容量状态的血细胞比容增高时。因此，尽管伴有血液黏滞度增加，血细胞比容增加也可有益于代偿性继发性红细胞增多症患者。然而，高血液黏滞度可加重心脏负担，导致绝大多数组织血流减慢，并可诱发心、脑血管损害。

（一）代偿性红细胞增多症

1. **高原红细胞增多症**　生活在高海拔地区的人群适应性调节机制包括一系列降低大气与线粒体之间氧浓度梯度差的步骤。最初，大气和肺泡气体间的氧梯度可通过增加呼吸频率与低通气量降低。因生理无效腔和水蒸气压力是恒定的，适应了高海拔的个体并不会出现过度通气。氧解离曲线右移，血红蛋白与氧的亲和力降低，有利于短期高海拔适应。急进高原未适应者，因过度通气发生碱中毒，使氧解离曲线左移，血红蛋白与氧的亲和力增高，进一步加剧组织缺氧。而碱中毒和缺氧可促进红细胞合成 2,3- 双磷酸甘油酸（2,3-BPG），使氧解离曲线回归正常或甚至右移。

一般认为高海拔地区居民发生的红细胞增多症是对缺氧的一种普遍性、均一性的适应性反应，在所有正常个体也会发生。然而，实际上 EPO 水平的个体差异很大，因而对慢性缺氧的红细胞反应性增高程度也因人而异，提示其中某些因素可能是由遗传决定的。高海拔相同的缺氧程度所诱导的 EPO 生成差异也存在很大的个体差异。已形成三种不同的高海拔适应机制。①安第斯"经典"模式：动脉血氧饱和度降低，红细胞增多；②西藏模式：动脉血氧饱和度降低，血红蛋白水平正常；③埃塞俄比亚模式：血红蛋白浓度、血氧饱和度与海平面居民相同。西藏地区居民平均静息通气量低氧通气反应高于安第斯 Ayamara 居民，其平均血红蛋白浓度低于安第斯居民。有学者提出，西藏地区居民呼出气体中的一氧化氮水平高，可扩张血管并增加组织血流量，所以没有必要代偿性增加红细胞数量。

2．心、肺疾病 右向左分流的先天性心脏病、肺内分流或通气障碍（如慢性阻塞性肺疾病）患者具有与高海拔地区居民相当的动脉血氧分压降低程度。右向左分流患者出现的红细胞增多与具有相似血氧饱和度的高海拔地区居民相当。但许多伴严重发绀的 COPD 患者并无红细胞增多，这被认为是由于肺部感染和炎症引起的慢性炎症性贫血和血浆容量增加所致。以肺血管阻力增加及右向左分流为特征的艾森门格综合征（Eisenmenger syndrome）患者常伴有红细胞增多。目前尚不清楚某些肺部疾病及先天性心脏病患者发生红细胞增多，而其他患者却没有发生红细胞增多的原因。

3．睡眠呼吸暂停综合征 睡眠呼吸暂停综合征（sleep apnea syndrome，SAS）患者出现红细胞增多症的特征为伴有过度肥胖和嗜睡。严重时，睡眠呼吸暂停综合征可引起动脉血氧分压降低、高碳酸血症、嗜睡及继发性红细胞增多症。

4．吸烟导致的红细胞增多 重度吸烟可致无输送氧能力的碳氧血红蛋白形成及正常血红蛋白与氧的亲和力增高，从而使组织缺氧、EPO 生成及刺激红细胞生成。吸烟还可降低血浆容量，使红细胞增多或血容量减少，使血细胞比容增高。

5．突变性（高亲和力）血红蛋白继发性红细胞增多症 血红蛋白中的某些氨基酸被替代后可致血红蛋白与氧的亲和力增强，引发组织缺氧及代偿性红细胞增多。这些疾病多为常染色体显性遗传。

6．继发于红细胞酶缺乏的红细胞增多症 红细胞糖酵解早期阶段的酶缺乏有时可致 2,3-BPG 水平显著降低，使血红蛋白与氧的亲和力增加，在某些情况下可引起红细胞增多症。双磷酸甘油变位酶缺乏尤其可能引发红细胞增多症。细胞色素 b_5 还原酶缺乏所致的高铁血红蛋白血症偶尔可引发轻度红细胞增多。

7．化学物质诱导的组织缺氧 钴能增强低氧诱导的 EPO 分泌，导致红细胞增多症。

8．肾局部低氧驱动 EPO 由肾分泌。肾局部病变可以导致低氧，从而使 EPO 增加，最终导致红细胞增多。这种情况常见于肾动脉硬化和终末期肾病患者。肾病引起的红细胞增多也可见于多囊肾患者。肾移植术后 8～24 个月，10%～15% 的患者可出现红细胞增多，称为肾移植术后红细胞增多症（erythrocytosis after renal transplantation）。其发生原因是多因素的，包括 EPO 生成增加、异常的红系前体细胞对 EPO 敏感、红系细胞对血管紧张素 Ⅱ 或改变的血管紧张素 Ⅱ 产物异常敏感，以及胰岛素样生长因子 Ⅰ 及其结合蛋白浓度增高等。

（二）非代偿性红细胞增多症

1．病理性 EPO 产生 EPO 的产生可见于一系列恶性肿瘤和非恶性肿瘤患者。肿瘤伴有红细胞增多的患者 EPO 水平增高。肿瘤组织的 EPO mRNA 的高表达和肿瘤切除后 EPO 水平下降，证实肿瘤与红细胞增多有关。已经证实相关肿瘤包括：小脑成血管细胞瘤、脑膜瘤、甲状旁腺肿瘤/腺瘤、肝细胞癌、肾细胞癌（可能与 VHL 突变有关）、嗜铬细胞瘤和子宫平滑肌瘤。

2．缺氧感应的先天性异常 包括 Chuvash 红细胞增多症（详见第 12 章）、经典 VHL 综合征、脯氨酸羟化酶缺乏、HIF-2α 获得性功能突变。

二、临床表现

（一）红细胞增多的表现

常见的症状有头晕、头痛、头胀、失眠、心悸、视物模糊、怕热、出汗、乏力、恶心、呕吐、反应迟钝。患者有时可出现心绞痛，面部、手指、唇及耳廓呈暗红色到发绀，黏膜及睑结膜充血、血管扩张。更严重的表现包括肺水肿和脑水肿，可致死亡。陈-施呼吸常见，尤其多见于睡眠过程中。

（二）原发病的症状和体征

根据原发病不同，患者可有不同的表现。

三、辅助检查

继发性红细胞增多症的特征性表现是血液中

仅有红细胞数量增加。患者可出现白细胞计数增高及脾大等基础疾病的特征性表现。绝大多数患者可有动脉血氧分压降低。

四、诊断

对于红细胞增多的患者，首先须记录详尽的病史和进行仔细的体格检查，以寻找可能的致病原因，如打鼾病史可能提示夜间低氧情况。

实验室检查包括血红蛋白或血细胞比容高于正常，但白细胞及血小板计数一般在正常范围；动脉血氧饱和度在心、肺疾病等患者中可表现为降低，而在肿瘤患者则为正常。其他包括 JAK2 基因突变、EPO 水平、骨髓活检及内源性红细胞集落测定等。

五、治疗

1．原则上是治疗原发病，原发病治愈后，继发性红细胞增多症应随之消失。

2．去除能够引起或加重红细胞增多的因素。

3．对于红细胞增多引发症状的患者，可采用放血疗法，使其血细胞比容降至正常或接近正常水平。放血疗法应以患者无明显症状为度，必要时可加用阿司匹林预防血栓形成。

六、预后

本病的预后取决于原发病。

（耿　惠　李　晨）

第四节　高原红细胞增多症

高原红细胞增多症（high altitude polycythemia，HAPC）是由高原低氧导致红细胞代偿性过度增生而引发的一种慢性高原病，患者全身组织器官出现一系列缺氧性损伤的病理改变。高原红细胞增多症的发病率在居住的不同海拔地区、种族和性别之间均存在显著差异。调查发现，多数患者一般生活在海拔为 3000 m 以上的地区，Hb 水平随着海拔的升高而逐渐增高，以高原移居人群发病为主。短期迁入高原的我国汉族人群高原红细胞增多症的发病率为 5.5%，高于藏族当地人群的 1.2%。安第斯山脉人群居住在海拔为 1600 m 时，其 Hb 水平就开始显著升高，升高程度等同于居住海拔为 4000 m 的西藏和埃塞俄比亚人群。另外，相同海拔地域的高原红细胞增多症男性患病率明显高于女性[12,15]。

一、病因与发病机制

（一）造血因子

低氧诱导因子（HIF）是人体内的一种氧平衡调节转录因子，其活性亚基 HIF-1α 在缺氧时呈高表达，并可调控多个下游基因，以增强细胞对低氧的耐受能力[3-4]。HIF-EPO 可能是高原红细胞增多症发生的主要途径。HIF 可刺激肾、肝等产生大量 EPO 并激活 JAK2-STAT5 途径，然后通过上调膜蛋白、细胞骨架及血红蛋白的表达而诱导红细胞大量增殖。HIF-2α 亦是使 EPO 产生的重要分子，慢性高原病（CMS）患者的骨髓细胞表现出 HIF-2α/EPO 通路活性增强，EPO 可能通过自分泌和（或）旁分泌机制调节红细胞生成和血管发生[5,13]。据报道，HIF-2α（M535T、F540L）基因突变可诱发高原红细胞增多症[7]。研究发现，造血因子中的细胞分裂周期蛋白 42（cell division cycle protein 42，CDC42）和法尼基转移酶 β（Farnesyltransferase Beta，FNTβ）参与骨髓造血干细胞的增殖与分化，调控红系造血生成，并参与高原红细胞增多症的红细胞过度增生。

铁调素在红细胞生成增多的过程中发挥着重要作用，并受 HIF 调节。研究发现，缺氧时铁调素表达降低，HIF 通过 VHL/HIF/PHD 轴影响铁调素的代谢，进而调节红细胞的生成；HIF 还可通过诱导 EPO 合成刺激红细胞生成来抑制铁调素编码基因 HAMP 的表达，其中，HIF-2 是缺氧环境下调节 EPO 的主要因子。铁从肠腔向循环系统定向转运受到一系列的精确调控，这一体系包括 Dcyt B、DMT-1、FPN 和辅助蛋白，它们在哺乳动物新陈代谢过程中对于维持铁稳态发挥重要作用。这一肠道转运过程包含转录过程中 HIF-2 的调节及转录后 IRP/IRE 的调节。多项独立研究表明，Dcyt B 受 HIF-2 的转录调控，HIF-2 可上调 DcytB 和 DMT-1 的表达。研究分析表明，Dcyt B 和 DMT-1 都存在低氧反应元件（hypoxia response element，HRE）序列，体外实验证明这些序列都可与 HIF-2α 结合而使基因表达增加。前期研究已表明，HIF 对机体铁代谢的调节受到 VHL 的影响，VHL 通过对 HIF-2α 进行泛素化修饰而实现对 HIF-2α 含量的调节。另外，通过转录测定法对铁缺乏小鼠进行遗传研究显示，肝细胞中活化的 HIF-1 也可以通过低氧反应元件（HRE）依赖机制直接抑制铁调素。

VEGF 及血管内皮生长因子受体（VEGFR）在成人造血过程中发挥重要作用[9]，已证实 VEGF 以自分泌 / 旁分泌方式调节造血过程。VEGFR 共有 3 种，是 VEGF 生物信号转导级联通路的门户，其中，VEGFR1 和 VEGFR2 主要参与血管生成及造血调节，而 VEGFR3 在成人主要参与淋巴管的生成和成熟。研究显示，高原红细胞增多症患者骨髓单个核细胞 VEGFR2 表达异常增高，可促进 VEGF 信号转导，参与高原红细胞增多症的发生和发展。

（二）炎症因子

低氧诱导因子高表达并进一步激活、释放，可对 HIF-1、EPO 及氧自由基等产生一定的作用。高原缺氧时，内毒素（endotoxin，ET）、肿瘤坏死因子 -α（tumor necrosis factor-α，TNF-α）等可诱导单核巨噬细胞产生促炎因子 IL-1β、IL-6、IL-8 和抗炎因子 IL-10，加快骨髓造血和红细胞过度增生，继而使血液黏稠、阻滞，引发组织细胞坏死及免疫调节紊乱等慢性炎症反应[8]。

（三）细胞凋亡 / 增殖失衡

导致高原红细胞增多症发生的重要原因还有细胞增殖与凋亡失衡。正常情况下，Fas/FasL 介导的细胞凋亡与 EPO 介导的细胞增生之间相互平衡制约，它们共同维持着体内造血环境的稳定[17]。国外有学者研究发现，正常情况下，成熟红细胞完全耐受 Fas 介导的细胞凋亡，而 FasL 介导生理水平下 EPO 诱导的未成熟红细胞凋亡；在高原缺氧的环境下，EPO 水平明显升高，不能耐受红细胞的正常凋亡，导致红细胞大量增生。Fas 的可溶性分子 sFas 还可竞争性结合 Fas，进而抑制细胞凋亡[18]。慢性高原病患者红细胞生成素（EPO）水平与同一地区健康人无显著差异，但高于低海拔居住者，且 CMS 患者红系造血祖细胞对 EPO 的敏感性增加。EPO 可与 EPO 受体（EPOR）相互作用激活 JAK2 基因，启动多种细胞信号转导途径，如 PI3K、AKT kinase 及 Ras 信号途径，发挥抑制细胞凋亡和促进细胞增殖及分化的作用。EPO 还可通过激活 STAT-5 途径，刺激 Bcl-xl 基因的表达，Bcl-xl 可通过抑制 Bid 及 Bax 的活性以维持线粒体膜的稳定性，阻止凋亡相关分子从线粒体释放，从而发挥抗凋亡作用。缺氧诱导的 VEGF 还可以通过 MAPK/ERK 途径和 PI3K/AKT 途径使 Bcl-xL 和 Bcl-2 基因表达上调，抑制线粒体释放细胞色素 C，降低 Caspase-9 的活性，诱导造血细胞凋亡下调[1-2]。在高原红细胞增多症患者中，细胞增殖和凋亡是同时增强的，只不过细胞增殖较凋亡相比增强更明显。患者细胞凋亡的增强是机体在高原环境中的保护性机制之一，对于患者红细胞过度生成及病情进一步发展具有重要的抑制作用。如果机体红细胞的增殖长期超过红细胞的凋亡，则会导致高原红细胞增多症[16,19-20]。

（四）血浆 ET 与 NO 的平衡

有研究指出，高原红细胞增多症患者血浆 ET 含量明显高于同海拔地区的正常人，而 NO 含量则显著降低，这说明患者可能存在血管内皮细胞损伤和功能紊乱的因素。其发生机制可能是高原环境下慢性缺氧，刺激机体内皮细胞合成，进一步分泌更多的 ET，以适应高原缺氧环境下机体重要脏器的血氧供应。ET 增加又加重内皮细胞的损伤，如此反复循环，表明 ET 是导致血管内皮损伤的原因，也是结果。而 NO 含量的降低，一方面是血管内皮损伤导致 NOS 活性降低，血管释放 NO 的量也随之降低；另一方面是患者机体内氧自由基代谢发生异常，脂质过氧化增强，使机体产生更多的氧自由基，导致 NO 灭活。

（五）Ras–Raf–MEK–ERK 信号转导途径

Ras-Raf-MEK-ERK 信号转导途径是有核细胞内经典的信号通路之一，对细胞的增殖、分化、凋亡等多种生理功能均有明显的调节作用。研究发现，Ras-Raf-MEK-ERK 信号转导途径中的各个重要节点蛋白/基因在慢性高原病患者骨髓有核红细胞中均显著表达，这是因为 Ras-Raf-MEK-ERK 信号转导途径在慢性高原病的发病过程中，通过三级激酶级联反应实现异常活化，即上游激活蛋白激活 MAPK 激酶的激酶（MAPKKK），此后继续激活 MAPK 激酶（MAPKK），最终活化 MAPK。在 ERK 通路中，Ras 扮演上游激活蛋白的角色，Raf 作为 MAPKKK 可激活 MAPK/ERK 激酶（MEK）。在此过程中，MEK 相当于作为 MAPKK，而 ERK 即 MAPK[14]。

（六）ACE—AngⅡ—AT1 轴

骨髓造血组织中存在局部肾素 - 血管紧张素系统（local renin-angiotensin system），目前已在骨髓造血微环境和造血细胞中发现几乎所有局部肾素 - 血管紧张素系统的成分。有资料表明，局部肾素 - 血管紧张素系统以自分泌/旁分泌/内分泌的方式对生理及病理造血过程发挥调控作用，其调控功能主要依赖于 ACE—AngⅡ—AT1 轴和 ACE2—Ang1-7—Mas 轴实现。ACE—AngⅡ—AT1 轴中的 ACE 和 AngⅡ 均具有促进红系造血的活性，红系造血祖细胞表达 AT1 受体。而且低氧可诱导多种组织局部 RAS 成分 ACE、AGT、AT1 等的基因表达。由于慢性高原病的根本病因为高原低氧环境，突出表现是红细胞增多，所以假设骨髓造血组织局部 RAS 中的 ACE—AngⅡ—AT1 轴在慢性高原病患者红细胞过度积累的病理生理调控机制中发挥作用[11]。

（七）遗传因素

高原红细胞增多症的发病具有明显的种族差异和个体易感倾向，提示其发生与遗传因素密切相关。

二、临床表现及组织器官损伤与并发症

（一）临床表现

高原红细胞增多症具有发病缓慢、早期症状不典型的特点，患者具有明显的多血貌体征（图 16-1）[1]。临床表现为头痛、头晕、乏力、记忆力减退、食欲缺乏、肢体麻木、胸闷、呼吸困难等，严重影响患者的血液、呼吸、消化及神经系统功能。

（二）组织器官损伤与并发症

在高原低氧环境条件下，红细胞适度增多有利于减轻高原缺氧，但过度增多 (高原红细胞增多症)则可导致机体各脏器功能损害。

1. 消化道 病变可累及消化道，患者常伴有上腹饱胀不适、食欲缺乏、腹痛，甚至出现呕血、黑便等并发症。而长期缺氧可导致胃肠黏膜淤血加重，无氧代谢酸性物质和毒素蓄积，直接损伤血管内皮，使血管通透性增高，易导致胃肠黏膜充血、水肿[10]。高原低氧可刺激胃液分泌，肥大细胞和胃窦 G 细胞释放组胺，使胃肌挛缩而致黏膜上皮血流量减少，血浆外渗而致淤血、血栓形成及出血，最终造成胃黏膜糜烂、溃疡及坏死的严重后果。

2. 肾 肾是对缺血、缺氧较为敏感的器官。研究发现，在高原(海拔为 5700 m)地区居住 1 年后，尿蛋白阳性率为 80%，而高原红细胞增多症伴有肾损害者可出现慢性肾炎、慢性间质性肾炎、肾病综合征及无症状性蛋白尿等症状。

3. 肺 患者常有明显的肺功能损害，肺泡通

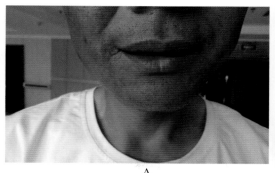
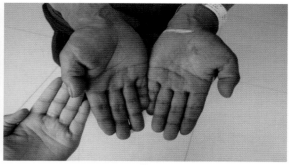

A	B

图 16-1 慢性高原病患者面部、口唇（A）及双手（B）发绀

气量降低,肺泡壁易损伤,血液黏滞度增高致小气道阻塞,易形成高原肺水肿。长期低氧,肺泡间质、小气管弹性纤维增多、增粗、弥漫或呈片状出血,导致肺功能降低[6]。

4．心血管　患者血液淤滞,血含氧量降低,组织器官慢性缺氧,机体功能和代谢紊乱,对心血管系统可造成一定程度的损伤,严重时可影响心功能。

5．其他系统　患者常由于中枢神经系统缺氧而出现头晕、头痛等神经系统表现。另外,患者血液中红细胞增多,血液淤滞,可引发视网膜静脉阻塞,也可导致血管内皮损伤,造成鼻出血[21-22]。

三、辅助检查

患者一般表现为红细胞计数、血红蛋白含量、红细胞容积显著增高,动脉血氧饱和度降低,白细胞及血小板计数一般正常。

四、诊断

2004 年第六届青海国际高原医学和低氧生理学术大会提出高原红细胞增多症(HAPC)国际诊断标准(青海标准):男性 Hb ≥ 210 g/L,女性 Hb ≥ 190 g/L,即可诊断为高原红细胞增多症。

五、治疗

1．改善缺氧　包括吸氧及高压氧治疗。

2．放血疗法　单纯行放血疗法,仅用于需要短期改善症状的重型患者,一次放血量为 200 ~ 300 ml,同时静脉滴注等量或倍量的稀释液(如复方氯化钠溶液、低分子右旋糖酐或新鲜血浆等),以扩充血容量。

3．药物治疗　主要治疗药物有血管紧张素转换酶抑制剂(ACEI)、肾上腺素、多巴胺受体拮抗剂、乙酰唑胺(ACZ)、雌激素类、抗凝血药、腺苷受体拮抗剂及改善微循环的药物等,其主要机制是抑制高原缺氧状态下,肾合成与分泌 EPO 减少,抑制红细胞的生成及改善机体组织血流灌注,减轻缺氧症状,改善患者的临床症状。其中,雌激素类已烯雌酚在临床中已成为高原红细胞增多症的常用治疗药物,但由于其存在性激素类不良反应,大多男性患者难以接受。因此,目前临床用一种植物类雌激素药物大豆异黄酮代替雌激素,它具有调控机体促红细胞生成素(EPO)水平、抗氧化、改善脂类代谢与保护重要脏器的作用,对高原红细胞增多症的早期预防和治疗都有较好的疗效[23-25]。

4．中医药治疗　中医药对高原红细胞增多症的治疗有其独特之处,治疗主要以活血化瘀为主,兼补气养阴、清热利湿。据报道,中医药治疗的临床疗效明显,不良反应较少。其中,补气的药物主要有黄芪、红景天、人参、刺五加等,活血化瘀的药物主要有沙棘、丹参、三七、红花等,滋阴药物主要有生地、麦冬、黄芩、柴胡等。目前还有一些复方制剂,如高红冲剂、天棘胶囊、益心康泰胶囊等用高原红细胞增多症的临床治疗,但缺少专门针对本病的制剂。随着今后对疾病的进一步研究,中医药治疗对高原病的防治将会起到举足轻重的作用。

5．藏医治疗　目前临床首选的藏药复方制剂是二十五味余甘子丸,还有三果汤、十六味杜鹃丸、佐木阿汤、八味檀香丸、十五味沉香丸等复方制剂及藏红花、红景天、沙棘等藏药单方,在预防及治疗高原红细胞增多症具有积极的作用。

六、预防

1．劳逸结合,避免高强度体力劳动　应当合理安排劳动和休息时间,保证充足的睡眠。有报道指出,劳动强度与本病的发生呈显著正相关。其机制可能是高强度体力劳动者在高原低氧环境中,耗氧量加大,机体需要更多的氧供应,使得缺氧进一步加重,从而导致高原红细胞增多症。研究显示,适当调整劳动强度,降低本病的发生率并防止病情加重。重症患者绝不能卧床休息,应根据患者病情和身体情况,指导和鼓励其做适当的活动,以促进血液循环,避免血栓形成。

2．适当进行体育运动　体育锻炼以不觉累为宜,如散步、慢跑、太极拳等运动。太极拳和气功不仅可以强身健体,而且可以改善呼吸功能,使得在高原生活的人能够尽可能地从大气中摄取更多的氧,以适应高原缺氧环境。

3．有意识进行深呼吸　患者长期缺氧,使潮气量降低,患者出现浅快呼吸,形成无效呼吸,从而影响肺功能，而深慢呼吸可增加肺泡通气量，减少无效通气，同时可增强呼吸肌力量，改善肺循环，提高血氧分压和饱和度。长期坚持做深呼吸，不仅可以治疗高原红细胞增多症，更重要的是对高原病的预防有重要意义。

4．饮食以易消化的糖类为主 补充适量维生素，多食蔬菜和水果，少摄入脂肪和盐。

5．严格戒烟 吸烟可影响肺通气功能，使肺组织受损，在高原低压低氧环境下，机体组织及肺缺氧加重，从而可导致高原红细胞增多症的发生。

6．降低呼吸系统疾病发生概率 在高原缺氧环境下，如果发生呼吸系统疾病，可机体缺氧进一步加重，易导致肺水肿等高原疾病。应注意增强体质，多参加户外活动，增强抗寒能力。

7．脱离高海拔环境 海拔的高度与高原红细胞增多症的发病率呈正相关，海拔越高，缺氧越严重，进而越容易导致慢性高原病的发生。因此，如果情况允许，建议患者返回平原或低海拔地区生活，临床症状可减轻甚至消失。

（耿 惠 李 晨）

第五节 贫血概述

贫血（anemia）是指人体外周血红细胞容量减少，低于相同年龄、性别和地区正常范围下限的一种常见的临床症状。由于红细胞容量测定较复杂，临床上常以血红蛋白（Hb）浓度来代替。我国血液病学家认为，在我国海平面地区，成年男性 Hb < 120 g/L，成年女性（非妊娠）Hb < 110 g/L，妊娠期妇女 Hb < 100 g/L 即可出现贫血表现。

1972 年 WHO 制订的诊断标准为：在海平面地区 Hb 低于下述水平即可诊断为贫血：6 月龄至 6 岁儿童 110 g/L，6 ~ 14 岁儿童 120 g/L，成年男性 130 g/L，成年女性 120 g/L，妊娠期妇女 110 g/L。

需要注意的是，由于高原地区低氧适应及个体差异等因素，久居高原地区居民的血红蛋白正常值较海平面居民高。有研究对秘鲁安第斯山脉南部不同海拔地区居民 Hb、Hct 进行观察，发现儿童和成年人 Hb 随海拔升高都有增高。国内研究发现，在不同海拔地区居住 3 ~ 5 年的健康成人 Hb 水平也随海拔的升高而逐渐增高。因此，对于高原地区的贫血患者应该根据其居住地海拔、性别、高原停留时间等综合评价贫血程度。

妊娠期妇女及低蛋白血症、充血性心力衰竭、脾大及巨球蛋白血症患者，血浆容量增加，此时即使红细胞容量是正常的，但由于血液被稀释，血红蛋白浓度也降低，容易被误诊为贫血；脱水或失血等导致循环血量减少时，由于血液浓缩，即使红细胞容量偏低，但由于血红蛋白浓度增高，则容易导致漏诊贫血[21-23]。

一、分类

基于不同的临床特点，贫血有不同的分类。

（一）按贫血进展速度分类

按贫血进展速度，可分为急、慢性贫血。

（二）按红细胞形态分类

按红细胞形态，可分为大细胞性贫血、正常细胞性贫血和小细胞低色素性贫血。

（三）按血红蛋白浓度分类

按血红蛋白浓度，可分为轻度、中度、重度和极重度贫血。

（四）按骨髓红系增生情况分类

按骨髓红系增生情况，可分为增生性贫血（如溶血性贫血、缺铁性贫血、巨幼细胞贫血等）和增生低下性贫血（如再生障碍性贫血）。

二、发病机制

（一）红细胞生成减少性贫血

造血细胞、骨髓造血微环境和造血原料的异常影响红细胞生成，可形成红细胞生成减少性贫血。

1. 造血祖细胞异常所致贫血　①再生障碍性贫血（aplastic anemia，AA）：由于多种病因通过不同的发病机制引起的骨髓造血干细胞及（或）造血微环境损伤，以致红髓被脂肪髓代替，血中全血细胞减少而致的贫血，与原发性和继发性造血祖细胞损害有关。②纯红细胞再生障碍性贫血（pure red cell aplastic anemia，PRCA）：可分为先天性和后天性两类。先天性 PRCA 即 Diamond-Blackfan 综合征，由遗传因素所致；后天性 PRCA 包括原发性和继发性两类。③先天性红细胞生成不良性贫血（congenital dyserythropoietic anemia，CDA）：是一类遗传性红系造血祖细胞良性克隆异常所致的，以红系无效造血和形态异常为特征的难治性贫血。根据遗传方式，可将该病分为常染色体隐性遗传型和显性遗传型。④造血系统恶性克隆性疾病所致贫血：此类疾病导致造血祖细胞发生质的异常，包括骨髓增生异常综合征及各类造血系统肿瘤性疾病，如白血病等。前者由于病态造血，呈现高增生、高凋亡状态，机体出现原位溶血；后者呈肿瘤性增生、低凋亡和低分化状态，造血调节也受到影响，从而使正常成熟红细胞减少而发生贫血。

2. 造血微环境异常所致贫血　造血微环境包括骨髓基质、基质细胞和细胞因子。

（1）骨髓基质和基质细胞受损所致贫血：骨髓坏死、骨髓纤维化、硬化性骨髓炎、骨硬化症、各种髓外肿瘤性疾病的骨髓转移以及各种感染或非感染性骨髓炎，均可因损伤骨髓基质和基质细胞，造血微环境发生异常而影响血细胞生成。

（2）造血调节因子水平异常所致贫血：干细胞因子（stem cell factor，SCF）、白细胞介素（IL）、粒细胞-巨噬细胞集落刺激因子（granulocyte-macrophage colony-stimulating factor，GM-CSF）、粒细胞集落刺激因子（granulocyte colony-stimulating factor，G-CSF）、促红细胞生成素（EPO）、血小板生成素（TPO）、转化生长因子（TGF）、肿瘤坏死因子（TNF）和干扰素（IFN）等均具有调控造血的作用。肾功能不全、肝病、垂体或甲状腺功能功能减退症患者产生 EPO 不足；肿瘤性疾病或某些病毒感染可诱导机体产生较多的造血负调控因子（如 TNF、IFN、炎症因子等），均可导致慢性病贫血（anemia of chronic disease，ACD）。

3. 造血原料不足或利用障碍所致贫血　造血原料是指造血细胞增殖、分化、代谢所必需的物质，如蛋白质、脂类、维生素（叶酸、维生素 B_{12} 等）、微量元素（铁、铜、锌等）等。任何一种造血原料不足或利用障碍都可能导致红细胞生成减少。

（1）叶酸或维生素 B_{12} 缺乏或利用障碍所致贫血：由于各种生理或病理因素导致机体叶酸或维生素 B_{12} 绝对或相对缺乏或利用障碍，可引起巨幼细胞贫血（详见本篇）。

（2）缺铁和铁利用障碍性贫血：是临床上最常见的贫血。缺铁和铁利用障碍可影响血红素合成，因此又称此类贫血为血红素合成异常性贫血。此类贫血的红细胞形态变小，中央淡染区扩大，属于小细胞低色素性贫血。

（二）溶血性贫血

溶血性贫血（hemolytic anemia，HA）即红细胞破坏过多导致的贫血。

（三）失血性贫血

根据失血速度可分为急性和慢性，慢性失血性贫血患者往往合并缺铁性贫血。此类贫血由出血、凝血性疾病（如特发性血小板减少性紫癜、血友病和严重肝病等）和非出、凝血性疾病（如外伤、肿瘤、结核、支气管扩张、消化性溃疡、痔和妇科疾病等）所致。

三、临床表现

贫血的病因，血液携氧能力下降的程度，血容量下降的程度，发生贫血的速度，以及血液、循环、呼吸等系统的代偿和耐受能力均可影响贫血的临床表现。

贫血的临床表现分为原发病表现及贫血相关症状两部分。原发病因不同，则原发病表现也不同，贫血症状有时很明显，有时则可被原发病表现所掩盖。也有原发病表现不明显者，此时贫血为突出症状，病因追查尤为重要。

1. 疲乏、软弱无力　通常是最早出现、最为突出的表现。

2. 皮肤、黏膜表现　苍白是贫血时皮肤、黏膜的主要表现。贫血时，机体通过神经 - 体液调节进行有效血容量重新分配，相对次要脏器（如皮肤、黏膜）则供血减少。另外，由于单位容积血液中红细胞和血红蛋白含量减少，也会引起皮肤、黏膜颜色变淡。粗糙、缺少光泽甚至形成溃疡是贫血时皮肤、黏膜的另一类表现，可能还与贫血的原发病有关。溶血性贫血，特别是血管外溶血性贫血，可引起皮肤、黏膜黄染。

3. 神经系统表现　头晕、耳鸣、头痛、失眠、多梦、记忆力减退、注意力不集中等，是由于贫血缺氧导致神经组织损害引起的常见症状。小儿贫血时可有哭闹不安、躁动，甚至影响智力发育。

4. 呼吸、循环系统表现　贫血时，红细胞内合成较多的 2，3- 双磷酸甘油酸（2，3-DPG），以降低血红蛋白与氧的亲和力，使氧解离曲线右移，使组织获得更多的氧。因此，轻度贫血时，患者无明显表现，仅在活动后出现呼吸加快、加深，并有心悸、心率加快。贫血程度越重，活动量越大，则症状越明显。重度贫血时，患者即使在平静状态，也可能出现气促甚至端坐呼吸。如果长期贫血，心脏超负荷工作且供氧不足，可导致贫血性心脏病，此时患者不仅有心率变化，还可有心律失常和心功能不全。

5. 消化系统表现　贫血时，消化腺分泌减少甚至腺体萎缩，进而导致消化功能减低、消化不良，患者可出现腹部胀满、食欲减低、排便规律和性状的改变等。长期慢性溶血可合并胆道系统结石和脾大。缺铁性贫血患者可有吞咽异物感或异食症。巨幼细胞贫血或恶性贫血可引起舌炎、舌萎缩、镜面舌等。

6. 泌尿、生殖系统和内分泌系统表现　血管外溶血患者可出现无胆红素的高尿胆原尿；血管内溶血患者可出现血红蛋白尿和含铁血黄素尿，重者甚至可发生游离血红蛋白堵塞肾小管，进而引起少尿、无尿、急性肾衰竭。长期贫血可影响睾酮的分泌，减弱男性第二性征；对于女性，因影响激素分泌，可导致月经异常。长期贫血可影响内分泌腺体功能和促红细胞生成素的分泌。

四、诊断

应详细询问现病史和既往史、家族史、营养史、月经史、生育史及危险因素暴露史等。要注意了解贫血发生的时间、速度、程度、并发症、可能的诱因、干预治疗的反应等。仔细、耐心寻找贫血的原发病线索或发生贫血的遗传背景。营养史和月经、生育史对铁、叶酸或维生素 B_{12} 等造血原料缺乏所致的贫血有辅助诊断价值。射线、化学毒物、药物、病原微生物等暴露史对造血组织受损和感染相关性贫血的诊断至关重要。

对患者进行体格检查时，应特别注意：①有无发热，心率，呼吸频率；②有无营养不良，特殊面容，端坐呼吸，步态不稳等；③皮肤、黏膜有无苍白、黄染、溃疡和瘀点、紫癜或瘀斑，毛发是否干燥，有无舌乳头萎缩，有无匙状甲、下肢有无凹陷性水肿等；④淋巴结有无肿大；⑤有无心界扩大、杂音等；⑥有无肝大、脾大或胆道炎症；⑦有无神经病理反射和深感觉障碍等 [24-25]。

五、辅助检查

1. 血常规检查　有无贫血及贫血严重程度，是否伴有白细胞或血小板数量的变化。根据红细胞检测参数（MCV、MCH 及 MCHC）可对贫血进行红细胞形态分类，为诊断提供相关线索。网织红细胞计数可间接反映骨髓红系增生及代偿情况；外周血涂片可观察红细胞、白细胞、血小板数量或形态有无改变，有否疟原虫和异常细胞等。

2. 骨髓检查　骨髓细胞涂片可反映骨髓细胞的增生程度，细胞成分、比例和形态变化。骨髓活检可反映骨髓造血组织的结构、增生程度、细胞成分和形态变化。骨髓检查对某些疾病（贫血、白血病、骨髓坏死、骨髓纤维化或骨硬化症变、髓外肿瘤细胞浸润等）具有诊断价值。须注意骨髓取样的局限性，骨髓检查结果与血常规有矛盾时，应做多部位骨髓检查。

3. 贫血的发病机制检查　对缺铁性贫血患者进行铁代谢情况检查及引起缺铁的原发病检查；对巨幼细胞贫血患者进行血清叶酸和维生素 B_{12} 水平测定，以及导致此类造血原料缺乏的原发病检查；对失血性贫血患者进行原发病检查。溶血性贫血患者可出现游离血红蛋白增高、结合珠蛋白降低、血钾浓度增高、间接胆红素水平增高等。有时还需进行红细胞膜、酶、珠蛋白、血红素、自身抗体、同种抗体或 PNH 克隆等检测，骨髓造血细胞的染色体、抗原表达、细胞周期、基因等检查，以及 T 细胞亚群及其分泌的因子或骨髓细胞自身抗体检测等。

综合分析贫血患者的病史、体格检查和实验室检查结果，即可明确贫血的病因或发病机制，从而作出贫血的疾病诊断[24-25]。

六、治疗

（一）对症治疗

对重度贫血患者、老年患者或合并心、肺功能不全的贫血患者应输注红细胞，纠正贫血，改善体内缺氧状态。对急性大量失血患者应迅速恢复血容量，并输注红细胞纠正贫血。对贫血合并的出血、感染、脏器功能不全等，应予以不同的支持治疗。对多次输血并发血色病者应予以去铁治疗。

（二）病因治疗

应当针对贫血发病机制予以相应治疗。如对缺铁性贫血患者补铁，并治疗导致缺铁的原发病；对巨幼细胞贫血患者补充叶酸或维生素 B_{12}；对自身免疫性溶血性贫血患者应用糖皮质激素或行脾切除术；对范科尼贫血患者采用造血干细胞移植等。

（耿　惠　李　晨）

第六节　缺铁性贫血

缺铁性贫血（iron deficiency anemia，IDA）是指体内铁的含量不足，导致血红蛋白合成减少而形成的小细胞低色素性贫血。

一、病因

（一）铁摄入不足

铁摄入不足多见于婴幼儿、青少年、妊娠期和哺乳期妇女。婴幼儿需铁量较大，若不补充蛋类、肉类等含铁量较高的辅食，则易造成缺铁。青少年偏食易导致缺铁。女性月经过多、妊娠期或哺乳期，需铁量增加，若不补充高铁食物，则易造成缺铁性贫血。长期食物缺铁也可在其他人群中引起缺铁性贫血。

（二）铁吸收障碍

胃大部切除术后，胃酸分泌不足且食物快速进入空肠，绕过铁的主要吸收部位（十二指肠），使铁吸收减少。此外，多种原因（如长期不明原因腹泻、慢性肠炎、Crohn 病等）造成胃肠道功能紊乱均可因铁吸收障碍而发生缺铁性贫血。转运障碍（无转铁蛋白血症、肝病）也是引起缺铁性贫血的少见病因。

（三）铁丢失过多

铁丢失过多见于：①各种失血性疾病，如慢性胃肠道失血、食管裂孔疝、食管或胃底静脉曲张破裂、胃十二指肠溃疡、消化道息肉、肿瘤、寄生虫感染和痔疮等；②咯血和肺泡出血，如肺含铁血黄素沉着症、肺出血肾炎综合征、肺结核、支气管扩张和肺癌等；③月经过多，如宫内放置节育环、子宫肌瘤及月经失调等；④血红蛋白尿，如阵发性睡眠性血红蛋白尿症、运动性血红蛋白尿等；⑤其他，如反复血液透析、多次献血等[21-23]。

高原地区居民，尤其是牧区居民由于饮食中富含牛、羊肉等动物类食物，单纯由于饮食摄入不足引起的缺铁性贫血发生率远远低于农业区及城市地区居民；而青海农业地区居民由于饮食结构单一，以糖类为主，所以育龄期妇女单纯缺铁性贫血常见。但由于近年尚无相关大量流行病学调查研究，这一方面的数据尚有待进一步完善。

二、发病机制

（一）缺铁对铁代谢的影响

当体内贮存铁减少到不足以补偿功能状态铁时，铁蛋白、含铁血黄素、血清铁和转铁蛋白饱和度减低、总铁结合力和未结合铁的转铁蛋白升高、组织缺铁、红细胞内缺铁。转铁蛋白受体表达于红系造血祖细胞膜表面，当红细胞内铁缺乏时，转铁蛋白受体脱落进入血液，血清可溶性转铁蛋白受体（transferrin receptor，TfR）升高。

（二）缺铁对造血系统的影响

血红素合成障碍，大量原卟啉不能与铁结合成为血红素，以游离原卟啉的形式蓄积在红细胞内，或与锌原子结合成为锌原卟啉，使血红蛋白生成减少，红细胞胞质少、体积小，从而发生小细胞低色素性贫血。严重时，粒细胞、血小板的生成也受影响。

（三）缺铁对组织细胞代谢的影响

细胞中含铁酶和铁依赖酶的活性降低，进而影响患者的精神、行为、体力、免疫功能及患儿的生长发育和智力。缺铁可引起黏膜组织病变和外胚层组织营养障碍。

三、临床表现

1. 贫血表现 常见乏力、易疲倦、头晕、头痛、耳鸣、心悸、气促、食欲缺乏等，伴面色苍白、心率加快。

2. 组织缺铁表现 精神行为异常，如烦躁、易怒、注意力不集中、异食癖；体力、耐力下降；易感染；儿童生长发育迟缓、智力低下；口腔炎、舌炎、舌乳头萎缩、口角炎、缺铁性吞咽困难综合征（即 Plummer-Vinson 综合征）；毛发干枯、脱落；皮肤干燥、皱缩；指（趾）甲缺乏光泽、脆薄易裂，重者指（趾）甲变平，甚至凹下呈勺状（匙状甲）（图 16-2）。

3. 缺铁原发病表现 如消化性溃疡、肿瘤或痔疮导致的黑便、便血或腹部不适，肠道寄生虫感染导致的腹痛或排便性状改变，妇女月经量过多，肿瘤性疾病引起的消瘦，血管内溶血引起的血红蛋白尿等。

四、辅助检查

1. 血常规检查 呈小细胞低色素性贫血（图 16-3）。平均红细胞体积（mean corpuscular volume，MCV）< 80 fl，红细胞平均血红蛋白含量

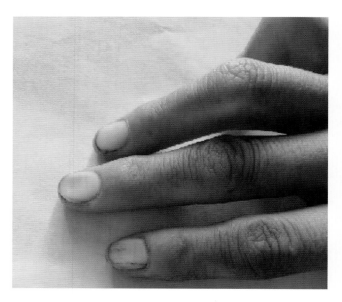

图 16-2 匙状甲

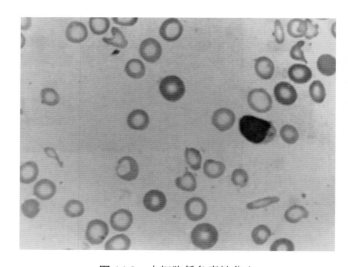

图 16-3 小细胞低色素性贫血

（mean corpuscular hemoglobin，MCH）< 27 pg，平均红细胞血红蛋白浓度（mean corpuscular hemoglobin concentration，MCHC）< 32 %。血涂片可见红细胞体积小、中央淡染区扩大。网织红细胞计数正常或轻度增高。白细胞和血小板计数正常或减低。

2. 骨髓检查 骨髓增生活跃或明显活跃；以红系增生为主，粒系、巨核系无明显异常；红系中以中、晚幼红细胞为主，细胞体积小、核染色质致密，胞质少，呈蓝色、边缘不整齐，血红蛋白形成不良，呈现"核老浆幼"现象（图 16-4）。

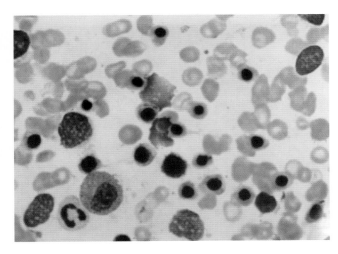

图 16-4　"核老浆幼"现象

3．铁代谢　血清铁 < 8.95 μmol/L，总铁结合力升高 > 64.44 μmol/L；转铁蛋白饱和度降低，< 15%，血清可溶性转铁蛋白受体浓度 > 8 mg/L。血清铁蛋白 < 12 μg/L。骨髓涂片用亚铁氰化钾染色（普鲁士蓝反应）后，在骨髓小粒中无深蓝色的含铁血黄素颗粒；幼红细胞内铁小粒减少或消失（图 16-5），铁粒幼细胞 < 15%。

4．红细胞内卟啉代谢　游离原卟啉 > 0.9 μmol/L（全血），锌原卟啉 > 0.96 μmol/L（全血），游离原卟啉 /Hb > 4.5 μg/g Hb。

五、诊断与鉴别诊断

（一）诊断

缺铁性贫血的诊断包括以下三方面：

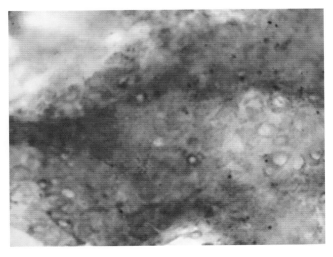

图 16-5　幼红细胞内铁小粒减少或消失

1．贫血为小细胞低色素性　男性 Hb < 120 g/L，女性 Hb < 110 g/L，孕妇 Hb < 100 g/L；MCV < 80 fl，MCH < 27 pg，MCHC < 32%；

2．有缺铁的依据　符合贮存铁耗尽或缺铁性红细胞生成（iron-deficient erythropoiesis，IDE）的诊断。

符合下列任意一条即可诊断为缺铁性贫血：①血清铁蛋白 < 12 μg/L；②骨髓铁染色显示骨髓小粒可染铁消失，铁粒幼细胞 < 15%。

缺铁性红细胞生成：①符合铁缺乏的诊断标准；②血清铁 < 8.95 μmol/L，总铁结合力升高 > 64.44 μmol/L，转铁蛋白饱和度 < 15%；③ FEP/Hb > 4.5 μg/gHb。

3．存在铁缺乏的病因，铁剂治疗有效。

（二）鉴别诊断

缺铁性贫血应与下列小细胞性贫血相鉴别：

1．铁粒幼细胞贫血　是由遗传或不明原因导致的红细胞铁利用障碍性贫血。患者无缺铁的表现，血清铁蛋白浓度增高，骨髓小粒含铁血黄素颗粒增多，铁粒幼细胞增多，并出现环状铁粒幼细胞。血清铁和转铁蛋白饱和度增高，总铁结合力不低。

2．地中海贫血　患者有家族史，有慢性溶血的表现。血涂片可见多量靶形红细胞，并有珠蛋白肽链合成数量异常的证据，如 HbF 和 HbA$_2$ 增高，出现血红蛋白 H 包涵体等。患者血清铁蛋白、骨髓可染铁、血清铁和转铁蛋白饱和度不低，且常增高。

3．慢性病贫血　是指由于慢性炎症、感染或肿瘤等引起的铁代谢异常性贫血。患者血清铁蛋白和骨髓铁增多，血清铁、血清转铁蛋白饱和度、总铁结合力减低。

4．转铁蛋白缺乏症　是由常染色体隐性遗传所致，或继发于严重肝病、肿瘤。患者血清铁、总铁结合力、血清铁蛋白及骨髓含铁血黄素均明显降低。先天性转铁蛋白缺乏症患者幼儿时即发病，伴发育不良和多脏器功能受累。获得性转铁蛋白缺乏症患者有原发病的表现。

六、治疗

1．病因治疗　缺铁性贫血的病因诊断是治疗的前提，只有明确诊断后才有可能去除病因。对婴幼儿、青少年和妊娠期妇女因营养不足引起的 IDA，应改善饮食；对胃、十二指肠溃疡伴慢性失血或胃癌术后残胃癌所致的 IDA，应多次进行粪便潜血试验，进行胃肠道 X 线或内镜检查，必要时行手术根治。对月经量过多引起的 IDA，应予以调理治疗；对寄生虫感染者应予以驱虫治疗等。

2. 补铁治疗 首选口服铁剂，如琥珀酸亚铁 0.2 g，每天 2 次。餐后服用胃肠道反应小且易耐受。应注意，进食谷类、乳类和饮茶等可抑制铁剂的吸收，鱼类、肉类、维生素 C 可促进铁剂的吸收。口服铁剂后，首先是外周血网织红细胞增多，高峰在开始服药后 5 ~ 10 天，2 周后血红蛋白浓度上升，一般 2 个月左右恢复正常。铁剂治疗在血红蛋白恢复正常后应至少持续应用 4 ~ 6 个月，待铁蛋白恢复正常后停药。若口服铁剂不能耐受或吸收障碍，则可用蔗糖铁溶液静脉滴注，每次 200 mg，隔天 1 次，注意其过敏反应。补铁的总需要量（mg）=（需达到的血红蛋白浓度 - 患者的血红蛋白浓度）× 0.24 × 患者体重（kg）；另外，对女性患者再补充贮存铁 500 mg，对男性患者再补充贮存铁 1000 mg。

（耿 惠 李 晨）

第七节　巨幼细胞贫血

巨幼细胞贫血（megaloblastic anemia）是指由于叶酸及（或）维生素 B_{12} 缺乏造成细胞内 DNA 合成障碍，引起骨髓无效造血和外周血中全血细胞减少的贫血。

一、病因

（一）叶酸代谢，生理作用及其缺乏的原因

1. 叶酸代谢和生理作用 叶酸属于 B 族维生素，由蝶啶、对氨基苯甲酸及 L- 谷氨酸组成，富含于新鲜水果、蔬菜、肉类食品中。食物中的叶酸经长时间烹煮，可损失 50% ~ 90%。叶酸主要在十二指肠及近端空肠被吸收。人体每天需要从食物中摄入叶酸 200 μg。食物中的多聚谷氨酸型叶酸转变为单谷氨酸或双谷氨酸型叶酸后，进入小肠黏膜上皮细胞，再经叶酸还原酶催化及还原型烟酰胺腺嘌呤二核苷酸磷酸（reduced nicotinamide adenine dinucleotide phosphate，NADPH）作用还原为二氢叶酸（FH2）和四氢叶酸（FH4），后者再转变为有生理活性的 N5- 甲基四氢叶酸（N5-FH4），然后经门静脉入肝。其中一部分 N5-FH4 参与叶酸的肠肝循环。血浆中的 N5-FH4 与白蛋白结合后转运到组织细胞内，经叶酸受体作用进入细胞内。在维生素 B_{12} 依赖性甲硫氨酸合成酶的作用下，N5-FH4 转变为 FH4，一方面为 DNA 的合成提供一碳基团；另一方面，FH4 经多聚谷氨酸叶酸合成酶作用再转变为多聚谷氨酸型叶酸，并成为细胞内辅酶。N5-FH4 去甲基后与多个谷氨酸聚合形成多聚谷氨酸型 FH4，再转变为 N5，N10- 甲烯基 FH4，后者供应甲基，参与 DNA 的合成。人体内叶酸储存量为 5 ~ 20 mg，近 1/2 在肝内。叶酸主要随尿液和粪便排出体外，每天排出 2 ~ 5 μg。

2. 叶酸缺乏的原因 ①叶酸摄入量减少：主要原因是食物加工不当，如烹调时间过长或温度过高，破坏大量叶酸；其次是偏食，食物中缺少富含叶酸的蔬菜、肉类和蛋类。②叶酸需要量增加：婴幼儿、青少年、妊娠期和哺乳期妇女叶酸需要量增加而未及时补充；甲状腺功能亢进症、慢性感染、肿瘤等消耗性疾病患者，叶酸的需要量也增加。③叶酸吸收障碍：腹泻、小肠炎症、肿瘤和手术及服用某些药物（抗癫痫药、柳氮磺吡啶）、乙醇等影响叶酸的吸收。④叶酸利用障碍：抗核苷酸合成药物（如甲氨蝶呤、甲氧苄啶、氨苯蝶啶、氨基蝶呤和乙胺嘧啶等）均可干扰叶酸的利用；某些先天性酶缺陷可影响叶酸的利用。⑤叶酸排出量增加：血液透析、酗酒等可使叶酸排出量增加。

（二）维生素 B_{12} 代谢、生理作用及其缺乏的原因

1. 维生素 B_{12} 代谢和生理作用 维生素 B_{12} 在体内以甲基钴胺素的形式存在于血浆中，以 5- 腺

苷钴胺素的形式存于肝及其他组织中。正常人每日需维生素 B_{12} 1 μg，主要来源于动物肝、肾及肉类、鱼类、蛋类及乳品类食物。食物中的维生素 B_{12} 与蛋白质结合，经胃酸和胃蛋白酶消化，与蛋白质分离，再与胃黏膜壁细胞合成的 R 蛋白结合成 R 蛋白 -Vit 维生素 B_{12} 复合物（R-Vit B_{12}）。R-Vit B_{12} 进入十二指肠后，经胰蛋白酶作用，R 蛋白被降解。2 分子维生素 B_{12} 又与同样来自胃黏膜上皮细胞的内因子（intrinsic factor，IF）结合形成 IF-Vit B_{12} 复合物。内因子可以保护维生素 B_{12} 不被胃肠道分泌液破坏。IF-Vit B_{12} 复合物到达回肠末端后，与该处肠黏膜上皮细胞刷状缘的 IF-Vit B_{12} 受体结合并进入肠上皮细胞，继而经门静脉入肝。人体内维生素 B_{12} 的储存量为 2～5 mg，其中 50%～90% 在肝内。维生素 B_{12} 主要随粪便、尿液排出体外。

血浆中有 3 种维生素 B_{12} 结合蛋白：钴胺传递蛋白 I（transcobalamin I，TC I）、钴胺传递蛋白 II（TC II）和钴胺素传递蛋白 III（TC III）。TC I 和 TC III 结合绝大部分维生素 B_{12}，供贮存维生素 B_{12} 用。TC II 结合甲基钴胺素并将其运送到各处组织细胞，与细胞表面 TC II -Vit B_{12} 复合物的受体结合并进入细胞内。在细胞内，TC II 被降解，还原成甲基钴胺素或 5- 腺苷钴胺素。前者是甲硫氨酸合成酶的辅酶，高半胱氨酸在此酶作用下，接受 N5-FH4 的甲基形成甲硫氨酸。甲硫氨酸活化后形成 S- 腺苷甲硫氨酸（S-adenosylmethionine，SAM）。SAM 是细胞内重要的甲基供体之一。5- 腺苷钴胺素是 L- 甲基丙二酰辅酶 A 变位酶的辅酶，可以催化 L- 甲基丙二酰 -CoA 生成琥珀酰 -CoA，然后进入三羧酸循环。

2. 维生素 B_{12} 缺乏的原因

（1）摄入量减少：完全素食者因摄入减少，导致维生素 B_{12} 缺乏。

（2）吸收障碍：这是维生素 B_{12} 缺乏最常见的原因，可见于：①内因子缺乏，如恶性贫血、胃切除、胃黏膜萎缩等；②胃酸和胃蛋白酶缺乏；③胰蛋白酶缺乏；④肠道疾病；⑤先天性内因子缺乏或维生素 B_{12} 吸收障碍；⑥药物（对氨基水杨酸、新霉素、二甲双胍、秋水仙碱和苯乙双胍等）影响；⑦肠道寄生虫（如阔节裂头绦虫病）或细菌大量繁殖时，可消耗维生素 B_{12}。

（3）利用障碍：先天性 TC II 缺乏引起维生素

B_{12} 转运障碍；麻醉药氧化亚氮可将钴胺氧化而抑制甲硫氨酸合成酶的活性。

青海地区由于牧区自然环境较恶劣，居民饮食单一，多以乳制品、肉类食物为主，较少摄入新鲜蔬菜。营养性贫血中因叶酸缺乏导致的巨幼细胞贫血较为多见；而老年人群中维生素 B_{12} 缺乏也是本病的主要原因之一。

（三）发病机制

叶酸的各种活性形式，包括 N5- 甲基 FH4 和 N5，N10- 甲烯基 FH4，可作为辅酶为 DNA 的合成提供一碳基团。胸苷酸合成酶催化 dUMP 甲基化形成 dTMP，继而形成 dTTP。由于叶酸缺乏，dTTP 形成减少，DNA 合成障碍，使得 DNA 复制延迟。因 RNA 合成所受影响不大，所以细胞内 RNA/DNA 比值增大，造成细胞体积增大，细胞核发育滞后于细胞质，形成巨幼样变。骨髓中的红系、粒系和巨核系细胞均可发生巨幼样变，出现分化、成熟异常，在骨髓中过早死亡，导致无效造血和全血细胞减少。DNA 合成障碍也累及黏膜、上皮组织，影响口腔和胃肠道功能。维生素 B_{12} 缺乏可导致甲硫氨酸合成酶催化高半胱氨酸转变为甲硫氨酸障碍，这一反应由 N5-FH4 提供甲基。因此，N5-FH4 转化为甲基 FH4 障碍，继而引起 N5，N10- 甲烯基 FH4 合成减少。后者是 dUMP 形成 dTTP 的甲基供体，故导致 dTTP 合成及 DNA 合成障碍。维生素 B_{12} 缺乏还可引起神经精神异常。其机制与维生素 B_{12} 依赖性酶 L- 甲基丙二酰辅酶 A 变位酶和甲硫氨酸合成酶的催化反应发生障碍有关。前者催化反应障碍可导致神经髓鞘合成障碍，并有奇数碳链脂肪酸或支链脂肪酸掺入髓鞘中；后者催化反应障碍可引起神经细胞甲基化反应受损。另外，抗肿瘤药干扰核苷酸的合成也可引起巨幼细胞贫血。

二、临床表现

（一）血液系统表现

巨幼细胞贫血起病缓慢，患者常有面色苍白、乏力、耐力下降、头晕、心悸等贫血症状。重者全血细胞减少，有反复感染和出血。少数患者可出现轻度黄疸。

（二）消化系统表现

患者口腔黏膜、舌乳头萎缩，舌面呈"镜面舌""牛肉样舌"及"地图舌"，可伴舌痛。胃肠道黏膜萎缩，可引起食欲缺乏、恶心、腹胀、腹泻或便秘。

（三）神经系统表现和精神症状

因脊髓侧束和后束有亚急性联合变性，患者可出现对称性远端肢体麻木，深感觉障碍，如振动感和运动感消失；共济失调或步态不稳；锥体束征呈阳性，肌张力增大，腱反射亢进。患者味觉、嗅觉减退、视力减退，可出现黑蒙；病情严重者可有排尿、排便失禁。叶酸缺乏者有易怒、妄想等精神症状。维生素 B_{12} 缺乏者有抑郁、失眠、记忆力减退、谵妄、幻觉、妄想甚至精神错乱、精神人格变态等。

三、辅助检查

（一）血常规检查

血常规检查显示呈大细胞性贫血（图 16-6），MCV、MCH 均增高，MCHC 正常。网织红细胞计数可正常。严重者全血细胞减少。血涂片可见红细胞大小不等、中央淡染区消失，有大椭圆形红细胞、点彩红细胞等；中性粒细胞核分叶过多（5 叶核占 5% 以上或出现 6 叶以上的细胞核），亦可见巨杆状核粒细胞。

（二）骨髓检查

患者骨髓增生活跃或明显活跃，骨髓铁染色常增多（图 16-7）。造血细胞出现巨幼样变：红系增生显著，细胞体积大，核大，核染色质疏松，胞质较胞核成熟，呈"核幼浆老"现象；粒系可见巨中、晚幼粒细胞，巨杆状核粒细胞，成熟粒细胞分叶过多；巨核细胞体积增大，分叶过多。

（三）血清维生素 B_{12}、叶酸及红细胞叶酸含量测定

血清维生素 B_{12} 缺乏，< 74 pmol/L（100 ng/ml）。血清叶酸缺乏，< 6.8 nmol/L（3 ng/ml），红细胞叶酸 < 227 nmol/L（100 ng/ml）。

（四）其他检查

①胃酸水平降低，恶性贫血时内因子抗体及 Schilling 试验（测定放射性核素标记的维生素 B_{12} 吸收情况）阳性；②维生素 B_{12} 缺乏时，伴尿高半胱氨酸 24 小时排泄量增加；③血清间接胆红素可稍增高。

四、诊断

根据营养史或特殊用药史，贫血表现，消化道及神经系统症状、体征，结合特征性血常规和骨髓检查，血清维生素 B_{12} 及叶酸水平测定等，即可作出诊断。若无条件测定血清维生素 B_{12} 和叶酸水平，则可予以诊断性治疗。经叶酸或维生素 B_{12} 治疗 1 周左右网织红细胞上升者，应考虑为叶酸

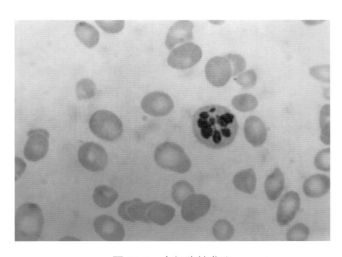

图 16-6　大细胞性贫血

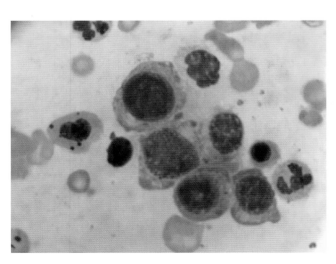

图 16-7　骨髓增生活跃

或维生素 B_{12} 缺乏。

五、鉴别诊断

（一）造血系统肿瘤性疾病

如急性非淋巴细胞白血病 M6 型、骨髓增生异常综合征等，骨髓检查均可见幼红细胞呈巨幼样改变等病态造血现象，但叶酸、维生素 B_{12} 水平不低，且补充叶酸、维生素 B_{12} 无效。

（二）有红细胞自身抗体的疾病

如温抗体型自身免疫性溶血性贫血、Evans 综合征等因不同阶段的红细胞有抗体附着，使 MCV 增大，又有间接胆红素增高，少数患者还合并有内因子抗体，故极易与单纯叶酸、维生素 B_{12} 缺乏引起的巨幼细胞贫血相混淆。其鉴别点是此类患者有自身免疫病的特征，应用免疫抑制剂才能显著纠正贫血。

（三）合并高黏滞综合征的贫血

如多发性骨髓瘤，因 M 蛋白成分黏附红细胞而使之呈"缗钱状"，血细胞自动计数仪测出的 MCV 偏大，但骨髓瘤的特异性表现是巨幼细胞贫血所没有的。

六、治疗

（一）原发病的治疗

对于有原发病（如胃肠道疾病、自身免疫病等）的巨幼细胞贫血患者，应积极治疗原发病。对于用药后继发巨幼细胞贫血的患者，应酌情停药。

（二）补充缺乏的营养物质

1．纠正叶酸缺乏　口服叶酸，每次 5 ~ 10 mg，每天 2 ~ 3 次，持续使用至贫血表现完全消失。若患者无原发病，则不需要维持治疗；若患者同时有维生素 B_{12} 缺乏，则需同时注射维生素 B_{12}，否则可加重神经系统损伤。

2．纠正维生素 B_{12} 缺乏　肌内注射维生素 B_{12} 0.5 mg，隔天 1 次。无维生素 B_{12} 吸收障碍者可口服甲钴胺片 0.5 mg，每天 3 次。若患者有神经系统表现，则应治疗维持半年到 1 年。对恶性贫血患者，治疗应维持终身。

七、预防

应当纠正偏食及不良烹调方式。对高危人群可予以适当的干预措施，如对婴幼儿及时添加辅食；青少年和妊娠期妇女多补充新鲜蔬菜，亦可口服小剂量叶酸或维生素 B_{12} 预防；应用干扰核苷酸合成药物治疗的患者，应同时补充叶酸和维生素 B_{12}。

（耿　惠　李　晨）

第八节　再生障碍性贫血

再生障碍性贫血（aplastic anemia，AA）简称再障，通常是指由于多种病因通过不同的发病机制引起的骨髓造血干细胞及（或）造血微环境损伤，以致红髓被脂肪髓代替，血中全血细胞减少而致的贫血，属于原发性骨髓造血功能衰竭综合征，病因不明。临床主要表现为骨髓造血功能低下、全血细胞减少、贫血、出血和感染等。再生障碍性贫血的年发病率在欧美国家为（4.7 ~ 13.7）/100 万人，日本为（14.7 ~ 24.0）/100 万人，我国为 7.4/100 万人。本病可发生于各年龄段，老年人发病率较高；男性与女性发病率无明显差别。

根据患者的病情、血常规、骨髓检查及预后，可将再生障碍性贫血分为重型再生障碍性贫血（SAA）和非重型再生障碍性贫血（NSAA）。

一、病因与发病机制

病因不明确，可能为：①病毒感染，特别是肝炎病毒、微小病毒 B19 感染等；②化学因素，氯霉素类抗生素、磺胺类药物及杀虫剂引起的再生障碍性贫血与药物剂量关系不大，但与个体敏感性有关。

发病机制包括以下三方面。

（一）造血祖细胞异常

造血祖细胞异常包括量和质的异常。患者骨髓 CD34+ T 细胞较正常人明显减少，减少程度与病情相关，其 CD34+ T 细胞中具有自我更新及长期培养启动能力的原始细胞明显减少。患者造血祖细胞集落形成能力显著降低，体外对造血生长因子反应差，免疫抑制治疗后恢复造血不完整。部分患者有单克隆造血证据，且可向阵发性睡眠性血红蛋白尿症（PNH）、骨髓增生异常综合征（MDS）甚至白血病转化。

（二）造血微环境异常

骨髓活检除发现患者造血细胞减少外，还有骨髓脂肪化、静脉窦壁水肿、出血，毛细血管坏死。部分患者骨髓基质细胞体外培养生长情况差，分泌的各类造血调控因子明显不同于正常人。骨髓基质细胞受损的患者造血干细胞移植不易成功。

（三）免疫异常

患者外周血及骨髓淋巴细胞比例增高，T 细胞亚群失衡，辅助性 T 细胞 1 型（Th1 细胞）、CD8+ 抑制性 T 细胞、CD25+ T 细胞和 γδTCR+ T 细胞比例增高。T 细胞分泌的造血负调控因子（IFN-γ、TNF）明显增多，髓系细胞凋亡亢进。细胞毒性 T 细胞分泌穿孔素，直接杀伤造血干细胞而使髓系造血功能衰竭。对多数患者应用免疫抑制治疗有效。

以往认为，在一定遗传背景下，可能通过三种机制导致再生障碍性贫血：原发性或继发性造血祖细胞异常、造血微环境异常及免疫异常。近年来认为，本病的主要发病机制是免疫异常。T 细胞功能异常亢进，细胞毒性 T 细胞直接杀伤和淋巴因子介导的造血干细胞过度凋亡引起的骨髓衰竭是再生障碍性贫血的主要发病机制。造血微环境与造血祖细胞量的改变是异常免疫损伤的结果。

二、临床表现

（一）重型再生障碍性贫血（SAA）

起病急，进展快，病情重；少数可由非重型 AA 进展而来。

1. 贫血 苍白、乏力、头晕、心悸和气促等症状进行性加重。

2. 感染 多数患者有发热，体温在 39℃ 以上，以呼吸道感染最常见，其次有消化道，泌尿、生殖道及皮肤、黏膜感染等。感染菌种以革兰氏阴性杆菌、金黄色葡萄球菌和真菌为主，常合并败血症。

3. 出血 皮肤可有出血点或大片瘀斑，口腔黏膜有血泡，有鼻出血、牙龈出血、结膜出血等。深部脏器出血时可见呕血、咯血、便血、血尿、阴道出血、眼底出血和颅内出血，后者常危及患者的生命。

（二）非重型再生障碍性贫血（NSAA）

起病和进展较缓慢，贫血、感染和出血的程度较重型轻，也较易控制。久治无效者可发生颅内出血。

三、辅助检查

1. 血常规检查 呈全血细胞减少。
2. 骨髓检查 可见多部位骨髓增生减低（图 16-8），粒系、红系及巨核系细胞明显减少且形态大致正常，淋巴细胞、网状细胞及浆细胞等非造

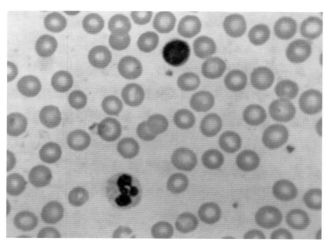

图 16-8 骨髓增生减低

血细胞比例明显增高。骨髓小粒无造血细胞，呈空虚状，可见较多脂肪滴。骨髓活检显示造血组织呈均匀性减少，脂肪组织增加。

3. 发病机制检查 CD4$^+$细胞：CD8$^+$细胞比值减低，Th1 细胞：Th2 细胞比值增高，CD8$^+$抑制性 T 细胞、CD25$^+$T 细胞和 γδTCR$^+$T 细胞比例增高，血清 IFN-γ、TNF 水平增高，骨髓细胞染色体核型正常，骨髓铁染色示贮存铁增多，中性粒细胞碱性磷酸酶染色强阳性；溶血检查均呈阴性。

四、诊断与鉴别诊断

（一）诊断

1. 诊断标准 ①全血细胞减少，网织红细胞百分数 < 0.01，淋巴细胞比例增高；②一般无肝脾大；③骨髓多部位增生减低，造血细胞减少，非造血细胞比例增高，骨髓小粒空虚。有条件者做骨髓活检，可见造血组织呈均匀性减少；④除外引起全血细胞减少的其他疾病；⑤一般抗贫血治疗无效。

2. 分型诊断标准 重型再生障碍性贫血，发病急，贫血呈进行性加重，可有严重感染和出血。血常规检查具备下述 3 项中的 2 项：①网织红细胞绝对值 < 15×10^9/L，②中性粒细胞 < 0.5×10^9/L，③血小板 < 20×10^9/L。骨髓增生呈广泛重度减低，造血祖细胞 < 25%。非重型再生障碍性贫血者检测指标达不到重型再生障碍性贫血的诊断标准。

（二）鉴别诊断

1. 与其他类型的再生障碍性贫血相鉴别

（1）遗传性再生障碍性贫血：如 Fanconi 贫血（Fanconi anemia，FA）、家族性增生低下性贫血（Estren-Dameshek 贫血）及胰腺功能不全性再生障碍性贫血（Schwachman-Diamond 综合征）等，家族史往往可以提供发生贫血的遗传背景。Fanconi 贫血又称先天性再生障碍性贫血，表现为一系或两系或全血细胞减少，患者可伴发育异常，如皮肤色素沉着、骨骼畸形、器官发育不全等。有可能发展为骨髓增生异常综合征、急性白血病及其他各类肿瘤性疾病。实验室检查可发现"Fanconi 基因"，细胞染色体受丝裂霉素作用后极易断裂。

（2）继发性再生障碍性贫血：有明确诱因。各种电离辐射、化学毒物和药物等暴露史对于继发性再生障碍性贫血的诊断至关重要。长期接触 X 射线、γ 射线及放射性核素等可影响 DNA 的复制，抑制细胞有丝分裂，干扰骨髓细胞生成，使造血干细胞数量减少。抗肿瘤化疗药物以及苯等对骨髓的抑制与剂量相关，是引起继发性再生障碍性贫血比较明确的因素。某些严重疾病（如肾衰竭、败血症和肿瘤浸润骨髓晚期）患者也可出现再生障碍性贫血。

2. 与其他全血细胞减少的疾病相鉴别

（1）阵发性睡眠性血红蛋白尿症（paroxysmal nocturnal hemoglobinuria，PNH）：典型患者有血红蛋白尿，不典型者无血红蛋白尿，全血细胞减少，骨髓增生可减低，易被误诊为再生障碍性贫血。但对其患者进行随访检查，能发现酸溶血试验（Ham 试验）、蛇毒因子溶血试验（CoF 试验）或微量补体溶血敏感试验呈阳性。流式细胞仪检测骨髓或外周血细胞膜上的 CD55、CD59 表达明显下降。

（2）骨髓增生异常综合征（myelodysplastic syndrome，MDS）：某些亚型患者有全血细胞减少，网织红细胞有时不高甚至降低，骨髓也可呈低增生表现，易与再生障碍性贫血相混淆。但患者可出现病态造血现象，早期髓系细胞相关抗原（CD13、CD33、CD34）表达增多，造血祖细胞培养集簇增多、集落减少，染色体核型异常等有助于鉴别。

（3）自身抗体介导的全血细胞减少：包括 Evans 综合征和免疫相关性全血细胞减少。前者可检测出外周血中成熟血细胞的自身抗体，后者可检测出骨髓中未成熟血细胞的自身抗体。这两种疾病患者可有全血细胞减少、骨髓增生减低，但外周血网织红细胞或中性粒细胞比例往往不低甚至偏高，骨髓红系细胞比例不低，且易出现"红系造血岛"，Th1 细胞：Th2 细胞比值降低（Th2 细胞比例增高）、CD5$^+$B 细胞比例增高，血清 IL-4 和 IL-10 水平增高，对糖皮质激素和大剂量静脉注射免疫球蛋白的治疗反应较好。

（4）急性造血功能停滞：本病常见于溶血性贫血或感染发热的患者，全血细胞尤其是红细胞骤然下降，网织红细胞可降至零，骨髓三系减少，与重型再生障碍性贫血的表现相似。但骨髓涂片尾部可见巨大原始红细胞，病程呈自限性，约1个月后可自然恢复。

（5）急性白血病（acute leukemia，AL）：白细胞减少和低增生性急性白血病因患者早期肝、脾、淋巴结不大，外周血中两系或三系血细胞减少，易与再生障碍性贫血的表现相混淆。仔细进行血常规及多部位骨髓检查，可发现原始粒细胞、单核细胞或原始淋巴细胞明显增多，如能发现白血病的融合基因，则对于鉴别更有价值。

（6）间变性大细胞淋巴瘤和恶性组织细胞病：患者常有全血细胞减少，但是高热为非感染性，肝、脾、淋巴结肿大，黄疸、出血较重。多部位骨髓检查可找到异常淋巴细胞或组织细胞。

五、治疗

（一）支持治疗

1. 保护措施　预防感染，注意饮食及环境卫生，对重型再生障碍性贫血患者需要予以保护性隔离；避免出血，防止外伤及剧烈活动；不使用对骨髓有损伤作用和抑制血小板功能的药物；进行必要的心理护理。

2. 对症治疗

（1）纠正贫血：通常认为血红蛋白 < 60 g/L，且患者对贫血耐受较差时，可输注红细胞，但应防止输血过多。

（2）控制出血：女性子宫出血时，可肌内注射丙酸睾酮。输注浓缩血小板对血小板减少引起的严重出血有效。当输注血小板无效时，可输注HLA配型相符的血小板。肝病患者有凝血因子缺乏时，应予以纠正。

（3）控制感染：及时采用经验性广谱抗生素治疗，同时取感染部位的分泌物或尿液、粪便、血液等进行细菌培养和药物敏感试验，根据药物敏感试验结果换用敏感抗生素。长期广谱抗生素治疗可诱发真菌感染和肠道菌群失调。对出现真菌感染的患者可用两性霉素B等抗真菌药治疗。

（4）护肝治疗：再生障碍性贫血患者常合并肝功能损害，应酌情选用护肝药物。

（二）针对发病机制的治疗

1. 免疫抑制治疗

（1）抗淋巴/胸腺细胞球蛋白（ALG/ATG）：用于治疗重型再生障碍性贫血。可应用马ALG 10 ~ 15 mg/（kg·d）连用5天，或兔ATG 3 ~ 5 mg/（kg·d）连用5天。用药前需做过敏试验，静脉滴注ATG不宜过快，每日剂量应维持滴注12 ~ 16小时，用药过程中应用糖皮质激素防治过敏反应和血清病；可与环孢素组成强化免疫抑制方案。

（2）环孢素：剂量为5 mg/（kg·d）左右，疗程通常超过1年。谷浓度维持在150 ~ 250 ng/ml。应根据患者的血药浓度、造血功能、细胞免疫功能恢复情况、药物不良反应（如肝、肾功能损害，牙龈增生及消化道反应）等调整用药剂量和疗程。

（3）其他：可应用CD3单克隆抗体、吗替麦考酚酯、环磷酰胺、甲泼尼龙等治疗重型再生障碍性贫血。

2. 促进造血治疗

（1）雄激素：①司坦唑醇 6 ~ 12 mg/d；②十一酸睾酮 120 ~ 240 mg/d；③达那唑 600 mg/d；④丙酸睾酮 100 mg/d，肌内注射。应根据药物的作用效果和不良反应（如女性男性化、肝功能损害等）调整疗程及剂量。

（2）造血生长因子：特别适用于治疗重型再生障碍性贫血。重组人粒细胞集落刺激因子，剂量为 5 μg/（kg·d）；重组人促红素，剂量为 50 ~ 100 U/（kg·d）。一般在免疫抑制治疗重型再生障碍性贫血患者后使用，剂量可酌减，维持3个月以上为宜。

3. 去铁治疗　血清铁蛋白 > 1000 μg/L 时应启动去铁治疗，可以选用去铁胺或地拉罗司。

4. 造血干细胞移植　对35岁以下、无感染及其他并发症、有合适供体的S重型再生障碍性贫血患者，可考虑造血干细胞移植。

（耿　惠　李　晨）

第九节　溶血性贫血

概　述

一、定义

溶血（hemolysis）是红细胞遭到破坏，寿命缩短的过程。当溶血超过骨髓的代偿能力时，引起的贫血即为溶血性贫血（hemolytic anemia，HA）。骨髓具有正常造血 6～8 倍的代偿能力，发生溶血而骨髓能够代偿时，可无贫血表现，称为溶血性疾病。

二、分类

根据发病机制，可将溶血性贫血分为以下几类：

（一）红细胞自身异常所致的溶血性贫血

1．红细胞膜异常

（1）遗传性红细胞膜缺陷：如遗传性球形红细胞增多症、遗传性椭圆形红细胞增多症、遗传性棘红细胞增多症、遗传性口形红细胞增多症等。

（2）获得性血细胞膜糖基磷脂酰肌醇（glycosylphosphatidyl inositol，GPI）锚定蛋白异常：如阵发性睡眠性血红蛋白尿症（PNH）。

2．遗传性红细胞酶缺乏

（1）戊糖磷酸途径酶缺陷：如葡萄糖 -6- 磷酸脱氢酶缺乏症（glucose-6-phosphate dehydrogenase deficiency，G-6-PD）等。

（2）无氧糖酵解途径酶缺陷：如丙酮酸激酶缺乏症等。

此外，核苷代谢酶系、氧化还原酶系等缺陷也可导致溶血性贫血。

3．遗传性珠蛋白生成障碍

（1）珠蛋白肽链结构异常不稳定血红蛋白病：如血红蛋白病 S、D、E 等。

（2）珠蛋白肽链数量异常：地中海贫血。

4．血红素异常

（1）先天性红细胞卟啉代谢异常：如红细胞生成性血卟啉病。根据生成的卟啉种类，又可将其分为原卟啉型、尿卟啉型和粪卟啉型。

（2）铅中毒可影响血红素合成，导致溶血性贫血。

（二）红细胞外部异常所致的溶血性贫血

1．免疫性溶血性贫血

（1）自身免疫性溶血性贫血：温抗体型或冷抗体型（冷凝集素型、D-L 抗体型）；原发性或继发性（如 SLE、病毒或药物等）。

（2）同种免疫性溶血性贫血：如血型不符的输血反应、新生儿溶血性贫血等。

2．血管性溶血性贫血

（1）微血管病性溶血性贫血：如血栓性血小板减少性紫癜 / 溶血尿毒症综合征（TTP/HUS）、弥散性血管内凝血（DIC）、败血症等。

（2）瓣膜病：如钙化性主动脉瓣狭窄及植入人工心脏瓣膜、血管炎等。

（3）血管壁受到反复挤压：如行军性血红蛋白尿。

3．生物因素　如蛇毒、疟疾、黑热病等。

4．理化因素　大面积烧伤、血浆渗透压改变和化学因素（如苯肼、亚硝酸盐类等中毒），可因引起获得性高铁血红蛋白血症而导致溶血。

三、临床表现

急性溶血性贫血短期内在血管内可出现大量溶血。起病急骤，临床表现为严重的腰背部及四肢酸痛，伴头痛、呕吐、寒战，随后高热、面色苍白和血红蛋白尿、黄疸。严重者可出现周围循环衰竭和急性肾衰竭。慢性溶血性贫血的临床表现有贫血、黄疸、脾大。长期高胆红素血症可并发胆石症和肝功能损害。慢性重度溶血性贫血时，长骨部分的黄髓可以变成红髓。儿童时期骨髓都是红髓，严重溶血时骨髓腔可以扩大，X 线检查示骨皮质变薄，骨骼变形。髓外造血可致肝脾大。

四、发病机制与实验室检查

（一）红细胞破坏、血红蛋白降解

1. 血管内溶血　血型不合输血、输注低渗溶液或阵发性睡眠性血红蛋白尿症时，溶血主要在血管内发生。受损的红细胞发生溶血，释放游离血红蛋白，引起血红蛋白血症。血红蛋白有时可引起肾小管阻塞、细胞坏死。游离血红蛋白能与血液中的结合珠蛋白相结合，结合体分子量大，不能通过肾小球排出，由肝细胞从血液中清除。未被结合的游离血红蛋白能够经肾小球滤过，形成血红蛋白尿而排出体外。部分血红蛋白在近端肾小管被重吸收，在近曲小管上皮细胞内分解为卟啉、铁及珠蛋白。反复发生血管内溶血时，铁以铁蛋白或含铁血黄素的形式沉积在上皮细胞内。如近曲小管上皮细胞脱落并随尿液排出，即形成含铁血黄素尿。血管内溶血过程的实验室检查包括：

（1）血清游离血红蛋白在发生血管内溶血时 > 40 mg/L。

（2）血清结合珠蛋白血管在发生内溶血时 < 0.5 g/L。溶血停止 3 ~ 4 天后，结合珠蛋白才恢复原来的水平。

（3）尿常规：血红蛋白尿患者尿常规示隐血试验呈阳性，尿蛋白呈阳性，红细胞呈阴性。

（4）含铁血黄素尿（Rous 试验）：镜检经铁染色的尿沉渣，在脱落上皮细胞内可发现含铁血黄素，主要见于慢性血管内溶血。

2. 血管外溶血　见于遗传性球形红细胞增多症和温抗体型自身免疫性溶血性贫血等，起病缓慢。受损红细胞主要在脾内由单核 - 巨噬细胞系统吞噬消化，释放出的血红蛋白分解为珠蛋白和血红素。珠蛋白被进一步分解利用，血红素则分解为铁和卟啉。铁可被再利用，卟啉则分解为游离胆红素，后者被肝细胞摄取，与葡糖醛酸结合形成结合胆红素随胆汁排出。胆汁中的结合胆红素经肠道细菌作用，被还原为粪胆原，大部分随粪便排出。少量粪胆原又被肠道重吸收进入血液循环，重吸收的粪胆原大部分再次通过肝细胞作用重新随胆汁排泄到肠腔中，形成粪胆原的肠肝循环，小部分粪胆原经肾随尿液排出，称为尿胆原。

巨幼细胞贫血、骨髓增生异常综合征等患者因造血功能有缺陷，幼红细胞在发育成熟前已在骨髓内被破坏，称为无效性红细胞发生（ineffective erythropoiesis）或原位溶血，可伴有溶血性黄疸，是一种特殊的血管外溶血。

血管外溶血的实验室检查包括：

（1）血清胆红素测定：溶血伴有的黄疸称为溶血性黄疸，以血清游离胆红素增高为主，结合胆红素少于总胆红素的 15%。是否伴有黄疸除取决于溶血程度外，还与肝处理胆红素的能力有关，因此溶血性贫血患者不一定都有黄疸。慢性溶血性贫血患者由于长期高胆红素血症导致肝功能损害，可合并肝细胞性黄疸。

（2）尿常规：尿胆原增多，呈强阳性，而胆红素呈阴性。

（3）24 小时粪胆原和尿胆原测定：血管外溶血时，粪胆原和尿胆原排出增多，粪胆原每天排出量为 40 ~ 280 mg 甚至更多，排出量受腹泻、便秘和抗生素等药物的影响。尿胆原每天排出量大于 4 mg，但慢性溶血性贫血患者尿胆原的量并不增多，仅在肝功能减退不能处理经肠道重吸收的粪胆原时才会增多。

（二）红系代偿性增生

循环中的红细胞减少，可引起骨髓红系代偿性增生。此时，外周血网织红细胞比例增高，可达 0.05 ~ 0.20。血涂片检查可见有核红细胞，在严重溶血时尚可见到幼粒细胞。骨髓涂片检查显示骨髓增生，红系比例增高，以中幼和晚幼红细胞为主，粒细胞 / 红细胞比值可以倒置。部分红细胞含有核碎片，如 Howell-Jolly 小体和 Cabot 环。

（三）红细胞有缺陷或寿命缩短

可通过针对各类溶血性贫血发病机制的实验室检查发现红细胞的缺陷。红细胞的寿命可以通过放射性核素 ^{51}Cr 标记红细胞的方法进行测定。

五、诊断与鉴别诊断

（一）诊断

1. 详细询问病史　了解有无引起溶血性贫血的物理、机械、化学、感染和输血等红细胞外部因素。如有家族贫血史，则提示遗传性溶血性贫血的可能。

2. 有急性或慢性溶血性贫血的临床表现，实验室检查显示红细胞破坏增多或血红蛋白降解、红系代偿性增生以及红细胞缺陷和寿命缩短三方面实验室检查的依据并有贫血表现，即可诊断为溶血性贫血。

3. 溶血主要发生在血管内，提示异型输血、阵发性睡眠性血红蛋白尿症，阵发性冷性血红蛋白尿等溶血性贫血的可能较大；溶血主要发生在血管外，提示自身免疫性溶血性贫血，红细胞膜、酶、血红蛋白异常所致的溶血性贫血可能性较大。

4. 抗人球蛋白试验（Coombs 试验）　结果呈阳性者考虑为温抗体型自身免疫性溶血性贫血，并进一步确定原因。结果呈阴性者考虑为：① Coombs 试验阴性的温抗体型自身免疫性溶血性贫血；②非自身免疫性的其他溶血性贫血。

（二）鉴别诊断

以下几类临床表现易与溶血性贫血的临床表现相混淆，需注意鉴别。①贫血及网织红细胞增多：如失血性贫血、缺铁性贫血或巨幼细胞贫血的恢复早期；②非胆红素尿性黄疸：如家族性非溶血性黄疸（Gilbert 综合征等）；③幼粒幼红细胞贫血伴轻度网织红细胞增多：如骨髓转移瘤等。以上表现虽然与溶血性贫血类似，但本质不是溶血，缺乏实验室诊断溶血的三方面证据，故容易鉴别。无效性红细胞发生时兼有贫血及非胆红素尿性黄疸，是一种特殊的血管外溶血，应予以注意。

遗传性球形红细胞增多症

一、病因与发病机制

遗传性球形红细胞增多症（hereditary spherocytosis）是一种红细胞膜异常的遗传性溶血性贫血，为常染色体显性遗传，患者有 8 号染色体短臂缺失。患者红细胞膜骨架蛋白异常，可引起红细胞膜通透性增高，钠盐被动性流入细胞内，凹盘形细胞增厚，表面积减小接近球形，变形能力减弱。其膜上 $Ca^{2+}-Mg^{2+}-ATP$ 酶受到抑制，钙沉积在膜上，使膜的柔韧性降低。这类球形细胞通过脾时极易发生溶血。

二、临床表现

本病患者 2/3 为成年发病，以贫血、黄疸和脾大为主要临床表现，病情轻重程度不一。青少年患者生长迟缓并伴有巨脾。感染可加重临床症状。患者常有胆石症（50%），其次是踝以上腿部慢性溃疡，常迁延不愈。此外，还可伴有先天性畸形，如塔形头、鞍状鼻及多指（趾）等。

患者可并发红细胞再生障碍性贫血危象（erythrocyte aplastic crisis），常为人类细小病毒 B19（human parvovirus B19）感染或叶酸缺乏所引起。患者表现为发热、腹痛、呕吐、网织红细胞减少，严重时全血细胞减少，一般持续 10 ～ 14 天。

贫血加重时并不伴黄疸加深。

三、诊断

①有 HA 的临床表现和血管外溶血的实验室依据；②外周血涂片可见胞体小、染色深、中央淡染区消失的球形细胞增多（10%以上）（图 16-9）；③ Coombs 试验呈阴性，渗透脆性试验提示红细胞渗透脆性增加。红细胞渗透脆性与红细胞的面积 / 体积比值有关，球形红细胞面积 / 体积比值减小，渗透脆性增加，细胞在 0.51% ～ 0.72% 的盐溶液

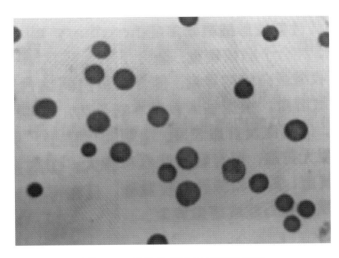

图 16-9　遗传性球形红细胞增多症

中即开始溶血，在 0.45% ~ 0.36% 的盐溶液中时已完全溶血。将红细胞于 37℃ 温育 24 小时后再做渗透脆性试验，有助于发现轻型病例。

具备以上 3 项，即可诊断为遗传性球形红细胞增多症。如伴有常染色体显性遗传的家族史，红细胞膜凝胶电泳或基因检查发现膜蛋白缺陷，则更有利于诊断。本病应与化学中毒、烧伤、自身免疫性溶血性贫血等引起的继发性球形红细胞增多症相鉴别。

四、治疗

脾切除对本病有显著疗效。术后球形细胞依然存在，但数天后黄疸及贫血即可改善。因此，一旦诊断确定，患者年龄在 10 岁以上，无手术禁忌证，即可考虑行脾切除术。溶血或贫血严重时应加用叶酸，以防叶酸缺乏而加重贫血或诱发红细胞再生障碍性贫血危象。贫血严重时需输注浓缩红细胞。

葡萄糖 -6- 磷酸脱氢酶缺乏症

葡萄糖 -6- 磷酸脱氢酶缺乏症（glucose-6-phosphate dehydrogenase deficiency，G-6-PD）是临床上最多见的红细胞内戊糖磷酸途径的遗传性缺陷，是指因葡萄糖 -6- 磷酸脱氢酶缺乏所致的溶血性贫血，全球患者估计有 2 亿人以上。土耳其东南部的犹太人发病率最高（58.2%）。我国广西某些地区（15.7%）、海南岛黎族（13.7%）和云南省傣族居民多见，淮河以北较少见。

一、发病机制

突变基因位于 X 染色体（Xq28），伴性染色体不完全显性遗传，男性患者多于女性。基因呈复杂的多态性，可形成多种葡萄糖 -6- 磷酸脱氢酶缺乏症（G-6-PD）的变异型。患者一旦受到氧化剂的作用，因葡萄糖 -6- 磷酸脱氢酶的活性减低，还原型烟酰胺腺嘌呤二核苷酸磷酸（NADPH）和还原型谷胱甘肽等抗氧化损伤物质缺乏，导致高铁血红素和变性珠蛋白包涵体海因小体（Heinz body）生成。后者在光学显微镜下呈直径为 1 ~ 2 μm 大小的折光小体，大多分布在红细胞膜上。含有这种小体的红细胞，极易被脾索阻滞而被单核巨噬细胞所吞噬。

二、实验室检查

（一）高铁血红蛋白还原试验

将患者血液标本中加入亚甲蓝时，高铁血红蛋白还原低于正常值（75%），严重者低于 30%。该试验方法简便，适用于过筛试验或群体普查。缺点是有假阳性。

（二）红细胞海因小体（Heinz body）生成试验

在所采集的血液标本中加入乙酰苯肼，37℃ 温育后再做甲基紫或煌焦油蓝活体染色。葡萄糖 -6- 磷酸脱氢酶缺乏的红细胞内可见海因小体，计数 >5% 有诊断意义。

（三）葡萄糖 -6- 磷酸脱氢酶活性测定

葡萄糖 -6- 磷酸脱氢酶活性测定最为可靠，是本病主要的诊断依据。溶血高峰期及恢复期，酶活性可以正常或接近正常。通常在急性溶血发生后 2 ~ 3 个月复测可以比较准确地反映患者的葡萄糖 -6- 磷酸脱氢酶活性。

三、临床表现、诊断

①有伴性染色体不完全显性遗传的家族史，自幼即发病。②有溶血性贫血的临床表现和实验室证据（详见本章第一节），有葡萄糖 -6- 磷酸脱氢酶活性缺乏的实验室检查结果。③抗人球蛋白试验呈阴性，外周血涂片无异形红细胞，温育后红细胞渗透脆性正常；无异常血红蛋白病，可排除其他溶血性贫血的可能。具备以上 3 项即可诊断为葡萄糖 -6- 磷酸脱氢酶缺乏症。

本病具有以下几种临床类型。

（一）蚕豆病（favism）

我国广东、四川、广西、湖南、江西等地农村常见，男性发病多于女性，成年人发病率低于小儿，3 岁以上儿童占 70% 左右。

1. 本病发生于每年 3—5 月蚕豆成熟季节。40% 的患者有家族史。

2. 进食新鲜蚕豆后几小时（最短 2 小时）至几天（一般为 1～2 天，最长 15 天）突然发作，呈现急性血管内溶血的临床表现和实验室检查结果。其严重程度与进食蚕豆的量无关。从发病到尿隐血试验转阴、溶血停止通常为 7 天左右，溶血呈自限性。

3. 葡萄糖 -6- 磷酸脱氢酶活性在正常水平的 10% 以下，出现海因小体是本类溶血的特征性表现。

（二）药物诱发的溶血性贫血

服用药物（抗疟药，如伯氨喹、帕马喹等，磺胺类药，如磺胺甲噁唑、柳氮磺吡啶等，解热镇痛药，如阿司匹林、乙酰苯胺等，硝基呋喃类，如呋喃妥因、呋喃唑酮等；其他，如氨苯砜、维生素 K、丙磺舒、对氨基水杨酸、奎尼丁、氯霉素等）或接触樟脑丸后 1～3 天出现急性血管内溶血的临床表现和实验室检查结果。贫血程度与葡萄糖 -6- 磷酸脱氢酶缺乏程度及药物剂量有关。溶血持续约 7 天，有自限性。20 天后即使继续用药，溶血也有缓解趋势。这是由于骨髓代偿性增生，大量新生红细胞具有较强的葡萄糖 -6- 磷酸脱氢酶活性。葡萄糖 -6- 磷酸脱氢酶缺乏的新生儿可发生溶血性贫血，症状可因注射维生素 K 或接触樟脑丸而加重，需与新生儿同种免疫性溶血相鉴别。

四、治疗

脱离可能诱发溶血的因素。如停止服用可疑的药物和蚕豆，不要接触樟脑丸，控制感染，注意纠正水、电解质酸碱失衡和肾功能不全等。输注红细胞及使用糖皮质激素可改善病情，对慢性患者可使用叶酸。脾切除术效果不佳。患本病的新生儿若发生溶血性贫血伴胆红素脑病，则可予以换血疗法、光疗或苯巴比妥注射。

血红蛋白病

血红蛋白病（hemoglobinopathy）是一组遗传性溶血性贫血，分为珠蛋白肽链分子结构异常和珠蛋白肽链合成数量异常（地中海贫血）两大类。

一、珠蛋白肽链分子结构异常

珠蛋白肽链分子结构异常多数不伴功能改变，以下几种类型具有临床意义。

（一）镰状细胞贫血

因 β- 珠蛋白肽链第 6 位谷氨酸被缬氨酸替代所致，又称血红蛋白 S（HbS）病。本病主要见于黑人。在缺氧情况下，HbS 分子间相互作用，成为溶解度很低的螺旋形多聚体，使红细胞扭曲成镰状细胞（镰状变）（图 16-10）。

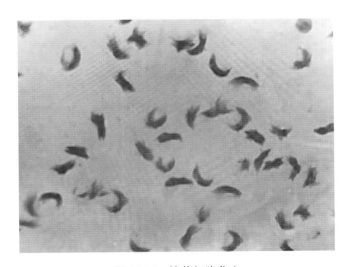

图 16-10　镰状细胞贫血

这类细胞变形性差，在微循环内易淤滞而被破坏，发生溶血性贫血。患者出生后 3～4 个月即有黄疸、贫血及肝脾大，生长发育情况较差。因镰状细胞阻塞微循环而引起器官功能障碍，可表现为腹痛、气促、肾区痛和血尿。患者常因红细胞再生障碍性贫血危象、贫血加重，并发感染而死亡。进行体外重亚硫酸钠试验时可见大量镰状细胞，有助于诊断。杂合子红细胞内 HbS 浓度较低，除在缺氧情况下，否则一般不出现镰状细胞和贫血，临床无症状或偶尔有血尿、脾梗死等表现。本病无特殊治疗方法，宜予以预防感染和防止缺氧。溶血发作时可进行供氧、补液和输血等。

（二）不稳定血红蛋白病

不稳定血红蛋白病有 120 余种，但发病率低。不稳定血红蛋白的 α 或 β- 珠蛋白肽链结构中与血红素紧密结合的氨基酸发生替代或缺失，使之易被氧化而丢失血红素，结果珠蛋白肽链在细胞内发生沉淀，形成海因小体。患者海因小体生成试验呈阳性，异丙醇试验及热变性试验呈阳性。应与葡萄糖 -6- 磷酸脱氢酶缺乏症及其他血红蛋白病相鉴别。控制感染和避免服用磺胺类及其他氧化药物，可防止病情加重。脾切除可使红细胞寿命延长，使溶血减轻，但对重型患者可能无效。

（三）血红蛋白 M（HbM）病

HbM 共发现有 5 种，其中 4 种 α 或 β 肽链中的近端或远端组氨酸由酪氨酸替代。本病发病率很低，仅发现杂合子。患者可有发绀，高铁血红蛋白增高，但一般不超过 30%。溶血多不明显，红细胞内也不形成海因小体。有异常血红蛋白吸收光谱。本病须与获得性高铁血红蛋白血症及由 NADH（还原型辅酶Ⅰ）- 高铁血红蛋白还原酶缺乏引起的先天性高铁血红蛋白血症相鉴别。对本病患者不需要治疗。

（四）氧亲和力异常的血红蛋白病

珠蛋白异常可影响血红蛋白分子的四级结构，使其与氧亲的和力比正常 HbA 增高 4～6 倍，使氧解离曲线左移。重者可引起组织缺氧和代偿性红细胞增多症。但患者白细胞和血小板均不增多，家族中有同样疾病的患者，可与真性红细胞增多症相鉴别。

（五）其他

血红蛋白 E（HbE）病是我国最常见的异常血红蛋白病，广东省及云南省多见。纯合子仅有轻度溶血性贫血，呈小细胞低色素性，靶形细胞可达 25%～75%。

通过限制性 DNA 片断多态性连锁分析和 PCR 分析等对父母均患异常血红蛋白病的胎儿进行产前诊断，可发现是否存在严重珠蛋白肽链结构异常。

二、珠蛋白肽链合成数量异常（地中海贫血）

地中海贫血（thalassemia）亦译为海洋性贫血，是一种常染色体隐性遗传性溶血性贫血，由于基因缺陷（包括基因突变或缺失）引起球蛋白缺乏症或 α 或 β 链失常，导致异常血红蛋白分子的形成，进而导致贫血。

（一）α- 地中海贫血

α- 珠蛋白基因缺失或缺陷，导致 α- 珠蛋白肽链合成减少或缺乏，称为 α- 地中海贫血。本病主要分布在东南亚国家，特别是泰国，以及意大利、希腊等地中海地区。我国广西省发病率为 14.9%，广东省为 4.11%。

1. 静止型或标准型地中海贫血 如果 4 个 α 基因仅缺失 1 个，则表现为静止型；如缺失 2 个，则为标准型。新生儿期血红蛋白电泳 Hb Bart 为 5%～15%，几个月后消失。患者无症状。经煌焦油蓝温育后，少数红细胞内有血红蛋白 H 包涵体。血红蛋白电泳无异常发现。

2. 血红蛋白 H（HbH）病 4 个 α 基因缺失 3 个，则为血红蛋白 H 病。新生儿期血红蛋白电泳 Hb Bart 达 25%，生长发育过程中 Hb Bart 被 HbH 替代。贫血为轻到中度，伴肝脾大和黄疸，少数患儿贫血可达重度。感染或服用氧化剂药物后，贫血症状加重。红细胞低色素性明显，靶形细胞可见，数量多少不一。红细胞渗透脆性降低。温育后经煌焦油蓝染色可见大量 HbH 包涵体。在 pH 值为 8.6 或 8.8 时行凝胶电泳，HbH 向阳极方向移动，电泳速度快于 HbA。

3. 巴氏胎儿水肿综合征（Bart hydrops fetalis syndrome） 父母双方均为 α- 地中海贫血，胎儿 4 个

α 基因全部缺失。α 链绝对缺乏，α 链自行聚合成 Hb Bart。临床上表现为巴氏胎儿水肿综合征，是 α- 地中海贫血中最严重的类型。胎儿皮肤颜色苍白，全身水肿伴腹腔积液，肝、脾显著肿大；凝胶电泳显示 Hb Bart 占 80% ～ 100%。Hb Bart 与氧的亲和力高，致使组织严重缺氧，胎儿多在妊娠 30 ～ 40 周于宫内死亡或产后数小时死亡。

（二）β- 地中海贫血

β- 珠蛋白基因缺陷导致 β- 珠蛋白肽链合成减少或缺乏，称为 β- 地中海贫血（图 16-11）。世界上至少有 1.5 亿人携带一种 β- 珠蛋白基因缺陷，多见于地中海区域、中东各国和东南亚国家。我国 β- 地中海贫血最多见于西南和华南一带，其次为长江以南各地，北方地区很少见。

β- 地中海贫血是常染色体显性遗传。如果父母双方均为 β- 地中海贫血杂合子，子女有 1/4 的可能性从双亲均遗传到 β- 地中海贫血基因，表现为纯合子（重型），2/4（即 1/2）从父母一方遗传到 β- 地中海贫血基因，表现为杂合子（轻型），另外 1/4 则正常。患者 α- 珠蛋白肽链相对增多，未结合的 α- 珠蛋白肽链聚合成不稳定的 α- 聚合体，在幼红细胞内沉淀，形成包涵体，引起细胞膜损伤而导致溶血。γ 链和 δ 链代偿性合成，导致 HbA2 和 HbF 增多，HbF 与氧的亲和力高，可加重组织缺氧。

1. **轻型**　临床可无症状或仅有轻度贫血，偶尔有轻度脾大。血红蛋白电泳 HbA2 > 3.5%（4% ～ 8%），HbF 正常或轻度增加（< 5%）。父亲或母亲为 β- 地中海贫血杂合子。

2. **中间型**　表现为中度贫血、脾大。可见靶形细胞，红细胞呈小细胞低色素性，HbF 可达 10%。少数患儿有轻度骨骼改变，生殖器官发育延迟。

3. **重型（Cooley 贫血）**　患儿出生后半年皮肤颜色逐渐苍白，贫血呈进行性加重，有黄疸及肝脾大。生长发育迟缓，骨质疏松，甚至发生病理性骨折。额部隆起，鼻梁凹陷，眼距增宽，呈特殊面容。血红蛋白 < 60 g/L，呈小细胞低色素性贫血。靶形细胞为 10% ～ 35%。骨髓红系细胞

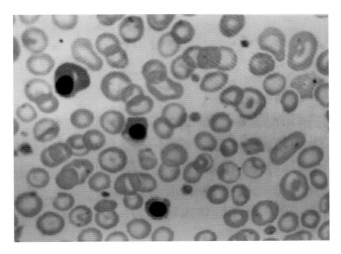

图 16-11　β- 地中海贫血

极度增生，细胞内、外铁均增多。血红蛋白电泳显示 HbF 高达 30% ～ 90%，HbA 多 < 40%，甚至为 0。红细胞渗透脆性明显减低。X 线检查可见颅骨板障增厚，皮质变薄，骨小梁条纹清晰，呈短直立状。父母双方都有 β- 地中海贫血。

地中海贫血是遗传性疾病，除可根据临床表现和实验室检查结果进行表型分析诊断外，通过基因诊断也能在 DNA 水平、转录（mRNA）和转录后（蛋白）水平对地中海贫血提出诊断意见。

三、治疗与预防

对轻型地中海贫血患者一般不需要治疗。对诱发溶血的因素（如感染等）应积极防治。脾切除术适用于输血量不断增加，伴脾功能亢进及明显压迫症状者。对青少年患者应采用高量输血疗法，使血红蛋白维持在 110 ～ 130 g/L，以保证生长发育相对正常。为减少输血反应，可使用滤去白细胞和血小板的浓缩红细胞，并可用铁螯合剂去铁胺或地拉罗司促进铁的排泄。已有对地中海贫血患者进行异基因骨髓移植获得成功的报道。虽然轻型患者不需要治疗，但患者间婚配可能产生重型的纯合子患儿，进行产前基因诊断可有效预防严重地中海贫血胎儿出生，因此对计划生育和遗传保健有重要意义。

自身免疫性溶血性贫血

自身免疫性溶血性贫血（autoimmune hemolytic anemia，AIHA）是由于免疫识别功能紊乱，自身抗体吸附于红细胞表面而引起的一组溶血性贫血（图 16-12）。根据致病抗体作用于红细胞时所需温度的不同，可将自身免疫性溶血性贫血分为温抗体型和冷抗体型两种。

一、温抗体型自身免疫性溶血性贫血

抗体为 IgG 或补体 C3，少数为 IgM，在 37℃条件下最活跃，为不完全抗体，吸附于红细胞表面。致敏红细胞易被巨噬细胞破坏，部分膜被破坏后可形成球形红细胞。IgG 和补体 C3 抗体同时存在可引起比较严重的溶血。

原因不明的原发性自身免疫性溶血性贫血占45%。继发性自身免疫性溶血性贫血的病因有：①感染，特别是病毒感染；②结缔组织病，如系统性红斑狼疮、类风湿关节炎、溃疡性结肠炎等；③淋巴增殖性疾病，如慢性淋巴细胞白血病、淋巴瘤、骨髓瘤等；④药物影响，如青霉素、头孢菌素、甲基多巴、氟达拉滨等。

（一）临床表现和诊断

急性型多发生于小儿伴病毒感染者，偶尔也见于成人。起病急骤，患者有寒战、高热、腰背痛、呕吐。严重时，可出现休克、昏迷。多数温抗体型自身免疫性溶血性贫血起病缓慢，以成人多见，无性别差异。临床表现为虚弱及头晕。体征包括皮肤、黏膜颜色苍白，黄疸；轻、中度脾大（50%），质较硬，无压痛；中度肝大（30%），质硬但无压痛。贫血程度不一，为正常细胞性贫血，外周血涂片可见球形细胞。1/3 的患者血涂片中可见数量不等的幼红细胞。网织红细胞比例增高，个别可高达 0.50。急性溶血阶段白细胞增多。10%～20%的患者合并免疫性血小板减少，称为Evans 综合征；骨髓有核细胞增生，以幼红细胞增生为主。

直接法抗人球蛋白试验（Coombs 试验）是测定吸附在红细胞膜上的不完全抗体和补体较敏感的方法，是诊断自身免疫性溶血性贫血的重要依据。在生理盐水内，吸附不完全抗体或补体的致敏红细胞并无凝集，因为不完全抗体是单价的。加入完全、多价的抗人球蛋白抗体后，后者与不完全抗体的 Fc 段相结合，起搭桥作用，可导致致敏红细胞相互凝集，即直接 Coombs 试验阳性。根据加入的抗人球蛋白不同，可鉴别使红细胞致敏的是 IgG 抗体还是补体 C3。间接抗人球蛋白试验则可用于测定血清中游离的 IgG 或补体 C3。

如有溶血性贫血，Coombs 试验呈阳性，近4 个月内无输血或可疑药物服用史；冷凝集素效价正常，则可考虑温抗体型自身免疫性溶血性贫血的诊断。Coombs 试验呈阴性，但临床表现较符合，应用糖皮质激素治疗或脾切除有效，除外其他溶血性贫血（特别是遗传性球形红细胞增多症），即可诊断为 Coombs 试验阴性的自身免疫性溶血性贫血。排除各种继发性自身免疫性溶血性贫血的可能，查不到病因者，可诊断为原发性自身免疫性溶血性贫血。继发性自身免疫性溶血性贫血必须明确引起溶血的诱发疾病，可依据原发病的临床表现和有关实验室检查加以鉴别[21-23]。

（二）治疗

1. 肾上腺糖皮质激素　泼尼松 1～1.5 mg/（kg·d），分次口服。如治疗 3 周无效，则应更换

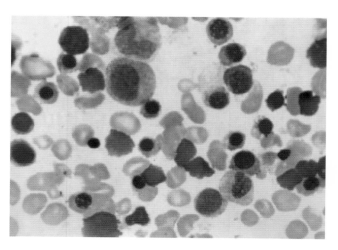

图 16-12　自身免疫性溶血性贫血

其他疗法。红细胞计数恢复正常后，维持治疗剂量 1 个月。然后缓慢减量，小剂量泼尼松（5 ～ 10 mg/d）应持续应用至少 6 个月。82%的患者可获得早期全部或部分缓解，但仅有 13% ～ 16%的患者在撤除糖皮质激素后能获得长期缓解。作用机制：①抑制抗体产生，②减低抗体与红细胞膜上抗原的亲和力，③减少巨噬细胞上的 IgG 及补体 C3 受体，或抑制受体与红细胞的结合。大剂量免疫球蛋白静脉注射或血浆置换术也可取得一定疗效，但作用不持久。

2．脾切除　脾是产生抗体的器官，又是致敏红细胞的主要破坏场所。温抗体型自身免疫性溶血性贫血患者脾切除后，虽然红细胞仍可致敏，但抗体对红细胞寿命的影响可减弱，术后有效率为 60%。对于间接抗人球蛋白试验呈阴性或抗体为 IgG 型者，脾切除疗效可能较好。对术后复发病例再用糖皮质激素治疗，仍可有效。

3．免疫抑制剂　适应证：①糖皮质激素和脾切除治疗均不缓解者；②脾切除术有禁忌证者；③泼尼松剂量需 10 mg/d 以上才能维持病情缓解者。常用药物有达那唑、吗替麦考酚酯、抗 CD20 单抗、硫唑嘌呤、环磷酰胺等，可与激素同时应用。总疗程为半年左右。任何一种免疫抑制剂试用 4 周如疗效不佳，则应改用其他制剂。治疗过程中须观察药物的不良反应。

4．对贫血较重者应输注洗涤红细胞。

5．对继发性自身免疫性溶血性贫血患者，应积极寻找病因，治疗原发病[24-25]。

二、冷抗体型自身免疫性溶血性贫血

冷型抗体主要是 IgM，为完全抗体，20℃条件下最活跃。

1．冷凝集素综合征　常继发于支原体肺炎及传染性单核细胞增多症。遇冷后冷凝集素性 IgM 可直接在血液循环发生红细胞凝集反应，导致血管内溶血。临床表现为耳、鼻尖、足趾、手指等部位发绀，变暖后消失。伴贫血、血红蛋白尿等。血清中可测到高滴度的冷凝集素。

2．阵发性冷性血红蛋白尿症　患者体内有一种特殊的冷型抗体，称为 D-L 抗体（IgG），多继发于病毒感染或梅毒螺旋体感染。患者遇冷可引起血红蛋白尿，伴发热、腹痛、腰背痛、恶心、呕吐等，反复发作者可有脾大、黄疸、含铁血黄素尿等。其冷热溶血试验（D-L 试验）呈阳性，即 20℃以下时，冷型抗体吸附于红细胞上并激活补体；当温度达 37℃时，即发生溶血。

保暖是冷抗体型自身免疫性溶血性贫血最重要的防治措施，输血时血制品应预热到 37℃后方可输注。对激素治疗效果不佳、脾切除无效者，免疫抑制治疗是主要的治疗选择。进行血浆置换时，需用 5%白蛋白作为置换液，以避免血浆中的补体加重溶血。

阵发性睡眠性血红蛋白尿症

阵发性睡眠性血红蛋白尿症（paroxysmal nocturnal hemoglobinuria，PNH）是一种获得性造血干细胞良性克隆性疾病。由于红细胞膜有缺陷，使得红细胞对激活补体异常敏感。临床上表现为与睡眠有关、间歇发作的慢性血管内溶血和血红蛋白尿，可伴有全血细胞减少或反复血栓形成。

一、病因与发病机制

红细胞膜上有抑制补体激活及膜反应性溶解的蛋白质共十余种，均通过糖基磷脂酰肌醇（glycosylphosphatidyl inositol，GPI）锚蛋白连在细胞膜上，统称为 GPI 锚定蛋白。其中以 CD55 及 CD59 最重要。CD55 在补体激活的补体 C3、C5 转化酶水平起抑制作用。CD59 可以阻止液相的补体 C9 转变成攻膜复合物。PNH 患者的红细胞、粒细胞、单核细胞及淋巴细胞上 GPI 锚定蛋白部分或全部丧失，提示 PNH 是一种造血干细胞水平基因突变所致的疾病。患者体内红细胞部分正常，部分是对补体敏感的 PNH 细胞。后者的数量决定了血红蛋白尿发作的频率。

二、临床表现

发病高峰年龄为 20 ～ 40 岁，男性显著多于女性。

（一）血红蛋白尿

以血红蛋白尿为首发症状者占 1/4，患者尿液外观呈酱油样或红葡萄酒样，伴乏力、胸骨后疼痛及腰腹部疼痛、发热等。轻型血红蛋白尿仅表现为尿隐血试验呈阳性。因为补体作用的最适 pH 是 6.8 ～ 7.0，而睡眠时呼吸中枢敏感性降低，酸性代谢产物蓄积，所以血红蛋白尿常与睡眠有关，早晨较重，下午较轻（图 16-13）。此外，感染、月经、输血、手术、情绪波动、饮酒、疲劳，或服用铁剂、维生素 C、阿司匹林、氯化铵等，也可诱发血红蛋白尿。

（二）血细胞减少

患者可有不同程度的贫血，中性粒细胞减少及功能缺陷可导致各种感染，血小板减少者可有出血倾向。有的患者全血细胞减少，称为再生障碍性贫血 -PNH 综合征。

（三）血栓形成

血栓形成与溶血后红细胞释放促凝物质及补体作用于血小板膜，促进血小板聚集有关。肝静脉血栓形成（Budd-Chiari 综合征）较常见，其次为肠系膜静脉、脑静脉和下肢深静脉。我国患者血栓形成相对少见。

三、实验室检查

（一）血常规

由于随尿液丢失铁过多，因此呈小细胞低色素性贫血，程度为中度到重度。血涂片可见红细胞碎片。半数患者有全血细胞减少。

（二）骨髓检查

骨髓检查显示骨髓增生活跃，尤以幼红细胞明显。晚期表现为增生低下。

（三）血管内溶血检查

（四）特异性血清学试验

1. 酸溶血试验（Ham 试验） 将患者红细胞与含 5% 盐酸的正常同型血清混合，pH 值为 6.4，37℃ 孵育 2 小时，溶血明显。该试验特异性高，但灵敏度差。

2. 蛇毒因子溶血试验 蛇毒因子能通过补体交替途径，使对补体敏感的红细胞发生溶血。该试验特异性强，灵敏度优于酸溶血试验。

3. 热溶血试验和蔗糖溶血试验 因特异性差，常作为筛选方法。

（五）流式细胞术测定 CD55 和 CD59

出现阵发性睡眠性血红蛋白尿症时，患者红细胞、淋巴细胞、粒细胞和单核细胞膜上的 CD55、CD59 表达下降。

四、诊断与鉴别诊断

有阵发性睡眠性血红蛋白尿症的临床表现，有确定的血管内溶血实验室根据；酸溶血、蛇毒因子溶血或尿含铁血黄素试验中有任意 2 项呈阳性，即可诊断。流式细胞术测定发现粒细胞 CD55 和 CD59 表达下降，是诊断本病比较特异和敏感的指标。本病需与自身免疫性溶血性贫血，尤其是阵发性冷性血红蛋白尿症或冷凝集素综合征相鉴别。患者有低色素性贫血时，应与缺铁性贫血及血红蛋白病相鉴别。患者有全血细胞减少时，要考虑再生障碍性贫血 -PNH 综合征的可能。

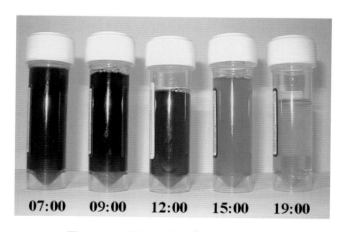

图 16-13 阵发性睡眠性血红蛋白尿表现

五、治疗

尽量避免感染、劳累等诱发因素，以免加重患者的病情。

（一）支持疗法

1. 输血 应输注经生理盐水洗涤 3 次的红细胞，以免血浆中的补体引起溶血。

2. 雄激素 司坦唑醇可刺激红细胞生成，减少输血次数。

3. 铁剂 小剂量治疗（常规剂量的 1/3～1/10），如发生溶血，则应停用。

（二）控制急性溶血

1. 右旋糖酐 输入 6% 右旋糖酐 70 500～1000 ml，有抑制患者红细胞发生溶血的作用，适用于伴有感染、外伤、输血反应和腹痛危象者。

2. 口服碳酸氢钠或静脉滴注 5% 碳酸氢钠。

3. 糖皮质激素 泼尼松 20～30 mg/d，缓解后减量并维持 2～3 个月。

（三）血管栓塞的防治

口服华法林，注意过量使用有导致出血的危险。

（四）其他

依库珠单抗是抗 C5 的单克隆抗体，可阻止攻膜复合物的形成。本病是干细胞疾病，异基因骨髓移植有可能治愈本病。

六、预后

本病患者中位生存期约为 10 年，这取决于：①对补体敏感的细胞数量；②骨髓增生不良的程度；③血栓形成的程度和频率。脑血管意外、肾衰竭，转变成急性白血病或再生障碍性贫血等均可引起死亡。少数患者可转化为骨髓纤维化，或疾病随着时间的推移而减轻，达到不同程度的缓解。

（耿 惠 李 晨）

第十节 骨髓增生异常综合征

骨髓增生异常综合征（myelodysplastic syndrome，MDS）是一组异质性疾病，起源于造血干细胞，以病态造血、高风险向急性白血病转化为特征，表现为难治性单系或多系细胞减少的血液病，任何年龄、任何性别均可发病，约 80% 的患者年龄大于 60 岁。

一、病因与发病机制

原发性骨髓增生异常综合征的病因尚不明确，继发性骨髓增生异常综合征见于烷化剂、放射线、有机毒物等密切接触者。

通过葡萄糖 -6- 磷酸脱氢酶同工酶、限制性片段长度多态性分析等克隆分析技术研究发现，本病是起源于造血干细胞的克隆性疾病。异常克隆细胞在骨髓中分化、成熟障碍，出现病态造血，在骨髓原位或释放入血后不久即被破坏，导致无效造血。部分患者可有原癌基因突变（如 *N-ras* 基因突变）或染色体异常（如 +8、-7），这些基因的异常可能也参与疾病的发生和发展。患者终末细胞功能也出现异常，如中性粒细胞超氧阴离子水平、碱性磷酸酶也较正常低下[21-23]。

二、分型及临床表现

FAB 协作组主要根据患者外周血、骨髓中的原始细胞比例、形态学改变及单核细胞数量，将骨髓增生异常综合征分为 5 型：难治性贫血（refractory anemia，RA）、环形铁粒幼红细胞性难治性贫血（refractory anemia with ringed sideroblasts，RAS）、难治性贫血伴原始细胞增多（refractory anemia with excess of blasts，RAEB）、难治性贫血伴原始细胞增多 - 转化型（refractory anemia with excess of blasts-transformant，RAEB-t）、慢性粒 - 单核细胞性白血病（chronic myelo-monocytic leukemia，CMML）。

WHO 提出了新的骨髓增生异常综合征分型标准，认为骨髓原始细胞达 20% 即为急性白血病，将 RAEB-t 归为急性髓系白血病（AML），并将 CMML 归为 MDS/MPD（骨髓增生异常综合征/骨髓增殖性疾病），保留了 FAB 的 RA、RAS、RAEB；并且将 RA 或 RAS 中伴有 2 系或 3 系增生异常者单独列为难治性血细胞减少伴多系增生异常（refractory cytopenia with multilineage，RCMD），将仅有 5 号染色体长臂缺失的 RA 独立为 5q- 综合征。

几乎所有的骨髓增生异常综合征患者均有贫血症状，如乏力、疲倦。约 60% 的患者有中性粒细胞减少，由于同时存在中性粒细胞功能低下，使得患者容易发生感染，约有 20% 的患者最终死于感染。40%～60% 的患者有血小板减少，随着疾病进展，可出现进行性血小板减少。

RA 和 RAS 患者多以贫血为主要临床表现，病情进展缓慢，中位生存期为 3～6 年，白血病转化率为 5%～15%。RAEB 和 RAEB-t 患者多以全血细胞减少为主，贫血、出血及感染常见，可伴有脾大，病情进展快，中位生存期分别为 12 个月、5 个月，白血病转化率高达 40% 和 60%。CMML 患者以贫血为主要表现，可有感染和出血，脾大常见，中位生存期约为 20 个月，约 30% 的患者可转变为 AML。

三、辅助检查

（一）血常规和骨髓检查

50%～70% 的患者可有全血细胞减少。单系细胞减少者少见，多为红细胞减少。骨髓增生度多在活跃以上，1/3～1/2 达明显活跃，少部分呈增生减低。多数患者出现 2 系以上病态造血，见表 16-4。

（二）细胞遗传学改变

40%～70% 的 MDS 有克隆性染色体核型异常，多为缺失性改变，以 +8、-5/5q-、-7/7q-、20q- 最为常见。

（三）病理检查

正常人原粒细胞和早幼粒细胞沿骨小梁内膜分布，骨髓增生异常综合征患者在骨小梁旁区和间区可出现 3～5 个或更多呈簇状分布的原粒细胞和早幼粒细胞，称为未成熟前体细胞异常定位（abnormal localization of immature precursor，ALIP）。如患者骨髓造血容积经年龄调整后 < 30%，则应诊断为低增生骨髓增生异常综合征。

（四）造血祖细胞体外集落培养

患者的体外集落培养常出现集落，形成的集落少或不能形成集落。粒 - 单核祖细胞培养常出现集落减少而集簇增多，集簇 / 集落比值增高。

（五）基因检测

全基因组测序揭示本病的受累基因约有 60 个，最常见的受累基因有 *SF3B1*、*TET2*、*SRSF2*、*ASKL1*、*DNMT3A*、*RUNX1*，这些基因突变频率均在 10% 以上。其中 *SF3B1* 基因突变被证实与骨髓环形铁粒幼红细胞增多有较为特异的相关性，可用于分型诊断，约 70% 的 RAS 和 RCMD-RS 患者存在 *SF3B1* 基因突变。然而，随着年龄的增长，正常人群中基因突变的频率逐渐增高，而且其他血液病（如 20%～30% 的再生障碍性贫血）患者也存在基因突变，因此，在分析患者基因突变时必须结合形态学改变。当细胞形态学分析显示异常细胞不足 10% 时，导致基因编码蛋白的改变有助于本病的确诊。

四、诊断

根据患者血细胞减少和相应的症状，以及病态造血、细胞遗传学异常、病理学改变、体外造血祖细胞集落培养的结果，本病的诊断不难确立。虽然病态造血是本病的特征，但有病态造血不等于就是骨髓增生异常综合征。目前对于本病的诊断尚无金标准，是一个排除性诊断，应与以下疾病相鉴别：

（一）再生障碍性贫血

本病常需要与再生障碍性贫血鉴别。再生障碍性贫血患者网织红细胞可正常或升高，外周血可见有核红细胞，骨髓病态造血明显，早期细胞比例不降低或增高，染色体异常，而再生障碍性贫血患者无上述异常。

（二）阵发性睡眠性血红蛋白尿症（PNH）

患者也可出现全血细胞减少和病态造血，但检测可发现 CD55[+]、CD59[+] 细胞减少，Ham 试验呈阳性及血管内溶血的改变。

（三）巨幼细胞贫血

骨髓增生异常综合征患者细胞病态造血可见巨幼样变，易与巨幼细胞贫血相混淆，但后者是由于叶酸、维生素 B_{12} 缺乏所致，补充后叶酸和维生素 B_{12} 可纠正贫血，而骨髓增生异常综合征患者的叶酸、维生素 B_{12} 不低，且补充叶酸、维生素 B_{12} 治疗无效。

（四）慢性粒细胞白血病

慢性粒细胞白血病（chronic myelocytic leukemia，CML）患者的 Ph 染色体、*BCR-ABL* 融合基因检测呈阳性，而 CMML 患者则无此类改变。

五、治疗

目前对于本病尚无满意的治疗方法，MDS 国际预后积分系统（International Prognostic Scoring System，IPSS）是根据患者血细胞减少的数量、骨髓中原始细胞比例及染色体核型评价预后，以指导治疗的一个基本工具（表 16-4）。

对于低危或者中危 1 级患者，治疗主要是改善生活质量，采用支持治疗、促进造血、诱导分化和应用生物反应调节剂等治疗，而对于中危 2 级和高危组患者，主要是提高存活率，采用 AML 的联合化疗方案和造血干细胞移植[27]。

（一）支持治疗

对于严重贫血和有出血症状者，可输注红细胞和血小板。对粒细胞减少和缺乏者，应注意防治感染。对长期输血者，应注意使用除铁治疗。

（二）支持治疗

支持治疗能使部分患者的造血功能得到改善。可使用雄激素，如司坦唑醇、庚酸睾酮等；造血生长因子，如 G-CSF、促红细胞生成素（EPO）等。

（三）诱导分化治疗

可使用全反式维 A 酸和 1,25-（OH）2-VD$_3$，少部分患者血常规可得到改善。造血生长因子（如 G-CSF 联合 EPO）也有诱导分化的作用。

（四）生物反应调节剂

沙利度胺及其衍生物对 5q- 综合征有较好的疗效。目前将免疫抑制治疗应用于低危组患者尚有争议。

表16-4　IPSS积分标准及危险度划分

预后参数	积分				
	0	0.5	1.0	1.5	2.0
骨髓原始细胞	＜ 5	5 ～ 10	—	11 ～ 20	21 ～ 30
染色体核型 [a]	良好	中间	不良		
外周血细胞减少 [b]	0 ～ 1 系	2 ～ 3 系			
危险度划分　低危：0 分　中危 1 级：0.5 ～ 1 分　中危 2 级：1.5 ～ 2.0 分　高危：≥ 2.5 分					

[a]：预后良好核型，正常核型，-Y，5q-，20q-；预后不良核型，复杂核型异常（≥ 3 种异常），7 号染色体异常；预后中间核型，除前述两类以外的其他核型异常

[b]：血细胞减少标准 Hb ＜ 100g/L；ANC ＜ 1.8×10^9/L；PLT ＜ 100×10^9/L

（五）去甲基化药物

MDS 抑癌基因启动子存在 DNA 高度甲基化，可以导致基因沉默，去甲基化药物阿扎胞苷能够减少患者的输血量，提高生活质量，延迟向 AML 转化，但对总体生存率没有影响。地西他滨作用机制与阿扎胞苷类似，CR 率约为 14%。

（六）联合化疗

对于脏器功能良好的患者，可考虑进行联合化疗，如蒽环类抗生素联合阿糖胞苷，预激化疗部分患者能获得一段缓解期。化疗后骨髓抑制期长，要注意加强支持治疗和隔离保护。

（七）异基因造血干细胞移植

这是目前唯一能治愈本病的疗法。由于本病患者多为老年人，移植相关死亡率偏高，对低危患者既往较少采用异基因造血干细胞移植。近年来随着降低强度的非清髓异基因造血干细胞移植技术日益成熟，可用于更多低危 MDS 患者。对 IPSS-Int-2 级和高危患者，尤其是年轻、原始细胞增多和伴有预后不良染色体核型者，首先应考虑进行异基因造血干细胞移植[24-25]。

（耿 惠 李 晨）

参考文献

[1] Ma Jie, Ji Linhua, Li Zhanquan et al. Downregulation of intrinsic apoptosis pathway in erythroblasts contributes to excessive erythrocytosis of chronic mountain sickness. [J] .Blood Cells Mol. Dis., 2019, 76: 25-31.

[2] Zhao C, Li Z, Ji L, et al. PI3K-Akt Signal Transduction Molecules Maybe Involved in Downregulation of Erythroblasts Apoptosis and Perifosine Increased Its Apoptosis in Chronic Mountain Sickness [J] . Medical science monitor: international medical journal of experimental and clinical research, 2017, 23: 5637-5649.

[3] Adams JM, Difazio LT, Rolandelli RH, et al. HIF-1α key mediator in hypoxia [J] . Acta Physiol Hung, 2009, 96 (1): 19-28.

[4] Zhong L, D'Urso A, Toiber D, et al. The histone deacetylase Sirt 6 regulates glucose homeostasis via Hif-1 alpha [J] . Cell, 2010, 140 (2): 280-293.

[5] Su Juan, Li Zhanquan, Cui Sen et al. The Local HIF-2α/EPO Pathway in the Bone Marrow is Associated with Excessive Erythrocytosis and the Increase in Bone Marrow Microvessel Density in Chronic Mountain Sickness. [J] . High Alt. Med. Biol, 2015, 16: 318-30.

[6] Luks AM, Swenson ER. Travel to high altitude with pre-existing lung disease [J] . Eur Respir J, 2007, 29: 770-779.

[7] Melanie J. Percy, Yu Jin Chung, Claire Harrison et al. Two new mutations in the HIF2A gene associated with erythrocytosis [J] . Am J Hematol, 2012, 87 (4): 439-442.

[8] 葛宝丰，高文魁，等. 新兵进驻高原后血清 IL-6、TNF-α 和 DPD 浓度测定分析 [J] . 高原医学杂志, 2006, 16 (4): 22-24.

[9] 苏娟，李占全，崔森，等. 慢性高原病患者骨髓单个核细胞血管内皮生长因子及其受体的表达 [J] . 中华医学杂志, 2018, 98 (14): 1088-1092.

[10] 熊元治，杨桂英，马颖才，等. 高原红细胞增多症合并胃肠出血诱发因素的研究 [J] . 高原医学杂志, 2006, 16 (2): 5-6.

[11] 傅薇. 慢性高原病患者骨髓造血组织局部 ACE-Ang II-AT1 轴主要成分表达水平研究 [D] . 青海大学, 2013.

[12] 牟信兵，李素芝. 高原病学 [M] . 拉萨：人民出版社, 2001.

[13] 孙朝君，耿惠. HIF-2 对铁代谢的调节及其研究进展 [J] . 重庆医学, 2016, 45 (10): 1414-1417.

[14] 冯萍珍，冀林华. Ras-Raf-MEK-ERK 通路在慢性高原病骨髓红系细胞中的作用及 SAHA 对其抑制效果的研究 [J] . 贵州医药, 2019, 43 (6): 858-861.

[15] 蒋春华. 移居高原汉族高原红细胞增多症流行病学调查及遗传易感机制的初步研究 [D] . 第三军医大学, 2011.

[16] 苏娟，贾乃镛，李占全，等. 高原红细胞增多症患者骨髓单个核细胞磷酸化 STATS 和 p38-MAPK 水平研究 [J] . 中华血液病杂志, 2008, 29: 836-837.

[17] 崔森，赵成玉，李辽军. 造血细胞凋亡与慢性高原病红细胞过度积累，高原医学杂志, 2014, 24 (3): 23-25.

[18] 王传玲，崔森，李占全. 慢性高原病骨髓单个核细胞凋亡及 Fas、FasL、TNFR 和 TNF 表达研究 [J] . 中华临床医师杂志（电子版）, 2013, 7 (24): 11232-11235.

[19] 孙敏敏，崔森，李占全，杨发满，冀林华，柴克霞，陈杨杨. 慢性高原病患者骨髓有核红细胞凋亡及 Bcl-2 表达研究 [J] . 中华临床医师杂志（电子版）, 2013, 7 (10): 4281-4284.

[20] 张朝霞，崔森，冀林华. 慢性高原病患者骨髓组织中 Bcl-2、Bcl-XL 蛋白表达及意义 [J] . 山东医药, 2012, 52 (21): 11-13.

[21] 邓家栋. 邓家栋临床血液学 [M] . 上海：上海科学技术出版社, 2001.

[22] 陈灏珠. 实用内科学. 13 版 [M]. 北京：人民卫生出版社，2013.

[23] 葛均波，徐永健，王辰. 内科学. 9 版 [M]. 北京：人民卫生出版社，2018.

[24] 沈悌，赵永强. 血液病诊断及疗效标准. 4 版 [M]. 北京：科学出版社，2018.

[25] 王建祥. 血液病诊疗规范 [M]. 北京：中国协和医科大学出版社，2014.

第十七章

高原白细胞疾病

第一节 概 述

白细胞最主要的功能是免疫防御功能。

高原低氧环境对血液系统影响最明显的是使红细胞和凝血功能发生改变，而对白细胞的影响不明显。进入高原后，白细胞总数和分类计数变化的相关研究报道不尽一致。有报道指出，急性低氧时外周血白细胞总数、中性粒细胞计数均显著增加，而淋巴细胞绝对数在低氧环境停留12小时后显著下降，之后逐渐恢复，第3天即恢复到对照水平，第5天、第10天反而明显高于对照水平。临床研究中也有报道个别病例进入高原后外周血白细胞计数和中性粒细胞计数增加，3～6个月后，外周血白细胞计数高于进入高原前，而与久居高原者无差异。但多数研究报道指出，急进高原后及进入高原8个月后，外周血白细胞计数无显著变化，而移居高原者和世居高原者外周血白细胞计数低于平原值。在一定海拔高度以上的地区，白细胞计数并不随海拔升高而进一步变化。移居者进入高原后，外周血淋巴细胞和单核细胞绝对数增加，但随着居住时间延长，则可逐渐恢复；久居高原者与平原居民无明显差异，且不随海拔升高而变化[1]。

虽然对高原环境下外周血白细胞各类细胞计数和比例的研究结果不尽一致，但多数研究显示，高原地区居民中性粒细胞、嗜酸性粒细胞、嗜碱性粒细胞、单核细胞的绝对值和比例与平原地区无明显差异，但高原环境对这些细胞的功能有一定的影响。

国内、外试验研究表明，低氧条件可使中性粒细胞对血管内皮细胞黏附性增加，渗出增多，同时也影响中性粒细胞的趋化性和吞噬功能。Rainger GE[2]等在体外低氧环境培养中发现，随着低氧时间延长和低氧严重程度增加，中性粒细胞黏附性增加。低氧可使白细胞流变学特性发生显著改变，其原因与整合素CD18的显著表达有关。Arnould T的研究[3]显示，低氧导致内皮细胞释放的PGF可参与中性粒细胞的早期聚集，影响中性粒细胞的趋化性。青海大学医学院研究显示，高原红细胞增多症患者外周血中性粒细胞吞噬能力及呼吸爆发能力均降低[4]。

低氧可抑制单核 - 巨噬细胞的迁移、抗原递呈和吞噬功能。研究指出，低氧可抑制化学因子诱导的单核 - 巨噬细胞迁移，效应迅速、可逆且无特异性。同时，低氧可抑制巨噬细胞的吞噬功能，刺激单核 - 巨噬细胞分泌炎症细胞因子[4]。

高原对机体细胞免疫影响的研究有限。CD3+T淋巴细胞减少，主要是其中的CD4+细胞减少所致；Th1细胞因子INF-γ表达降低，Th2细胞因子IL-4表达无明显变化；T淋巴细胞在有丝分裂原反应中的增殖活性明显下降；NK细胞显著增加，但其细胞毒活性无变化。这表明，高原低氧环境可抑制细胞免疫功能。Meehan R等[5]通过模拟低压、低氧条件对健康志愿者进行的研究发现，在4周时间内逐渐从海平面环境攀登至海拔为2286 m、7620 m的环境时，外周血单个核细胞植物血凝素诱导的胸腺嘧啶摄取和蛋白质合成下降，INF-γ分泌和NK细胞毒活性无变化。同时，国内一项研究通过比较分析发现，居住在海拔为4500 m的高原健康汉族人群CD4+细胞百分比、CD3- CD19+细胞（B细胞）、CD3- CD56+细胞（NK细胞）百分比均较居住在海拔为2260 m地区的人群降低，而CD8+细胞百分比则增高。这表明，急性、慢性高原低氧环境均可抑制T淋巴细胞的功能，而对B淋巴细胞功能则无明显影响。

有研究显示，2800 m、3500 m及4000 m三个海拔地区养路工人的外周血淋巴细胞百分比虽然无显著差异，但CD3+、CD4+、CD8+细胞百分比及CD4+/CD8+细胞比值随着海拔的升高而增加，其中CD3+细胞变化更显著[4]。这与前述报道不完全一致，这种差异是否与高海拔地区居住时间及海拔高度不同有关，需要进一步研究。

研究发现[6]，居住在海拔为4500 m地区的汉族健康人外周血CD4+、CD8+细胞百分比与藏族健康人无差异，而CD3- CD19+细胞百分比则低于藏族健康人，CD3- CD56+细胞比例高于藏族健康人。高原低氧环境对淋巴细胞亚群的影响是否有民族差异性，值得进一步研究探讨。

高原对体液免疫功能的影响[7]：一般认为机体的体液免疫是相对稳定的，B淋巴细胞功能不易受高原低氧环境的影响而发生改变。如上述模拟低压、低氧条件研究发现，在4周时间内从海平面条件攀登至海拔为2286 m、7620 m的环境，志愿者B淋巴细胞无变化，血浆IgM、IgA水平增高，IgG水平无变化，而外周血单个核细胞对有丝分裂原刺激的IgG、IgM、IgA分泌无影响。健康男性从平原急进海拔为2300 m的高原地区50天后，与进入48小时相比，血液中sIL-2R和IgG含量显著下降，CIC和IgA含量显著增加，而IgM及补体C3、C4无明显差异[6]。

但也有研究证明，低氧和高原环境下可出现体液免疫反应异常[7]。国外学者模拟高原低氧环境的研究发现，低氧对初次和再次体液免疫均可产生抑制作用，而且抑制作用发生在体液免疫的起始阶段，其抑制作用与中枢促肾上腺皮质素释放素升高有关。同时，临床研究发现高原环境刺激机体的体液免疫反应。国内研究报道，海拔3200 m地区健康人血清IgG、IgA、IgM均高于平原值；海拔4000～5000 m、5000 m以上官兵的血清补体C3、IgA和IgG异常率及补体C3、IgA、IgM和IgG水平均显著高于低海拔地区官兵，且随海拔升高而增加；健康年轻人从平原（1400 m）进入海拔3700 m和5380 m高原第7天和半年时血清IgA、IgG、IgM、C3、C4、CRP均较平原增高，且随海拔高度增加而升高，随着在高原居住时间延长，上述指标均有逐渐恢复的趋势，但半年时均未恢复到平原值水平[7]。

体液免疫变化研究结果提示机体进入高原低氧环境后，由于细胞低氧，部分细胞发生变性等损害，产生自身抗原，刺激体液免疫反应，随着高原逐渐习服，这种反应逐渐趋于减弱。

总之，高原低氧环境下，机体白细胞数量、白细胞功能、细胞和体液免疫功能变化研究结果不一致，但白细胞和免疫功能变化可能对机体的防御功能有影响。加强高原地区人民的防御能力、积极防控感染、积极治疗原发病，促进健康。

第二节 白细胞减少症和粒细胞缺乏症

白细胞减少症（leukopenia）是指血液中白细胞绝对计数持续低于$4.0×10^9$/L。中性粒细胞减少是指血液中中性粒细胞绝对计数低于正常人群均数2个标准差以上。中性粒细胞减少症（neutropenia）是指外周血中性粒细胞绝对计数低于$2.0×10^9$/L，≥10岁儿童低于$1.8×10^9$/L或<10岁儿童低于$1.5×10^9$/L。根据中性粒细胞减少的程度，可将其分为：轻度，≥$1.0×10^9$/L；中度，$(0.5～1.0)×10^9$/L；重度，<$0.5×10^9$/L。重度中性粒细胞减少者即为粒细胞缺乏症（agranulocytosis）。白细胞减少和粒细胞缺乏常使患者对细菌和真菌等的易感性增加。

白细胞计数及分类计数是本病确诊的最主要依据。近年来由于肿瘤患者增多，放、化疗普遍开展以及各种化学制剂和化学药物的广泛应用，使白细胞减少症和粒细胞缺乏症发病率明显增高，成为临床常见疾病之一。

一、病因与发病机制

从中性粒细胞发生的过程看，在骨髓中可为干细胞池、分裂池和贮存池。成熟的中性粒细胞多贮存于骨髓中，含量是血液中的8～10倍，可随时释放入血。中性粒细胞进入血液后，一半附于小血管壁，称为边缘池；另一半在血液循环中，称为循环池。结合中性粒细胞的细胞动力学，可将白细胞减少症和粒细胞缺乏症的发病机制大致分为三类：中性粒细胞生成缺陷、中性粒细胞在血液、组织中破坏或消耗过多以及中性粒细胞分布异常。

白细胞减少症和粒细胞缺乏症的发病机制的发病原因包括原发性和继发性两大类。常见病因包括各种致病微生物感染、多种药物诱发、化学物质中毒、放射线损伤、造血系统疾病和累及骨髓的恶性疾病、脾大，以及部分先天性、遗传性疾病或获得性疾病等，均可引起白细胞的生成异常和破坏而发生本症。

（一）中性粒细胞生成缺陷

1. 生成减少　常见原因包括以下几种。

（1）细胞毒性药物、化学毒物、电离辐射：是引起中性粒细胞减少最常见的原因，可直接作用于干细胞池和分裂池，破坏、损伤或抑制造血干/祖细胞及早期分裂细胞。某些药物可干扰蛋白质合成或细胞复制，作用呈剂量依赖性，或与剂量无关，可能是由于过敏因素或免疫因素引起。

（2）影响造血干细胞的疾病：如再生障碍性贫血。

（3）骨髓造血组织被白血病、骨髓瘤及转移瘤细胞浸润、大量成纤维细胞增生，影响造血干细胞增生，由于中性粒细胞生成障碍而导致其数量减少。

（4）异常免疫和感染致中性粒细胞减少是通过综合机制起作用的。异常免疫因素及感染时，产生的负性造血调控因子的作用是其中重要的机制，与中性粒细胞分布异常及破坏过多也有关，见于系统性红斑狼疮、干燥综合征、Felty 综合征等各种自身免疫病、细菌、病毒、立克次体及原虫、肝炎病毒、HIV 病毒、细小病毒等的感染。

2. 成熟障碍　维生素 B_{12}、叶酸缺乏或代谢障碍，以及急性白血病、骨髓增生异常综合征等，由于粒细胞分化、成熟障碍，造血细胞阻滞于干细胞池或分裂池，且可以在骨髓原位或释放入血后不久即被破坏，从而导致无效造血。

（二）中性粒细胞破坏或消耗过多

1. 免疫因素　中性粒细胞与抗粒细胞抗体或抗原-抗体复合物结合而被免疫细胞或免疫器官破坏，见于自身免疫性粒细胞减少、各种自身免疫病及同种免疫性新生儿中性粒细胞减少。某些非细胞毒性药物或肝炎病毒等病原微生物进入机体形成的半抗原能与粒细胞的蛋白质结合为完全抗原，从而诱发机体产生针对该抗原的抗体，使粒细胞被破坏。

2. 非免疫因素　病毒感染或败血症时，中性粒细胞在血液中或炎症部位消耗增多；脾大导致脾功能亢进，中性粒细胞在脾内滞留、破坏增多。

（三）中性粒细胞分布异常

1. 假性粒细胞减少　是指中性粒细胞转移至边缘池，导致循环池的粒细胞相对减少，但粒细胞总数并不减少。

2. 粒细胞滞留在循环池其他部位，如脾功能亢进，粒细胞滞留于脾内。

二、临床表现

由于病因、发病机制及中性粒细胞减少程度不同，临床类型不同，本病的临床表现也不一致，且缺乏特异性。少数患者无症状，无特殊不适，多数患者常自觉乏力、头晕、倦怠，易诱发感染而出现发热等症状，甚至导致败血症而致命。

轻度中性粒细胞减少的患者在临床上无特殊症状，多表现为原发病的症状。中度和重度中性粒细胞减少者易发生感染，可出现低热、咽炎、支气管炎、乏力、头晕、食欲减退等非特异性症状。常见的感染部位是呼吸道、消化道及泌尿、生殖系统，可导致高热、溃疡及严重的败血症、脓毒血症或感染性休克。粒细胞严重缺乏时，感染部位不能形成有效的炎症反应，常无脓液，影像学检查可无炎症浸润阴影，脓肿穿刺可无脓液。

三、辅助检查

1. 血常规检查　可显示不同程度的白细胞减少、中性粒细胞减少，淋巴细胞百分比相对增高，部分患者白细胞分类可见中毒颗粒。红细胞和血小板因病因不同而有不同的变化，也可正常，因原发病不同而异。

2. 骨髓检查　可显示骨髓增生程度，粒系各阶段及其他各细胞系比例，白血病及肿瘤细胞浸润情况、是否有巨幼样变等。因粒细胞减少原因及发病机制不同，骨髓检查的表现各异。

四、诊断与鉴别诊断

根据血常规检查结果即可作出白细胞减少、中性粒细胞减少或粒细胞缺乏症的诊断。必要时需要多次检查证实。

1. 感染继发性白细胞减少症　对于有感染史，随访血常规检查数周后白细胞恢复正常，骨髓检查无特殊发现者，要考虑感染等原因引起的继发性白细胞减少。

2．肾上腺素试验阳性者提示有粒细胞分布异常引起的假性粒细胞减少。

3．对于有家族史、怀疑为周期性中性粒细胞减少者，成人应每周检查血常规2次，连续检查6～9周；儿童应每周检查血常规1次，连续检查4周。以明确中性粒细胞减少的发生速度、持续时间和周期性。

4．药物、毒物或放射线等继发性白细胞减少症 对于有药物、毒物或放射线的接触史或接受放、化疗史者，应考虑相关疾病的诊断。

5．免疫相关性继发性白细胞减少症 有类风湿关节炎及其他结缔组织疾病史，存在抗白细胞自身抗体，可能是自身免疫病在血液系统的临床表现。

6．脾功能亢进 伴脾大、骨髓粒系增生者有脾功能亢进的可能。

7．白血病、骨髓转移癌 对于有淋巴结肿大、肝脾大、胸骨压痛者，要注意外周血常规和骨髓检查有无白血病细胞、转移瘤细胞等浸润。

8．如伴有红细胞和血小板减少，则应考虑各种全血细胞减少性疾病的可能，如巨幼细胞贫血、再生障碍性贫血和骨髓增生异常综合征等。

五、治疗

（一）病因治疗

对重度粒细胞减少症患者，应立即停止接触可疑的药物或其他致病因素。对继发性粒细胞减少者，应积极治疗原发病，急性白血病、自身免疫病、感染等经过治疗病情缓解或控制后，粒细胞可以恢复正常。对脾功能亢进者可考虑行脾切除。

（二）防治感染

对轻度粒细胞减少者不需采取特别的预防措施。中度减少者感染发生率增高，应减少出入公共场所，并注意保持皮肤和口腔、肛周卫生，去除慢性感染病灶。对粒细胞缺乏症患者应采取无菌隔离措施，防止交叉感染。对发生感染者应行血液、尿液、痰液及感染病灶分泌物的细菌培养和药物敏感试验，并进行影像学检查，以明确感染类型和部位。在致病菌尚未明确时，可经验性应用广谱抗生素治疗，待病原体和药物敏感结果出来后再调整用药。若3～5天无效，则可加用抗真菌药治疗。对合并病毒感染者可加用抗病毒药物治疗。

（三）重组人粒细胞集落刺激因子（rhG-CSF）

重组人粒细胞集落刺激因子（recombinant human granulocyte colony-stimulating factor，rhG-CSF）治疗粒细胞缺乏症疗效确切，可缩短病程，促进中性粒细胞增生和释放，并增强其吞噬、杀菌及趋化功能。常用剂量为2～10 μg/（kg·d），常见的不良反应有发热，肌肉、骨骼酸痛，皮疹等。

碳酸锂有刺激骨髓生成粒细胞的作用，常用剂量为0.6～0.9 g/d，不良反应为轻度胃灼热感、恶心、乏力等，肾病患者慎用。

（四）免疫抑制剂

对自身免疫性粒细胞减少和免疫介导机制所致的粒细胞缺乏症可用糖皮质激素等免疫抑制剂治疗。

六、预防

避免应用引起白细胞减少的药物，避免密切接触放射线。接触放射线及苯等化学毒物者和使用易引起粒细胞减少的药物者，须定期检查血常规，以及时诊治。

七、预后

轻、中度患者，若病情不进展，则预后较好。预后与粒细胞减少的病因及程度、持续时间、进展情况、能否及时去除，以及控制感染、恢复中性粒细胞数量的治疗措施等有关。

（冀林华）

第三节　白　血　病

白血病（leukemia）是一种常见的造血组织肿瘤性疾病。因白血病细胞自我更新能力增强、增殖失控、分化阻滞、凋亡障碍，在分化过程中停滞在细胞发育的不同阶段，引起一组异质性的造血系统恶性肿瘤。在骨髓和其他造血组织中，白血病细胞大量增生、蓄积，使正常造血功能受抑制，并浸润其他器官和组织。

根据白血病细胞的成熟程度和自然病程，可将白血病分为急性白血病和慢性白血病两大类。急性白血病（acute leukemia）细胞分化停滞在较早阶段，多为原始细胞及早期幼稚细胞，病情发展迅速，自然病程短，为数月左右。慢性白血病（chronic leukemia）细胞分化停滞在较晚阶段，多为较成熟的幼稚细胞和成熟细胞，病情发展缓慢，自然病程为数年。根据白血病细胞的细胞系可将急性白血病分为急性淋巴细胞白血病（acute lymphoblastic leukemia，ALL）和急性髓细胞性白血病（acute myelogenous leukemia，AML）。慢性白血病则分为慢性髓细胞性白血病（chronic myelogenous leukemia，CML）、慢性淋巴细胞白血病（chronic lymphocytic leukemia，CLL）及少见类型的白血病，如慢性中性粒细胞白血病（chronic neutrophilic leukemia，CNL）、幼淋巴细胞白血病（prolymphocytic leukemia，PLL）等。

一、流行病学

我国白血病发病率约为 2.76/10 万。在恶性肿瘤所致的死亡率中，白血病居第 6 位（男性）和第 8 位（女性）；在儿童及 35 岁以下成人中，则居第 1 位。

我国急性白血病比慢性白血病多见（发病率之比约为 5.5 ：1），其中，AML 最多见（1.62/10 万），其次为 ALL（0.69/10 万）和 CML（0.36/10 万），CLL 少见（0.05/10 万）。男性发病率略高于女性（男性与女性发病率之比约为 1.81 ：1）。成人急性白血病中以 AML 多见。儿童以 ALL 多见。随年龄增长，CML 发病率逐渐增高。CLL 在 50 岁以后发病才明显增多。

我国白血病发病率与亚洲其他国家相近，低于欧美国家。尤其是 CLL 不足白血病的 5%，而在欧美国家则占 25%～30%。

关于高原地区白血病发病率等流行病学资料尚缺乏。

二、病因与发病机制

（一）生物因素

主要是病毒和免疫功能异常。成人 T 细胞白血病/淋巴瘤可由人类嗜 T 淋巴细胞病毒-1（human T lymphotropic virus-I，HTLV-1）所致。病毒感染机体后，作为内源性病毒整合并潜伏在宿主细胞内，在某些理化因素作用下，即被激活表达而诱发白血病。

（二）物理因素

主要是大剂量离子照射。研究表明，大面积和大剂量照射可使骨髓抑制和机体免疫功能下降，引起 DNA 突变、断裂和重组，导致白血病的发生。

（三）化学因素

长期接触苯、烷化剂、乙双吗啉、氯霉素、保泰松等化学物质和药物，可损伤造血细胞而引起白血病，有些可药物具有致染色体畸变和致白血病作用。化学物质所致的白血病以 AML 为多。

（四）遗传因素

单卵孪生子比双卵孪生者 2 人均发生白血病的概率高 12 倍。Downs 综合征、先天性再生障碍性贫血（Fanconi 贫血）、Bloom 综合征（侏儒面部毛细血管扩张）、毛细血管扩张性共济失调综合征及先天性免疫球蛋白缺乏症等患者白血病发病率均明显升高。

（五）其他血液病

某些血液病，如骨髓增生异常综合征、淋巴瘤、多发性骨髓瘤、阵发性睡眠性血红蛋白尿症等，最终可能发展为白血病。

（冀林华）

第四节 急性白血病

急性白血病起病较急，发病时骨髓中异常的原始细胞及幼稚细胞（白血病细胞）大量增殖并抑制正常造血，广泛浸润肝、脾、淋巴结等各种脏器。临床表现为贫血、出血、感染和白血病细胞浸润等征象。

一、分类

急性白血病包括急性髓细胞性白血病（AML）及急性淋巴细胞白血病（ALL）两大类。

AML 共分为 8 型。

M_0（急性髓细胞性白血病微分化型）：髓系原始有核细胞（是指不包括浆细胞、淋巴细胞、嗜碱性粒细胞、巨噬细胞及所有红系有核细胞的髓系原始有核细胞）≥ 90%，形态为胞质大多透亮或呈中度嗜碱性，无嗜天青颗粒及 Auer 小体，核仁明显，类似 ALL-L_2 型；细胞学检查显示过氧化物酶及苏丹黑 B 染色 < 3%；免疫表型检测髓系标志物 CD33 和（或）CD13 可呈阳性，淋巴细胞系抗原呈阴性，但可有 CD7+、TdT+；电镜检查显示髓过氧化物酶（MPO）染色呈阳性。

M_1（急性粒细胞白血病不成熟型）：骨髓原粒细胞（Ⅰ型 + Ⅱ型，原粒细胞酶颗粒为Ⅰ型，少数颗粒为Ⅱ型）占髓系原始有核细胞的 90% 以上，其中至少有 3% 以上的细胞为 MPO 或苏丹黑染色呈阳性，早幼粒细胞以下的各阶段粒细胞或单核细胞 < 10%。

M_2（急性粒细胞白血病成熟型）：原粒细胞（Ⅰ型 + Ⅱ型）占髓系原始有核细胞的 20% ~ 89%，早幼粒细胞以下至中性分叶核粒细胞 > 10%，单核细胞 < 20%。如有的早期粒细胞形态特点既不像原粒细胞Ⅰ型或Ⅱ型，也不像早幼粒细胞（正常的或多颗粒型），核染色质很细，有 1 ~ 2 个核仁，胞质丰富，呈嗜碱性，有不等量的颗粒，有时颗粒聚集，这类细胞 > 10% 时，亦属

于此型。

M_3（急性早幼粒细胞白血病，acute promyelocytic leukemia，APL）：骨髓中以异常颗粒增多的早幼粒细胞为主。

M_4（急性粒 - 单核细胞白血病）：骨髓中原始细胞占髓系原始有核细胞的 20% 以上，原粒细胞、早幼粒细胞及其他中性粒细胞占 20% ~ 80%，不同成熟阶段的单核细胞 > 20%。M_4 Eo：除上述 M_4 型的各个特点外，还有嗜酸性粒细胞在髓系原始有核细胞中所占比例 ≥ 5%。

M_5（急性单核细胞白血病）：在髓系原始有核细胞中，原单核细胞、幼单核细胞及单核细胞 ≥ 80%。如果原单核细胞 ≥ 80%，则为 M_{5a}；< 80%，则为 M_{5b}。

M_6（红白血病）：骨髓中幼红细胞 ≥ 50%，髓系原始有核细胞中原始细胞（Ⅰ型 + Ⅱ型）≥ 20%。

M_7（急性巨核细胞白血病）：骨髓原巨核细胞 ≥ 30%，如原始细胞呈未分化型，形态不能确定，则应做电镜血小板过氧化酶活性检查，或用血小板膜糖蛋白Ⅱb/Ⅲa 或Ⅲa 或ⅧR：Ag 以证明其属于巨核细胞系。如骨髓检查显示有骨髓纤维化，则需做骨髓活体组织检查，用免疫酶标技术证实有原巨核细胞增多。

ALL 共分为 3 型。

L_1：原始淋巴细胞和幼淋巴细胞体积小，胞质较少，预后较好。

L_2：原始淋巴细胞和幼淋巴细胞体积较大，形态大小不一，以大细胞为主。

L_3（Burkitt 型）：原始淋巴细胞和幼淋巴细胞体积较大，且形态较一致，细胞内有明显空泡，胞质呈嗜碱性，染色深。

WHO 髓系和淋巴肿瘤分类法将患者临床特点与形态学（morphology）和细胞化学、免疫学（immunology）、细胞遗传学（cytogenetics）和

分子生物学（molecular biology）结合起来，形成 MICM 分型。2008 年，WHO 将 AML 分为四类共 19 个亚型。前 3 类为：①伴有重现性遗传学异常的 AML；② AML 伴骨髓增生异常综合征相关改变；③与治疗相关的髓系肿瘤。不符合上述 3 个亚群中任意 1 项诊断标准的，或无法获取遗传学检查结果的 AML 可划入第 4 类：不另做分类的 AML。2016 年，WHO 发布了急性髓细胞性白血病的新分类标准，该标准中增加了重现性染色体异常的 2 种亚型：AML 伴 *BCR/ABL*1 基因突变和 AML 伴 *RUNX*1 基因突变两种类型。新的分类标准从分子生物学特征对疾病进行分类，有利于疾病的预后判断。

二、临床表现

（一）正常骨髓造血功能受抑制的表现

1．贫血表现　头晕、乏力、面色苍白、心悸、气促等表现最为常见，短期内呈进行性加重，但部分患者因病程短，可无贫血表现。50% 的患者就诊时已有重度贫血。高原地区由于环境缺氧，患者的缺氧症状会加重。

2．发热　50% 的患者以发热为早期表现。可为低热，体温亦可高达 39 ～ 40℃甚至更高，伴有畏寒、出汗等。高热往往提示有继发感染，口腔炎、牙龈炎、咽峡炎最常见，也可发生肺部感染、肛周炎、肛旁脓肿，严重时可致菌血症。

最常见的致病菌为革兰氏阴性杆菌，如肺炎克雷伯菌、铜绿假单胞菌、大肠埃希菌、产气杆菌等；革兰氏阳性球菌（如金黄色葡萄球菌、表皮葡萄球菌、粪链球菌、肠球菌等）的发病率也有所上升。患者可发生念珠菌、曲霉菌、隐球菌等真菌感染，也可发生单纯疱疹病毒、水痘 - 带状疱疹病毒、巨细胞病毒感染。偶尔可见卡氏肺孢子虫病。

高原地区气候干燥、气温较低等外在环境因素以及长期生活或移居至高原地区的人群因其体质特殊性，可能影响感染患者的致病菌种属分布。对青海地区 165 例急性白血病患者进行的临床研究发现[8]，急性白血病合并细菌感染的发病率为 83.03%，检出致病菌 102 株，其中检出革兰氏阴性菌 72 株（占 70.59%），铜绿假单胞菌检出率（16.67%）最高；检出革兰氏阳性菌 30 株（占

29.41%），金黄色葡萄球菌检出率最高（6.86%）最高。革兰氏阴性菌对阿米卡星、亚胺培南较敏感，但对青霉素类、头孢菌素类及喹诺酮类抗生素存在不同程度的耐药，革兰氏阳性菌对万古霉素及利奈唑胺较敏感，但对青霉素及头孢菌素类抗生素的耐药率较高。单因素分析显示，处于粒细胞缺乏状态、住院时间 ≥ 30 天、合并慢性疾病（如糖尿病）、白蛋白 < 35 g/L、既往抗生素应用种类 ≥ 2 种、经外周静脉穿刺的中心静脉导管（peripherally inserted central venous catheter，PICC）置入为感染的高危因素（*P* < 0.05）。多因素分析显示，既往抗生素应用种类 ≥ 2 种为感染的独立危险因素。

通过对青海地区 375 例恶性血液病患者的临床特征分析[9]发现，合并侵袭性真菌病的患者以急性白血病为主，感染以肺部感染多见。侵袭性真菌病确诊率低，临床上侵袭性真菌病的诊断依据以病原微生物学检查为主，念珠菌为主要致病菌，胸部 CT 也可作为早期侵袭性真菌病 诊断的重要依据。该地区侵袭性真菌病的独立危险因素有年龄 ≥ 60 岁，原发病未缓解、PICC 置入、激素持续使用时间 > 5 天、粒细胞缺乏时间持续 ≥ 7 天、抗生素使用种类 ≥ 2 种、抗生素使用持续时间 ≥ 7 天、合并细菌感染及低蛋白血症 9 个因素。

3．出血　以出血为早期表现者近 40%。出血可发生在全身各部位，以皮肤瘀点、瘀斑以及鼻出血、牙龈出血、月经过多为较为常见。急性早幼粒细胞白血病患者易并发凝血异常而出现全身广泛性出血。大量白血病细胞在血管内淤滞及浸润、血小板减少、凝血异常以及感染是出血的主要原因。

（二）白血病细胞增殖、浸润的表现

1．淋巴结肿大和肝脾大　淋巴结肿大以 ALL 患者较多见。纵隔淋巴结肿大常见于急性 T 细胞白血病患者。白血病患者可有轻至中度肝脾大。

2．骨骼和关节表现　患者胸骨下段可有局部压痛。关节、骨骼可出现疼痛，尤以儿童多见。

3．眼部表现　以眼眶部位症状最常见，可引起眼球突出、复视或失明，主要由于粒细胞白血病形成的粒细胞肉瘤或绿色瘤常累及骨膜所致。

4．口腔和皮肤表现　由于白血病细胞浸润导致牙龈增生和肿胀；皮肤可出现蓝灰色斑丘疹、

结节。

5. 中枢神经系统白血病（central nervous system leukemia，CNSL）　侵犯中枢神经系统的白血病细胞由于化疗药物难以通过血 - 脑屏障而不能被有效杀灭，引起中枢神经系统白血病。临床表现为头痛和头晕，重者出现呕吐、抽搐，甚至昏迷。

6. 睾丸肿大　患者睾丸可出现无痛性肿大，多为单侧，是白血病髓外复发的常见原因。

肺、心脏、消化道、泌尿系统和生殖系统等均可受累。此外，白血病细胞还可浸润其他组织器官。

三、辅助检查

（一）血常规

白细胞计数变化不同，可高、可低、也可正常。白细胞超过 10×10^9/L 以上者，称为白细胞增多性白血病。白细胞计数 $< 1.0 \times 10^9$/L，称为白细胞不增多性白血病。血涂片分类检查可见数量不等的原始和幼稚细胞。常伴不同程度的正细胞正色素性贫血。约 50% 的患者血小板低于 100×10^9/L。

（二）骨髓检查

WHO 分类[10] 将骨髓原始细胞 ≥ 20% 定为急性白血病的诊断标准。骨髓检查是诊断急性白血病的主要依据和必做检查。骨髓增生低下但原始细胞仍占 20% 以上者称为低增生性急性白血病。多数病例骨髓有核细胞显著增生，原始细胞为主，较成熟中间阶段细胞缺如，残留少量成熟阶段细胞，称为"裂孔"现象。正常的巨核细胞和幼红细胞减少。

（三）细胞化学技术

细胞化学技术主要用于协助形态鉴别各类白血病。常见白血病的细胞化学反应见表 17-1。

（四）免疫学检查

根据白血病细胞表达的系列相关抗原，可确定其细胞系来源。造血干细胞 / 祖细胞表达 CD34 抗原，其他常用的免疫分型标志物见表 17-2。急性早幼粒细胞白血病患者除 CD13 和 CD33 呈阳性外，还可表达 CD9 和 CD68，而 HLA-DR 呈阴性。急性混合细胞白血病包括急性双表型、双克隆或双系细胞白血病，其髓系和淋巴细胞系积分均 > 2（表 17-2）。

（五）染色体和基因分析

利用高分辨染色体分析技术，可发现急性白血病患者的染色体改变并应用于白血病的亚型分类，为选择治疗方法和判断预后提供有价值的信息，成为白血病分层治疗的基础。

急性早幼粒细胞白血病患者存在 t（15；17）（q22；q21），该易位使 15 号染色体上的 *PML*（早幼粒白血病基因）与 17 号染色体上 *RARα*（维 A 酸受体基因）形成 *PML-RARα* 融合基因。此位点是急性早幼粒细胞白血病患者发病及应用全反式维 A 酸治疗有效的分子基础，对确定诊断和对微小残留病灶的监测提供了有用的标志物信息。

（六）血液生化检测

患者血清尿酸水平增高，血清乳酸脱氢酶及其同工酶均可升高。

某些尤其是急性早幼粒细胞白血病患者可出现凝血功能异常，甚至出现弥散性血管内凝血的改变。

出现中枢神经系统白血病时，患者脑脊液白细胞计数增加、脑脊液涂片中可找到白血病细胞，蛋白质增多、脑脊液压力升高。

表17-1　常见急性白血病的细胞化学鉴别

项目	ALL	AML	急性单核细胞白血病
髓过氧化物酶（MPO）	（-）	（-）～（+++）	（-）～（+）
过碘酸希夫反应（PAS 反应）	（+）	（-）或（+）	（-）或（+）
非特异性酯酶（NEC）	（-）	（-）或（+），NaF 抑制 < 50%	（+），NaF 抑制 > 50%
中性粒细胞碱性磷酸酶（NAP）	增加	减少或（-）	正常或增加

表17-2　白血病免疫学积分系统

分值（分）	B 细胞系	T 细胞系	髓系
2	CD79a	CD3	Cy MPO
	CyCD22	TCR-α、β	
	CyIgM	TCR-γ、δ	
1	CD19	CD2	CD13
	CD20	CD5	CD33
	CD10	CD8	CDw65
		CD10	
0.5	TdT	TdT	CD14
	CD24	CD7	CD15
		CD1α	CD64
			CD117

四、诊断与鉴别诊断

根据临床表现、血常规和骨髓检查特点，较易作出白血病的诊断。但需与以下疾病相鉴别。

（一）骨髓增生异常综合征

骨髓增生异常综合征的诊断和分型基础是血细胞发育异常的形态学表现。其中，RAEB 及 RAEB-t 型患者除病态造血外，还有外周血中出现原始和幼稚细胞，全血细胞减少和染色体异常的表现，需与白血病相鉴别。骨髓增生异常综合征患者骨髓中原始细胞＜ 20% 可用于鉴别。WHO 分类法已将 RAEB-t 划为急性白血病。

（二）某些感染引起的白细胞异常

此类疾病患者外周血中以成熟阶段或中、晚期阶段细胞增多为特征，血涂片中不会出现原始阶段细胞，骨髓原幼细胞不增多，无 Auer 小体。患者有感染性疾病的表现，病程短，抗感染治疗有效。传染性淋巴细胞增多症、风疹等病毒感染时，血常规中淋巴细胞增多，但淋巴细胞形态正常，病程为良性，有自愈性。

（三）巨幼细胞贫血

巨幼细胞贫血有时可与红白血病相混淆。但巨幼细胞贫血常见于妊娠期妇女、素食者、老年人，表现为舌乳头萎缩，无淋巴结肿大及肝脾大等表现，骨髓中原始细胞不增多，血清叶酸、维生素 B$_{12}$ 水平降低。予以叶酸、维生素 B$_{12}$ 治疗有效。

五、治疗

（一）一般治疗

1．**处理白细胞增多症**　当血液中白细胞＞100×10^9/L 时，可先采取化疗前短期预处理。对 ALL 患者应用地塞米松；对 AML 患者应用羟基脲，待患者白细胞降低后进行联合化疗。需预防白细胞淤积、白血病细胞溶解诱发的高尿酸血症、酸中毒、电解质紊乱、凝血异常、肿瘤溶解综合征等并发症。

2．**防治感染**　粒细胞缺乏期间，应给予患者环境保护。对发热患者应行细菌培养和药物敏感试验，予以经验性抗生素治疗。临床中应注意对存在粒细胞缺乏的患者进行严密监测。早期发现真菌感染。临床抗真菌治疗多首选氟康唑和伏立康唑。念珠菌属对伏立康唑有较高的敏感性，使用伏立康唑最常见的不良反应是视物模糊与幻视。

3．**成分输血**　严重贫血时，可予以吸氧、输注浓缩红细胞维持 Hb ＞ 60 g/L。高原低氧地区患者贫血症状可加重，输血适应证可适当提高，尤其是老年人，心、肺功能差的患者，Hb ＞ 80 g/L 更适合。对血小板计数过低，合并有出血情况的患者，应当及时输注血小板悬液。

4．防治高尿酸血症肾病　由于大量白血病细胞的产生以及化疗药物释放对细胞的破坏，可导致血尿酸水平增高，并聚集在肾小管，引起阻塞而发生高尿酸血症甚至肾病。治疗应注意水化和碱化尿液，鼓励患者多饮水，使每小时尿量 > 150 ml/m² 并保持尿液呈碱性。在化疗的同时给予别嘌醇每次 100 mg，每天 2 次，以抑制尿酸的合成。

5．营养支持治疗　补充高蛋白质、易消化食物，必要时可经静脉补充营养。

（二）抗白血病治疗

诱导缓解治疗阶段：化学治疗是此阶段白血病治疗的主要方法。应当使患者尽快获得完全缓解（complete response，CR），即症状和体征消失，外周血中性粒细胞绝对值 ≥ 1.5 × 10⁹/L，血小板 ≥ 100 × 10⁹/L，无白血病细胞；骨髓中原始粒 Ⅰ 型 + Ⅱ 型（原单核细胞 + 幼单核细胞或原淋巴细胞 + 幼淋巴细胞）≤ 5%，M₃ 型原粒细胞 + 早幼粒细胞 ≤ 5%，无 Auer 小体，红细胞及巨核细胞系列正常，无髓外白血病。

缓解后治疗阶段：主要治疗方法为化疗和造血干细胞移植。诱导缓解治疗阶段获得完全缓解后，患者体内白血病细胞的数量可由发病时的 10¹⁰ ~ 10¹² 降至 10⁸ ~ 10⁹，体内仍有残留的白血病细胞，称为微小残留病变（minimal residual disease，MRD）。同时，中枢神经系统、睾丸及卵巢等髓外组织器官中，由于存在相应屏障，残留白血病细胞，须予以缓解后治疗。

1．ALL 的治疗　其预后已有很大改善[11-12]。

（1）诱导缓解治疗：长春新碱（VCR）和泼尼松（P）组成的 VP 方案是急性淋巴细胞白血病诱导缓解的基本方案。VP 方案能使 50% 的成人 ALL 获得完全缓解，CR 期为 3 ~ 8 个月。VP 加蒽环类药物可组成 VDP 方案，可使 CR 率提高至 70% 以上，但蒽环类药物有心脏毒性作用，对儿童患者尤其明显。VDP 方案再加左旋门冬酰胺酶（L-ASP）即组成 DVLP 方案，L-ASP 可提高患者 DFS，是对大多数 ALL 患者采用的诱导缓解治疗方案。L-ASP 的主要不良反应为过敏反应、胰腺炎、凝血因子减少及肝功能损害等。

对成熟 B-ALL 和 ALL-L₃ 型患者采用含大剂量环磷酰胺（CTX）和大剂量甲氨蝶呤（MTX）方案反复短程强化治疗，可明显提高患者总体生存率。

对伴有 *BCR/ABL* 融合基因阳性的 ALL 患者，可加用酪氨酸激酶抑制剂伊马替尼、达沙替尼等进行靶向治疗。

（2）缓解后治疗：缓解后治疗阶段，强化巩固、维持治疗和中枢神经系统白血病的防治非常重要。应定期检测微小残留病变，并根据亚型决定巩固和维持治疗的强度和时间。高剂量甲氨蝶呤的主要不良反应为黏膜炎，肝、肾功能损害，在治疗时需要充分水化、碱化尿液，可选用亚叶酸钙解救。巯嘌呤（6MP）和甲氨蝶呤联合是目前普遍采用的有效维持治疗方案。一般将白细胞控制在 3 × 10⁹/L 以下，以控制微小残留病变。为预防中枢神经系统白血病，可采用鞘内注射甲氨蝶呤、阿糖胞苷。

复发是指完全缓解后在机体任何部位出现可检出的白血病细胞，多在完全缓解后 2 年内发生，最常见的是骨髓复发。可选择原诱导化疗方案再次诱导缓解，如采用 VDP 方案。

最常见的髓外白血病是中枢神经系统白血病。对单纯髓外复发者多能同时检出骨髓内微小残留病变，随之可出现血液学复发。除予以髓外局部治疗外，还需行全身化疗。对于已出现睾丸并发症的患者，即使仅有单侧睾丸病变，也要进行双侧照射和全身化疗。

异基因造血干细胞移植的主要适应证为：①复发难治性 ALL。②完全缓解 1 期高危 ALL，如染色体为 +8、t（9；22）、t（4；11）者；WBC > 30 × 10⁹/L 的　前 B-ALL 和 100 × 10⁹/L 的 T-ALL；获得完全缓解的时间 > 4 ~ 6 周，完全缓解后微小残留病变发生率偏高，在巩固维持期持续存在或仍不断增。③完全缓解 2 期 ALL。异基因造血干细胞移植可使 40% ~ 65% 的患者长期存活。

2．AML 的治疗　近年来，由于高强度化疗、造血干细胞移植及有力的支持治疗，60 岁以下 AML 患者的预后有很大改善，30% ~ 50% 的患者可能获得长期生存。

（1）诱导缓解治疗：①DA（3+7）方案，DNR 40 ~ 60 mg/（m²·d）静脉注射，第 1 ~ 3 天；阿糖胞苷 100 mg/（m²·d），持续静脉滴注，第 1 ~ 7 天。对 60 岁以下患者，总体完全缓解率为 50% ~ 80%。IDA 8 ~ 12 mg/（m²·d）代替

DNR，可使年轻患者完全缓解率提高。IDA、阿糖胞苷与依托泊苷联合应用可使年轻 AML 患者获得 80% 的完全缓解率。HD 阿糖胞苷方案不提高完全缓解率，但对延长缓解期有利。剂量增加的诱导化疗能提高完全缓解率和缓解质量，但相关毒性反应亦随之增加。HA（H 高三尖杉酯碱）方案可用于诱导缓解治疗 AML，完全缓解率为 60%～65%。1 个疗程获得完全缓解者 DFS 长，经过 2 个疗程诱导才获得完全缓解者 5 年 DFS 仅为 10%。获得完全缓解所用的诱导时间越长，则 DFS 越短。经 2 个标准疗程治疗仍未获得完全缓解者，提示患者已产生耐药性，需更换治疗方案或进行异基因造血干细胞移植。②对急性早幼粒细胞白血病患者采用 ATRA 25～45 mg/（m² · d）口服治疗直至缓解。ATRA 可诱导带有 t（15；17）（q22；q21）/PML-RARα 融合基因的早幼粒白血病细胞分化成熟。采用 ATRA+ 化疗的完全缓解率为 70%～95%，同时可降低维 A 酸综合征的发生率和死亡率。维 A 酸综合征多见于对急性早幼粒细胞白血病单用 ATRA 诱导缓解治疗过程中，发生机制可能与细胞因子大量释放和黏附分子表达增加有关。临床表现为发热、体重增加、肌肉及骨骼疼痛、呼吸窘迫、肺间质浸润、胸腔积液、心包积液、皮肤水肿、低血压、急性肾衰竭，甚至死亡。初诊时白细胞计数较高及治疗后迅速上升者易发生维 A 酸综合征。治疗方法包括暂时停服 ATRA、吸氧、利尿、应用地塞米松及化疗等。ATRA 的其他不良反应为头痛、颅内压增高、骨痛、肝功能损害、皮肤与口唇干燥、阴囊皮炎与溃疡等。急性早幼粒细胞白血病患者常伴有原发纤溶亢进，对合并出血者除予以 ATRA 外，还需进行抗纤溶治疗，补充凝血因子和血小板。砷剂能诱导急性早幼粒细胞白血病细胞分化，大剂量应用则可诱导其凋亡。目前对低危和中危急性早幼粒细胞白血病患者，已经有临床研究采用 ATRA 和砷剂联合诱导治疗方案取代含蒽环类药物的治疗方案。

（2）缓解后治疗：诱导完全缓解是 AML 长期 DFS 关键的第一步。AML 缓解后治疗的特点为 AML 患者的中枢神经系统白血病发生率仅为 2%。对初诊白细胞增多，伴髓外病变，t（8；21）或 inv（16）、M₄/M₅、CD7⁺ 和 CD56⁺ 者，应在获得完全缓解后做脑脊液检查，并予以鞘内预防性用药。

对高危组患者首选异基因造血干细胞移植；对低危组（不含急性早幼粒细胞白血病）患者首选 HD 阿糖胞苷为主的化疗方案，复发后行异基因造血干细胞移植；对中危组患者进行高强度化疗、大剂量化疗结合自体造血干细胞移植。在属于中危组的正常核型 AML 患者中，*NPM*1 和 *CEBPA* 基因突变对预后有利，而 *FLT3-ITD*、*MLL-PTD* 基因突变等对预后不利，基因突变可提示预后。

HD 阿糖胞苷方案可用于巩固强化，可单用或与 DNR、IDA 等联合使用。对 AML 患者用 HD 阿糖胞苷巩固强化至少 4 个疗程，或 1 次 HD 阿糖胞苷疗程后行自体造血干细胞移植。HD 阿糖胞苷最严重的并发症是小脑共济失调，出现该并发症时须停药。皮疹、发热、结膜炎等也较为常见，可用糖皮质激素常规预防。

（3）复发和难治 AML 的治疗：① HD 阿糖胞苷联合化疗：对年龄在 55 岁以下，支持条件较好者，可选用该方案。② FLAG 方案：氟达拉滨、阿糖胞苷和 G-CSF±IDA（FLAG/I）。③对于年龄偏大的患者或继发性 AML 患者，可采用预激化疗方案：采用 G-CSF 300 μg/d 皮下注射，第 1～14 天应用；阿柔比星 20 mg/d，静脉注射，第 1～4 天应用；阿糖胞苷 10～15 mg/m²，每 12 小时 1 次，皮下注射，第 1～14 天应用。④造血干细胞移植。⑤免疫治疗，非清髓异基因造血干细胞移植、供体淋巴细胞输注，以及应用抗 CD33 单抗和 CD45 单抗等。

3．老年急性白血病的治疗　对于年龄＞60 岁，由骨髓异常增生综合征转化而来、继发于某些理化因素、耐药、核型不良、重要器官功能不全的患者，更应强调个体化治疗。对多数患者进行化疗需减量用药，以降低治疗相关死亡率。对少数身体素质好，支持条件佳的患者，可采用类似年轻患者的方案治疗。对有 HLA 相合同胞供体者可行非清髓异基因造血干细胞移植。

六、预后

急性白血病患者若不经特殊治疗，平均生存期仅为 3 个月左右，生存期较短者甚至在诊断数天后即死亡。经治疗，目前已有不少患者获得病情缓解甚至达到长期存活。ALL 患者，年龄为

1～9岁且白细胞计数＜50×10⁹/L者预后最佳，完全缓解后经过巩固与维持治疗，50%～70%的患者能够长期生存甚至治愈。女性 ALL 患者预后较男性更好。年龄偏大、白细胞计数较高的急性白血病患者预后不良。急性早幼粒细胞白血病患者若为发生早期死亡，则预后良好，多可治愈。ALL 患者有 t（9；22）且白细胞＞25×10⁹/L 者，预后差。此外，继发性急性白血病、复发患者、有多药耐药者以及需较长时间化疗才能获得缓解者，预后均较差。合并髓外白血病的患者，预后也较差[11-12]。

（冀林华）

第五节 慢性髓细胞性白血病

慢性髓细胞性白血病（chronic myelogenous leukemia，CML），又称慢性粒细胞白血病（chronic granulocytic leukemia，CML），简称慢粒，是由骨髓中的多能干细胞克隆性增生而形成的慢性骨髓增生性肿瘤。患者外周血幼稚粒细胞显著增多，Ph 染色体和 *BCR-ABL* 融合基因呈阳性，常伴脾大。慢性髓细胞性白血病的病程分为慢性期（chronic phase，CP）、加速期（accelerated phase，AP）和急变期（blastic phase，BP）。

一、临床表现与辅助检查

慢性髓细胞性白血病在各年龄组均可发病，以中年最多见，男性多于女性。起病缓慢，患者早期常无自觉症状，常于体格检查或因其他疾病就医时发现血常规异常或脾大而被确诊。

（一）慢性期（CP）

慢性期一般持续 1～4 年。患者有乏力、低热、多汗或盗汗、体重减轻等症状，由于脾大而自觉左上腹坠胀感。常以脾大为最显著的体征，脾质地坚实、平滑、无压痛。如果发生脾梗死，则脾区压痛明显，并可有摩擦音。肝明显肿大者较少见。部分患者胸骨中下段可有压痛。

1. 血常规 患者白细胞数明显增高，常超过20×10⁹/L，血涂片中粒细胞显著增多，可见各阶段粒细胞，以中性中幼粒细胞、晚幼粒细胞和杆状核粒细胞居多；原始细胞＜10%；嗜酸性粒细胞、嗜碱性粒细胞增多。血小板多正常，部分患者可有血小板增多；晚期血小板减少，并出现正细胞正色素性贫血。

2. 中性粒细胞碱性磷酸酶（NAP） 活性降低或呈阴性反应。治疗有效时，NAP 活性可以恢复，疾病复发时又下降。

3. 骨髓 骨髓粒系增生明显至极度活跃，粒细胞/红细胞比例明显增高，中幼粒细胞、晚幼粒细胞及杆状核粒细胞明显增多，原始细胞＜10%。嗜酸性粒细胞、嗜碱性粒细胞增多。红细胞相对减少。巨核细胞正常或增多，晚期减少。

4. 细胞遗传学及分子生物学改变 95%以上的 CML 患者细胞中出现 Ph 染色体，即 t（9；22）（q34；q11）。9 号染色体长臂上 3 区 4 带 *C-ABL* 原癌基因易位至 22 号染色体长臂 1 区 1 带 *BCR* 基因，形成 *BCR/ABL* 融合基因。其编码的蛋白主要为 P210，具有酪氨酸激酶活性，可导致 CML。5% 的 CML 患者 *BCR/ABL* 融合基因呈阳性，而 Ph 染色体呈阴性。

5. 血液生化检查 患者血清尿酸、乳酸脱氢酶水平增高。

（二）加速期（AP）

加速期患者常有发热、骨痛、进行性体重减轻、身体虚弱、贫血和出血等表现。脾呈进行性肿大。外周血或骨髓中原始细胞为 10%～19%，外周血嗜碱性粒细胞≥20%，有不明原因的血小板进行性减少或增加。除 Ph 染色体以外，还可出现其他染色体异常，如 17 号染色体长臂等臂（i17q）、双 Ph 染色体、+8 等。粒 - 单核系祖细胞培养呈集簇增加，而集落减少。

（三）急变期（BP）

急变期即慢性髓细胞性白血病终末期，临床

表现与急性白血病类似。多数患者可发生慢性粒细胞白血病急变（急粒变），少数为急淋变或急单变。发生慢性粒细胞白血病急变者预后极差，常在数月内死亡。骨髓中原始细胞或原淋巴细胞 + 幼淋巴细胞或原单核细胞 + 幼单核细胞 ≥ 20%，骨髓活检可见原始细胞聚集，出现髓外原始细胞浸润的表现。

二、诊断与鉴别诊断

根据典型的血常规、骨髓检查、脾大表现，结合 Ph 染色体阳性和（或）*BCR-ABL* 融合基因检测呈阳性，即可确定 CML 的诊断。Ph 染色体尚可见于 ALL、AML 患者，应注意鉴别。此外，慢性髓细胞性白血病还需要与以下疾病相鉴别：

1. 脾大 血吸虫病、慢性疟疾、黑热病、肝硬化、脾功能亢进等患者均有脾大，但均有原发病的临床特点，且血常规及骨髓检查无慢性髓细胞性白血病的表现。Ph 染色体及 *BCR/ABL* 融合基因呈阴性。

2. 类白血病反应 见于严重感染、恶性肿瘤等疾病，患者有原发病的临床表现，白细胞计数常 < 50×10^9/L。粒细胞质中有中毒颗粒和空泡。NAP 反应呈强阳性。Ph 染色体及 *BCR/ABL* 融合基因检测呈阴性。原发病控制后，患者白细胞通常可恢复正常。

3. 骨髓纤维化 原发性骨髓纤维化患者脾大较显著，外周血白细胞数量增多，并且常出现幼粒细胞、幼红细胞等。但骨髓纤维化患者白细胞数多不超过 30×10^9/L，且波动幅度不大，易见泪滴状红细胞，NAP 反应呈阳性。Ph 染色体及 *BCR/ABL* 融合基因检测呈阴性。多次多部位骨髓穿刺抽取检测，骨髓银染色呈阳性，*JAK2V617F* 检测可呈阳性。

三、治疗

随着 CML 发病机制研究的不断深入及对该病所涉及的异常信号通路的认识，*BCR/ABL* 融合基因酪氨酸激酶活性的靶向药物的研发与应用使 CML 的治疗取得突破性进展。CML 的治疗应力争使患者获得细胞遗传学和分子生物学水平的缓解。

（一）化疗药物

羟基脲是特异性 DNA 合成抑制剂，能快速降低白细胞数量，但不能使患者获得细胞遗传学缓解，不能阻止病情进展，也不能降低慢性粒细胞白血病急变的发生率。

（二）酪氨酸激酶抑制剂

甲磺酸伊马替尼是第一代酪氨酸激酶抑制剂（tyrosine kinase inhibitor，TKI），能特异性阻断 ATP 在 ABL 激酶上的结合位点，使酪氨酸残基不能磷酸化，从而抑制细胞增殖。非血液系统不良反应有水肿、肌肉及骨骼痛、皮疹、腹泻、恶心、肌肉痉挛、疲劳、腹痛、头痛和关节痛等，患者一般能耐受。血液系统毒性反应主要有白细胞减少、血小板减少，偶尔可见贫血，严重者需减量或停药。酪氨酸激酶抑制剂的疗效显著，随治疗时间延长，疗效可进一步提高。第二代 TKI 包括尼洛替尼、达沙替尼等，也可获得非常好的疗效。

（三）干扰素 -α

干扰素 -α（interferon-α，IFN-α）的使用剂量为 300 万 ~ 500 万 U/(m^2·d），皮下注射或肌内注射，每周 3 ~ 7 次，持续使用 6 个月至数年。IFN-α 起效较慢，常见的不良反应为畏寒、发热、厌食、恶心、疲劳、头痛、骨骼及肌肉疼痛。另外，也可选择聚乙二醇 - 干扰素（PEG-IFN），每周 1 次。

（四）异基因造血干细胞移植

在应用酪氨酸激酶抑制剂治疗本病的时代，异基因造血干细胞移植已不再是 CML 治疗的基石，仅用于 TKI 耐药复发难治的患者。

四、预后

近年来，TKI 治疗 CML 已经改变了 CML 患者的预后和生存期。对 CML 的治疗已逐渐转变为慢性病的管理模式。

（冀林华）

第六节　淋　巴　瘤

淋巴瘤是起源于淋巴造血系统的恶性肿瘤，是一组高度异质性疾病，其发病率在全球逐年增高。按组织病理学改变，可将淋巴瘤分为霍奇金淋巴瘤（Hodgkin lymphoma，HL）和非霍奇金淋巴瘤（non-Hodgkin lymphoma，NHL）两类。根据不同的淋巴细胞起源，可将淋巴瘤分为 B 细胞淋巴瘤、T 细胞淋巴瘤和 NK 细胞淋巴瘤。临床主要表现为无痛性淋巴结肿大，肝脾大，全身各组织器官均可受累，伴发热、盗汗、消瘦、瘙痒等全身症状。

对青海地区 253 例恶性淋巴瘤患者的临床特点与预后因素进行的分析[13]显示，253 例恶性淋巴瘤患者中，男性与女性比例为 1.56：1，男性多于女性，中位发病年龄为 48 岁，发病高峰年龄为 40 岁和 65 岁左右；淋巴结内起病者较多（56.13%），常见部位为颈部淋巴结（86 例，60.56%），淋巴结外起病的常见部位为鼻咽部（34 例，30.63%）、胃肠道（23 例，20.72%）和皮肤（12 例，10.81%）。根据病理分型，253 例恶性淋巴瘤患者中，霍奇金淋巴瘤患者为 40 例（15.81%），非霍奇金淋巴瘤患者为 213 例（84.19%）。

一、病因与发病机制

1．EB 病毒（Epstein-Barr virus）感染　EB 病毒与 HL 的关系极为密切。EB 病毒也可能是 Burkitt 淋巴瘤、移植后淋巴瘤和 AIDS 相关淋巴瘤的病因。

2．人类嗜 T 淋巴细胞病毒感染　反转录病毒人类嗜 T 淋巴细胞病毒 -1（HTLV-1）被证明是成人 T 细胞白血病 / 淋巴瘤的病因。反转录病毒 HTLV-2 近来被认为与皮肤外周 T 细胞淋巴瘤（蕈样肉芽肿病）的发病有关。

3．人类疱疹病毒 8 型感染 也被认为是原发于体腔的淋巴瘤的病因。

4．HCV 感染　与边缘区淋巴瘤有关。

5．幽门螺杆菌感染　与胃黏膜相关淋巴组织结外边缘区淋巴瘤（extranodal marginal zone cell lymphoma of mucosa-associated lymphoid tissue）的发病相关，幽门螺杆菌感染可能是该类淋巴瘤的病因。

6．免疫功能低下　遗传性或获得性免疫缺陷伴发淋巴瘤者较正常人明显增多，器官移植后长期应用免疫抑制剂引起淋巴瘤者多见。干燥综合征患者淋巴瘤的发病率比一般人高 44 倍。

二、病理表现与分型

（一）霍奇金淋巴瘤

霍奇金淋巴瘤的病理学特征为瘤组织内含有淋巴细胞、嗜酸性粒细胞、浆细胞和特异性的里 - 施细胞（Reed-Sternberg cell）。根据病理表现类型，可将霍奇金淋巴瘤分为结节性淋巴细胞为主型霍奇金淋巴瘤和经典型霍奇金淋巴瘤，后者包括富于淋巴细胞的经典型、结节硬化型经典型、混合细胞型经典型和混合细胞型经典型霍奇金淋巴瘤。R-S 细胞直径为 20 ～ 60 μm，大小不一，多数体积较大，形态不规则，胞质呈嗜双色性。细胞核外形不规则，可呈"镜影"状，也可为多叶或多核，偶尔有单核。核染色质粗细不等，核仁较大，可达核的 1/3。霍奇金淋巴瘤的组织学分型与预后关系密切。霍奇金淋巴瘤通常从原发部位向邻近淋巴结依次转移，越过邻近淋巴结向远处淋巴结区的跳跃性播散较少见。

对青海地区 40 例霍奇金淋巴瘤患者的临床特点与预后因素进行的研究分析显示，患者以结节硬化型经典型最多（29 例，72.5%），富含淋巴细胞的经典型次之（8 例，20%）[13]。

（二）非霍奇金淋巴瘤

非霍奇金淋巴瘤的发病率明显高于霍奇金淋巴瘤，是具有很强异质性的一组疾病，病理表现主要是分化程度不同的淋巴细胞、组织细胞或网状细胞。根据 NHL 的自然病程，可以将其归为三大临床类型，即高度侵袭性、侵袭性和惰性淋巴瘤。

对青海地区 213 例非霍奇金淋巴瘤患者进行的研究分析显示，B 细胞淋巴瘤为 148 例

（69.48％），T细胞淋巴瘤为58例（27.23％）。居于前5位的病理类型分别为弥漫大B细胞淋巴瘤（diffuse large B-cell lymphoma，DLBCL）（39.91％）、滤泡性淋巴瘤（follicular lymphoma，FL）（12.21％）、外周T细胞淋巴瘤（peripheral T-cell lymphoma，PTCL）（9.39％）、NK/T细胞淋巴瘤（8.45％）及小淋巴细胞性淋巴瘤（small lymphocytic lymphoma，SLL）（6.57％）[13]。病变的淋巴结切面观呈鱼肉样。镜下观，正常淋巴结结构破坏，淋巴滤泡和淋巴窦可消失。非霍奇金淋巴瘤大部分为B细胞性，增生或浸润的淋巴瘤细胞排列紧密、成分单一，易发生远处扩散，有的患者在临床确诊时，淋巴瘤细胞已播散至全身。侵袭性NHL常累及结外淋巴组织，往往呈跳跃性播散，发展迅速，常越过邻近淋巴结向远处淋巴结转移。

三、临床表现

淋巴瘤最常见、最典型的表现是呈无痛性、进行性淋巴结肿大。颈部、腋窝、腹股沟等部位最常见。淋巴结、扁桃体、脾及骨髓是最易受累的部位。患者常伴发热、消瘦、盗汗等全身症状。

霍奇金淋巴瘤多见于青年，儿童较少见。首发症状常是无痛性颈部或锁骨上淋巴结无痛性、进行性肿大。霍奇金淋巴瘤患者所特有的表现是饮酒后淋巴结疼痛。肿大的淋巴结可引起邻近器官的压迫症状。发热、盗汗、消瘦及皮肤瘙痒等全身症状较多见。发热常呈周期性。瘙痒可以是霍奇金淋巴瘤患者唯一的全身症状。

随年龄增长，非霍奇金淋巴瘤的发病人数增多，男性患者较女性患者多见；通常病情发展迅速。非霍奇金淋巴瘤有远处扩散和结外侵犯的倾向。皮肤受累者临床表现为皮肤肿块、浸润性斑块、皮下结节、难愈性皮肤溃疡等。非霍奇金淋巴瘤对各器官的压迫和浸润较霍奇金淋巴瘤多见。非霍奇金淋巴瘤患者约1/5在晚期可累及骨髓，甚至发展成为淋巴瘤细胞白血病。

四、辅助检查

（一）血液和骨髓检查

霍奇金淋巴瘤患者常有轻度或中度贫血，部分患者中心粒细胞增多，并有不同程度的嗜酸性粒细胞升高。骨髓被广泛浸润或出现脾功能亢进时，血细胞减少。骨髓涂片中找到R-S细胞是霍奇金淋巴瘤骨髓浸润的依据。进行骨髓活检可提高阳性率。

非霍奇金淋巴瘤患者白细胞计数多正常，伴有淋巴细胞绝对和相对增多。部分患者骨髓涂片中可找到淋巴瘤细胞。晚期血常规和骨髓检查可呈白血病样表现。

（二）生化及特殊检查

疾病活动期有红细胞沉降率加快，血清乳酸脱氢酶升高、血清碱性磷酸酶活性增强或血钙水平升高，β_2-微球蛋白活性增高常提示病变为活动期。患者可并发抗人球蛋白试验阳性或阴性的溶血性贫血，少数患者可出现单株IgG或IgM。中枢神经系统受累时，患者脑脊液中蛋白质含量升高。通过流式细胞术等可发现克隆性淋巴细胞，通过基因测序技术可发现某些基因异常。

（三）影像学检查

B超、放射性核素显像、X线、CT、MRI、PET/CT检查等，可以显示异常占位等，判断淋巴瘤病灶及部位，是评估肿瘤范围的主要手段。

（四）病理学检查

病理学检查是诊断淋巴瘤的基本方法和金标准。

通过免疫组织化学方法和流式细胞仪测定淋巴瘤细胞的来源和类型，然后对细胞表型进行分析，可为淋巴瘤的进一步分型诊断提供依据。细胞分裂中期染色体分带检查对非霍奇金淋巴瘤某些类型的亚型诊断有帮助。FISH还可以提供细胞分裂间期染色体畸变的信息，可发现染色体异常。应用PCR技术可检测T细胞受体（TCR）基因重排和B细胞H链的基因重排。同时，还可应用PCR技术检测 BCL-2 基因等，为疑难病例确诊淋巴瘤提供线索。

五、诊断与鉴别诊断

对出现进行性、无痛性淋巴结肿大者，应做淋巴结印片及病理切片或淋巴结穿刺物涂片检查。可做皮肤活检及印片法细胞学检查，以确定皮肤淋巴瘤。根据组织病理学检查结果，确定淋巴瘤的诊断和分类与分型。应尽量采用 WHO（2001年）发布的淋巴组织肿瘤分型标准进行分型诊断。

根据组织病理学检查作出淋巴瘤的诊断和分类与分型诊断后，还需要根据淋巴瘤的分布范围，按照 Ann Arbor（1971年）提出的临床分期方案进行分期（表17-3）。

表17-3　淋巴瘤的临床分期

分期	临床特点	表示符号
I 期	病变仅限于1个淋巴结区	I
	或单个结外器官局部受累	I E
II 期	病变累及横膈同侧两个或更多的淋巴结区	II
	或病变局限侵犯淋巴结以外器官及横膈同侧1个以上淋巴结区	II E
III 期	横膈上、下均有淋巴结病变	III
	可伴脾受累	III S
	结外器官局限受累	III E
	或脾与局限性结外器官受累	III SE
IV 期	1个或多个结外器官受到广泛性或播散性侵犯	IV
	伴或不伴淋巴结肿大	
	肝或骨髓受累	

E，结外；X，直径为10 cm以上的巨块；M，骨髓；S，脾；H，肝；O，骨骼；D，皮肤；P，胸膜；L，肺

每一个临床分期按全身症状的有无均可分为A组和B组。无症状者为A组，有症状者为B组。全身症状包括：①排除感染等原因所致的发热；②6个月内体重不明原因减轻达10%以上；③盗汗。

淋巴瘤需要与其他淋巴结肿大疾病相鉴别。

1．局部淋巴结肿大　要排除淋巴结炎和恶性肿瘤转移。

2．结核性淋巴结炎　多可彼此融合，与周围组织粘连，可溃破而形成窦道。

3．以发热为主要表现的淋巴瘤，须与结缔组织病、坏死性淋巴结炎、白血病、结核病和恶性组织细胞病等相鉴别。

4．结外淋巴瘤须与相应器官的其他肿瘤相鉴别。

5．R-S细胞　RS细胞可见于霍奇金淋巴瘤、结缔组织病、传染性单核细胞增多症及其他恶性肿瘤。因此，不能单独以 RS 细胞确诊霍奇金淋巴瘤。

六、治疗

（一）以化疗为主，化、放疗结合的综合治疗

1．霍奇金淋巴瘤　实施扩大照射治疗。对病变在膈上者采用斗篷式照射，照射部位包括两侧从乳突端至锁骨上下、腋下、肺门、纵隔至横膈的淋巴结。要注意保护肱骨头、喉部及肺部免受照射。膈下倒"Y"字形照射，包括从膈下淋巴结到腹主动脉旁、盆腔及腹股沟淋巴结，应同时照射脾区。照射剂量为30～40 Gy，3～4周为一个疗程。

对霍奇金淋巴瘤 I B、II B 和 III～IV 期患者，即使纵隔有巨大肿块或属于混合细胞型经典型霍奇金淋巴瘤，也应采用化疗。对有巨大肿块或化疗后残留肿块的患者，可加用局部放疗。

ABVD 方案已替代 MOPP 方案成为 HL 的首选治疗方案。主张采用 ABVD 方案待患者获得缓解后继续巩固2个疗程，总共不少于6个疗程。

如 ABVD 方案失败，则可考虑予以大剂量化疗或自体造血干细胞移植。

2．非霍奇金淋巴瘤　治疗策略以化疗为主。

（1）惰性淋巴瘤：B 细胞惰性淋巴瘤包括滤泡性淋巴瘤、边缘区淋巴瘤、小淋巴细胞性淋巴瘤和淋巴浆细胞性淋巴瘤等。蕈样肉芽肿病/塞扎里综合征是 T 细胞惰性淋巴瘤。

惰性淋巴瘤进展较慢，主张观察和等待，尽可能推迟化疗。对惰性淋巴瘤患者进行化疗和（或）放疗有效，但不易获得完全缓解。III 期和 IV 期患者化疗后虽可能会多次复发，但中位生存期可达10年。联合化疗可采用 COP 方案或 CHOP 方案。对病情进展不能控制者可试用 FC 方案治疗：氟达拉滨 25 mg/m^2 静脉滴注，每天1次，应用3～5天，环磷酰胺 0.6/m^2，共应用4～6个疗程。

（2）侵袭性淋巴瘤：B 细胞侵袭性淋巴瘤包括原始 B 淋巴细胞淋巴瘤、套细胞淋巴瘤、原始免疫细胞淋巴瘤、弥漫性大 B 细胞淋巴瘤和 Burkitt 淋巴瘤等。T 细胞侵袭性淋巴瘤包括原始 T 淋巴细胞淋巴瘤、间变性大细胞淋巴瘤、血管免

疫母细胞性 T 细胞淋巴瘤和外周 T 细胞淋巴瘤等。对侵袭性淋巴瘤患者均应以化疗为主，对化疗残留肿块、中枢神经系统受累或局部巨大肿块者，可行局部放疗。

R-CHOP 与其他化疗方案相比，疗效高而毒性较低。因此，该方案是 B 细胞侵袭性淋巴瘤的标准治疗方案。经 4 个疗程仍不能获得完全缓解者，应更换化疗方案。患者获得完全缓解后，应巩固治疗 2 个疗程。患者 5 年无病生存率达 40%～80%。

对弥漫性大 B 细胞淋巴瘤患者可采用 R-EPOCH 方案治疗，缓解率可达近 70%，患者 1 年半无进展生存率约为 83%，总体生存率约为 95%。Hyper CVADR 方案可使初治的套细胞淋巴瘤患者 3 年无进展生存率达近 80%，总体生存率＞95%。但因为其毒性反应大，所以仅适用于青壮年患者及脏器功能正常者。

血管免疫母细胞性 T 细胞淋巴瘤及 Burkitt 淋巴瘤进展较快，如不积极治疗，患者几周或几个月内即可死亡，应采用强烈的化疗方案予以治疗。

对全身广泛扩散的淋巴瘤患者或有向白血病发展倾向者，或已转化成白血病的患者，可使用治疗淋巴细胞白血病的化疗方案，如 VDLP 方案、ESHAP 方案等。

（二）生物治疗

1. 单克隆抗体　对于 CD20 阳性的 B 细胞淋巴瘤，均可用 CD20 单抗，即利妥昔单抗治疗。采用利妥昔单抗（375mg/m²）的 R-CHOP、R-EPOCH、R-HCVAD 和 R-ESHAP 等方案均可明显提高 B 细胞淋巴瘤患者的完全缓解率，并可延长患者的无病生存期。

2. 抗幽门螺杆菌治疗　经抗幽门螺杆菌治疗后，部分胃 MALT 淋巴瘤患者的症状可得到改善，淋巴瘤可消失。

（三）造血干细胞移植

对年轻、难治的复发侵袭性淋巴瘤、4 个疗程 R-CHOP 方案能使淋巴结缩小超过 3/4 者，可考虑在全淋巴结放疗及大剂量联合化疗后，进行异基因或自体造血干细胞移植，以期最大限度地杀灭肿瘤细胞，使患者获得长期缓解。

对于 Burkitt 淋巴瘤、血管免疫母细胞性 T 细胞淋巴瘤和套细胞淋巴瘤患者，如化疗和放疗不能获得缓解，则应行异基因造血干细胞移植。异基因造血干细胞移植可以诱导移植物抗淋巴瘤作用，有利于清除微小残留病变，增加治愈机会。

七、预后

淋巴瘤的治疗已取得了很大进展，霍奇金淋巴瘤已成为化疗可治愈的肿瘤之一。富含淋巴细胞的经典型预后最好，患者 5 年生存率达 90% 以上；其次是结节硬化型经典型。混合细胞型经典型预后较差，混合细胞型经典型预后最差，5 年生存率仅为 27%。霍奇金淋巴瘤 I 期和 II 期患者 5 年生存率在 90% 以上，IV 期患者 5 年生存率约为 30%。

青海地区恶性淋巴瘤患者临床特点分析中的单因素预后因素分析显示，外周血淋巴细胞计数和国际预后指数（international prognostic index，IPI）与霍奇金淋巴瘤的预后密切相关；临床分期为 III 期 + IV 期者有 156 例（62.06%）。临床分期、是否有 B 组症状、Hb、LDH、IPI 及治疗方案与非霍奇金淋巴瘤的预后密切相关。COX 回归模型多因素分析显示，IPI 和外周血淋巴细胞计数与霍奇金淋巴瘤的预后关系密切，临床分期、IPI 和治疗方案与非霍奇金淋巴瘤的预后关系密切[13]。

（冀林华）

第七节　多发性骨髓瘤

多发性骨髓瘤（multiple myeloma，MM）简称骨髓瘤，是指发生于骨髓的、由多灶性单克隆性浆细胞增生形成的恶性肿瘤。其特征为骨髓浆细胞异常增生伴有单克隆免疫球蛋白或轻链（M 蛋白）过度生成。多发性骨髓瘤常伴有多发性溶骨性损害、高钙血症、贫血、肾损害。由于正常免疫球蛋白的生成受到抑制，因此患者容易出现各种细菌性感染。本病发病率估计为 2 ～ 3/10 万，男性与女性发病比例之比为 1.6：1，好发年龄＞40 岁。

对青海地区初诊的 107 例多发性骨髓瘤患者进行的分析显示，男性与女性发病比例之比为 2.24：1；中位发病年龄为 63 岁；免疫分型以 IgG 为主，D-S 及 ISS 分期以Ⅲ期为主，分别占构成比的 56.74％和 67.29％[14-15]。

一、病因

多发性骨髓瘤的确切病因仍不清楚，电离辐射或接触化学毒物、慢性抗原刺激、自身免疫病、遗传和病毒（人类疱疹病毒 8 型，HHV-8）感染等均可能与发病有关。骨髓瘤细胞起源于记忆性 B 细胞或幼浆细胞。细胞因子白介素 -6（IL-6）是促进 B 细胞分化成浆细胞的调节因子。进展性多发性骨髓瘤患者骨髓中 IL-6 异常升高，提示以 IL-6 为中心的细胞因子网络失调导致骨髓瘤细胞增生参与了多发性骨髓瘤的发生。

二、病理生理与临床表现

多发性骨髓瘤起病较缓慢，患者早期无明显症状，容易被误诊。本病临床表现多样，主要有贫血、骨痛、肾功能不全、感染、出血、神经症状、高钙血症、淀粉样变性等。

（一）骨髓瘤细胞对骨骼和其他组织器官的浸润与破坏

1. 骨痛和病理性骨折 骨髓瘤细胞可分泌破骨细胞活性因子而激活破骨细胞，使骨质溶解、破坏，骨痛是最常见的症状，并且可随病情发展而加重，多为腰骶部、胸骨、肋骨疼痛。由于肿瘤细胞对骨质产生破坏，引起病理性骨折，同时存在可多处骨折。骨折多发生在肋骨、锁骨、下胸椎和上腰椎。多处肋骨或脊柱骨折可引起胸廓或脊柱畸形。单个骨骼损害称为孤立性骨髓瘤。

2. 髓外浸润表现 ①器官肿大：如淋巴结肿大、肝脾大。②神经损害：如胸椎、腰椎破坏，压迫脊髓导致截瘫较为常见，其次为神经根受累。多发性神经病变，呈双侧对称性远端感觉和运动

障碍。神经系统髓外浆细胞瘤患者可出现肢体瘫痪、嗜睡、昏迷、复视、失明、视力减退。③髓外骨髓瘤：孤立性病变位于口腔及呼吸道等软组织中。有的患者可出现肿块，直径为数厘米至数十厘米，可以是骨性肿块或软组织肿块，经病理检查多为浆细胞瘤。④浆细胞白血病：是由骨髓瘤细胞浸润外周血所致，诊断标准为外周血中克隆性浆细胞超过 2.0×10^9/L。

3. 贫血 贫血较常见，常为首发症状。患者早期贫血程度轻，后期贫血严重。

（二）骨髓瘤细胞分泌单克隆免疫球蛋白引起的全身表现

1. 感染 因正常多克隆免疫球蛋白产生受到抑制及中性粒细胞减少，免疫力低下，容易发生各种感染，如细菌性肺炎和尿路感染，甚至败血症。多见细菌感染，亦可见真菌、病毒感染，最常见为细菌性肺炎、尿路感染、败血症，病毒感染以带状疱疹多见，尤其是治疗后免疫低下的患者。

2. 高黏滞综合征 血清中单克隆免疫球蛋白（monoclonal immunoglobulin，M 蛋白）增多，可使血液黏滞度增高，引起血流缓慢、组织淤血和缺氧。在视网膜、中枢神经和心血管系统尤为显著。主要症状有头晕、耳鸣、视物模糊、眩晕、视力障碍、手指麻木、冠状动脉供血不足、慢性心力衰竭等，可突发晕厥、意识障碍。

3. 出血倾向 皮肤、黏膜出血较多见，鼻出血、牙龈出血和皮肤紫癜多见，严重者可见内脏及颅内出血。出血的机制是：①血小板减少，且血小板功能受损，与 M 蛋白包被在血小板表面有关；②血管壁因素，高免疫球蛋白血症和淀粉样变性可损伤血管壁；③凝血障碍，M 蛋白与纤维蛋白单体结合，影响纤维蛋白多聚化。另外，M 蛋白还可直接影响因子Ⅷ的活性。

4. 淀粉样变性 少数患者可发生淀粉样变性，常发生于舌、心脏、皮肤和胃肠道等部位，常导致心脏扩大、舌体肥大、腹泻、便秘、皮肤苔藓样变、外周神经病变以及肝、肾功能损害等。

5. 血栓形成或梗死 患者可出现深静脉血栓形成或心肌梗死等表现，发生原因与高黏滞综合征及肿瘤患者易发生血栓形成和栓塞等因素有关。

6. 雷诺现象 M 蛋白若为冷球蛋白，则可引

起雷诺现象。

（三）肾功能损害

临床表现有蛋白尿、管型尿和急、慢性肾衰竭。肾衰竭是仅次于感染的致死原因。急性肾衰竭多因脱水、感染、静脉肾盂造影等引起。慢性肾衰竭的发病机制包括：①游离轻链被肾近曲小管吸收后沉积在上皮细胞质内，使肾小管细胞变性，功能受损；②尿酸过多，沉积在肾小管，可形成尿酸结石；③高血钙引起多尿，甚至少尿。50%～70%患者尿液检查有蛋白质、红细胞、白细胞、管型，可出现慢性肾衰竭、高磷酸血症、高钙血症、高尿酸血症。

三、辅助检查

（一）血常规检查

贫血可为首发表现，多为正常细胞性、正色素性贫血。血涂片中可见红细胞排列成钱串状，血小板正常或偏低。红细胞沉降率显著加快。晚期骨髓瘤细胞在血液中大量出现，形成浆细胞白血病。

（二）骨髓检查

浆细胞数量异常增多≥10%，为形态异常的原始或幼稚浆细胞。该细胞大小形态不一。细胞质呈灰蓝色，有时可见多核，多为2～3个核，核内有1～4个核仁，核旁淡染区消失，胞质内可有少数嗜苯胺蓝颗粒，偶尔可见嗜酸性球状包涵体或大小不等的空泡。核染色质疏松，有时凝集成大块，但不呈车轮状排列。骨髓瘤细胞免疫表型为 $CD38^+$、$CD56^+$，80%的骨髓瘤患者 IgH 基因重排呈阳性。

（三）血液生化检查

1. 单克隆免疫球蛋白的检查

（1）凝胶电泳：骨髓瘤细胞克隆产生分子结构相同的单克隆免疫球蛋白或轻链片段。因此，血清或尿液在凝胶电泳时可见一浓而密集的染色带，扫描呈现基底较窄、单峰突起的"M"峰或"M"蛋白。

（2）免疫电泳：可确定 M 蛋白的种类并对骨髓瘤进行分型。①IgG 型骨髓瘤约占52%，IgA 型约占21%，轻链型骨髓瘤约占15%，IgD 型少

见，IgE 型及 IgM 型极为罕见。②伴随单克隆免疫球蛋白的轻链，不是 κ 链，即为 λ 链。③约1%的患者血清或尿液中无 M 蛋白，称为不分泌型骨髓瘤。少数患者血液中存在冷球蛋白。

（3）血清免疫球蛋白定量测定：M 蛋白增多，正常免疫球蛋白减少。

2. 血钙、血磷测定　因骨质破坏，患者可出现高钙血症，血磷、血清碱性磷酸酶正常。

3. 血清 β_2 微球蛋白和血清白蛋白　β_2 微球蛋白由浆细胞分泌，与全身骨髓瘤细胞负荷呈正相关。血清白蛋白含量与骨髓瘤生长因子 IL-6 的活性呈负相关。

4. C 反应蛋白（CRP）和血清乳酸脱氢酶（LDH）　LDH 与肿瘤细胞活动性有关，CRP 与血清 IL-6 呈正相关，可反映疾病的严重程度。

5. 肾功能　90%的患者有蛋白尿，血清尿素氮和肌酐可增高。约半数患者尿液中可出现本周蛋白（Bence Jones protein）。本周蛋白的特点是：①由游离轻链 κ 链或 λ 链构成，分子量小，可随尿液大量排出。②将尿液逐渐升温至 45～60℃ 时，本周蛋白开始凝固，继续加热至沸点时则重新溶解，再冷至 60℃ 以下，又出现沉淀。③电泳时尿蛋白出现浓集区带。

6. 染色体、荧光原位杂交（FISH）等生物学检查　骨髓染色体 17p13 缺失，和（或）t（4；14）和（或）t（14；16）异常，往往提示病情严重。

青海地区的多发性骨髓瘤患者存在不同程度的血脂水平下降，其中以高密度脂蛋白胆固醇、载脂蛋白 A、总胆固醇下降为主。汉族和回族患者的血肌酐、血 β_2 微球蛋白水平存在差异[14-15]。

（四）X 线检查

骨病变 X 线表现：①典型表现为圆形、边缘清楚、呈凿孔样的多个大小不等的溶骨性损害或虫噬样骨破坏，常见于颅骨、盆骨、脊柱、股骨、肱骨等处；②骨质疏松，多发在肋骨、脊柱和盆骨；③可见病理性骨折。

为避免发生急性肾衰竭，应避免对骨髓瘤患者进行 X 线静脉肾盂造影和 ECT 检查。

四、诊断与鉴别诊断

有症状性多发性骨髓瘤的诊断标准：①骨髓中

浆细胞≥10%和（或）活体组织检查证实有浆细胞瘤。②骨髓瘤引起的相关临床表现（≥1项）。靶器官损害表现包括：血钙升高、肾功能不全、贫血、骨病。无靶器官损害表现，但出现以下1项或多项指标异常：骨髓中单克隆性浆细胞比例≥60%；受累/非受累血清游离轻链比例≥100；MRI检查出现>1处5mm以上局灶性骨质破坏。

冒烟型（无症状）多发性骨髓瘤诊断标准为同时符合下列2条标准：①血清单克隆M蛋白IgG或IgA≥30 g/L或尿液中本周蛋白>0.5 g/24 h和（或）骨髓中单克隆性浆细胞占10%～60%；②无相关器官及组织损害（无靶器官损害等终末器官损害表现，无浆细胞增殖导致的淀粉样变性）。

多发性骨髓瘤须与下列病症相鉴别：

1．意义不明的单克隆免疫球蛋白血症　单克隆免疫球蛋白一般<30 g/L，骨髓中浆细胞<10%。无骨髓瘤引起的相关临床表现。

2．瓦氏巨球蛋白血症　因骨髓中浆细胞样淋巴细胞克隆性增生所致，M蛋白为IgM，无骨质破坏，与IgM型多发性骨髓瘤不同。

3．继发性单克隆免疫球蛋白增多症　偶尔见于慢性肝炎、自身免疫病、B细胞淋巴瘤和白血病等患者，无克隆性骨髓瘤细胞增生。

4．反应性浆细胞增多症　可由肾病、慢性肝病、系统性红斑狼疮、慢性炎症和转移癌等引起。浆细胞一般不超过15%，且无形态异常，IgH基因重排呈阴性，免疫表型为CD38⁺、CDD56⁻，无M蛋白。

5．引起骨痛和骨质破坏的疾病　如骨转移癌、老年性骨质疏松症、肾小管性酸中毒等，因成骨过程活跃，常伴血清碱性磷酸酶升高。如查到原发病变或骨髓涂片找到成堆的癌细胞，则有助于鉴别。

五、分期

多发性骨髓瘤的分期见表17-4。

表17-4　多发性骨髓瘤的分期

分期	Durie/Salmon 分期标准（1975年）	ISS 国际分期系统（2005年）	R-ISS 修订的国际分期系统（2015年）
I 期	符合下述4项： （1）血红蛋白>100 g/L （2）血清钙正常 （3）无骨质破坏 （4）M蛋白水平 IgG<50 g/L IgA<30 g/L 轻链<4 g/24 h	血清 β_2 微球蛋白<3.5 mg/L 白蛋白≥35 g/L	符合 ISS I 期的标准； 乳酸脱氢酶正常； iFISH 检查正常（需同时满足3条）
II 期	既不符合 I 期，又不符合 III 期	介于 I 期和 III 期之间	介于 R-ISS I 期和 III 期之间
III 期	符合下述1项或1项以上： （1）血红蛋白<85 g/L （2）高钙血症 （3）进展性溶骨病变 （4）M蛋白水平： IgG>70 g/L IgA>50 g/L 轻链>12 g/24 h	血清 β_2 微球蛋白≥5.5 mg/L	符合 ISS III 期的标准； 或合并乳酸脱氢酶增高； 或合并 iFISH 检查异常显示为病情严重，即染色体17p13缺失，和（或）t（4；14）和（或）t（14；16）（需同时满足2条）
亚组标准	A 组肾功能正常（血肌酐<2.0 mg/dl） B 组肾功能不正常（血肌酐≥2.0 mg/dl）		

R-ISS：revised international staging system，修订的国际分期系统；FISH：荧光原位杂交；iFISH：是指用 CD138 磁珠筛选后的中期 FISH，筛选后的 FISH 较普通 FISH 检测阳性率高

六、治疗

对于无症状（冒烟型）多发性骨髓瘤患者可以不治疗，但对于疾病进展及有症状的患者，则需要治疗。

（一）一般治疗

1. 对血红蛋白 < 60 g/L 者　输注红细胞和（或）应用促红细胞生成素。
2. 高钙血症　予以水化治疗，使用降钙素、双膦酸盐药物，积极治疗原发病。
3. 高尿酸血症　水化、碱化尿液，口服别嘌醇。
4. 高黏滞综合征　积极治疗原发病，必要时进行血浆置换。
5. 肾衰竭　积极治疗原发病，必要时进行血液透析。
6. 感染　应用抗生素治疗，对反复感染的患者，可给予丙种球蛋白。
7. 骨质破坏　双膦酸盐有抑制破骨细胞的作用，可选用唑来膦酸盐，每月 4 mg，静脉滴注，可减轻疼痛，部分患者可出现骨质修复。

（二）化学治疗

1. 常用药物　①靶向药物：目前主要为蛋白酶体抑制剂（硼替佐米、伊沙佐米、卡非佐米）和免疫调节剂（沙利度胺、来那度胺或泊马度胺）2 种；②传统化疗药物：包括美法仑、多柔比星和环磷酰胺等；③糖皮质激素：如地塞米松、泼尼松等。
2. 常用的化疗方案组合　蛋白酶体抑制剂 / 免疫调节剂 + 糖皮质激素；或蛋白酶体抑制剂 / 免疫调节剂 + 传统化疗药物 + 糖皮质激素；或传统化疗药物 + 糖皮质激素。

含有蛋白酶体抑制剂 / 免疫调节剂新药方案的疗效明显优于传统化疗方案，故对多发性骨髓瘤患者应尽量采用包含蛋白酶体抑制剂 / 免疫调节剂新药的方案治疗。

对适合进行自体移植的患者，采用不含美法仑的联合方案，避免对造血干细胞的损伤。对不适合做自体移植的患者，如年龄 > 65 岁的老年患者，传统药物可选用含美法仑的联合化疗方案。

对青海地区 110 例初诊多发性骨髓瘤患者进行的研究以 65 岁为界将患者分为两组，结果显示使用含蛋白酶体抑制剂方案治疗的患者中位生存期较使用传统药物方案治疗的患者长。使用含蛋白酶体抑制剂治疗方案的患者中，> 65 岁的 OS 为 56 个月，< 65 岁的 OS 为 58 个月。而使用传统治疗方案的患者中，> 65 岁的 OS 为 23 个月，< 65 岁的 OS 为 34 个月[14]。

（三）造血干细胞移植

对有条件的患者均推荐进行自体造血干细胞移植，对部分年轻高危患者可以酌情考虑行异体造血干细胞移植。

（四）放疗

放疗可用于局限性骨髓瘤、局部骨痛及有脊髓压迫症状者。

七、预后

国际分期系统（ISS）与预后有密切关系。影响预后的因素有：①某些染色体异常，如 13 号染色体缺失、17p13 缺失、14q32 异位等。②浆细胞标记指数。③β_2 微球蛋白水平。④血清白蛋白水平。⑤血清肌酐水平。⑥高龄，年龄 > 75 岁。⑦血浆乳酸脱氢酶水平。⑧多发髓外浆细胞瘤。⑨血浆可溶性 IL-6 受体水平。⑩C 反应蛋白水平。

对青海地区初诊的 107 例患者进行的单因素分析显示，初诊时患者年龄、血红蛋白、β_2 微球蛋白、ISS 及血肌酐水平与患者预后有关。多因素生存分析显示，β_2 微球蛋白为影响患者预后的独立因素[14-15]。

（冀林华）

第八节 脾功能亢进

脾功能亢进（hypersplenism）是一种综合征，临床表现为脾大，一系或多系血细胞减少而骨髓造血细胞相应增生，脾切除后症状缓解。

一、病因与发病机制

脾大引起脾功能亢进的原因分为两大类：

（一）原发性脾功能亢进

发病原因不明，称为 Banti 综合征。

（二）继发性脾功能亢进

1. 感染 慢性感染，如疟疾、结核病、传染性单核细胞增多症、亚急性感染性心内膜炎、布鲁菌病、黑热病及血吸虫病等。

2. 炎症 如 Felty 综合征和系统性红斑狼疮等免疫性疾病。

3. 淤血 Budd-Chiari 综合征、门静脉闭锁和狭窄、门静脉或脾静脉血栓形成、充血性心力衰竭、缩窄性心包炎、各种不同病因引起的肝硬化等。

4. 血液系统疾病 遗传性球形红细胞增多症、慢性粒细胞白血病、淋巴瘤、恶性组织细胞病、骨髓纤维化等。

5. 脾疾病 脾淋巴瘤、脾血管瘤、脾包虫及脾囊肿等。

正常人脾内并无红细胞或白细胞，但约 1/3 的血小板及部分淋巴细胞被阻留在脾内。当脾出现显著病理性肿大时，50%～90% 的血小板及淋巴细胞在脾内滞留，也可有 30% 以上的红细胞在脾内滞留，导致外周血中血小板及红细胞减少。正常或异常的血细胞在脾内滞留或破坏增加。循环血细胞减少，可引起骨髓造血功能代偿性加强。脾功能亢进时，脾内单核-巨噬细胞系统过度活跃，而脾索内异常红细胞明显增多，并被巨噬细胞清除，导致外周血中红细胞明显减少。另外，脾还可产生过多的体液因素，以抑制骨髓造血细胞的释放和成熟。

脾大常伴随血浆容量增加，脾血流量增加，使脾静脉超负荷，导致门静脉压增高。后者又可导致脾进一步肿大，使脾血流量增大，形成恶性循环。

二、临床表现

除原发病的表现外，血细胞减少还可导致贫血、感染和出血倾向。部分患者可出现左上腹包块，脾急性肿大或脾梗死时左上腹疼痛，呼吸时加重，严重者可有胸膜摩擦感。另外，患者还可有头晕、乏力、消瘦、腹部饱胀感、食欲缺乏、盗汗等表现。

三、辅助检查

1. 血液检查 血细胞减少，细胞形态正常。以白细胞及血小板减少为主，也可呈现全血细胞减少。

2. 骨髓检查示骨髓造血增生极度活跃，可出现成熟障碍，是因为外周血细胞破坏，促使骨髓细胞过度释放。

四、诊断

1. 对于脾大，肋下未触及脾者，进行脾区 B 超等影像学检查可提示病变。

2. 红细胞、白细胞或血小板可以单一或同时减少。

3. 骨髓检查示骨髓增生。

4. 脾切除后血细胞数量接近或恢复正常。

诊断时最重要的是以第 1～3 条为依据。

五、治疗

1. 积极治疗原发病。

2. 脾切除 若原发病治疗无效，且患者条件允许，则可以考虑行脾切除术。脾切除术适应证：脾大明显，出现压迫症状；严重溶血性贫血；血小板减少引起出血；粒细胞极度减少并有反复感染史[11-12]。

（冀林华）

参考文献

[1] Siqués Patricia，Brito Julio，León-Velarde Fabiola et al. Hematological and lipid profile changes in sea-level natives after exposure to 3550-m altitude for 8 months. [J] .High Alt. Med. Biol，2007，8：286-95.

[2] Rainger G E，Fisher A，Shearman C et al. Adhesion of flowing neutrophils to cultured endothelial cells after hypoxia and reoxygenation in vitro. [J] .Am. J. Physiol.，1995，269：H1398-406.

[3] Arnould T，Thibaut-Vercruyssen R，Bouaziz N et al. PGF（2alpha），a prostanoid released by endothelial cells activated by hypoxia，is a chemoattractant candidate for neutrophil recruitment. [J] .Am. J. Pathol，2001，159：345-57.

[4] 彭海，吴世政，周晶苹，陈斌，魏玉香. 高原地区公路养护职工机体免疫功能的调查 [J]. 环境与职业医学，2011，28（02）：96-97.

[5] Meehan R，Duncan U，Neale L et al. Operation Everest Ⅱ：alterations in the immune system at high altitudes. [J].

J. Clin. Immunol，1988，8：397-406.

[6] 周晶萍，顾松琴，彭海，龙溯，刘兰，王芝，丁国祥. 海拔 4500 m 地区藏、汉人群外周血淋巴细胞亚群检测 [J]. 免疫学杂志，2012，28（09）：820-822.

[7] 崔建华，张西洲，何富文，周新梅. 进驻高原不同海拔高度不同居住时间健康青年体液免疫反应的变化 [J]. 高原医学杂志，1999（1）：31-33.

[8] 蒋艳. 165 例急性白血病患者细菌感染特点及耐药性分析 [D]. 青海大学，2018.

[9] 张露芯. 375 例恶性血液病并侵袭性真菌病感染特点分析 [D]. 青海大学，2018.

[10] Kaushansky K，Lichtman MA，Prchal JT，Levi MM.，Press OW，Burns LJ，Caligiuri MA. Williams Hematology. 9th Edition. Mixed media product. 2015.

[11] 沈悌，赵永强. 血液病诊断与疗效标准. 4 版. 北京：科学出版社，2018.

[12] 邓家栋，杨崇礼，杨天楹，王振义. 邓家栋临床血液学. 上海：上海科学技术出版社，2001.

[13] 李娜. 青海地区 253 例恶性淋巴瘤临床特点与预后因素分析 [D]. 青海大学，2013.

[14] 王璐. 65 岁为界多发性骨髓瘤临床特征对比分析 [D]. 青海大学，2019.

[15] 赵长明. 青海地区 107 例多发性骨髓瘤的临床分析 [D]. 青海大学，2018.

第十八章

高原出血、凝血疾病

第一节　概　述

人体血管受到损伤时，血液可自血管向外流出或渗出。此时，机体将通过一系列生理反应使出血停止，此即止血。因止血功能缺陷而引起的以自发性出血或血管损伤后出血不止为特征的疾病，称为出血性疾病。

长期在高原生活的人群，由于高原缺氧导致红细胞及血红蛋白增生过度、体液失衡、血管舒缩功能和血管通透性改变等引起血液浓缩，血液黏滞度增高，血流缓慢。缺氧时，血管内皮细胞可直接受损，更易促使血小板黏附、聚集和血栓形成。

一、正常止血机制

（一）血管因素

正常血管的管壁由内膜层（内皮细胞、基底膜）、中层膜（弹性纤维、平滑肌、胶原）和外膜层构成，以维持血管的舒缩性、通透性和脆性等功能，并且维持血液在血管腔内的正常流动。血管壁的结构与功能对正常止血功能的发挥具有重要的作用，当血管壁结构或功能发生缺陷和（或）受到损伤时，即可引起出血或血栓形成。血管收缩是人体对出血最早产生的生理反应。当血管受损时，局部血管收缩，导致管腔变窄、破损伤口缩小或闭合。血管收缩通过神经反射及多种介质调控完成。

血管内皮细胞是附于血管内腔面的一层扁平上皮细胞，成年人约有 10^{12} 个血管内皮细胞，其表面积可达 $400 \sim 500 \ m^2$ 甚至更多。血管内皮细胞广泛分布于机体各个器官组织，占人体总重量的 1% 左右。血管内皮细胞不仅能完成血液和组织的代谢与物质交换，还具有内分泌、旁分泌和自分泌功能，从而调节机体的生理和病理活动。

血管内皮细胞受损后，在止血过程中具有下列作用：①表达并释放血管性血友病因子（von Willebrand factor，vWF），导致血小板在损伤部位黏附和聚集；②表达并释放组织因子（tissue factor，TF），启动外源性凝血；③暴露基底胶原，激活因子Ⅻ（F Ⅻ），启动内源性凝血；④表达并释放凝血酶调节蛋白（thrombomodulin，TM），启动蛋白质C（protein C，PC）系统。此外，血管内皮细胞还可通过调节血一氧化氮（NO）浓度影响血小板功能，通过表达及释放内皮素（ET）而增强血管收缩。

长期暴露在高原低氧环境下，能够破坏细胞的有氧呼吸，造成线粒体氧化磷酸化受损，进而降低 ATP 的生成，可使细胞发生一系列的损伤性改变[47]。红细胞代偿性增加，血液黏滞度增加，导致局部血流缓慢，红细胞可变性降低，毛细血管阻力增高，使红细胞易于聚集，造成组织血液循环障碍，使心脏负担和血流阻力增大[2]，内皮细胞受到的切应力也相应增大，进而造成内皮细胞损伤。另外低氧还可通过促进细胞凋亡、抑制 NO 的释放，增强炎症因子和内皮素基因表达等多种途径，影响内皮细胞的功能。低氧时，细胞超微结构的改变表现为线粒体肿胀、断裂，质膜小泡增多[3]。低氧环境使血管内皮细胞处于病理状态，功能发生紊乱，分泌的各种调节因子失衡。国外也有文献报道，高原低氧环境可能引起 NO[4] 和前列环素（prostacyclin，PGI_2）[5] 的合成和释放量减少，内皮素-1（endothelin-1，ET-1）[6]、血栓素 A_2（thromboxane A_2，TXA_2）[7] 和炎症因子[8] 表达升高，导致血管通透性增高、抗氧化能力降低，最终可能引发高原疾病。

（二）血小板因素

生理情况下，血小板以静息状态存在于血液循环中。当血管壁受损时，血小板与暴露的血管内皮下成分（如胶原等）黏附而被活化，并发生血小板聚集和释放反应，形成血小板栓子，发挥初期止血功能；随后，血小板通过在膜上暴露具有促凝活性的磷脂酰丝氨酸、释放内源性凝血因子而促进凝血过程，起到稳定止血的作用。活化的血小板发生骨架蛋白重排，血小板发生形态改变，如伸出伪足、铺展等，可使凝血块中的纤维蛋白网收缩，使凝血块更为牢固，止血更加完善。血管受损时，血小板通过黏附、聚集及释放反应参与止血过程：①血小板膜糖蛋白Ⅰb（glycoprotein

Ib，GP Ib）作为受体，通过 vWF 的桥梁作用，使血小板黏附于受损内皮下的胶原纤维，形成血小板血栓，机械性地修复受损血管；②血小板膜糖蛋白Ⅱb、Ⅲa（GPⅡb、GPⅢa）通过纤维蛋白原互相连接而导致血小板聚集；③聚集后的血小板活化，分泌或释放一系列活性物质，如血栓素 A_2（TXA_2）、血小板第 3 因子（PF3）、腺苷二磷酸（adenosine diphosphate，ADP）等。居住高原地区的人群，血液处于高凝状态，易引起血小板活化而可能导致血栓形成。有研究发现，在高原环境中，发生自发性血管栓塞的概率是平原地区的 30 倍 [9]。同时，大多数研究认为，高原环境低氧也是引起血小板减少症的原因，随着海拔的升高，血小板含量逐渐减少，低血小板检出率逐渐增高。

（三）凝血因素

上述血管内皮损伤，可启动外源性和内源性凝血途径，在 PF3 等的参与下，经过一系列酶解反应形成纤维蛋白性血栓。血栓填塞于血管损伤部位，使出血得以停止。同时，凝血过程中形成的凝血酶等还具有多种促进血液凝固及止血的重要作用。高原地区空气稀薄，氧分压只有平原地区的 60% 左右 [10]，机体处于明显缺氧状态。缺氧时，红细胞代偿性增生，血液黏滞度增加，血管内皮细胞受损，内源性和外源性凝血途径的激活促使血液处于高凝状态；凝血因子消耗增多及血管内皮细胞受损而产生的物质（如纤溶酶原激活物、纤溶酶原激活物抑制物）可破坏凝血和纤维蛋白溶解（简称纤溶）的正常调节，导致机体凝血和纤溶失调。

二、凝血机制

血液凝固是无活性的凝血因子（酶原）被有序地、逐级放大地激活，转变为有蛋白降解活性的凝血因子的一系列酶反应过程。凝血的最终产物是血浆中的纤维蛋白原转变为纤维蛋白。

（一）凝血因子

参与血液凝固的成分包括 12 个经典的凝血因子，即 FⅠ～FⅩⅢ（无 FⅥ），以及激肽系统的 2 个因子（即前激肽释放酶和高分子量激肽原）。这些凝血参与物质具有以下特点：除 FⅣ（Ca^{2+}）为金属离子外，其他均为蛋白质；除组织因子（FⅢ）外，其他均存在于血浆中；绝大部分凝血因子由肝合成，有 4 种凝血因子（FⅡ、FⅦ、FⅨ、FⅩ）依赖维生素 K；凝血因子均以无活性的酶原形式存在于血液循环中。

（二）凝血过程

1. 凝血活酶的生成　凝血活酶的生成过程一般被分为外源性和内源性两种途径，它们的主要区别在于启动方式及参与的凝血因子不同。近几年，随着该领域研究的不断深入，人们对凝血过程的认识又有了进一步的完善和发展。尽管在生理性凝血过程中，外源性凝血途径与内源性凝血途径具有同等重要性，但在病理性凝血过程中，更加强调外源性凝血途径的作用和地位。并且认为，凝血共同途径前移，两条凝血途径并不是完全独立的，而是相互密切联系的（图 18-1）。

（1）外源性凝血途径：血管损伤时，内皮细胞表达 TF 并释放入血。TF 与 FⅦ 或 FⅦa 在钙离子（Ca^{2+}）存在的条件下，形成 TF/FⅦ 或 TF/FⅦa 复合物，这两种复合物均可激活 FⅩ，后者的激活作用远远大于前者，并还有激活 FⅨ 的作用。

（2）内源性凝血途径：血管损伤时，内皮完整性破坏，内皮下胶原暴露，FⅫ 与带负电荷的胶原接触而被激活，转变为 FⅫa。FⅫa 激活 FⅪ。在 Ca^{2+} 存在的条件下，FⅪa 激活 FⅨa。FⅨa、FⅧ 及 PF3 在 Ca^{2+} 的参与下形成复合物，激活 FⅩ。

上述两种途径激活 FⅩ 后，凝血过程进入共同途径。在 Ca^{2+} 存在的条件下，FⅩa、FⅤ 与 PF3 形成复合物，即凝血活酶。

2. 凝血酶的生成　血浆中无活性的凝血酶原在凝血活酶的作用下，转变为蛋白分解活性极强的凝血酶。凝血酶形成是凝血连锁反应中的关键，它除了参与凝血反应外，还有多种作用：①反馈性地加速凝血酶原向凝血酶的转变，此作用远远强于凝血活酶；②诱导血小板的不可逆性聚集，加速其活化及释放反应；③激活因子Ⅻ；④激活因子Ⅻ，加速稳定性纤维蛋白形成；⑤激活纤溶酶原，增强纤维蛋白溶解（简称纤溶）活性。

3. 纤维蛋白的生成　在凝血酶的作用下，纤维蛋白原依次裂解，释放出血纤肽 A、血纤肽 B，形成纤维蛋白单体。单体自动聚合，形成不稳定性纤维蛋白，再经 FⅩⅢa 的作用，形成稳定性交

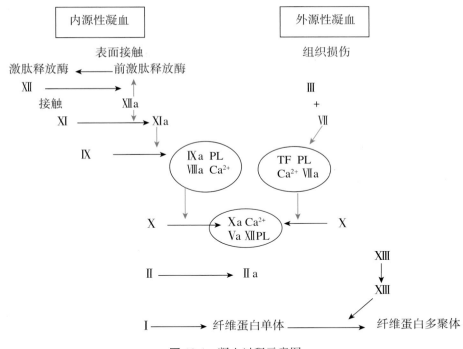

图 18-1　凝血过程示意图

联纤维蛋白。

三、抗凝与纤维蛋白溶解机制

　　除凝血系统外，人体还存在完善的抗凝及纤溶系统。体内凝血与抗凝、纤维蛋白形成与纤溶维持着动态平衡，以保持血流通畅。

　　高原急性低氧环境可使机体发生明显的凝血功能紊乱，表现为凝血与纤溶被激活的同时伴有纤溶受到抑制，导致凝血与纤溶间的生理平衡遭破坏而产生高凝状态。加之血小板和内皮受损，从而使微血管内易形成微血栓，导致组织器官发生微循环障碍。长期高原低氧，除可直接损伤血管内皮，使组织胶原暴露，激活血小板，启动内源性凝血系统，导致凝血因子消耗外，还由于高原人群氧耗量增加，使红细胞代偿性增多而致血液黏稠，t-PA 降低，纤溶酶原激活物抑制物（plasminogen activator inhibitor，PAI）和 α_2- 纤溶酶抑制剂（α_2-antiplasmin，α_2-PI）活性增强，使纤溶相对受到抑制，海拔越高越明显，使血液呈现高凝和低纤溶状态。

（一）抗凝系统的组成及作用

　　1. 抗凝血酶（antithrombin，AT）　抗凝血酶是人体内最重要的抗凝物质，约占血浆生理性抗凝活性的 75%。抗凝血酶在肝及血管内皮细胞生成，能灭活凝血酶等具有活性的凝血因子，在凝血过程中起调控作用，是反映凝血酶生成的重要指标。高原低氧环境下的抗凝血酶水平明显低于平原地区，且随海拔高度的升高而降低。抗凝血酶下降的原因可能是高原低氧，使血管内皮细胞受损，导致抗凝血酶合成减少，由于中和不断产生的凝血酶，造成抗凝血酶消耗性减少。抗凝血酶是血浆中最重要的凝血酶抑制物，它的降低提示与高原低氧血液高凝状态密切相关。

　　2. 蛋白质 C 系统　蛋白质 C 系统蛋白质 C（PC）、蛋白质 S（PS）、凝血酶调节蛋白（thrombomodulin，TM）等组成。PC、PS 为维生素 K 依赖性因子，在肝内合成。TM 则主要存在于血管内皮细胞表面，是内皮细胞表面的凝血酶受体。凝血酶与 TM 以 1∶1 的比例形成复合物，裂解 PC，形成活化的 PC（APC），APC 以 PS 为辅助因子，通过灭活 FV 及 FⅧ 而发挥抗凝作用。血浆蛋白质 C（PC）、总血浆蛋白质 S（TPS）及游离血浆蛋白 S（FPS）水平降低，表明高原低氧条件下，机体凝血系统活性增强[11]。

　　3. 组织因子途径抑制物（tissue factor pathway inhibitor，TFPI）　是一种对热稳定的糖蛋白。内

皮细胞可能是其主要生成部位。TFPI 的抗凝机制为：①直接对抗 FXa；②在 Ca^{2+} 存在的条件下，有抗 TF/FⅦa 复合物的作用。

4．其他抗凝物质：包括肝素辅因子Ⅱ（heparin cofactor Ⅱ，HCⅡ）、α_1 抗胰蛋白酶（α_1 antitrypsin，α_1-AT）、α_2 巨球蛋白（α_2 macroglobulin，α_2-M）和 C_1- 抑制药（C_1-INH）。

（二）纤维蛋白溶解系统的组成与激活

1．纤溶系统的组成　纤溶系统主要由纤溶酶原（plasminogen，PLG）及其激活剂、纤溶酶激活剂抑制物等组成。

（1）纤溶酶原（PLG）：是一种单链糖蛋白，主要在脾、嗜酸性粒细胞及肾等部位生成，血管内皮细胞也有纤溶酶原表达。

（2）组织型纤溶酶原激活物（tissue-type plasminogen activator，t-PA）：的人体内主要的纤溶酶原激活剂，主要在内皮细胞合成。

（3）尿激酶型纤溶酶原激活物（urokinase-type plasminogen activator，u-PA）：最先从尿液中分离出而得名，亦称尿激酶（urokinase，UK）。其主要存在形式为尿激酶原（prourokinase，pro-UK）和双链尿激酶型纤溶酶原激活物。

（4）纤溶酶相关抑制物：主要包括 α_2- 纤溶酶抑制剂（α_2-antiplasmin，α_2-PI）、α_1- 抗胰蛋白酶及 α_2- 抗纤溶酶（α_2-AP）等，有抑制 t-PA、纤溶酶等作用。

2．纤溶系统的激活

（1）内激活途径：这一激活途径与内源性凝血过程密切相关。当 FⅫ被激活后，前激肽释放酶经 FⅫa 作用转化为激肽释放酶，后者使纤溶酶原转变为纤溶酶，使纤溶过程启动。

（2）外激活途径：血管内皮及组织受损时，t-PA 或 u-PA 释放入血，裂解纤溶酶原，使之转变为纤溶酶，导致纤溶系统激活。

（3）外源性激活途径：由外源性药物，如链激酶（SK）、尿激酶（UK）和重组 t-PA（rt-PA）启动。上述 3 条途径都能使单链纤溶酶原 Arg（560）-Val（561）断裂，形成双链有活性的纤溶酶。同样，纤溶酶原激活物（PAI）和纤溶酶又受到纤溶酶原激活物抑制物和 α_2- 抗纤溶酶负性调节；凝血酶激活的纤溶抑制物（TAFI）可阻碍纤溶酶原的活化。纤溶系统的过度激活可引起出血性疾病。

（4）t-PA 和 PAI 是决定纤溶系统活性的关键物质，纤溶系统缺陷主要表现为 t-PA/PAI 平衡失调。高原低氧环境下，机体 t-PA 明显减少，PAI 相对增加。虽然低氧可促进血管内皮细胞释放 t-PA，而不影响 PAI 的释放，但这种反应相对增加的纤溶效应，并不足以迅速降解低氧环境使肝代偿性合成增加的血纤蛋白原（fibrinogen，Fg），故其活性实际上仍然降低，从而提示高原缺氧可诱发心肌缺血。t-PA/PAI 平衡紊乱，可使 PAI 绝对增加。虽然有研究认为，受损的内皮细胞亦可释放 PAI，但由于血液中 25 % 的 PAI 来自血小板，而低氧时大量血小板聚集在血管内皮表面，其释放 5-HT、组胺、血栓素 A_2 等可造成内皮损伤、内皮下胶原暴露而加速血小板黏附、聚集，因此低氧纤溶活性的改变机制与血小板活化有关。低基础水平 t-PA 的高原地区居住人群，t-PA 的促血小板解聚作用减弱，又可能成为其血小板易黏附、聚集，诱发心肌缺血的原因之一。纤溶的主要功能是降解纤维蛋白，清除血栓及维持血流畅通。t-PA 活性降低，PAI 活性升高，说明纤溶酶原活化受到抑制，提示高原地区居住人群的纤溶功能紊乱。

四、出血、凝血疾病的分类

根据病因与发病机制，可将其分为以下几种主要类型。

（一）血管壁异常

1．先天性或遗传性血管壁异常　①遗传性出血性毛细血管扩张症；②家族性单纯性紫癜；③先天性结缔组织病（血管及其支持组织异常）。

2．获得性血管壁异常　①感染：如败血症；②过敏：如过敏性紫癜；③化学物质及药物所致疾病：如药物性紫癜；④营养不良：如维生素 C 缺乏症及维生素 PP 缺乏症；⑤代谢及内分泌障碍：如糖尿病、库欣病；⑥其他：如结缔组织病、动脉硬化、机械性紫癜、体位性紫癜等。

（二）血小板异常

1．血小板数量异常

（1）血小板减少：①血小板生成减少，如再生障碍性贫血、白血病、放疗及化疗后骨髓抑制；②血小板破坏过多，发病多与免疫反应等有关，如特发性血小板减少性紫癜（idiopathic thrombocytopenic purpura，ITP）；③血小板消耗过度，如弥散性血管内凝血（disseminated intravascular coagulation，DIC）；④血小板分布异常：如脾功能亢进等。

（2）血小板增多：①原发性血小板增多，如原发性出血性血小板增多症；②继发性血小板增多，如脾切除术后。

2．血小板质量异常

（1）遗传性：如血小板无力症、巨大血小板综合征等。

（2）获得性：由抗血小板药、感染、尿毒症、异常球蛋白血症等引起。获得性血小板质量异常较多见，但未引起临床重视。

（三）凝血异常

1．先天性或遗传性凝血异常

（1）血友病 A、B 及遗传性 FXI 缺乏症。

（2）遗传性凝血酶原、FV、FVII、FX 缺乏症，遗传性纤维蛋白原缺乏及减少症，遗传性 FXIII 缺乏及减少症等。

2．获得性凝血异常　①肝病性凝血障碍；②维生素 K 缺乏症；③抗因子VIII、IX 抗体形成；④尿毒症性凝血异常等。

（四）抗凝及纤维蛋白溶解异常

主要为获得性疾病：①肝素使用过量；②香豆素类药物使用过量及敌鼠钠中毒；③免疫相关性抗凝物质增多；④蛇咬伤、水蛭咬伤；⑤溶血栓药使用过量。

（五）病理性循环抗凝物质异常

体内出现获得性凝血因子抑制物，如反复输注凝血因子浓缩物的血友病患者、自身免疫病患者及恶性肿瘤患者出现的针对不同凝血因子的抑制物；狼疮抗凝物，作为一种抗磷脂抗体，在体外具有抗凝活性。

（六）复合性止血机制异常

1．先天性或遗传性血管性血友病（von Willebrand disease，vWD）。

2．获得性弥散性血管内凝血（DIC）。

五、出血、凝血疾病的诊断

（一）病史

1．出血特征　包括出血发生的年龄、部位、持续时间，出血量，是否有出生时脐带出血及迟发性出血，是否同一部位反复出血等。一般认为，皮肤、黏膜出血点、紫癜等多为血管、血小板异常所致，而深部血肿、关节出血等则提示可能与凝血障碍等有关。

2．出血诱因　出血是否为自发性，出血与手术、创伤及接触或使用药物的关系等。

3．基础疾病　如肝病、肾病、消化系统疾病、糖尿病、免疫性疾病及某些特殊感染等。

4．家族史　父系、母系及近亲家族是否有类似疾病或出血病史。

5．其他　饮食、营养状况、职业及环境等。

（二）体格检查

1．出血体征　出血的范围、部位，有无血肿等深部出血、伤口渗血，出血的分布是否对称等。

2．相关疾病体征　贫血，肝、脾、淋巴结肿大，黄疸，蜘蛛痣，腹腔积液，水肿，以及关节畸形、皮肤异常扩张的毛细血管团等。

3．一般体征　如心率、呼吸、血压、末梢循环状况等。

（三）实验室检查

应按照筛选、确诊及特殊试验的顺序进行。

1．筛选试验

（1）血管异常：包括出血时间（bleeding time，BT）、毛细血管脆性试验。

（2）血小板异常：包括血小板计数、血块收缩试验、毛细血管脆性试验及 BT。

（3）凝血异常：包括凝血时间（clotting time，CT），活化部分促凝血酶原激酶时间（activated partial thromboplastin time，APTT），凝血酶原时间（prothrombin time，PT），凝血酶原消耗时间（prothrombin consumption time，PCT），凝血酶时间（thrombin time，TT）等。

2．确诊试验

（1）血管异常：毛细血管镜检查，血管性血友病因子（von Willebrand factor，vWF）、内皮素 -1（ET-1）及凝血酶调节蛋白（TM）测定等。

（2）血小板异常：血小板数量、形态、平均体积，血小板黏附、聚集功能，PF3 有效性，血小板 α 颗粒膜蛋白（P 选择素）直接血小板抗原（GPⅡb/Ⅲa 和Ⅰb/Ⅸ）及血栓素 B$_2$ 测定等。

（3）凝血异常：

1）凝血第一阶段：测定 FXⅡ、FXⅠ、FX、FⅨ、FⅧ、FⅦ、FV 及 TF 等抗原及其活性。

2）凝血第二阶段：凝血酶原抗原及其活性，凝血酶原碎片 1+2（F1+2）测定。

3）凝血第三阶段：纤维蛋白原、异常纤维蛋白原、纤维蛋白单体、血纤肽 A（FPA）抗原及其活性测定等。

（4）抗凝异常：① AT 抗原及其活性或凝血酶 - 抗凝血酶复合物（TAT）测定；② PC、PS 及 TM 测定；③ FⅧ：C 抗体测定；④狼疮抗凝物或抗心磷脂抗体测定。

（5）纤溶异常：①鱼精蛋白副凝试验（plasme protamine paracoagulation test），即 3P 试验；②血液、尿液 FDP 测定；③ D- 二聚体测定；④纤溶酶原测定；⑤ t-PA、纤溶酶原激活物抑制物（PAI）及纤溶酶 - 抗纤溶酶复合物（PIC）测定等。

（四）诊断步骤

按照先常见病、后少见病及罕见病，先易后难，先普通后特殊的原则，逐层深入地进行程序性诊断。①确定是否属于出血性疾病的范畴；②大致区分是血管、血小板异常，还是凝血障碍或其他疾病；③判断是存在数量异常还是质量缺陷；④通过病史、家系调查及某些特殊检查，初步确定疾病为先天性、遗传性或获得性；⑤如为先天性或遗传性疾病，则应进行基因及其他分子生物学检测，以确定其病因的准确性质及发病机制。

六、出血、凝血疾病的防治

（一）病因防治

病因防治主要适用于获得性出血性疾病。

1．防治基础疾病 如控制感染，积极治疗肝、胆疾病和肾病，抑制异常免疫反应等。

2．避免接触、使用可加重出血的物质及药物 对血管性血友病、血小板功能缺陷症等患者，应避免使用阿司匹林、吲哚美辛、噻氯匹定等抗血小板药。对于凝血障碍所致的血友病等患者，应慎用抗凝血药，如华法林、肝素等。

（二）止血治疗

1．补充血小板和（或）相关凝血因子 在紧急情况下，输注新鲜血浆或新鲜冷冻血浆是一种可靠的补充或替代疗法，因其含有除 TF、Ca^{2+} 以外的全部凝血因子。此外，亦可根据患者病情予以补充血小板悬液、纤维蛋白原、凝血酶原复合物、冷沉淀物、因子Ⅷ等。

2．止血药 目前广泛应用于临床的止血药有以下几类：

（1）收缩血管、增加毛细血管致密度、改善毛细血管通透性的药物：如肾上腺色腙、曲克芦丁、垂体后叶素、维生素 C、维生素 P 及糖皮质激素等。

（2）合成凝血相关成分所需的药物：如维生素 K$_1$、K$_3$、K$_4$ 等。

（3）抗纤溶药物：如氨基己酸、氨甲苯酸、抑肽酶等。

（4）促进止血因子释放的药物：如去氨加压素（1- 脱氨 -8- 精氨酸加压素）促进血管内皮细胞释放 vWF，从而改善血小板黏附、聚集功能，并有稳定血浆因子Ⅷ和提高因子Ⅷ水平的作用。

（5）局部止血药：如凝血酶、降纤酶及吸收性明胶海绵等。

（6）其他止血药：重组因子Ⅶ具有良好的止血效果，适用于严重肝病和伴有抑制物的血友病 A 患者。蛇毒制剂（如巴曲亭）含血凝酶，可转化纤维蛋白原，发挥止血作用，用于治疗多种出血性疾病；偶尔可发生过敏反应，不适用于 DIC 等凝血消耗性疾病患者。

3．促进血小板生成的药物 多种细胞因子可调节各阶段巨核细胞的增殖、分化和血小板生成，目前已用于临床的药物包括血小板生成素（thrombopoietin，TPO）、白介素 -11（IL-11）等。

4．局部处理 对局部皮肤出血患者可行压迫止血；对鼻出血者可使用明胶海绵、凝血酶及肾上腺素等局部压迫止血。对关节出血者除予以压迫止血外，还须注意其对周围血管和神经的压迫；对发生筋膜室综合征的患者必须立即切开减压，防治组织坏死和神经永久性损害。

（三）其他治疗

1. 基因疗法　适用于某些先天性出血性疾病（如血友病等）患者。

2. 抗凝血药及抗血小板药　对某些消耗性出血性疾病（如 DIC、TTP 等）患者，可应用肝素等予以抗凝治疗，终止异常凝血过程，减少凝血因子、血小板的消耗，发挥一定的止血作用。

3. 血浆置换　对重症 ITP、TTP 等患者，可通过血浆置换去除抗体或相关致病因素。

4. 手术治疗　包括脾切除术、血肿清除术、关节成形术及置换术等。

5. 中医药治疗　传统医学将出血性疾病称为"血证"。现代医学研究表明，具有止血作用的中药有很多，如蒲黄、柿子叶粉等有降低毛细血管通透性、收缩血管的作用；血余炭粗晶液、大黄等有增强血小板功能的作用；荆芥炭脂溶性提取液、赤石脂、血余炭粗晶液、党参注射液等可增强止血功能。

第二节　过敏性紫癜

过敏性紫癜（hypersensitive purpura）是儿童期最为常见的全身小血管炎，以非血小板减少性紫癜、关节肿痛、腹痛及肾损害为特征。本病以冬、春季节多发，不同地区发病率有所不同。研究显示[12]，高原地区过敏性紫癜患者较平原地区患者具有早期就诊率低、大多数为农村患者、发病季节以夏季为主等特点。

一、病因

致敏因素很多，与本病发生密切相关的主要有感染、食物、药物等，可由细菌、病毒、寄生虫等感染致病，常见致病菌主要为 β 溶血性链球菌，以呼吸道感染最为多见。病毒感染多见于发疹性病毒感染，如麻疹、水痘、风疹等。另外，食物也是本病常见的致病因素，如鱼、虾、蟹、蛋、鸡、牛奶等。致敏药物包括青霉素、头孢菌素等抗生素，水杨酸类药物，保泰松、吲哚美辛等解热镇痛药，磺胺类药物，阿托品、异烟肼及噻嗪类利尿药等。此外，花粉、尘埃、菌苗或疫苗接种、虫咬、受凉及寒冷刺激等也易引起本病。

二、发病机制

目前认为，本病是由免疫因素介导的一种全身性小血管炎症。首先是蛋白质及其他大分子过敏原作为抗原，刺激机体产生抗体（主要为 IgG），后者与抗原结合形成抗原-抗体复合物，沉积于血管内膜，激活补体，导致中性粒细胞游走、趋化及一系列炎症介质的释放，引起血管炎症反应。此种炎症反应除可见于皮肤、黏膜小动脉及毛细血管外，还可累及肠道、肾及关节腔等部位的小血管。其次是小分子过敏原作为半抗原，与体内某些蛋白质结合构成抗原，刺激机体产生相应抗体。此类抗体吸附于血管及其周围的肥大细胞，当上述半抗原再次进入体内时，即与肥大细胞上的抗体产生免疫反应，导致肥大细胞释放一系列炎症介质，引起血管炎症反应。

三、病理表现

本病的主要病理变化为小血管炎。皮肤病理变化为：真皮乳头层的微血管受到侵犯，表现为白细胞破碎性血管炎，小血管壁纤维蛋白性坏死，中性粒细胞在小动脉，尤其是毛细血管后静脉管壁内或管壁周围显著浸润，伴中性粒细胞产生的核碎片，以及红细胞溢出毛细血管和小动脉变态反应性炎症，血管壁可有灶性坏死及血小板血栓形成。累及肾时，最常见的病理改变为系膜增生，轻者光镜下可无改变或仅可见微小病变，重者可见肾小球坏死伴新月体形成，肾小球新月体形成的数量决定肾病的严重程度，晚期可见局灶性肾小球硬化，免疫电镜下可见以 IgA 为主的免疫复合物沉积在系膜和血管内皮下。累及胃肠道时可见胃、肠道黏膜出血、水肿。关节滑膜受累时可见滑膜出血。

四、临床表现

本病的病程通常为 2 周左右。多数患者发病前 1～3 周有全身不适、低热、乏力及上呼吸道感染等前驱症状，随之出现皮肤紫癜。也可表现为早期皮肤紫癜不明显，而以腹痛、关节痛为常见症状。

（一）皮肤型

此型又称单纯型紫癜，是最常见的类型。主要表现为皮肤紫癜，局限于四肢，尤其是下肢及臀部，极少累及躯干。紫癜常成批反复发生、对称分布，可同时伴发皮肤水肿、荨麻疹。紫癜大小不等，起初呈深红色，按之不褪色，可融合成片形成瘀斑，数日内逐渐变成紫色、黄褐色、淡黄色，经 7～14 天逐渐消退。

（二）腹型（Henoch 型）

除皮肤紫癜外，还可因消化道黏膜及腹膜脏层毛细血管受累而产生一系列消化道症状及体征，如恶心、呕吐、呕血、腹泻及黏液便、便血等。其中，腹痛最为常见，常为阵发性绞痛，多位于脐周、下腹或全腹，发作时可因腹肌紧张及明显压痛、肠鸣音亢进而被误诊为外科急腹症。在幼儿可因肠壁水肿、肠蠕动增强等而导致肠套叠。腹部症状、体征多与皮肤紫癜同时出现，偶尔可发生于紫癜出现之前。

（三）关节型（Schönlein 型）

除皮肤紫癜外，因关节部位血管受累，患者还可出现关节肿胀、疼痛、压痛及功能障碍等表现。此型多发生于膝、踝、肘、腕等大关节，呈游走性、反复性发作，经数日即可愈合，不遗留关节畸形。

（四）肾型

此型称为过敏性紫癜性肾炎（hypersensitive purpura nephritis，HSPN），较为常见。儿童过敏性紫癜肾炎的病情最为严重，发生率为 40%～50%，老年人发生率更高。在皮肤紫癜的基础上，患者可因肾小球毛细血管祥炎症反应而出现血尿、蛋白尿及管型尿，偶尔可见水肿、高血压及肾衰竭等表现。肾损害多发生于紫癜出现后 1 周，亦可延迟出现，多在 3～4 周内恢复，少数病例可因反复发作而演变为慢性肾炎或肾病综合征。国际儿童肾病学会（International Study of Kidney Disease in Children，ISKDC）对过敏性紫癜性肾炎的病理分级为：Ⅰ级，微小病变；Ⅱ级，单纯系膜增生（①局灶性；②弥漫性）；Ⅲ级，少量肾小球异常或系膜增殖，新月体形成 < 50%（①局灶性；②弥漫性系膜增生）；Ⅳ级，病理改变与Ⅲ级相同，但新月体形成 50%～75%（①局灶性；②弥漫性系膜增生或硬化）；Ⅴ级，病理改变与Ⅲ级相同，但新月体形成 > 75%；Ⅵ级，膜性增生性病变。

（五）混合型

皮肤紫癜合并上述两种以上临床表现。

（六）其他

少数患者还可因病变累及眼部、脑及脑膜血管而出现视神经萎缩、虹膜炎、视网膜出血及水肿，以及中枢神经系统的相关症状、体征，某些患者还可出现睾丸、附睾受累。

五、辅助检查

1. 半数以上患者毛细血管脆性试验呈阳性。毛细血管镜可见毛细血管扩张、扭曲及渗出性炎症反应。

2. 尿常规检查　肾型或混合型患者可有血尿、蛋白尿、管型尿。

3. 凝血功能检查　除 BT 可能延长外，其他均为正常。

4. 肾型及合并肾型表现的混合型患者，可有程度不等的肾功能受损，如血尿素氮升高、内生肌酐清除率下降等。

六、诊断与鉴别诊断

（一）诊断要点

①发病前 1～3 周有低热、咽痛、全身乏力或上呼吸道感染史；②典型的四肢皮肤紫癜，病程中可伴腹痛、关节肿痛及血尿；③血小板计数、功能及凝血相关检查正常；④组织学检查示受累部位皮肤真皮层小血管周围中性粒细胞聚集，血

管壁可有灶性纤维蛋白性坏死，上皮细胞增生和红细胞渗出血管外；⑤排除其他原因所致的血管炎及紫癜，如冷球蛋白血症紫癜、良性高球蛋白血症紫癜、毛细血管扩张性环状紫癜、色素性紫癜性苔藓样皮炎等。

（二）鉴别诊断

本病需与下列疾病相鉴别：①遗传性出血性毛细血管扩张症；②单纯性紫癜；③血小板减少性紫癜；④风湿性关节炎；⑤肾小球肾炎、系统性红斑狼疮（SLE）；⑥外科急腹症等。由于本病的特殊临床表现及绝大多数实验室检查结果正常，鉴别一般不困难。

七、防治

（一）消除致病因素

防治感染，清除局部病灶（如扁桃体炎等），驱除肠道寄生虫，避免可能致敏的食物及药物等。

（二）一般治疗

1. 抗组胺药　如盐酸异丙嗪、氯苯那敏（扑尔敏）、阿司咪唑（息斯敏）、去氯羟嗪（克敏嗪）、西咪替丁及静脉注射钙剂等。

2. 改善血管通透性的药物　如维生素 C、曲克芦丁、肾上腺色腙等。维生素 C 以大剂量（5 ~ 10 g/d）静脉注射疗效较好，持续用药 5 ~ 7 天。

（三）糖皮质激素

糖皮质激素有抑制抗原 - 抗体反应、减轻炎症渗出、改善血管通透性等作用。一般用泼尼松 30 mg/d，顿服或分次口服。对重症患者可用氢化可的松 100 ~ 200 mg/d，或地塞米松 5 ~ 15 mg/d，静脉滴注，症状减轻后改为口服。糖皮质激素疗程一般不超过 30 天，对肾型患者可酌情延长。

（四）对症治疗

对腹痛较重者可予以阿托品或山莨菪碱（654-2）口服或皮下注射；对关节痛患者可酌情使用止痛药；对呕吐严重者可应用止吐药；对伴发呕血、便血者，可用奥美拉唑等药物治疗。

（五）其他治疗

对上述治疗效果不佳或近期内反复发作者，可酌情使用以下治疗方法。

（1）免疫抑制剂：如硫唑嘌呤、环孢素、环磷酰胺等。

（2）抗凝疗法：适用于肾型患者，首先选用肝素 100 ~ 200 U/（kg·d）静脉滴注或低分子量肝素皮下注射，4 周后改用华法林 4 ~ 15 mg/d，2 周后调整至维持剂量 2 ~ 5 mg/d，连续应用 2 ~ 3 个月。

（3）中医中药：以凉血、解毒、活血化瘀为主，适用于慢性反复发作或肾型患者。

八、预后

多数预后良好，少数肾型患者预后较差，可转为慢性肾炎或肾病综合征。

第三节　原发免疫性血小板减少症

原发免疫性血小板减少症（primary immune thrombocytopenic purpura）曾称为特发性血小板减少性紫癜，以广泛皮肤黏膜及内脏出血、血小板减少、骨髓巨核细胞发育与成熟障碍、血小板生存时间缩短及血小板膜糖蛋白特异性自身抗体出现等为特征。本病是临床上最为常见的出血性疾病。发病率为（5 ~ 10）/10 万，可发生于任何年龄阶段，儿童和成人发病率均为 50% 左右，男性与女性发病率相近，育龄期女性发病率高于男性。本病发病率随年龄的增长而增高，60 岁以上人群发病率为 60 岁以下人群的 2 倍。

大多数研究认为，高原低氧环境是引起血小板减少的原因。随着海拔的升高，血小板含量逐渐降低，低血小板检出率逐渐增高[55]。

一、病因与发病机制

本病是一种自身免疫病，由于患者对自身血小板抗原失去免疫耐受，从而导致自身抗体和细胞毒性 T 细胞（CTL）介导的血小板过度破坏，以及巨核细胞数量和质量异常，血小板生成不足。

（一）血小板过度破坏

本病患者大部分血小板特异性自身抗体是针对 GPⅡb/Ⅲa，其次是抗 GPⅠb/Ⅸ 复合体以及其他血小板糖蛋白。抗体包被的血小板通过 Fcγ 受体与抗原提呈细胞（APC）结合，主要在脾内被破坏。在脾切除后，肝和骨髓即成为主要场所。除血小板自身抗体介导的血小板破坏外，患者 T 细胞介导的细胞毒还可直接溶解血小板。

（二）巨核细胞数量和质量异常，血小板生成不足

由于巨核细胞表面亦表达 GPⅡb/Ⅲa 和 GPⅠb，所以自身抗体与巨核细胞上相应的抗原结合，影响巨核细胞的成熟和血小板的生成。研究发现，Ig 可导致体外培养的正常巨核细胞增殖和成熟障碍。另外，CD8[+] 细胞毒性 T 细胞可通过抑制巨核细胞凋亡，导致血小板生成障碍。

血小板动力学研究显示，多数患者血小板动力学未见明显加速。另外，患者血小板生成素（TPO）水平正常或仅轻度升高，从另一反面证明患者血小板生成不足。

二、临床表现

（一）急性型

此型半数以上发生于儿童。

1．起病方式　多数患者发病前 1～2 周有上呼吸道等感染史，特别是病毒感染史。起病急骤，部分患者可有畏寒、寒战、发热。

2．出血

（1）皮肤、黏膜出血：表现为全身皮肤瘀点、紫癜、瘀斑，严重者可形成血疱及血肿。鼻出血、牙龈出血、口腔黏膜及舌出血常见，损伤及注射部位可渗血不止或形成大小不等的瘀斑。

（2）内脏出血：当血小板低于 $20 \times 10^9/L$ 时，可出现内脏出血，表现为呕血、黑便、咯血、血尿、阴道出血等。颅内出血（含蛛网膜下腔出血）可导致剧烈头痛、意识障碍、瘫痪及抽搐，是本病致死的主要原因。

（3）其他表现：出血量过大者，可出现程度不等的贫血、血压降低甚至失血性休克。

（二）慢性型

此型主要见于成人。

1．起病方式　起病隐匿，多在常规血液检查时偶然发现。

2．出血倾向　多数程度较轻且局限，但易反复发生，可表现为皮肤、黏膜出血，如瘀点、紫癜、瘀斑及外伤后止血不易等，鼻出血、牙龈出血亦很常见。严重内脏出血较少见，但月经过多较常见，在部分患者可为唯一的临床症状。患者病情可因感染等而骤然加重，出现广泛、严重的皮肤、黏膜及内脏出血。

3．其他表现　长期月经过多者可出现失血性贫血。病程在半年以上者，部分可出现轻度脾大。

三、辅助检查

（一）血小板检测

①血小板计数减少；②血小板平均体积偏大；③出血时间延长；④血块收缩不良。血小板功能一般正常。

（二）骨髓检查

①急性型患者骨髓检查可见巨核细胞数量轻度增加或正常，慢性型患者骨髓检查可见巨核细胞显著增加；②巨核细胞发育、成熟障碍，急性型者尤为明显，表现为巨核细胞体积变小，胞质内颗粒减少，幼稚巨核细胞增加；③有血小板形成的巨核细胞显著减少（<30%）；④红系及粒系、单核系细胞正常。

（三）血小板生存时间测定

90% 以上的患者血小板生存时间明显缩短。

（四）其他检查

患者可有程度不等的正常细胞或小细胞低色素性贫血。少数患者可有自身免疫性溶血的实验室检查证据（Evans 综合征）。

四、诊断与鉴别诊断

(一)诊断要点

本病的诊断标准为：①至少2次实验室检查血小板计数减少，血细胞形态无异常；②体格检查脾一般不增大；③骨髓检查显示巨核细胞数量正常或增多，有成熟障碍。④排除继发性血小板减少症，如自身免疫病、甲状腺疾病、药物诱导的血小板减少、同种免疫性血小板减少、淋巴系统增殖性疾病、恶性血液病、慢性肝病脾功能亢进、血小板消耗性减少、感染等所致的继发性血小板减少以及先天性血小板减少等。

(二)鉴别诊断

本病的确诊需要排除继发性血小板减少症，如再生障碍性贫血、脾功能亢进、骨髓增生异常综合征、白血病、系统性红斑狼疮、药物性免疫性血小板减少等。本病与过敏性紫癜不难鉴别。

五、临床分型与分期

1. 新诊断的原发免疫性血小板减少症 是指确诊后3个月以内者。

2. 持续性原发免疫性血小板减少症 是指确诊后3~12个月血小板持续减少者，包括没有自发缓解的患者或停止治疗后不能维持完全缓解者。

3. 慢性原发免疫性血小板减少症 是指血小板减少持续超过12个月。

4. 重症原发免疫性血小板减少症 是指血小板计数 $< 10 \times 10^9/L$，且就诊时存在需要治疗的出血症状或常规治疗过程中出现新的出血症状，且需要用其他升高血小板药物治疗或增加现有治疗的药物剂量。

5. 难治性原发免疫性血小板减少症 是指以下3项均满足的患者：①脾切除后无效或者复发；②仍需要治疗，以降低出血风险；③除外其他引起血小板减少症的原因，确诊为原发免疫性血小板减少症。

六、治疗

(一)一般治疗

本病的治疗宜个体化。对于血小板计数高于 $30 \times 10^9/L$，无出血表现，无血小板功能异常，无凝血功能异常，无手术、创伤，且不从事增加出血风险的工作或活动，出血风险较小的患者，可予以临床观察而不进行药物治疗。出血严重者应注意休息。血小板低于 $20 \times 10^9/L$ 者，应严格卧床，避免外伤。止血药的应用及局部止血详见本篇第十四章。

(二)糖皮质激素

一般情况下为首选治疗，近期有效率约为80%。

1. 作用机制 ①减少自身抗体生成及减轻抗原-抗体反应；②抑制单核-巨噬细胞系统对血小板的破坏；③改善毛细血管通透性；④刺激骨髓造血及血小板向外周血的释放。

2. 剂量与用法 常用泼尼松 $1 \, mg/(kg \cdot d)$，分次服用或顿服。对病情严重者用等效量地塞米松或甲泼尼龙静脉滴注，待病情好转后改为口服。待血小板升至正常或接近正常后，逐步减量（每周减量5 mg），最后以5~10 mg/d维持治疗，持续应用3~6个月。国外学者多认为，患者如无明显出血倾向，血小板计数 $> 30 \times 10^9/L$，则可不予以治疗。

(三)脾切除

1. 适应证 ①正规糖皮质激素治疗无效，病程迁延3~6个月；②糖皮质激素维持量需大于30 mg/d；③有糖皮质激素使用禁忌证；④ ^{51}Cr 扫描脾区放射指数增高。

2. 禁忌证 ①年龄 < 2 岁；②妊娠期；③因其他疾病不能耐受手术。脾切除治疗的有效率为70%~90%，治疗无效者对糖皮质激素的需要量亦可减少。

(四)免疫抑制剂治疗

不宜作为首选治疗方法。

1. 适应证 ①糖皮质激素或脾切除疗效不佳者；②有使用糖皮质激素或脾切除禁忌证；③与糖皮质激素合用以提高疗效及减少糖皮质激素的用量。

2. 主要药物

(1) 长春新碱：是最常用的药物，除具免疫抑制作用外，还可能有促进血小板生成及释放的作用。每次 1 mg，每周 1 次，静脉注射，4 ～ 6 周为 1 个疗程。

（2）环磷酰胺：剂量为 50 ～ 100 mg/d，口服，3 ～ 6 周为 1 个疗程，待患者病情改善后可逐渐减量，维持治疗 4 ～ 6 周，或 400 ～ 600 mg/d 静脉注射，每 3 ～ 4 周 1 次。

（3）硫唑嘌呤：剂量为 100 ～ 200 mg/d，口服，3 ～ 6 周为 1 个疗程，随后以 25 ～ 50 mg/d 维持治疗 8 ～ 12 周。该药可导致粒细胞缺乏，应予以注意。

（4）环孢素：主要用于难治性原发免疫性血小板减少症的治疗。250 ～ 500 mg/d，口服，维持剂量为 50 ～ 100 mg/d，可持续应用半年以上。

（5）吗替麦考酚酯：可用于难治性原发免疫性血小板减少症的治疗，0.5 ～ 1.0 mg/d，口服，须注意粒细胞减少的不良反应。

（6）利妥昔单抗：剂量为 375 mg/m²，静脉注射，可有效清除体内 B 淋巴细胞，减少自身抗体生成，也有人认为可替代脾切除。

（五）其他

达那唑为合成的雄激素类药，剂量为 300 ～ 600 mg/d，口服，与糖皮质激素有协同作用。其作用机制与免疫调节及抗雌激素有关。

（六）急症的处理

适应证：①血小板计数 < 10×10⁹/L 者；②出血严重、广泛者；③疑有或已发生颅内出血者；

④近期将实施手术或分娩者。

1．血小板输注 成人按每次 10 ～ 20 U 给予，根据病情可重复使用（从 200 ml 循环血中单采所得的血小板为 1 U 血小板）。有条件者尽量使用单采血小板。

2．静脉注射免疫球蛋白 剂量为 0.4 g/kg，静脉滴注，4 ～ 5 天为 1 个疗程。1 个月后可重复应用。其作用机制与单核 - 巨噬细胞 Fc 受体封闭、抗体中和及免疫调节等有关。

3．大剂量甲泼尼龙 剂量为 1 g/d，静脉注射，3 ～ 5 次为 1 个疗程，可通过抑制单核 - 巨噬细胞系统而发挥治疗作用。

4．血浆置换 3 ～ 5 天内，连续 3 次以上，每次置换 3000 ml 血浆，也有一定的疗效。

七、疗效判断

在判断疗效时，应至少检测 2 次血小板计数，并且至少间隔 7 天。具体标准为：

1．完全缓解（complete response，CR） 治疗后血小板计数 ≥ 100×10⁹/L，且患者没有出血。

2．有效 治疗后血小板计数 ≥ 30×10⁹/L，并且至少较基础血小板计数增加 2 倍，且患者没有出血。

3．无效 治疗后血小板计数 < 30×10⁹/L，或血小板计数增加不到基础值的 2 倍，或患者有出血。

第四节 维生素 K 缺乏症

维生素 K 缺乏症是一种获得性、复合性出血性疾病。存在引起维生素 K 缺乏的基础疾病、有出血倾向、维生素 K 依赖性凝血因子缺乏或减少为本病的特征。相关统计资料显示[13]，高原地区维生素 K 缺乏性出血病，高发病年龄段为 8 天～ 3 月龄，占 78.1%，各年龄段发病者几乎 100% 都出现贫血改变，发病者以神经系统损害为主要表现的占 65.6%，其次为消化系统病变及皮肤、黏膜改变。

一、病因

（一）摄入不足

食物特别是绿色蔬菜中富含维生素 K，且肠道细菌可以纤维素为主要原料合成内源性维生素 K。可导致维生素 K 摄取不足的情况包括：①长期进食过少或不能进食；②长期低脂饮食，维生素 K 为脂溶性，其吸收需要依赖适量脂质；③胆道疾病，如阻塞性黄疸、胆道术后引流或瘘管形成等，因胆盐缺乏而导致维生素 K 吸收不良；④肠瘘、广泛小肠切除、慢性腹泻等所致的吸收不良综合征；⑤长期使用（口服）抗生素，导致肠道菌群失调，内源性合成维生素 K 减少。

长期居住在高原的人群，受高原地区地理环境及气候条件影响，农作物以青稞为主，饮食以酥油、糌粑、牛肉为主，绿叶蔬菜及水果摄入量少，可造成维生素 K 相对缺乏[59]。

（二）肝病

重型肝炎、失代偿性肝硬化及晚期肝癌等，由于肝功能受损，加之维生素 K 的摄取、吸收、代谢及利用障碍，肝不能合成正常量的维生素 K 依赖性凝血因子。

（三）口服维生素 K 拮抗剂

如香豆素类抗生素等，具有与维生素 K 类似的结构，却无与其相同的功能，可通过竞争性抑制作用干扰维生素 K 依赖性凝血因子的合成。

（四）新生儿

出生后 2 ～ 7 天的新生儿，可因体内维生素 K 贮存消耗、摄入不足及生成障碍等，导致维生素 K 缺乏而引起出血。

二、临床表现

除原发病的症状、体征外，本病的主要表现即为出血。

1．皮肤、黏膜出血 如皮肤紫癜、瘀斑，鼻出血，牙龈出血等。

2．内脏出血 如呕血、黑便、血尿及月经过多等，严重者可致颅内出血。

3．外伤或手术后伤口出血。

4．新生儿出血症 多见于出生后 2 ～ 3 天，常表现为脐带出血、消化道出血等。

本病患者出血程度一般较轻，罕有肌肉、关节及其他深部组织出血的发生。

三、辅助检查

1．筛选试验 PT 延长、APTT 延长。

2．确诊试验 FX、FIX、FVII、凝血酶原抗原及其活性降低。

四、诊断

本病的参考诊断标准为：①存在引起维生素 K 缺乏的基础疾病；②皮肤、黏膜及内脏轻、中度出血；③ PT、APTT 延长，FX、FIX、FVII、凝血酶原抗原及其活性降低；④维生素 K 治疗有效。

五、治疗

1．积极治疗相关基础疾病。

2．饮食治疗 多摄入富含维生素 K 的食物，如新鲜蔬菜等绿色食品。

3．补充维生素 K ①对出血较轻者，应用维生素 K 25 ～ 50 mg/d，分次口服，持续应用半个月以上；②对出血严重或有胆道疾病者，应用维生素 K_1 120 ～ 140 mg/d，加入 250 ～ 500 ml 葡萄糖溶液中静脉滴注，3 ～ 5 天后改用口服制剂。

4．补充凝血因子 如患者出血严重，应用维生素 K 难以快速止血，则可用冷沉淀物 10 ～ 20 IU/kg，静脉滴注，每 4 小时 1 次，连用 2 ～ 3 天。亦可输注新鲜冷冻血浆。

第五节 弥散性血管内凝血

弥散性血管内凝血（disseminated intravascular coagulation，DIC）是在严重疾病基础上发生微循环广泛性纤维蛋白沉积和血小板聚集，并伴有继发性纤溶亢进的一种获得性全身性血栓形成 - 出血综合征。临床表现为出血、栓塞、微循环障碍及血管内溶血等。诱发 DIC 的因素及基础疾病很多，涉及临床各科。其中，感染性疾病、恶性肿瘤、病理产科、手术及创伤、医源性疾病是 DIC 的五大常见病因。

长期居住在高原的人群，部分人由于高原缺氧，血流动力学发生改变，可导致严重 DIC。其形成原因包括：①缺氧血管内皮细胞损伤，激活因子Ⅻ，血小板易于附着。②红细胞过度增生，使血液黏稠，血流速缓慢，活性因子不易被带走，血小板与血管壁或心房（室）壁接触机会增加。③高原居民比平原居民红细胞生成增多，破坏也增多，血液易酸化。④组织因素，激发凝血反应等。通过对青海地区 41 例收住 ICU 并发生 DIC 的患者临床特征进行分析显示，危重患者由于高原地区的外环境低氧复合体内环境缺氧，产生的叠加作用可造成严重低氧血症，易引起 DIC。在高原地区 ICU 内，DIC 为常见并发症，确诊时间多为疾病中、晚期，治疗困难，患者病死率高[14]。

一、病因

（一）感染性疾病

感染性疾病占 DIC 患者发病原因的 31%～43%。

1. 细菌感染　革兰氏阴性菌感染，如脑膜炎球菌、大肠埃希菌、铜绿假单胞菌感染等，革兰氏阳性菌（如金黄色葡萄球菌）感染等。

2. 病毒感染　流行性出血热、重型肝炎等。

3. 立克次体感染　斑疹伤寒等。

4. 其他感染　脑型疟疾、钩端螺旋体病、组织胞浆菌病等。

（二）恶性肿瘤

恶性肿瘤占 DIC 患者发病原因的 24%～34%。常见的有急性早幼粒细胞白血病、淋巴瘤、前列腺癌、胰腺癌及其他实体肿瘤。

（三）病理产科

病理产科占 DIC 患者发病原因的 4%～12%。主要包括羊水栓塞、感染性流产、死胎滞留、重症妊娠高血压综合征、子宫破裂、胎盘早剥、前置胎盘等。

（四）手术及创伤

手术及创伤占 DIC 患者发病原因的 1%～5%。富含组织因子（TF）的器官（如脑、前列腺、胰腺、子宫及胎盘等），可因手术及创伤等释放组织因子，诱发 DIC。大面积烧伤、严重挤压伤、骨折及蛇咬伤也易导致 DIC。

（五）医源性疾病

医源性疾病占 DIC 患者发病原因的 4%～8%，且发病率日趋增高，主要与药物、手术、放疗、化疗及不正常的医疗操作有关。

（六）全身各系统疾病

可导致 DIC 的全身各系统疾病包括恶性高血压、肺源性心脏病、巨大血管瘤、急性呼吸窘迫综合征（ARDS）、急性胰腺炎、重型肝炎、溶血性贫血、血型不合输血、新月体性肾小球肾炎、糖尿病酮症酸中毒、系统性红斑狼疮、中暑、移植物抗宿主病（GVHD）等。

1. 组织损伤　感染、肿瘤、严重或广泛创伤、大型手术等因素导致 TF 或组织因子类物质释放入血，激活外源性凝血途径。蛇毒等外源性物质亦可激活此途径，或直接激活 FX 及凝血酶原。

2. 血管内皮损伤　感染、炎症及变态反应、缺氧等可引起血管内皮损伤，导致 FⅫ 激活及 TF 的释放，启动外源性或内源性凝血途径。

3. 血小板损伤　各种炎症反应、药物、缺氧等可致血小板损伤，诱发血小板聚集及释放反应，通过多种途径激活凝血过程。

4. 纤溶系统激活　上述致病因素亦可同时通过直接或间接方式激活纤溶系统，导致凝血 - 纤溶平衡进一步失调。

研究表明，由炎症等导致的单核细胞、血管内皮 TF 过度表达及释放，某些病态细胞（如恶性肿瘤细胞）及受损组织 TF 的异常表达及释放，是 DIC 最重要的始动机制。凝血酶与纤溶酶的形成是 DIC 发生过程中导致血管内微血栓形成、凝血因子减少及纤溶亢进的两个关键机制。炎症和凝血系统相互作用，炎症因子加重凝血功能异常，而凝血功能异常又可加剧炎症反应，形成恶性循环。感染时，蛋白质 C 系统严重受损，蛋白质 C 水平降低且激活受到抑制，使活化蛋白质 C（APC）水平降低，导致抗凝系统活性降低，可进一步加剧 DIC 的发病过程。

下列因素可促进 DIC 的发生：①单核 - 巨噬系统受到抑制，见于重型肝炎、大剂量使用糖皮质激素等；②纤溶系统活性降低；③高凝状态，如妊娠等；④其他因素，如缺氧、酸中毒、脱水、休克等。

二、病理与病理生理

（一）微血栓形成

微血栓形成是 DIC 的基本和特异性病理变化。其发生部位广泛，多见于肺、肾、脑、肝、心、肾上腺、胃肠道及皮肤、黏膜等部位。主要为纤维蛋白性血栓及纤维蛋白 - 血小板血栓。

（二）凝血功能异常

①高凝期：高凝状态是 DIC 的早期改变。②消耗性低凝期：患者有出血倾向，PT 显著延长，血小板及多种凝血因子水平低下。此期持续时间较长，常成为 DIC 的主要临床特点并出现实验室检查异常表现。③继发性纤溶亢进期：多出现在 DIC 后期，但亦可在凝血途径激活的同时，甚至成为某些类型 DIC 的主要病理过程。

（三）微循环障碍

毛细血管微血栓形成、血容量减少、血管舒缩功能失调、心功能受损等因素可造成微循环障碍。

三、临床表现

DIC 的临床表现可因原发病、DIC 类型和分期不同而有较大差异。

（一）出血倾向

出血倾向的发生率为 84% ～ 95%。其特点为自发性、多发性出血，部位可遍及全身，多见于皮肤、黏膜、伤口及穿刺部位；其次为某些内脏出血，表现为咯血、呕血、血尿、便血、阴道出血，严重者可发生颅内出血。

（二）休克或微循环衰竭

休克或微循环衰竭的发生率为 30% ～ 80%。临床表现为一过性或持续性血压下降，患者早期即可出现肾、肺、大脑等器官功能不全，表现为肢体湿冷、少尿、呼吸困难、发绀及神志改变等。休克程度与出血量常不呈比例。顽固性休克是 DIC 病情严重、预后不良的征兆。

（三）微血管栓塞

微血管栓塞分布广泛，发生率为 40% ～ 70%，可为浅层栓塞，多见于眼睑、四肢、胸背部及会阴部，黏膜损伤易发生于口腔、消化道、肛门等部位。临床表现为皮肤发绀，进而发生灶性坏死、斑块状坏死或溃疡形成。栓塞也常发生于深部内脏器官，多见于肾、肺、脑等脏器，可表现为急性肾衰竭、呼吸衰竭、意识障碍、颅内高压综合征等。虽然出血是 DIC 患者最典型的临床表现，但器官功能衰竭在临床上更为常见。

（四）微血管病性溶血性贫血

微血管病性溶血性贫血见于约 25% 的患者，可表现为进行性贫血，贫血程度与出血量不呈比例，偶尔可见皮肤、巩膜黄染。

四、辅助检查

DIC 的实验室检查包括两个方面：一是反映止血功能的变化，如凝血酶原时间（PT）、活化部分促凝血酶原激酶时间（APTT）或血小板计数，这些信息可以反映凝血因子消耗程度和活化程度。二是反映纤溶系统的活化，可通过纤维蛋白降解产物（fibrin degradation product，FDP）来间接评价。

（一）血小板计数

血小板计数减少或进行性下降是诊断 DIC 灵敏但非特异性的指标，98% 的 DIC 患者存在血小板减少，其中约 50% 的患者血小板计数 $< 50 \times 10^9/L$。血小板计数低与凝血酶生成密切相关，因为血小板消耗是由凝血酶诱导的血小板聚集所致。但单次血小板计数对诊断帮助不大，而血小板计数进行性下降对诊断 DIC 更有价值。值得注意的是，血小板计数减少还可见于未合并 DIC 的急性白血病或败血症。

（二）纤维蛋白降解产物及 D- 二聚体测定

能够反映继发性纤溶亢进的指标中，临床最常见的是纤维蛋白降解产物（FDP）和 D- 二聚体的测定。FDP 是纤维蛋白原和交联纤维蛋白单体的降解产物，而 D- 二聚体仅为交联纤维蛋白单体被纤溶酶降解的产物，故后者对诊断 DIC 更有特异性。但由于在体外、近期手术或静脉栓塞时 FDP 和 D- 二聚体均可升高；且 FDP 可经肝代谢与肾分泌，肝、肾功能异常可干扰 FDP 水平，因此这 2 项指标不宜作为单独诊断 DIC 的标准，必须结合血小板计数与凝血时间的改变才能作出正确诊断。

（三）PT 和 APTT 测定

由于凝血因子的消耗与合成减少（肝功能异常、维生素 K 缺乏、合成蛋白减少、大量出血），50%～60% 的 DIC 患者在疾病的某一阶段存在 PT 和 APTT 延长。然而近半数 DIC 患者 PT 和 APTT 正常或缩短，这是由于活化的凝血因子（如凝血酶或因子 Xa）所致。因此，PT 和 APTT 正常并不能排除凝血系统激活，必须进行动态监测。

（四）纤维蛋白原测定

纤维蛋白原（fibrinogen，Fbg）测定对 DIC 的诊断帮助不大，因为纤维蛋白原属于急性期反应蛋白，尽管持续消耗，但在血浆中的水平仍可在正常范围。临床上，低纤维蛋白原敏感性在 DIC 患者中约占 28%，并且仅在极严重的 DIC 患者存在低纤维蛋白原血症。纤维蛋白原水平在高达 57% 的 DIC 患者中处于正常水平。

（五）外周血涂片

DIC 患者外周血涂片可见一些形态各异的红细胞碎片，但红细胞碎片的比例多 < 10%。一般而言，依靠该指标诊断 DIC 既不特异也不灵敏；当出现红细胞碎片时，应考虑血栓性血小板减少性紫癜或其他血栓微血管病。

（六）血栓弹力图

血栓弹力图（thromboelastography，TEG）可以提供凝血始动时间、凝血速率、凝血强度和纤维蛋白溶解等信息。

（七）其他止血分子标志物检测

抗凝血酶（AT）和蛋白质 C（PC）通常在 DIC 患者表现为降低，并且对预后具有提示意义，但这 2 项指标对于 DIC 诊断的灵敏度及特异性意义有限。

五、诊断与鉴别诊断

（一）诊断

我国的诊断标准参照 2012 年版《弥散性血管内凝血诊断与治疗中国专家共识》。

1. 临床表现

（1）存在易引起 DIC 的基础疾病。

（2）具有下列 1 项以上临床表现：①有多发性出血倾向。②出现不易用原发病解释的微循环衰竭或休克。③出现多发性微血管栓塞的症状、体征，如皮肤、皮下、黏膜栓塞性坏死及早期出现肺、肾、脑等脏器功能衰竭。

2. 实验检查指标

（1）同时具有下列 3 项以上异常：①血小板计数（PLT）$< 100 \times 10^9$/L 或呈进行性下降，肝病、白血病患者血小板 $< 50 \times 10^9$/L。②血浆纤维蛋白原含量（FIB）< 1.5 g/L 或呈进行性下降，或 > 4 g/L，白血病及其他恶性肿瘤患者 < 1.8 g/L，肝病患者 < 1.0 g/L。③ 3P 试验呈阳性或血浆 FDP > 20 mg/L，肝病患者 FDP > 60 mg/L，或 D- 二聚体水平升高或呈阳性。④凝血酶原时间（PT）缩短或延长 3 秒以上，肝病患者延长 5 秒以上，或活化部分促凝血酶原激酶时间（APTT）延长 10 秒以上。

（2）疑难或特殊病例有下列 1 项以上异常：①纤溶酶原含量及其活性降低；② AT 含量、活性及 vWF 水平降低（不适用于肝病患者）；③血浆因子Ⅷ：C 活性 < 50%（与严重肝病所致的出血鉴别时有价值）；④血浆凝血酶 - 抗凝血酶复合物（TAT）或凝血酶原碎片 1+2（F_{1+2}）水平升高；⑤血浆纤溶酶 - 纤溶酶抑制物复合物（PIC）浓度升高；⑥血（尿）纤维蛋白肽 A（FPA）水平增高。

（二）鉴别诊断

本病需与下列疾病相鉴别：

1. 原发性纤溶亢进症　由于两者都存在纤溶亢进的过程，因此原发性纤溶亢进症有时可与 DIC 混淆，但是由于原发性纤溶亢进是纤维蛋白单体的溶解，凝血检查包括 D 二聚体基本正常或轻度升高，血小板计数不减少。

2. 血栓性血小板减少性紫癜　两者具有较多类似的表现，但血栓性血小板减少性紫癜患者 ADAMTS-13 活性明显降低。

3．重型肝炎　此类患者多具有明确的肝病史，临床呈现肝细胞性黄疸，血小板活化不明显，D-二聚体正常或轻度升高。

六、治疗

（一）治疗基础疾病，消除诱因

如控制感染，治疗肿瘤、产科疾病及外伤；纠正缺氧、缺血及酸中毒等。

（二）抗凝治疗

抗凝治疗是终止 DIC 病理过程、减轻器官损伤，重建凝血-抗凝平衡的重要措施。一般认为，DIC 的抗凝治疗应在处理基础疾病的前提下，与补充凝血因子同步进行。

1．肝素治疗

（1）肝素：对于急性 DIC 患者，使用剂量为 10 000 ~ 30 000 U/d，一般为 15000 U/d 左右，每 6 小时用量不超过 5000 U，静脉滴注，根据病情可连续使用 3 ~ 5 天。

（2）低分子量肝素：与肝素相比，其抑制 FXa 的作用较强，较少依赖 AT，较少引起血小板减少，出血并发症较少，半衰期较长，生物利用度较高。常用剂量为 75 ~ 150 IU FXa（抗活化因子 X 国际单位）/（kg·d），每天 1 次或分 2 次皮下注射，连用 3 ~ 5 天。

肝素使用适应证：① DIC 早期（高凝期）；②血小板及凝血因子呈进行性下降，微血管栓塞表现（如器官功能衰竭）明显的患者；③消耗性低凝期，但病因短期内不能去除者，在补充凝血因子的情况下使用。

应慎用肝素的情况包括：①手术后或损伤创面未经良好止血；②近期有大咯血的结核病或有大量出血的活动性消化性溃疡；③蛇毒所致 DIC；④ DIC 晚期，患者有多种凝血因子缺乏及明显纤溶亢进。

肝素使用的血液学监测指标最常用的是 APTT，正常值为（40±5）秒，肝素治疗的应用以使其延长 60% ~ 100% 为最佳剂量。如用凝血时间（CT）作为肝素使用的血液学监测指标，则不宜超过 30 分钟。肝素过量可用鱼精蛋白中和，鱼精蛋白 1 mg 可中和肝素 100 U。

2．其他抗凝血药及抗血小板药

（1）复方丹参注射液：可单独应用或与肝素联合应用，具有疗效肯定、安全、无须严密进行血流动力学监测等优点。剂量与用法：复方丹参 20 ~ 40 ml，加入 100 ~ 200 ml 葡萄糖溶液中静脉滴注，每天 2 ~ 3 次，连用 3 ~ 5 天。

（2）右旋糖酐 40（低分子右旋糖酐）：剂量为 500 ~ 1000 ml/d，连用 3 ~ 5 天，有辅助治疗价值。右旋糖酐 40 可引起过敏反应，重者可致过敏性休克，使用时应谨慎。

（3）双嘧达莫：将双嘧达莫 500 mg/d 加入 200 ml 葡萄糖溶液中静脉滴注，每天 1 次，连用 3 ~ 5 天。

（三）补充血小板及凝血因子

补充血小板及凝血因子适用于有明显血小板或凝血因子减少证据和已进行病因及抗凝治疗，DIC 未能得到良好控制者。

1．新鲜全血　每次 800 ~ 1500 ml（20 ~ 30 ml/kg），每毫升加入 5 ~ 10 IU 肝素。全血输注现已少用。

2．新鲜冷冻血浆　每次 10 ~ 15 ml/kg，需进行肝素化。

3．血小板悬液　对血小板计数 $< 20 \times 10^9$/L，疑有颅内出血或其他危及生命的出血者，需输入血小板悬液，使血小板计数 $> 20 \times 10^9$/L。

4．纤维蛋白原　首次剂量为 2.0 ~ 4.0 g，静脉滴注。24 小时内给予 8.0 ~ 12.0 g，可使患者血浆纤维蛋白原升至 1.0 g/L。由于纤维蛋白原半衰期较长，所以通常每 3 天用药 1 次。

5．FⅧ及凝血酶原复合物　仅在严重肝病合并 DIC 时考虑应用。

（四）纤溶抑制药物

纤溶抑制药物一般宜与抗凝血药同时应用。适用于 DIC 的基础病因及诱发因素已经去除或控制，并有明显纤溶亢进的临床及实验室检查证据或为 DIC 晚期，继发性纤溶亢进已成为迟发性出血主要原因的患者。

（五）溶栓疗法

溶栓疗法主要用于 DIC 后期、脏器功能衰竭明显且经上述治疗无效者。可试用尿激酶或 t-PA。

（六）其他治疗

糖皮质激素不作为常规治疗药物应用，可予以考虑应用的情况包括：①基础疾病需要应用糖皮质激素治疗者；②感染导致中毒休克综合征，且 DIC 已经有效抗感染治疗者；③并发肾上腺皮质功能不全者。

山莨菪碱有助于改善微循环及纠正休克，可在 DIC 早期、中期应用。剂量与用法：每次 10 ～ 20 mg，静脉滴注，每天 2 ～ 3 次。

第六节　血栓栓塞性疾病

血栓形成和血栓栓塞性疾病，简称血栓栓塞性疾病，高原环境下血栓形成的条件与平原地区相比，均有不同程度的变化特点[15]，导致血管内皮细胞损伤和血液凝固性增加，为血栓形成创造条件，直接或间接引起血栓栓塞性疾病（如静脉血栓栓塞症、心脏血栓、脑静脉血栓、脑静脉窦血栓形成和视网膜静脉栓塞等）的发生。

一、病因与发病机制

本类疾病的病因与发病机制十分复杂，迄今尚未完全阐明。近年研究表明，其发生、发展主要与下列 6 种因素密切相关。

（一）血管内皮损伤

当血管内皮细胞因机械因素（如动脉粥样硬化）、化学因素（如药物）、生物因素（如内毒素）、免疫因素及血管自身病变等因素受损时，可促使血栓形成。

（二）血小板数量增加，活性增强

各种导致血小板数量增加、活性增强的因素，均有诱发、促进血栓栓塞性疾病发生的可能，如血小板增多症、机械因素、化学因素、免疫反应等导致的血小板破坏加速等。目前认为，血小板因素在动脉血栓形成（如心肌梗死）的发病过程中有更为重要的地位。

（三）血液凝固性增高

在多种生理及病理状态下，机体凝血活性可显著增强，如妊娠、高龄及创伤、感染等所致的应激反应、高脂血症、恶性肿瘤等。

（四）抗凝活性减低

生理性抗凝活性减低是血栓形成的重要条件。其常见原因有：①抗凝血酶（AT）减少或缺乏；②蛋白质 C（PC）及蛋白质 S（PS）缺乏症；③由 FV 等结构异常引起的活化蛋白质 C 抵抗（APC-R）现象。

（五）纤溶活力降低

临床常见的情况有：①纤溶酶原结构或功能异常，如异常纤溶酶原血症等；②纤溶酶原激活剂（PA）释放障碍；③纤溶酶原激活物抑制物过多。这些因素均可导致机体对纤维蛋白的清除能力下降，有利于血栓形成及增大。

（六）血液流变学异常

各种原因引起的血液黏滞度增高、红细胞变形能力下降等，均可导致全身或局部血流淤滞、缓慢，为血栓形成创造条件。如高纤维蛋白原血症、高脂血症、脱水、红细胞增多症等。

近年来发现，多种药物使用亦与血栓形成有密切关系，如使用口服避孕药、rFⅦa、TPO 及肝素等。

二、临床表现

此类疾病的临床表现因血栓形成及栓塞的血管类型、部位，血栓形成速度，血管堵塞程度及有无侧支循环形成而异。

（一）静脉血栓形成

静脉血栓形成最为多见，常发生在深静脉，如腘静脉、股静脉、肠系膜静脉及门静脉等。血栓类型多为红细胞血栓或纤维蛋白性血栓。主要表现有：①血栓形成部位肿胀、疼痛；②血栓远端血液回流障碍，如肢体远端水肿、胀痛，皮肤颜色改变，腹腔积液等；③血栓脱落后栓塞血管引起相关脏器功能障碍，如肺梗死等。

（二）动脉血栓形成

动脉血栓形成多见于冠状动脉、脑动脉、肠系膜动脉及肢体动脉等，血栓类型早期多为血小板血栓，随后为纤维蛋白性血栓。临床表现有：①患者发病多较突然，可有局部剧烈疼痛，如心绞痛、腹痛、肢体剧烈疼痛等；②出现相关供血部位组织缺血、缺氧所致的器官、组织结构及功能异常，如心肌梗死、心力衰竭、心源性休克、心律失常、意识障碍及偏瘫等；③血栓脱落后出现脑栓塞、肾栓塞、脾栓塞等相关症状及体征；④供血组织缺血性坏死引发的临床表现，如发热等。

（三）毛细血管血栓形成

毛细血管血栓形成常见于 DIC、血栓性血小板减少性紫癜（TTP）及溶血尿毒症综合征等。临床表现往往缺乏特异性，主要为皮肤黏膜栓塞性坏死、微循环衰竭及器官功能障碍。

三、诊断

血栓栓塞由于栓子的部位、栓子大小和侧支循环的建立而表现出相应器官功能障碍。静脉血栓最为常见。

（一）遗传性易栓症

首次发病一般在 50 岁以前，有反复静脉血栓形成，部分患者可有家族史。尤其在抗凝血酶（AT）、蛋白质 C（PC）、蛋白质 S（PS）缺陷症患者中常有以上特征。但对于年龄 > 50 岁的首次静脉血栓形成而无阳性家族史的患者，则应考虑 FV Leiden、凝血酶原基因突变和高同型半胱氨酸血症存在的可能，但此类异常在欧美人种发生率较高，而在亚裔人种发生率明显较低。

（二）病史与体格检查

应询问血栓形成的发病年龄、部位、持续时间及其过程，了解诱发血栓形成的高危因素，如手术、外伤、妊娠、围生期、炎症、肾病综合征、雌激素替代治疗或长期服用避孕药、肥胖、卧床、既往血栓形成史和潜在的肿瘤病灶等。

对出现下列情况者，建议进行遗传性易栓症筛查：①发病年龄 < 50 岁；②有明确的静脉血栓栓塞症家族史；③复发性静脉血栓栓塞症；④少见部位（如下腔静脉、肠系膜静脉、脑静脉、肝静脉、肾静脉等）的静脉血栓栓塞症；⑤特发性静脉血栓栓塞症（无诱因的静脉血栓栓塞症）；⑥女性口服避孕药或绝经后接受雌激素替代治疗导致的静脉血栓栓塞症；⑦复发性不良妊娠（流产、胎儿发育停滞、死胎等）；⑧口服华法林抗凝治疗过程中发生双香豆素性皮肤坏死；⑨新生儿暴发性紫癜。

已知存在遗传性易栓症的静脉血栓栓塞症患者的一级亲属在发生获得性易栓疾病或存在获得性易栓因素时，建议进行相应遗传性缺陷的检测。

（三）实验室检查

1. 初筛前常规检查 全血细胞计数、血涂片、肝功能、肾功能、凝血功能（PT、APTT、TT）等检查。

2. 影像学检查 CT、血管造影和多普勒超声等多种影像学检查，可以确定血栓发生的部位、大小。

3. 特殊危险因子检测 抗凝血酶缺陷是我国人群最常见的遗传性易栓症，建议筛查的检测项目包括抗凝血酶、蛋白质 C 和蛋白质 S 活性。对于抗凝活性下降的个体，有条件时应进行相关抗原水平的测定，明确抗凝血酶缺陷的类型。对于有高加索血统的少数民族人群除筛查上述抗凝蛋白外，还应检测活化蛋白质 C 抵抗症（因子 V Leiden 突变）和凝血酶原 G20210 突变。

对上述检测未发现缺陷的静脉血栓栓塞症患者，建议进一步检测血浆同型半胱氨酸，因子 Ⅷ、Ⅸ、Ⅺ 和纤溶酶原缺陷等。

四、治疗

（一）治疗基础疾病

如防治动脉粥样硬化、控制糖尿病及感染等。

（二）一般治疗

卧床休息，肢体静脉血栓形成者应抬高患肢。

（三）对症治疗

对症治疗包括止痛、纠正器官功能衰竭等。

（四）抗血栓药物治疗

1．抗凝治疗

（1）肝素：主要用于治疗近期发生的血栓性疾病。肝素的一般初始剂量为 10 000 ~ 20 000 U/d，每 6 ~ 8 小时一次，静脉滴注，以 APTT 作为监测指标调整剂量，以使 APTT 延长 1 ~ 2 倍为宜。总疗程一般不宜超过 10 天。近年在临床上广泛应用的低分子量肝素（LMWH），具有对抗凝血酶依赖性较小、较少引起血小板减少及出血、药物半衰期较长、无需严格血液学监测、疗效优于肝素等优点，已被推荐代替肝素用于深静脉血栓形成及肺栓塞患者。

（2）抗凝血酶：主要用于抗凝血酶缺乏症患者，可增强肝素的抗凝效果，减少肝素所致的出血并发症。

（3）香豆素类药物：可通过与维生素 K 竞争，阻断维生素 K 依赖性凝血因子的生物合成，主要用于血栓栓塞性疾病的预防、肝素抗凝治疗后的维持治疗。常用药物为华法林，剂量为 5 mg/d，分次日服，连续服用 4 ~ 5 天后，以凝血酶原时间（PT），国际标准化比值（INR）作为监测指标，维持 INR 值在 1.8 ~ 2.8 为最佳治疗剂量，但对不同种类的血栓患者有不同的 INR 要求。

（4）来匹芦定：为特异性抗凝血酶制剂，不良反应少、毒性低为其优点，临床已用于冠状动脉综合征、肝素诱导性血小板减少症合并血栓形成的患者。剂量与用法：0.25 ~ 1.00 mg/(kg·h)，持续静脉滴注，4 ~ 8 天为 1 个疗程。

（5）重组人活化蛋白质 C（APC）：可抑制败血症诱导的凝血酶生成，目前已经成功用于治疗败血症引起的 DIC，可降低死亡率。剂量与用法：24 μg/(kg·h)，静脉输注 96 小时，严重血小板减少（< 30×10⁹/L）患者慎用。

（6）磺达肝素（癸）钠：为活化 FX 抑制剂，临床研究表明其对深静脉血栓形成、急性冠状动脉综合征的疗效优于低分子量肝素。

2．抗血小板药物治疗

（1）阿司匹林：可通过抑制环氧化酶、阻断花生四烯酸代谢、减少 TXA_2 生成而发挥抗血小板聚集作用。主要用于血栓栓塞性疾病的预防及肝素应用后的维持治疗。常用剂量为 75 ~ 300 mg/d，根据不同情况选择具体剂量。

（2）双嘧达莫：可通过抑制磷酸二酯酶或增加腺苷酸环化酶活性，提高血小板内 cAMP 水平而抑制血小板聚集，还有增加血管前列环素（PGI_2）生成及抑制血小板 TXA_2 生成的作用。

（3）氯吡格雷：为特异性血小板聚集抑制剂，主要作用机制：①作为 ADP 受体拮抗剂，特异性抑制 ADP 诱导的血小板聚集；②对花生四烯酸及肾上腺素等诱导的血小板聚集反应亦有一定的抑制作用，但程度低于对 ADP 的作用；③抗血小板作用仅能在体内显现，这与其在体内的代谢活性产物 CS-747 密切相关。常用剂量为每天 75 mg，口服。特殊情况下，如患者发生急性心肌梗死时，建议起始负荷剂量为 300 mg，随后以 75 mg/d 维持。该药总体耐受性良好，主要有胃肠道不良反应。

3．溶栓疗法 主要用于治疗新近的血栓形成或血栓栓塞。应选择性应用于有肢体坏疽风险的深静脉血栓形成患者、血流动力学不稳定的肺栓塞及冠状动脉栓塞患者等。对动脉血栓患者最好在发病 3 小时之内进行溶栓疗法，最晚不超过 6 小时；对静脉血栓患者应在发病 72 小时内实施溶栓疗法，最晚不超过 6 天。

（1）尿激酶（UK）：可通过激活纤溶酶原而发挥溶栓作用。由于尿激酶在激活纤溶酶原的同时可降解纤维蛋白原，故其临床应用受限。剂量及用法：首次使用剂量为 4000 U/kg，静脉注射，随之以 4000 U/h 持续静脉滴注，1 ~ 3 天为 1 个疗程。

（2）组织型纤溶酶原激活剂（t-PA）：可选择性激活血栓中的纤溶酶原，发挥溶栓作用。剂量及用法：首次使用剂量为 100 mg，静脉注射，随之以 50 mg/h 持续静脉滴注，共 2 小时，第 2 ~ 3 天可酌情减量。

（3）单链尿激酶型纤溶酶原激活物（scu-PA）：对结合于纤维蛋白的纤溶酶原具有较高的亲和力，故局部溶栓作用强于 UK，又可减少血液中纤维蛋白原的过度降解。常用剂量为 80 mg，

60 ～ 90 分钟内静脉滴注，每天 1 ～ 2 次，每个疗程持续 3 ～ 5 天。

溶栓疗法的监测指标：①血纤维蛋白原，应维持在 1.2 ～ 1.5 g/L；②血 FDP 检测，以使其维持在 400 ～ 600 mg/L 为宜。

（五）介入疗法及手术治疗

对重要脏器（如心、脑）新近形成的血栓或血栓栓塞（动脉血栓 6 小时，静脉血栓 6 天），可通过导管将溶栓药物注入局部病变部位，以溶解血栓，恢复正常血供。对陈旧性血栓经内科治疗效果不佳而侧支循环形成不良者，可考虑行手术治疗，即通过手术取出血栓或切除栓塞的血管段并重新吻合，或行血管旁路移植术。

（罗 伟 吴 晶）

参考文献

[1] Moore L G, Armaza F, Villena M, Vargas E. Comparative aspects of high-altitude adaptation in human populations [J]. Advances in experimental medicine and biology, 2000, 475：45-62.

[2] 赵善民, 黄俊杰, 黄丽娟. 低温和低压条件下家兔血液流变及自由基的改变. 中国血液流变学杂志, 2004, 14（1）：57-58.

[3] 卫华. 高原高寒环境对内皮细胞的损伤及其保护作用化合物研究 [D]. 北京：中国人民解放军军事医学科学院, 2012.

[4] Brown DE, Beall CM, Strohl KP, et al. Exhaled nitric oxide decreases upon acute exposure to high-altitude hypoxia [J]. Am J Hum Biol, 2006, 18（2）：196-202.

[5] Han Y, Yan G, Wang Q, et al. Predominantroleo fvasoconstrictors over dilatators derived from arachidonic acidin hypoxic pulmonary vasoconstriction [J]. Mol Med Rep, 2013, 8（4）：1263-1271.

[6] Modesti PA, Vanni S, Morabito M. Role of endothelin-1 in exposure to high altitude：Acute Mountain Sickness and Endothelin-1（ACME-1）study [J]. Circulation, 2006, 114（13）：1410-1416.

[7] Nakahata N.Thromboxane A2：physiology/pathophysiology, cellular signal transduction and pharmacology [J]. Pharmacol Ther, 2008, 118（1）：18-35.

[8] Wang YW, Wang R, Xie H, et al. Clinical significance and detection of acute inflammation factors and application progress of it in plateau medicine [J]. Pharm J Chin PLA, 2013, 25（6）：28-32.

[9] Anand AC, Jha SK, Saha A, et al.Thrombosis as a complication of extended stay at high altitude [J]. The National Medical Journal of India, 2001, 14（2）：197-201.

[10] 徐薇, 陈华. 不同海拔高度大气压和氧含压的变化与对比探讨 [J]. 西藏科技, 2018, 1（3）：59-61.

[11] 罗伟, 贾乃镛, 李占全, 等. 高原健康人及高原红细胞增多症患者血浆蛋白 C、蛋白 S 的变化 [J]. 中华血液学杂志, 2005, 26（6）：362.

[12] 孙小妹, 戴亮, 孙飞扬. 成都地区与川西高原地区过敏性紫癜患儿临床特征比较分析 [J]. 现代预防医学, 2018, 45（12）：2274-2287.

[13] 李敏. 高原地区维生素 K 缺乏性出血病 64 例临床分析 [J]. 基层医学论坛, 2018, 22（22）：3081-3082.

[14] 鲍海咏. 高原地区 ICU 患者发生 DIC 的临床特点及诊治对策 [J]. 高原医学杂志, 2009, 19（3）：20-21.

[15] 肖迪, 时莹庆, 关巍. 高原环境在血栓形成及血栓栓塞性疾病发病中作用的研究进展 [J]. 山东医药, 2017, 57（47）：102-106.

第五篇

风湿性疾病

第十九章

风湿性疾病总论

一、概述

风湿性疾病（rheumatic disease）简称风湿病，是泛指影响骨、关节及其周围软组织（如肌肉、滑囊、肌腱、筋膜、神经等）的一组疾病。其病因包括感染、免疫、代谢、内分泌、退行性变、环境、遗传、肿瘤等因素。本病表现可以为全身性或系统性，也可呈局限性；可以为器质性病变，也可为精神性或功能性病变。

1983 年美国风湿病学会（American College of Rheumatology，ACR）从疾病的病因学、病理学、生物化学、遗传学、免疫学以及临床等不同角度进行归纳分类，将风湿性疾病分为十大类，涵盖 200 多种疾病，表 19-1 是对这这种分类方法的简单归纳。

总体而言，风湿性疾病是一组常见病，但其中某些疾病相对少见。我国类风湿关节炎患病率为 0.32% ~ 0.36%，强直性脊柱炎患病率约为 0.25%，系统性红斑狼疮患病率约为 0.07%，原发性干燥综合征患病率约为 0.3%，痛风患病率约为 1.1%，并呈逐年上升趋势，骨关节炎在 50 岁以上人群中的患病率可达 50%。

有资料显示，在我国高原地区，痛风的发病率高于平原地区，并且随着居住时间的延长而逐渐增高，总体患病率为 10% 左右，远高于平原地区所有年龄段痛风的患病率 1.1% [1,2]。

有研究者等对我国内陆平原地区、南疆干旱地区、北疆寒冷高原地区及沿海潮湿地区不同兵种部队士兵进行的脊柱关节病流行病学调查发现，在高原寒冷环境中强直性脊柱炎的患病率为 0.35%，高于我国内陆平原地区，提示高原寒冷环境可能使强直性脊柱炎发病率增高 [3]。

有研究指出，高原地区系统性红斑狼疮患者关节损害发生率均较平原地区患者高。此外，高原地区患者神经系统和肾损害与平原地区亦有不同 [4,5]。

二、病理表现

风湿病的病理改变有炎症性反应及非炎症性病变，如表 19-2 所示，由此而构成其特异的临床症状。炎症性反应除痛风性关节炎是因尿酸盐结晶所导致外，其余大部分由免疫反应引起。

血管炎是弥漫性结缔组织病常见的共同病理改变，可造成血管壁增厚、管腔狭窄，使局部组织器官缺血，广泛损伤和临床表现与此有关。

三、病史采集与体格检查

1. 病史采集 风湿病是一个涉及多学科、多系统的疾病，其正确的诊断需要依靠正确的病史采集和全身（包括关节及脊柱）体格检查。因为

表19-1 风湿性疾病的范畴和分类

疾病分类	疾病名称
弥漫性结缔组织病	系统性红斑狼疮、类风湿关节炎、干燥综合征、系统性硬化及血管炎等
与脊柱相关的关节炎	强直性脊柱炎、银屑病关节炎、反应性关节炎、炎性肠病性关节炎等
退行性关节炎	骨关节炎
与感染有关的关节炎	化脓性关节炎、反应性关节炎
代谢及内分泌所致疾病	痛风、假性痛风、甲状腺功能减退症、甲状旁腺功能亢进症相关关节病
与肿瘤相关的风湿性疾病	滑膜肉瘤、多发性骨髓瘤、转移癌等
神经病变所致疾病	压迫性神经病变、反射性交感神经营养不良等
伴有关节表现的骨骼、骨膜及软骨疾病	骨质疏松、缺血性骨坏死
非关节性风湿病	软组织风湿病、肌腱炎等
其他	周期性风湿病、药物相关性风湿综合征等

表19-2 风湿病的病理特点

疾病	主要病理特点	
	炎症性反应	非炎症性表现
类风湿关节炎	滑膜炎	骨质破坏
强直性脊柱炎	附着部位炎症	—
痛风	晶体性关节炎	—
骨关节炎	—	关节软骨变性
系统性红斑狼疮	小血管炎	—
干燥综合征	唾液腺炎、泪腺炎	—
多发性肌炎/皮肌炎	肌炎、间质性肺炎	肌萎缩
抗磷脂综合征	血栓形成、栓塞	—
系统性硬化	间质性肺炎	皮下纤维组织增生、微血管病
血管炎	不同大小的动、静脉炎	—

风湿病可以分为两类，一类是以关节损害为主的关节病（包括类风湿关节炎、骨关节炎等），另一类是不限于关节的多脏器损害的系统性疾病（包括系统性红斑狼疮、血管炎、干燥综合征等）。应当详细询问患者关节病的起病方式，受累部位、数量，疼痛的性质与程度，功能状况及其演变过程，同时了解关节以外的系统受累情况也是必不可少的病史采集内容。

2. 体格检查 除一般内科体格检查外，还须进行肌肉、关节、脊柱检查，包括肌力，关节肿痛及压痛部位、程度，关节畸形，以及关节与脊柱功能检查等。总之，全面询问病史和进行体格检查是有必要的，有助于临床医师对风湿病患者做出初步诊断，并指导进一步辅助检查。

四、实验室检查

（一）常规检查

对风湿病的确诊很有帮助。常规血液、尿液、肝功能、肾功能检查是必需的，有助于病情分析，如溶血性贫血、血小板减少、白细胞数量变化、蛋白尿都可能与弥漫性结缔组织病有关。高原红细胞增多症患者往往合并高尿酸血症（患病率为50%），20%的患者罹患痛风。

红细胞沉降率、C反应蛋白、球蛋白和补体测定对诊断和评估病情活动性都有帮助。如急性痛风性关节炎、类风湿关节炎患者可伴红细胞沉降率、C反应蛋白增高。

（二）特异性检查

1. 自身抗体 血清中出现自身抗体是风湿性疾病的一大特点，即机体产生了针对自身组织、器官、细胞和细胞成分的抗体。

（1）抗核抗体（antinuclear antibody，ANA）：是抗细胞核内成分的抗体。因为细胞核内包含多种成分，所以ANA其实是抗核内多种物质的抗体谱。根据细胞核内各种成分的理化特性、分布部位及其临床意义，可将ANA分为抗DNA、抗组蛋白、抗非组蛋白、抗核仁抗体以及抗其他细胞成分抗体五类。其中，抗非组蛋白抗体，是指抗不含组蛋白，而可被盐水提取的可溶性核抗原（extractable nuclear antigen，ENA）的抗体，通常称为抗ENA抗体。对于ANA呈阳性的患者要考虑结缔组织病（connective tissue disease，CTD）的可能性，但应多次或进行多项实验室检查证实为阳性。此外，正常老年人或其他非结缔组织病患者，血清中可能存在低滴度的ANA。因此，绝不能只满足ANA呈阳性，而应对阳性标本进行稀释度测定。另外，由于存在 ANA 谱，因此对于对 ANA 呈阳性的患者，除应检测其滴度外，还应分清其属于哪一类 ANA，不同成分的 ANA 有其不同的临床意义，具有不同的诊断特异性。

（2）类风湿因子（rheumatoid factor，RF）：是一种靶抗原为变性 IgG 分子的 Fc 片段，可见于类风湿关节炎、干燥综合征、系统性红斑狼疮、系统性硬化等多种结缔组织病患者，亦可见于急性病毒性感染（如单核细胞增多症、肝炎、流行性感冒等）患者，寄生虫感染（如疟疾、血吸虫病等）患者，慢性感染（如结核病、亚急性细菌性心内膜炎等）患者，某些肿瘤患者以及约 5% 的正常人。因此，类风湿因子（RF）在类风湿关节炎患者中的阳性率约为 80%，但特异性较差。

（3）抗中性粒细胞胞质抗体（antineutrophil cytoplasmic antibody，ANCA）：对血管炎尤其是肉芽肿性多血管炎的活动性判定有帮助。中性粒细胞胞质内含有多种抗原成分，其中，丝氨酸蛋白酶 -3（PR3）和髓过氧化物酶（MPO）与血管炎的关系密切。

（4）抗磷脂抗体：目前临床应用的抗磷脂抗体包括抗心磷脂抗体、狼疮抗凝物。该抗体与血小板减少、血栓形成、习惯性流产有关。

（5）抗角蛋白抗体（antikeratin antibody，AKA）：是一组不同于类风湿因子而对类风湿关节炎有较高特异性的自身抗体。抗核周因子抗体（antiperinuclear factor autoantibody，APF）、抗角蛋白抗体（AKA）的靶抗原为细胞骨架的基质蛋白，即聚丝蛋白（filaggrin）。APF 和 AKA 均可出现在类风湿关节炎的早期。环瓜氨酸肽（cyclic citrullinated peptide，CCP）是聚丝蛋白的主要成分，以人工合成的 CCP 所测到的抗 CCP 抗体对诊断类风湿关节炎有较 AFA 更好的灵敏度和特异性。

2．人类白细胞抗原（human leucocyte antigen，HLA）检测　HLA-B27 与脊柱关节病密切相关，HLA-B27 在强直性脊柱炎患者中的阳性率为 90%，亦可见于反应性关节炎、银屑病关节炎以及炎性肠病性关节炎患者。此外，HLA-B5 与贝赫切特综合征相关，HIA-DR2、HLA-DR3 与系统性红斑狼疮相关，HIA-DR4 与类风湿关节炎有一定关联。

3．病理活组织检查　对诊断有决定性意义，并有指导治疗的作用。如唇腺炎、狼疮性肾炎、血管炎患者具有不同的病理表现。

4．关节液的检查　关节液检查主要用于鉴别炎症性或非炎症性关节病变，并分析导致炎症性反应的可能原因，如尿酸盐结晶、焦磷酸盐结晶和细菌的存在。因此，关节液检查均应包括白细胞分类与计数，非炎症性关节液白细胞总数往往＜ $2000×10^6$/L，中性粒细胞不升高；而炎症性关节液白细胞总数则可高达 $20000×10^6$/L 以上，中性粒细胞达 70% 以上。化脓性关节液不仅外观呈脓性，且白细胞计数更高。采用光学显微镜和偏振光显微镜检查各种结晶是有必要的，需要时可做细菌革兰氏染色和培养。

五、影像学检查

影像学检查在风湿病学中是一个重要的辅助检查手段，有助于各种脊柱关节病的诊断、鉴别诊断、疾病严重性分期、药物疗效判断等。

（一）X 线检查

X 线检查是骨和关节检查最常用的影像学检查技术，其缺点是不易发现较小的关节破坏病灶，因此 X 线检查对早期诊断关节炎的灵敏度不高。

（二）超声检查

1．肌肉和骨骼超声　高分辨率超声可以提供肌腱、韧带、肌肉、神经、关节囊等相关组织清晰的超声下解剖图像，既可用于检测早期骨与软骨结构损伤，也可用于诊断肌腱炎症、肌肉损伤和关节肿胀、骨及软骨侵蚀破坏等。另外，还可以实施超声引导下的实时治疗。超声检查成本适中，无电离辐射，但对操作者的技能要求高，对深度关节变化的检测灵敏度低。

2．心脏超声检查　可以用于筛查肺动脉高压。

（三）计算机断层成像（CT）

CT 可用于检测有多层组织重叠部位的病变，如骶髂关节、股骨头、胸锁关节、椎间盘等处病变，其灵敏度较 X 线检查高。脑部 CT 亦可用于系统性红斑狼疮患者中枢神经病变的诊断，高分辨率肺部 CT 则可用于发现合并结缔组织病的肺间质病变。多排螺旋 CT 也可用于对大动脉炎患者进行血管检查。

（四）磁共振成像（MRI）

MRI 对脑部病变、脊髓炎、关节炎、骨坏死、软组织脓肿、肌肉外伤、肌炎以及骨髓水肿等的诊断均有帮助。

（五）血管造影

血管造影对疑有血管炎者的诊断有帮助。对于结节性多动脉炎、大动脉炎患者，进行血管造影可以明确诊断和病变范围。但血管造影属于有创性检查，故其临床应用有一定限制。

六、治疗

风湿病一旦诊断明确，即应早期开始相应治疗。治疗措施包括患者健康教育、物理治疗、矫形、锻炼、药物治疗、手术治疗等。其中，抗风湿药主要包括非甾体抗炎药、糖皮质激素和改善病情的抗风湿药。另外，还可应用某些辅助治疗。

（一）非甾体抗炎药

非甾体抗炎药（nonsteroidal anti-inflammatory drug，NSAID）通过抑制环氧化酶（COX）活性，减少前列腺素合成而具有抗炎、止痛、退热、消肿作用。COX 有两种同工酶，即 COX-1 和 COX-2。在生理情况下，COX-1 和 COX-2 可以同时表达于人体肾、脑、卵巢等组织。COX-1 主要表达于胃黏膜，血小板中仅有 COX-1。COX-2 产生的前列腺素主要见于炎症部位，可引起相应组织的炎症反应，导致红肿、疼痛、发热。NSAID 兼有抑制 COX-1 和 COX-2 的作用，抑制 COX-2 可达到抗炎、镇痛的疗效，抑制 COX-1 后可出现胃肠道不良反应，严重者甚至出现溃疡、出血、穿孔。肾 COX-1 受抑制后可出现水肿、电解质紊乱、血压升高，严重者可出现可逆性肾功能不全。此外，NSAID 还可引起外周血细胞减少、凝血障碍、再生障碍性贫血、肝功能损害等，少数患者可出现过敏反应（皮疹、哮喘），以及耳鸣、听力减退、无菌性脑膜炎等。

选择性 COX-2 抑制剂的疗效与传统 NSAID 相似，对肾的不良反应与传统 NSAID 相似，但可减少胃肠道不良反应。但高度选择性 COX-2 抑制剂对 COX-1 产生的血栓素无抑制作用，故可能有导致血栓形成的不良反应，故对患者应严密随访。

（二）糖皮质激素

糖皮质激素是治疗多种结缔组织病的一线药物，但非根治药物，具有很强而快速的抗炎作用，主要通过其受体发挥作用。其受体一部分位于中枢神经系统，以调节激素的昼夜活性规律，另一部分位于机体各种细胞内，以发挥抗炎和调节代谢的作用。当激素与胞质内受体结合成为复合物时，可进入细胞核内与染色质相结合，改变该细胞所合成的蛋白质功能。

糖皮质激素对免疫系统的作用包括抑制巨噬细胞吞噬和抗原递呈作用，减少循环中的淋巴细胞和 NK 细胞数量，对产生抗体的成熟 B 细胞抑制作用较弱。目前使用的糖皮质激素半衰期短的有可的松、氢化可的松，半衰期中度的有泼尼松、甲泼尼龙等，半衰期长的有地塞米松等。糖皮质激素的不良反应有感染、高血压、高糖血症、骨质疏松、停药反应、股骨头无菌性坏死、肥胖、精神兴奋、消化性溃疡等，临床应用时须掌握适应证和药物剂量，同时监测其不良反应。

（三）改善病情的抗风湿药

改善病情的抗风湿药（disease-modifying antirheumatic drug，DMARD）是指可以防止和延缓类风湿关节患者骨结构破坏的药物，是一组有不同化学结构的药物或生物制剂，其特点是起效慢，停药后作用消失亦慢，故曾被称为慢作用抗风湿药。这类药物可通过其抑制淋巴细胞作用（抗疟药除外）而达到缓解类风湿关节炎或其他结缔组织病患者的病情，但不能消除低度的免疫炎症反应。

（四）生物制剂

治疗风湿病的生物制剂种类较多。肿瘤坏死因子拮抗剂（英夫利昔单抗、依那西普、阿达木单抗、戈利木单抗）可用于类风湿关节炎（含幼年型）、强直性脊柱炎、银屑病关节炎及克罗恩病等疾病的治疗；抗 CD20 单抗可用于难治性类风湿关节炎、难治性系统性红斑狼疮以及难治性血管炎的治疗；贝利木单抗是作用于 B 细胞活化因子的抑制剂，可用于治疗活动性 SLE；白介素 -1 拮抗剂也可用于治疗难治性痛风；阿巴西普可用于治疗类风湿关节炎。

生物制剂发展迅速，可以通过阻断免疫反应中的某个环节而起效，已成为抗风湿药的重要组成部分。其不良反应主要为感染和过敏等，临床使用时应严格把握适应证。

小分子合成的靶向药物，如 JAK 抑制剂托法替尼，已被批准用于类风湿关节炎的治疗，并取得一定疗效。

（五）辅助治疗

静脉注射免疫球蛋白、血浆置换等有一定疗效，可用于有一定适应证的风湿病患者。

除应用上述药物治疗外，还须重视对风湿病患者及其家属的相关健康教育，消除其心理负担[6,7]。

（苏　娟）

参考文献

[1] 张玉涛，马利锋，范小伟，等. 高原性痛风的研究进展 [J]. 国外医学医学地理杂志，2018，39（3）：263-266.
[2] 曾小峰，陈耀龙. 2016 中国痛风诊疗指南 [J]. 中华内科杂志，2016（11）：892-899.
[3] 吴振彪，朱平，王宏坤，等. 某部队官兵血清阴性脊柱关节病发病规律调查 [J]. 中华流行病学杂志，2004，25（9）：753-755.
[4] Qian G，Ran X，Zhou C X，et al. Systemic lupus erythematosus patients in the low-latitude plateau of China：altitudinal influences [J]. Lupus，2014，23（14）：1537-1545.
[5] 杨娇，姚海红，莫晓冬，等. 我国西藏地区（高原）系统性红斑狼疮患者临床及免疫学特征分析 [J]. 北京大学学报：医学版，2018，50（6）：1004-1008.
[6] 葛均波，徐永健，王辰. 内科学. 9 版 [M]. 北京：人民卫生出版社，2018.
[7] 陈灏珠. 实用内科学. 13 版 [M]. 北京：人民卫生出版社，2013.

第二十章

类风湿关节炎

一、概述

类风湿关节炎（rheumatoid arthritis，RA）是一种病因不明的自身免疫病，多见于中年女性，我国人群患病率约为 0.42%。患者发病无地域差别，高原地区与平原内陆地区发病率无显著性差异。病变主要表现为对称性、慢性、进行性多关节炎。关节滑膜的慢性炎症、增生可导致血管翳形成，侵犯关节软骨、软骨下骨、韧带和肌腱等，造成关节软骨、骨和关节囊破坏，最终导致关节畸形和功能丧失[1]。

二、临床表现

（一）症状和体征

1. 关节表现　包括滑膜炎症状和关节结构破坏的表现，前者经治疗后有一定可逆性，但后者一旦出现即很难逆转。患者病情和病程存在个体差异，从短暂、轻微的少关节炎到急剧进行性多关节炎均可出现，常伴有晨僵，持续时间至少为1 小时者临床意义较大。

关节痛往往是最早出现的症状，最常见的部位为腕关节、掌指关节、近端指间关节，其次是足趾、膝、踝、肘、肩等关节。关节痛多呈对称性、持续性，但程度时轻时重，疼痛的关节部位往往伴有压痛，受累关节皮肤可出现褐色色素沉着。

关节肿胀多因关节腔内积液或关节周围软组织炎症引起，病程较长者可因滑膜慢性炎症所致肥厚而引起肿胀。受累的关节均可肿胀，常见的部位为腕关节、掌指关节、近端指间关节、膝关节等，亦多呈对称性。

晚期患者可出现关节畸形，关节周围肌肉萎缩、痉挛则可使畸形更为严重。最为常见的晚期关节畸形是腕关节和肘关节强直、掌指关节半脱位、手指向尺侧偏斜和呈"天鹅颈"样及"纽扣花样"表现。重症患者关节呈纤维性或骨性强直，失去正常关节功能，致使生活不能自理。

2. 关节外表现

（1）类风湿结节：是本病较常见的关节外表现，可见于 20%～30% 的患者，多位于关节隆突部及受压部位的皮下，如前臂伸面、肘部鹰嘴突附近、枕部、跟腱等处。结节大小不一，其直径为数毫米至数厘米、质硬、无压痛，呈对称性分布。几乎所有脏器（如心脏、肺、眼）等均可受累。类风湿结节的存在提示疾病的活动性。

（2）血管炎：发生系统性血管炎（systemic vasculitis）的患者少见。体格检查可见患者指甲下或指端出现小血管炎，其表现和滑膜炎的活动性无直接相关性，少数可引起局部组织的缺血性坏死。眼部受累者多表现为巩膜炎，严重者可因巩膜软化而影响视力。

（3）肺：肺部受累很常见，其中男性多于女性，有时可为首发症状。肺间质病变是最常见的肺部病变，可见于约 30% 的患者。①结节样改变：肺内出现单个或多个结节，为肺内类风湿结节的表现。②类风湿尘肺（Caplan 综合征）：肺尘埃沉着病患者合并类风湿关节炎时易出现大量肺部结节，称为类风湿尘肺，临床和胸部 X 线表现均类似于肺内的类风湿结节，数量多，体积较大，可突然出现并伴关节症状加重。病理检查可见结节中心坏死区内含有粉尘。③胸膜炎，见于约 10% 的患者，表现为单侧或双侧少量胸腔积液，偶尔为大量胸腔积液。胸腔积液呈渗出性，糖含量很低。④肺动脉高压，一部分是由于肺内动脉病变所致，另一部分则由肺间质病变引起。

（4）心脏：急性和慢性类风湿关节炎患者都可出现心脏受累，其中，心包炎最常见，多见于类风湿因子检测呈阳性、有类风湿结节的患者，但多数患者无相关临床表现。超声心动图检查显示约 30% 的患者可出现少量心包积液。

（5）胃肠道：患者可有上腹不适、胃痛、恶心、食欲缺乏，甚至黑便，多与服用抗风湿药，尤其是非甾体抗炎药有关，很少由疾病本身引起。

（6）肾：本病很少累及肾，偶尔有轻微膜性肾小球肾炎、肾小球肾炎、肾内小血管炎以及肾淀粉样变性（amyloidosis）等报道。此外，患者由于长期应用 NSAID 以及部分抗风湿药，可能导致急、慢性肾功能损害。

（7）神经系统：神经受压是类风湿关节炎患者出现神经系统病变的常见原因。受压的周围神经病变与相应关节的滑膜炎严重程度相关。最常受累的神经有正中神经、尺神经以及桡神经。神经系统受累可以根据临床症状和神经定位来诊断，如正中神经在腕关节处受压可出现腕管综合征。脊髓受压表现为渐进性双手感觉异常和力量减弱，腱反射多亢进，病理反射呈阳性。多发性单神经炎通常由于小血管炎缺血性病变所致。

（8）血液系统：患者的贫血程度通常与病变活动性相关，尤其是与关节的炎症程度相关。贫血通常为正细胞正色素性贫血，当患者出现小细胞低色素性贫血时，通常是由于病变本身或因服用非甾体抗炎药而造成胃肠道长期少量出血所致。此外，患者的贫血程度与慢性病贫血（anemia of chronic disease，ACD）的发病机制有关，当患者的炎症得到控制后，贫血也可得以改善。病变处于活动期的患者常见血小板增多，其增多程度与滑膜炎活动的关节数呈正相关，并受关节外表现的影响，血小板增高的机制目前仍不明确。

Felty 综合征是指类风湿关节炎伴有脾大、中性粒细胞减少，有的患者甚至出现贫血和血小板减少。类风湿关节炎患者出现 Felty 综合征时，其病变并非都处于关节炎活动期，其中很多患者合并下肢溃疡、色素沉着，皮下结节，关节畸形，以及发热、乏力、食欲减退和体重减轻等全身表现。

（9）干燥综合征：30%～40% 的类风湿关节炎患者在疾病的各个时期均可出现此综合征。随着病程的延长，干燥综合征的患病率逐渐增高。口干、眼部干燥是此综合征的表现，但部分患者症状不明显，须通过各项检查证实有干燥性角膜结膜炎和口干燥症。

（二）实验室检查

1. 血液检查　多数活动期患者有轻度至中度正细胞性贫血，白细胞计数大多正常，有时可见嗜酸性粒细胞和血小板增多。血清免疫球蛋白 IgG、IgM、IgA 可升高，血清补体水平多数正常或仅有轻度升高。60%～80% 的患者有高水平类风湿因子（RF），但 RF 检测呈阳性也可见于慢性感染（肝炎、结核病等）、其他结缔组织病和正常老年人。其他，如抗角质蛋白抗体（AKA）、抗核周因子抗体（APF）和抗环瓜氨酸肽抗体（CCP）等自身抗体对类风湿关节炎有较高的诊断特异性，灵敏度为 30%～40%。

2. 关节滑液检查　正常人关节腔内的滑液不超过 3.5 ml。当关节出现炎症时，关节滑液增多，滑液中的白细胞明显增多，可达 2000～75000×10^6/L，且中性粒细胞占优势，其黏度差，葡萄糖含量较低（低于血糖）。

（三）关节影像学检查

1. X 线检查　为明确本病的诊断、病程和发展情况，在起病初期应进行包括双侧腕关节、双手和（或）双足在内的 X 线检查，以及其他受累关节的 X 线检查。类风湿关节炎的早期 X 线表现为关节周围软组织肿胀，关节附近轻度骨质疏松（Ⅰ期），继之出现关节间隙狭窄（Ⅱ期），关节破坏（Ⅲ期），关节脱位或融合，关节破坏后的纤维性和骨性强直（Ⅳ期）。

2. 关节超声检查　超声检查关节结构破坏的灵敏度高于常规影像学检查。多普勒超声检查可用于确认滑膜炎是否存在，监测疾病的活动性和进展，评估炎症情况。通过超声检查能清晰显示关节滑膜、滑囊、关节腔积液、关节软骨厚度及形态等。彩色多普勒血流成像（color Doppler flow imaging，CDFI）和彩色多普勒能量图（color Doppler energy image，CDE image）能直接用于检测关节组织内的血流分布，反映滑膜炎症情况，且具有较高的灵敏度。临床缓解后超声检查发现的亚临床滑膜炎，是类风湿关节炎复发和后续影像学进展的独立预测因素之一。通过超声检查还可以动态判断关节积液的量及其与体表的距离，用以指导关节穿刺及治疗。

3. MRI　是检测早期病变最灵敏的工具。MRI 在显示关节病变方面优于 X 线检查，可早期发现滑膜增厚、骨髓水肿和轻微关节面侵蚀，对类风湿关节炎的早期诊断有意义。MRI 较常规影像学检查能更早地检测到滑膜炎、关节间隙狭窄、骨侵蚀等变化。MRI 和超声检查可以检测出炎症，且对早期炎症的检测优于临床体格检查，是鉴别亚临床炎症的依据，可用来预测未分化关节炎是否会进展为类风湿关节炎，还可在临床缓解时预测未来的关节损害，用于评估持续性炎症。MRI 检查见骨髓水肿是早期类风湿关节炎影像学表现进展强有力的独立预测因素之一，可作为预后判断的指标之一。

三、诊断

1. 诊断标准　类风湿关节炎的诊断主要依靠临床表现、自身抗体检测及 X 线改变。对于典型的病例，根据 1987 年美国风湿病学会（American

College of Rheumatology，ACR）分类标准（表 20-1）诊断并不困难，但以单关节炎为首发症状的某些不典型、早期类风湿关节炎，常易被误诊或漏诊。对于此类患者，除应进行血、尿常规，红细胞沉降率，C 反应蛋白及类风湿因子等检查外，还可做磁共振成像（MRI），以达到早期诊断。2010 年 ACR 和欧洲抗风湿病联盟（the European League Against Rheumatism，EULAR）联合颁布了新的类风湿关节炎分类标准评分系统（表 20-2），总分为 6 分以上者可以确诊为类风湿关节炎。对可疑类风湿关节炎患者要定期复查、严密随访。

2．活动性判断 判断类风湿关节炎活动性的项目包括疲劳程度、晨僵持续时间、关节疼痛和肿胀的程度、关节压痛和肿胀部位的数量、关节功能受限制程度以及急性炎症指标（如红细胞沉降率、C 反应蛋白和血小板）等。

3．缓解标准 类风湿关节炎临床缓解标准包括：①晨僵时间＜ 15 min；②无疲劳感；③无关节痛；④活动时无关节痛或关节无压痛；⑤无关节或腱鞘肿胀；⑥红细胞沉降率（魏氏法），女性＜ 30 mm/h，男性＜ 20 mm/h。

符合上述 5 条或 5 条以上并至少持续 2 个月者，考虑为临床缓解；若患者有活动性血管炎、心包炎、胸膜炎、肌炎和近期出现无原因的体重

表20-1 1987年美国风湿病学会（ACR）类风湿关节炎分类标准

项目	注释
1．晨僵	关节及其周围僵硬感至少持续 1 小时（病程≥ 6 周）
2．个或 3 个区域以上关节部位的关节炎	观察到下列 14 个区域（左侧或右侧近端指间关节、掌指关节、腕关节、肘关节、膝关节、踝关节及跖趾关节）中累及 3 个，且同时出现软组织肿胀或积液（不是单纯骨隆起）（病程≥ 6 周）
3．手关节炎	腕关节、掌指关节或近端指间关节中，至少有一个关节肿胀（病程≥ 6 周）
4．对称性关节炎	两侧关节同时受累（双侧近端指间关节、掌指关节及跖趾关节受累时，不一定绝对对称）（病程≥ 6 周）
5．类风湿结节	观察到在骨隆突部位，伸肌表面或关节周围有皮下结节
6．类风湿因子检测呈阳性	任何检测方法显示血清类风湿因子含量异常，且该检测方法在正常人群中的阳性率＜ 5%
7．影像学改变	手和腕部后前位 X 线检查显示有典型的类风湿关节炎影像学改变：必须包括骨质侵蚀或受累关节及其邻近部位有明确的骨质脱钙表现

以上 7 项中，满足 4 项或 4 项以上并排除其他关节炎，即可诊断为类风湿关节炎

表20-2 2010年ACR/EULAR 类风湿关节炎分类标准评分系统

关节受累	得分	血清学（至少满足 1 条）	得分
1 个大关节	0	RF 和 ACPA 均呈阴性	0
2 ~ 10 个大关节	1	RF 和（或）ACPA 呈低滴度阳性	2
1 ~ 3 个小关节（伴或不伴大关节受累）	2	RF 和（或）ACPA 呈高滴度阳性	3
4 ~ 10 个小关节（伴或不伴大关节受累）	3	—	—
＞ 10 个关节（至少 1 个小关节受累）	5	—	—
急性时相反应物（至少满足 1 条）		症状持续时间	
CRP 和 ESR 正常	0	＜ 6 周	0
CRP 或 ESR 异常	1	≥ 6 周	1

适用人群：至少有一个关节明确表现为滑膜炎（肿胀），滑膜炎无法用其他疾病解释；类风湿关节炎分类标准评分系统（各项总和≥ 6 分即可诊断为类风湿关节炎）；

RF，类风湿因子；CRP，C 反应蛋白；ESR，红细胞沉降率

减轻或发热，则不能认为缓解。

4．鉴别诊断　诊断过程中，应注意将类风湿关节炎与骨关节炎、痛风性关节炎、反应性关节炎、银屑病关节炎和其他结缔组织病（系统性红斑狼疮、干燥综合征、硬皮病等）所致的关节炎相鉴别。

（1）骨关节炎：该病为退行性骨关节病，发病年龄多在 40 岁以上，主要累及膝关节、脊柱等负重关节。活动时关节疼痛加重，可有关节肿胀、积液。手指骨关节炎常被误诊为类风湿关节炎，尤其在远端指间关节出现赫伯登（Heberden）结节和近端指关节出现布夏尔（Bouchard）结节时，易被视为滑膜炎。骨关节炎患者通常无游走性疼痛，大多数患者红细胞沉降率正常，类风湿因子检测呈阴性或呈低滴度阳性。X 线检查示关节间隙狭窄、关节边缘呈唇样增生或有骨疣形成。

（2）痛风：慢性痛风性关节炎的表现有时与类风湿关节炎相似。痛风性关节炎多见于中老年男性，常呈反复发作，病变好发部位为单侧第一跖趾关节或跗关节，也可侵犯膝、踝、肘、腕及手关节。急性发作时，患者血尿酸水平常增高，慢性痛风性关节炎时，可在关节和耳廓等部位出现痛风石。

（3）银屑病关节炎：银屑病关节炎以手指或足趾远端关节受累为主，患者也可出现关节畸形，但类风湿因子检测呈阴性，且伴有银屑病的皮肤或指甲病变表现。

（4）强直性脊柱炎：该病主要侵犯脊柱，但外周关节也可受累，特别是对于以膝、踝、髋关节表现为首发症状者，需与类风湿关节炎相鉴别。该病有以下特点：①青年男性多见；②主要侵犯骶髂关节及脊柱，外周关节受累多以下肢不对称关节受累为主，常有肌腱炎；③90%～95%的患者 HLA-B27 检测呈阳性；④类风湿因子检测呈阴性；⑤骶髂关节及脊柱的 X 线改变对诊断有很大帮助。

（5）结缔组织病所致关节炎：干燥综合征、系统性红斑狼疮患者均可有关节症状，且部分患者类风湿因子检测呈阳性，但都有相应的特征性临床表现和自身抗体。

（6）其他：对不典型的以单个或少关节起病的类风湿关节炎患者，需要与感染性关节炎（包括结核）、反应性关节炎和风湿热等疾病相鉴别。

四、治疗

目前，类风湿关节炎的治疗包括药物治疗、外科治疗和心理康复治疗等。

1．药物治疗　当前国内外应用的药物（包括植物药）均不能完全控制关节破坏，只能缓解疼痛、减轻或延缓炎症的发展。治疗类风湿关节炎的常用药物包括四大类，即非甾体抗炎药（NSAID）、改善病情的抗风湿药（DMARD）、糖皮质激素和植物药。

（1）NSAID：可抑制环氧化酶活性，减少前列腺素合成，具有抗炎、止痛、退热、消肿的作用。由于 NSAID 使前列腺素的合成减少，故可引起相应的不良反应。此类药可引起胃肠道不良反应，患者可出现恶心、呕吐、腹痛、腹泻、腹胀、食欲不佳，严重者有消化道溃疡、出血、穿孔等。肾不良反应：肾血流灌注量减少，出现水、钠潴留及高血钾、血尿、蛋白尿、间质性肾炎，严重者可发生肾坏死，导致肾功能不全。另外，NSAID 还可引起外周血细胞减少、凝血障碍、再生障碍性贫血、肝功能损害等，少数患者可发生过敏反应（皮疹、哮喘），以及耳鸣、听力下降、无菌性脑膜炎等。治疗类风湿关节炎的常见 NSAID 见表 20-3。

环氧化酶有两种异构体，即环氧化酶 -1（COX-1）和环氧化酶 -2（COX-2）。选择性 COX-2 抑制剂与非选择性的传统 NSAID 相比，能明显减少严重胃肠道不良反应的发生。但高度选择性 COX-2 抑制剂对 COX-1 产生的血栓素无抑制作用，故可能有导致血栓形成的不良反应，对患者应严密随访。

必须指出的是，无论选择何种 NSAID，剂量都应个体化；只有在一种 NSAID 足量使用 1～2 周后无效才能更换为另一种；避免两种或两种以上 NSAID 同时服用，因其疗效不叠加，可导致不良反应增多。需要强调的是，NSAID 虽能减轻类风湿关节炎患者的症状，但不能改变病程和预防关节破坏，故必须与 DMARD 联合应用。

（2）传统 DMARD：该类药物较 NSAID 发挥作用慢，达到临床症状的明显改善需用药 1～6 个月，故又称为慢作用药。此类药物虽然不具备即刻止痛和抗炎作用，但有改善和延缓病情进展的作用。从疗效和费用等方面考虑，一般首选甲氨

表20-3　治疗类风湿关节炎常用的NSAID

分类	半衰期（h）	每日总剂量（mg）	每次剂量（mg）	用法（次/天）
丙酸衍生物				
布洛芬	2	1200～3200	400～600	3
萘普生	14	500～1000	250～500	2
洛索洛芬	1.2	180	60	3
苯酰酸衍生物				
双氯芬酸	2	75～150	25～50	3
吲哚乙酸类				
吲哚美辛	3～11	75	25	3
舒林酸	18	400	200	2
阿西美辛	3	90～180	30～60	3
吡喃羧酸类				
依托度酸	8.3	400～1000	400～1000	1
萘乙酸类				
萘丁美酮	24	1000～2000	1000	1～2
烯酸类				
吡罗昔康	30～86	20	20	1
烯酸类				
美洛昔康	20	15	7.5～15	1
磺酰苯胺类				
尼美舒利	2～5	400	100～200	2
环氧化酶-2抑制剂				
塞来昔布	11	200～400	100～200	1～2
罗非昔布	17	12.5～25	12.5～25	1
依托考昔	22	60～120	60～120	1

蝶呤，并将其作为联合治疗的基本药物。

1）甲氨蝶呤（MTX）：口服、肌内注射或静脉注射均有效。口服约60%可被吸收，每天给药可导致明显的骨髓抑制和毒性作用，故多采用每周给药1次。常用剂量为每周7.5～25 mg，对于个别重症患者可以酌情增加剂量。常见的不良反应有恶心、口炎、腹泻、脱发、皮疹，少数患者可出现出现骨髓抑制、听力损害和肺间质病变。该药也可引起流产、畸胎，并影响生育力。服药期间，应定期监测患者血常规和肝功能。

2）柳氮磺吡啶：一般服用4～8周起效。从小剂量逐渐加量有助于减少不良反应。具体使用

方法：剂量从每天250～500 mg开始，之后每周增加500 mg，直至每天2.0 g；如疗效不明显，则可增至每天3.0 g；如4个月内仍无明显疗效，则应更换治疗方案。主要不良反应有恶心、呕吐、厌食、消化不良、腹痛、腹泻、皮疹、无症状性转氨酶增高和可逆性精子减少，偶尔有白细胞、血小板减少，对磺胺过敏者禁用。服药期间应定期查患者血常规和肝功能。

3）来氟米特：剂量为10～20 mg/d。主要不良反应有腹泻、瘙痒、高血压、转氨酶增高、皮疹、脱发和一过性白细胞减少等。服药初期应定期查患者肝功能和白细胞。因该药有致畸作用，

故孕妇禁服。由于来氟米特和 MTX 两种药是通过不同的环节抑制细胞增殖的，故二者合用有协同作用。服药期间应定期查患者血常规和肝功能。

4）抗疟药：有氯喹和羟氯喹两种。该药起效慢，服用后 3～4 个月疗效达高峰，至少连服 6 个月后才能宣布无效，有效后可减量维持用药。具体用法为：氯喹 250 mg/d，羟氯喹 200～400 mg/d。此类药有蓄积作用，易沉淀于视网膜的色素上皮细胞，引起视网膜变性而致失明，服药半年左右应查眼底。另外，为防止心肌损害，用药前后应查心电图，有窦房结功能不全、心率缓慢、传导阻滞等心脏病患者应禁用。其他不良反应有头晕、头痛、皮疹、瘙痒和耳鸣等。

5）其他 DMARD：①硫唑嘌呤，口服后约 50% 被吸收。常用剂量为 1～2 mg/(kg·d)，一般为 100 mg/d，维持量为 50 mg/d。不良反应有脱发、皮疹，特别应注意骨髓抑制（包括血小板减少、贫血）。②环孢素，与其他免疫抑制剂相比，环孢素的主要优点是无骨髓抑制作用，可用于治疗重症类风湿关节炎。常用剂量为 3～5 mg/(kg·d)，维持量为 2～3 mg/(kg·d)。主要不良反应有高血压、肝毒性、肾毒性、神经系统损害、继发感染、肿瘤以及胃肠道反应、齿龈增生、多毛等。服药期间应查血常规、血肌酐和血压等。③艾拉莫德，目前主要在我国和日本使用。有研究显示，艾拉莫德与甲氨蝶呤联合应用能改善活动期患者的临床症状。④环磷酰胺：较少用于治疗类风湿关节炎，在多种药物治疗难以缓解病情的特殊情况下，可酌情试用。

（3）生物合成 DMARD：是治疗类风湿关节炎的一个革命性进展，其治疗主要针对细胞因子和细胞表面分子。肿瘤坏死因子拮抗剂（英夫利昔单抗、依那西普、阿达木单抗、戈利木单抗）、IL-1 拮抗剂、IL-6 拮抗剂、抗 CD20 单抗和阿巴西普等均可应用于治疗类风湿关节炎。但应用较为广泛的是 TNF-α 和 IL-6 拮抗剂。不良反应主要为感染和过敏反应等。临床使用时须严格把握适应证。长期应用某些生物制剂可使发生肿瘤的潜在风险增加。

小分子合成靶向药物 JAK 抑制剂托法替布，已被批准用于类风湿关节炎的治疗，并取得一定的疗效。

（4）糖皮质激素：能迅速减轻关节疼痛、肿胀，在关节炎急性发作期或对于伴有心脏、肺、眼和神经系统等器官受累的重症患者，可给予短效激素，其剂量根据病情严重程度而调整。小剂量糖皮质激素（泼尼松每天 10 mg 或其他等效激素）可缓解多数患者的症状，并作为 DMARD 起效前的"桥梁"，或 NSAID 疗效不满意时的短期治疗措施。须注意纠正单用激素治疗类风湿关节炎的倾向，应同时应用 DMARD。

使用激素治疗类风湿关节炎的原则是：不需要用大剂量时则用小剂量；能短期使用者，则不长期使用；在治疗过程中，注意同时补充钙剂和维生素，以防止骨质疏松。

关节腔内注射激素有利于减轻关节炎症状，改善关节功能，但 1 年内使用不宜超过 3 次。过多的关节腔穿刺除可造成并发感染外，还可导致类固醇晶体性关节炎。

（5）植物药制剂

1）雷公藤：雷公藤多苷 30～60 mg/d，分 3 次餐后服用。主要不良反应是性腺抑制，可导致精子生成减少、男性不育和女性闭经。雷公藤还可以引起食欲缺乏、恶心、呕吐、腹痛、腹泻等，可有骨髓抑制作用，导致贫血、白细胞及血小板减少，并有可逆性转氨酶升高和血肌酐清除率下降。其他不良反应包括皮疹、色素沉着、口腔溃疡、指甲变软、脱发、口干、心悸、胸闷、头痛、失眠等。

2）青藤碱：每次 20 mg，餐前口服，每次 1～4 片，每天 3 次。常见不良反应有皮肤瘙痒、皮疹等过敏反应，少数患者可出现白细胞减少。

3）白芍总苷：常用剂量为 600 mg，每天 2～3 次。不良反应少，主要有排便次数增多、轻度腹痛、食欲缺乏等。

2．外科治疗　经过内科积极正规治疗或药物治疗，若患者病情仍不能得到有效控制，为防止关节破坏，纠正畸形，改善生活质量，则可考虑手术治疗。但手术并不能根治类风湿关节炎，术后仍需予以内科药物治疗。常用的手术主要有滑膜切除术、关节成形术、软组织松解或修复手术、关节融合术。

3．心理和康复治疗　抑郁是类风湿关节炎患者中最常见的精神症状，严重的抑郁可影响疾病恢复。因此，在给予积极、合理的药物治疗同时，还应注重患者的心理治疗。

4．其他治疗 自体外周血干细胞移植疗法目前在国内已开始用于难治性类风湿关节炎的治疗，其确切远期疗效还有待更多病例积累和随访观察。

5．治疗策略 目前，在类风湿关节炎不能被根治的情况下，防止关节破坏，保护关节功能，最大限度地提高患者的生活质量，是治疗的主要目标。因此，治疗时机的选择非常重要。尽管 NSAID 和糖皮质激素可以减轻症状，但关节炎症和破坏仍可发生或进展。而 DMARD 可改善和延缓病情，应及早使用。早期积极、合理使用 DMARD 是减少致残的关键。必须指出，药物选择要符合安全、有效、经济和简便的原则。

类风湿关节炎一经诊断，即应开始使用 DMARD治疗，推荐首选甲氨蝶呤单用。存在甲氨蝶呤禁忌证时，可考虑单用来氟米特或柳氮磺吡啶。视患者病情也可采用两种或两种以上的 DMARD 联合治疗。通常，对单用一种 DMARD 疗效不好，或进展性、预后不良和难治性类风湿关节炎患者，可选择作用机制不同的 DMARD 联合治疗。经甲氨蝶呤、来氟米特或柳氮磺吡啶等单药规范治疗后，若患者病情仍未改善，则建议联合用药。有研究报道，对早期疾病活动性高的类风湿关节炎患者，应用传统合成的 DMARD 联合治疗可改善临床症状和关节损害。对甲氨蝶呤反应不佳的患者，联合 3 种传统合成的 DMARD（甲氨蝶呤＋柳氮磺吡啶＋羟氯喹）能较好地控制病变活动。目前国内还采用 MTX 和植物药（如雷公藤、青藤碱和白芍总苷）联合治疗。如患者对 MTX 不能耐受，则可改用来氟米特或其他 DMARD。对难治性类风湿关节炎患者，可用 MTX＋来氟米特或多种 DMARD 联合治疗。经传统合成 DMARD 治疗病情仍未改善的患者，建议使用一种传统合成DMARD 联合一种生物制剂 DMARD，或使用一种传统合成 DMARD 联合一种靶向合成 DMARD进行治疗。

为避免产生药物不良反应，用药过程中应严密监测患者血、尿常规，肝、肾功能，并随时调整剂量。评价治疗反应时，除比较治疗前后的关节压痛、肿胀程度和受累关节数量、关节影像学改变外，还应评价关节功能状态，以及医生和患者对疾病活动性的总体评估。联合治疗时，对所有患者都应监测病变的活动性。对早期、急性期或病变持续活动的患者，应严密随访，直至患者病情得到控制。对病变处于缓解期的患者，可以每半年随访一次，同时应根据治疗药物的情况定期复查相应实验室指标。

应该明确的是，经治疗后的症状缓解，不等同于疾病的根治，近期有效不等同于远期有效。DMARD 可以延缓病情进展，但亦不能治愈类风湿关节炎。因此，为防止病情复发，原则上不应停药，但也可根据患者病情逐渐减量维持治疗，直至最终停药。

五、预后

大多数类风湿关节炎患者病程迁延，患类风湿关节炎前 2～3 年的致残率较高，如不及早得到合理治疗，3 年内关节破坏可达 70%。积极、正确的治疗可使 80% 以上的类风湿关节炎患者病情得以缓解，只有少数患者最终致残。

目前尚无准确判断预后的指标，通常认为男性患者比女性患者预后好；发病年龄晚者较发病年龄早者预后好；起病时关节受累数量多或有跖趾关节受累，或病程中累及关节数 > 20 个者预后差；类风湿因子检测呈持续高滴度阳性、红细胞沉降率持续加快、C 反应蛋白增高、血液中嗜酸性粒细胞增多，均提示预后差；有严重全身症状（发热、贫血、乏力）和关节外表现（类风湿结节、巩膜炎、间质性肺病、心包疾病、系统性血管炎等内脏损伤），提示预后不良；短期激素治疗症状难以控制或激素维持剂量不能减至 10mg/d 以下者预后差[1-5]。

（苏 娟）

参考文献

[1] 中华医学会风湿病学分会. 2018 中国类风湿关节炎诊疗指南 [J]. 中华内科杂志，2018，57（4）：242-251.

[2] 曾小峰，朱松林，谭爱春，等. 我国类风湿关节炎疾病负担和生存质量研究的系统评价 [J]. 中国循证医学杂志，2013，13（3）：300-307.

[3] 葛均波，徐永健，王辰. 内科学. 9 版 [M]. 北京：人民卫生出版社，2018.

[4] 陈灏珠. 实用内科学 .13 版 [M]. 北京：人民卫生出版社，2013.

[5] 中华医学会. 临床诊疗指南：风湿病分册. 北京：人民卫生出版社，2005.

第二十一章

系统性红斑狼疮

一、概述

系统性红斑狼疮（systemic lupus erythematosus，SLE）是一种表现为多系统损害的慢性系统性自身免疫病，患者血清中具有以抗核抗体为代表的多种自身抗体。本病的病程以病情缓解和急性发作交替为特点，在我国的患病率为 0.7 ~ 1/1000，高于西方国家报道的 1/2000。本病患者以女性多见，尤其是 20 ~ 40 岁的育龄期女性。通过早期诊断及综合治疗，本病的预后较既往有明显改善。

本病的病因不详，遗传、环境因素以及雌激素均可能参与疾病的发生及发展。环境因素中，紫外线可使皮肤上皮细胞凋亡，导致新抗原暴露而成为自身抗原，高原地区强紫外线照射易诱发或加重 SLE 病情活动。高海拔地区系统性红斑狼疮临床表现更为多样，易发生误诊、漏诊。但在年龄、性别构成方面与平原地区患者类似 [1,2]。

二、临床表现

本病的临床表现复杂多样。多数呈隐匿起病，开始仅累及 1 ~ 2 个系统，表现为轻度关节炎、皮疹、隐匿性肾炎、血小板减少性紫癜等，部分患者长期稳定在亚临床状态或轻型狼疮，也有部分患者可由轻型狼疮突然转变为重症狼疮，更多的患者则由轻型狼疮逐渐出现多系统损害；另外也有一些患者起病即累及多个系统，甚至表现为狼疮危象。

1. 全身症状 活动期患者大多数有全身症状。约 90% 的患者在病程中可出现各种热型的发热，尤以低、中度发热为常见。发热应除外感染因素，尤其是在免疫抑制剂治疗过程中出现的发热。此外，患者还可出现疲倦、乏力、体重减轻等。

2. 皮肤与黏膜损伤 约 80% 的患者在病程中可出现皮疹，包括面颊部呈蝶形分布的红斑、盘状红斑，指、掌部和甲周红斑，指端缺血，面部及躯干皮疹，其中以面颊部蝶形红斑最具特征性。约 40% 的患者在日晒后可出现光敏反应，有的甚至诱发系统性红斑狼疮急性发作。

浅表皮肤血管炎可表现为网状青斑，约 30% 的患者在急性期可出现口腔溃疡伴轻微疼痛，约 40% 的患者有脱发，约 30% 的患者有雷诺现象。

患者皮疹多无明显瘙痒，有明显瘙痒者提示发生过敏反应，免疫抑制剂治疗后的瘙痒性皮疹应警惕真菌感染。接受激素和免疫抑制剂治疗的患者，若出现不明原因的局部皮肤灼痛，提示可能是带状疱疹的前兆。应用免疫抑制剂和（或）抗生素治疗后出现口腔糜烂，应警惕口腔真菌感染。

高原地区系统性红斑狼疮患者的首发临床症状以脱发、颧部红斑最为常见，脱发的发生率显著高于平原地区。脱发可能与高原地区缺氧、寒冷、干燥、紫外线强的环境有关，高海拔引发的缺氧使患者毛囊发生改变；高海拔可影响睡眠质量，使高原性脱发的发病率增高。此外，高原饮食以牛、羊肉为主，属于高脂、低维生素饮食，且大部分食物需经高压烹饪，导致维生素大量丢失，这些均可能成为脱发的高危因素 [2]。

3. 浆膜炎 半数以上患者在急性发作期可出现多发性浆膜炎，包括双侧中、小量胸腔积液，中、小量心包积液。

4. 肌肉、骨骼损伤 关节痛是常见的症状之一，出现在指、腕、膝关节，伴红肿者少见，常表现为对称性多关节疼痛、肿胀。约 10% 的患者可因关节周围肌腱受损而出现 Jaccoud 关节病，其特点是可复位的非侵蚀性关节半脱位，可以维持正常关节功能，关节 X 线检查多无关节破坏。患者可以出现肌痛和肌无力，5% ~ 10% 的患者可出现肌炎。有少部分患者在病程中可出现股骨头坏死，目前尚不能确定是由于本病所致，还是属于糖皮质激素的不良反应之一。

高原地区患者关节炎的发生率显著高于平原地区，而且随着海拔的升高，发病率呈逐渐增高的趋势。海拔超过 2000 m 的地区，系统性红斑狼疮患者合并关节炎的发病率高达 59.8%，与海拔在 1501 ~ 1999 m 的地区发病率为 54% 以及 < 1500 m 的地区发病率为 30.8% 相比，差异有统计学意义。相对于平原地区，患者生活在高海拔慢性缺氧地区，红细胞数量明显增多，血液黏稠，血流速度缓慢，考虑为关节炎发生的重要诱因 [1,2]。

5. 肾损害 又称狼疮性肾炎（Lupus nephritis，LN），表现为蛋白尿、血尿、管型尿，甚至肾衰竭。50% ~ 70% 的患者在病程中可出现临床肾损害。肾活检显示几乎所有 SLE 患者均有肾病理学改变。狼疮性肾炎对系统性红斑狼疮的预后影响很大，肾衰竭是本病患者的主要死亡原因之一。

世界卫生组织（WHO）对狼疮性肾炎进行的病理分型为：Ⅰ型，正常或微小病变，Ⅱ型，系膜增生性，Ⅲ型，局灶节段增殖性，Ⅳ型，弥漫增生性，Ⅴ型，膜性，Ⅵ型，肾小球硬化性。病理分型对于估计预后和指导治疗有积极的意义，通常Ⅰ型和Ⅱ型的预后较好，Ⅳ型和Ⅵ型预后较差。但狼疮性肾炎的病理类型是可以相互转换的，Ⅰ型和Ⅱ型患者有可能转变为预后较差的类型，Ⅳ型和Ⅴ型患者经免疫抑制剂治疗，也可以有良好的预后。肾病理检查还可提供狼疮性肾炎活动性的指标，如肾小球细胞增生性改变、纤维蛋白样坏死、核碎裂、细胞性新月体、透明栓子、金属环、炎症细胞浸润及肾小管间质炎症等，均提示狼疮性肾炎活动；而肾小球硬化、纤维性新月体、肾小管萎缩和间质纤维化则是狼疮性肾炎处于慢性的指标。活动性指标高者，肾损害进展较快，但通过积极治疗仍可以逆转；慢性指标提示肾不可逆的损害程度，药物治疗只能减缓而不能逆转慢性指标继续升高。

高原地区系统性红斑狼疮患者继发肾损害的情况，相关研究报道的结果不一致。有研究等报道，西藏地区 SLE 患者狼疮性肾炎的发生率显著低于平原地区。但我国云贵高原地区的 SLE 患者肾损害发生率与平原地区无显著差异。进一步研究发现，不同海拔高度的活动期 SLE 患者肾损害评分（应用 SLEDAI 评分）无显著差异，但缓解期患者肾损害评分随着海拔的升高而增加[1,2]。

6. 心血管系统损害　患者常出现心包炎，可为纤维蛋白性心包炎或渗出性心包炎，但心包压塞少见。约10%的患者有心肌损害，可出现气促、心前区不适、心律失常，严重者可发生心力衰竭而导致死亡。患者可出现疣状心内膜炎（Libman-Sack 心内膜炎），病理表现为瓣膜赘生物，常见于二尖瓣后叶的心室侧。通常，疣状心内膜炎不引起临床症状，但可以脱落而引起栓塞，或并发感染性心内膜炎。

系统性红斑狼疮患者可以有冠状动脉受累，表现为心绞痛，心电图显示 ST-T 改变，甚至出现急性心肌梗死。

7. 肺部病变　常表现为胸腔积液，多为中小量、双侧性。除因浆膜炎所致外，还有一部分是因低蛋白血症引起的漏出液。

患者可发生狼疮肺炎，表现为发热、干咳、气促，X 线检查可见片状浸润阴影，多见于双下肺，有时与肺部继发感染很难鉴别。系统性红斑狼疮所引起的肺间质性病变主要是急性和亚急性期的磨玻璃样改变和慢性期的纤维化，表现为活动后气促、干咳、低氧血症，肺功能检查常显示弥散功能下降。约2%的患者可合并弥漫性肺泡出血，病情凶险，病死率高达50%以上。临床主要表现为咳嗽、咯血、低氧血症、呼吸困难，胸部 X 线检查显示弥漫性肺部浸润，血红蛋白含量下降及血细胞比容减低常是特征性的表现。对于临床症状不典型、鉴别诊断有困难的患者，在肺泡灌洗液或肺活检标本的肺泡腔中发现大量充满含铁血黄素的巨噬细胞，或者肺泡灌洗液呈血性，而无脓液或其他病原学证据，对于弥漫性肺泡出血的诊断具有重要意义。

10%～20%的患者存在肺动脉高压（PAH），其发病机制包括肺血管炎、雷诺现象、肺血栓栓塞、广泛肺间质病变以及疣状心内膜炎引起的左心功能不全等。临床表现为进行性呼吸困难、乏力、劳力性咳嗽等，随着病情进展，患者可逐渐出现劳力性胸痛、先兆晕厥、惊厥以及外周水肿等。早期临床表现不典型，易导致遗漏。北京协和医院通过对系统性红斑狼疮住院患者近 30 年的死因分析发现，系统性红斑狼疮引起的肺动脉高压是继神经精神性狼疮、狼疮性肾炎后，基础病造成脏器损伤导致患者死亡的第 3 位原因。在病程＞3 年的 SLE 住院患者中，肺动脉高压高居死亡原因的首位。国外有研究报道，初诊后 2 年内的患者病死率为25%～50%。系统性红斑狼疮所致肺动脉高压的诊断通常晚于系统性红斑狼疮，诊断平均延迟 4.9 年。文献报道，一组 SLE 患者经过 5 年的观察后，肺动脉高压的发生率由原来的14%上升至43%。目前报道显示，西藏地区 SLE 患者肺动脉高压的发病率与平原地区并无显著差异，但样本量较少，而久居高原可导致肺动脉高压发病率增高，并随着海拔的升高而增高。因此，对高原地区 SLE 患者需注意肺动脉高压的监测，警惕发生肺动脉高压[3-5]。

8. 神经系统损害　又称神经精神病性狼疮（neuropsychiatric lupus，NP-SLE）。轻者仅有偏头痛、性格改变、记忆力减退或轻度认知障碍；重者可表现为脑血管意外、昏迷、癫痫持续状态等。存在上述表现，并除外感染、药物等继发因素的情况下，结合影像学、脑脊液、脑电图等检查，即可诊断为 NP-SLE。少数患者可出现脊髓损伤，表现为截瘫，排尿、排便失禁等，即使经过治疗，患者也往往有后遗症，脊髓磁共振检查可明确诊断。患者有 NP-SLE 表现均提示病情活动。引起 NP-SLE 的病理基础为脑局部血管炎的微血栓，来自心瓣膜赘生物脱落的小栓子，或有针对神经细胞的自身抗体，或同时存在抗磷脂抗体综合征。对中枢神经受累者进行腰椎穿刺检查可见部分患者有颅内压增高，脑脊液蛋白质含量增高，白细胞计数增高，少数患者葡萄糖含量减少。影像学检查对 NP-SLE 的诊断有帮助。

虽然研究报道西藏地区居民 NP-SLE 发病率低于平原地区，但可能与西藏地区医疗条件较平原地区有限或患者未及时就诊，结果未准确反映有关。对云贵高原地区患者的研究资料显示，活动期系统性红斑狼疮患者中枢神经系统损害评分（应用 SLEDAI 评分）随着海拔的升高而显著增高，所以应重视高原地区系统性红斑狼疮患者继发神经系统损害 [1,2]。

9. 消化系统表现　约 30% 的患者有食欲减退、腹痛、呕吐、腹泻或腹腔积液等，其中部分患者以上述表现为首发症状，若不警惕，则易被误诊。约 40% 的患者血清转氨酶升高，肝不一定肿大，一般不出现黄疸。少数患者可并发急腹症，如胰腺炎、肠坏死、肠梗阻，这些往往与系统性红斑狼疮疾病活动性相关。消化系统症状与肠壁和肠系膜血管炎有关。对出现消化道症状者需首先除外继发的各种常见感染、药物不良反应等病因。

10. 血液系统表现　活动性系统性红斑狼疮患者常出现血红蛋白下降、白细胞和（或）血小板减少，其中 10% 属于 Coombs 试验阳性的溶血性贫血。血小板减少与血清中存在抗血小板抗体、抗磷脂抗体以及骨髓巨核细胞成熟障碍有关。约 20% 的患者可出现无痛性轻度或中度淋巴结肿大，以颈部和腋下为多见。淋巴结病理检查往往表现为淋巴组织反应性增生，少数为坏死性淋巴结炎。约 15% 的患者可有脾大。

11. 抗磷脂抗体综合征　可以出现在疾病活动期，其临床表现为动脉和（或）静脉血栓形成，习惯性自发性流产，血小板减少，患者血清中不止一次出现抗磷脂抗体。患者血清中出现抗磷脂抗体不一定是 APS，APS 出现在系统性红斑狼疮患者则为继发性 APS。

12. 干燥综合征　约有 30% 的系统性红斑狼疮患者可合并继发性干燥综合征，出现唾液腺和泪腺功能不全。

13. 眼部病变　约 15% 的患者有眼底变化，如出血、视神经盘水肿、视网膜渗出物等。其原因是视网膜血管炎。另外，血管炎还可累及视神经，两者均影响视力，重者可数日内致盲。早期治疗，多数可逆转。

三、辅助检查

（一）一般检查

血、尿常规异常提示血液系统和肾受损。红细胞沉降率加快提示病情控制尚不满意。

（二）自身抗体检测

患者血清中可以查到多种自身抗体，其临床意义是本病诊断的标志物、疾病活动性的指标及代表可能的临床亚型。常见且有临床意义的自身抗体依次为抗核抗体谱、抗磷脂抗体和抗组织细胞抗体。高原系统性红斑狼疮患者血清中的自身抗体与中、低海拔地区患者也有所不同。

1. 抗核抗体谱　SLE 患者血清中可出现抗核抗体（ANA）、抗双链 DNA（dsDNA）抗体、抗 ENA（可提取核抗原）抗体。

（1）ANA：见于几乎所有患者，由于其特异性低，检测呈阳性不能作为 SLE 与其他结缔组织病的鉴别依据。

（2）抗 dsDNA 抗体：诊断 SLE 的标志性抗体之一，多出现在疾病活动期，抗 dsDNA 抗体的含量与疾病活动性密切相关。

（3）抗 ENA 抗体：是一组临床意义不相同的抗体 [1,2]。

1）抗 Sm 抗体：诊断 SLE 的标志性抗体之一，特异性为 99%，但灵敏度仅为 25%，有助于早期患者和不典型患者的诊断或回顾性诊断，高原地区患者抗 Sm 抗体阳性率显著高于平原地区，虽然抗 Sm 抗体与狼疮活动无直接相关性，但抗 Sm 抗体与蛋白尿之间有显著相关性。此外，抗 Sm 抗体还与关节炎、面部红斑、血管炎有关 [6]。高原地区 SLE 患者相应脏器损害发生率增高可能与抗 Sm

抗体阳性率增高有关，但高原环境与抗 Sm 抗体合成以及代谢的机制仍有待进一步研究。

2）抗 RNP 抗体：本病患者抗 RNP 抗体阳性率约为 40%，往往与疾病所致的雷诺现象、肌肉骨骼和肺损伤或甲褶毛细血管镜下改变有关。高原地区抗 RNP 抗体阳性率均显著高于平原地区。

3）抗 SSA 抗体：又称抗 Ro 抗体，出现在亚急性皮肤红斑狼疮、系统性红斑狼疮合并干燥综合征患者时有诊断意义。血清中有抗 SSA 抗体的母亲所生婴儿易患新生儿红斑狼疮综合征。

4）抗 SSB 抗体：又称抗 La 抗体，其临床意义与抗 SSA 抗体相同，但阳性率低于抗 SSA 抗体。抗 SSA 抗体、抗 SSB 抗体阳性率在高原 SLE 患者中显著高于平原地区。

5）抗 rRNP 抗体：即抗核糖体 P 蛋白抗体，SLE 患者血清中出现抗 rRNP 抗体代表疾病处于活动期，同时往往提示有 NP-SLE 或其他重要脏器损伤。

2．抗磷脂抗体　包括抗心磷脂抗体、狼疮抗凝因子等对自身不同磷脂成分的自身抗体。结合其特异的临床表现可诊断患者是否合并继发性 APS。

3．抗组织细胞抗体　如抗红细胞膜抗体，目前通过 Coombs 试验测得。抗血小板相关抗体可导致血小板减少，抗神经元细胞核抗体多见于 NP-SLE。

4．其他抗体　有少数的患者血清出现 RF 和抗中性粒细胞胞质抗体。

（三）补体测定

目前常用的有总补体（CH50）、补体 C3 和 C4 测定。补体低下，尤其是补体 C3 低下常提示疾病处于活动期。高原地区系统性红斑狼疮患者补体 C3、C4 减低发生率明显低于平原[1,2]。

（四）肾活检

对狼疮性肾炎的诊断、治疗和预后估计均有价值，尤其对指导狼疮性肾炎的治疗有重要意义。如肾组织活检显示患者以慢性病变为主，而活动性病变较少者，对免疫抑制治疗反应差；反之，则治疗反应较好。

（五）影像学检查

通过影像学检查有助于早期发现器官损害。如头颅 MRI、CT 对提示患者脑部梗死性或出血性病灶的发现和指导治疗有帮助；高分辨 CT 有助于发现早期肺间质性病变；超声心动图对心包积液、心肌和心瓣膜病变、肺动脉高压等有较高灵敏度，有利于早期诊断。

四、诊断

1．有多系统受累表现（具备上述两个以上系统的症状）和自身免疫反应的证据，即应警惕狼疮。早期不典型 SLE 患者可表现为：原因不明的反复发热，抗炎退热治疗往往无效；存在多发和反复发作的关节痛和关节炎，往往持续多年而不产生畸形；持续性或反复发作的胸膜炎、心包炎；经抗生素或抗结核治疗不能治愈的肺炎；不能用其他原因解释的皮疹、网状青紫、雷诺现象；出现肾疾病或持续不明原因的蛋白尿；血小板减少性紫癜或溶血性贫血；不明原因的肝炎；反复自然流产、深静脉血栓形成或脑卒中发作等。对这些可能为早期不典型 SLE 的表现，需要提高警惕，避免延误诊断和治疗。

2．诊断标准　目前普遍采用美国风湿病学会（ACR）1997 年推荐的系统性红斑狼疮分类标准（表 21-1）。该分类标准的 11 项中，符合 4 项或 4 项以上者，在除外感染、肿瘤和其他结缔组织病后，可诊断为系统性红斑狼疮。11 条分类标准中，免疫学检查异常和高滴度抗核抗体更具有诊断意义。一旦患者出现免疫学检查异常，即使临床诊断不够条件，也应密切随访。2012 年系统性红斑狼疮国际临床协助组（Systemic Lupus International Collaborating Clinics，SLICC） 对 SLE 的分类标准进行了修订（表 21-2），较 ACR 推荐的分类标准有更高的灵敏度（94% *vs.* 86%），并与 ACR 推荐的分类标准有大致相同的特异性（92% *vs.* 93%），有助于 SLE 的早期诊断。

3．疾病活动性和病情轻重程度的评估

（1）疾病活动性的表现：系统性红斑狼疮的各种临床症状，尤其是新近出现的症状，均可提示疾病处于活动期。与 SLE 相关的多数实验室检查指标，也与疾病的活动性有关。提示疾病活动

表21-1　美国风湿病学会（ACR）1997年推荐的系统性红斑狼疮分类标准

1. 面颊部红斑	固定红斑，扁平或高起，分布在两颧突出部位
2. 盘状红斑	片状高出皮肤表面的红斑，有角质脱屑和毛囊栓黏附；陈旧性病变可发生萎缩性瘢痕
3. 光敏反应	对日光有明显的反应，可出现皮疹，询问病史得知或可观察到
4. 口腔溃疡	可见口腔或鼻咽部溃疡，一般为无痛性
5. 关节炎	非侵蚀性关节炎，累及 2 个或更多的外周关节，有压痛、肿胀或积液
6. 浆膜炎	胸膜炎或心包炎
7. 肾病变	尿蛋白 > 0.5 g/24 h 或呈 +++，或出现管型（红细胞管型、血红蛋白管型、颗粒管型或混合管型）
8. 神经病变	癫痫发作或有精神病，除外药物或已知的代谢紊乱
9. 血液系统疾病	溶血性贫血，或白细胞减少，或淋巴细胞减少，或血小板减少
10. 免疫学检查异常	抗 ds-DNA 抗体阳性，或抗 Sm 抗体阳性，或抗磷脂抗体阳性（包括抗心磷脂抗体阳性、狼疮抗凝因子阳性，或至少持续 6 个月梅毒血清试验呈假阳性，三者中具备 1 项）
11. 高滴度抗核抗体	在任何时候和未用药物诱发"药物性狼疮"的情况下，抗核抗体滴度异常

性的主要表现有：中枢神经系统受累（可表现为癫痫、精神病、器质性脑病、视觉异常、脑神经病变、狼疮性头痛、脑血管意外等，但需排除中枢神经系统感染，肾受累（包括管型尿、血尿、蛋白尿、脓尿），血管炎，关节炎，肌炎，皮肤、黏膜表现（如新发红斑、脱发、黏膜溃疡），胸膜炎、心包炎，低补体水平，抗 DNA 抗体滴度增高，发热，血细胞减少（需除外药物所致的骨髓抑制），红细胞沉降率加快等。

国际上通用的 SLE 活动性判断标准包括：疾病活动性指数（Disease Activity Index，SLEDAI）、系统性狼疮防治措施（Systemic Lupus Activity Measure，SLAM）和 OUT（Henk Jan Out score）等。其中，以 SLEDAI 最为常用（表 21-3），其理论总积分为 105 分，但实际上绝大多数患者积分小于 45，活动积分在 20 以上者提示疾病呈明显活动性。高原 SLE 患者 SLEDAI 与平原地区相比，无显著差异[1,2]。

（2）病情轻重程度的评估：

1）轻型 SLE：诊断明确或为高度怀疑者，但临床表现稳定，所累及的靶器官（包括肾、血液系统、肺、心脏、消化系统、中枢神经系统、皮肤、关节）功能正常或稳定，呈非致命性。

2）重型 SLE：①心脏，冠状动脉受累、疣状心内膜炎、心肌炎、心包压塞、恶性高血压；②肺，肺动脉高压、肺出血、肺炎、肺梗死、肺萎缩、肺间质纤维化；③消化系统，肠系膜血管炎、急性胰腺炎；④血液系统，溶血性贫血、粒细胞减少（WBC < 1000/mm³）、血小板减少（< 50000/mm³）、血栓性血小板减少性紫癜，动、静脉血栓形成；⑤肾，肾小球肾炎持续不缓解、急进性肾小球肾炎、肾病综合征；⑥神经系统，抽搐、急性意识障碍、昏迷、脑卒中、横贯性脊髓炎、单神经炎/多神经炎、精神症状发作、脱髓鞘综合征；⑦其他，包括皮肤血管炎，弥漫性严重的皮损、溃疡、大疱，肌炎，非感染性高热并有衰竭表现等。

狼疮危象是指急性且危及生命的重症 SLE，包括急进性狼疮性肾炎、严重的中枢神经系统损害、严重的溶血性贫血、血小板减少性紫癜、粒细胞缺乏症、严重心脏损害、严重狼疮性肺炎、严重狼疮性肝炎、严重的血管炎等。

SLE 活动性和病情轻重程度的评估是拟订治疗方案的先决条件。

五、治疗

（一）一般治疗

1. 患者宣传教育　使患者正确认识疾病，消除恐惧心理，理解规律用药的意义，学会自我认识疾病活动性的征象，并配合治疗，遵从医嘱，定期接受随访。使患者懂得长期随访的必要性，避免过多的紫外线暴露，使用防紫外线用品（防晒霜等），避免过度疲劳。

2. 对症治疗和去除各种影响疾病预后的因素

表21-2　2009年SLICC修订的系统性红斑狼疮分类标准

临床标准
①急性或亚急性皮肤红斑狼疮；
②慢性皮肤红斑狼疮；
③口、鼻部溃疡；
④脱发，呈非瘢痕性；
⑤关节炎；
⑥浆膜炎：胸膜炎和心包炎；
⑦肾病变：尿蛋白／肌酐比值＞0.5，或24小时尿蛋白＞0.5 g，或有红细胞管型；
⑧神经病变：癫痫发作或出现精神病，多发性单神经炎，脊髓炎，外周或脑神经病变，脑炎；
⑨溶血性贫血；
⑩白细胞减少（至少1次＜4.0×10⁹/L）或淋巴细胞减少（至少1次＜1.0×10⁹/L）；
⑪血小板减少症（至少1次＜100×10⁹/L）
免疫学标准
（1）ANA滴度高于参考标准；
（2）抗dsDNA抗体滴度高于参考标准（ELISA法需≥2次）；
（3）抗Sm抗体检测呈阳性；
（4）抗磷脂抗体：狼疮抗凝因子检测呈阳性／梅毒血清学试验呈假阳性／抗心磷脂抗体高于正常指的2倍或抗β₂GPI呈中滴度以上升高；
（5）补体水平减低：补体C3/C4/CH50水平下降；
（6）无溶血性贫血，但Coombs试验呈阳性
满足下列条件至少1项，则归类于系统性红斑狼疮
1．经活检证实为狼疮性肾炎，伴有ANA呈阳性或抗dsDNA抗体呈阳性；
2．满足分类标准中的4项，其中包括至少1项临床标准和1项免疫学标准

如注意控制高血压，防治各种感染。

（二）药物治疗

目前对本病还没有根治的办法，但恰当的治疗可以使大多数患者达到病情完全缓解。强调早期诊断和早期治疗，以避免或延缓组织脏器的病理损害。

1．**轻型SLE的药物治疗**　患者虽然处于疾病活动期，但症状轻微，仅表现为光敏反应、皮疹、关节炎或轻度浆膜炎，而无明显内脏损害。药物治疗包括：

（1）非甾体抗炎药（NSAID）：可用于控制关节炎，应注意消化道溃疡、出血，以及肾、肝功能损害等不良反应。

（2）抗疟药：可控制皮疹和减轻光敏反应，常用氯喹0.25 g，每天1次，或羟氯喹200 mg，每天1～2次。主要不良反应是眼底病变，用药超过6个月者，可停药1个月。对视力明显下降者，

应进行检查眼底，明确原因。对有心脏病史者，特别是心动过缓或有传导阻滞者，禁用抗疟药。

（3）可短期局部应用激素治疗皮疹，但面部应尽量避免使用强效激素类外用药，一旦使用，即不应超过1周。

（4）小剂量激素（泼尼松≤10 mg/d）可减轻症状。

（5）权衡利弊，必要时可用硫唑嘌呤、甲氨蝶呤或环磷酰胺等免疫抑制剂。应注意轻型SLE患者的病情可因过敏反应、感染、妊娠生育、环境变化等因素而加重，甚至进展为狼疮危象。

2．**重型SLE的治疗**　治疗主要分为两个阶段，即诱导缓解和巩固治疗。诱导缓解的目的在于迅速控制病情，阻止或逆转内脏损害，力求疾病得到完全缓解（包括血清学指标、症状和受损器官的功能恢复），但应注意过度免疫抑制治疗诱发的并发症，尤其是感染、性腺抑制等。目前，多数患者诱导缓解期需要半年至1年才能达到缓

表21-3 系统性红斑狼疮疾病活动性指数（SLEDAI）

临床表现	计分
（1）癫痫发作：新近开始发作，除外代谢、感染、药物所致	8
（2）精神症状：精神状态严重紊乱，干扰正常活动，除外尿毒症、药物影响	8
（3）器质性脑病：智力改变伴定向力、记忆力或其他智力功能损害，并出现反复发作的临床症状，至少同时有以下2项：感觉紊乱、不连贯的松散语言、失眠或白天嗜睡、精神活动增多或减少，除外代谢、感染、药物所致	8
（4）视觉受损：SLE 视网膜病变，除外高血压、感染、药物所致	8
（5）脑神经异常：累及脑神经的新近出现的感觉、运动神经病变	8
（6）狼疮性头痛：严重持续性头痛，麻醉类止痛药无效	8
（7）脑血管意外：新近出现的脑血管意外，除外动脉硬化	8
（8）血管炎：溃疡、坏疽，有触痛的手指小结节，甲周碎片状梗死、出血，或经活检、血管造影证实	8
（9）关节炎：2 个以上关节痛和炎症反应体征（压痛、肿胀、渗出）	4
（10）肌炎：近端肌痛或无力，伴 CPK/ 醛缩酶升高，或出现肌电图改变，或经活检证实	4
（11）管型尿：颗粒管型或红细胞管型	4
（12）血尿：> 5 个红细胞 / 高倍镜视野，除外结石、感染和其他原因	4
（13）蛋白尿：> 0.5 g/24 h，新近出现或近期增多	4
（14）脓尿：> 5 个白细胞 / 高倍镜视野，除外感染所致	4
（15）脱发：新近出现或复发的异常斑片状或弥散性脱发	2
（16）皮疹：新近出现或复发的炎症性皮疹	2
（17）黏膜溃疡：新近出现或复发的口腔、鼻黏膜溃疡	2
（18）胸膜炎：胸膜炎性胸痛伴胸膜摩擦音、渗出或胸膜肥厚	2
（19）心包炎：出现心包炎所致疼痛以及心包摩擦音或积液	2
（20）补体水平低下：补体 C3、C4、CH50 下降	2
（21）抗 dsDNA 抗体滴度升高：Farr 法检测应 > 25%，或高于正常	2
（22）发热：体温 > 38 ℃，需除外感染因素	1
（23）血小板降低 < 100×10^9/L	1
（24）白细胞减少 < 3×10^9/L，需除外药物因素	1

注：上述计分为前 10 天之内的症状和检查；0 ~ 4 分提示疾病基本无活动；5 ~ 9 分提示轻度活动；10 ~ 14 分提示中度活动；≥ 15 分提示明显活动

解，不可急于求成。

（1）糖皮质激素：具有强大的抗炎作用和免疫抑制作用，是治疗 SLE 的基础药。糖皮质激素对免疫细胞的多种功能及免疫反应的多个环节均有抑制作用，尤以对细胞免疫的抑制作用较为突出，在大剂量时还能够明显抑制体液免疫，使抗体生成减少，超大剂量则有直接溶解淋巴细胞的作用。激素的生理剂量相当于泼尼松 7.5 mg/d，能够抑制前列腺素的产生。由于不同激素剂量的药理作用有所侧重，患者病情和对激素的敏感性有个体差异，因此临床用药应个体化。重型 SLE 的激素治疗标准剂量是泼尼松 1 mg/（kg·d），通常晨起 1 次服用（高热者可分次服用），病情稳定后 2 周或疗程 8 周内，开始以每 1 ~ 2 周减少 10% 的速度缓慢减量，减至泼尼松 0.5 mg/（kg·d）后，减药速度应根据病情适当调慢。如果患者病情允许，维持治疗的激素剂量应尽量为泼尼松 < 10 mg/d。在减药过程中，如果患者病情不稳定，

则可暂时维持原剂量不变或酌情增加剂量，或加用免疫抑制剂联合治疗。可选用的免疫抑制剂包括环磷酰胺、硫唑嘌呤、甲氨蝶呤等，联合应用可以更快地诱导病情缓解和巩固疗效，并避免长期使用较大剂量激素导致的严重不良反应。对于有重要脏器受累，甚至出现狼疮危象的患者，可以使用较大剂量泼尼松 [≥ 2 mg/(kg·d)]，甚至甲泼尼龙（MP）冲击治疗。甲泼尼龙可用至 500 ~ 1000 mg，每天 1 次，加入 5% 葡萄糖溶液 250 ml 中缓慢静脉滴注 1 ~ 2 h，连续应用 3 天为 1 个疗程，疗程间隔期为 5 ~ 30 天，间隔期和冲击治疗后需口服泼尼松 0.5 ~ 1 mg/(kg·d)，疗程和间隔期长短视具体病情而定。甲泼尼龙冲击疗法对狼疮危象患者有明显疗效，但只能减轻急性期症状，疗效不能持久，须与环磷酰胺冲击疗法配合使用，否则患者病情容易反复。需要强调的是，在大剂量冲击治疗前或治疗过程中，应密切观察患者有无感染发生。如患者发生感染，则应及时予以相应的抗感染治疗。

SLE 的激素疗程较为漫长，应注意保护下丘脑 - 垂体 - 肾上腺轴，避免使用对该轴影响较大的地塞米松等长效和超长效激素类药物。激素类药物的不良反应除感染外，还包括高血压、高血糖、高血脂、低钾血症、骨质疏松、无菌性骨坏死、白内障、体重增加和水、钠潴留等。治疗开始时，应记录患者血压、血糖、血钾、血脂、骨密度、胸部 X 线检查等作为评估基线，并应对患者定期随访。需要注意，对于重症 SLE 患者，尤其是在危及生命的情况下，股骨头无菌性坏死并非是使用大剂量激素的绝对禁忌证。大剂量甲泼尼龙冲击疗法常见的不良反应包括：面部发红、失眠、头痛、乏力、血压升高、短暂血糖升高；严重的不良反应包括：感染、上消化道大出血、高血压危象、癫痫大发作、精神症状、心律失常和水、钠潴留等。患者可因激素注射速度过快而突然死亡，所以甲泼尼龙冲击疗法应强调缓慢静脉滴注 60 min 以上，用药前需注意水、电解质和酸碱平衡。

（2）环磷酰胺（CTX）：该药是主要作用于 S 期的细胞周期特异性烷化剂，通过影响 DNA 合成而发挥细胞毒性作用。其对体液免疫的抑制作用较强，能抑制 B 细胞增殖和抗体生成，且抑制作用较持久，是治疗重症 SLE 的有效药物之一。

环磷酰胺与激素联合应用能有效地诱导疾病缓解，阻止和逆转病变的发展，改善远期预后。

目前普遍采用的标准环磷酰胺冲击疗法是：0.5 ~ 1.0 g/m² 体表面积，加入生理盐水 250 ml 中静脉滴注，每 3 ~ 4 周 1 次，对个别难治、危重患者可缩短冲击疗法的间期。多数患者 6 ~ 12 个月后病情可得到缓解。而在巩固治疗阶段，常需要继续进行环磷酰胺冲击疗法，逐渐延长用药间歇期，直至约每 3 个月 1 次，并维持数年。白细胞计数对指导环磷酰胺治疗有重要意义，治疗过程中应注意避免导致白细胞过低，一般要求白细胞低值不小于 3.0×10^9/L。除白细胞减少和诱发感染外，环磷酰胺冲击治疗的不良反应还包括：性腺抑制（尤其是女性卵巢功能衰竭）、胃肠道反应、脱发、肝功能损害，少见远期致癌作用（主要是淋巴瘤等血液系统肿瘤）、出血性膀胱炎、膀胱纤维化和长期口服环磷酰胺而导致的膀胱癌。

（3）硫唑嘌呤：为嘌呤类似物，可通过抑制 DNA 合成而发挥对淋巴细胞的细胞毒性作用。疗效不如环磷酰胺冲击疗法满意，尤其对控制肾和神经系统病变效果较差，而对浆膜炎、血液系统、皮疹等效果则较好。用法与剂量：1 ~ 2.5 mg/(kg·d)，常用剂量为 50 ~ 100 mg/d。不良反应包括：骨髓抑制、胃肠道反应、肝功能损害等。少数对硫唑嘌呤极敏感者用药短期就可出现严重脱发和造血危象，造成严重粒细胞缺乏症和血小板缺乏症，轻者停药后血常规多在 2 ~ 3 周内恢复正常，对重者则需按粒细胞缺乏症或急性再生障碍性贫血予以相应处理，且之后不宜再用该药。

（4）甲氨蝶呤（MTX）：为二氢叶酸还原酶抑制剂，可通过抑制核酸的合成而发挥细胞毒性作用。疗效不及环磷酰胺冲击疗法理想，但长期用药耐受性较佳。剂量为 10 ~ 15 mg，每周 1 次，可根据患者病情适当增加剂量。甲氨蝶呤主要用于治疗以关节炎、肌炎、浆膜炎和皮肤损害为主要表现的 SLE。其不良反应有胃肠道反应、口腔黏膜糜烂、肝功能损害、骨髓抑制，偶尔可见肺炎和肺纤维化。

（5）环孢素：可特异性抑制 T 淋巴细胞 IL-2 的产生，发挥选择性细胞免疫抑制作用，是一种非细胞毒免疫抑制剂，对狼疮性肾炎有效。剂量为 3～5 mg/（kg·d），分 2 次口服。用药期间须注意患者肝、肾功能及高血压、高尿酸血症、高血钾等，有条件者应监测血药浓度，并及时调整剂量。患者血肌酐较用药前升高 30% 时，需要减少剂量或停药。环孢素对狼疮性肾炎的总体疗效不如环磷酰胺冲击疗法满意，且价格昂贵、不良反应较大、易出现停药反应等。

（6）吗替麦考酚酯：为次黄嘌呤单核苷酸脱氢酶抑制剂，可抑制嘌呤从头合成途径，从而抑制淋巴细胞活化。该药对治疗狼疮性肾炎有效，能够有效控制 IV 型狼疮性肾炎。剂量为 10～30 mg/（kg·d），分 2 次口服。

3. 狼疮危象的治疗 治疗目的在于挽救生命，保护受累脏器，防止后遗症。通常需要大剂量甲泼尼龙冲击治疗，针对受累脏器进行对症治疗和支持治疗，以帮助患者度过危象。后续治疗可按照重型 SLE 的原则，继续诱导缓解和维持巩固治疗。

4. 狼疮性肾炎的治疗 包括纠正水、电解质和酸碱平衡紊乱、低蛋白血症，防治感染，纠正高血压、心力衰竭等并发症。为保护重要脏器，必要时需要进行透析支持治疗。为判断肾损害的急、慢性，明确肾损伤的病理类型，制订治疗方案和判断预后，需要在适当时进行肾穿刺活检。对疾病明显活动、以非纤维化/硬化等不可逆病变为主的患者，应积极使用激素 [泼尼松 ≥ 2 mg/（kg·d）]，或使用大剂量甲泼尼龙冲击疗法，同时应用环磷酰胺 0.4～0.8 g，每 2 周 1 次静脉冲击治疗。

5. NP-SLE 的治疗 甲泼尼龙冲击疗法和泼尼松每天 1 mg/kg，同时予以环磷酰胺冲击治疗；也可选用鞘内注射地塞米松 10 mg 及甲氨蝶呤 10 mg，每周 1 次。对有抽搐者同时给予抗癫痫药、降低颅内压等对症支持治疗。

6. 溶血性贫血或（和）血小板减少的治疗 予以甲泼尼龙冲击疗法和泼尼松每天 1 mg/kg，根据病情可加用静脉注射免疫球蛋白。

7. 抗磷脂抗体综合征的治疗 予以抗血小板药及华法林。

8. 维持治疗 待患者缓解期病情控制后，尚需进行长期维持治疗。应使用不良反应最少的药物和最小有效剂量，以达到抑制疾病复发的目的，如可每日晨服泼尼松 5～10 mg。

（三）血浆置换

通过清除血浆中的循环免疫复合物、游离抗体、免疫球蛋白及补体成分，使血浆中的抗体滴度减低，并改善网状内皮系统的吞噬功能，对于危重患者或经多种治疗方法无效的患者有迅速缓解病情的效果。

（四）造血干细胞移植

造血干细胞移植是通过将异体或自体造血干细胞植入受者体内而获得造血和免疫功能重建的医疗手段。其可能的作用机制是：①患者在免疫清除治疗后的免疫功能重建过程中，可以对自身抗原重新产生耐受；②在免疫治疗过程中，对自身抗原反应的细胞克隆凋亡，达到新的免疫平衡，异常免疫反应减弱，自身抗体减少，有利于组织免疫损伤的修复。多项研究已经证实，造血干细胞移植可以使传统免疫抑制剂治疗无效的患者病情得以缓解，但移植后复发是自体干细胞移植的突出问题，其远期疗效仍有待长期随访进一步验证。

（五）生物制剂

目前用于治疗 SLE 的生物制剂的作用机制为：①改变细胞因子活化和调节；②抑制 T 细胞活化并诱导 T 细胞耐受，阻断 T 细胞、B 细胞相互作用；③作用于 B 细胞，以减少 B 细胞产生抗 dsDNA 抗体；④抑制补体活化。目前用于临床和临床试验治疗 SLE 的药物主要有抗 CD20 单抗（利妥昔单抗）和 CTLA-4。

生物制剂的应用为 SLE 的治疗尤其是难治性复发病例的治疗开辟了一条新途径。然而，目前报道或研究多为小样本量，其在 SLE 治疗过程中的定位仍有待大规模长期随访研究。

（六）妊娠与生育

妊娠与生育曾经被列为 SLE 患者的禁忌证，而如今大多数 SLE 患者在疾病控制后，已经可以实现安全地妊娠与生育。一般来说，在无重要脏器损害、病情稳定 1 年或 1 年以上，细胞毒性免疫抑制剂（环磷酰胺、甲氨蝶呤等）停药半年，激素仅用小剂量维持的情况下，方可妊娠。非缓解期的 SLE 患者妊娠与生育，存在流产、早产、死胎、胎儿发育不良（胎儿心脏传导阻滞与先天性 SLE）和诱发母体病情恶化的危险。因此，患者病情不稳定时不应妊娠。SLE 患者妊娠后，需要产科和风湿科医师双方共同随访、诊治。妊娠期间如病情活动，则应根据具体情况决定是否终止妊娠。如妊娠前 3 个月病情明显活动，则建议终止妊娠。妊娠 3 个月后出现疾病活动时，可在风湿科医师指导下加用糖皮质激素，但其剂量通常是泼尼松 ≤ 30 mg/d。因泼尼松经过胎盘时可被灭活，故短期服用一般对胎儿影响不大，而地塞米松（倍他米松）可以通过胎盘屏障影响胎儿，故不宜服用。对孕期已达 28 周且在 7 天内有可能分娩者，为促胎儿肺部发育成熟，可用地塞米松 6 mg 肌内注射，每 12 h 1 次，连用 4 次；或倍他米松 12 mg 肌内注射，每 24 h 1 次，连用 2 次，疗程结束后，即可行剖宫产术，使胎儿尽早脱离母体不良环境。如妊娠后期病情活动，也可根据病情短期加大激素剂量。妊娠后期如并发先兆子痫，需与狼疮性肾炎恶化相鉴别。

妊娠前 3 个月至整个妊娠期间，禁用环磷酰胺、甲氨蝶呤等免疫抑制剂，因上述药物可能影响胎儿的正常生长发育而导致畸胎。对于有习惯性流产病史和抗磷脂抗体检测呈阳性的孕妇，主张口服低剂量阿司匹林（50 mg/d）和（或）小剂量低分子量肝素抗凝，防止发生流产或死胎。

总之，SLE 患者的妊娠、孕期用药和产后随访，均应由风湿科医师和产科医师共同处置[7]。

六、预后

不定期随访、不遵从医嘱、不规范治疗是致死的重要原因。近年来，由于加强对患者的健康教育，以及诊疗水平的提高，SLE 的预后与过去相比已有显著改善。经正规治疗，患者 1 年存活率为 96%，5 年存活率为 85%，10 年存活率已超过 75%。急性期患者的死亡原因主要是多脏器严重损害和感染，尤其是伴有严重神经精神性狼疮和急进性狼疮性肾炎者；慢性肾功能不全、药物（尤其是长期使用大剂量激素）不良反应和冠状动脉粥样硬化性心脏病等，是患者远期死亡的主要原因。

（苏 娟 秦雅婧）

参考文献

[1] Qian G，Ran X，Zhou C X. Systemic lupus erythematosus patients in the low-latitude plateau of China：altitudinal influences [J]．Lupus，2014，23（14）：1537-1545.

[2] 杨娇，姚海红，莫晓冬．我国西藏地区（高原）系统性红斑狼疮患者临床及免疫学特征分析 [J]．北京大学学报：医学版，2018，50（6）：1004-1008.

[3] Pons-Estel G J，Ugarte-Gil M F，Alarcón G S. Epidemiology of systemic lupus erythematosus [J]．Expert review of clinical immunology，2017，13（8）：799-814.

[4] Yurkovich M，Vostretsova K，Chen W. Overall and Cause-Specific Mortality in Patients With Systemic Lupus Erythematosus：A Meta-Analysis of Observational Studies [J]．Arthritis Care & Research，2014，66（4）：608-616.

[5] 钱君岩，赵久良，王迁．系统性红斑狼疮相关肺动脉高压患者的长期预后：中国系统性红斑狼疮研究协作组肺动脉高压队列研究 [J]．中华内科杂志，2019，58（10）：788-788.

[6] Flechsig A，Rose T，Barkhudarova F. What is the clinical significance of anti-Sm antibodies in systemic lupus erythematosus? A comparison with anti-dsDNA antibodies and C3 [J]．Clinical and experimental rheumatology，2017，35（4）：598-606.

[7] 中国系统性红斑狼疮研究协作组专家组，国家风湿病数据中心．中国系统性红斑狼疮患者围产期管理建议 [J]．中华医学杂志，2015，95（14）：1056-1060.

[8] 葛均波，徐永健，王辰．内科学．9 版 [M]．北京：人民卫生出版社．2018.

[9] 陈灏珠．实用内科学．13 版 [M]．北京：人民卫生出版社．2013.

第二十二章

强直性脊柱炎

一、概述

强直性脊柱炎（ankylosing spondylitis，AS）是一种慢性进行性疾病，主要侵犯骶髂关节、脊柱骨凸、脊柱旁软组织及外周关节，并可伴发关节外表现。严重者可发生脊柱畸形和关节强直。

本病患病率在各国报道不一，我国患病率初步调查为0.26%。以往认为本病男性多见，男女发病率之比约为5∶1，女性发病较缓慢且病情较轻。发病年龄通常为13～31岁，30岁以后及8岁以前发病者少见。

本病的病因尚未明确。流行病学调查发现，基因和环境因素在本病的发病过程中具有一定作用。已证实，本病的发病与HLA-B27密切相关，并有明显家族发病倾向。正常人群B27阳性率因种族和地区不同差别很大，如欧洲白种人为4%～13%，我国为2%～7%，我国强直性脊柱炎患者的B27阳性率达91%。另外有资料显示，强直性脊柱炎的患病率在普通人群中为0.1%，在患者家系中为4%，在B27呈阳性的患者一级亲属中高达11%～25%，这提示B27阳性者或有强直性脊柱炎家族史者患病的危险性增加。但是，约80%的B27阳性者并不发生强直性脊柱炎，并且约10%的AS患者B27检测呈阴性，这提示还有其他因素参与发病，如肠道细菌感染及肠道炎症[1,2]。

高海拔地区空气稀薄，平均大气含氧量低，气候寒冷，日照虽然强，但居民为保暖及躲避强烈阳光照射而久留在室内，导致户外活动较少，不利于维生素D的合成。而血清中维生素D含量减低还与强直性脊柱炎的疾病活动度相关，这可能与高原地区强直性脊柱炎发病率较高有一定的关系[3]。

本病的病理性标志和早期表现之一为骶髂关节炎。脊柱受累的晚期典型表现是呈竹节状脊柱。外周关节滑膜炎在组织学上与类风湿关节炎难以鉴别。肌腱末端病为本病的特征之一。因患者主动脉根部局灶性中层坏死，可引起主动脉环状扩张，以及主动脉瓣尖缩短变厚，从而导致主动脉瓣关闭不全。

二、临床表现

本病发病隐袭。患者可逐渐出现腰背部或骶髂部疼痛和（或）发僵，半夜痛醒，翻身困难，晨起或久坐后起立时腰部发僵明显，但活动后减轻。有的患者自觉臀部钝痛或骶髂部剧痛，偶尔向周边放射。咳嗽、打喷嚏、突然扭动腰部时，疼痛可加重。疾病早期疼痛多在一侧呈间断性，数月后疼痛多在双侧呈持续性。随着病情进展，病变由腰椎向胸椎和颈椎发展，则可出现相应部位疼痛、活动受限或脊柱畸形。据报道，我国约45%的患者从外周关节炎开始发病。

24%～75%的患者在起病初期或疾病过程中可出现外周关节病变，以膝、髋、踝和肩关节居多，肘、手和足部小关节偶尔可受累。非对称性、少数关节或单关节，以及下肢大关节的关节炎为本病患者外周关节炎的特征。髋关节受累者占38%～66%，表现为局部疼痛，活动受限，屈曲挛缩及关节强直，其中大多数为双侧，且94%的髋部症状发生在起病后5年内。发病年龄小，以外周关节症状起病者易发生髋关节病变。

本病的全身表现轻微，少数重症者有发热、疲倦、消瘦、贫血或其他器官受累表现。跖底筋膜炎、跟腱炎和其他部位的肌腱末端病在本病患者中较常见。1/4的患者在发病过程中可发生葡萄膜炎，为单侧或双侧交替发生，一般可自行缓解，反复发作可致视力障碍。神经系统症状包括压迫性脊神经炎或坐骨神经痛、椎骨骨折或不全脱位以及马尾综合征，后者可引起勃起功能障碍、夜间尿失禁、膀胱和直肠感觉迟钝、踝反射消失。极少数患者可出现肺上叶纤维化，有时因伴有空洞形成而被认为是结核，也可因并发真菌感染而使病情加重。主动脉瓣关闭不全及传导障碍可见于3.5%～10%的患者。另外，患者还可并发IgA肾病和淀粉样变性。

三、诊断

1. 诊断要点　本病患者最常见的和特征性早期主诉为下腰背部发僵和疼痛。由于腰背痛是普通人群中极为常见的一种症状，但大多数为机械性非炎性疼痛，而本病患者腰背痛则为炎性疼痛。以下5项强直性脊柱炎引起的炎性腰背痛特点有助于与其他原因引起的非炎性腰背痛相鉴别：①腰背部不适发生在 40 岁以前；②缓慢发病；③症状持续至少 3 个月；④腰背痛伴发晨僵；⑤腰背部不适在活动后减轻或消失。以上 5 项中有 4 项符合则支持炎性腰背痛。

2．体格检查 骶髂关节和椎旁肌肉压痛是本病患者早期的阳性体征。随着病情进展，可见患者腰椎前凸变平，脊柱各个方向的活动均受限，胸廓扩展范围缩小，以及颈椎后凸。以下几种方法可用于检查骶髂关节压痛或脊柱病变进展情况。

（1）枕壁试验：正常人在立正姿势双足跟紧贴墙面时，后枕部应贴近墙壁而无间隙。颈僵直和（或）胸椎段畸形后凸者该间隙可增大至数厘米或以上，致使枕部不能贴壁。

（2）胸廓扩展：在第 4 肋间水平测量深吸气和深呼气时的胸廓扩展范围，正常人两者之差的正常值不小于 2.5 cm，而有肋骨和脊柱广泛受累者则胸廓扩展范围减小。

（3）Schober 试验：于双侧髂后上棘连线中点上方垂直距离 10 cm 及下方 5 cm 处分别做标记，然后嘱患者弯腰（保持双膝直立位）并测量脊柱最大前屈度，正常人移动时增加距离在 5 cm 以上，脊柱受累者则增加距离小于 4 cm。

（4）骨盆按压：嘱患者侧卧，从另一侧按压骨盆可引起骶髂关节疼痛。

（5）Patrick 试验（下肢"4"字试验）：嘱患者仰卧，一侧膝关节屈曲并将足跟放置到对侧伸直的膝关节上。检查者用一手下压屈曲的膝关节（此时髋关节在屈曲、外展和外旋位），并用另一手按压对侧骨盆，可引出对侧骶髂关节疼痛则视为阳性。有膝关节或髋关节病变者也不能完成该试验。

3．影像学检查 本病患者最早的病变发生在骶髂关节。根据 X 线表现，可将骶髂关节炎的病变程度分为 5 级：0 级为正常，1 级为可疑，2 级为轻度骶髂关节炎，3 级为中度骶髂关节炎，4 级为关节融合强直。对于临床可疑病例，而 X 线检查尚未显示明确的或 2 级以上的双侧骶髂关节炎改变者，应采用计算机断层成像（CT）检查。磁共振成像（MRI）技术对了解软骨病变优于 CT，但在判断骶髂关节炎时易出现假阳性结果，且因价格昂贵，目前不宜作为常规检查项目。

脊柱 X 线表现有椎体骨质疏松和方形变，椎小关节模糊，椎旁韧带钙化以及骨桥形成。晚期广泛而严重的骨化性骨桥表现称为"竹节样脊柱"。耻骨联合、坐骨结节和肌腱附着点（如跟骨）的骨质糜烂，伴邻近骨质反应性硬化及绒毛状改变，可有新骨形成。

4．实验室检查 活动期患者可见红细胞沉降率加快，C 反应蛋白增高及轻度贫血。类风湿因子呈阴性，免疫球蛋白轻度升高。虽然强直性脊柱炎患者 HLA-B27 阳性率达 90% 左右，但无诊断特异性，因为正常人也有 HLA-B27 呈阳性的情况。对于 HLA-B27 检测呈阴性的患者，只要临床表现和影像学检查符合诊断标准，也不能排除强直性脊柱炎的可能。

5．诊断标准 近年来有不同的标准，但目前仍采用 1984 年修订的纽约标准。但是，对一些暂时不符合上述标准的患者，可参考欧洲脊柱关节病研究组的初步诊断标准，将符合条件者也可列入此类疾病进行诊断和治疗，并随访观察。

（1）1984 年纽约标准：①下腰背痛的病程至少持续 3 个月，疼痛随活动可改善，但休息后不减轻；②腰椎在前后和侧屈方向活动受限；③胸廓扩展范围小于同年龄和性别的正常值；④双侧骶髂关节炎 2 ～ 4 级，或单侧骶髂关节炎 3 ～ 4 级。如果患者具备④，同时具备①～③项中的任何 1 项，则可确诊为强直性脊柱炎。

（2）欧洲脊柱关节病研究组标准：炎性脊柱痛或非对称性以下肢关节为主的滑膜炎，同时具备以下项目中的任何一项，即：①有阳性家族史；②银屑病；③炎性肠病；④关节炎前 1 个月内的尿道炎、宫颈炎或急性腹泻；⑤双侧臀部交替疼痛；⑥肌腱末端病；⑦骶髂关节炎。

（3）国际脊柱关节炎专家协作组（Assessment of SpondyloArthritis international Society，ASAS）对于中轴型脊柱关节病的分类标准为：对于腰背痛持续至少 3 个月，发病年龄小于 45 岁的强直性脊柱炎患者，若符合以下任何 1 项标准，即可诊断为脊柱关节炎：①经影像学检查证实的骶髂关节炎＋至少 1 项脊柱关节炎的特征；② HLA-B27 检测呈阳性＋至少另外 2 项脊柱关节炎的特征。脊柱关节炎的特征包括：炎性腰背痛；关节炎；肌腱端炎（足跟）；葡萄膜炎；指（趾）炎；银屑病；克罗恩病 / 结肠炎；对 NSAID 治疗反应良好；有脊柱关节炎家族史；HLA-B27 检测呈阳性；C 反应蛋白升高。

外周型脊柱关节炎：仅有外周症状的患者，若符合以下任何1项标准，即可诊断为脊柱关节炎。①关节炎或肌腱端炎（足跟）或指（趾）炎＋至少1项脊柱关节炎的特征：葡萄膜炎；银屑病；克罗恩病/溃疡性结肠炎；既往感染史；影像学检查显示骶髂关节炎；HLA-B27检测呈阳性。②关节炎或肌腱端炎（足跟）或指（趾）炎＋至少2项脊柱关节炎的特征：关节炎；肌腱端炎；指（趾）炎；炎性背痛（病史）；脊柱关节炎家族史。

四、鉴别诊断

1. 类风湿关节炎（RA） 该病与强直性脊柱炎的主要区别是：

（1）AS在男性多发而RA女性居多。

（2）AS无一例外有骶髂关节受累，RA则很少有骶髂关节病变。

（3）AS为全脊柱自下而上地受累，RA多只侵犯颈椎。

（4）外周关节炎在AS为少数关节、非对称性，且以下肢关节为主；在RA则为多关节、对称性和四肢大小关节均可发病。

（5）AS无RA可见的类风湿结节。

（6）AS的RF阴性，而RA的阳性率占60%～95%。

（7）AS以HLA-B27阳性居多，而RA则与HLA-DR4相关。

2. 椎间盘突出 椎间盘脱出是引起炎性腰背痛的常见原因之一。该病限于脊柱，无疲劳感、消瘦、发热等全身表现，所有实验室检查包括红细胞沉降率均正常。它和AS的主要区别可通过CT、MRI或椎管造影检查得到确诊。

3. 结核 对于单侧骶髂关节病变要注意同结核或其他感染性关节炎相鉴别。

4. 弥漫性特发性骨骼骨肥厚 该病好发于50岁以上男性，患者也有脊椎痛、僵硬感以及逐渐加重的脊柱运动受限。其临床表现和X线表现常与强直性脊柱炎相似，但是X线检查可见韧带钙化，常累及颈椎和低位胸椎，常见连接至少4节椎体前外侧的流注形钙化与骨化，而骶髂关节和椎骨棘突无侵蚀，晨起僵硬感不加重，红细胞沉降率正常及HLA-B27检测呈阴性。根据以上特点可将两者区别开。

5. 髂骨致密性骨炎 该病多见于青年女性，其主要表现为慢性腰骶部疼痛和发僵。临床检查除腰部肌肉紧张外，无其他异常表现。诊断主要依靠X线前后位检查，典型表现是在髂骨沿骶髂关节中下2/3部位有明显的骨硬化区，呈三角形者尖端向上，密度均匀，不侵犯骶髂关节面，无关节狭窄或糜烂，故不同于强直性脊柱炎。

6. 其他 强直性脊柱炎是血清阴性脊柱关节病，在诊断时须与骶髂关节炎相关的其他脊柱关节病（如银屑病关节炎、肠病性关节炎或赖特综合征等）相鉴别。

五、治疗

目前对于本病尚无根治方法。但是对患者如果能及时诊断及合理治疗，则可控制症状并改善预后。应通过非药物、药物和手术等综合治疗，缓解疼痛和发僵，控制或减轻炎症，保持良好的姿势，防止脊柱或关节变形，并在必要时矫正畸形的关节，以达到改善和提高患者生活质量的目的。

1. 非药物治疗

（1）对患者及其家属进行疾病知识的教育是整个治疗计划中不可缺少的一部分，有助于患者主动参与并配合治疗。长期计划还应包括患者的社会心理和康复的需要。

（2）劝导患者谨慎而不间断地进行体育锻炼，以取得和维持脊柱关节的最佳位置，增强椎旁肌肉力量，增加肺活量，其重要性不亚于药物治疗。

（3）站立时应尽量保持挺胸、收腹和双眼平视前方的姿势。坐位也应保持胸部直立。应睡硬板床，多取仰卧位，避免促进屈曲畸形的体位。枕头要低，一旦出现上胸椎或颈椎受累，则应停用枕头。

（4）减少或避免引起持续性疼痛的体力活动。定期测量身高。保持身高记录是防止不易发现的早期脊柱弯曲的一个措施。

（5）对疼痛、炎性关节或其他软组织予以必要的物理治疗。

2. 药物治疗

（1）非甾体抗炎药（NSAID）：此类药物可迅速改善患者腰背部疼痛和发僵，减轻关节肿胀和疼痛，并增加关节活动范围，无论是对早期患者，还是晚期患者，都是首选的治疗药物。常见的不良反应是胃肠道不适，少数可引起溃疡；其他较少见的有头痛、头晕，肝、肾损伤，血细胞减少，水肿，高血压及过敏反应等。同时使用2种或2种以上的非甾体抗炎药不仅不会增强疗效，反而可增加药物不良反应，甚至造成严重后果。抗炎药通常需要使用2个月左右，待症状完全控制后可逐渐减少剂量，以最小有效量巩固维持一段时间，再考虑停药，过快停药容易引起症状反复发作。如一种药物治疗2～4周疗效仍不明显，则应改用其他不同类别的抗炎药。在用药过程中应始终注意监测药物不良反应并及时调整。

（2）柳氮磺吡啶：可改善关节疼痛、肿胀和发僵，并可降低血清 IgA 水平及其他实验室活动性指标，特别适用于改善患者的外周关节炎，并对本病并发的前葡萄膜炎有预防复发和缓解病情的作用。目前，关于此药对患者中轴关节病变的治疗作用及改善预后的作用均缺乏证据。通常推荐用量为每天 2.0 g，分2～3次口服。药物起效较慢，通常在用药后4～6周起效。为增加患者的耐受性，一般以初始剂量为 0.25 g，每天3次，以后每周递增 0.25 g，直至 1.0 g，每天2次，应根据病情或患者对治疗的反应调整剂量和疗程，维持1～3年。其不良反应包括消化系统症状，皮疹，血细胞减少，头痛，头晕以及男性精子减少与形态异常（停药后可恢复）。对磺胺类药物过敏者禁用此药。

（3）甲氨蝶呤：活动性患者经柳氮磺吡啶和非甾体抗炎药治疗无效时，可采用甲氨蝶呤。此药仅对外周关节炎、腰背痛和发僵及虹膜炎等表现，以及红细胞沉降率和C反应蛋白水平有改善作用，而对中轴关节的放射线病变无改善证据。用药剂量通常为每周 7.5～15 mg，对个别重症者可酌情增加剂量，口服或注射用药，每周1次，疗程为半年至3年。其不良反应包括胃肠道不适、肝损伤、肺间质炎症和纤维化、血细胞减少、脱发、头痛及头晕等，故在用药前后应定期复查血常规、肝功能及其他有关指标。

（4）糖皮质激素：对本病伴发的长期单关节（如膝）积液，可予以长效皮质激素关节腔内注射。重复注射应间隔3～4周，一般不超过2～3次/年。糖皮质激素口服治疗既不能阻止本病的发展，还可能因长期治疗而引起不良反应。

（5）沙利度胺：对部分难治性男性患者应用沙利度胺后，临床症状、红细胞沉降率及C反应蛋白均可得到明显改善。初始剂量为 50 mg/d，每10天递增 50 mg，至 200 mg/d 维持。其不良反应有嗜睡、口渴、血细胞减少、转氨酶增高，以及镜下血尿和指端麻刺感等。在用药初期应每周查血常规和尿常规，每2～4周查肝、肾功能。对长期用药者应定期进行神经系统检查，以便及时发现可能发生的外周神经炎。

3．生物制剂　抗肿瘤坏死因子 α 可用于治疗活动性病变或对抗炎治疗无效者，80% 的患者病情（如晨僵、腰背痛、肌腱末端炎，以及胸廓扩张范围、红细胞沉降率和C反应蛋白等）可得以改善。

4．外科治疗　髋关节受累引起的关节间隙狭窄，关节强直和畸形，是本病致残的主要原因。关节置换术后绝大多数患者的关节痛可得到控制，部分患者的关节功能可恢复或接近正常，置入关节的寿命 90% 可达 10 年以上。

本病临床表现的轻重程度个体差异较大，有的患者病情反复持续进展，有的则长期处于相对静止的状态，可以正常工作和生活。但是，患者发病年龄较小，髋关节受累较早，反复发作虹膜睫状体炎和继发性淀粉样变性，诊断延迟，治疗不及时和不合理，以及不坚持长期功能锻炼者预后差。总之，本病一种慢性进展性疾病，应在专科医师指导下对患者进行长期随访[4,5]。

（苏　娟）

参考文献

[1] A Timms，B Wordsworth，M Brown. Epidemiology，Pathogenesis，and Genetics of Ankylosing Spondylitis [J]．Ankylosing Spondylitis Diagnosis & Management，2006：23-44.

[2] 中华医学会．临床诊疗指南：风湿病分册．北京：人民卫生出版社，2005.

[3] 吴振彪，朱平，王宏坤，等．某部队官兵血清阴性脊柱关节病发病规律调查 [J]．中华流行病学杂志，2004，25（9）：753-755.

[4] 葛均波，徐永健，王辰．内科学．9 版 [M]．北京：人民卫生出版社．2018.

[5] 陈灏珠．实用内科学．13 版 [M]．北京：人民卫生出版社．2013.

第二十三章

痛　风

一、概述

痛风（gout）是嘌呤代谢紊乱和（或）尿酸排泄减少所引起的一种晶体性关节炎，临床表现为高尿酸血症（hyperuricemia）和尿酸盐结晶沉积所致的特征性急性关节炎、痛风石形成、痛风性慢性关节炎，并可发生尿酸盐肾病、尿酸性尿路结石等，严重者可出现关节致残、肾功能不全。痛风常与向心性肥胖、高脂血症、糖尿病、高血压以及心、脑血管病伴发。

痛风分为原发性和继发性两大类。原发性痛风有一定的家族遗传性，10%～20%的患者有阳性家族史。除1%左右的原发性痛风由先天性酶缺陷引起外，绝大多数发病原因不明。继发性痛风由其他疾病（如肾病、血液病）所致，或由于服用某些药物、放疗、化疗等多种原因引起。

痛风见于世界各地区、各民族。在欧美国家地区，高尿酸血症患病率为2%～18%，痛风患病率为0.13%～0.37%。我国缺乏全国范围痛风流行病学调查统计资料，但根据不同时间、不同地区报告的痛风患病情况，目前我国痛风的患病率为1%～3%，并呈逐年上升趋势。国家风湿病数据中心（Chinese Rheumatism Data Center，CRDC）网络注册及随访研究的阶段数据显示，截至2016年2月，基于全国27个省、市、自治区100家医院的6814例痛风患者有效病例发现，我国痛风患者平均年龄为48.28岁（男性47.95岁，女性53.14岁），逐步趋于年轻化，男性患者与女性患者人数之比为15∶1。超过50%的痛风患者为超重或肥胖。首次痛风发作时的血尿酸水平，男性为527 μmol/L，女性为516 μmol/L。痛风患者最主要的就诊原因是关节痛（男性占41.2%，女性占29.8%），其次为乏力和发热。男性和女性患者的发病诱因有很大差异，男性患者最主要的发病诱因为饮酒（25.5%），其次为高嘌呤饮食（22.9%）和剧烈运动（6.2%）；女性患者最主要的发病诱因为高嘌呤饮食（17.0%），其次为突然受冷（11.2%）和剧烈运动（9.6%）[1-3]。

青藏高原地区人群高尿酸血症和痛风的发病率较高，2010年对8560名拉萨市居民进行健康体检的调查发现，男性高尿酸血症的发病率为30.5%（1388例），痛风发病率为3.25%（148例）；女性高尿酸血症的发病率为10.5%（421例），痛风发病率为0.6%（24例）。调查研究对象高尿酸血症的总体发病率为21.1%，痛风发病率为2.01%。在西藏生活时间较长者，高尿酸血症及痛风的发病机会增高，慢性高原病（高原红细胞增多症）患者中约有50%合并高尿酸血症，约有30%合并痛风[4]。

二、临床表现

本病95%的患者为男性，初次发作年龄一般为40岁以后，但近年来显示有年轻化趋势；女性患者大多在绝经期后发病。有研究表明，青藏高原地区人群痛风平均发病年龄较沿海地区提前5年，平均为38岁[5]。

根据痛风的自然病程，可将其分为急性期、间歇期、慢性期。

1．急性期　患者发病前可无任何征兆。诱发因素有饱餐、饮酒、过度疲劳、紧张、关节局部损伤、手术、受冷、受潮等。常在夜间发作的急性单关节炎通常是痛风的首发症状，表现为凌晨因关节痛而惊醒，呈进行性加重，剧痛呈刀割样或咬噬样，疼痛于24～48小时达到高峰。关节局部发热、红肿及明显触痛，酷似急性感染，首次发作的关节炎多于数天或数周内自行缓解。首次发作多为单关节炎，60%～70%的患者常从第一跖趾关节开始发病，在随后的病程中，约90%的患者该部位反复受累。足弓、踝关节、膝关节、腕关节和肘关节等也是常见的发病部位。患者可伴有全身表现，如发热、头痛、恶心、心悸、寒战、全身不适并伴有白细胞计数升高，红细胞沉降率加快。

2．间歇期　急性关节炎发作缓解后，患者一般无明显后遗症状，有时仅有发作部位皮肤色素加深，呈暗红色或紫红色，伴脱屑、发痒，称为无症状间歇期。多数患者在初次发作后有1～2年的间歇期，但间歇期长短差异很大，随着病情的进展，间歇期逐渐缩短。如果不进行防治，则患者每年发作次数增多，症状持续时间延长，以致不能完全缓解，且受累关节增多，少数患者可有骶髂关节、胸锁关节或颈椎等部位受累，甚至可累及关节周围滑囊、肌腱、腱鞘等处，症状逐渐趋向不典型。

3．慢性期　尿酸盐反复沉积使局部组织发生慢性异物样反应，沉积物周围被单核细胞、上皮细胞、巨噬细胞包绕，纤维组织增生形成结节，称为痛风石。痛风石多在起病10年后出现，是病程进入慢性期的标志，可见于关节内、关节周围、皮下组织及内脏器官等部位，常见于足趾、手指及腕、踝、肘等关节周围，隆起于皮下，为黄白色赘生物，破溃后排出白色粉末状或糊状物，经久不愈，但较少继发感染。若痛风石发生于关节内，则可造成关节软骨及骨质侵蚀破坏、增生，关节周围组织纤维化，出现持续关节肿痛、强直、畸形，甚至骨折，称为痛风性慢性关节炎。研究发现，高原地区痛风患者合并痛风石的比例较沿海地区高，可能与高原地区群众饮食习惯、红细胞增多症等因素相关[5]。

4. 肾病变

本病患者肾病理检查几乎均显示有损害，约1/3的患者在痛风病程中出现肾病症状。

（1）尿酸盐肾病：尿酸盐结晶沉积于肾组织，特别是肾髓质和锥体部，可导致慢性间质性肾炎，使肾小管变形、萎缩、纤维化、硬化，进而累及肾小球血管床。临床表现为肾小管浓缩功能减弱、夜尿增多、低比重尿、血尿、蛋白尿、腰痛、水肿、高血压，晚期患者可出现肾功能不全等。

（2）尿酸性尿路结石：尿液中尿酸浓度增高并沉积可形成尿路结石，在痛风患者中的总体发生率在20%以上，且可能出现于痛风关节炎发病之前。结石较小者呈沙粒状随尿液排出，患者可无症状。结石较大者则可导致尿路梗阻，引起肾绞痛、血尿、肾盂肾炎、肾盂积水等。由于痛风患者尿液pH值较低，尿酸盐大多转化为尿酸，而尿酸比尿酸盐溶解度更低，故易形成纯尿酸结石，X线检查常不显影，少部分与草酸钙、磷酸钙等混合则可显示结石阴影。

（3）急性高尿酸血症肾病：多见于继发性高尿酸血症患者，常发生在肿瘤放疗、化疗后，患者血液、尿液中的尿酸浓度突然明显升高，大量尿酸结晶沉积于肾小管、集合管、肾盂、输尿管，造成广泛严重的尿路梗阻，表现为少尿、无尿、急性肾衰竭，患者尿液中可见大量尿酸结晶和红细胞。

三、诊断

本病的诊断主要依靠临床表现、血尿酸水平、查找尿酸盐结晶和影像学检查。

1. 症状

（1）突发关节红肿、剧烈疼痛，累及肢体远端单关节，特别是第一跖趾关节多见，常于24小时左右达到高峰，数天至数周内自行缓解。

（2）早期应用秋水仙碱可迅速缓解症状。

（3）饱餐、饮酒、过度劳累、局部创伤等为常见诱因。

（4）上述症状可反复发作，间歇期无明显症状。

（5）皮下可出现痛风石结节。

（6）随着病程的迁延，受累关节可持续肿痛，活动受限。

（7）患者可有肾绞痛、血尿、尿路结石史或腰痛、夜尿增多等症状。

2. 体征

（1）患者出现急性单关节炎表现，受累关节局部皮肤发紧、红肿、灼热，触痛明显。

（2）部分患者体温升高。

（3）间歇期无体征或仅有局部皮肤色素沉着、脱屑等。

（4）耳郭、关节周围出现偏心性结节，破溃时有白色粉末状或糊状物溢出，经久不愈。

（5）慢性期受累关节持续肿胀、压痛、畸形，甚至发生骨折。

（6）可伴水肿、高血压、肾区叩痛等。

3. 辅助检查

（1）血尿酸测定：以尿酸氧化酶法应用最为广泛。男性为210～416 μmol/L（3.5～7.0 mg/dl），女性为150～357μmol/L（2.5～6.0 mg/dl），女性绝经期后血尿酸水平接近男性。血液中98%的尿酸以钠盐的形式存在，在37℃、pH为7.4的生理条件下，尿酸盐溶解度约为6.4 mg/dl，加之尿酸盐与血浆蛋白结合约为0.4 mg/dl，血液中尿酸盐饱和度约为7.0 mg/dl，血尿酸≥416 μmol/L（7.0 mg/dl）即为高尿酸血症。由于血尿酸受多种因素影响，存在波动性，故应反复多次测定。

当血尿酸持续呈高浓度或急剧波动时，呈过饱和状态的血尿酸即可结晶沉积在组织内，引起痛风的症状和体征。此外，影响尿酸溶解度的因素（如雌激素水平下降、尿酸与血浆蛋白结合减少、局部温度和pH值降低等）也可促使尿酸盐析出。因此，高尿酸血症是痛风发生最重要的生化基础。然而，在血尿酸水平持续增高者中，仅有10%左右罹患痛风，大多为无症状性高尿酸血症；而少部分痛风患者在急性关节炎发作期血尿酸水平处于正常范围，这既表明痛风的发病原因较为复杂，也表明高尿酸血症和痛风是应该加以区分的两个概念。

（2）尿液尿酸测定：低嘌呤饮食5天后，留取24小时尿液，采用尿酸氧化酶法检测，正常水平为1.2～2.4 mmol（200～400 mg）。＞3.6 mmol（600 mg），为尿酸生成过多型，仅占少数；多数＜3.6 mmol（600 mg）为尿酸排泄减少型。实际上，很多患者同时存在生成增多和排泄减少两种缺陷。通过尿液尿酸测定，可初步判定高尿酸血症的分型，有助于降尿酸药物的选择及鉴别尿路结石的性质。

（3）滑液及痛风石检查：急性关节炎期，在偏振光显微镜下，滑液中或白细胞内有负性双折光针状尿酸盐结晶，阳性率约为90%。穿刺或活检痛风石内容物，亦可发现同样形态的尿酸盐结晶。此项检查被视为痛风诊断的"金标准"。

（4）X线检查：急性关节炎期可见关节周围软组织肿胀；慢性关节炎期可见关节间隙狭窄、关节面不规则、痛风石沉积，典型者骨质呈虫噬样或穿凿样缺损，边缘呈尖锐的增生、硬化，常可见骨皮质呈翘样突出，严重者可发生关节脱位、骨折。

（5）超声检查：超声检查可见"双轨征"、痛风石、尿酸盐结晶及骨侵蚀是痛风患者最重要的表现。通过肾超声检查亦可了解肾损害的程度。

4．诊断方法

（1）急性痛风性关节炎：急性痛风性关节炎是痛风患者的主要临床表现，常为首发症状。目前多采用1977年美国风湿病学会（ACR）的分类标准（表23-1）进行诊断。同时，应注意与风湿热、丹毒、蜂窝织炎、化脓性关节炎、创伤性关节炎、假性痛风等疾病相鉴别。2015年ACR/EULAR制定的痛风分类标准（表23-2），较1977年ACR的痛风分类标准在灵敏度和特异度方面更高，目前通常建议使用2015年ACR/EULAR痛风分类标准。

（2）间歇期痛风：此期为反复急性发作之间的缓解状态，患者通常无任何不适或仅有轻微的关节症状。因此，此期的诊断必须根据患者既往急性痛风性关节炎发作史及高尿酸血症。

（3）慢性期痛风：慢性期痛风为病程迁延多年，持续高浓度的血尿酸未得到满意控制的后果。痛风石形成或关节症状持续不能缓解是此期的临床特点。结合X线检查或结节活检查找尿酸盐结晶，不难诊断。

（5）肾病变：尿酸盐肾病患者最初表现为夜尿增多，继之尿比重降低，出现血尿，轻、中度蛋白尿，甚至肾功能不全。此时，应与肾疾病引起的继发性痛风相鉴别。尿酸性尿路结石患者则以肾绞痛和血尿为主要临床表现，X线检查大多

表23-1 1977年ACR急性痛风关节炎分类标准

1．关节液中有特异性尿酸盐结晶，或

2．用化学方法或偏振光显微镜检查证实痛风石中含有尿酸盐结晶，或

3．具备以下12项（临床表现、实验室检查、X线检查表现）中的6项

（1）急性关节炎发作＞1次

（2）炎症反应在1天内达高峰

（3）单关节炎发作

（4）可见关节部位皮肤发红

（5）第一跖趾关节疼痛或肿胀

（6）单侧第一跖趾关节受累

（7）单侧跗骨关节受累

（8）可疑痛风石

（9）高尿酸血症

（10）不对称关节内肿胀（X线检查证实）

（11）无骨侵蚀的骨皮质下囊肿（X线检查证实）

（12）关节炎发作时关节液微生物培养呈阴性

表23-2 2015年ACR/EULAR痛风分类标准

	评分
适用标准（符合准入标准方可采用此标准）：存在至少1次外周关节或滑囊肿胀、疼痛或压痛	
确定标准（金标准，不需要进行分类诊断）：偏振光显微镜检查证实（曾）在有症状的关节、滑囊或痛风石中存在尿酸钠晶体	
分类标准（符合准入标准但不符合确定标准时采用此标准）：累计≥8分可诊断为痛风	评分
临床特点	
受累关节分布：曾有急性症状发作的关节或滑囊部位（单关节炎或少关节炎）*	
踝关节或足部（非第一跖趾关节）关节受累	1
第一跖趾关节受累	2
受累关节急性发作时症状：①皮肤发红（患者主诉或体格检查）；②触痛或压痛；③活动障碍	
符合上述1项	1
符合上述2项	2
符合上述3项	3
典型的急性发作症状：①疼痛达高峰＜24 h；②症状缓解≤14 d；③发作间期完全缓解，符合上述≥2项（无论是否予以抗炎治疗）	
首次发作	1
反复发作	2
痛风石的证据：皮下灰白色结节，表面皮肤薄，血供丰富；典型部位包括关节、耳郭、鹰嘴滑囊、手指、肌腱（如跟腱）	
没有痛风石	0
存在痛风石	4
实验室检查：尿酸浓度	
＜4 mg/dl（＜240 μmol/L）	−4
4～6 mg/dl（240～360 μmol/L）	0
6～8 mg/dl（360～480 μmol/L L）	2
8～10 mg/dl（480～600 μmol/L）	3
≥10 mg/dl（≥600 μmol/L）	4
关节液分析：由有经验的医师对有症状的关节或滑囊进行穿刺，并进行偏振光显微镜检查	
未做检查	0
尿酸钠晶体检测呈阴性	−2
影像学表现特征	
（曾）有症状的关节或滑囊处尿酸钠晶体沉积的影像学证据：关节超声检查显示"双轨征"**，或CT检查显示尿酸钠晶体沉积***	
无上述表现（两种方式）或未做检查	0
存在上述表现（任一方式）	4
痛风相关关节破坏的影像学证据：手/足部X线检查存在至少一处骨侵蚀（皮质破坏，边缘硬化或边缘突出）****	
无上述表现或未做检查	0
存在上述表现	4

* 急性症状发作：外周关节或滑囊出现肿胀、疼痛和（或）触痛；

** "双轨征"：透明软骨表面的不规则强回声，且与超声探头角度无关，如在改变超声探头角度后"双轨征"消失，则为假阳性；

*** CT检查显示尿酸钠晶体沉积：通过80 kV和140 kV两个能量进行扫描，采用特定软件进行物质分解算法，将关节及关节周围的MSU晶体标上绿色伪色，需鉴别甲床、皮肤、运动、射线硬化和血管伪影与尿酸钠沉积；

**** 骨侵蚀：需除外远端趾间关节和"鸥翼征"

不显影，而 B 超检查则可发现结石。

四、治疗

对于原发性痛风缺乏病因治疗，因此不能根治。治疗痛风的目的是：①迅速控制痛风性关节炎急性发作；②预防急性关节炎复发；③纠正高尿酸血症，以预防尿酸盐沉积造成的关节破坏及肾损害；④手术剔除痛风石，对毁损关节进行矫形手术，以提高患者生活质量。

1. 一般治疗

（1）饮食控制：应采用低热量膳食，避免高嘌呤饮食，保持理想体重。含嘌呤较多的食物主要包括动物内脏，沙丁鱼、蛤、生蚝等海鲜及浓肉汤，其次为鱼虾类、肉类、豌豆等，而各种谷类制品、水果、蔬菜、牛奶、奶制品、鸡蛋等含嘌呤较少。严格戒酒，每天饮水量应在 2000 ml 以上。

（2）避免诱因：避免暴食、酗酒、受凉、受潮、过度疲劳及精神紧张，穿鞋要舒适，防止关节损伤，慎用影响尿酸排泄的药物，如某些利尿药、小剂量阿司匹林等。

（3）防治伴发疾病：需同时治疗伴发的高脂血症、糖尿病、高血压、冠心病、脑血管病等。

2. 急性痛风性关节炎的治疗　卧床休息，抬高患肢，避免负重。

（1）非甾体抗炎药（NSAID）：不需要考虑哪一种更有效，关键是尽快治疗，足量用药和予以适当疗程（7 ~ 10 天）。最常见的不良反应是胃肠道症状，也可能加重肾功能不全，影响血小板功能等。活动性消化道溃疡患者禁用（参考类风湿关节炎用药）。

（2）秋水仙碱：可抑制炎症细胞趋化，对控制炎症、止痛有特效。痛风急性发作期，对 NSAID 有禁忌证的患者，建议单独使用低剂量秋水仙碱，初始每次剂量为 1.2 mg（1.0 mg），1 小时后单次附加 0.6 mg（0.5 mg），12 小时后继续使用（最大 0.5 mg，每天 3 次），疗程为 7 ~ 10 天。秋水仙碱的治疗剂量与中毒剂量十分接近，不良反应除胃肠道反应外，还可见白细胞减少、再生障碍性贫血、肝功能损害、脱发等，有肝、肾功能不全者慎用。

（3）糖皮质激素：通常用于秋水仙碱和非甾体抗炎药治疗无效或不能耐受者。口服泼尼松起始剂量为 0.5 mg/kg，应用 5 ~ 10 天可停药。或起始剂量为 0.5 mg/kg，应用 2 ~ 5 天，在 7 ~ 10 天内逐渐减量并停药。

若初始单药治疗无效（即治疗 24 小时内疼痛改善 < 20%，或者治疗 24 小时后疼痛改善 < 50%），则可换用另外一种药物，或采用联合治疗，但应避免 NSAID + 糖皮质激素。若仍然无效，则可用 IL-1 拮抗剂。

3. 间歇期和慢性期的治疗　目的是将血尿酸控制在正常水平。降尿酸药物分为两类，一类是促尿酸排泄药，另一类是抑制尿酸生成药，二者均有肯定的疗效。为防止用药后血尿酸水平迅速降低而诱发急性关节炎，应从小剂量开始，逐渐加至治疗量，起效后改为维持量并长期服用，使血尿酸水平维持在 327 μmol/L（5.5 mg/dl）以下。此外，为防止急性发作，还可在开始使用降尿酸药物的同时，预防性服用秋水仙碱 0.5 mg，每天 1 ~ 2 次，或使用非甾体抗炎药。对于单用一类药物效果不好、血尿酸 > 535 μmol/L（9.0 mg/dl）、痛风石大量形成者，可将两类降尿酸药物合用。

（1）促尿酸排泄药：可抑制近端肾小管对尿酸的重吸收，以利于尿酸排泄。由于大多数痛风患者属于尿酸排泄减少型，因此，对于肾功能正常或轻度异常（内生肌酐清除率 < 30 ml/min 时无效）、无尿路结石及尿酸盐肾病的患者可选用下列促尿酸排泄药，但用药期间应服用碱性药物，如碳酸氢钠 1 ~ 2 g，每天 3 次；或碱性合剂 10 ml，每天 3 次，使尿液 pH 保持在 6.5 左右，并嘱患者大量饮水，以增加尿量。如尿液呈过碱性，则可形成钙质结石。

1）丙磺舒：剂量为 0.25 g，每天 2 次，逐渐增至 0.5 g，每天 3 次，每天最大剂量为 2 g。主要不良反应：胃肠道反应、皮疹、过敏反应、骨髓抑制等。对磺胺过敏者禁用。

2）磺吡酮：剂量为 50 mg，每天 2 次，逐渐增至 100 mg，每天 3 次，每天最大剂量 600 mg。主要不良反应：胃肠道反应，皮疹、骨髓抑制等，偶尔可见肾毒性反应。此药有轻度水、钠潴留作用，对慢性心功能不全者慎用。

3）苯溴马隆：剂量为 50 mg，每天 1 次，逐渐增至 100 mg，每天 1 次。主要不良反应：胃肠道反应（如腹泻），偶尔可见皮疹、过敏性结膜炎及粒细胞减少等。

（2）抑制尿酸生成药：可抑制黄嘌呤氧化酶，阻断黄嘌呤转化为尿酸，减少尿酸的生成，可用于尿酸产生过多型的高尿酸血症患者，或不宜使用促尿酸排泄药者，也可用于治疗继发性痛风。目前此类药物有别嘌醇和非布司他。

1）别嘌醇：剂量为 100 mg，每天 1 次，逐渐增至 100～200 mg，每天 3 次。主要不良反应：胃肠道反应、皮疹、药物热、骨髓抑制以及肝、肾功能损害等，偶尔可见严重毒性反应。对于肾功能不全者，应减量使用。应定期检查患者肝、肾功能及血、尿常规等。

2）非布司他：口服推荐剂量为 40 mg 或 80 mg，每天 1 次。推荐非布司他的起始剂量为 20 mg，每天 1 次。如果 2 周后患者血尿酸水平仍不低于 6 mg/dl（约 360 mol/L），则建议将剂量逐渐增至 80 mg，每天 1 次。

4. 肾病变的治疗　除积极控制血尿酸水平外，还应注意碱化尿液，嘱患者多饮、多尿。对于痛风性肾病患者，在使用利尿药时应避免使用影响尿酸排泄的噻嗪类利尿药、呋塞米、依他尼酸等，还可选择螺内酯（安体舒通）等。碳酸酐酶抑制剂乙酰唑胺兼有利尿和碱化尿液的作用，亦可选用。

尿酸性尿路结石大部分可溶解、自行排出，对于结石体积大且固定者，可予以体外碎石或进行手术治疗。对于急性尿酸性肾病患者，除使用别嘌醇积极降低血尿酸水平外，还应按急性肾衰竭进行处理。对于慢性肾功能不全患者可行透析治疗，必要时可行肾移植。

5. 无症状高尿酸血症的治疗　对于血尿酸水平在 535 μmol/L（9.0 mg/dl）以下，无痛风家族史者，一般不需要用药治疗，但应控制饮食，避免诱因，并严密随访。反之，应使用降尿酸药物。如果患者伴发高血压、糖尿病、高脂血症及心、脑血管病等，则应在治疗伴发病的同时，适当降低患者血尿酸水平。

五、预后

如能及早被诊断，遵从医嘱，大多数患者能像正常人一样饮食起居、工作生活。慢性期患者经过治疗，痛风石可能缩小或溶解，关节功能和肾功能障碍可得以改善。30 岁以前出现初发症状者，预示病情严重。发生尿酸性或混合性尿路结石者可并发尿路梗阻和感染。尿酸盐肾病主要表现为肾小管间质病变，也可影响患者肾功能。伴发高血压、糖尿病或其他肾病者，如未经治疗，则可进一步导致尿酸盐排泄障碍，这不仅可加速关节内的病理进程，同时也可导致肾功能进一步恶化而危及生命[6,7]。

（苏　娟）

参考文献

[1] 中华医学会. 临床诊疗指南：风湿病分册. 北京：人民卫生出版社，2005.

[2] Clarson L. Gout ‖ Epidemiology of Gout and Hyperuricemia [J]，2019：59-72.

[3] Liu R，Han C C，Wu D，et al. Prevalence of Hyperuricemia and Gout in Mainland China from 2000 to 2014：A Systematic Review and Meta-Analysis [J]. Biomed Research International，2015：1-12.

[4] 张玉涛，马利锋，范小伟，等. 高原性痛风的研究进展 [J]. 国外医学医学地理杂志，2018，39（3）：263-266.

[5] 张珂珂，张晓坤，李长贵. 青藏高原地区痛风的临床特点 [J]. 青岛大学医学院学报，2013，49（4）：294-296.

[6] 葛均波，徐永健，王辰. 内科学. 9 版. 北京：人民卫生出版社，2018.

[7] 陈灏珠. 实用内科学. 13 版. 北京：人民卫生出版社，2013.

第二十四章

骨关节炎

一、概述

骨关节炎（osteoarthritis，OA）是一种以关节软骨变性、破坏及骨质增生为特征的慢性关节病，在中年以后多发。研究表明，骨关节炎在40岁人群中的患病率为10%～17%，在60岁以上人群中可达50%，而在75岁以上人群中，则可达80%。本病的最终致残率为53%。临床表现以关节肿痛、骨质增生及活动受限最为常见。病变累及部位包括膝、髋、踝、手和脊柱（颈椎、腰椎）等关节。来自中国健康与养老追踪调查数据库（China Health and Retire-ment Longitudinal Study，CHARLS）的研究结果显示，我国膝关节症状性骨关节炎的患病率为8.1%；女性患病率高于男性；本病呈现明显的地域差异，即西南地区（13.7%）和西北地区（10.8%）患病率较高，华北地区（5.4%）和东部沿海地区（5.5%）则患病率相对较低。从区域特征来看，农村地区膝关节症状性骨关节炎的患病率高于城市地区。在城市人口中，手部骨关节炎的患病率为3%（男性）和5.8%（女性）；髋关节影像学检查显示骨关节炎的患病率为1.1%（男性）和0.9%（女性），农村地区髋部骨关节炎的患病率为0.59%。随着我国人口老龄化进程，本病的发病率还有逐渐上升的趋势[1-3]。

骨关节炎可导致关节疼痛、畸形与活动功能障碍，进而增加心血管事件的发生率及全因死亡率。尤其是症状性膝关节骨关节炎，可导致患者全因死亡率增高近1倍。导致骨关节炎发病的相关因素较多，女性、肥胖和关节损伤与膝部骨关节炎发病有关；年龄、性别及某些特殊职业是手部骨关节炎发病的危险因素；年龄、性别是髋部骨关节炎发病的相关因素。髋部和膝部骨关节炎的发病率均随年龄增长而增高，且女性发病率高于男性。

二、临床表现

1．症状和体征　骨关节炎主要表现为受累关节疼痛、肿胀、晨僵、关节积液及骨性肥大，可伴有活动时骨擦音、关节功能障碍或畸形。

（1）关节疼痛及压痛：本病最常见的表现是关节局部疼痛和压痛，负重关节及双手最易受累。早期通常为轻度或中度间断性隐痛，休息时好转，活动后加重。随着病情进展，可出现持续性疼痛，或导致活动受限。关节局部可有压痛，在伴有关节肿胀时尤为明显。

（2）关节肿胀：早期为关节周围的局限性肿胀，随着病情进展可有关节弥漫性肿胀、滑囊增厚或伴关节积液。后期可在关节周围触及骨赘。

（3）晨僵：患者可出现晨起时关节僵硬及黏着感，活动后可缓解。本病患者的晨僵时间较短，一般为数分钟至十几分钟，很少超过半小时。

（4）关节摩擦音：主要见于膝部骨关节炎患者。由于软骨破坏、关节表面粗糙，关节活动时可出现骨摩擦音（感）、捻发感，或伴有关节局部疼痛。

2．不同部位的骨关节炎

（1）手部：以远端指间关节受累最为常见，表现为关节伸面两侧骨性膨大，称为赫伯登（Heberden）结节。而发生在近端指间关节伸侧者则称为布夏尔（Bouchard）结节。可伴有结节局部轻度红肿、疼痛和压痛。第一腕掌关节受累后，其基底部的骨质增生可导致方形手畸形，而手指关节增生及侧向半脱位可导致蛇样畸形。

（2）膝部：膝关节受累在临床上最为常见。危险因素有肥胖、膝外伤和半月板切除。主要表现为膝关节疼痛，活动后加重，休息后缓解。严重病例可出现膝内翻或膝外翻畸形。

（3）髋部：髋关节受累多表现为局部间断性钝痛，随着病情发展可逐渐呈持续性疼痛。部分患者疼痛可以放射到腹股沟、大腿内侧及臀部。髋关节运动障碍多在内旋位和外展位，随后可出现内收、外旋和伸展受限。

（4）脊柱：颈椎受累也较常见。患者可有椎体、椎间盘及后凸关节增生和骨赘形成，引起局部疼痛和僵硬感，压迫局部血管和神经时可出现相应的放射痛和神经症状。颈椎受累可压迫椎基底动脉，引起脑供血不足的症状。腰椎骨质增生导致椎管狭窄时，患者可出现间歇性跛行及马尾综合征。

（5）足部：跖趾关节常有受累，患者除可出现局部疼痛、压痛和骨性肥大外，还可出现拇外翻等畸形。

3．特殊类型的骨关节炎

（1）原发性全身性骨关节炎：以远端指间关节、近端指间关节和第一腕掌关节为好发部位。

膝、髋、跖趾关节和脊柱也可受累。症状呈发作性，可有受累关节积液、红肿等表现。可根据临床表现和流行病学特点将其分为两类：①结节型，以远端指间关节受累为主，女性多见，有家族聚集现象。②非结节型，以近端指间关节受累为主，性别和家族聚集特点不明显，但患者常反复出现外周关节炎。重症患者可有红细胞沉降率加快及C反应蛋白增高等。

（2）侵蚀性炎症性骨关节炎：常见于绝经后女性，主要累及远端及近端指间关节和腕掌关节，有家族聚集倾向及反复急性发作的特点。受累关节可出现疼痛和触痛，最终导致关节畸形和强直。滑膜检查可见明显的增生性滑膜炎，并可见免疫复合物沉积和血管翳生成。X线检查可见明显骨赘生成和软骨下骨硬化，晚期可见明显骨侵蚀和关节骨性强直。

（3）弥漫性特发性骨质骨肥厚（diffuse idiopathic skeletal hyperostosis，DISH）：好发于中老年男性。病变可累及整个脊柱，呈弥漫性骨质增生，脊柱韧带广泛增生、骨化，伴邻近骨皮质增生。但是，椎小关节和椎间盘可保持完整。患者一般无明显症状，少数患者可有肩背痛、发僵、手指麻木或腰痛等症状，病变严重时可出现椎管狭窄的相应表现。X线检查可见特征性椎体前纵韧带及后纵韧带钙化，以下胸段为著，一般连续累及4个或4个椎体以上，可伴有广泛骨质增生。

4．实验室检查 血常规、凝胶电泳、免疫复合物及血清补体等检测指标一般在正常范围。伴有滑膜炎的患者可出现C反应蛋白轻度升高和红细胞沉降率加快。类风湿因子及抗核抗体检测呈阴性。继发性骨关节炎患者可出现原发病的实验室检查异常表现。

出现滑膜炎者可有关节积液。但是，关节液透明、呈淡黄色、黏稠度正常或略降低，但黏蛋白凝固良好。

5．X线检查 骨关节炎的特征性X线表现为：非对称性关节间隙变窄；软骨下骨硬化和囊性变；关节边缘骨质增生和骨赘形成；关节内有游离体；关节变形及半脱位。这些变化是骨关节炎诊断的重要依据。

三、诊断

根据患者的临床表现、体征和影像学等辅助检查，骨关节炎的诊断并不困难。目前，国内多采用美国风湿病学会的诊断标准（表24-1～表24-3）。

表24-1 手骨关节炎的分类标准（1990年）

1．近1个月大多数时间有手部关节疼痛、发酸、发僵
2．10个指间关节中，骨性膨大的关节数量≥2个
3．掌指关节肿胀≤2个
4．远端指间关节骨性膨大＞2个
5．10个指间关节中，畸形的关节数量≥1个

满足第1+2+3+4项或第1+2+3+5项者，即可诊断为手部骨关节炎

注：10个指间关节为双侧第二、三远端及近端指间关节，双侧第一腕掌关节

表24-2 膝部骨关节炎分类标准（1986年）

临床标准
1．近1个月大多数时间有膝关节疼痛
2．有骨擦音
3．晨僵≤30 min
4．年龄≥38岁
5．有骨性膨大

满足第1+2+3+4项或第1+2+5项，或第1+4+5项者，即可诊断为膝部骨关节炎

临床＋影像学标准
1．近1个月大多数时间有膝关节疼痛
2．X线检查示骨赘形成
3．关节液检查符合骨关节炎的表现
4．年龄≥40岁
5．晨僵≤30 min
6．有骨擦音

满足第1+2项或第1+3+5+6项，或第1+4+5+6项者，即可诊断膝骨关节炎

表24-3 髋部骨关节炎分类标准（1991年）

临床＋放射学标准
1．近1个月大多数时间有髋部疼痛
2．红细胞沉降率≤20 mm/h
3．X线检查示骨赘形成
4．X线检查示髋关节间隙狭窄

满足第1+2+3项或第1+2+4项，或第1+3+4条者，即可诊断为髋部骨关节炎

四、治疗

治疗的目的在于缓解疼痛、阻止和延缓疾病发展及保护关节功能。治疗方案应依据每个患者的病情而定。

1．一般治疗

（1）患者教育：应当使患者了解本病的治疗原则、锻炼方法，以及药物的用法和不良反应等。

（2）物理治疗：包括热疗、水疗、经皮神经电刺激疗法、针灸、按摩和推拿、牵引等，均有助于减轻疼痛和缓解关节僵直。

（3）减轻关节负荷，保护关节功能：受累关节应避免过度负荷。膝关节或髋关节受累患者应避免长久站立、跪位和蹲位。可利用手杖、步行器等协助活动，肥胖患者应减轻体重。肌肉的协调运动和肌力的增强可减轻关节的疼痛症状。因此，患者应注意加强关节周围肌肉力量的锻炼，并严格执行锻炼方案，以维持关节活动范围。

2．药物治疗 主要可分为控制症状的药物、改善病情的药物及软骨保护剂。

（1）控制症状的药物

1）止痛药：由于老年人应用非甾体抗炎药易产生不良反应，且骨关节炎中的滑膜炎症，尤其在初期并非主要因素，故可先选用一般镇痛药，如对乙酰氨基酚。该药对骨关节炎疼痛的疗效确切，长期应用安全性较高，且费用低。此外，还可应用曲马多，该药是一种弱阿片类药物，耐受性较好而成瘾性小，平均剂量为每天 200 ～ 300 mg，但须注意其不良反应。

2）非甾体抗炎药（NSAID）：NSAID 是最常用的一类骨关节炎治疗药物，其作用在于减轻疼痛及肿胀，改善关节活动度。主要药物包括双氯芬酸等，如果患者发生 NSAID 相关胃肠道不良反应的危险性较高，则罗非昔布、塞来昔布及美洛昔康等选择性环氧化酶 -2 抑制剂较为适用。药物剂量应个体化，并注意对老年患者合并其他疾病的影响（具体用药参考类风湿关节炎用药）。

3）局部治疗：包括外用 NSAID 或关节腔内注射药物。关节腔内注射糖皮质激素可缓解疼痛、减少渗出，疗效持续数周至数月，但在同一关节不应反复注射（1 年内注射次数应少于 4 次）。关节腔内注射透明质酸类制剂对减轻关节疼痛、增加关节活动度、保护软骨有效，治疗效果可持续数月，适用于对常规治疗不能耐受或疗效不佳者。

（2）改善病情药物及软骨保护剂：此类药物可降低基质金属蛋白酶、胶原酶活性，既可抗炎、止痛，又可保护关节软骨，有延缓骨关节炎发展的作用，但通常起效较慢。主要的药物包括硫酸氨基葡萄糖、葡糖胺聚糖、S- 腺苷蛋氨酸及多西环素等。双醋瑞因也可明显改善患者症状，保护软骨，改善病情。

骨关节炎所致软骨损伤可能与氧自由基的作用有关，近年来研究发现，维生素 C、维生素 D、维生素 E 可主要通过其抗氧化机制而有益于骨关节炎的治疗。

3．外科治疗 对于经内科治疗无明显疗效、病变严重及关节功能明显障碍的患者，可以考虑行外科治疗。

此外，新的治疗方法（如软骨移植及自体软骨细胞移植等）有可能用于骨关节炎的治疗，但仍在临床研究之中[4,5]。

（苏 娟）

参考文献

[1] 中华医学会风湿病学分会. 2018 中国类风湿关节炎诊疗指南 [J]. 中华内科杂志, 2018 (4)：242-251.

[2] 中华医学会骨科学分会关节外科学组. 骨关节炎诊治指南（2018 年版）. 中华骨科杂志, 2018, 38 (12)：1-11.

[3] 中华医学会. 临床诊疗指南：风湿病分册. 北京：人民卫生出版社, 2005.

[4] 葛均波, 徐永健, 王辰. 内科学. 9 版 [M]. 北京：人民卫生出版社, 2018.

[5] 陈灏珠. 实用内科学. 13 版 [M]. 北京：人民卫生出版社, 2013.

第六篇

神经系统疾病

神经系统包括中枢神经系统（central nervous system，CNS）和周围神经系统（peripheral nervous system，PNS）。中枢神经系统包括脑和脊髓，周围神经系统包括 12 对脑神经和 31 对脊神经，其神经纤维广泛分布于全身各个器官和组织。神经系统的功能主要是对人体各器官系统起重要的调节作用。脑重量仅占体重的 2% 左右，但脑的耗氧量则占全身耗氧量的 23%。同时脑组织代谢水平高，以有氧氧化为主，而脑内氧和能量的贮备量却很少，因此脑组织是对缺氧最敏感的组织，必须维持正常的脑血液供应，才能保证脑的正常生理功能。高原低压、低氧等恶劣自然环境就是影响人体在高原生存的外界因素，而神经系统（尤其是脑）对缺氧又极其敏感，因此高原缺氧势必会影响神经系统的调节功能。

早在公元前 32 年，我国就有高原缺氧对脑功能影响的记录。大将军杜钦使团记述：穿过皮山（今喀拉喀什山口）后，再穿过大头痛山和小头痛山（今西藏高原）时，人们觉得浑身发热，脸色苍白，剧烈头痛，呕吐，当时称之为"瘴疠"，认为是吸入高山有害气体引起的疾病。国外有关严重缺氧脑功能改变的描述最早见于一些热气球飞行爱好者的记录中，当他们升到 7500 m 以上高空时，可以出现麻痹、视觉障碍、情绪改变，甚至意识丧失。

高原缺氧对脑功能的影响是多方面的，包括神经、精神、感觉、运动等，可出现头痛、头晕、淡漠、精神不振、神志恍惚、乏力、嗜睡等中枢神经系统抑制表现，也可出现视觉和听觉障碍等感觉器官功能减退的表现，还可出现醉酒步态、欣快感、定向力和判断力障碍、情绪不稳定等高级神经行为障碍。脑功能改变的症状表现和严重程度与人体暴露于高原缺氧环境的海拔高度、登高速度等有关。海拔高度越高，登高速度越快，缺氧症状越重，严重时可出现意识丧失、惊厥等，若出现呼吸或心血管运动中枢抑制，则可导致死亡。

高原地区这种特殊的环境催生了高原特有的神经系统疾病，如高原性头痛、高原性脑水肿，同时使得一些疾病在高原地区具有其独特性，如脑血管病、睡眠障碍。通过对这些疾病特殊病因、发病机制的深入研究，有助于解决缺氧性疾病的核心问题和关键环节，对疾病的防治有着重要的指导意义。

（郝贵生）

第二十五章

高原脑血管病

第一节 概 述

脑血管病（cerebral vascular disease，CVD）是指由各种原因所致的脑血管病变或血流障碍引发的神经功能障碍，包括血管闭塞、血管破裂、血管壁损伤或血流成分异常所引起的脑功能障碍。急性脑血管病又称脑卒中，分为缺血性脑卒中和出血性脑卒中，以突然发病，迅速出现局限性或弥散性脑功能障碍为共同临床特征，是一组由器质性脑损伤导致的脑血管疾病。出血性脑卒中包括脑出血（intracerebral hemorrhage，ICH）及蛛网膜下腔出血（subarachnoid hemorrhage，SAH），是由于血管破裂导致的神经功能障碍综合征。缺血性脑卒中是由于脑局部血液循环障碍所导致的神经功能障碍综合征，症状持续时间若超过 24 小时或影像学检查显示新发梗死灶，则称为脑梗死。若脑缺血的症状持续数分钟至数小时，且无影像学检查显示的新发病灶，则称为短暂性脑缺血发作（transient ischemic attack，TIA）。大多数急性脑卒中为缺血性，通常因脑动脉血栓性或栓塞性闭塞所致。在所有的脑卒中类型中，缺血性脑卒中约占 87%，脑出血约占 10%，其余是蛛网膜下腔出血。大脑动脉血栓栓塞病变主要累及大脑中动脉供血区，其次是大脑后动脉，而大脑前动脉和基底动脉受累较少。高原脑血管病是指高原环境下发生的脑血管疾病，高原缺氧、寒冷、干燥等特点使高原脑血管病也呈现出独特的临床特征。

一、流行病学

随着社会和经济的飞速发展，同平原地区一样，高原地区人群的脑血管病发病率、病死率亦呈逐年上升趋势，防控形势严峻。高原地区流行病学统计资料显示[1]，2015 年青海高原地区人群脑血管病发病率为 615/10 万人，患病率为 1357/10 万人，死亡率为 236/10 万人，均呈逐年上升趋势。有报道显示，海拔为 4500 m 以上的地区人群脑血管病的发病风险是平原地区的 10 倍。高原地区存在所有类型的脑血管病，但以缺血性脑血管病最常见。高原移居汉族居民的脑血管病患病率高于其他各民族人群，藏族居民脑出血患

病率高于回族居民，而脑梗死患病率则回族居民高于藏族居民。2014 年青海省部分城乡脑血管病高危人群筛查数据显示，青海省 40 岁以上城市居民标化患病率为 7210/10 万，农村居民标化患病率为 4150/10 万。青海省城市居民 40 岁以上人群脑卒中患病率高于全国平均水平[2]。

二、病因与发病机制

高原世居人群主要有青藏高原藏族居民和南美安第斯高原印第安人，分别在高原生活了约 25 000 年和 9000 年。他们在长期的低氧环境生存过程中，在自然选择作用下，发生了遗传适应变异，在组织解剖、生理功能方面都发生了一系列变化，特别是对缺氧最敏感的中枢神经系统改变较明显，脑血管结构、脑循环机制及脑血管病临床特征与移居高原人群和平原地区人群均有显著不同。高原脑血管病的发病原因除高血压、动脉硬化、心脏病等常见病因外，还有高原血液流变学、血流动力学、血管损伤和异常气候等特殊病因，从而使机体产生一系列复杂的病理生理变化，促进或导致脑血管病的发生。

高原性高血压、动脉硬化是脑血管病最主要的致病因素。青海高原地区的调查显示，高原血压异常发病率为 40%～50%，脑血管病合并高血压的比例为脑出血 83.4%、脑梗死 60.8%、蛛网膜下腔出血 48.7%、脑栓塞 17.6%。另有资料显示，世居高原藏族居民高血压患病率是平原地区人群的 4 倍，对 383 例世居高原藏族成人的尸检结果则证实，脑动脉粥样硬化占 40.4%，死亡前患有高血压者，脑动脉粥样硬化的比例高达 93.3%，脑动脉硬化发生的年龄也较早。

高原性心脏病是高原地区的特发病，占各类心脏病的 15%。据报道，高原脑血管病患者中合并心脏病者占 12.3%。高原地区脑血管病主要为心脏病引起的脑栓塞，其次是脑血栓形成，脑出血者较少。若患者同时罹患高原性心脏病和脑血管病，则预后通常较差。

血液流变学异常是高原脑卒中的重要致病因

素。青海高原地区的相关研究显示，长期居住在低氧环境中的人群，凝血系统有内源性及外源性凝血机制障碍，表现为复钙时间及凝血活酶时间延长，纤溶酶原活性降低。西藏高原地区的相关研究显示，在高原缺氧状态下，凝血系统激活，红细胞增多。由于红细胞增多，导致血液黏滞度增高。内源性和外源性凝血途径的激活促使血液处于高凝状态，同时，低氧使血液中红细胞生成过多，血红蛋白含量增加，血细胞比容增高，形成血液高凝状态，血液流变学具有"浓、黏、凝、聚"的特点，使血细胞易于附着在损伤的血管内皮上并形成血栓，也可直接影响脑微循环的有效灌注量与氧的运输，从而诱发脑血管病。

血管内皮细胞低氧性损伤是高原脑血管血栓形成的重要因素。高原低氧可引起 NO、PGI_2、ET-1 等血管活性物质的合成和分泌发生改变，调节血管紧张性、抗血栓形成、抑制平滑肌细胞增殖及血管壁炎症反应等功能发生紊乱，促使血小板、红细胞、单核细胞等黏附于内皮细胞，导致血管内皮细胞损伤。研究证实，慢性高原病患者与正常人相比，血浆分泌的缩、舒血管因子功能失衡，表现为缩血管功能上调，舒血管功能下调，很容易导致脑血管附壁血栓形成。

长期居住在高原地区的人群脑动脉顺应性和弹性比平原地区低，加之高原人群血液黏滞度高，血流速度减慢，脑血流动力学与平原地区人群相比有提前老化的现象，易发生管腔阻塞、血管壁损伤，且侧支循环不足以代偿供血，因此缺血性脑血管病发生率显著高于平原地区[3]。

高原地区具有辐射强、蒸发快、干燥等气候特点，这些环境因素与脑血管病的发生、发展及预后密切相关。进入高原后，机体经呼吸道和皮肤丢失水分增多。有报道显示，健康人在海平面时血浆容量为 40.4 ml/kg 体重，进入海拔为 3500 m 的高原第二天时可减少到 33.7 ml/kg 体重，第 12 天时则进一步减少到 37 ml/kg 体重，引起血浆黏度增高，易发生脑动脉血栓形成。从高原急性脑血管病发病率和病死率来看，每年 12 月发病者开始增多，第二年 3、4 月达高峰，由于此时气温回升，气压相对低，机体顺应性及调节功能容易发生紊乱，促使脑血管病的发生。

目前认为，本病的发病机制可能主要是高原低氧导致的脑血管壁缺氧性损伤。由于缺氧可呈

节段性损伤颅内小动脉，使血管内皮细胞肿胀、水肿，无氧酵解又可引起酸中毒，致使血管通透性增高，毛细血管麻痹，脑血管自主调节功能紊乱而产生充血和过度灌流，在此情况下血液易于向血管外渗，引起广泛的点状出血。对急性高原脑出血死亡病例的尸检结果显示，大脑表面、白质、小脑、脑桥、延髓等处均有广泛点状出血，表明脑内微血管缺氧性损伤可致出血。发生慢性高原病（如高原红细胞增多症及高原性高血压）时，因脑循环阻力增加，血流与血管壁阻力增大，脑循环压力也增大，在血管壁损伤较重的血管段易因压力增高而发生破裂、出血，引起出血性脑血管病。血液黏滞度增高时，血流缓慢，促使血小板黏附于受损的血管内膜上，触发释放各种凝血因子，导致脑血栓形成。高原脑水肿引起的脑循环紊乱在脑血栓形成过程中也起着重要作用。脑组织耗氧量较大，但几乎无氧和葡萄糖的储备，一旦血液供应受阻，即可迅速引起脑功能紊乱及脑细胞损伤，使患者出现一系列临床症状。

氧化应激在高原脑血管病的发生、发展过程中也具有重要作用。氧化应激是指机体在遭受各种有害刺激时，机体或细胞内自由基的产生和抗氧化防御机制之间严重失衡，导致活性氧在机体或细胞内蓄积而引起细胞毒性反应，从而造成组织损伤的过程。高原环境下氧化应激水平增高的原因主要是氧自由基增多，其机制为：高原地区具有高海拔、低气压、低氧分压以及强辐射的特征，自由基生成过多而抗氧化物相对不足，致使氧化与抗氧化系统失衡，引起自由基大量堆积。首先，高原缺氧导致 ATP 代谢障碍，使细胞内 Ca^{2+} 浓度增高，激活蛋白酶，在蛋白水解酶作用下，黄嘌呤氧化酶通路活化，使活性氧释放，产生大量自由基。其次，在缺氧环境中，机体代谢增强，能量消耗过多，细胞不能维持正常功能，使得体内氧化所生成的自由基增多，而对抗自由基的各种酶（如 SOD 等）活性降低。最后，高原空气稀薄、紫外线照射量增加，生物体产生过多的自由基，消耗大量抗氧化剂。研究表明，高海拔地区人群颈动脉粥样硬化发生率明显高于低海拔地区，且与血脂水平关系密切。在氧化应激与血管内皮功能相关研究中，超氧化物歧化酶（SOD）和丙二醛（MDA）被认为是可靠指标。急进高海拔（3900 m 以上）环境可能导致血管内皮功能受损，

血清 SOD 水平较平原时明显降低，MDA 水平明显升高。有研究者也发现，原发性高血压患者在高原地区的氧化应激水平较平原地区时高，内皮功能受损更重，且颈动脉斑块发生率更高。研究显示，OX-LDL 与海拔高度及血红蛋白呈正相关，提示低氧环境是促进 LDL 氧化进而形成 OX-LDL 的重要因素。上述研究证实，在高原环境下，机体的氧化应激反应强烈，自由基水平增高。氧化应激不仅是缺血性脑血管病的重要病理生理机制，同时在缺血性脑血管病的各个阶段也起着不同程度的作用。在疾病起始阶段，氧化应激可引起血管内皮损伤，而血管内皮损伤是动脉粥样硬化的始动因素。由于血压、血糖、血脂、感染、过度劳累等多种危险因素的刺激，造成血管内皮功能受损，发生氧化应激和炎症反应，诱发各种炎症因子（如单核细胞趋化蛋白 -1、血管细胞黏附分子）分泌，从而启动动脉粥样硬化的病理过程。而氧化应激和炎症反应相互促进，反过来又可进一步加剧内皮功能受损。然后，动脉粥样硬化斑块形成，血管内皮功能受损，导致低密度脂蛋白（LDL）进入内皮下，被氧自由基攻击修饰，形成 OX-LDL。同时，OX-LDL 和炎症因子趋化单核细胞进入内皮下并活化为巨噬细胞。巨噬细胞大量吞噬 OX-LDL，形成泡沫细胞。泡沫细胞逐渐堆积并演变成脂核，动脉粥样硬化斑块由此而形成。由于巨噬细胞通过 LDL 受体摄取天然 LDL 存在负反馈调节，故不易使细胞内大量堆积脂质而形成泡沫细胞。而 LDL 被氧化修饰后不再被 LDL 受体识别，转而被巨噬细胞清道夫受体 Al（SR-Al）识别和吞噬，这种摄取过程缺乏负反馈调节抑制，从而使得巨噬细胞大量吞噬 OX-LDL 并转化为泡沫细胞。由此可知，氧化应激反应与动脉粥样硬化斑块的形成和进展密切相关。之后，不稳定斑块破裂并发血栓形成可导致缺血性脑血管病（脑卒中或短暂性脑缺血发作）。不稳定斑块破裂并发血栓形成是动脉粥样硬化性疾病事件的主要诱发因素。造成斑块破裂的因素是多方面的，而氧化应激在其中扮演了重要角色。影响斑块稳定的主要因素有：斑块内细胞凋亡、内皮功能不良、斑块内新生血管增多和降解斑块纤维帽的基质金属蛋白酶（matrix metalloproteinase，MMP）增多。MMP 是影响斑块稳定性的关键因素，主要受氧化应激的调控，而细胞凋亡、新生血管增多和内皮

功能不良也与氧化应激存在密切联系。由此可见，氧化应激是诱发高原脑血管病的关键因素。

高原脑血管病作为严重威胁高原人群健康的疾病之一，对其特殊病因、发病机制的深入研究，有助于解决缺氧性疾病的核心问题和关键环节，对疾病的防治具有十分重要的指导意义。

三、临床表现

临床常见的急性脑血管病主要是动脉血管病变，包括两大类：缺血性脑血管病和出血性脑血管病。前者根据发作形式和病变程度可分为脑梗死和短暂性脑缺血发作；后者根据出血部位不同，主要分为脑出血和蛛网膜下腔出血。脑血管病可导致患者出现运动障碍（如偏瘫）、语言功能障碍（包括各种类型的失语以及构音障碍）、视物异常、眩晕、不自主运动、癫痫和意识障碍等多种临床表现。

四、辅助检查

（一）血管超声检查

血管超声检查主要用于筛查动脉血管内病变。

1. 颈动脉彩色多普勒超声检查 可客观检测和评价颈动脉系统和椎动脉系统所有颅外段血管解剖结构上的改变，如解剖变异，管壁厚度，斑块大小、形态、部位及声波特性，残留管腔内径以及内膜、中膜厚度等；可用于确定动脉狭窄部位及程度，斑块稳定性，还可提供管腔内血流信号充盈信息，测量血流参数，评价血流动力学变化情况。

2. 经颅多普勒超声检查 可用于测定颅内大血管及其分支（包括颅底 Willis 环）以及颅外颈部大血管血流动力学情况。

（二）头颅影像学检查

主要的检查方法有 3 种：

1. 头颅 CT 是评估急性脑血管病最常用的影像学方法。多模式 CT 通常包括 CT 平扫、CT 灌注成像和 CT 血管成像。

2. 磁共振成像（MRI） 因其限制因素较多，一般不作为脑内出血的首选检查方法。对于急性脑血管病患者，尤其是缺血性脑血管病患者，多

模式 MRI 可以提供更多的信息，改善疾病的诊断。多模式 MRI 通常包括 T1 加权成像、T2 加权成像、T2WI、FLAIR、MR 血管成像、弥散加权成像及灌注加权成像。

3. 数字减影血管造影 能动态、全面地观察主动脉弓至颅内的血管形态，包括动脉和静脉，是脑血管检查的金标准。

（三）脑血管病相关实验室检查

1. 动脉粥样硬化易损斑块的生物学标志物检测 如 C 反应蛋白、氧化型低密度脂蛋白、纤维蛋白原测定等。

2. 动脉粥样硬化危险因素的评价 如血糖及其代谢产物的检测、血清脂质和脂蛋白检测、血清同型半胱氨酸检测和血尿酸检测等。

3. 凝血、纤溶相关指标的评价 如凝血常规、纤维蛋白溶解检测等。

五、诊断与鉴别诊断

脑血管病的诊断应力求"三定"原则：查明神经功能缺失的病变部位及血管（定位）、病变的性质（定性）和血管病变的原因（定因）。应当先根据临床资料和经验评估，作出初步判断，再选择适当的辅助检查，以确诊。准确、快速的临床评估极其重要。

1. 采集病史 向患者及目睹患者发病的家属或护送者询问病史，重点询问起病方式、发病表现及其演变过程、症状达到高峰的时间、治疗经过及心、脑血管病史等。

2. 体格检查 重点查找心、脑血管病的证据，如在锁骨上窝、颈部、颅外或眼部听诊发现血管杂音提示可能存在动脉狭窄、动静脉瘘或动静脉畸形，通过眼底检查了解动脉硬化程度，有无视神经盘水肿或出血，进行神经系统检查发现定位体征等。

3. 定位与定性诊断 根据患者的神经系统症状和体征，确定脑血管病变部位（如大脑、小脑及脑干）以及受累的神经结构及传导束等。根据起病形式、临床表现特点，首先通过 CT 检查初步完成出血性卒中、缺血性卒中与颅内占位病变的鉴别，其次需尽快同步排除卒中样起病的常见脑病（如低血糖、颅内感染、癫痫等），必要时可行

MRA、CTA 或 DSA 检查，确定血管闭塞、动脉瘤或血管畸形等病因。

六、治疗

脑血管病的治疗原则是挽救生命、减少残疾、预防复发和提高生活质量。由于目前绝大部分脑卒中患者的病理生理过程无法逆转且缺少有效的治疗方法，所以急性脑卒中的治疗主要是处理脑卒中合并症。迄今为止，仅有极少数的治疗方法经循证医学证实对急性脑卒中患者的原发脑损伤有治疗效果，如急性缺血性脑卒中的超早期溶栓治疗[4]。

脑卒中是急症，患者发病后是否及时被送达医院，并获得早期诊断和早期治疗，是能否达到最佳救治效果的关键。有条件的城市应组建和完善院前脑卒中快速转运系统，患者发病后应拨打"120"急救电话，尽快将患者快速、安全地转运到最近的能提供急诊脑卒中治疗的医院。急诊脑卒中治疗医院应开通急诊脑卒中绿色通道，最大限度地减少院内延误治疗。

脑卒中单元（stroke unit）是一种多学科合作的组织化病房管理系统，其核心工作人员包括临床医师、专业护士、物理治疗师、职业治疗师、语言训练师和社会工作者。脑卒中单元不是脑卒中的治疗方法，而是一种治疗体系和模式，可以显著改善住院脑卒中患者管理，为患者提供全面和优质的药物治疗、肢体康复、语言训练、心理康复和健康教育。因此，脑卒中患者在脑卒中单元接受治疗能够较为明显地提高疗效和满意度。目前，脑卒中单元已被循证医学证实是脑卒中治疗的最佳途径。有条件的医院，应将所有急性脑血管病患者收入脑卒中单元进行治疗。

脑血管病的治疗应以循证医学为基础，但目前临床所采用的许多脑血管病治疗方法尚缺少足够的循证医学证据。临床医师应将个人经验与循证医学证据有机地结合起来，重视临床指南的指导作用，并充分考虑患者的要求，制订患者经济上可承受的有效、合理和实用的个体化治疗方案。

七、预后及预防

脑卒中是单病种致残率最高的疾病。本病因

其高发病率、高复发率以及高死亡率和高致残率而给社会、家庭造成沉重的负担和痛苦。随着人口老龄化进程的加快，脑血管病所造成的危害日趋严重。近年来脑血管病的诊疗技术已有很大进展，并较大程度地改善了患者预后。但是由于绝大部分脑卒中患者的病理生理过程无法逆转，所以减少脑卒中患者疾病负担的最佳途径和根本措施还是做好三级预防，特别应强调一级预防，即针对脑卒中的危险因素积极地进行早期干预和预防，以减少脑卒中的发生。

（张俊霞　王进鹏）

第二节　短暂性脑缺血发作

短暂性脑缺血发作（transient ischemic attack，TIA）是脑、脊髓或视网膜局灶性缺血所致的、未发生急性脑梗死的短暂性神经功能障碍[5,6]，临床症状一般持续 10～15 分钟，多在 1 小时内恢复，不超过 24 小时。不遗留神经功能缺损症状和体征，影像学检查无责任病灶。中国急性缺血性脑卒中诊治指南（2014）指出：目前国际上已经达成共识，即有神经影像学检查显示责任缺血病灶时，无论症状/体征持续时间长短，都可诊断为脑梗死，但在无法得到责任病灶的影像学证据时，仍以症状/体征持续超过 24 小时为时间界限诊断脑梗死。

一、流行病学

相关 Meta 分析指出，TIA 患者发病后 2 天、7 天、30 天和 90 天内的卒中复发风险分别为 3.5%、5.2%、8.0% 和 9.2%，上述数据证实 TIA 是急性缺血性脑血管病之一，是完全性缺血性卒中的危险信号。2010 年我国 TIA 流行病学调查统计数据显示，我国成人 TIA 的标化患病率为 2.27%，知晓率仅为 3.08%，在整体患病人群中，有 5.02% 接受了治疗，仅 4.07% 接受了指南推荐的规范化治疗。据估算，我国有 2390 万例 TIA 患者，意味着 TIA 已成为我国脑卒中发病的重要推手。

二、病因与发病机制

本病的病因可以是心房颤动、颈动脉/大动脉粥样硬化性疾病、小动脉疾病或其他原因。少见的原因有：高凝状态、非法药品应用和纤维肌性发育异常，低血糖、慢性硬膜下血肿、颅内肿瘤、静脉窦血栓形成、脑出血、偏瘫型偏头痛、蛛网膜下腔出血、动脉夹层，其他一些血液系统疾病（如镰状细胞贫血、原发性血小板增多症）、血管炎（如颞动脉炎）、高同型半胱氨酸血症以及心源性因素（如卵圆孔未闭）等，其发病机制与血液高凝状态或血管损伤以及心源性栓塞有关。高原环境最显著的特点是缺氧。缺氧对全身器官、组织造成一系列影响，尤以中枢神经系统对缺氧的耐受性最差，故缺氧症状出现较早。在轻度缺氧时（一般在海拔 4000 m 以下），大脑皮质功能紊乱，首先表现为兴奋性增高，如缺氧进一步加重，则大脑皮质功能可由兴奋转为抑制。初入高原甚至持续一段时间内，脑血流的变化与动脉血 O_2 分压和 CO_2 分压对脑血管的调节以及脑内扩血管物质增多有关。

高原 TIA 的病因和发病机制主要包括以下几方面：

（一）血流动力学改变

在脑血管壁动脉粥样硬化狭窄的基础上，当出现低血压或血压波动时，可导致病变血管的血流量减少，从而发生一过性脑缺血症状；当血压回升后，局部脑血流可恢复正常，患者症状消失。另外，患者还可出现血液成分改变，如高原红细胞增多症患者血液中的有形成分在脑部微血管中淤积，阻塞微血管，也可导致短暂性脑缺血发作。高原红细胞增多症是高原地区危害健康的常见病，其发病机制尚未充分阐明，目前认为与慢性缺氧、促红细胞生成素生成增多，使造血功能增强有关。由于红细胞增多，使得血液黏滞度增加，血流速度缓慢，甚至停滞，凝血功能发生改变，为微血栓形成的提供了有利条件，促使栓子栓塞，引起

TIA[7]。其他血液系统疾病（如贫血、白血病、血小板增多症、异常蛋白血症、血纤维蛋白原含量增高）和各种原因所致的血液高凝状态等所引起的血流动力学异常都可引起短暂性脑缺血发作。

（二）微血栓栓塞

微血栓栓塞来源于颈部和颅内大动脉，尤其是动脉分叉处动脉粥样硬化斑块、附壁血栓或心脏的微栓子脱落，随血液流入脑部，可引起颅内相应动脉闭塞，产生临床症状，而当微栓子崩解或向血管远端移动后，局部血液恢复，症状即消失。

（三）血管因素

长期居住在高原者脑动脉的顺应性和弹性比平原地区正常人群有所降低，外周阻力增高，加之高原居住人群血液黏滞度高，血流速度减慢，脑血流动力学与平原地区正常人群相比有提前老化的现象，易发生管腔阻塞、血管壁损伤，且侧支循环不足以代偿供血，缺血性脑血管病发生率显著高于平原地区。

（四）其他因素

颅内动脉炎和脑盗血综合征也可引起短暂性脑缺血发作。当无名动脉和锁骨下动脉狭窄或闭塞时，上肢活动可引起椎动脉的锁骨下动脉盗血现象，导致椎基底动脉短暂性脑缺血发作。脑血管痉挛或受压也可引起脑缺血发作。另外，还有部分临床病例报道显示，反常血栓、浅静脉和静脉窦血栓形成、颅内血管畸形以及头臂静脉血栓形成可继发引起短暂性脑缺血发作，具体机制不完全清楚，可能与静脉回流受阻，大脑皮质传递受到抑制有关。

三、临床表现

本病好发于中老年人（50～70岁），男性多于女性，患者多伴有高血压、动脉粥样硬化、糖尿病或高血脂等脑血管病危险因素。患者起病突然，可迅速出现局灶性神经功能或视网膜功能缺损，通常持续10～15分钟，多在1小时内恢复，最长不超过24小时，不遗留神经功能缺损体征。患者多有反复发作的病史，每次发作时的临床表现基本相同。其中，椎基底动脉短暂性脑缺血发作更易出现反复发作。本病的症状多种多样，取决于受累血管的分布。

（一）颈内动脉短暂性脑缺血发作

1. 常见症状　病变对侧无力、笨拙或轻偏瘫（病变对侧单个肢体或偏身麻木），可伴有面部轻瘫（大脑中动脉皮质支分水岭区缺血）。

2. 特征性症状　同侧单眼一过性黑矇或失明，对侧偏瘫及感觉障碍（眼动脉交叉瘫）；Horner 征交叉瘫，即患侧出现 Horner 征，对侧偏瘫；外侧裂周围失语综合征，包括 Broca 失语、Wernicke 失语及传导性失语（大脑中动脉皮质支缺血累及大脑外侧裂周围区）；分水岭区失语综合征：出现经皮质运动性失语、经皮质感觉性失语及经皮质混合性失语（大脑前动脉-中动脉皮质支或大脑中动脉-后动脉皮质支分水岭区缺血）。非优势半球受损者可出现空间定向障碍。

3. 可能出现的症状　对侧偏身麻木或感觉减退（大脑中动脉供血区或大脑中动脉-后动脉皮质支分水岭区缺血）；对侧同向性偏盲（大脑中动脉-后动脉皮质支或大脑前动脉-中动脉-后动脉皮质支分水岭区缺血，导致顶部-枕部-颞部交界区受累）。

（二）椎基底动脉短暂性脑缺血发作

1. 常见症状　最常见的症状是眩晕、恶心和呕吐，平衡障碍，多数患者不伴有耳鸣，提示为脑干前庭系统缺血，少数患者伴有耳鸣，是迷路动脉缺血的表现。

2. 特征性症状　脑干网状结构缺血可引起跌倒发作（drop attack），表现为转头或仰头时下肢突然失去张力而跌倒，整个过程中患者无意识丧失，可自行站起。短暂性全面性遗忘（transient global amnesia，TGA）是一种突然起病的一过性记忆丧失，伴时间、空间定向力障碍，患者无意识丧失，自知力存在。较复杂的皮质高级活动（如谈话、书写及计算）正常，无神经系统其他异常表现，症状持续数分钟或数小时后缓解，大多数不超过24小时，可遗留完全或部分对发作期事件的遗忘（由颞叶、海马等部位缺血所致）；双侧大脑后动脉距状沟支缺血累及枕叶视皮质可引起一侧或双侧视力障碍或视野缺损。

3. 可能出现的症状　椎基底动脉闭塞使脑干

缺血，导致真性延髓性麻痹时，患者可迅速发生吞咽困难、饮水呛咳及构音障碍；椎动脉及基底动脉小脑分支缺血，使小脑或小脑与脑干联系纤维受损，可导致小脑共济失调、平衡障碍或步态不稳；高位脑干网状结构缺血累及网状激活系统及交感神经下行纤维损害，可导致意识障碍，伴或不伴瞳孔缩小；单侧、双侧或交替性面部、口周麻木及交叉性感觉缺失（包括感觉异常），提示为患侧三叉神经脊束核与对侧已交叉的脊髓丘脑束受损，多见于延髓背外侧综合征（小脑下后动脉或椎动脉缺血）；眼外肌麻痹及复视是由中脑或脑桥旁正中动脉缺血累及动眼、滑车及展神经核所致；交叉性瘫痪（一侧脑干缺血的典型表现）可因脑干缺血的部位不同而引起 Weber、Foville 综合征等，以及双侧或交替性无力、笨拙或轻瘫。

除上述常见症状外，颈内动脉系统及椎基底动脉系统病变患者还可出现精神症状、意识障碍、半侧舞蹈样发作或偏身投掷等。

四、辅助检查

1．头部 CT 和 MRI 检查　结果可正常。在疾病发作时，MRI 弥散加权成像（DWI）和灌注加权成像（PWI）可显示脑局部缺血改变[8]。SPECT 和 PET 检查可发现局部脑血流量减少和脑代谢率降低；神经心理学检查可能发现轻微的脑功能损害。

2．一般临床检查和实验室检查评估　包括病史询问、体格检查及心电图、血常规、生化检查（如血糖、血脂及电解质、凝血功能、同型半胱氨酸等）。

3．侧支循环代偿及脑血流储备评估　应用 DSA、脑灌注成像和（或）经颅彩色多普勒超声（TCD）检查等，可以评估侧支循环代偿及脑血流储备情况。

4．易损斑块的检查　主要用于明确易损斑块动脉栓子的重要来源。颈部血管超声、血管内超声、MRI 及 TCD 微栓子监测有助于对动脉粥样硬化的易损斑块进行评价[9]。

5．心脏评估　疑为心源性栓塞，或对 45 岁以下、颈部、脑血管检查及血液学检查未能明确病因者，推荐进行经胸超声心动图（TTE）和（或）经食管超声心动图（TEE）检查，可能发现心脏附壁血栓、房间隔异常（房室壁瘤、卵圆孔未闭、房间隔缺损）、二尖瓣赘生物以及主动脉弓粥样硬化等多栓子来源。

6．其他特异性检查　如基因检测等，可为明确病因提供一定的帮助。

五、诊断

TIA 患者就诊时临床症状已消失，故诊断主要依靠病史。中老年患者突然出现局灶性脑功能损害症状，符合颈内动脉或椎基底动脉系统及其分支缺血表现，并在短时间内症状完全恢复（多不超过 1 小时），应高度怀疑为 TIA。PWI/DWI、CTP 和 SPECT 有助 TlA 的诊断。

六、鉴别诊断

1．癫痫部分性发作　特别是单纯部分性发作，常表现为持续数秒至数分钟的肢体抽搐或麻木针刺感，从躯体的某一处开始，并向周围扩展。患者可有脑电图异常，CT/MRI 检查可能发现脑内局灶性病变。

2．梅尼埃病（Ménière's disease）　发作性眩晕、恶心、呕吐与椎基底动脉 TIA 相似，但每次发作持续时间往往超过 24 小时，伴有耳鸣、耳阻塞感，反复发作后听力减退等症状。除眼球震颤外，患者无其他神经系统定位体征。患者发病年龄多在 50 岁以下。

3．心脏疾病　阿 - 斯综合征（Adams-Stokes syndrome），严重心律失常（如室上性心动过速、多源性室性期前收缩、室性心动过速或心室颤动、病态窦房结综合征等）患者，可因阵发性全脑供血不足而出现头晕、晕倒和意识丧失，但常无神经系统局灶性症状和体征，动态心电图监测、超声心动图检查常有异常发现。

4．其他疾病　颅内肿瘤、脑脓肿、慢性硬膜下血肿、脑内寄生虫等患者亦可出现类似 TIA 的症状。原发性或继发性自主神经功能不全亦可因血压或心律的急剧变化而引起短暂性全脑供血不足，导致发作性意识障碍。基底动脉型偏头痛患者，常有后循环缺血发作，应注意排除。

七、治疗

本病的治疗目标是消除病因、减少及预防复发、保护脑功能。

（一）病因治疗

对有明确病因者应尽可能针对病因治疗，如对高血压患者应控制高血压，使 BP < 140/90 mmHg（脑血流低灌注引起者除外）。对糖尿病伴高血压者，血压宜控制在更低水平（BP < 130/85 mmHg），有效地控制糖尿病（推荐 HbA$_{1c}$ 治疗目标为 < 7%）、高脂血症（对于非心源性 TIA 患者，推荐 LDL-C 下降 ≥ 50% 或 LDL ≤ 1.8 mmol/L）。血液系统疾病、心律失常等也是本病的重要病因，尤其是对高原红细胞增多症患者，应给予间歇吸氧、血液稀释、药物治疗等。对颈动脉有明显动脉粥样硬化斑块、狭窄（> 70%）或血栓形成，影响脑内供血并有反复 TIA 者，可行颈动脉内膜剥离术、颅内 - 颅外动脉吻合术或血管内介入治疗等 [10-11]。

（二）药物治疗

1．抗血小板聚集药物

（1）对非心源性 TIA 患者：建议给予口服抗血小板药物而非抗凝血药预防脑卒中复发及其他心血管事件的发生；阿司匹林（50 ～ 325 mg/d）或氯吡格雷（75 mg/d）均可以作为首选抗血小板药物。阿司匹林单药抗血小板治疗的最佳剂量为 75 ～ 150 mg/d。阿司匹林（25 mg）＋缓释型双嘧达莫（200 mg），每天 2 次，或西洛他唑（100 mg）每天 2 次，均可作为阿司匹林和氯吡格雷的替代治疗药物。抗血小板药应在考虑患者危险因素、费用、耐受性和其他临床特性的基础上进行个体化选择。

（2）对于发病在 24 小时内，具有脑卒中高复发风险（ABCD2 评分 ≥ 4 分）的急性非心源性 TIA 患者：应尽早给予阿司匹林联合氯吡格雷治疗 21 天，但应严密观察出血风险。之后可单用阿司匹林或氯吡格雷作为缺血性脑卒中长期二级预防的一线用药。

（3）对发病 30 天内，伴有症状性颅内动脉严重狭窄（狭窄率 70% ～ 99%）的 TIA 患者：应尽早给予阿司匹林联合氯吡格雷治疗 90 天。之后可

单用阿司匹林或氯吡格雷作为长期二级预防的一线用药。

（4）对伴有主动脉弓动脉粥样硬化斑块证据的 TIA 患者：推荐予以抗血小板及他汀类药物治疗。口服抗凝血药与阿司匹林联合氯吡格雷治疗效果的比较尚无明确的结论。对非心源 TIA 患者不推荐常规长期应用阿司匹林联合氯吡格雷进行抗血小板治疗（参照 2014 年版中国缺血性脑卒中和短暂性脑缺血发作二级预防指南）。

2．抗凝血药

（1）对伴有心房颤动（包括阵发性）的 TIA 患者：推荐使用适当剂量的华法林口服抗凝治疗，以预防再发的血栓栓塞事件。华法林的目标剂量是将 INR 维持在 2.0 ～ 3.0。新型口服抗凝血药可作为华法林的替代药物，包括达比加群、利伐沙班、阿哌沙班以及依度沙班，具体选择何种药物应考虑个体化因素。对伴有心房颤动的 TIA 患者，若不能予以口服抗凝血药治疗，则推荐应用阿司匹林单药治疗。也可以选择阿司匹林联合氯吡格雷进行抗血小板治疗。

（2）伴有心房颤动的 TIA 患者：应根据缺血的严重程度和出血转化的风险，选择抗凝时机。建议出现神经功能症状 14 天内给予抗凝治疗预防脑卒中复发 [13]，对于出血风险高的患者，应适当延长抗凝时机 [1,4]。

（3）TIA 患者：尽可能接受 24 小时的动态心电图检查。对于原因不明的患者，建议延长心电监测时间，以确定有无抗凝治疗指征（参照 2014 年版中国缺血性脑卒中和短暂性脑缺血发作二级预防指南）。

（三）手术和介入治疗

对有颈动脉或椎基底动脉严重狭窄（> 70%）的 TIA 患者，经抗血小板聚集药物治疗和（或）抗凝血药治疗效果不佳或病情有恶化趋势者，可酌情选择血管内介入治疗、动脉内膜切除术或动脉旁路移植术治疗。

八、预后及预防

TIA 患者发生脑卒中的概率明显高于一般人群，一次 TIA 后 1 个月内发生脑卒中的概率为 4% ～ 8%，1 年内发生脑卒中的概率为

12%～13%，5年内的发生概率则可达到14%～29%。TIA患者在第1年内发生脑卒中的概率较一般人群高13～16倍，5年内的发生概率也较一般人群高7倍。不同病因所导致的TIA患者预后不同。表现为大脑半球症状的患者和伴有颈动脉狭窄的患者约有70%预后不佳，2年内发生脑卒中的概率约为40%。当眼动脉受累时，患者可出现单眼一过性失明。椎基底动脉TIA患者发生脑梗死的可能性较小，在评价TIA患者时，应尽快确定病因，以判断预后和确定治疗方案。

本病的预防主要是在发生TIA之前，应注意预防发生动脉粥样硬化和小动脉硬化的情况。平时应注意饮食清淡，适当控制脂肪的摄入，不要食入过咸或过甜的食物。最好不要吸烟、饮酒，注意监测血压、血糖、血脂、血液黏滞度、血尿酸等。对于有脑卒中家族史或其他血管危险因素者，应定期检查血小板聚集功能。对于已经发生TIA的患者，需要通过长期服用药物以预防复发，并积极控制脑血管病危险因素，严格控制患者血压、血糖、血脂等。针对危险因素的一级预防可以有效地降低TIA的发生率。

（一）危险因素的筛查

不可改变的危险因素中，遗传因素对TIA的影响较突出，表现为有阳性脑卒中家族史者发生脑卒中的风险增加约30%。因此，需要询问患者家族史，但不主张常规进行基因筛查以启动TIA的预防。

（二）可改变的危险因素

1. 高血压 采取合适的药物降低血压，目标为＜140/90 mmHg，对于≥65岁者，收缩压达标值可＜150 mmHg。不考虑患者是否合并糖尿病与肾病。

2. 糖尿病 一旦确诊为血糖水平升高或糖尿病，即应在运动及合理饮食的基础上予以必要的降血糖治疗。同时，应控制好血压和血脂。

3. 血脂异常 血脂异常伴高血压、糖尿病、心血管病为TIA的高危/极高危状态。对于此类患者，无论其基线LDL-C水平如何，均提倡改变生活方式，并采取强化他汀类药物治疗，使LDL-C降至≤1.8 mmol/L（70 mg/dl）或比基线值下降30%～40%[12]。特别需要注意的是，强化

他汀类药物治疗可以使动脉粥样硬化性心脏病患者获益。

4. 非瓣膜性心房颤动 非瓣膜性心房颤动患者TIA的发生率达12.1%。对于非瓣膜性心房颤动患者，若CHA2DS2-VASc＞1分，且出血风险较低，推荐抗凝治疗；若为1分，且抗凝治疗出血风险较低，可采取或不采取抗血栓治疗（包括抗凝治疗及抗血小板治疗）；若为0分，则不建议行抗血栓治疗。

5. 无症状颈动脉狭窄 对无症状颈动脉狭窄（≥30%）患者，建议每天口服阿司匹林和他汀类药物。对颈动脉重度狭窄（＞70%）的TIA高危患者，可考虑行颈动脉内膜切除术，也可行颈动脉支架置入术[11]。对颈动脉狭窄程度＞50%的患者，需要定期行颈动脉超声检查，以评估疾病的进展。

6. 高原红细胞增多症 对于高原地区的特发性高原病患者，因为其发病机制尚不明确，所以无法有效做到药物干预的一级预防，戒烟、防止被动吸烟、远离吸烟场所、控制体重、改变生活方式及脱离高原缺氧环境，可能起到积极的预防作用。

7. 睡眠呼吸暂停 因反复发生低氧血症和高碳酸血症，患者可继发高血压和红细胞增多症，使缺血性脑血管病的发病率升高，故对于睡眠呼吸暂停患者应使用持续正压通气治疗。

8. 高同型半胱氨酸血症 对于血同型半胱氨酸轻度到中度增高的患者，补充叶酸、维生素B_6及维生素B_{12}可降低同型半胱氨酸水平。

（三）潜在可改变的危险因素

如偏头痛、代谢综合征、高凝状态、感染等。要重视对此类危险因素的筛查，但预防性的治疗尚没有显著获益的证据。

总体来说，目前国内抗血小板治疗使用过度，如对单纯糖尿病等患者进行抗血小板治疗就没有获益的证据。指南不推荐将阿司匹林用于TIA低危人群的一级预防。对于TIA风险足够高（10年心血管事件风险＞10%）的人群，才推荐使用阿司匹林预防。

（吴芬香 郝贵生）

第三节　缺血性脑血管病

缺血性脑血管病（ischemic cerebrovascular disease，ICD）是指各种原因引起的脑部血液供应障碍，使局部脑组织发生缺血、缺氧性坏死，引起不可逆损伤，从而导致神经功能障碍的临床事件，又称缺血性脑卒中（cerebral ischemic stroke，CIS）或脑梗死（cerebral infarction，CI），其术语使用尚未统一，但涵义相似。随着 CT 和 MRI 的广泛应用，临床发现 CT 或 MRI 检查所显示的脑梗死病灶不一定引发相关的临床事件，而脑梗死实际上为一个病理名词，相比较而言，缺血性脑血管病或脑卒中更能突出该病的临床表现[14]。其中，脑卒中又称中风、脑血管意外，更强调发病急的概念，缺血性脑血管病的概念则相对宽泛。目前对于缺血性脑血管病急性期的时间定义尚不统一，临床上多指发病后 1 周至 2 个月内，其中将 2 周内定义为急性缺血性脑血管病或急性缺血性脑卒中被国内外学者广泛接受。影像学则根据脑梗死的病理改变，将其分为缺血期、梗死期和液化期，并根据发病后的时间长短将其分为超急性期（< 6 小时）、急性期（6 ~ 72 小时）、亚急性期（3 ~ 10 天）、慢性期（> 1 个月）[15]。

高原缺血性脑血管病是指因高原高寒、低氧的特殊地理环境，引起人体产生血液流变学改变、血管损伤、炎症反应及基因多态性等一系列复杂的病理生理变化后，促进或导致血管管腔狭窄、闭塞或血栓形成，造成局部脑组织因血流供应中断而发生缺血、缺氧性坏死，从而出现相应的神经系统症状和体征。高原地区脑血管病的部分危险因素与高原生活环境有关，高原独特的高寒缺氧地理环境和在此环境下形成的生活习惯使高原脑血管病的发病率高于平原地区，尤其是缺血性脑血管病更为明显[16-17]。研究表明，高原环境本身就是脑血管病的一个危险因素。

一、流行病学

我国是世界上高原面积最大的国家，青藏高原海拔最高，号称"世界屋脊"。我国西部约有 1/2 的面积是高山或高原地区，目前居住在海拔 2500 m 以上地区的人口约为 8000 万，居住在海拔 3000 m 以上的人口约为 1200 万[3,18]。

研究报道指出，海拔为 4500 m 以上地区居民脑血管病的发病风险是平原地区居民的 10 倍。高原性高血压、动脉粥样硬化是脑血管病的主要致病因素。高原地区可见的所有脑血管病类型中以缺血性脑血管病最常见，各类脑血管病的构成比为缺血性脑血管病占 48.4%、脑出血占 37.2%、蛛网膜下腔出血占 9.8%、脑栓塞占 4.6%[19]。目前尚缺乏有关高原脑血管病全面、系统的流行病学调查统计资料。既往研究数据显示，2015 年青海高原部分地区流行病学初步调查统计表明，脑血管发病率为 615/10 万，患病率为 1357/10 万，死亡率为 236/10 万，均呈逐年上升趋势。西藏拉萨地区居民脑梗死发病率为 69.4%，西藏高原地区脑血管病患者病死率为 43.1%，其中脑栓塞为 50%，脑梗死为 8.3%；脑血管病的发病年龄较平原地区患者提前，并呈现逐渐年轻化的趋势，藏族居民中发病年龄在 40 岁以下者为 12.6%，汉族为 19.8%，汉族居民发病较藏族提前更明显。

二、病因与发病机制

缺血性脑血管病的病因可分为不可干预因素和可干预因素两类。不可干预因素包括年龄、性别、种族、环境因素、生活条件和遗传等；可干预因素包括高血压、糖尿病、血脂异常、心脏病、颈动脉狭窄、代谢综合征、高同型半胱氨酸血症、性激素水平、高尿酸血症、低胆红素血症、血浆溶血磷脂酸水平、炎症反应、基因多态性等[20]。当前国际上广泛采用 TOAST（Trial of ORG 10172 in acute stroke treatment）分型，将脑梗死按病因不同分为五型：大动脉粥样硬化型、心源性栓塞型、小动脉闭塞型、其他明确病因型和不明原因型。除此分型外，国内、外学者还提出许多其他病因分型方法，包括我国学者提出的中国缺血性脑卒中分型（China Ischemic Stroke Subclassification，CISS）。虽然各个病因分型标准不同，但是均将大动脉粥样硬化、心源性栓塞和小动脉闭塞作为脑梗死最主要的三种病因，而明确脑梗死的病因有助于判断预后、指导治疗及选择个体化的二级预防方案，以便更好地解决患者的具体问题。高原脑血管病除具有高血压、动脉硬化、心脏病等常见的危险因素外，还有高原血液流变学改变、血流动力学改变、血管损伤和异常气候等特殊危险因素，从而引起人体一系列复杂的病理、生理变化，促进或导致脑血管病的发生。

高原性高血压和动脉硬化是高原脑血管病最主要的致病因素。高原性高血压患者因脑循环阻力增加，血流与血管壁阻力增大，脑循环压力也相应增大，在血管壁损伤较严重的血管段容易因压力增高而破裂出血，引起出血性脑血管病。青海高原地区的调查显示，高原血压异常发病率为 40.50％，脑血管病患者合并高血压的比例为脑出血 83.4％、脑梗死 60.8％、蛛网膜下腔出血 48.7％、脑栓塞 17.6％。另外有资料显示，世居的高原藏族居民高血压患病率是平原地区居民的 4 倍，对 383 例世居高原藏族成人的尸检结果则证实，脑动脉粥样硬化占 40.4％，死前有高血压者脑动脉粥样硬化的比例高达 93.3％，且脑动脉粥样硬化发生的年龄较早。

高原性心脏病是高原地区的特发病，与脑血管病的合并发病率较高。由于高原低气压可导致机体氧分压下降，长期的低氧可引起肺血管收缩反应和肺血管重构，从而造成缺氧性肺动脉高压，进而导致右心室代偿性肥大，长此以往，即可发生右心衰竭[21]。据报道，高原脑血管病患者中合并高原性心脏病占 12.3％。高原地区心脏病患者合并的脑血管病主要为脑栓塞，其次是脑血栓形成，脑出血者较少见。若同时罹患高原性心脏病和脑血管病，则患者预后通常较差。

血液流变学异常是高原脑血管病的重要致病因素。青海地区高原人群长期居住在低氧环境中，可出现内源性及外源性凝血机制障碍，表现为复钙时间及凝血活酶时间延长、纤溶酶原降低。针对西藏高原地区人群的研究显示，在高原缺氧状态下，人体凝血系统激活、红细胞增多、血液黏滞度增加、内源性和外源性凝血途径激活，促使血液处于高凝状态，同时低氧使血液中红细胞生成过多，血红蛋白含量增加，血细胞比容增高，形成血液高凝状态。血液流变学具有"浓、黏、凝、聚"的特点，血液中有形成分易于附着在损伤的血管内皮上而形成血栓，也可直接影响脑微循环的有效灌注量与氧的运输，进而诱发脑血管病。

血管内皮细胞低氧性损伤是高原脑血管血栓形成的重要因素。高原低氧引起一氧化氮、前列环素、内皮素等血管活性物质的分泌发生改变，导致血管紧张性、抗血栓、抑制平滑肌细胞增殖及血管壁炎症反应等功能紊乱，促使血小板、红细胞、单核细胞等黏附于内皮细胞，导致血管内皮细胞损伤。研究报道，高原急性缺血性脑血管病患者血清肿瘤坏死因子 α、白细胞介素和可溶性内皮细胞白细胞黏附分子水平均显著高于平原对照组[22]。与中度海拔组相比，高海拔组上述因子水平也显著增高。研究证实，与正常人相比，慢性高原病患者血浆分泌缩、舒血管因子的功能失衡，表现为缩血管功能上调、舒血管功能下调，很容易导致脑血管附壁血栓形成。

高原异常气候表现为辐射强、日照时间长、气温低、积温少，蒸发快、干燥、日温差大等特点，与脑血管病发生、发展及预后密切相关。人体进入高原后，经呼吸道和皮肤丢失水分增多。有报道显示，健康人在海平面时血浆容量为 40.4 ml/kg 体重，进入海拔为 3500 m 的高原地区第 2 天即减少到 33.7 ml/kg 体重，第 12 天则进一步减少到 37 ml/kg 体重，引起血浆黏度增高，易导致脑动脉血栓形成。从高原急性脑血管病发病率和病死率来看，每年 12 月开始增高，第二年 3、4 月达高峰，可能与此时气温回升，气压相对低，人体的顺应性及调节功能容易紊乱，促使脑血管病发生有关。

高原低氧还可导致脑血管壁缺氧性损伤。由于缺氧节段性损伤颅内小动脉，使血管内皮细胞肿胀、水肿，无氧酵解又引起酸中毒，导致血管通透性增高、毛细血管麻痹、脑血管自动调节功能紊乱，从而造成充血和过度灌流。在此情况下，血液易于向血管外渗，引起广泛的点状出血。通过对急性高原脑出血死亡病例的尸检发现，大脑表面、白质、小脑、脑桥、延髓等处均有广泛点状出血，说明脑内微细血管缺氧性损伤可致出血。慢性高原病（如高原红细胞增多症及高原性高血压）患者因脑循环阻力增加，血流与血管壁阻力增大，脑循环压力也增大，在血管壁损伤较重的血管段易因压力增高而破裂出血，引起出血性脑血管病。血液黏滞度增高时，血流缓慢，促使血小板黏附于受损的血管内膜上，触发释放各种凝血因子，导致脑血栓形成。高原脑水肿引起的脑循环紊乱在脑血栓形成过程中也具有重要作用。脑组织耗氧量较大，但几乎无氧和葡萄糖的储备，对缺血和缺氧的耐受阈值很低，一旦血液供应受阻，即迅速引起脑功能紊乱及脑细胞损伤，并出现一系列临床症状。

三、临床表现

大动脉粥样硬化型脑梗死以中老年患者多见。患者发病前通常有脑梗死的危险因素，如高血压、糖尿病、冠心病及血脂异常等。部分患者在发病前可有短暂性脑缺血发作。临床表现取决于梗死灶的大小和部位，主要为局灶性神经功能缺损的症状和体征，如偏瘫、偏侧感觉障碍、失语、共济失调等，部分患者可有头痛、呕吐、昏迷等症状。

心源性脑栓塞是指血液中的各种栓子（心脏的附壁血栓、动脉粥样硬化斑块、脂肪、肿瘤细胞等）随血流进入脑动脉阻塞血管，当侧支循环不能代偿时，引起该动脉供血区脑组织缺血性坏死，导致局灶性神经功能缺损，任何年龄均可发病，患者多有心房颤动或风湿性心脏病等病史，较少有前驱症状。心源性脑栓塞是起病速度最快的一类脑卒中，症状常在数秒或数分钟内达到高峰，多表现为完全性脑卒中。起病后多数患者有意识障碍，但持续时间较短。临床症状取决于栓塞的血管及所阻塞的部位，约30%的脑栓塞为出血性梗死，患者可出现意识障碍突然加重或肢体瘫痪加重。

小动脉闭塞型脑梗死主要是指大脑半球或脑干深部的小穿支动脉，在高血压等各种疾病的基础上，血管壁发生病理性改变，导致管腔闭塞，形成小的梗死灶。此型常发生的部位有壳核、尾状核、内囊、丘脑和脑桥等，多见于中老年人，通常为急性起病，患者无头痛及意识障碍，多为腔隙性脑梗死（lacunar cerebral infarction），常见的临床表现包括纯运动型轻偏瘫、构音障碍 - 手笨拙综合征、纯感觉性脑卒中和共济失调性轻偏瘫。本病常反复发作，引起多发性腔隙性脑梗死，可

累及双侧皮质脊髓束和皮质脑干束，导致假性延髓性麻痹、认知功能障碍、帕金森综合征等表现。

由高原病引起的缺血性脑血管病往往有以下特点：由慢性高原病（高原红细胞增多症及高原性高血压）引起的缺血性脑血管起病缓慢，但临床表现一般都较明显，少数患者可并发脑部以外的组织器官多发性血栓形成，临床症状、体征在短时间内不会缓解，但移居到平原地区后有自然恢复的可能。若无高原病存在，则患者临床表现与平原地区完全相同。

（一）脑血栓形成

起病较缓慢，通常在静息状态下发病，症状一般在 1 ～ 3 天内逐渐达到高峰。患者很少有意识障碍，头痛、呕吐等颅内压增高症状亦不明显。根据病程可分为三型：

1. 短暂性脑缺血发作　如头痛、头晕、肢体麻木无力或构音障碍等，症状持续数秒、数分钟或数小时后完全消失，不留后遗症。

2. 进展型　急性发作后几天内，患者症状、体征逐渐加重。

3. 完全型　起病后很短时间内，偏瘫和失语等症状、体征已完全出现。

患者可因受累血管部位不同而有不同的临床症状。颈内动脉系统血栓形成者，可表现为病灶对称偏瘫、偏身感觉障碍、偏盲，主侧半球病变者伴有失语。部分患者有病灶侧眼失明，对侧偏瘫，双眼向病灶侧凝视。大脑中动脉闭塞者亦可产生对侧偏瘫、感觉障碍和偏盲，主侧半球病变出现失语、失读或失写现象。椎基底动脉闭塞者，可表现为眩晕、恶心、呕吐、眼球震颤、复视、构音障碍、吞咽困难、共济失调、交叉性瘫痪或四肢瘫和感觉障碍。

（二）脑栓塞

脑栓塞是因进入血液循环的栓子阻塞脑动脉所致。栓子来源于左心动脉系统，可为血栓脱落性栓子或脂肪栓子与空气栓子。中、年轻人发病较多，起病急，症状通常在数秒或数分钟内达到高峰。患者通常无意识障碍，部分患者可有短暂意识障碍。若栓子较大或为多发性栓塞，患者可迅速进入昏迷状态，并出现颅内压增高症状。局部症状可有偏瘫（或单瘫）、偏身感觉障碍、偏盲

或抽搐。由于病变所阻塞血管的部位不同，所以患者的临床表现存在差异（见脑血栓形成）。

四、辅助检查

（一）CT 与 MRI 检查

CT 作为脑卒中患者首要的常规检查，可区别病变是梗死性还是出血性，可用于排除颅似脑卒中的其他病变（如肿瘤、脓肿等），并对病灶所在部位进行定位。由于 CT 的应用极为普及与快速，对缺血与出血易做出关键性鉴别，所以出诊时优先使用，平扫 CT 是目前筛选溶栓治疗适应证患者的标准技术。一般情况下，增强 CT 并不能为缺血性脑卒中的诊断与治疗提供更多有效信息，除非是与肿瘤和感染相鉴别。近年来计算机体层血管成像（CT angiography）和 CT 灌注成像（CT perfusion imaging）也相继应用于急性脑卒中的诊断。MRI 则有利于证明早期缺血性梗死，显示脑干和小脑缺血性卒中，以及发现静脉窦血栓性闭塞等。多模式 MRI 技术联合多种序列可以对脑血管管腔与管壁、脑组织结构、脑血流灌注和功能成像，是目前能够提供最全面、精准信息的成像技术。

CT 通常在脑梗死 24 小时内无阳性发现，或仅显示模糊的低密度影。对部分病例可于早期显示动脉致密影，即大脑中动脉（middle cerebral artery）闭塞早期可出现条形高密度影，又称为大脑中动脉高密度征（hyperdense middle cerebral artery sign，HMCAS）。远端分支 M2 或 M3 出现点状高密度信号称为 MCA 点征。HMCAS 作为最早出现的脑梗死 CT 表现，被认为是几乎与脑梗死发病同时出现。24 小时后，脑梗死病灶逐渐呈边界不清的稍低密度影，梗死灶常为楔形，分水岭梗死灶可呈条形；脑沟变浅或消失，灰质与白质分界不清，较大的梗死灶可有不同程度的脑水肿及占位征象；数天后低密度梗死灶显示更清晰，出血性梗死呈混杂密度影；CT 对于较小的脑干、小脑梗死灶可能显示不清楚。在脑梗死 2～3 周（临床亚急性期）的梗死吸收期，因缺血灶水肿消退或吞噬细胞浸润，梗死灶密度较之前增高，梗死区内及边缘出现弧形或结节状等密度影或高密度影，病灶边缘变得不清，小病灶可为等密度影，称为模糊效应。脑栓塞或大面积脑梗死常引起出血性梗死，可能与溶栓、抗凝、抗血小板治疗有关。脑梗死引起出血转化发生率为 8.5%～30%，其中有症状者占 1.5%～5%[23]。出血性梗死的 CT 表现包括：①中心型，楔形梗死区较大，出血发生于梗死中心区，出血量较大；②边缘型，梗死灶可大可小，出血灶见于梗死区周边，量较小，呈带状、弧状、脑回状或环状等；③混合型，为上述两种表现混合存在，或以其中一种为主。由于出血性梗死的低密度梗死灶通常较大，梗死区内血肿密度不均匀，不破入脑室系统，因此可与脑出血相鉴别。

在脑梗死 6 小时内，由于细胞毒性水肿，MRI 检查弥散加权成像（DWI）即呈现高信号；之后由于发生血管源性水肿、细胞死亡、髓鞘脱失、血 - 脑屏障破坏，则出现 T1 与 T 弛豫时间延长，发病数小时后可表现为 TIWI 低信号、T2WI 高信号；梗死 1 天后至第 1 周末，水肿进一步加重，占位效应明显，梗死区仍呈现长 T1、长 T2 信号，但与梗死第 1 天相比，T1 信号逐渐变短，原因是水肿区蛋白质含量升高。脑梗死后期，小病灶可不显影，主要表现为局灶性脑萎缩；较大的病灶可形成软化灶，T1、T2 信号显著延长，类似于脑脊液信号。在超急性期，梗死区发生细胞毒性水肿，水分子扩散受限，DWI 呈高信号，ADC 值降低，在 ADC 图像上呈现低信号。该表现出现在症状数分钟后即可发现缺血灶，并可早期确定病变部位、大小。标准 MRI 对于早期检出小梗死灶更为敏感。急性期，DWI 显示梗死区信号进一步升高；亚急性期，随着血管源性水肿的加重，细胞外间隙水分增多，扩散受限情况逐渐恢复，直到与脑组织相同（梗死后 10 天），此时 DWI 显示梗死区可以呈现等信号，ADC 值与脑实质相同。慢性期，梗死区发生软化，其 ADC 值接近脑脊液，ADC 表现类似于脑脊液高信号，DWI 显示呈低信号[15]。灌注加权成像（PWI）可显示脑血流动力学状态，发现弥散 - 灌注不匹配，即 PWI 显示低灌注区而无其相应大小的弥散异常，提示可能存在缺血半暗带。通常认为，当 PWI 异常信号区大于 DWI 异常信号区时，两者不匹配区域即为缺血半暗带。随着 MRI 技术的提高，近期研究成果显示，上述估算缺血半暗带的方法并非完全准确，但可以明确的是，半暗带的存在是进行溶栓治疗的适应证。目前常规用于选择溶栓治疗的证据尚不充分，梯度回波列可能发现 CT 不能显示的无症状性微量出血。

（二）脑血管造影

数字减影血管造影（digital subtraction angiography，DSA）借助于电子计算机处理数字影像信息，消除骨骼和软组织影像，使血管成像清晰的成像技术，可直观地测定血管狭窄范围和程度，判断病变动脉的数量、来源、侧支循环情况及引流静脉的去向。DSA 虽然属于有创检查，但准确性显著优于其他诊断方法，目前临床上将其作为诊断脑血管病变的"金标准"，但该方法可能造成医源性损伤和放射线暴露。临床可根据患者的病情及需要选择磁共振血管成像（MRA）、CT 血管成像（CTA）及数字减影血管造影（DSA）。MRA 及 CTA 通常可显示动脉硬化、狭窄或闭塞，以及动脉瘤、血管畸形和烟雾病等，以 DSA 作为参考标准。MRA 显示椎动脉及颅外动脉狭窄的灵敏度和特异度为 70%～100%，可显示颅内大血管近端闭塞或狭窄，但对远端或分支情况则显示不清。DSA 是目前检查血管病变的金标准，被广泛应用于诊断动脉闭塞、动脉瘤及动静脉畸形，以及与脑卒中相关的血管炎、烟雾病、纤维肌性发育异常、颈动脉或椎动脉夹层等，并可确定前循环 TIA 适合进行外科治疗的颈动脉颅外段病变，但其主要缺点是有创性和存在一定的风险。

（三）血液检查

通过血液检查能够检出可治性病因及排除临床颇似脑卒中的疾病。全血细胞计数（包括血小板计数）可能发现脑卒中的病因，如血小板增多症、红细胞增多症、镰状细胞贫血等；红细胞沉降率加快可提示巨细胞动脉炎或其他血管炎；血糖测定检出低血糖或性非酮症高渗高血糖症时，患者可出现貌似脑卒中的局灶性神经体征；血清胆固醇和脂质检测可确定脑卒中的危险因素等。另外，还可测定凝血酶原时间（PT）、国际标准化比率（INR）和活化部分促凝血酶原激酶时间（APTT）。

（四）心电图检查

心电图检查可检出未被发现的心肌梗死或心律失常，如心房颤动可导致栓塞性脑卒中。

（五）超声检查

颈动脉彩色双通道超声对发现颅外颈部血管病变，特别是狭窄和斑块很有帮助，但不能作为手术治疗的依据。经颅多普勒超声（TCD）可发现颅内大动脉狭窄、闭塞，可用于评估侧支循环的情况，检查颅内血流、微栓子及监测治疗效果，在血管造影前可用于评估脑血液循环情况。通过颈动脉超声对颈部动脉和椎基底动脉的颅外段进行检查，可显示动脉硬化斑块、血管狭窄及闭塞[26]，但受操作技术水平和骨窗影响较大。

（六）超声心动图检查

对心房颤动患者进行超声心动图检查可证实栓塞性脑卒中的心脏病变，发现心脏附壁血栓、心房黏液瘤和二尖瓣脱垂等。

（七）脑电图检查

脑电图检查对评价脑卒中极少有用，但对合并癫痫或难以区分癫痫发作与 TIA 的患者，可能有助于鉴别。

（八）腰椎穿刺及脑脊液检查

腰椎穿刺及脑脊液检查仅用于选择性病例，可排除蛛网膜下腔出血或证明脑膜血管性梅毒导致的卒中。该检查用于出血性梗死患者时可见红细胞增多，感染性心内膜炎产生含细菌的栓子，故脑脊液测定可见白细胞计数可增多、蛋白质含量升高。

五、诊断

（一）诊断标准

中国急性缺血性脑卒中诊治指南（2010 年版）建议，急性缺血性脑卒中的诊断依据包括：

1．急性起病。

2．局灶性神经功能缺损，少数为全面神经功能缺损。

3．症状和体征持续数小时以上。

4．脑 CT 或 MRI 排除出血和其他病变。

5．脑 CT 或 MRI 有责任梗死病灶。

（二）病因分型

对急性缺血性脑卒中患者进行病因分型有助于判断预后、指导治疗和选择二级预防措。目前国际广泛使用 TOAST 病因分型，将缺血性脑卒中分为 5 型：大动脉粥样化型、心源性栓塞型、小动脉闭塞型、其他明确病因型和不明原因型。

（三）诊断流程

诊断流程包括五个步骤：

1．是否为脑卒中，排除非血管性疾病。

2．是否为缺血性卒中，进行脑 CT 或 MRI 检查排除出血性脑卒中。

3．根据神经功能缺损量表，评估脑卒中严重程度。

4．能否进行溶栓治疗，核对适应证和禁忌证。

5．病因分型参考 TOASRT 标准，结合病史、实验室检查、脑病变和血管病变等检查资料确定病因。

（四）推荐的检查

1．对所有疑似脑卒中患者应行脑部 CT 平扫或 MRI 检查（Ⅰ级推荐）。

2．溶栓治疗前应行脑部 CT 平扫检查（Ⅰ级推荐）。

3．应进行上述血液学、凝血功能和生化检查（Ⅰ级推荐）。

4．所有脑卒中患者均应进行心电图检查（Ⅰ级推荐）。

5．采用神经功能缺损量表评估患者病情严重程度（Ⅱ级推荐）。

6．应进行血管病变检查（Ⅱ级推荐），但在症状出现 6 个小时内，不过分强调此类检查。

7．应当根据上述规范的诊断流程进行诊断（Ⅰ级推荐）。

六、鉴别诊断

1．脑出血 脑梗死与脑出血的临床症状颇为相似，脑出血多见于中老年人，起病急骤，呈动态发病，病情进展较快，症状常在数十分钟至数小时达到高峰，头痛、恶心、呕吐等颅内压增高症状较重，进行头颅 CT 检查可予以鉴别。

2．颅内占位性病变 某些颅内肿瘤患者可呈卒中样发病，出现偏瘫等局灶性神经功能缺损体征，通过 CT 或 MRI 检查可发现肿物、明显脑水肿及占位效应等。

3．代谢性障碍 特别是低血糖或非酮症高渗性高血糖患者可出现卒中样表现，因此，对所有表现为卒中的患者都应检测血糖水平。谨记卒中患者若无很严重的局灶性功能缺损，则不会出现意识障碍，而代谢性脑病患者却可出现。

七、治疗

脑梗死的治疗不能一概而论，应根据不同的病因、发病机制、临床类型、发病时间等确定治疗方案，遵循以分型、分期为核心的个体化和整体化治疗原则。在一般内科支持治疗的基础上，可酌情选用改善脑循环、脑保护、抗脑水肿、降低颅内压等措施，在时间窗内有适应证时可行溶栓治疗。有条件的医院，应该建立脑卒中单元，将脑卒中患者收入脑卒中单元进行治疗。

高原脑血管病的治疗具有多重性和复杂性，既符合采取平原脑血管病的规范化治疗原则，同时又涵盖实施高原抗缺氧的各种干预方法。

（一）一般治疗

1．保持呼吸道通畅及吸氧 保持呼吸道通畅，对气道功能严重障碍者应给予气道支持（气管插管或切开）及辅助呼吸，对合并低氧血症患者（$SPO_2 < 92\%$ 或血气分析提示缺氧）应给予吸氧。结合高原缺氧的独立危险因素，在治疗时应予以氧疗，早期给予较大流量的氧气吸入，特别是对合并高原脑水肿的患者，根据适应证采用高压氧舱治疗，疗效较好。若条件允许，则应将高原脑血管病患者迅速转移到平原地区，有助于疾病的治疗和康复。

2．控制血压

（1）高血压：约 70% 的缺血性脑卒中患者急性期血压升高，原因主要包括疼痛、恶心、呕吐、颅内压增高、意识模糊、焦虑、卒中后应激状态、发病前存在高血压等。目前关于卒中后早期是否应该立即给予降低血压、降压目标值、卒中后何时开始恢复原用抗高血压药及抗高血压药的选择等问题尚缺乏可靠的研究证据。关于调控血压的推荐意见是：对准备进行溶栓治疗者，血压应控制在收缩压 < 180 mmHg、舒张压 < 100 mmHg；对缺血性脑卒中后 24 小时内血压升高的患者应谨慎处理，先处理紧张、焦虑、疼痛、恶心、呕吐及颅内压增高等情况。对血压持续升高收缩压 ≥ 200 mmHg 或舒张压 ≥ 110 mmHg，或伴有严重心功能不全、主动脉夹层、高血压脑病者，可予以缓慢降压治疗，并严密观察其血压变化。对于有高血压病史且正在服用抗高血压药者，如病情平稳，可在卒中 24 小时后开始恢复使用抗高血压药。

（2）低血压：卒中患者发生低血压可能的原因有主动脉夹层、血容量减少或心输出量减少等，应积极查明原因，给予相应处理，必要时采用扩充血容量、升高血压等措施。

3．控制血糖　当患者血糖升高超过 11.1 mmol/L 时，应给予胰岛素治疗；当患者血糖低于 2.8 mmol/L 时，则应给予 10% ~ 20% 葡萄糖口服或注射治疗。

4．降低颅内压　严重脑水肿和颅内压增高是急性重症脑梗死的常见并发症，是导致患者死亡的主要原因之一。常用的降低颅内压药物为甘露醇、呋塞米和甘油果糖。20% 甘露醇的常用剂量为 125 ~ 250 ml，每 4 ~ 6 小时使用 1 次；呋塞米（10 ~ 20 mg，每 2 ~ 8 小时 1 次）有助于维持渗透压梯度。另外，还可应用白蛋白辅助治疗，但价格昂贵。甘油果糖也是一种高渗溶液，常用剂量为 250 ~ 500 ml，静脉滴注，每天 1 ~ 2 次。

5．吞咽困难的治疗　吞咽困难治疗的目的是预防吸入性肺炎，避免因饮食摄入不足导致的液体丢失和营养不良，以及重建吞咽功能。对吞咽困难短期内不能恢复者，早期可通过鼻饲进食；对持续时间长者，经患者本人或家属同意可行胃造口管饲补充营养。

6．发热、感染的治疗　患者发生脑卒中后，可因下丘脑体温调节中枢受损，并发感染或吸收热、脱水。对中枢性高热患者，应以物理降温（采用冰帽、冰毯、乙醇擦浴）为主。脑卒中患者急性期容易发生呼吸道、尿路感染，是导致病情加重的主要原因。约 5.6% 的脑卒中患者可合并肺炎，早期识别和处理吞咽问题和误吸，对预防吸入性肺炎的作用显著。可嘱患者取仰卧位，平卧时头应偏向一侧，以防止舌后坠和分泌物阻塞呼吸道，经常变换体位，定时翻身、拍背，加强康复活动，是预防肺炎的重要措施。尿路感染主要继发于因尿失禁或尿潴留而留置导尿管的患者，其中约 5% 可发生败血症，与脑卒中预后不良有关。对疑有肺炎、尿路感染的发热患者应给予抗生素治疗，但不推荐预防性使用抗生素。

7．上消化道出血的处理　上消化道出血是由于胃、十二指肠黏膜出血性糜烂和急性溃疡所致。上消化道出血的处理包括：①胃内灌洗，用冰生理盐水 100 ~ 200 ml，其中 50 ~ 100 ml 加入去甲肾上腺素 1 ~ 2 mg 口服；对仍不能止血者，则应将另外 50 ~ 100 ml 冰生理盐水加入凝血酶 1000 ~ 2000 U 口服。对有意识障碍或吞咽困难患者，可经鼻饲管内注入。②可用降纤酶、云南白药、酚磺乙胺、氨甲苯酸、生长抑素等。③使用抗酸药、止血药，如西咪替丁或奥美拉唑等。④防治休克，如患者出现循环衰竭表现，则应及时补充血容量，可输注新鲜全血或红细胞成分输血。⑤对于上述多种治疗无效，仍有顽固性大量出血的患者，可在胃镜下进行高频电凝止血或考虑手术止血。

8．水、电解质紊乱的治疗　对脑卒中患者应常规进行水、电解质检测，对有意识障碍和进行脱水治疗的患者，尤其应注意水盐平衡。当患者出现水、电解质紊乱时，应积极予以纠正。对出现低钠血症的患者，应根据病因予以治疗，注意补盐速度不宜过快，以免引起脑桥中央髓鞘溶解症。对出现高钠血症的患者，应限制钠盐的摄入，对严重者可给予 5% 葡萄糖注射液静脉滴注。但应注意，纠正高钠血症速度不宜过快，以避免脑水肿的发生。

9．心脏损伤的治疗　脑卒中合并的心脏损伤包括急性心肌缺血、心肌梗死、心律失常及心力衰竭等，也是急性缺血性脑血管病患者的主要死亡原因之一。发病早期应密切观察患者心脏情况，必要时进行动态心电监测及心肌酶谱检查，及时发现心脏损伤，并给予相应治疗。

10．癫痫的治疗　缺血性脑卒中后癫痫的早期发生率为 2% ~ 33%，晚期发生率为 3% ~ 67%。当患者出现癫痫发作时，应给予抗癫痫治疗。患者孤立发作一次或急性期癫痫样发作控制后，不建议长期使用抗癫痫药。对脑卒中后 2 ~ 3 个月再发癫痫者，建议按癫痫常规治疗予以长期药物治疗。

11. 深静脉血栓形成和肺栓塞的治疗 深静静脉血栓形成（DVT）的危险因素包括静脉血流淤滞、静脉系统内皮损伤和血液高凝状态。瘫痪程度严重、年老及心房颤动者发生 DVT 的概率更高，症状性 DVT 发生率为 2%，DVT 最重要的并发症为肺栓塞。为减少 DVT 和肺栓塞的发生，发生脑卒中后应鼓励患者尽早活动。可给予低分子量肝素或普通肝素，对有抗凝禁忌证者可给予阿司匹林治疗，对症状无缓解的近端 DVT 或肺栓塞患者可给予溶栓治疗。

12. 营养支持 脑卒中发生后，由于呕吐、吞咽困难可引起脱水及营养不良，导致患者神功功能恢复减慢，故应重视脑卒中后体液及营养状况评估，必要时给予补液和营养支持。对可正常经口进食者不需要额外补充营养，对不能正常经口进食者可予以鼻饲；对持续时间长者，经本人或家属同意可行经皮内镜下胃造口管饲补充营养。

13. 排尿障碍与尿路感染的治疗 排尿障碍在脑卒中早期很常见，主要包括尿失禁与尿潴留。住院期间，40%～60%的中、重度脑卒中患者可发生尿失禁，29%可发生尿潴留。尿路感染主要继发于因尿失禁或尿潴留而留置导尿管的患者，约5%可出现败血症，与脑卒中预后不良有关。建议对排尿障碍患者进行早期评估和康复治疗，记录每日排尿情况，对尿路感染者应给予抗生素治疗。

14. 控制体温 对体温升高的患者应寻找和处理发热原因，如存在感染，应给予抗生素治疗。对体温＞38 ℃的患者应予以退热处理。

（二）特殊治疗

1. 溶栓治疗 溶栓治疗是目前恢复血流最重要的措施，脑梗死组织周边存在半暗带是缺血性脑卒中现代治疗的基础。即使是脑梗死早期，病变中心部位也已经发生不可逆性损伤，但是及时恢复血流和改善组织代谢就可以抢救梗死组织周围仅有功能改变的半暗带组织，避免造成坏死。重组组织型纤溶酶原激活剂（rt-PA）和尿激酶是我国目前使用的主要溶血栓药。目前认为有效抢救半暗带组织的时间窗为：使用 rt-PA 溶栓应在 4.5 小时内，使用尿激酶溶栓应在 6 小时内。

（1）静脉溶栓

1）适应证：①年龄为 18～80 岁。②发病 4.5 小时以内使用 rt-PA；发病 6 小时内使用尿激酶。由于基底动脉血栓形成患者的死亡率非常高，而溶栓治疗可能是唯一的抢救方法，因此对基底动脉血栓形成患者进行溶栓治疗的时间窗和适应证可以适当放宽。③脑功能损害的体征持续超过 1 小时，且比较严重。④脑 CT 检查已排除颅内出血，且无早期大面积脑梗死的影像学表现。⑤患者或家属签署知情同意书。禁忌证：①既往有颅内出血，包括可疑蛛网膜下腔出血；近 3 个月有头颅外伤史；近 3 周内有胃肠道或泌尿系统出血；近 2 周内进行过大的外科手术；近 1 周内进行过不易压迫止血部位的动脉穿刺；②近 3 个月内有脑梗死或心肌梗死史，但不包括陈旧性小腔隙梗死，未遗留神经功能体征；③存在严重心、肝、肾功能不全或患有严重糖尿病；④体格检查发现有活动性出血或外伤的证据；⑤已口服抗凝血药，且 INR ＞ 1.5 或 48 小时内接受过肝素治疗；⑥血小板计数低于 $100×10^9$/L，血糖＜ 2.7 mmol/L；⑦血压：收缩压＞ 180 mmHg，或舒张压＞ 100 mmHg；⑧妊娠；⑨患者不合作。

2）溶血栓药：①尿激酶，100 万～ 150 万 IU，溶于生理盐水 100 ～ 200 ml 中，持续静脉滴注 30 分钟，用药期间应严密监测患者情况。② rt-PA，剂量为 0.9 mg/kg，静脉滴注，其中 10% 在最初 1 分钟内滴注，其余则持续滴注 1 小时，用药期间及用药 24 小时内应严密监测患者情况。

（2）动脉溶栓：动脉溶栓是使溶血栓药直接到达血栓局部，理论上血管再通率应高于静脉溶栓，且出血风险降低。动脉溶栓较静脉溶栓治疗有更高的血管再通率，在 DSA 直视下进行超选择性介入动脉溶栓。对发病 6 小时内大脑中动脉闭塞导致严重卒中且不适合静脉溶栓者，经严格选择可在有条件的医院进行动脉溶栓。对发病 24 小时内后循环动脉闭塞导致严重卒中且不适合静脉溶栓者，经严格选择可在有条件医院进行动脉溶栓。然而，其益处可能被溶栓启动时间的延迟所抵消。

（3）急性溶栓绿色通道的建立：由于急性脑梗死治疗时间窗窄，所以医院建立健全脑卒中救治绿色通道尤为重要，以便尽可能优先处理和收治脑卒中患者，并做到早诊断、早评估、早治疗。绿色通道的构建包括急诊信息系统支持、溶栓团队建议、检验科 / 放射科的协作以及流程设置。

2．抗血小板聚集治疗　对不符合溶栓适应证且无禁忌证的缺血性脑卒中患者，应在发病后尽早给予口服阿司匹林 150 ～ 300 mg/d。急性期后可改为预防用药剂量（50 ～ 150 mg/d）。对进行溶栓治疗者，阿司匹林等抗血小板药应在溶栓 24 小时后开始使用。对不能耐受阿司匹林者，可考虑选用氯吡格雷等抗血小板治疗。

3．抗凝治疗

（1）普通肝素 100 mg，加入 500 ml 5%葡萄糖或 0.85%生理盐水中，以 10 ～ 20 滴 / 分的速度静脉滴注。

（2）低分子量肝素：剂量为 4000 ～ 5000 IU，腹壁皮下注射，每天 2 次。

（3）华法林：每天用药 1 次，口服 3 ～ 5 天后改为 2 ～ 6 mg 维持。检测凝血酶原时间为正常值的 1.5 倍或 INR 达到 2.0 ～ 3.0。必要时可经静脉应用肝素或皮下注射低分子量肝素。

进行抗凝治疗时，应密切监测凝血常规，同时要监测部分凝血活酶时间，使其控制在正常范围的 1.5 倍以内，使用抗凝血药剂量要因人而异。《中国脑血管病防治指南》建议：若急性脑梗死患者无出血倾向，严重肝、肾疾病，血压＞ 180/100 mmHg 等禁忌证，则对具有下列情况的患者可考虑选择性使用抗凝血药。

（1）心源性梗死患者，容易复发卒中。

（2）缺血性卒中伴有蛋白质 C 缺乏、蛋白质 S 缺乏、活性蛋白质 C 抵抗等易栓症患者；症状性颅外夹层动脉瘤患者；颅内、外动脉狭窄患者。

（3）对卧床的脑梗死患者可使用低剂量肝素或相应剂量的低分子量肝素预防深静脉血栓形成和肺栓塞。

4．纤溶治疗　研究显示，脑梗死急性期血浆纤维蛋白原和血液黏滞度增高，蛇毒酶制剂可显著降低血浆纤维蛋白原水平，并有轻度溶栓和抑制血栓形成的作用。对不适合进行溶栓治疗并经过严格筛选的脑梗死患者，特别是高纤维蛋白血症者，可选用纤溶治疗。常用的药物包括降纤酶及安克洛酶等。

5．神经保护治疗　理论上，针对急性缺血性损伤或再灌注后细胞损伤的药物可保护脑细胞，提高脑细胞对缺血、缺氧的耐受性，但缺乏有力的大样本临床观察资料。

（1）钙通道阻滞剂、兴奋性氨基酸拮抗剂、神经节苷脂、镁剂、吡拉西坦等在动物实验中的疗效均未得到临床实验证实。

（2）依达拉奉：是一种抗氧化剂和自由基清除剂。国内外多个随机双盲对照试验提示，依达拉奉能改善急性脑梗死患者的功能结局，并且安全。

（3）胞磷胆碱：脑卒中后 24 小时内口服胞磷胆碱的患者 3 个月内功能全面恢复的可能性显著高于安慰剂组，安全性与安慰剂组相似。

（4）脑蛋白水解物：是一种有神经营养和神经保护作用的药物。国外随机双盲对照试验提示，其应用安全并可改善预后。

（5）高压氧和亚低温：高压氧和亚低温的疗效和安全性还需要开展高质量的随机对照试验证实。

6．其他疗法

（1）丁苯酞：几项评价急性脑梗死患者口服丁苯酞的多中心随机双盲对照试验显示，丁苯酞治疗组患者神经功能缺损和生活能力评分均较对照组显著改善，且安全性好。

（2）尤瑞克林（人尿激肽释放酶）：评价急性脑梗死患者使用尤瑞克林的多中心随机双盲对照试验显示，尤瑞克林治疗组患者的功能结局均较安慰剂组明显改善并且安全。

（3）扩充血容量：对一般缺血性脑卒中患者，目前尚无充分随机对照试验支持扩充血容量及升高血压可改善预后，对于低血压或脑血流低灌注所致的急性脑梗死（如脑分水岭梗死）可考虑扩充血容量，但应注意可能加重脑水肿、心力衰竭等并发症。

7．中医药治疗　多种药物（如三七、丹参、红花、水蛭、银杏叶制剂等）在国内常有应用。中成药和针刺治疗急性脑梗死的疗效尚需更多随机对照试验进一步证实。可根据具体情况结合患者意愿决定是否选用针刺或中成药治疗。

8．出血转化的治疗　脑梗死出血转化发生率为 8.5% ～ 30%，其中有症状者占 1.5% ～ 5%，心源性脑栓塞、大面积脑梗死、占位效应、早期低密度征、年龄＞ 70 岁、应用抗血栓药或溶血栓药等可增加出血转化的风险。症状性出血转化时，应停用抗血栓药。

9．外科或介入治疗　对大脑半球的大面积脑梗死，可实施开颅减压术和部分脑组织切除术。对于面积较大的小脑梗死，尤其是影响到脑干功能或引起脑脊液循环阻塞者，可行颅后窝开颅减压或直接切除部分梗死的小脑，以解除脑干压迫，伴有脑积水或具有脑积水危险的患者，应进行脑室引流。对脑梗死后出血量大者，如无禁忌证，可行手术治疗。对颈动脉狭窄超过 70% 的患者可考虑行颈动脉内膜切除术或血管成形术治疗。介入治疗包括颅内外血管经皮腔内血管成形术和血管内支架置入等，其与溶栓治疗的结合已经越来越受到重视。

10．康复治疗　康复对脑血管病整体治疗的效果和重要性已被国际公认。患者病情稳定后应尽早进行康复治疗。康复的目标是减轻脑卒中引起的功能缺损，提高患者的生活质量。在急性期，运动康复主要是抑制异常的原始反射活动，重建正常运动模式，其次才是加强肌肉力量的训练。除运动康复治疗外，还应注意语言、认知、心理、职业与社会康复等。

11．高压氧和亚低温治疗　高压氧和亚低温的疗效和安全性还需开展高质量的 RCT 证实。

八、预后及预防

（一）预后

1．血糖与缺血性脑血管病的预后　缺血性脑血管病患者的糖代谢异常主要是糖尿病，其次为糖耐量减低、应激性高血糖。血糖水平升高可通过葡萄糖无氧酵解、激活 NMDA 型受体、酸中毒破坏血 - 脑屏障、增加 NO 含量、破坏腺苷三磷酸合成等途径，加重脑组织损伤，从而影响脑卒中患者的预后。因此，在缺血性脑血管病治疗过程中，应注意监测并将血糖维持在正常水平。

2．高血压与缺血性脑血管病的预后　收缩压变异性、血压昼夜节律是早期和中期影响因素，平均动脉压变异性仅与 7 天功能预后相关。脉压指数是脑卒中早期、中期预后的影响因素。H 型高血压对缺血性脑卒中患者 6 个月神经功能缺损的预后影响表现为正相关交互作用。缺血性脑卒中患者急性期血压水平与预后呈"U"形曲线关系。血压在 140 ～ 159 mmHg 水平时预后最好，在 < 140 mmHg 或者 > 159 mmHg 时，患者死亡 /残疾率及复发率都会增高。

3．血脂水平与缺血性脑血管病的预后　关于血脂水平与缺血性脑卒中的预后，目前尚无一致的结论。若脑栓塞患者入院时总胆固醇（TC）水平高，则出院后 3 个月时残疾、心脑血管事件和死亡的发生风险可降低。急性缺血性脑卒中患者入院时 HDL-C 高，则出院后 3 个月时心脑血管事件的发生风险可降低。研究显示：降脂治疗能使脑血流量增加，从而改善缺血性脑血管患者的认知功能，尤其与 LDL-C 水平呈负相关。

4．尿酸与缺血性脑血管病的预后　尿酸是一种强氧化剂。临床治疗各种缺血性脑血管病时，在常规治疗基础上积极进行降尿酸治疗，可以有效减少复发。但也有研究显示，缺血性脑血管病急性期尿酸水平较高，提示短期预后良好。

5．同型半胱氨酸与缺血性脑血管病的预后　血清同型半胱氨酸水平在脑梗死急性期升高，与脑梗死发生密切相关，可作为判断急性脑梗死病情严重程度的检测指标。同型半胱氨酸水平较高者发生神经功能恶化的风险增大。

本病患者急性期病死率为 5% ～ 15%。在存活的患者中，致残率约为 50%。影响预后的因素较多，最重要的是神经功能缺损的严重程度，其他还包括患者的年龄、性别、缺血性心脏病、短暂性脑缺血发作、脑卒中、吸烟、饮酒和家族史等。

（二）预防

1．一级预防　是指发病前的预防，即通过早期改变不健康的生活方式，积极、主动地控制各种危险因素，从而达到使脑血管病不发生或者推迟发生的目的。

（1）防治高血压：高血压是脑出血和脑梗死最重要的危险因素，控制高血压是预防脑卒中发生和发展的核心环节。一项关于中国老年高血压患者收缩期高血压临床随机对照试验结果显示：随访 4 年后，降压治疗组比安慰剂对照组脑卒中所致死亡率降低 58%，两组均有显著的统计学差异。高血压的防治措施包括：限制食盐的摄入量、减少膳食的脂肪含量、减轻体重、进行适当的体育锻炼、戒烟、减少饮酒、保持乐观心态、提高抗应激能力及长期坚持口服抗高血压药。根据 WHO 的标准，通常应将患者血压控制在 140/90 mmHg（18.7/12.0 kPa）之下；而对高血压合并糖尿病或者肾病的患者，则应将血压控制在 130/80 mmHg 以下。

（2）防治心脏病：心房颤动、瓣膜性心脏病、冠心病、充血性心力衰竭、扩张型心肌病及先天性心脏病等均为脑血管病的危险因素，其中以心房颤动最为重要。心脏病常引起栓塞性脑卒中，预防措施主要是应用抗凝血药和抗血小板药。对既往有血栓、栓塞性疾病、高血压和左心衰竭等脑卒中危险因素的心房颤动患者，应使用华法林抗凝治疗。对于无其他脑卒中危险因素的心房颤动患者，若年龄超过 75 岁，也应使用华法林。对无其他脑卒中危险因素的心房颤动患者，若年龄不足 65 岁，则应使用阿司匹林；若年龄为 65 ～ 75 岁，则可酌情选用华法林或阿司匹林。对于合并冠心病、心力衰竭的患者，还应积极治疗原发病。对合并瓣膜性心脏病、先天性心脏病的患者，可酌情进行外科手术治疗。

（3）防治糖尿病：糖尿病患者中动脉粥样硬化、肥胖、高血压及血脂异常等的发生率均高于相应的非糖尿病患者人群。高血糖是缺血性脑卒中发病的独立危险因素，糖尿病患者发生脑卒中的风险约为正常人的 4 倍，脑卒中的病情轻重和预后与糖尿病患者的血糖水平以及病情控制情况有关。美国短暂性脑缺血发作防治指南建议，应使患者空腹血糖 < 7.0 mmol/L（126 mg/dl）。应当对对糖尿病患者进行疾病相关的基础知识教育，使其做到合理饮食、进行适当的体育锻炼和应用药物治疗。

（4）防治血脂异常：高胆固醇血症、高密度脂蛋白减低、低密度脂蛋白增高以及高三酰甘油血症是动脉粥样硬化的危险因素。防治血脂异常应强调以饮食控制及体育锻炼为主，辅以药物（如他汀类药物）治疗。对合并有高血压、糖尿病、吸烟等其他危险因素者，应使其改变不健康的生活方式，并定期复查血脂水平。

（5）戒烟：烟草中含有的尼古丁可以使血管痉挛、血压升高，并加速动脉粥样硬化进程。吸烟是脑卒中的独立危险因素，故应提倡戒烟。

（6）戒酒：饮酒可以通过多种机制（包括升高血压、使血液处于高凝状态、引发心律失常和降低脑血流量等）导致脑卒中。长期大量饮酒和急性酒精中毒是脑卒中的危险因素，酒精的摄入量和出血性脑卒中存在直接的剂量相关性。加强科学宣传教育，积极劝导有饮酒习惯的人适度饮酒，可以减少脑卒中的发生。

（7）控制体重：目前认为，男性腰围大于臀围和女性体重指数 [BMI（kg/m^2）] 增高是脑卒中的独立危险因素，这与肥胖易导致高血压、高血脂和糖尿病有关。成人体重指数应控制在 28 以内，或腰臀比 < 1，波动范围 < 10%。

（8）防治颈动脉狭窄：颈动脉狭窄是缺血性脑血管病的重要危险因素，多由动脉粥样硬化引起。对无症状性颈动脉狭窄患者，首选阿司匹林等抗血小板药或他汀类药物治疗。对于重度颈动脉狭窄（> 70%）患者，有条件时可以考虑行颈动脉内膜切除术或血管内介入治疗。

（9）防治高同型半胱氨酸血症：高同型半胱氨酸水平与脑卒中的发病具有相关性。高同型半胱氨酸正常范围为 5 ～ 15 μmol/L。当高同型半胱氨酸水平 > 16 μmol/L 时，提示有高同型半胱氨酸血症。应用叶酸、维生素 B$_6$ 和维生素 B$_{12}$ 联合治疗可以降低血浆半胱氨酸水平，但是降低血浆半胱氨酸水平能否减少脑卒中的发生，目前还不清楚。

（10）降低纤维蛋白原水平：血浆纤维蛋白原浓度升高是动脉粥样硬化、血栓形成及栓塞性疾病的独立危险因素，与 TIA 和脑卒中也密切相关。血压升高与血浆纤维蛋白原水平增高同时存在时，发生脑卒中的风险更大。对血浆纤维蛋白原水平增高者可进行纤溶治疗，同时应进一步查找或排除感染、肿瘤等其他可以引起血浆纤维蛋白原水平增高的因素。

（11）适度进行体育锻炼和合理膳食：规律、适度的体育锻炼可以改善心脏功能，增加脑血流量，改善微循环，还可通过对血压、血糖和体重的控制而起到预防脑卒中的作用。摄入过多脂肪、胆固醇以及食盐可以促进动脉粥样硬化形成，同时，食物种类单调也是造成营养素摄入不合理的主要原因。提倡饮食种类多样化，减少饱和脂肪（低于每日所需总热量的 10%）和胆固醇（< 300 mg/d）的摄入量。每日钠盐摄入量 < 6g。

2. 二级预防　是针对发生过一次或多次脑卒中的患者，通过寻找脑卒中事件发生的原因，针对所有可干预的危险因素进行治疗，达到降低脑卒中复发风险的目的。对已发生脑卒中的患者，应选择必要的影像学检查或其他实验室检查，以明确患者的脑卒中类型及相关危险因素。可干预的危险因素包括吸烟、酗酒、肥胖、高血压、糖尿病、血脂异常、心脏病、高同型半胱氨酸血症等，不可干预的危险因素有年龄、性别、种族和遗传因素等。

（1）病因预防：对于可干预的危险因素应当进行病因预防，包括一级预防中的所有措施，如防治高血压、心房颤动、糖尿病等。

（2）抗血小板聚集药物的应用：对于大多数缺血性脑卒中后的患者，建议使用抗血小板药，以干预血小板聚集，主要包括阿司匹林、双嘧达莫和氯吡格雷等。缺血性脑卒中初次发作后，应早期服用小剂量阿司匹林（50 ～ 150 mg/d）。对于应用阿司匹林疗效不佳或不能耐受的患者，氯吡格雷是有效的替代治疗药物。欧洲一项关于脑卒中预防的研究显示，阿司匹林与双嘧达莫联合使用较单独使用其中任何一种制剂更为有效，且不增加出血等不良反应。但近年来，PRoFESS 研究结果又否定了上述结论，因此，最后的结论尚有待进一步验证。

（3）脑卒中后认知障碍的干预：脑卒中后认知功能障碍以及痴呆的发生率较高，血管性痴呆是仅次于阿尔茨海默病最常见的痴呆类型。脑卒中后早期应用阿司匹林等进行干预，有助于防止痴呆的发生。对已经发生持续性认知功能障碍甚至痴呆的患者，可以应用改善脑功能的药物（如胆碱酯酶抑制剂等）。

（4）脑卒中后抑郁的干预：脑卒中后抑郁的发生在患者发病后 3 ～ 6 个月达高峰，2 年内发生率为 30% ～ 60%。对已经发生抑郁的患者，应选择药物治疗，首选 5- 羟色胺选择性重摄取抑制剂（如氟西汀、西酞普兰等），其他药物还包括三环类和四环类抗抑郁药，单一用药效果不佳时可辅以心理治疗。

对高危人群及患者进行脑血管病预防的同时，还应加强对公众的宣传教育，针对不同的危险因素制订个体化的健康教育方案，使其充分了解脑卒中的发病危险因素，并认识到脑卒中后对个人、家庭及社会的危害，从而加强自我保健意识。另外，还应帮助个人建立合理的生活方式，如戒烟、减少酒精摄入量，合理膳食，以摄取低脂肪及富含蛋白质、糖类、维生素和微量元素的食物为原则，适当增加体力活动，进行规律的体育锻炼。对高危患者需定期进行体格检查、提高患者对药物治疗的依从性。

（杨晓莉　林存山）

第四节　出血性脑血管病

出血性脑卒中包括脑出血（intracerebral hemorrhage，ICH）及蛛网膜下腔出血（subarachnoid hemorrhage，SAH）。脑出血又称原发性脑出血或自发性脑出血，蛛网膜下腔出血是由于多种病因导致脑底部或脑表面血管破裂所引起的出血，继发性蛛网膜下腔出血是脑实质内出血、脑室出血或硬膜下血管破裂流入蛛网膜下腔。

高原（海拔在 1000 m 以上）约占地球陆地面积的 28.1%，我国是世界上高原面积最大的国家，青海省处于青藏高原。高原脑血管病作为严重威胁高原人群健康的疾病之一，对其特殊病因、发病机制进行深入研究，有助于解决缺氧性疾病的核心问题，对疾病的防治具有重要的指导意义。

脑出血（ICH）50% ～ 70% 属于高血压性脑出血，绝大多数出血位于大脑半球深部，而动静脉畸形则为年轻人脑出血的主要病因。在脑出血病例中，大脑半球出血约占 80%，脑干及小脑出血约占 20%。脑部 CT 扫描是诊断脑出血最有效、最迅速的方法。治疗主要包括及时清除血肿、积极降低颅内压、保护血肿周围脑组织。脑出血是神经内科和神经外科最常见的难治性疾病之一，亚洲国家脑出血患者占所有脑卒中患者的 25% ～ 55%，而欧美国家仅占 10% ～ 15%。脑出血患者 1 个月死亡率高达 35% ～ 52%[25-28]，6 个月末仍有 80% 左右的存活患者遗留残疾，是中国居民死亡和残疾的主要原因之一。规范脑出血的诊断标准和治疗方法，有利于降低患者死亡率和致残率。

脑出血的危险因素及病因以高血压、脑淀粉样血管病（cerebral amyloid angiopathy，CAA）、脑动静脉畸形、脑动脉瘤、凝血功能障碍等多见。目前国际上尚无公认的脑出血分类，欧洲将其分为原发性脑出血、继发性脑出血和原因不明性脑出血[29]；美国有学者将其分为为非动脉瘤性脑出血、非动静脉畸形性脑出血、非肿瘤性自发性脑出血。原发性脑出血与继发性脑出血的分类方法被广泛认可。继发性脑出血一般是指有明确病因的脑出血，多由脑动静脉畸形、脑动脉瘤、使用抗凝血药、溶栓治疗、抗血小板治疗、凝血功能障碍、脑肿瘤、脑血管炎、硬脑膜动静脉瘘、烟雾病、静脉窦血栓形成等引起[30]，占所有脑出血患者的15%～20%。原发性脑出血是指无明确病因的脑出血，多数患者合并有高血压。

一、流行病学

全球脑出血年发病率为10～30/10万，脑出血占所有脑卒中患者死因的10%～15%，估计患者30天死亡率为30%～52%。我国脑出血发病率为（60～80）/10万人口/年，占我国急性脑血管病的30%左右，急性期患者病死率为30%～40%。高原世居人群在长期低氧环境生存过程中，发生了遗传适应性变异，同时在人体组织解剖、生理功能等方面都发生了一系列变化，特别是对缺氧最敏感的中枢神经系统，其脑血管结构、脑循环机制及脑血管病临床特征与移居高原人群和平原地区人群显著不同。据统计[2]，高原脑出血占所有脑血管病的比例显著高于全国水平。高原环境具有低氧、低气压、寒冷、干燥、辐射强等基本特点，其中低氧是影响人类生命活动的主要因素。高原脑血管病除具有高血压、动脉硬化、心脏病等常见危险因素外，还有高原血液流变学改变、血流动力学改变、血管损伤和气候异常等特殊因素，可促进或导致脑血管病的发生。其中，高原性高血压、动脉硬化是脑血管病最主要的致病因素。高原移居汉族居民脑血管病患病率高于其他各民族人群，藏族居民脑出血患病率高于回族居民，而脑梗死患病率则回族居民高于藏族居民。西藏高原拉萨地区脑血管病亚型中，脑梗死占69.4%，脑出血占27.8%，蛛网膜下腔出血占2.8%。西藏高原脑血管病患者病死率为43.1%，其中脑出血为63.6%，脑栓塞为50.0%，蛛网膜下腔出血为18.8%。对青海高原地区的调查显示，高原地区血压异常发病率为40%～50%，脑出血患者合并高血压的比例

为83.4%、蛛网膜下腔出血合并高血压的比例为48.7%。

二、病因与发病机制

（一）病因

1. 高血压、动脉硬化　是脑出血最常见的病因，另外还有颅内动脉瘤、血管畸形、脑淀粉样血管病、动脉炎、血液病及溶栓、抗凝治疗所致脑出血等。

2. 高原环境的低氧因素　研究发现，脑内微小血管缺氧性损伤可致出血。

3. 高原独特饮食结构　高寒缺氧环境导致居民膳食结构以肉食类为主，可导致高脂血症，进一步加重动脉粥样硬化。

（二）发病机制

高原低氧环境引起脑出血的机制：高原环境的主要特点是缺氧，而中枢神经系统对缺氧的耐受性最差，故缺氧临床表现较早出现。脑重量占体重的2%～3%，而耗氧量占机体总耗氧量23%；同时，脑组织代谢水平高，以有氧氧化为主，故对缺氧敏感；高原低压、低氧环境是影响人体在高原生存的外界因素，而神经系统对缺氧极其敏感，高原缺氧可影响神经系统调节功能，尤其对脑血流影响较大。

脑由脑组织、脑血管和脑脊液组成，位于容积固定的颅腔内，而颅骨的限制是颅内压增高和脑疝形成的结构基础。脑循环对维持脑细胞的正常代谢和功能至关重要，动脉血氧分压减低可表现为脑血管扩张及脑血流速度增快，这样虽能缓解脑组织缺氧的程度，但同时也与高原病发生密切相关。当缺氧过于严重时，脑血管扩张不能有效代偿脑组织缺氧，反而引起脑水肿。高原脑血管病的发病机制考虑与缺氧对血管壁的损伤有关，由于缺氧时颅内小动脉节段性损害、继发血管内皮细胞肿胀；同时，无氧酵解引起酸中毒，导致血管通透性增高、毛细血管麻痹，血管内充血及过度灌注。在急性低氧时，伴有脑血流量增加，血管内静脉压增高，血液易于向血管壁外渗漏，引起广泛点状出血；同时，在慢性低氧环境下，缺氧所致血管壁损伤同样存在，但机体发生慢性高原病（如高原红细胞增多症、高原性高血压）时，

血液循环阻力增大，血管壁与血流阻力增大，血流与管壁之间的摩擦力增加，造成血液循环压力增大，血管内膜损伤较重，因压力过高而破裂出血，引起出血性脑血管病。通过急性高原脑出血死亡病例进行尸检发现，大脑表面、白质、小脑、脑桥、延髓等处均有广泛点状出血，说明脑内微细血管缺氧性损伤可导致出血。

脑出血的主要病因是高血压，脑实质小穿通动脉受长期高血压的影响可导致小动脉及深穿通动脉壁发生玻璃样变性，伴有纤维蛋白样坏死。血压持续升高可使动脉壁疝出或内膜破裂，甚至形成微动脉瘤或夹层动脉瘤。在此基础上，若血压骤然升高，则易导致血管破裂出血。高血压可引起远端血管痉挛，导致小血管缺氧、坏死、血栓形成、斑点状出血及脑水肿，并可继发脑出血。脑动脉壁中层肌细胞薄弱，外膜结缔组织少且缺乏弹力层，豆纹动脉等穿支动脉自大脑中动脉近端呈直角分出，因承受压力较高的血流冲击而易发生粟粒状动脉瘤，成为脑出血的好发部位。

通过病理检查发现，出血侧大脑半球肿胀、充血。脑出血后 6～8 小时，由于缺血、血红蛋白和凝血酶等细胞毒性物质释放，兴奋性神经递质释放增加，细胞内离子平衡破坏，钠离子大量聚集，引起细胞毒性水肿。出血后 4～12 小时，血脑屏障开始破坏，血浆成分进入细胞外液，引起血管源性水肿。出血后血肿降解形成的渗透性物质及缺血产生的代谢产物聚集，使组织间液渗透压增加，促进或加重脑水肿，且在 48 小时后达到高峰。

三、临床表现

（一）高原脑出血的表现

高原脑出血患者主要有两种表现像是，即点状出血及大片出血，前者多见。

1．点状出血　又称渗出性出血，是由于毛细血管及前毛细血管壁受损，血管通透性增高，使红细胞由血管内向外渗出所致。肉眼观察可见脑表面血管高度扩张、充血，静脉怒张，毛细血管呈网状清晰可见，颅内压稍增高。

2．大片出血　又称破裂性出血，是由于大血管壁受损破裂，使血液大量进入脑实质所致，如脑组织遭受严重破坏，可进入脑室或蛛网膜下腔。

（二）高原病引起脑出血的特点

1．脑出血表现为广泛点状出血，因患者无明显临床特异性表现，而往往被严重的急性高原病临床症状所掩盖，无较大血管破裂，但对脑组织损伤严重，预后不佳。

2．慢性高原病引起的出血性脑血管病少见，一旦出血，症状即明显且较重，预后差。

3．如无高原病存在，则由高血压动脉硬化等原因引起的脑出血其临床表现与平原地区患者完全相同。

四、发病特点

1．多为动态急性起病。

2．患者可突发局灶性神经功能缺损症状，常伴有头痛、恶心、呕吐，可有血压增高、意识障碍及脑膜刺激征。

3．各部位脑出血临床表现

（1）壳核出血：最常见，占 50%～60%，出血常波及内囊。①病变对侧肢体偏瘫，优势半球出血者常出现失语。②对侧肢体感觉障碍，主要是痛、温觉减退。③病变对侧偏盲。④凝视麻痹，表现为双眼持续向出血侧凝视。⑤可出现失用、记忆力及计算力障碍、意识障碍等。

（2）丘脑出血：约占 20%。①丘脑性感觉障碍：对侧半身深、浅感觉减退，出现感觉过敏或自发性疼痛。②运动障碍：出血侵及内囊可导致对侧肢体瘫痪，通常为下肢症状较上肢严重。③丘脑性失语：言语缓慢而不清、发生障碍、重复言语。④丘脑性痴呆：记忆力减退、计算力下降、情感障碍、人格改变。⑤眼球运动障碍：眼球向上注视麻痹，向内下方凝视。

（3）脑干出血：约占 10%，绝大多数为脑桥出血，偶尔可见中脑出血，延髓出血罕见。①中脑出血：患者可突然出现复视、上睑下垂；一侧或双侧瞳孔散大、水平或垂直眼震颤、同侧肢体共济失调；严重时可出现意识障碍、去大脑强直。②脑桥出血：患者可突发头痛、恶心、呕吐、眩晕、复视、交叉瘫、偏瘫或四肢瘫；严重时可出现意识障碍，伴有高热、出汗及应激性溃疡。③延髓出血：患者可突发意识障碍、血压下降、呼吸节律异常、心律失常，还可出现不典型瓦伦贝格综合征。

（4）小脑出血：约占10%。①患者可突发眩晕、呕吐、枕部疼痛，无偏瘫；②可出现站立不稳、眼震颤、肢体共济失调、肌张力减低及颈项强直；③头颅CT提示小脑半球或蚓部高密度影及第四脑室、脑干受压。

（5）脑叶出血：占5%～10%。①额叶出血：表现为前额痛、呕吐、癫痫发作多见；对侧偏瘫、共同偏视、精神障碍；优势半球出血者可出现运动性失语。②顶叶出血：表现为偏瘫轻，偏身感觉障碍重；对侧下象限盲；优势半球出血者可出现混合性失语。③颞叶出血：表现为对侧中枢性面瘫、舌瘫及以上肢为主的瘫痪；对侧上象限盲；优势半球出血者可出现感觉性失语或混合性失语；另外，还可出现颞叶癫痫、幻嗅、幻视。④顶叶出血：患者可出现对侧同向性偏盲，并可有黄斑回避现象，可有一过性黑矇和视物变形，多无肢体瘫痪。

（6）脑室出血：占3%～5%。①患者可突发头痛、呕吐，迅速进入昏迷状态或昏迷程度逐渐加深。②双侧瞳孔缩小，四肢肌张力增高，病理反射呈阳性，早期可出现去大脑强直，脑膜刺激征呈阳性。③常出现丘脑下部受损的症状及体征，如上消化道出血、中枢性高热、大汗、应激性溃疡、急性肺水肿、血糖升高、尿崩症。④脑脊液压力增高，呈血性。⑤轻者可出现头痛、恶心、呕吐、脑膜刺激征，无局限性神经缺损表现。

五、辅助检查

（一）血液检查

患者可有白细胞计数、血糖升高及凝血功能异常等。

（二）影像学检查

1．头颅CT扫描　是诊断本病最安全、有效的方法，能准确、清晰地显示脑出血的部位、出血量、占位效应、病变是否破入脑室或蛛网膜下腔，以及周围脑组织受损的情况，脑出血CT扫描可显示血肿灶为高密度影，CT值为75～80 HU，1周后血肿周围有环形增强影，血肿吸收后为低密度影或呈囊性变；另外，还可显示脑室受压、脑

组织移位等占位效应。脑室大量积血呈高密度铸型，脑室扩张。

2．头颅MRI检查　对急性期脑出血的诊断CT优于MRI，但MRI检测能更准确地显示血肿的演变过程，MRI显示的出血灶取决于血肿内血红蛋白量的变化，其变化规律为：

（1）超急性期（24小时内）：T1WI显示血肿为等信号，T2W1呈略高信号，数小时后血肿周围出现轻、中度脑水肿，表现为TIWI呈低信号，T2WI呈高信号。

（2）急性期：（24小时～1周）：血肿已吸收，T1WI呈等信号，T2WI呈呈低信号。

（3）亚急性期：T1WI和T2WI均呈高信号。

（4）慢性期（4周后）：TIW1呈低信号，T2WI呈高信号。对某些脑出血患者的病因进行探讨，有助于与脑肿瘤所致脑卒中相鉴别，发现动静脉畸形及动脉瘤等病变。

3．脑血管造影检查　CTA、MRA、CTV、MRV是快速、无创性评价颅内外动脉血管、静脉血管及静脉窦的常用方法，可用于筛查可能存在的脑血管畸形、动脉瘤、动静脉瘘等导致的继发性脑出血，但阴性结果不能完全排除继发病变的存在。有条件者可进一步行全脑血管造影（DSA），该检查能清晰显示脑血管各级分支，明确有无动脉瘤、动静脉畸形及其他脑血管病变，并可清晰显示病变的位置、大小、形态及分布，目前仍是血管病变检查的重要方法和金标准。

（三）腰椎穿刺检查

脑出血破入脑室或蛛网膜下腔时，行腰椎穿刺可见血性脑脊液，但对大量脑出血或脑疝早期患者，腰椎穿刺应慎重，以防诱发脑疝。

（四）出血量的估算

出血量 = 0.5 × 最大面积长轴（cm）× 最大面积短轴（cm）× 层面数。

六、诊断

根据突然发病、剧烈头痛、呕吐、出现神经功能障碍等临床症状和体征，结合CT等影像学检查，本病一般不难诊断。但目前对于原发性脑出血，特别是高血压脑出血的诊断并无金标准，一

定要排除各种继发性脑出血疾病，避免误诊。作出最后诊断需达到以下全部标准：

1．有确切的高血压病史。

2．有典型的出血部位　包括基底节区、脑室、丘脑、脑干、小脑半球。

3．DSA/CTA/MRA 排除继发性脑血管病。

4．早期（72 小时内）或晚期（血肿消失 3 周后）增强 MRI 检查排除脑肿瘤或海绵状血管畸形等疾病。

5．排除各种凝血功能障碍性疾病。

七、鉴别诊断

1．与其他脑血管病相鉴别　本病需要与急性脑梗死、蛛网膜下腔出血、脑栓塞等疾病相鉴别。

2．与外伤性颅内血肿相鉴别　尤其是硬膜下血肿，CT 显示血肿外形不规整。

3．对突发昏迷且局灶体征不典型的患者，应与引起昏迷的全身性疾病（如中毒、代谢性疾病）等相鉴别。

4．患者年龄是确定脑出血病因的依据，动静脉畸形为年轻人脑出血的首要病因；小血管病变为中老年人脑出血的常见病因；脑淀粉样血管病是老年人脑叶出血的病因。

八、治疗

本病治疗的首要原则是保持安静，稳定血压，防止继续出血；根据患者情况，适当降低颅内压，防治脑水肿，维持水、电解质及血糖、体温平衡；同时加强呼吸道管理及护理，预防及防止各种颅内及全身并发症。

（一）内科治疗

1．一般治疗

（1）急性期通常采取就地治疗，避免长途运送加重患者出血或诱发再出血。

（2）保持情绪稳定，绝对卧床休息（2～4 周），避免情绪激动及血压升高。对情绪烦躁的患者可适当给予镇静，保持呼吸道通畅，必要时行气管切开。对出现意识障碍、血氧饱和度下降或缺氧现象的患者应给予吸氧。

（3）维持水、电解质平衡，维持液体出入量平衡。对昏迷及有吞咽困难的患者给予鼻饲保证营养供给，对便秘者可选用轻泻药。

（4）密切观察患者呼吸、心率、血压、瞳孔等生命体征变化，持续进行心电监护。

（5）预防感染：加强口腔护理，及时吸痰，保持呼吸道通畅。对昏迷患者留置导尿管，必要时给予抗感染药物治疗。

2．治疗脑水肿、降低颅内压　颅内压增高是脑出血患者死亡的主要原因，脑出血后脑水肿在 48 小时达到高峰，积极控制脑水肿、降低颅内压是脑出血急性期治疗的重要环节。抬高床头约 30°，使患者头部位于中线上，以增加颈静脉回流，降低颅内压。对需要行气管插管或其他类似操作的患者，需要静脉应用镇静药。降低颅内压药物首先以选择高渗脱水药为主，如甘露醇或甘油果糖，并应注意尿量、血钾及心、肾功能情况；可酌情选用呋塞米或白蛋白，不建议使用激素类治疗脑水肿，须密切监测水、电解质。

3．调控血压

（1）对脑出血患者不宜急于降低血压，应先降低颅内压后，再根据血压情况决定是否进行降血压治疗。脑出血早期以及血肿清除术后，应立即使用药物迅速控制血压，但也要避免长期严重高血压患者血压下降过快、过低可能引起的脑血流量减少。中国急性脑出血治疗指南推荐，如脑出血急性期收缩压＞180 mmHg 或舒张压＞100 mmHg，则应予以降压，可静脉使用短效抗高血压药，将目标血压控制在 160/90 mmHg 以下。使用抗高血压药物原则是：有效协同作用，降压达标，保护靶器官，减少不良反应，费用合理。常用静脉抗高血压药有尼卡地平、乌拉地尔、硝酸甘油等；常用口服抗高血压药有长效钙通道阻滞剂、血管紧张素 II 受体阻滞剂、β_1 肾上腺素受体阻滞剂等。

（2）对血压过低者应予以升压治疗，以保持脑灌注压。

（3）脑出血恢复期应积极治疗高血压，尽可能使患者血压降至正常水平。

4．止血治疗　一般情况下不使用，如患者出现凝血功能异常，则可考虑。

5．亚低温治疗。

6．防治并发症　注意防治感染或发热、应激性溃疡、高血糖、心脏并发症、肾功能障碍、癫痫、中枢性发热、下肢深静脉血栓形成和稀释性低钠、低氯血症等。

（二）手术治疗

当病情危重的患者经内科保守治疗不佳时，应及时行手术治疗[33]。手术治疗的目的是尽快清除血肿，降低颅内压，挽救患者生命，其次是尽可能早期减少血肿对周围脑组织的压迫，降低致残率。常用手术方式包括去骨瓣减压术、小骨窗开颅血肿清除术、钻孔穿刺血肿碎吸术、脑室穿刺引流术等，手术宜在超早期（发病后 6 ～ 24 小时内）进行。

以下情况需要行考虑手术治疗：①基底节区中等量出血（壳核出血量 ≥ 30 ml，丘脑出血量 > 15 ml）；②小脑出血量 > 10 ml 或直径 > 3 cm，或合并明显脑积水；③重症全脑室出血（脑室铸型），需要进行脑室穿刺引流＋腰椎穿刺放液治疗。

（三）康复治疗

脑出血后期，患者可有不同程度的肢体或言语功能障碍等后遗症，早期应予以药物治疗。待患者病情平稳后，后期予以针灸、理疗、按摩、心理治疗等，促进功能恢复，提高生活质量。

九、预后

脑出血患者死亡率可达 40% 左右，预后不佳。同时，大多数患者可有肢体功能障碍后遗症，如出现肺部感染、消化道出血及下肢血栓形成等，预后较差。另外，影响预后的因素还包括患者昏迷程度及时间、脑水肿程度、患者年龄、受累血管位置及其病因等。脑干、丘脑及大量脑室出血者预后极差。脑水肿、颅内压增高和脑疝形成是致死的主要原因。

（王进鹏　雷延成）

参考文献

[1] 中华医学会神经病学分会，中华医学会神经病学分会脑血管病学组．中国缺血性脑卒中和短暂性脑缺血发作二级预防指南（2014）[J]．中华神经科杂志，2015，48（4）：258-273.

[2] 吴世政，吉维忠．高原脑血管病的研究热点及前景．中国卒中杂志．2016，11（05）：339-343.

[3] 吴世政．高原脑血管病．中国卒中杂志，2016，11（05）：392.

[4] 国家卫生计生委脑卒中防治工程委员会．中国短暂性脑缺血发作早期诊治指导规范（2016 年）．http://www.cnstroke.com/.

[5] 短暂性脑缺血发作中国专家共识组．短暂性脑缺血发作的中国专家共识更新版（2011 年）[J]．中华危重症医学杂志（电子版），2012，5（2）：100-105.

[6] Easton JD，Saver JL，Albers GW．Definition and evaluation of transient ischemic attack：A scientific statement for healthcare professionals from the AHA/ASA [J]．Stroke，2009，40（6）：2276-2293.

[7] 张涛，赵玉华，郝渝．拉萨地区脑卒中 464 例分析 [J]．中华神经外科杂志，2015，48（10）：861-865.

[8] 任洁明．磁共振弥散成像在诊断短暂性脑缺血中的应用价值 [J]．中国实用神经疾病杂志，2016，19（4）：34-35.

[9] 缺血性卒中 / 短暂性脑缺血发作患者大动脉粥样硬化影像检查专家组．缺血性卒中 / 短暂性脑缺血发作患者大动脉粥样硬化影像检查的专家共识 [J]．中华内科杂志，2012，51（5）：410-414.

[10] Wang YL，Pan YE，Zhao XQ．Clopidogrel with aspirin in acute minor stroke or transient ischemic attack（CHANCE）trial One-Year outcomes [J]．Circulation，2015，132（1）：40-46.

[11] 中华医学会神经病学分会，中华医学会神经病学分会脑血管病学组，中华医学会神经病学分会神经血管介入协作组．中国缺血性脑血管病血管内介入诊疗指南（2015）[J]．中华神经科杂志，2015，48（10）：830-837.

[12] 他汀类药物防治缺血性卒中 / 短暂性脑缺血发作专家共识组．他汀类药物防治缺血性卒中 / 短暂性脑缺血发作专家共识 [J]．中国卒中杂志，2013，8（7）：565-575.

[13] 张澍，杨艳敏，黄从新．中国心房颤动患者卒中预防规范 [J]．中华心律失常学杂志，2015，19（3）：162-173.

[14] 刘鸣，谢鹏．神经内科学 [M]．2 版．北京：人民卫生出版社，2014.

[15] 郑穗生，刘斌．MRI 诊断与临床 [M]．安徽：安徽科学技术出版社，2017.

[16] 樊青俐，吴世政，侯倩．高原脑血管病的危险因素 [J]．中国卒中杂志，2016（5）：393-396.

[17] Niaz A，Nayyar S．Cerebrovascular stroke at high altitude [J]．J Coll Physicians Surg Pak，2003，13（8）：446-448.

[18] 顾高洁．高原脑血管病发病机制及防治研究进展 [J]．人民军医，2018（1）：78-80.

[19] 何兵，李素芝，黄学文．急进高原脑梗死与高原脑水肿的临床特征对比分析 [J]．解放军医学杂志，2013 (11)：944-946.

[20] 孙晓丽，曹奕．缺血性脑卒中病因研究进展 [J]．中医药临床杂志，2012 (11)：1079-1081.

[21] 韩泽乾，董红梅，罗勇军．高原心脏病防治研究进展 [J]．人民军医，2017 (8)：822-824.

[22] Tanindi A, Sahinarslan A, Elbeg S. Relationship Between MMP-1, MMP-9, TIMP-1, IL-6 and Risk Factors, Clinical Presentation, Extent and Severity of Atherosclerotic Coronary Artery Disease [J]. Open Cardiovasc Med J, 2011, 5: 110-116.

[23] Lindley R I, Wardlaw J M, Sandercock P A. Frequency and risk factors for spontaneous hemorrhagic transformation of cerebral infarction [J]. J Stroke Cerebrovasc Dis, 2004, 13 (6): 235-246.

[24] 吴江，贾建平．神经病学 [M]．3 版．北京：人民卫生出版社，2015.

[25] European Stroke Initiative Writing C, Writing Committee for the EEC, Steiner T, Kaste M, Forsting M, Mendelow D, Kwiecinski H, Szikora I, Juvela S, Marchel A, Chapot R, Cognard C, Unterberg A, Hacke W. Recommendations for the management of intracranial haemorrhage - part i: Spontaneous intracerebral haemorrhage. The european stroke initiative writing committee and the writing committee for the eusi executive committee.Cerebrovascular diseases, 2006, 22: 294-316.

[26] Steiner T, Al-Shahi Salman R, Beer R, Christensen H, Cordonnier C, Csiba L, Forsting M, Harnof S, Klijn CJ, Krieger D, Mendelow AD, Molina C, Montaner J, Overgaard K, Petersson J, Roine RO, Schmutzhard E, Schwerdtfeger K, Stapf C, Tatlisumak T, Thomas BM, Toni D, Unterberg A, Wagner M. European stroke organisation (eso) guidelines for the managementof spontaneous intracerebral hemorrhage. International journal of stroke : official journal of the International Stroke Society, 2014, 9: 840-855.

[27] Liu M, Wu B, Wang WZ, Lee LM, Zhang SH, Kong LZ. Stroke in china: Epidemiology, prevention, and management strategies. The Lancet Neurology, 2007, 6: 456-464.

[28] Morgenstern LB, Hemphill JC, Anderson C, Becker K, Broderick JP, Connolly ES, Jr., Greenberg SM, Huang JN, MacDonald RL, Messe SR, Mitchell PH, Selim M, Tamargo RJ, American Heart Association Stroke C, Council on Cardiovascular N. Guidelines for the management of spontaneousintracerebral hemorrhage: A guideline for healthcare professionals from theamerican heart association/american stroke association. Stroke; a journal of cerebral circulation, 2010, 41: 2108-2129.

[29] Qureshi AI, Tuhrim S, Broderick JP, Batjer HH, Hondo H, Hanley DF. Spontaneous intracerebral hemorrhage. The New England journal of medicine, 2001, 344: 1450-1460.

[30] Fewel ME, Thompson BG, Jr., Hoff JT. Spontaneous intracerebral hemorrhage: A review. Neurosugical focus 2003; 15: E1.

[31] 游潮，李浩．进一步重视和规范高血压脑出血的外科治疗．中华神经外科杂志，2011，27：757-758.

第二十六章

高原性头痛

随着社会和经济的发展，平原世居人群因公务、商务、开发、旅游、基础建设以及国防需要来往于高原地区的数量也与日俱增。由平原快速进入海拔在 3000 m 以上的地区，由于高原低压、低氧环境对机体产生的应激作用未及时得到有效代偿，因而可发展为急性高原病（或急性高山病）。头痛是平原世居人群急进高原地区后发生急性高原病最常见的症状。急性高原病的国际通用诊断标准即路易斯湖评分系统（Lake Louise Scoring System，LLS）中最重要和最基础的一项症状即为头痛（headache），尤其是高原性头痛（high altitude headache，HAH）是人们到高原最常见和最突出的症状[1]。

高原性头痛最早由中国人发现并记载，通常在到达高原 6～24 小时内发生，且随着海拔高度的增加而发病率增高，呈全头部或双侧、头前部和颞前部持续性钝痛或压迫性疼痛，转至平原后可缓解。由于其较高的发病率和对人们日常生活质量和劳动能力的显著影响，高原性头痛严重威胁着平原人群急进高原后的正常生活和工作。

一、流行病学

快速暴露在高海拔地区的个体均存在发生急性高原性头痛的风险。在进入高海拔地区后 6～24 小时内，早期头痛症状即可出现，若未予以对症治疗，则头痛症状在第 2～3 天加重，但通常在第 5 天消失。然而，头痛症状可在进入更高海拔地区后再次出现。

急性高原性头痛的发生与暴露在高原地区的频率与所处海拔高度有关，通常在海拔 2000 m 以下，头痛罕见；急性暴露于海拔在 3000 m 以上的地区，则头痛的发病率为 20%～90%；通过飞机直接到达海拔至 3800 m 的人群，其头痛的发生极为普遍。急性高原性头痛的发作无性别差异，任何年龄段均可发生。现有健康咨询中无相应保护性措施，且对于既往未进入过高原地区的人群，目前亦无相应方式以预测其发生急性高原性头痛的概率。

二、病因与发病机制

高原性头痛属于高原暴露后头痛的一种特殊类型，同时也是高原暴露后头痛比较典型的具有代表性的症状。目前高原性头痛的病因与发病机制尚不完全明确，经过多年的研究发现，高原性头痛的发生受到其他众多因素的影响。

（一）与平原头痛共同的病理生理过程

高原性头痛的发生可能涉及一些与平原性头痛共同的病理生理过程，如血压升高、颅内外血管扩张、内分泌紊乱等。

（二）平原地区人群急进高原习服的相关因素

有研究指出，年龄是高原性头痛的一个危险因素，可能是因为颅内压可塑性存在差异的原因[2]。另外有研究证实，年龄、体质指数、居住地海拔、吸烟史以及咖啡饮用史在高原性头痛患者和非患者之间无显著差异，而偏头痛病史[3]、低血氧饱和度（oxygen saturation，SaO_2）[4]、自觉疲劳程度以及低摄入水平对高原性头痛的发生起重要作用。平原性高血压的并发症之一就是头痛，也有研究表明血压升高可能会增加头痛的发生。从平原急进高原后，血压急剧升高，因此推测血压升高可能对高原性头痛的发生产生促进作用。另外，有研究表明睡眠与头痛相关，可能是由于高原低氧环境引起过度通气，导致睡眠障碍，从而促进头痛的发生[5]。同时，失眠及其造成的相关应激是复发性头痛的独立危险因素[6]。此外，心理因素也十分重要，急进高原后，由于对高原环境的生理应激，可能导致情绪紧张和焦虑。

（三）高原性头痛特有的病理生理过程

目前最受关注的是高原性头痛作为高原疾病特有的病理生理过程，即大脑高灌注状态和 SaO_2 较低等。而平原世居人群暴露于高原环境后，机体可启动众多代偿反应，以抵抗低压、低氧所引起的环境应激，这些代偿反应包括心率增快、血压升高及过度通气。当机体代偿不能完全消除高原低压、低氧环境应激时，高原性头痛和急性高原病即随之发生。而体循环血流动力学和脑血流动力学改变可能是促使高原性头痛发生的重要机制。

急进高原后，由于机体酸碱失衡、舒缩因子及其他因子的产生，导致血管收缩、血压升高、心率加快和心输出量增加，脑血流动力学随之改变，为保证在低氧环境下维持大脑足够的氧和能量，脑血流量（cerebral blood flow，CBF）即增加，颅内压以及大脑容积也发生变化。这种代偿反应性改变对急性高原病患者出现神经系统症状（头痛和头晕）具有重要作用[7]。目前研究提示，高原性头痛的发生主要与以下两个因素有关：

1. 高原低氧血症　进入高原后，吸入气中氧分压降低，继发过度通气，导致低碳酸血症和呼吸性碱中毒。低碳酸血症可致血管收缩，但这种效应可被低氧所代偿而造成脑血管阻力下降和脑血流量增加，并刺激多种扩血管代谢产物的生成，使血管紧张性下降，从而导致持续性低氧性脑血管扩张，而颅内、颅外段脑血管扩张，从而引起头痛。同时，低氧可导致脑细胞代谢紊乱，使神经元释放多种物质，某些物质聚集在中脑导水管周围区域及延髓、脑桥中缝核，可引起内源性疼痛。

2. 高原脑水肿和颅内压增高　脑细胞是对缺氧最敏感的组织。低氧可导致脑细胞代谢障碍，特别是使 ATP 耗竭，"钠泵"不能正常工作，导致细胞内、外渗透压不平衡。同时，低氧可使机体交感神经兴奋性增强，周围血管收缩，使大量血液从肝、脾和周边静脉流向肺、脑、心脏等器官，使机体血液重新分配，潴留的水分主要集中在肺和脑部。此外，低氧还可导致抗利尿激素分泌增多，肾素-醛固酮系统激活，进一步加重钠、水潴留，引起颅内压增高。脑水肿的发生则是由多因素导致的结构性改变，这些因素包括：脑脊液发生变化、钠离子失衡、脑血流量改变、脑血管自动调节功能丧失、血-脑屏障渗透压发生变化。对缺氧的缓慢通气反应以及随之发生的氧饱和度下降已在部分急性高原性头痛患者中被发现和认识。因此，脑水肿与颅内压增高对头痛的发生具有重要作用，但在轻症患者中，上述改变尚在人体习服的代偿能力范围内。

三、临床表现

患者多在抵达高原 2500 m 以上后出现头痛，多为双侧颞部或前额部钝性、搏动性或压迫性、紧张性疼痛，运动、移动体位、用力、咳嗽或弯腰均可使疼痛加重。患者可伴或不伴有其他症状，如食欲减退、恶心、呕吐、疲乏无力、头晕、睡眠困难等。

伴有颅内压增高者，头痛性质加重，并呈持续性进行性加重，甚至可以合并视神经盘水肿及意识障碍。

高原性头痛一般都在抵达高原 24 小时内发生，也有 2 ～ 3 天内发生，但有 4% 的人在抵达高原后 1 小时即发生头痛。头痛多在转至平原后 8 小时或 5 ～ 7 天内缓解，但也有少数患者可持续达 1 个月之久。

四、诊断

（一）病史和症状

国际头痛协会（International Headache Society，IHS）在其国际头痛性疾病的分类（2004 年）中对高原性头痛进行了明确定义：

1. 头痛至少要具有 2 项特征并符合标准 2 及标准 3

（1）头痛呈双侧性。

（2）疼痛部位为前额部或颞前部。

（3）疼痛性质呈钝性或压迫性、紧张性或搏动性。

（4）疼痛程度为轻度或中等强度。

（5）运动、移动体位、用力、咳嗽或弯腰均可使疼痛加重。

2. 抵达高原地区的海拔在 2500 m 以上。

3. 在抵达高原 24 小时内发病。

4. 当转至平原后 8 小时内头痛缓解。

高原性头痛的疼痛程度可参照视觉模拟评分法（visual analogue scale，VAS）判定，评分标准为 0 ～ 10 分。具体方法是在纸面上画一条 10cm 的横线，横线的一端为 0（代表完全无痛），另一端为 10（代表程度最剧烈的疼痛），中间部分以每 1 cm 等分表示 2 ～ 9 级不同程度的疼痛。患者根据自我感觉在横线上做记号自评疼痛程度。1 ～ 3 分为轻度头痛，能耐受；4 ～ 6 分为中度疼痛，已影响睡眠，但尚能忍受；7 ～ 10 分为重度疼痛，难以忍受，严重影响睡眠，并影响食欲，甚至可出现呕吐。一般而言，本病患者疼痛程度多为轻度至中度头痛；重度疼痛者较少见，须警惕进展为高原脑水肿或是否存在其他病因。

（二）体格检查

患者头痛时，体格检查多无异常发现，应根据病史有目的地进行合理的检查，如头面部、耳部、鼻窦、口腔检查及有无脑膜刺激征等神经系统有助于定位诊断的阳性体征。必要时进行视力及眼压、眼底检查也不可忽略，对于出现颅内压明显增高或继发脑水肿的患者可见眼底视网膜水肿及视神经盘水肿。

（三）辅助检查

1. 实验室检查　血常规检查可出现白细胞计数、中性粒细胞计数和百分比、网织红细胞计数显著降低，淋巴细胞升高[8]；尿常规，肝、肾功能等无明显异常。

2. 脑脊液检查　患者脑脊液压力正常或轻度升高，脑脊液细胞数量、糖含量、氯化物计数正常，蛋白质含量无增高。但合并脑水肿时，患者脑脊液压力呈中度升高，脑脊液蛋白质含量轻度增高。

3. 影像学检查　患者通常无异常影像学表现，但头痛剧烈有继发性脑水肿时，CT 或 MRI 检查可见大脑呈弥漫性密度减低，脑组织肿胀，脑室、脑池受压变小，脑沟变浅或消失。

4. 内分泌功能检查　适用于偏头痛、内分泌因素所致的头痛等。

5. 脑电图检查　适用于头痛性癫痫、脑炎及其他排除性诊断。

五、鉴别诊断

本病通常易与其他类型头痛相鉴别，但临床医师应当警惕"急进高原后发生头痛就一定是高原性头痛"的诊断误区。若患者既往有其他头痛病史，则急进高原后可导致原有头痛加重。对既往无头痛病史者更需要按诊疗常规排查头痛的病因，以尽可能减少误诊和漏诊。

询问病史应包括以下要素：头痛的发生速度（突发或渐发）、头痛的部位（是整个头部疼痛还是限于一侧，是额部、顶区疼痛还是枕部疼痛或疼痛部位变动不定）；头痛的性质（是胀痛、搏动性痛、钻痛、撕裂样痛、刀割样痛还是隐痛）、头痛的程度（与疾病的轻重程度不一定呈平行关系）、头痛发生的时间及持续时间（首发或复发；持续性或发作性；昼夜何时疼痛更严重）、与体位、头位以及引起脑脊液压力暂时升高的动作（如用力、打喷嚏、咳嗽、排便等）有无关系、诱发加重及缓解的因素（如服用药物、月经、饮酒、吸氧等）、伴随症状（恶心、呕吐、视物模糊、闪光、复视、瘫痪、晕厥等）、既往是否接受过治疗（哪些药物治疗有效）等。

1. 偏头痛　高原性头痛首先是由高原低氧血症导致。有研究表明，当血氧饱和度下降时，极易诱发和加重偏头痛。既往有偏头痛的患者急进高原后可导致偏头痛加重。

2. 丛集性头痛　多为一侧眼眶周围发作性单侧非搏动性剧烈头痛，有反复密集发作特点，持续 15 分钟～3 小时，常伴有同侧结膜充血、流泪、流涕及 Horner 征，常因饮酒或应用血管扩张药诱发，多在同一时间发作，夜间可在睡眠过程中痛醒。吸氧（100% 氧气 8～10 L/min，持续 10～15 分钟）可迅速缓解头痛。

3. 血管性头痛　如高血压或低血压、未破裂颅内动脉瘤或动静脉畸形、慢性硬膜下血肿等患者均可出现头痛，部分患者有局灶性神经功能缺损体征、癫痫发作或认知功能障碍，脑 CT、MRI 及 DSA 检查可显示病变。

4. 脑肿瘤所致头痛　90% 颅内占位性病变患者可有头痛，多呈进行性加重，多表现为位置深在的非搏动性钝痛或破裂样疼痛，活动及改变体位、咳嗽、打喷嚏、用力或低头时头痛加重，休息时疼痛减轻，头颅 CT 或 MRI 检查可发现病灶。

5. 蛛网膜下腔出血　表现为迅速发生的严重头痛，伴呕吐、脑膜刺激征及精神症状。上述症状可与典型的急性高原性头痛相鉴别，但目前尚不明确暴露在高海拔地区是否为动脉瘤、动静脉畸形患者发生蛛网膜下腔出血的危险因素。

6. 其他急性脑血管病　多见于老年患者，既往有高血压、糖尿病等脑血管病的危险因素，可有神经功能缺损的症状和体征，多伴有头痛，脑出血患者头痛多较剧烈，起病急，CT 或 MRI 检查可明确。

7. 全身性疾病和头面部局限性疾病　如眼部、耳部、鼻旁窦、口腔疾病等。

8. 神经症的躯体症状及精神因素等。

六、治疗

本病的治疗原则是有条件时及早将患者转送至低海拔地区或平原地区。

1．卧床休息，减少活动，避免头痛加重。

2．氧疗　在头痛开始时可通过吸氧或面罩吸氧治疗，部分患者吸氧后头痛虽不能完全终止，但头痛的程度可减轻。吸氧浓度以 2 ~ 4 L/min 为宜。

3．非甾体抗炎药（NSAID）　对乙酰氨基酚 0.5 ~ 1.0 g，萘普生 0.5 ~ 0.75 g，布洛芬 0.6 ~ 1.2 g，口服，或应用复方制剂阿司匹林。这些药物应在头痛发作时尽早使用。但因注意应用阿司匹林时有引起消化道出血的危险。

4．对颅内压增高或继发性脑水肿患者可给予脱水、利尿、降低颅内压药物，临床上常用甘露醇。

5．对轻症患者，通过终止其海拔暴露，使用乙酰唑胺或非甾体抗炎药治疗后，头痛症状均可改善。

6．对重症患者，应用乙酰唑胺或地塞米松可能有助于促进症状的缓解。

7．经对症治疗后症状改善者，可以停留在该海拔高度地区，但须在逗留期间内维持相应的药理预防。

8．对于经合理对症治疗数日后症状仍无改善者，建议转移至海拔相对较低的地区。

七、预后及预防

高原性头痛是一个独立的疾病，但有时也作为急性高原病的一个症状，通常预后良好，但须警惕少数习服不良者向重型高原病发展，则预后较差。

本病的预防包括以下方面：

1．对于拟进入高原的人员推荐进行体格检查，患有严重器质性心脏病、冠状动脉性心脏病、心律失常、静息心率在 100 次 / 分以上者，严重高血压和血液病患者，严重支气管哮喘、肺源性心脏病、呼吸功能障碍者，曾有过高原肺水肿、脑水肿病史者，不推荐进入高海拔地区。

2．进入高原海拔地区的前两天避免剧烈活动（如爬山、跑步、急速行走等）。初进高原者为减少体力消耗，可以适量活动，如散步、慢走等。如出现高原反应，须绝对卧床休息。推荐进入地区海拔逐渐由低到高，即缓慢暴露或进行高原预适应，不同海拔高度适应 1 ~ 2 周后再进行下一海拔高度的活动，两者高度相差 500 ~ 1500 m 为宜。

3．注意保暖，防寒，防止紫外线辐射，同时戒烟，限制饮酒、饮茶。进食易消化、营养丰富、高糖、高蛋白质及富含多种维生素的食物，如各种蔬菜、水果。少食脂肪，进食不宜过饱，避免暴饮暴食。如无特殊不适，3 天后可多饮水，高原空气干燥，机体失水量大，每日需要多饮水（3.4 ~ 4.5 L）[5]。

4．口服抗缺氧药物（如复方党参、红景天等），以提高对高原的适宜性。

5．目前推荐服用布洛芬进行预防，乙酰唑胺、小剂量地塞米松亦有明显治疗效果。

八、健康教育

通过发放健康教育知识手册，使进入高原者了解急性高原病的发生、发展、转归的过程。告知他们进入高原后出现头痛、头晕、心悸、气促、胸闷、咳嗽、食欲减退、乏力、失眠、嗜睡等一系列的反应是机体各器官产生适应性和代偿性变化的表现。使他们正确认识高原，正确认识急性高原病，采取科学的医疗措施和正确的行为方式，掌握自我护理的方法，从而达到预防和缓解急性高原病的目的。

九、心理护理

帮助患者提前了解高原地理环境、气候特征及高原病知识，使他们引起重视，但也要正确对待，调节好心态，保持心情愉快，消除恐惧心理，避免精神过度紧张，克服对高原的恐惧心理，树立信心。告知他们轻松、愉快的良好情绪可以使机体抵抗力增强，并且即使出现急性高原病，也是可以控制和治疗的。

（孙嘉林　马玉青）

参考文献

[1] 公保才旦. 高原急诊急救学. 西宁：青海人民出版社，2011.6.

[2] Tionvik E，ZwartJ-A，Hagen K Gyb G，Holmen TL，StovnerLJ. Association between blood pressure measures and recurrent headache in adolesecnts：cross-sectiona data from the HUNT-Youth study [J]. J Headache pain，2011，12（3）：347-353.

[3] Davis C，Reno E，Maa E，Roach R. History of Migraine Predicts Headache at High Altitude，2016，17（4）：300-304.

[4] Wang K，Zhang M，Li Y，et al. Physiological，hematological and biochemical factors associated with high-altitude headache in young Chinese males following acute exposure at 3700 m [J]. Headache Pain，2018，19（1）：59. doi：10.1186/s10194-018-0878-7.

[5] Sahota PK，Dexter JD. Tiansient recurrent situation insomnia accociated with cluster headache [J]. Sleep，2003，16（3）：255-257.

[6] Imary C，Wright A，Subudhi A Roach. Acute mountain sickness：pathophysiology，prevention，and treatment [J]. prog Cardiovasc Dis，2010，52（6）476-484.

[7] 吕红英. 急性高原病的健康教育与预防 [J]. 青海医药杂志，2011，41（7）：86-87.

[8] Huang H，Liu B，Wu G，et al. Hematological Risk Factors for High-Altitude Headache in Chinese Men Following Acute Exposure at 3，700 m. Front Physiol，2017，8：801.

第二十七章

高原脑水肿

高原脑水肿（high altitude cerebral edema，HACE）是指人体急速进入高原，或从高原迅速进入更高海拔地区，以及久居高原者在某些因素（如过劳、上呼吸道感染、剧烈运动等）的诱发下，出现对高原低氧不适应，脑组织严重缺氧，进而造成脑细胞代谢障碍和毛细血管通透性增高，导致弥漫性脑水肿，呈现颅内压增高、精神症状、共济失调和意识障碍[1]，是急性高原病中最严重的类型之一。近年有报道，长期居住在高海拔地区患有慢性高原病（chronic mountain sickness，CMS）的患者也可发生脑水肿，原因尚不明确，可能由于血氧含量明显降低，继发红细胞增多而致血液黏滞度增高，使得脑血流量减少有关，患者可出现与急性高原脑水肿相似的症状[2]。

虽然国内外很早就有对高原病部分症状的记载，但对高原脑水肿的认识和研究却较晚。我国对本病的认识和研究始于 1951 年康藏公路建设时期。1954 年解放军第七军医大学高原卫生工作组最早报道了 11 例高原脑水肿病例。关于高原脑水肿的命名，我国曾有高山昏迷、脑型高山病、高原颅内压增高综合征、高原缺氧综合征、急性高山病脑型、急性高山病昏迷型及高原脑病等。1960 年，我国正式确认该病属于急性高原病中独立的一型，习称"高原昏迷"（high altitude coma，HACA）。国外对此病在不同时期也有不同的命名，如神经型急性高山病（Raunhill，1913）、脑型或大脑型高山病（Fitch，1964）、高原脑水肿（Lazar，1974）、脑型高原病（Houston，1975）、恶性高山病脑型（Dickinson，1982）、高原脑病（Hultgren，1982）等。1991 年在加拿大召开的第七届班夫国际低氧讨论会上将其统一命名为高原脑水肿[3]。

一、流行病学

20 世纪 60 年代，西藏军区对进藏人员进行了调查研究，高原脑水肿发病率约为 0.5%。20 世纪 80 年代初，张彦博等的调查研究显示，在海拔为 3800 ~ 4200 m 地区的 2293 例进藏人员，高原脑水肿发病率约为 0.8%；解放军第 18 医院对急进海拔为 3700 m 的部队官兵调查显示，高原脑水肿发病率为 0.29%。20 世纪 90 年代早期，对某部 1338 名进驻喀喇昆仑山海拔为 5247 m 地区的国防施工人员进行调查显示，急性高原病发病率为 86%，高原脑水肿发病率为 2%。国外 Singh 等 1969 年对 1925 例急进高原（海拔 3300 ~ 3500 m）的印度士兵进行调查显示，高原脑水肿发病率为 1.2%。在尼泊尔的珠穆朗玛峰地区，徒步到海拔在 4000 m 以上的人群中约有 50% 可发生急性高原病，而直接乘坐飞机到海拔在 3800 m 以上地区的人群中则有 84% 可出现高原反应。高原脑水肿的发病率为 0.1% ~ 4.0%。Hackett 对海拔为 4300 m 地区的 287 例登山者进行调查研究，发现脑水肿患者为 5 例（1.8%）[3]。

综上所述，高原脑水肿的人群发病率为 0.05% ~ 2%，并且随着海拔的升高及劳动强度的增大，发病率逐渐增高。

二、病因与发病机制

（一）病因和诱因

高原脑水肿发生的根本原因无疑是高原缺氧，即其主要的致病因素是高原低压性缺氧，但其发生常由下列因素诱发。

1. 急性高原反应 高原脑水肿发生之前，患者常有急性高原反应的症状。

2. 感染 特别是上呼吸道感染及肺部感染，可增加机体耗氧量，加重缺氧而诱发高原脑水肿。

3. 过度劳累、剧烈活动 进入高原后，因过度劳累，使机体耗氧量增加，加重缺氧而诱发高原脑水肿。

4. 情绪异常 精神过度紧张、恐惧、悲愤等可使机体代谢加快，耗氧量增加，同时交感神经紧张性增强，都易引发高原脑水肿。

5. 各种心、肺疾患以及影响造血系统的疾病 此类疾病均可削弱机体对缺氧的耐受能力而诱发高原脑水肿。

6. 登高速度及所处海拔高度 急速登高时，机体的适应能力还未充分发挥，易导致缺氧，而且海拔越高，大气压及氧分压越低，越容易引发高原脑水肿。

7. 气候恶劣、寒冷、饥饿、晕车、晕机及大量饮酒、发热等均可加重缺氧而诱发高原脑水肿。

8. 个体差异 部分高原脑水肿患者在发病前无明确诱因。在平原地区用吸入不同组合氧及二氧化碳气体的方法测试机体外周化学感受器功能，发现曾有多次严重高原反应者对低浓度氧及二氧化碳的通气反应能力显著下降，表明他们不能很好地通过呼吸系统进行代偿的个体差异性，这可能是此类人群发生高原脑水肿的主要诱因。

（二）发病机制

高原脑水肿的发病机制至今尚未明确。多数研究认为，人体快速进入高海拔地区时，由于急性缺氧使脑细胞代谢障碍，脑细胞能量供应不足而引起脑细胞功能障碍及病理损伤。脑细胞水肿、脑血管损伤、脑循环障碍、颅内压增高成为互为因果的恶性循环。高原脑水肿主要是由于血-脑屏障功能和结构的障碍，导致血管通透性增高，形成血管源性脑水肿，同时伴有细胞毒性脑水肿[4]。其主要的致病因素是高原低压性缺氧，这有别于外环境气压基本正常的非高原地区缺氧性脑水肿。

既往传统观念认为，高原脑水肿是血管源性的。曾有学者根据病程演变和路易斯湖评分系统（Lake Louise Scoring System，LLS）推测，血管源性高原脑水肿是未经历急性高原病过程，而伴有相关精神症状和共济失调；细胞毒性高原脑水肿是由急性高原病进一步发展而来，并伴有精神改变或共济失调。但随着磁共振成像等一大批新技术应用于高原脑水肿发生机制的深入研究，发现细胞毒性脑水肿在高原脑水肿中仍然占据着不可或缺的地位。两者在疾病的发展过程中是相互影响、相互促进的，但两者又分别具有其独特的病理生理机制。

1. 血-脑屏障通透性增高 对高原性脑水肿患者进行的尸检结果显示：患者脑血管通透性增高，脑含水量大量增加，而且主要发生在大脑血管通透性增高的部位，这一表现往往在早期就已经出现，并且可不伴随急性高原病的其他临床表现。病理表现以血管内皮损伤为主，但血管周围的神经胶质也会受累。目前其机制不甚清楚，通过实验研究分析其机制可能是：

（1）脑部毛细血管压增高：在急性脑供氧不足及低气压环境中，脑血管大量扩张，脑血流量增加，毛细血管压增高，血-脑屏障通透性增高，液体渗入细胞外间隙，引起脑水肿、颅内压增高。低氧性脑血管扩张，可引起脑血管自主调节能力丧失，使微血管大量开放，血流缓慢，血液淤积，导致毛细血管压进一步增高，血管渗漏增加，进

一步加重脑水肿和颅内压增高。颅内压增高的程度与病情发展的时间有一定的相关性，疾病早期颅内压呈轻度增高，晚期颅内压显著增高。而颅内压增高可在一定程度上损伤紧密连接，损伤血-脑屏障，加重脑水肿。

（2）血管内皮生长因子：近年研究发现，血管内皮生长因子可使血-脑屏障内皮细胞间的紧密连接蛋白磷酸化表达降低，使内皮细胞排列紊乱，导致血管通透性增高。在高原严重脑缺氧时，脑组织内血管内皮生长因子大量表达，导致血-脑屏障紧密连接破坏、通透性增高。大量血浆内的有机成分、大分子进入脑组织细胞外间质内，使间质内渗透压增高，从而引起明显的间质性脑水肿。同时，血浆内大量水分子进入细胞外间质内，可引起血管源性脑水肿。

（3）血-脑屏障紧密连接跨膜蛋白表达减少：实验研究显示，内皮细胞紧密连接中的跨膜蛋白Occludin含量减少时，血-脑屏障通透性增高。

（4）血管活性介质：低氧还可诱导一些血管活性介质（如缓激肽、组胺、内皮素、一氧化碳、花生四烯酸等）的释放增加，引起血管通透性增高，导致血管源性脑水肿。

（5）氧自由基和花生四烯酸代谢产物作用于脑微血管内皮细胞，可使血-脑屏障通透性增高，造成血管源性脑水肿。目前发现能够损伤血-脑屏障的分子主要有S100B、MMP9、AQP4、线粒体等。

（6）紧密连接是血-脑屏障中最为关键的结构，血-脑屏障的"屏障"功能主要取决于脑血管内皮细胞间各紧密连接蛋白分子的正常表达、修饰与组装。生理状态下，血管内皮细胞间的紧密连接限制细胞旁转运，维持血-脑屏障的低通透性，避免血液中的毒性物质进入脑实质内，从而维持中枢神经系统独特的内环境的稳定。紧密连接结构主要由跨膜蛋白、细胞间黏附分子、胞质黏附蛋白和细胞膜骨架蛋白共同构成。在急性低压、低氧环境中，血管内皮细胞间的紧密连接蛋白表达、分布异常，进而导致血-脑屏障功能障碍。

2. 血管的病理改变 急进高原的早期，主要发生的是血管源性高原脑水肿，这是高原脑水肿中最为常见的类型，贯穿于高原脑水肿的整个病程。通过病理观察发现，发生高原脑水肿时，血

管内皮细胞受损，并可大量坏死，基底膜断裂，同时血管周围的神经胶质细胞发生变形。

3. 微小动脉变化在高原脑水肿病程中的作用 在高原低压、低氧环境中，由于醛固酮合酶（aldosterone synthase）CYP11B2 基因表达增加，使脑内腺苷迅速在血管中蓄积，后者直接作用于小动脉平滑肌，引起平滑肌舒张，从而使脑血流量增加，导致颅内容量增加。微小动脉的舒缩主要受血管紧张素转换酶（angiotensin converting enzyme，ACE）调控，急性低压、低氧环境可诱导 ACE 大量合成，从而在降低舒血管物质活性的同时上调血管紧张素 II（angiotensin II，Ang II）的合成。大量合成的 Ang II 作用于微动脉平滑肌，使全身微动脉收缩，颅内动脉压升高；同时，Ang II 又促进醛固酮分泌，导致钠、水潴留，从而使脑水肿加重[5]。血管过度收缩或舒张对机体都是有害的。

4. 静脉变化在高原脑水肿病程中的作用 低压、低氧诱导的静脉流出通路改变也在本病发展过程中发挥着关键作用。虽然低压、低氧通过诱导红细胞生成素（erythropoietin，EPO）产生，继而增加红细胞数量以提高携氧量，但红细胞增多、血液浓缩使血液的正常层流状态发生改变，导致血液流速减缓，且低压、低氧导致的血管内皮细胞损伤致使血细胞边集、凝聚，从而形成微血栓。脑组织血流量显著增加后，静脉流出通路进一步阻塞，使脑血管静脉压增高，进一步促进高原脑水肿的发展[6]。通过对大量幸存患者的磁共振成像研究发现，微血栓广泛分布在大脑白质血管，表明微血栓是本病发展过程中的重要原因。

5. 低气压对体液渗透压的影响 高原低压性缺氧（high altitude low-pressure hypoxia）是指空气中全组分的稀薄，各组分的分压均成比例地下降。而人体内渗透压的动态平衡是维持生命不可缺少的内环境。液态、气态物质的体积与其压力呈反比。进入高原后，大气压下降，细胞外液随着容积的加大，其分子密度也减小，溶解于其中的电解质浓度也随之下降，使细胞外液的晶体渗透压降低而呈低压状态，从而使大量水分子进入相对高晶体渗透压的细胞内，引起细胞内水肿。一方面，上述病理改变可刺激渗透压感受器抑制抗利尿激素分泌，使过多的水分排出体外，以保持晶体渗透压的平衡；另一方面，急性脑缺氧又可刺激抗利尿激素分泌增多，使尿量减少。持续的缺氧和低气压最终可导致抗利尿激素分泌明显增加，使得过多的水分进入高渗透压的细胞内，使脑细胞水肿进一步加重。此外，低氧及低二氧化碳分压对血管通透性的影响表现在低氧刺激血管扩张，进而增加血容量，低碳酸血症又能使小动脉血管压力升高，导致动脉血管静水压增高，进而加重血管源性脑水肿。

6. 能量代谢障碍 脑缺氧可使脑细胞能量代谢发生紊乱，ATP 生成减少，细胞膜上 Na^+-K^+-ATP 酶活性受到抑制，不能维持细胞内、外离子浓度差，细胞内钠离子、氯离子增多，水分子随之进入细胞，导致细胞毒性脑水肿。

7. 酸碱平衡失调 进入高原后，因缺氧可发生代偿性呼吸加深、加快，PaO_2 代偿性升高，而 CO_2 则排出过多，使 $PaCO_2$ 降低，出现呼吸性碱中毒。同时，脑脊液 CO_2 分压也降低，使脑脊液 HCO_3^- 降低，发生失代偿后，脑脊液碱中毒，脑血管收缩，脑血流量减少，进一步加重脑缺氧，导致脑水肿[7]。

8. 氧自由基 高原缺氧使氧自由基的生成与清除平衡破坏，大量氧自由基产生。自由基可激活磷脂酶 A_2，降解膜磷脂，产生花生四烯酸，再经级联反应最终生成前列环素、血栓素 A_2 和白三烯，同时产生更多的自由基。这些物质作用于神经细胞和脑胶质细胞，使其 Na^+-K^+-ATP 酶受到抑制，细胞内钠离子的主动转运丧失，大量钠离子存留在细胞内，导致细胞毒性脑水肿[8]。

三、临床表现

高原脑水肿作为高原脑病的终末阶段，主要表现为严重头痛、呕吐、共济失调和进行性意识障碍，临床突出表现是意识丧失。患者在发生昏迷前，常有一些先兆症状和体征，随着病情的进一步加重和发展而进入昏迷状态。平原地区居民初次暴露于高海拔环境中，脑血流量会增加，同时出现过度通气现象，这些因素都与脑水肿的发病机制密切相关。高原脑水肿起病急骤，临床过程可分为三期：

（一）昏迷前期

患者发生昏迷前数小时至 1 ～ 2 天内除有剧烈

头痛、心悸、气促等严重高原反应外，主要还有大脑皮质功能紊乱的表现，如表情淡漠、精神抑郁、记忆力减退、视觉模糊、意识朦胧、嗜睡等。部分患者表现为欣快、多语、注意力不集中、定向力和判断能力下降等，甚至可出现幻听和幻视、烦躁不安、大喊大叫、哭笑无常等精神症状。体征有发绀、脉搏加快、呼吸加快、共济失调、步态不稳、抓空等。如未经及时处理，患者可在数小时内进入昏迷状态。也有因急性缺氧而发生晕厥，清醒后又逐渐进入昏迷者。

患者出现以下表现时，即为昏迷前兆：①头痛加剧、呕吐频繁；②神经系统症状由兴奋转为抑制或呈强烈兴奋状态；③突发谵妄，排尿、排便失禁；④腱反射明显减弱，有病理反射出现。

（二）昏迷期

此阶段的突出表现为意识丧失，对周围一切事物无反应，呼之不应、躁动、呕吐、谵妄、抽搐以及排尿、排便失禁，甚至出现角弓反张等。瞳孔忽大忽小或不对称，对光反应迟钝，颈部稍有抵抗或强直，四肢肌张力增强，深、浅反射消失。合并感染时，患者体温升高。血压可呈轻度或中度升高，也有血压下降出现休克者。绝大多数患者为浅昏迷，昏迷时间较短，意识丧失多在数小时至48小时内恢复，昏迷7天以上者较少见，但也有昏迷时间长达24天以上者。昏迷的深度和时间与海拔高度呈正相关，在海拔为4000 m以上地区昏迷时间越长、程度越深，则病情越重，预后也越差。此期除意识丧失外，发绀也常较明显，多数患者还有呕吐、尿潴留或排尿、排便失禁，部分患者可发生阵发性抽搐。此外，昏迷患者由于应激，极易并发消化道出血，严重者可并发感染、休克及多器官功能衰竭。

（三）恢复期

多数患者经治疗数日后可清醒，清醒后主要表现为头痛、头晕、痴呆、沉默寡言、疲乏无力、嗜睡、记忆力减退等。恢复时间短者为数天，长者为数月。患者恢复后一般无后遗症。随访研究显示，部分高原脑水肿患者返回平原地区8个月后，智能和记忆力未能恢复到健康人水平，个别患者1年后仍有遗忘症。

四、诊断

（一）主要诊断标准

高原脑水肿被认为是急性高原病（acute mountain sickness，AMS）的末期表现或者是重型急性高原病。近期有到高海拔地区史，患有急性高原病者出现精神改变和（或）共济失调，或者虽无急性高原病，但出现精神改变和共济失调，也可诊断为高原脑水肿。

1. 时间与海拔高度 近期抵达高原后发病，一般海拔在3000 m以上即可发病。

2. 神经精神症状与体征 表现明显，有剧烈头痛、呕吐、表情淡漠、精神忧郁或欣快多语、烦躁不安、步态不稳、共济失调（Romberg征阳性）等。随之可出现神志恍惚、意识朦胧、嗜睡、昏睡，甚至昏迷，也可直接进入昏迷状态。患者可出现肢体功能障碍、脑膜刺激征，同时可出现锥体束征阳性。

3. 眼底检查 患者可出现视网膜及视神经盘水肿、中心静脉淤滞；部分患者可见视网膜出血、渗出，多为点片状或火焰状出血[9]。

4. 脑脊液检查 脑脊液压力增高，细胞数及蛋白质含量无变化。

5. 排除急性脑血管病、急性药物或一氧化碳中毒、癫痫、脑膜炎、脑炎。

6. 经吸氧、脱水剂、皮质激素等治疗及转入低海拔地区后，患者症状缓解。

（二）体格检查

除上述神经系统和眼底表现外，多数患者还表现为呼吸浅快，若伴有合并症或并发症，则呼吸频率更快。约50%的患者表现为心率增快，40%的患者心率可正常，少数患者则表现为心率减慢。患者血压多在正常范围内，部分患者血压升高，脉压增大，也有少数患者血压下降，甚至发生休克。心尖区或心前区、肺动脉瓣听诊区可闻及Ⅱ～Ⅲ级收缩期吹风样杂音，肺动脉瓣区第二心音亢进或分裂。若患者合并高原肺水肿、急性左心衰竭或肺部感染等疾病，则可出现相应的症状和体征。

（三）辅助检查

1. 实验室检查

（1）血常规检查：大多数患者白细胞及中性粒细胞计数增高，随着脑水肿的好转即很快恢复正常；血红蛋白、红细胞计数及血细胞比容绝大多数正常，有明显的脱水表现或合并高原红细胞增多症时则增高。

（2）尿常规检查：尿液检查一般均正常，少部分患者可见少量蛋白尿（+ ~ ++）；若肾发生点状出血或肾小球血管发生缺氧性损伤，则可出现蛋白尿（++ ~ +++），镜下可见血尿和少量管型。

（3）肾功能、电解质检查：早期可正常，随着昏迷时间的延长，缺氧情况加重。患者不能饮水，或治疗不当，可出现肾功能减退以及低钠血症、低钾血症。

（4）血气分析：氧分压、血氧饱和度均明显降低，二氧化碳分压常降低，多表现为代谢性酸中毒合并呼吸性碱中毒。

2. 脑脊液检查   患者脑脊液压力常呈轻度至中度增高，脑脊液蛋白含量偶尔可轻度增高，而糖、氯化物及细胞数量均正常。

3. 心电图检查   多数患者表现为正常心电图或窦性心动过速，部分患者有心律失常、电轴轻度右偏以及左、右束支传导阻滞，少部分患者可表现为心肌缺血、期前收缩及心动过缓等。

4. 胸部 X 线检查   大部分患者心、肺检查正常，少部分可有肺动脉圆锥突出，心室增大等。合并高原肺水肿或肺部感染者，则有相应的肺水肿及肺部感染的 X 线征象。

5. 头颅 CT 检查   头颅 CT 扫描可发现大脑呈弥漫性密度减低，脑室、脑池变小，脑沟消失，提示有脑水肿存在。

6. 脑电图检查   患者脑电图表现均异常，其主要表现为枕区 α 波急剧减少或消失，以 Q 波为主的慢波占优势，甚至有的患者出现 δ 波，并呈弥漫性异常分布。昏迷患者不同时期的脑电图，其意识障碍的轻重及转归均能在脑电活动上反映出来，即意识障碍的程度一般与 α 波的数值呈反比，而与 Q 波的数值呈正比。当脑组织缺氧加重，颈静脉血氧饱和度＜30％时，α 波的波幅平坦，即脑电活动消失。视觉诱发电位可见 P100 潜伏期延长。听觉诱发电位可以表现为 Ⅲ-γ 波的波间潜伏期延长，Ⅲ-γ 波的波幅降低等[10]。

五、鉴别诊断

本病起病急骤，以神经精神症状为主要表现，患者常很快发生昏迷，但临床医师应当警惕"急进高原后发生谵妄和昏迷就一定是高原脑水肿"的诊断误区。因此，本病应与其他原因引起神经精神症状和昏迷的疾病相鉴别。

1. 颅内感染性疾病   如各种病原体所致脑膜炎、脑炎，可引起意识障碍，且患者昏迷前也常有上呼吸道感染的症状，临床表现与高原脑水肿有很多相似之处。但颅内感染患者多有发热等明显的全身感染中毒症状，伴有精神症状者亦较多，体格检查可见脑膜刺激征、局灶神经系统损伤体征。血常规各项指标一般均升高，腰椎穿刺（除颅内压增高外，还有细胞数量增加，蛋白含量高，糖和氯化物可有变化）及头颅影像学检查可用于鉴别。高原脑水肿主要由于高原缺氧所致，故患者有严重的低氧血症，且脑脊液检查颅内压可增高，或有蛋白含量轻度增高，细胞数量、糖含量、氯化物含量均正常，具有重要的鉴别诊断意义。

2. 一氧化碳中毒   有烤火、煤气管道泄漏等中毒原因，患者面色发红，皮肤、黏膜无发绀，结合血液中 HbCO 测定结果可加以鉴别。

3. 急性中毒   患者有毒物接触、吸入或口服史，存在各种毒物中毒的临床表现，通过对患者的呕吐物、血液、尿液、残存食物及药物等进行检查，即可作出中毒的诊断。

4. 癫痫持续状态   既往有多次意识丧失发作病史，多为突然发病，发作时有抽搐和（或）口吐白沫等临床表现，脑脊液检查多无异常。脑电图检查有助于鉴别。

5. 各类代谢性疾病所致昏迷   如糖尿病昏迷、尿毒症昏迷、肝性脑病等，进行详细的病史询问、全面的体格检查以及相应的实验室检查，不难与高原脑水肿相鉴别。

6. 颅内占位性疾病   该类疾病起病缓慢，患者可出现进行性加重的头痛、呕吐，无明显低氧血症。一旦出现定位性体征，单纯脱水治疗即难以奏效。头颅影像学检查有占位性改变表现等即可加以鉴别。

7. 急性脑血管病   急性高原脑血管病可引起意识障碍，其表现与高原脑水肿有许多相似之处。在有脑血管病危险因素的基础上急进高原后，由于低氧、寒冷和劳累等诸多因素的影响，常可突然引发高原脑血管病。此外，高原脑水肿继发脑血管病的临床报道也日益增多，需要详细追溯病史并根据病情进行分析。其鉴别要点是：高原脑血管病多为卒中样起病，发病人群多为中老年人；患者多有高血压、心脏病、头痛等慢性病史和脑血管病危险因素；患者常有面瘫、舌瘫、肢体偏瘫、失语等局灶神经系统损伤体征，可用于定位诊断；头颅影像学检查及腰椎穿刺行脑脊液检查可加以鉴别。

六、治疗

（一）治疗原则

在及时组织就地抢救的同时，有条件的情况下应及早将患者转送到低海拔地区或平原地区。在病情未稳定的情况下，严禁长途运送患者。

1. 吸氧 经鼻导管持续给氧，待患者病情好转后改为间断给氧，对病情严重的患者可以间断纯氧，应避免高浓度、高流量持续供氧，以防止发生氧中毒，也可用高压氧治疗。

2. 绝对卧床休息 采取各种措施以降低机体耗氧量，并提高机体对氧的利用率。使患者头偏向一侧，以保障呼吸道畅通。保持室内空气清新。

3. 积极控制继发感染，及早预防压疮，给予流质、高糖、低脂肪饮食。维持水与电解质平衡，及时纠正电解质紊乱。

4. 积极行脱水、降低颅内压治疗。

（二）昏迷前期的治疗

1. 绝对静卧休息，头偏向一侧，保持呼吸道通畅。

2. 严密观察呼吸、脉搏、体温、血压及意识状态的变化。

3. 给予氧气吸入 以低流量吸入为主。有条件的地方可以采用高压氧治疗。

4. 给予脱水治疗 用呋塞米 20～40 mg 肌内注射，每天 1～2 次。

5. 对兴奋、烦躁的患者可给予氯丙嗪 50 mg，口服或肌内注射。

（三）昏迷期的治疗

1. 保持气道通畅，保证足够的氧气吸入 应立即检查患者口腔、喉部和气管有无梗阻，并用吸引器吸出分泌物，防止发生窒息。

（1）经鼻导管或面罩给氧：低流量持续吸氧，以 2～4 L/min 为宜。对重症患者，在给予持续低流量吸氧的基础上，可以间断地将氧流量增加至 4～6 L/min。避免高浓度、高流量和持续给氧。对呼吸衰竭和呼吸道分泌物过多者，应尽早行气管插管或切开，以及使用呼吸机或呼吸气囊正压给氧。

（2）高压氧治疗：高压氧的压力一般应保持在 1～3 个绝对大气压，每天 1～2 次，每次 1～2 小时，5～15 次为一个疗程。使用高压氧治疗必须注意氧气浓度及氧舱压力的调节，用纯氧压力过大时，反而会引起中枢神经系统损伤，如在 2 个大气压下吸入纯氧 3～6 小时，即可使患者出现恶心、呕吐、躁动、惊厥甚至昏迷程度加深等。因此，使用高压氧治疗高原脑水肿患者无需使用过高压力，1 个大气压即已足够。使用高压氧舱治疗，最好在血气监测下调节压力，使舱内压力能够维持在健康人的血氧水平即可。出舱时，减压速度不宜过快，以防止出现反跳现象而加重患者病情，使治疗失败。

高压氧治疗的禁忌证：严重的上呼吸道感染、急性鼻旁窦炎、中耳炎、青光眼、高血压、严重肺气肿、气胸、有出血倾向者及妊娠期妇女等，均不宜行高压氧治疗。

2. 脱水、利尿，降低颅内压 脱水疗法是消除脑水肿、降低颅内压、改善脑血液循环和促使血液中的氧向脑细胞弥散的有效措施。临床上常用甘露醇，可增高血液渗透压，使脑间质水分转移到血液循环中，消除脑水肿，还可使肾血管扩张，以增加肾血流量，抑制神经垂体抗利尿激素的分泌，具有利尿作用。

（1）20％甘露醇：成人一般用 20％甘露醇 250 ml，15～30 分钟内快速加压静脉注射，每天 2～4 次，必要时每 4 小时重复使用一次，其间可加用 50％葡萄糖溶液 50～100 ml，静脉注射。儿童平均用药剂量为 1.5 g/kg。

（2）地塞米松：应用地塞米松治疗越早越好。具体用法与剂量：首次应用地塞米松剂量为 10 mg，静脉滴注，之后每次 10 mg，每 6 小时 1 次。次日改用地塞米松 4 mg，静脉滴注，每 4 小时 1 次，共用 8～10 天。

（3）呋塞米：20～40 mg，静脉注射，每天2～3次。

3．补液

（1）对高原脑水肿患者，补液应慎重，尤其对于高原脑水肿合并肺水肿、心力衰竭者，更应控制液体的入量和补液速度。有研究资料显示，单纯高原脑水肿患者常因补液过多、过快而导致病情加重，甚至诱发急性肺水肿和心力衰竭的发生。

（2）补液量的确定：在治疗高原脑水肿患者时，要求在开始脱水治疗的1～2天内，使患者液体出入量处于适当的负平衡状态，而第3～4天起应尽可能将其维持在平衡状态。补液量的粗略计算公式为：每天总入量=前一天尿量+500 ml，总量不宜超过3000 ml。

（3）补液种类：补液时，通常选择10%或5%的葡萄糖溶液，必要时可用5%的葡萄糖氯化钠注射液，绝对慎用生理盐水，以免加重脑水肿。

（4）注意输入速度：对于可以进食者，原则上不宜补液，除非患者脱水表现明显或合并高原红细胞增多症血液浓缩。

4．促进脑细胞代谢及改善脑循环

（1）能量合剂：具体用法为，辅酶A 50 U，ATP 20 mg，氯化钾 1.0 g，维生素C 1.0 g，维生素B$_6$ 50 mg，胰岛素 10 U，以上药物加入10%的葡萄糖溶液250～500 ml中，缓慢静脉滴注。

（2）肌苷及细胞色素C：肌苷 200～600 mg，加入10%葡萄糖溶液250～500 ml中，静脉滴注；细胞色素C 15～30 mg，加入10%葡萄糖溶液500 ml中静脉滴注。

（3）乙胺硫脲：对于重症病例、昏迷时间较久者，乙胺硫脲不仅有苏醒作用，而且能促进脑细胞代谢，使脑功能恢复。用法：乙胺硫脲1.0 g，每天1次，加入10%葡萄糖溶液250 ml中，以40滴/分的速度静脉滴注。使用过程中，如患者出现发热、皮疹等不良反应，应立即停药。

5．纠正水、电解质紊乱及酸碱平衡失调　因高原脑水肿而昏迷的患者，由于其无法进食及应用脱水、利尿药，一般均存在低钾血症及酸中毒。因此，对患者应常规补钾及纠正代谢性酸中毒。具体用法为：将10%氯化钾1.5 g加入5%葡萄糖溶液500 ml中静脉滴注，每天可给予3～5 g，氯化钾静脉滴注每小时不超过1 g；5%碳酸氢钠250 ml静脉滴注。

6．预防和控制感染　昏迷时间较长者，极易发生肺部和泌尿系统的继发性感染，故可选用抗生素加以预防。造成肺部感染的致病菌，以肺炎链球菌为最常见，预防首选青霉素类药物。此外，定时给患者翻身、拍背，使痰液易于咳出，也是预防肺炎的较好措施。

7．低温疗法　低温疗法是降低机体耗氧量的有效措施，对于减少脑血流量、降低脑组织耗氧量、促进受损细胞的功能恢复、消除脑水肿是十分有利的。低温疗法仅适用于重症高原脑水肿患者，特别是高原脑水肿合并感染伴发热者。轻症高原脑水肿患者，经一般的给氧、脱水、利尿及应用糖皮质激素治疗后，可很快好转或痊愈，无需用降温疗法。在一般情况下，体温每降低1℃，脑组织的耗氧量及脑血流量可降低6.7%，颅内压平均可下降5.5%。体温降至32℃时，脑组织的代谢率可降低50%左右，颅内压下降约27%。高原地区简易降温方法有两种：即体表冰袋降温和应用冬眠药物降温。

（1）体表冰袋降温：对于高原脑水肿患者，多选用体表冰袋降温。具体做法是：在患者颈部、腋下、腰部、腹股沟、腘窝等处放置冰、水各半的冰袋，头部可置于冰槽内或加冰帽。降温效果不理想时，可加用冰敷料湿敷患者全身或加用冰水灌肠，但不能使体温低于30℃，以免发生心室颤动。降温时间一般在24小时以上，应持续至患者病情稳定，大脑皮质功能恢复（其标准为患者听觉恢复）。复温时应由下至上逐渐去除冰袋，以每24小时体温上升1～2℃为宜。

（2）应用冬眠药物：对于高原脑水肿患者应用冬眠药物降温要特别慎重，因为冬眠药物有抑制呼吸中枢的作用，不能常规应用。

8．完全肠外营养　完全肠外营养简称人工胃肠，是指从静脉供应患者所需的"全部"营养要素，包括丰富的热量、必需氨基酸和非必需氨基酸、维生素、电解质及微量营养元素，使患者在不进食的状况下仍然可以维持良好的营养状况。

（四）恢复期的治疗

患者经过抢救，脱离昏迷状态进入恢复期后，仍要严密观察其生命体征和意识的变化，防止病情再度恶化，重新进入昏迷期。同时要积极预防和治疗并发症。

氧气可改为 2 ～ 4 L/min 间断吸入，同时应根据患者病情输入能量合剂、维生素 C。对中枢神经系统抑制表现明显者可适当应用中枢兴奋药，保持体液和电解质平衡。对可以进食者，给予多次、少量流质饮食，以保证营养供应。

七、预后及预防

（一）预后

患者经积极救治，绝大多数能获得痊愈，不留后遗症。个别病例因治疗延误或脑组织损伤严重或昏迷时间过长，可遗留有不同程度的视物模糊、记忆力减退、瘫痪、声音嘶哑、失语等。高原脑水肿患者昏迷时间越长，并发症越多，则预后越差。患者死亡原因与下列因素有关：

1．患者病情严重，昏迷时间太长，脑组织缺氧造成的不可逆性损伤较严重。

2．重症病例，合并严重的肺水肿、严重感染、脑出血、呼吸衰竭、心力衰竭以及多器官功能衰竭。

3．住院死亡率与治疗点的海拔高度有密切关系。有研究统计显示，在海拔为 3580 m 的地区，患者死亡率为 5% ～ 16.7%；在海拔为 4500 m 的地区，患者病死率高达 33%。患者发病地区海拔过高（4500 m 以上），医疗条件差，转运困难，未能转到医院治疗者死亡率更高。

4．未能早期作出诊断和及时处理。

（二）预防

应注意消除患者恐惧心理，避免精神过度紧张。进入高原前应避免受寒、感冒，到达高原后减少不必要的体力活动，注意休息，适当服用预防药物。进入高原执行任务的部队官兵应有高原习服过程，加强进入高原前和进入高原途中以及进入高原后的适应性锻炼。具体措施包括以下几方面：

1．在进入高原前应进行全面的健康检查。患有严重的心、肺疾病和血液系统疾病者均不宜进入高原。存在上呼吸道感染或肺部感染，以及其他原因引起的急性发热者，应待治愈后再进入高原。

2．进入高原前 2 ～ 3 周内，应加强耐力训练，如进行长跑、爬山、打球等体育锻炼。

3．进入高原前 1 ～ 2 天，应注意休息，避免劳累，禁止吸烟、饮酒，避免受凉、感冒。

4．乘车进入高原者，最好以阶梯式方式进入，具体有以下几种方案：

（1）印度学者为印度军人制订的方案，效果较好。即第 1 周停留在海拔为 2400 m 处，第 2 周到达海拔为 3350 m 处，最后 1 周到达海拔为 4270 m 处；保证机体充分适应后，绝大多数人可到达海拔为 5500 m 高度的地区。

（2）在海拔为 2500 ～ 3000 m 的高度停留 2 ～ 3 天后继续登高，在海拔为 3000 m 以上的地区，登高高度每天上升 600 m。

5．在进入高原的途中，应注意保暖、防寒。高原环境昼夜温差大，夜间极为寒冷，应注意避免受凉、感冒，充分休息，避免疲劳。若出现急性高原反应或上呼吸道感染等，应积极治疗，待症状消失后经过一段时间再继续登高为宜。

6．进入高原后，不宜进行中等强度以上的体力劳动及剧烈运动，以免增加机体耗氧量。体温过低与高原反应有协同作用，穿衣足够非常有必要。

7．加强卫生宣传教育，使进入高原的人增加对本病的防治知识，消除紧张、恐惧心理。

8．对初入高原者，特别是大批人员同时进入时，医务人员需加强巡视，尤其要增加早晨和夜间的巡视次数。发生情况应及时报告，切实做到早发现、早诊治。

9．药物预防

（1）地塞米松：口服，每次 4 mg，每天 2 次，从登高前 1 天开始服用，进入高原后再继续服用 3 天。该药不良反应少，比乙酰唑胺更能使患者精神振奋。

（2）乙酰唑胺：口服，每次 250 mg，每 8 h 一次。该药为碳酸酐酶抑制剂，能增强肾 HCO_3^- 的排泄，使患者产生轻度代谢性酸中毒，使通气加强，促进机体的适应过程，同时还能抑制脑脊液的产生。另外，该药还能改善睡眠和促进利尿，所以能减少急性高原病的发生并缓解病情，尤其能预防进入高原后出现的失眠及头痛症状。

10．其他预防措施　近年来各种新药及药物的新用法也在持续研究过程中。如艾赛那肽，能通过其有效的抗炎、抗氧化应激机制来发挥对脑水肿组织的保护作用，已有动物实验研究证实了这一效应，有望早日用于临床预防及治疗急性高原脑水肿。

（郝贵生 高雁青）

参考文献

[1] Mark H Wilson，Stanton Newman，Chris H Imray. The cerebral effects of ascent to high altitudes [J]．Lancet Neurology，2009，8（2）：175-191.

[2] Bao H，Wang D，Zhao X，et al. Cerebral Edema in Chronic Mountain Sickness：a New Finding [J]．Scientific Reports，2017，7：224.

[3] 格日力，欧珠罗布，柳君泽. 高原医学. 北京：北京大学医学出版社，2015.

[4] Lawley JS，Oliver SJ，Mullins PG，et al.Investigation of whole-brain white matter identifies altered water mobility in ogenesis of highaltitude headache [J]．Journal Cerebral Blood Flow Metabolism，2013，33（8）：1286-1294.

[5] 李虎，王百忍，巩固. 高原脑水肿病理生理机制的研究进展 [J]．中华神经外科疾病研究杂志,2016,15（04）：381-384.

[6] Bailey DM，Bartsch P，Knauth M，et al.Emerging concept in acute mountain sickness and high-altitude cerebral edema：from the molecular to the morphological [J]．Cell Mol Life Sci，2009，66（22）：3583-3594.

[7] Carmona Suazo，Jose Antonio. Cerebrovascular CO2 Reactivity：A Potential Tool for Prevention of High Altitude Brain Edema [J]．Wilderness & Environmental Medicine，2017，28（1）：e5.

[8] Sun Z L，Jiang X F，Cheng Y C，et al. Exendin-4 inhibits high-altitude cerebral edema by protecting against neurobiological dysfunction. [J]．Neural Regeneration Research，2018，13（4）：653-663.

[9] Raji Kurumkattil，FAH Ahmed. High altitude retinopathy in patients with high altitude cerebral edema [J]．Current Medicine Research and Practice，2017，7（6）：249-251.

[10] 李素芝，高钰琪. 高原疾病学 [M]．北京：人民卫生出版社，2006：44-45.

第二十八章

高原阿尔茨海默病

一、流行病学

以阿尔茨海默病（Alzheimer's disease，AD）为主的老年认知功能障碍已成为全球老龄化社会面临的重大问题。我国目前老龄人口已达 1.6 亿，65 岁以上老年人阿尔茨海默病患病率为 5.9%。预计到 2050 年，我国老龄人口将超过 4 亿。根据人口比例推测，我国阿尔茨海默病患者总人数将超过全球的 1/4。因此，以阿尔茨海默病为主的老年认知功能障碍已不仅仅是医学问题，由于严重危害老年人健康，已成为困扰全球的社会问题。青海省人民医院朱爱琴团队围绕低氧环境下阿尔茨海默病的防治开展研究后首次发现 [1]，高原地区人群记忆力减退的年龄比平原地区人群提前了 10 年。研究组发现，中海拔地区轻度认知功能障碍患病率高于低海拔地区，同时，高龄、受教育程度低、海拔升高是轻度认知功能障碍的危险因素。高海拔地区老年人阿尔茨海默病发病率与平原地区相比显著增高，表明长期慢性缺氧是阿尔茨海默病发病不可忽视的因素 [2-3]。

二、病因与发病机制

阿尔茨海默病是发生在老年及老年前期，以进行性认知功能障碍和行为损害为特征的中枢神经退行性病变。其主要病理特征是形成 β- 淀粉样蛋白（amyloid β-protein，Aβ）斑（又称老年斑）、神经原纤维缠结（neurofibrillary tangles，NFT）、神经元丢失以及脑皮质、皮质动脉和小动脉出现血管淀粉样变性。本病的发病机制尚未完全明确，仅存在多种假说，包括胆碱能神经元假说、β- 淀粉样蛋白毒性假说、Tau 蛋白假说、胰岛素假说、神经炎症学说、自由基损伤假说等。流行病学研究也发现，携带 ApoE4 等位基因的人群长期使用非甾体抗炎药（NSAID）可降低罹患阿尔茨海默病和认知障碍的危险性，这些结果表明 NSAID 在一定程度上似乎起到延缓疾病进程的作用。

在高原地区，低氧是一种特殊的环境因子，也是一种主要的刺激源。机体摄氧不足及组织氧供的减少，可造成不同程度的神经功能损伤，引起认知功能下降。青藏高原平均海拔在 4000 m 以上，长期生活在高原低氧、低气压环境中的高原人群存在"早老""早衰"倾向，已越来越受到重视。目前认为，机体急性暴露于高原环境后，出现学习、记忆能力下降，反应速度减慢，错误判断增加和感觉异常等认知能力下降的表现，进而造成记忆障碍。由于大脑对缺氧环境的耐受能力最差，因此长期暴露于高海拔低气压、缺氧环境可影响大脑组织的氧气供应，导致脑神经元损伤 [4]、氧化应激反应 [5] 及炎症反应增强等病理生理改变。认知功能方面可表现为反应时间延长、劳动效率降低，甚至记忆力减退，语言、学习、情绪、反应速度等认知功能障碍，并逐渐发展为阿尔茨海默病。此外，多种高原病与高原脑退行性病变往往混合发病，其临床表现呈现多样性、复杂性和不典型性。环境因素 [6]、基因调控、物质代谢对高原地区阿尔茨海默病的发生具有显著影响。此外，高原睡眠呼吸障碍、高脂血症、同型半胱氨酸血症、炎症因子 [7] 的产生等成为新的独立危险因素；高原脑水肿、缺氧诱导因子、基因多态性变化、高原异常气候等也参与了疾病的发生和发展过程，而且不同民族人群发病情况不同 [8]。

高原地区阿尔茨海默病作为严重威胁高原人群健康的疾病之一，对其特殊病因、发病机制进行深入研究，有助于解决缺氧性疾病的核心问题和关键环节，对本病的防治具有重要的指导意义。

三、临床表现

高原地区阿尔茨海默病的病程缓慢且不可逆，临床表现以智能损害为主，包括语言、记忆、生存能力障碍，以及焦虑、抑郁、恐惧等不同程度和种类的不良情绪状态，可对患者生活质量产生不良影响。

1. 特征性表现

（1）渐进性记忆力减退：患者记忆力减退，尤以近事遗忘较为突出。

（2）语言功能障碍：表现为语言常发生中断，口语冗赘，喋喋不休。患者早期可保持语言理解力，与人交谈无障碍，后期则渐渐由于无法理解而导致交谈能力减退，不能执行指令，无法正常查阅文章，最后出现完全性失语。

（3）视空间功能受损：表现为定向力障碍，患者早期常因不认路而走失，不认识家门，分不清东西南北方向，穿衣也出现问题，最后甚至连最简单的工具（如筷子、汤匙）都不会使用；判断能力下降。

（4）理解能力下降、计算能力障碍：表现为计算能力减弱，如常弄错价格或算错账目，最后甚至连最简单的计算（如 1+1 = 2）也会出现错误。

（5）失认及失用：表现为不认识熟悉的人，且产生镜子征（即患者对着镜子里的自己说话）；不能正确地完成动作，如按指令刷牙、划火柴等。

（6）性格改变、精神行为异常：患者常出现抑郁、淡漠、焦虑等精神障碍，精神不集中，自主性降低，常自言自语，有时会莫名其妙地发笑，害怕独处。部分患者可出现思维障碍，如产生幻觉、错觉，也可出现行为障碍，如性格改变、性情急躁、具有攻击倾向等。另外，少数患者也可表现为贪食、失眠等。

（7）失去行为主动性。

2．不同严重程度的表现　根据患者认知能力和躯体功能的病变程度，可将本病的临床表现分成三个时期。

（1）轻度痴呆期：表现为记忆力减退，尤以近事遗忘较为突出；判断能力下降，不能对事件进行分析、思考、判断，难以处理复杂的问题；对工作或家务劳动漫不经心，不能独立处理购物、经济事务等，出现社交困难；尽管仍能做些自己熟悉的日常工作，但对新事物却表现出茫然不解，情感淡漠，偶尔有激惹表现，常有多疑；出现时间定向障碍，对所处的场所和人物能进行定向，但对所处地理位置定向困难，对复杂结构的视空间处理能力差；言语词汇少，出现命名困难。

（2）中度痴呆期：表现为远近记忆严重受损，简单结构的视空间处理能力下降，时间、地点定向障碍；在处理问题、辨别事物的相似点和差异点方面有严重障碍；不能独立进行室外活动，在穿衣、个人卫生以及保持个人仪表方面需要帮助；计算不能；出现各种神经症状，可见失语、失用和失认；情感由淡漠变为急躁不安，常走动不停，可发生尿失禁。

（3）重度痴呆期：患者只能完全依赖照护者，出现严重记忆力丧失，仅存片段的记忆；日常生活不能自理，排尿、排便失禁，出现现缄默、肢体僵直。体格检查可见锥体束征阳性，有强握、摸索和吸吮等原始反射。患者最终处于昏迷状态，通常死于感染等并发症。

四、诊断

（一）病史和症状

患者存在危险因素，包括高龄、家族史、基因异常、唐氏综合征、脑血管病和高脂血症。主要症状包括记忆力减退、定向力障碍、言语障碍、精神行为异常、日常生活自理能力下降。

（二）神经量表检查

目前，神经量表检查已成为诊断阿尔茨海默病的工具之一，临床应用较广泛，一方面可用于协助诊断，评估病情严重程度，另一方面也可用于评价治疗效果。可用于辅助诊断本病的相关量表种类繁多，因此在选择上具有一定的难度，应根据检测项目，结合临床具体情况合理应用。

1．简易精神状态检查（mini-mental state examination，MMSE）量表　临床应用最多、最广泛，常用于老年人，主要用于初步筛查和判断痴呆严重程度，具有灵敏度高、简便易行、信度良好等优点。该量表测定时间短，易被老年人接受，是目前临床上测查本病患者智能损害程度最常见的量表，故适用于社区和基层普查。该量表分别评估时间地点定向力、瞬时记忆力、计算能力、短时回忆、语言和结构等认知功能，共 30 项，分值越高，表明认知功能越好。该量表总分值数与患者受教育程度有关，即未受教育者 ≤ 17 分；小学文化程度者 ≤ 20 分；中学文化程度者 ≤ 22 分；大学文化程度者 ≤ 23 分，则说明存在认知功能损害。但该量表同时存在一定的缺点，如由于受教育程度、语言等干扰因素的影响，有假阳性、假阴性的可能。

2．画钟试验（clock drawing test，CDT）该试验既能较全面地反映认知功能，又简便易行、准确性高，并且与患者受教育程度相关性小，因此可以作为检查本病的早期筛查工具。具体方法：要求患者在白纸上独立画一个钟表的表盘，将数字放在正确的位置，并用表针标出指定时间的位置。该试验的计分方法有很多种：如四分法、六分法、七分法、十分法、二十分法等。其中，最常用、最简便的是四分法：①画出闭锁的圆，计1分；②将数字安放在正确的位置，计1分；③表盘上包括全部 12 个正确的数字，计1分；④将指针安放在正确的位置，计1分。该试验的完成需要很多认知过程的参与，从现代医学角度来说，主要包括以下几点：①对试验方法的理解；②计划性；③视觉记忆和图形重建；④视空间能力；⑤运动和操作能力（画出圆和直线）；⑥数字记忆、排列能力；⑦抽象思维能力；⑧抗干扰能力；⑨注意力的集中和持久性，以及对挫折的耐受能力。多项研究显示，在疾病早期，认知功能损害最早体现在视空间能力障碍，计算和操作能力受损也比较明显，因此该试验对早期阿尔茨海默病的诊断很有意义。

3．长谷川痴呆量表（Hasegawa dementia scale，HDS）　该量表是在日本民族社会文化背景基础上编制的，因中日两国文化背景相仿，故在我国也有一定的适用性，且操作简单，相较于简易精神状态检查量表干扰因素少，特异性较高，因此使用较为普遍。

4．布莱斯德痴呆评定量表（Blessed dementia rating scale）　该量表主要用于检查记忆力（包括近记忆和远记忆）和注意力等早期指标，灵敏度高，且量表内部一致性良好。该量表与简易精神状态检查量表有一定的重复性。

5．Hachinski缺血量表（Hachinski ischemic scale，HIS）　可用于对血管性痴呆和阿尔茨海默病的鉴别诊断。该量表的检测项目主要来源于临床实践经验，因此在评估的同时需要了解患者的既往史、现病史、临床表现及辅助检查结果等。评分标准：＞7分为血管性痴呆；4～7分为混合性痴呆；＜4分为阿尔茨海默病（AD）。

6．日常生活活动量表（activity of daily living scale，ADL scale）　可用于评定患者日常生活活动能力损害程度。该量表内容包括两部分：一是躯体生活自理量表，即测定患者照顾自己生活的能力（如穿衣、脱衣、梳头和刷牙等）；二是工具性日常生活活动量表，即测定患者使用日常生活工具的能力（如打电话、乘公共汽车、自己做饭等）。后者更易受疾病早期认知功能下降的影响。

7．痴呆的行为精神症状（behavioral and psychological symptom of dementia，BPSD）评估　包括阿尔茨海默病行为病理评定量表（behavioral pathology in Alzheimer's disease scale，BEHAVE-AD）、神经精神问卷（Neuropsychiatric Inventory，NPI）和Cohen-Mansfield激越调查表（the Cohen-Mansfield agitation inventory，CMAI）

等，常需要根据知情者提供的信息基线评测，不仅可发现有无症状，而且能够评价症状发生的频率、严重程度、对照料者造成的负担，重复评估还可用于监测治疗效果。

（三）辅助检查

1．实验室检查　主要用于发现存在的伴随疾病或并发症，发现潜在的危险因素，排除其他病因所致痴呆。主要是血液检查，包括血常规、电解质、血糖、肝功能、肾功能、甲状腺功能、维生素B_{12}、叶酸、毒物筛查、梅毒和人类免疫缺陷病毒检测等[9]。

2．脑脊液检查　用于辅助诊断阿尔茨海默病的脑脊液检查指标虽然较多，但因检查方法受限、检查指标本身临床意义不明、可行性有待证实等因素，其应用尚不广泛。目前临床应用较多的有β-淀粉样蛋白（amyloid β-protein，Aβ）和tau蛋白检测。患者脑脊液中β-淀粉样蛋白（Aβ-42）水平下降（由于Aβ-42在脑内沉积，使得脑脊液中Aβ-42含量减少），总Tau蛋白或磷酸化Tau蛋白水平升高。研究显示[10]，Aβ-42诊断的灵敏度为86%，特异性为90%；总Tau蛋白诊断的灵敏度为81%，特异性为90%；磷酸化Tau蛋白诊断的灵敏度为80%，特异性为92%；Aβ-42和总Tau蛋白联合诊断与对照组比较的灵敏度可达85%～94%，特异性为83%～100%。这些标志物可用于支持阿尔茨海默病的诊断，但鉴别本病与其他痴呆时特异性低（39%～90%）。

3．神经影像学检查

（1）磁共振成像（magnetic resonance imaging，MRI）：在阿尔茨海默病的诊断方面应用最为广泛。本病患者的影像学表现大致可概括为以下几点：①脑萎缩，脑白质变性；②脑沟增宽、加深，脑回变窄，脑室扩大；③脑皮质变薄。利用MRI的T1W1成像技术，能显示脑萎缩等结构改变，主要集中在内颞叶结构，其中以内嗅皮质最为明显。MRI测量海马体积：海马体积缩小可作为阿尔茨海默病的临床指标之一[11]。海马体积的变化主要以其头部变化最为显著，体部次之。现有研究将能够测量大脑结构的MRI与人工神经网络联合使用，以辅助诊断阿尔茨海默病[12]。通过测量杏仁核、海马、内嗅皮质、颞叶及侧脑室颞角体积，按一定要求，将所得数据进行处理，应用相关数据处理软件进行统计学分析，即可得到数据分析结果。人工神经网络诊断的灵敏度、特异度和准确度均在 95% 以上，这或许会成为一种有用且可靠的诊断方法。

（2）正电子发射断层成像（positron emission tomography，PET）：放射性同位素氟 [18]F 标记的脱氧葡萄糖的正电子发射断层成像显示，患者代谢活性降低，脑代谢率普遍下降，且联合皮质下降显著，初级运动、感觉和视皮质以及大部分皮质下结构的代谢活性正常或轻度下降，95%的患者葡萄糖代谢率下降与其痴呆严重程度一致。研究表明，[18]F-FDG PET 通过测定脑葡萄糖代谢率的改变，可以在临床痴呆尚未出现时发现脑部早期改变，利用这些特异性的代谢改变可以极早地诊断阿尔茨海默病[13]。分子影像学检查可以显示活体组织中的细胞和分子代谢过程，靶点包括 β-淀粉样蛋白（Aβ）和 tau 蛋白。美国食品药品监督管理局（Food and Drug Administration，FDA）批准的三种淀粉样蛋白示踪剂 florbetapir（Amyvid，美国礼来公司）、florbetaben（Neuracq，印度 Piramal 公司）和 flutemetamol（Vizamyl，美国 GE 公司）能够准确结合皮质中沉积的 Aβ。Aβ PET 对于排除诊断更加具有意义。对于认知功能下降的患者，如果 Aβ PET 结果为阴性，则可以基本排除阿尔茨海默病的诊断。近年来，tau 蛋白示踪剂的研发也取得了较大的进展，其中 ^{18}F-AV-1451 能够精确结合神经原纤维缠结中的 tau 蛋白，并已在临床试验中使用。与 Aβ PET 相比，tau 蛋白 PET 的结果与功能性脑影像学检查所示的低代谢状态及结构影像学检查所示的萎缩程度更加吻合。目前，分子影像学检查的具体临床应用价值仍然有待证实。

4. 脑电图（electroencephalogram，EEG）患者脑电图[14]可发生改变，主要表现为 α 波节律变慢，δ、θ 波活动增多。

5. 基因检测 淀粉样前体蛋白基因（APP）及早老素 1、2 基因（PS1、PS2）突变在家族性早发型阿尔茨海默病中约占 50%。载脂蛋白 ApoE4 基因检测可作为散发性病例的参考依据。

研究显示，多种检测方法同时使用能够提高诊断的准确性：影像学检查 MRI 与脑脊液检查联合应用，其诊断灵敏度达 84.20%，特异度为 50%；将 MRI、脑脊液检查和神经心理学测验相结合，其灵敏度高达 96.43%，特异度为 48.28%。

（四）诊断标准

1. 世界卫生组织 ICD-10 诊断标准（1994 年）

（1）有痴呆表现。

（2）患者起病潜隐，认知功能衰退缓慢，通常难以指名起病时间，但他人会突然发现其症状，疾病进展过程中可能会出现一个相对稳定的阶段。

（3）无临床依据或特殊检查结果能够提示精神障碍是由其他可能引起痴呆的全身疾病或脑部疾病所致。

（4）缺乏突然卒中样发作，在疾病早期无局灶性神经系统损害的体征，如轻瘫、感觉丧失、视野缺损及共济失调。

2. 美国神经病学及语言障碍和卒中研究所和阿尔茨海默病及相关疾病协会（2014 年）诊断标准 具备（1）+（2）～（5）中的至少一项。

（1）早期即出现显著的情景记忆障碍。

（2）存在内颞叶萎缩：通过 MRI 定性或定量检测发现，患者存在海马结构、内嗅皮质、杏仁核体积缩小（参考同年龄人群的常模）。

（3）脑脊液生物标志物异常：Aβ-42 降低、总 tau（t-tau）或磷酸化 tau（p-tau）增高，或三者同时存在。

（4）PET 的特殊表现：双侧颞叶糖代谢减低。

（5）直系亲属中有已证实的常染色体显性遗传突变导致的阿尔茨海默病患者。阿尔茨海默病常染色体显性基因突变（PSEN1、PSEN2 或 APP 基因突变）

排除标准：

（1）病史：突然起病。患者早期即出现下列症状：步态不稳、癫痫、行为异常。

（2）临床特点：出现局灶性神经系统症状和体征，如偏瘫、感觉缺失、视野损害；早期出现锥体外系体征。

（3）其他疾病状态严重到足以解释记忆和相关症状：非阿尔茨海默病痴呆；严重的抑郁；脑血管病；中毒或代谢异常（要求特殊检查证实）；MRI FLAIR 或 T2 加权像显示内颞叶信号异常与感染或血管损伤一致。

五、鉴别诊断

1. 谵妄 临床表现为注意力不集中，意识水平波动，定向力障碍常见。患者可能存在可逆的病因，应予以纠正。病情发作有波动性病程，夜间加重。患者可出现片断性幻觉、视觉、触觉或听觉。意识评估工具（confusion assessment method, CAM）效度较好，可用于鉴别痴呆。重复运用简易精神状态检查（MMSE）量表或 CAM 进行评估，能够显示急性波动的病程。

2．抑郁 典型症状包括抑郁情绪和对日常活动的兴趣/愉快感丧失。记忆力减退不是主要或常见症状。抑郁可能迅速出现。负性认知、视空间功能保留以及生物学症状有助于鉴别诊断。老年抑郁量表、汉密尔顿抑郁量表、康奈尔抑郁量表可能有助于诊断痴呆患者的抑郁。MRI 检查无改变或者较少改变。

3．血管性痴呆 患者认知功能损害包括：记忆力减退、情绪不稳、帕金森病症状（蹒跚步态、运动迟缓和跌倒）、与卒中部位相一致的局灶性神经功能缺损。患者可能存在血管性危险因素。认知功能减退呈阶梯式发展。皮质下抑郁和淡漠常见。CT 或 MRI 检查显示既往梗死和血管周围缺血。

4．路易体痴呆 临床特点是出现生动的视觉、幻觉、自主神经功能紊乱和帕金森病症状。患者可能出现快速眼动睡眠（rapid eye movement sleep，REM sleep）障碍。疾病进展较阿尔茨海默病快。目前尚无有效、可靠的鉴别方法。大脑病理学检查发现由突触包裹的嗜酸性粒细胞称为路易小体。神经病理学检查可发现神经原纤维缠结、淀粉样斑块和路易体突起。

5．额颞叶痴呆 主要临床特点为早期出现人格改变和行为紊乱。语言功能迟钝，可出现冲动、社交不恰当、情绪及行为紊乱。淡漠和自我忽略较为常见。通常 50 岁左右起病，疾病进展较阿尔茨海默病快。CT 或脑部 MRI 检查显示额叶结构萎缩。PET 或 SPECT 检查显示额颞叶大脑活性降低。大脑组织学检查可能会发现有诊断价值的表现（如皮克小体）。

六、治疗

（一）治疗原则

1．改善认知功能。

2．延缓或阻止痴呆的进展。

3．抑制和逆转痴呆早期部分关键性病理过程。

4．提高患者的日常生活能力，改善生活质量。

5．减少并发症，延长生存期。

6．减少看护者的照料负担。

（二）药物治疗

药物治疗旨在改善认知功能缺损的益智药（促认知药）治疗，也包括针对精神行为的药物治疗，目的是改善痴呆患者的认知功能缺损和精神行为症状。尽管目前药物治疗尚无法治愈痴呆，但大量的医学研究证据表明，药物治疗可能延缓疾病的进展与功能衰退，提高生活质量，维持患者的自尊。

1．国外批准用于阿尔茨海默病治疗的药物：

（1）乙酰胆碱酯酶抑制剂：患者最早的病理表现之一是基底神经节神经元的缺失和相应的胆碱能缺陷。应用乙酰胆碱酯酶（acetylcholine esterase，AChE）抑制剂能阻止突触间隙内 ACh 神经递质的降解速度，从而相应提高 ACh 递质的水平与作用时间。AChE 抑制剂是唯一得到证实能够改善患者症状的药物。其最常见的不良反应有：恶心、呕吐、腹泻、腹痛、消化不良、食欲缺乏、疲乏、头晕、头痛、嗜睡和体重减轻等。

常用药物及用法：

1）多奈哌齐：乙酰胆碱酯酶抑制剂，起始剂量为 2.5～5 mg/d，每天 1 次，睡前口服；4～8 周后增至 10 mg/d，此为最大推荐剂量。服药后出现严重失眠的患者可改为晨服[15]。

2）重酒石酸卡巴拉汀：具有乙酰胆碱酯酶与丁酰胆碱酯酶双重抑制作用，起始剂量为 1.5 mg，每天 2 次。如果患者能耐受，在至少 2 周后可以将剂量增加至 3 mg，每天 2 次；同样，可以逐渐加量至 4.5 mg，每天 2 次；最大剂量为 6 mg，每天 2 次。如果患者漏服或多服，则可能会出现不良反应。当出现不良反应时，可考虑减量至之前能耐受的剂量[16]。

3）加兰他敏：具有抑制胆碱酯酶活性和调节烟碱受体（nAChR）活性的双重作用；口服，每天 2 次，建议与早餐及晚餐同时服用。起始剂量：推荐剂量为每次 4 mg，患者 2 次，连续服用 4 周。治疗过程中应保证足够的液体摄入。对临床疗效及患者的耐受性进行综合评价后，可以将剂量逐渐增加到临床最高推荐剂量，每次 12 mg，每天 2 次[17]。

（2）谷氨酸受体拮抗剂：长时程增强（long-term potentiation，LTP）表现为突触传递强度持续性增加，是突触可塑性的重要表现形式。同时，伴有突触形态和数量的长时程改变，是学习、记忆形成的关键。静息状态下，患者脑内突触间隙谷氨酸水平升高，导致钙离子通过 N- 甲基 -D- 天冬氨酸受体（N-methyl-D-aspartic acid receptor，NMDA 受体）持续内流，一方面可使背景噪声增大，降低信噪比，影响记忆形成；另一方面，长时间钙超载还可导致脑细胞逐渐凋亡。临床前研究显示，由于具有特殊的电压依赖性，美金刚作用于 NMDA 受体，可对谷氨酸基线水平升高引起的信号诱导进行非竞争性阻滞，阻断静息状态下的钙离子内流，恢复信噪比，重建 LTP，继而有效改善患者的认知功能，并防止钙超载引起的脑细胞凋亡。不良反应及注意事项：常见有头晕、头痛、疲劳、幻觉、妄想。发生率低的不良反应有焦虑、肌张力增加、呕吐、膀胱炎、性欲增加。

常用药物及用法：

盐酸美金刚：每日最大剂量为 20 mg。为减少不良反应的发生，在治疗的前 3 周应按每周递增 5 mg 剂量的方法逐渐达到维持剂量，即治疗第 1 周的剂量为每天 5 mg（半片，晨服），第 2 周为每天 10 mg（每次半片，每天 2 次），第 3 周为每天 15 mg（上午服 1 片，下午服半片），第 4 周开始则服用推荐的维持剂量每天 20 mg（每次 1 片，每天 2 次）[18]。

国外有研究显示，联合应用胆碱酯酶抑制剂和美金刚的效果优于两种胆碱酯酶抑制剂交替使用或合用，但还需要更多的研究加以验证[19]。临床医生可以根据使用方便性、患者的倾向、价格和安全性等因素选择相应药物开始治疗。在判断治疗反应时，应通过可靠的知情者收集信息，要考虑痴呆症状和躯体健康状况的波动，评价认知、功能和行为方面的变化。告知家属要有现实的治疗期望以提高依从性也是非常重要的。另外，还应该提醒家属，突然终止治疗有时可能导致认知和行为问题的恶化。

2．国内药物治疗　研究发现，肠道菌群紊乱所诱发的神经炎症是阿尔茨海默症的重要发病机制。国内获批用于治疗轻度至中度阿尔茨海默病的药物甘露特钠胶囊是我国原创、国际首个靶向脑 - 肠轴的阿尔茨海默症治疗新药，可改善患者认知功能。甘露特钠胶囊是以海洋褐藻提取物为原料制备获得的低分子酸性寡糖化合物，是我国自主研发并拥有自主知识产权的创新药，可能通过重塑肠道菌群发挥治疗作用。用法与用量：口服，每次 3 粒（450 mg），每天 2 次。

3．传统藏药治疗　青藏高原是世界缺氧医学天然试验场，有着丰富的动、植物药用资源。传统藏药七十味珍珠丸具有抗衰老、抗缺氧、安神、镇静、通经活络、调和气血、醒脑开窍之功效。其主要方剂由佐太、天然珍珠、藏红花、甘草、牛黄、余甘子、人工麝香、珊瑚、玛瑙、九眼石等七十余味传统的名贵藏药组成。大量前期临床研究工作发现，七十味珍珠丸具有明显改善高原低氧环境认知功能障碍的作用。青海省人民医院朱爱琴团队围绕低氧环境下阿尔茨海默病的防治，通过基础及临床研究首次报道[20-23]，传统藏药七十味珍珠丸能够减低转基因小鼠模型脑内 Aβ 含量和炎症因子水平、通过抗氧化和抗炎机制而发挥神经保护作用。该研究团队同时对老年轻度认知功能障碍患者进行观察，发现七十味珍珠丸能够改善高原低氧环境下轻度认知损害（mild cognitive impairment，MCI）患者的执行功能和短时记忆能力。用法与用量：每天 1 g（1 丸），研碎后温水送服，连续服用 8 周。此外，朱爱琴团队和日本九州大学合作，通过研究首次在国际上报道巴西蜂胶不仅具有延缓机体老化的作用，还可通过抗炎和抗氧化机制改善低氧环境下的老年人轻度认知功能障碍[24-26]。

4．其他药物治疗　研究表明，在降低风险及治疗早期阿尔茨海默病方面，补充叶酸[7]、维生素 D[27] 或许可以成为新的治疗选择。

5．抗精神病药治疗　当患者出现精神行为症状时，应用抗精神病药必须以增加临床获益的可能性、减少不良反应的发生为基本准则。用药原则：①针对"靶症状"，切忌盲目用药；②低剂量起始用药；③用药剂量缓慢增加；④用药剂量增加的间隔时间稍长；⑤治疗个体化。启用抗精神病药治疗后，治疗的时间要充分，以使药物治疗起效。因此，当决定应用某种药物治疗后，进行全面的尝试性治疗就是必需的，包括逐渐增加至最大的耐受剂量，并维持治疗一段时间，以充分评估该药的治疗作用。虽然尽可能快地减轻患者的痛苦很重要，但很多抗精神病药必须在完全起效前使用很长时间。由于痴呆患者通常同时合并使用其他药物，所以必须考虑到药物间潜在相互作用的危险，并应警惕任何不良事件的发生，无论是否预料到，频繁换药都有可能导致恶性综合征。

（三）非药物干预

非药物干预是治疗痴呆患者精神行为症状的一线选择，专业人员可以辅导家属和照护者掌握与患者的交流技巧、促进与患者的有效沟通。采用非药物干预手段能在很大程度上增强功能水平、增加社会活动和体力活动、增加智能刺激、减少认知问题、处理行为问题、解决家庭冲突和改善社会支持。心理/社会行为治疗的目的是最大限度地保留患者的功能水平，并确保患者及其家属在应对痴呆这一棘手问题时的安全性和减轻照料负担。

1. 广义的心理治疗　具体任务包括：与患者及其家属建立和保持适当的治疗关系；进行诊断性评估，及时制订个体化治疗方案；评估和监测精神状况，根据病情发展及时调整治疗策略；安全评估和干预，包括对患者的自杀行为及暴力倾向进行评估和处理；对患者及家属进行疾病相关健康教育；建议患者及家属向有关机构寻求帮助，包括可提供日常照料、经济和法律支持方面的相关机构。

2. 狭义的心理/社会行为治疗　是针对某个或某类具体的行为、情感或认知症状而实施的治疗，目的是尽可能地提高生活质量和保留功能水平，主要包括行为治疗、情感治疗、认知治疗、激活治疗等。

（1）步骤：包括确定精神行为靶症状，收集有关症状的资料，确定某一特殊症状的关键点与后遗事件，确定现实的目标并制订计划，鼓励照料者及其他人的目标实现时奖赏自己，对患者的精神行为进行持续性评估并适时调整计划。

（2）干预方式：较常采用的有认知刺激治疗、行为干预、认知行为治疗、家庭系统治疗和习性治疗。①认知刺激治疗：现实定向（reality orientation）法和记忆训练均属于认知刺激治疗。现实定向法最早于20世纪60年代开始采用，主要是通过改善长期照料生活设施，达到增强患者功能水平、缓解精神行为症状的目的。既往研究尚缺少大样本研究的阳性结果，小样本研究结果提示对轻度认知损害者有帮助。对痴呆患者的记忆训练始于20世纪90年代，主要采用检索训练（如训练患者学习如何查看日历）、增加训练时间间隔直到患者能够独立进行某项活动，或使用外部记忆辅助器，达到增强患者记忆能力的作用。现有研究尚缺乏足够系统性研究证据，小样本研究提示记忆训练对痴呆患者的功能改善有限，主要对轻、中度痴呆患者可能有益。但由于记忆训练方法要求家庭照料者投入更多的时间与精力，因而使其在现实生活中的应用明显受限。②行为干预：基于"痴呆是一种问题行为发生可能性不断增加的过程"这一概念，行为干预着眼于问题行为的评定和特征描述，如描述"患者下午不停地在屋里屋外走来走去，并不时转动门把，长达两三个小时"。行为干预推荐尝试ABC法，即A：识别"前因"（Antecedent），问题行为是由什么引起的？B：描述"行为"（Behavior）：为什么这是一个问题？这种行为是针对患者本人还是周围其他人？这种行为有没有什么危险，会造成哪些危险？是否符合社会规范？C：判断"后果"（Consequence）：这种行为产生的积极或消极的后果。小样本研究发现，将复杂任务分解为若干小任务，并引导患者循序渐进地完成，取得一定的阳性结果，对激越、言语功能损害、尿失禁、伴抑郁者效果尚可[28]。③认知行为治疗：始于20世纪60年代，主要有认知重建和行为矫正两种基本方法。认知重建的基本技巧是通过听取咨询者（患者和照料者）如何考虑自身的状况，尽可能从夸张、过度描述、过多偏见中区分出现实和合理的内容，从其自己的经历中询问出反对消极信念的证据，进而指导他们了解自己不合理的信念，对其不合理的信念提出质疑，从而建立新的信念。行为矫正练习包括行为作业、认知演练、表象重建、角色扮演、建立条件反射、脱敏等内容。小样本研究提示，认知行为治疗对痴呆患者的异常行为具有一定的作用，但仍缺乏足够的循证依据。④家庭系统治疗：始于20世纪70年代，强调每一位家庭成员的参与，需要详细评估家庭功能，对存在的问题和相关因素（而不是人）形成概念，然后与家庭成员共同设计干预患者异常行为的计划。⑤习性治疗：其目的是使患者产生积极情绪，并使其保持较高水平，可以从物理环境设计、交流方式、辅助指导日常生活活动、治疗活动和行为管理等角度出发。

（四）照料者的心理干预

1．照料者教育　主要的教育内容包括痴呆、阿尔茨海默病、认知损害、非认知性功能和神经精神症状，以及如何作出诊断、评价预后、选择治疗方式和进行支持性照料。

2．讲授解决问题的技巧　痴呆患者会出现许多他们自己和照料者以往都没有遇到过的问题。具备解决问题的常识通常是有效的。

3．获取资源　帮助照料者获取资源是痴呆照料的一个关键部分。帮助他们在家庭中找到另外一个照料者是重要的第一步。在需要和适当的时候，可能有必要推荐他们去当地的相关支持团体。

4．长程计划　必须鼓励照料者在财务问题、生活帮助或入住专门机构的计划、晚期指示和处理晚期痴呆照料方面制订尽可能多的长程计划。

5．情感支持　应该鼓励照料者注意自己身体健康和精神健康的需要，为他们在解决家庭冲突中提供帮助，安排咨询和精神健康或身体健康评估，以及在适当的时候给予情感支持，鼓励他们表达挫折感。照料者联谊会能够为照料者分享照料体验提供一个生动的平台，参加此类联谊会能为照料者提供良好的情感支持。

6．短期休息　几乎所有照料者最终都需要短暂脱离照料事务。临床医生应仔细监测照料者的紧张表现，尽早建议其考虑短期休息。当照料者已经明显变得紧张并难以承受时，应该尽可能鼓励并强烈建议其短期休息。[29-33]

（五）管理与监测

治疗过程中，医生应该始终秉承一种理念，即提供全方位的临床服务，这样才能将有限的科学证据在临床实践中运用得当。传统观念时常冲击痴呆的治疗保健决策过程，有的家属和患者认为治疗没有必要，有的医生认为治疗没能起效，于是也会选择放弃治疗。因此，加强科学知识宣传教育，促进对专科医生的培训，可以在很大程度上提高民众及专业人员对痴呆治疗的意识。在痴呆的治疗过程中，追求症状的改善作为治疗的目标可能并非现实，因为绝大多数痴呆都是由于大脑实质退行性病变所造成的，目前对造成神经退行性改变的病因并未探明，因此，现有治疗主要从对症治疗的层面开展，"症状的恶化速度得以减缓"可能才是更为现实的治疗目标。此外，任何一个疾病的随访过程中一定强调不断评估、不断调整，痴呆的治疗更是如此，既需要根据患者的认知与行为症状做出治疗方案的调整，也需要为照料者提供社会心理支持、为患者提供社会心理干预等。痴呆的治疗一定需要多学科参与，包括精神科、神经科、老年科以及内科相应亚专业，其中需要进行个体化调整的部分很多。

（六）随访要点

治疗过程中应加强全面随访，包括患者的认知功能、生活能力、精神行为症状，照料者的照料负担，以及患者和照料者的生活质量。

（七）患者教育

健康教育以患者及照料者为共同对象。

1．早期　加强二级预防。部分患者及家属对患病事实持否认态度，认为近期记忆障碍是偶然现象，日常工作、生活不会受影响。此时，提供与疾病相关的健康知识非常重要，包括疾病的本质、早期表现、治疗策略，以及辅导居家认知训练。

2．中期　除早期健康教育的内容外，还应鼓励患者保持心情舒畅和情绪稳定。家庭物品摆放在固定地方，放置有序，方便取用，防止撞伤。嘱患者家属发现患者出现行为异常时应采取恰当的沟通与交流方式，以缓解患者的异常行为。如引导患者表达自己的想法，帮助其疏导情绪；在患者焦虑不安时尽量给予语言安慰、疏导，多与患者进行情感交流，满足其合理要求，减少冲突，言谈中应避开"痴""傻""呆"等词。

3．晚期　教育照料者在生活上给予患者关心、协助，但不是完全包办。协助患者在熟悉的环境中事先生活自理，如洗漱、进餐、行走等。晚期患者对环境、方向的定向力差，不能使其单独外出，以防止走失或跌伤。药物、热水应放好、放稳，防止误吸、烫伤。铁器、锐器等物品须保管好，防止误伤和伤人。

七、预后

阿尔茨海默病属于中枢神经系统退行性疾病，起病隐匿，逐渐进展，最终导致患者认知功能和生活功能完全丧失。对老年期痴呆患者的随访研究结果显示，痴呆患者的死亡率远高于同龄正常老年人，死因是非特异性的。目前的研究结果显示，某些治疗可能暂时改善疾病症状或延缓疾病进展，但尚无任何方法能阻止疾病进展。阿尔茨海默病不仅给患者的健康造成严重的威胁，而且给家属在心理上和在经济上都造成了沉重的负担。随着人口老龄化进程加速，本病患病率逐年增高，因此将会面临越来越多的阿尔茨海默病患者，以及由此产生的许多棘手问题。如果能够了解影响疾病预后的因素，不仅有利于患者家属合理安排治疗费用和生活护理，而且能给家属提供关于病程进展的预测，同时为评价干预性治疗的价值提供依据。分析性研究及纵向研究发现，影响高原地区阿尔茨海默病患者预后可能的危险因素为：高原特殊的地理环境和气候特点，当地居民饮食结构和饮食习惯，以及不同生活方式（如过度饮酒、吸烟、缺乏运动、居住条件较差等）。而良好的生活习惯、轻度痴呆、日常生活活动的独立性、日常生活独立操作的能力、没有合并抑郁，提示预后良好。

（朱爱琴　钟　欣）

参考文献

[1] 朱爱琴，褚以德，杨力新．高原地区老年痴呆患者脑电图和CT的变化［J］．临床荟萃，2002，17（22）：1313-1314.

[2] 杨历新，褚以德，朱爱琴．高原地区女性Alzheimer病患者性激素和血脂的变化［J］．中国心理卫生杂志，2001：12：26-28.

[3] 韩国玲．高原低氧对人体认知功能影响的研究［J］．高原医学杂志，2009，19（4）：62-63.

[4] Revah O，Lasser-Katz E，Fleidervish IA，et al．The earliest neuronal responses to hypoxia in the neocortical circuit are glutamate-dependent［J］．Neurobiology of disease，2016，95：158-167.

[5] Nakayama K．cAMP-response element-binding proTein（CREB）and NF-kappa B transcription factors are activated during prolonged hypoxia and cooperatively regulate the induction of matrix metalloproteinase MMP1［J］．The Journal of biological chemistry，2013，288：22584-22595.

[6] 吉维忠，吴世政．高原低氧环境诱导认知功能损害研究现况［J］．中国高原医学与生物学杂志，2019，40（03）：189-193.

[7] 钟欣，李英兰，杜灿．不同高海拔地区藏族中度阿尔海默病患者血清同型半胱氨酸与叶酸高敏C反应蛋白的相关性，中华老学杂志，2016，934-938.

[8] 乔向向，朱爱琴．西宁地区中老年人群藏、汉民族ApoE基因多态性与阿尔茨海默病的相关性研究．青海大学，2017.

[9] 贾建军．老年认知功能障碍的筛查与诊断［J］．中华老年心脑血管病杂志，2016，18（04）：337-338.

[10] 彭竹芸，晏宁，晏勇．阿尔茨海默病脑脊液和血液生物学标志物的研究进展［J］．重庆医学，2012，41（25）：2662-2665.

[11] ATIYA M，HYMANBT，ALBERTMS，et al．Structural magnetic resonance imaging in established and prodromal Alzheimer disease：a review［J］．Alzheimer Dis Assoc Disord，2003，17（3）：177-195.

[12] 李坤成，邓小元，刘树良．人工神经网络在MRI脑结构测量诊断Alzheimer病的进一步应用研究［J］．中国医学影像技术，2000，9（12）：1029-1031.

[13] 田嘉禾．PET、PET/CT诊断学［M］．北京：化学工业出版社，2007.

[14] 梁少辉，肖湛，黄燕．38例阿尔茨海默病患者的脑电图表现［J］．临床神经电生理学杂志，2006，15（2）：122-122.

[15] Lopez O L，Becker J T，Wahed A S．Long-term effects of the concomitant use of memantine with cholinesterase inhibition in Alzheimer disease［J］．Journal of Neurology Neurosurgery & Psychiatry，2009，80（6）：600-607.

[16] 张明园．中国老年期痴呆防治指南．北京：北京大学医学出版社，2007.

[17] Reisberg B．Memantine in moderate-to-severe Alzheimer's disease［J］．N Engl J Med，2003，348（6）：609.

[18] Lyketsos C G，Colenda C C，Beck C．Position Statement of the American Association for Geriatric Psychiatry Regarding Principles of Care for Patients With Dementia Resulting From Alzheimer Disease［J］．American Journal of Geriatric Psychiatry，2006，14（7）：561-573.

[19] Raskin M A，Peskind E R，Wessel T．Galantamine in AD：A 6-month Randomized，Placebo-Controlled Trial With a 6-month Extension．The Galantamine USA-1 Study Group［J］．Neurology，2000，54（12）：2261-2268.

[20] 朱爱琴，褚以德，Colin L Masters．藏药七十味珍珠丸减少阿尔茨海默病Tg2576转基因鼠脑内Aβ-40和Aβ-42含量的研究［J］．中华精神科杂志，2010，3（28）：69-74.

[21] Zhu AQ，Li GF，Zhong X，Li YL．The effects of Ratanasampil，a traditional Tibetan medicine，on β-amyloid

pathology in a transgenic mouse model and clinical trial of Alzheimer's disease [J]. Science suppl, 2012, 12: 62-63.

[22] Zhu AQ, Wu Z, Meng J. The Neuroprotective Effects of Ratanasampil on Oxidative Stress-Mediated Neuronal Damage in Human Neuronal SH-SY5Y Cells [J]. Oxid Med Cell Longev, 2015: 792342.

[23] Jie Meng, Junjun Ni, Xin Zhong. Ratanasampil Suppresses the Hypoxia-Related Inflammatory Responses by Inhibiting Oxidative Stress and NF-kB Activation in Microglia [J]. Alzheimers Disease & Parkinsonism, 2018, 8 (5): 1-8.

[24] Wu Z, Zhu AQ, Takayama F, et al. Brazilian green propolis suppresses the hypoxiainduced neuroinflammatory responses by inhibiting NF-κB activation in microglia [J]. Oxid Med Cell Longev, 2013: 906726.

[25] Junjun N, Zhou W, Jie M. The Neuroprotective Effects of Brazilian Green Propolis on Neurodegenerative Damage in Human Neuronal SH-SY5Y Cells [J]. Oxidative Medicine & Cellular Longevity, 2017: 1-13.

[26] Zhu A, Wu Z, Zhong X. Brazilian Green Propolis Prevents Cognitive Decline into Mild Cognitive Impairment in Elderly People Living at High Altitude [J]. Journal of Alzheimers Disease, 2018: 1-10.

[27] Schietzel Simeon, Fischer Karina, Brugger Peter, et al.Effect of 2000 IU compared with 800 IU vitamin D on cognitive performance among adults age 60 years and older: a randomized controlled trial. [J]. The American journal of clinical nutrition, 2019, 110 (1): 235-246.

[28] Rogers S L, Farlow M R, Doody R S et al. A 24-week, double-blind, placebo-controlled trial of donepezil in patients with Alzheimer's disease. Donepezil Study Group. [J].Neurology, 1998, 50 (1): 36-45.

[29] 谢玉娥，周莉，陈招娣. 不同时期老年痴呆症患者的健康教育. 护理学杂志, 2006, 3 (7): 64-66.

[30] 李格. 北京市城区老年期痴呆三年随访研究. 中国心理卫生杂志, 1994, 6 (4): 165-166.

[31] Juva K, Mkel M, Sulkava R. One-Year Risk of Institutionalization in Demented Outpatients With Caretaking Relatives [J]. International Psychogeriatrics, 1997, 9 (2): 175-182.

[32] Ballard C G, Patel A, Solis M. A one-year follow-up of depression in dementia sufferers [J]. The British Journal of Psychiatry, 1996, 168 (3): 287-291.

[33] Ineichen B. Measuring the rising tide. How many dementia cases will there be by 2001 [J]. The British journal of psychiatry: the journal of mental science, 1987, 3 (8): 143-150.

第七篇

高原常见传染病

第二十九章

肺 结 核

肺结核（pulmonary tuberculosis）是严重危害人类健康的慢性呼吸道传染病，发生在肺组织、气管、支气管和胸膜的结核病变[1]，是全球关注的公共卫生和社会问题，也是我国重点控制的主要疾病之一。

一、流行病学

WHO 于 2017 年发布的结核病全球报告显示[2]，2016 年，估计在世界范围内有 1040 万例结核病新发病例，其中 10% 为 HIV 感染者。估计有 170 万人死于结核病，其中近 40 万人合并 HIV 感染。耐多药结核病仍然是一项公共卫生和卫生安全问题。据估计，有 60 万利福平（最有效的一线药物）耐药新发病例，其中有 49 万例耐多药结核病患者。这些患者中近半数来自印度、中国和俄罗斯联邦。2010 年全国结核病流行病学抽样调查结果显示[3]，肺结核患病率存在明显的地区差异，西部地区活动性肺结核、涂阳肺结核和菌阳肺结核患病率均高于中、东部地区，西部地区传染性肺结核患病率约为中部地区的 1.7 倍，是东部地区的 2.4 倍。2015 年青海省肺结核报告发病率为 125/10 万，发病率居全国第四位[4]。肺结核发病率牧区明显高于农村，农村高于城镇，藏族居民患病率显著高于其他民族，果洛藏族自治州、玉树藏族自治州发病率全省最高，是其他地区的 3 ～ 4 倍。2017 年西藏自治区结核病疫情呈现农牧区患病率高，男性青壮年群体发病率高等特点。因此，青藏高原地区是我国肺结核高负担地区，由于遗传因素、环境因素等原因，导致高原地区肺结核患者病情较重、进展较快、并发症多，给疾病的防治工作带来更多新的难题和挑战。

二、结核分枝杆菌

结核分枝杆菌（*Mycobacterium tuberculosis*）（简称结核杆菌）是引起结核病的病原体，人是结核分枝杆菌唯一的宿主。

结核病的致病菌为结核分枝杆菌复合群，包括结核分枝杆菌、牛分枝杆菌、非洲分枝杆菌和田鼠分枝杆菌。人肺结核的致病菌 90% 以上为结核分枝杆菌。

典型的结核分枝杆菌是细长、略弯曲、两端为圆形，呈单个或分枝状排列的杆菌，痰标本中的结核分枝杆菌可呈现为"T""V""Y"字形以及丝状、球状、棒状等多种形态。结核分枝杆菌一般常用齐 - 内（Ziehl-Neelsen）抗酸染色，被染成红色，而其他非抗酸性细菌及细胞则呈蓝色，可抵抗盐酸乙醇的脱色作用，故又将其称为抗酸杆菌。结核分枝杆菌为专性需氧菌，对营养要求高。最适 pH 为 6.5 ～ 6.8，最适温度为 37℃，生长缓慢，12 ～ 24 小时繁殖一代，接种后培养 3 ～ 4 周才出现肉眼可见的菌落。其菌落干燥、坚硬，表面呈颗粒状、乳酪色或黄色，形似菜花样。结核分枝杆菌无内毒素，也不产生外毒素和侵袭性酶类，其致病性主要靠其菌体成分，特别是胞壁中所含的大量脂质，对某些理化因子的抵抗力较强。结核分枝杆菌在干燥的环境中可存活数月或数年。在室内阴暗、潮湿处，结核分枝杆菌能存货数月。结核分枝杆菌对紫外线比较敏感，在阳光直射下，痰液中的结核分枝杆菌经 2 ～ 7 小时可被杀灭，实验室或病房常用紫外线灯消毒，10W 的紫外线灯距照射物 0.5 ～ 1 m，照射 2 ～ 4 小时即具有明显杀菌作用。

结核分枝杆菌可发生形态、菌落、毒力、免疫原性及耐药性等变异。在一些抗生素、溶菌酶的作用下，结核分枝杆菌可失去细胞壁结构而变为结核分枝杆菌 L 型。结核分枝杆菌对异烟肼、链霉素、利福平等抗结核药物易产生耐药性，目前临床上已出现对多种抗结核药物同时耐药的多重耐药菌株。

1908 年起，Calmette 和 Guerin 将有毒的牛分枝杆菌培养历时 13 年，经 230 次传代，使其毒力发生变异，成为对人无致病性，而仍能保持良好免疫原性的疫苗株，称为卡介苗（Bacille Calmette-Guérin，BCG）。

三、病理表现

（一）基本病理变化

结核病的基本病理变化是炎性渗出、增生和干酪样坏死。结核病的病理过程特点是破坏与修复常同时进行，故上述三种病理变化多同时存在，也可以某一种变化为主，而且可相互转化。以渗出为主的病变主要出现在结核性炎症初期阶段或病变恶化复发时，表现为局部中性粒细胞浸润，继而由巨噬细胞及淋巴细胞取代。以增生为主的病变表现为典型的结核结节，直径约为 0.1 mm，数个融合后肉眼可见，由淋巴细胞、上皮样细胞、朗格汉斯细胞以及成纤维细胞组成。结核结节中可出现干酪样坏死。大量上皮样细胞互相聚集融合形成的多核巨细胞称为朗汉斯巨细胞。以增生为主的病变发生在机体抵抗力较强或病变恢复阶段。以干酪样坏死为主的病变多发生在结核分枝杆菌毒力强、感染菌量多、机体超敏反应增强、抵抗力低下的情况。干酪坏死病变镜检为红染、无结构的颗粒状物，含脂质多，肉眼观察呈淡黄色，状似奶酪，故称干酪样坏死。

（二）转归

抗结核化学治疗问世前，结核病的病理转归特点为吸收愈合十分缓慢、常反复恶化和播散。采用化学治疗后，早期渗出性病变可完全吸收、消失或仅留有少量纤维条索。部分增生性病变或较小的干酪样病变在化学治疗后也可吸收缩小、逐渐纤维化，或由纤维组织增生将病变包围，形成散在的小硬结灶。未经化学治疗的干酪样坏死病变常发生液化或形成空洞，含有大量结核分枝杆菌的液化物可经支气管播散到对侧肺或同侧肺其他部位而形成新病灶。经化学治疗后，干酪样病变中的大量结核分枝杆菌可被杀灭，病变逐渐吸收、缩小或形成钙化。

四、结核病的发生与发展

（一）原发感染

首次吸入含结核分枝杆菌的气溶胶后，是否感染取决于结核分枝杆菌的毒力和肺泡内巨噬细胞固有的吞噬杀菌能力。结核分枝杆菌的类脂质等成分能抵抗溶酶体酶类的破坏作用，如果结核分枝杆菌能够存活下来，并在肺泡巨噬细胞内、外生长与繁殖，这部分肺组织即可出现炎性病变，称为原发病灶。原发病灶中的结核分枝杆菌沿肺内引流淋巴管到达肺门淋巴结，可引起淋巴结肿大。原发病灶和肿大的气管支气管淋巴结核称为原发复合征。若原发病灶继续扩大，则可直接或经血流播散到邻近组织器官，引发结核病。

当结核分枝杆菌首次侵入人体开始繁殖时，机体通过细胞免疫对结核分枝杆菌产生特异性免疫，使原发病灶、肺门淋巴结和播散到全身各器官的结核分枝杆菌停止繁殖，原发病灶炎症迅速吸收或仅留下少量钙化灶。肿大的肺门淋巴结逐渐缩小、纤维化或钙化，播散到全身各器官的结核分枝杆菌大部分被消灭，这就是原发感染最常见的良性过程。但仍然有少量结核分枝杆菌没有被消灭，长期处于休眠状态，成为继发性结核病的来源之一。肺结核的发生、发展过程如图 29-1 所示。

（二）结核病免疫和迟发性变态反应

结核病主要的免疫保护机制是细胞免疫，体液免疫对控制结核分枝杆菌感染的作用不明显。人体被结核分枝杆菌感染后，首先由巨噬细胞做出反应。肺泡中的巨噬细胞大量分泌白细胞介素（简称白介素）-1、白介素 -6 和肿瘤坏死因子 -α（TNF-α）等细胞因子，使淋巴细胞和单核细胞聚集到结核分枝杆菌入侵部位，逐渐形成结核肉芽肿，限制结核分枝杆菌扩散并将其杀灭。T 淋巴细胞具有独特作用，其与巨噬细胞相互作用和协调，对完善免疫保护作用非常重要。T 淋巴细胞有识别特异性抗原的受体，CD4[+] T 细胞可促进免疫反应，在淋巴因子作用下分化辅助性 T 细胞亚群 Th1 细胞和 Th2 细胞。细胞免疫保护作用以 Th1 细胞为主，Th1 细胞可促进巨噬细胞的功能和免疫保护功能。白介素 -12 可诱导 Th1 细胞的免疫作用，刺激 T 细胞分化为 Th1 细胞，增加 γ- 干扰素的分泌，激活巨噬细胞抑制或杀灭结核分枝杆菌的能力。结核病的免疫保护机制十分复杂，更明确的机制尚需进一步研究。

1890 年 Koch 观察到，将结核分枝杆菌经皮下注射到未感染的豚鼠，10 ～ 14 天后局部皮肤出现红肿、溃烂，形成深的溃疡，不愈合。最后，豚鼠因结核分枝杆菌播散到全身而死亡。而对3 ～ 6 周前被少量结核分枝杆菌感染和结核菌素皮肤试验阳转的动物，给予同等剂量的结核分枝杆菌皮下注射，2 ～ 3 天后局部出现红肿，形成表浅溃烂，继而较快愈合，无淋巴结肿大，无播散和死亡。这种机体对结核分枝杆菌再感染和初次感染所表现出的不同反应的现象称为 Koch 现象。较快出现局部红肿和表浅溃烂是由结核菌素诱导的迟发性变态反应的表现；结核分枝杆菌无播散，引流淋巴结无肿大以及溃疡较快愈合是机体免疫

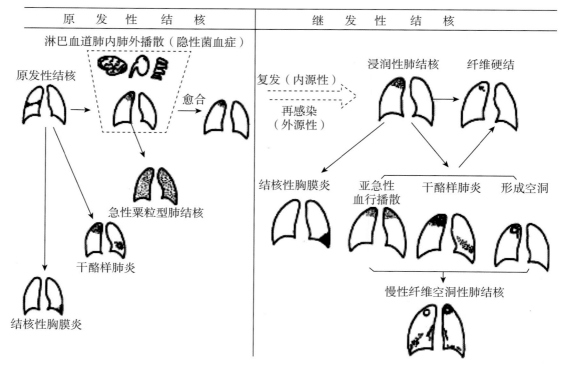

图 29-1　肺结核自然病程示意图

力的反映。机体免疫力与迟发性变态反应之间的关系相当复杂，尚不十分清楚，大致认为两者既有相似的方面，又有各自独立的一面，变态反应不等同于免疫力。

（三）继发性结核

继发性结核与原发性结核有明显的差异。继发性结核患者有明显的临床症状，容易出现空洞和排菌，具有传染性。因此，继发性结核具有重要的临床和流行病学意义，是防治工作的重点。继发性肺结核的发病有两种类型，一种类型是发病慢，临床症状少而轻，多发生在肺尖或锁骨下，痰涂片检查呈阴性，一般预后良好；另一种类型发病较快，几周前肺部检查还正常，但发现时已出现广泛的病变、空洞和播散，痰涂片检查呈阳性。这一类型多发生在青春期女性、营养不良、机体抵抗力弱的群体以及免疫功能受损的患者。

继发性结核的发病，目前认为有两种方式：一种是原发性结核感染时期遗留下来的潜在病灶中的结核分枝杆菌重新活动而发生的结核病，这是内源性复发。据统计，约10%的结核分枝杆菌感染者，在一生的某个时期可发生继发性结核。另一种方式是结核分枝杆菌初次进入机体引起原发

感染后，新结核分枝杆菌进入机体并导致再次出现结核感染的现象，称为外源性再感染。两种不同的发病方式主要取决于当地的结核病流行病学特点与严重程度。

五、结核病的传播

1．传染源　结核病的传染源主要是痰涂片或培养阳性的肺结核患者，尤其是涂阳肺结核患者的传染性最强。

2．传播途径　结核菌主要通过呼吸道传染。活动性肺结核患者咳嗽、打喷嚏或大声说话时，会形成以单个结核菌为核心的飞沫核悬浮于空气中，从而感染新的宿主。此外，患者咳嗽排出的结核菌干燥后附着在尘土上，形成带菌尘埃，亦可侵入人体造成感染。经消化道，泌尿、生殖系统及皮肤的传播极少见。传染性的强弱与患者排出结核分枝杆菌量的多少、空气中含结核分枝杆菌微滴的密度及通风情况、接触的密切程度和时间长短以及个体免疫力的状况有关。通风换气，减小空间结核分枝杆菌微滴的密度是减少肺结核传播的有效措施。当然，减小空间微滴数量和密度最根本的方法是治愈结核病患者。影响机体对

结核分枝杆菌自然抵抗力的因素除遗传因素外，还包括生活贫困、居所拥挤、营养不良等社会因素。婴幼儿细胞免疫系统不完善，老年人、HIV感染者、免疫抑制剂应用者、慢性疾病患者等免疫力低下，他们都是结核病的易感人群。

六、分子流行病学

分子流行病学主要发展于20世纪80年代后期，是传统流行病学与分子生物学相结合的一门学科。由于结核病传播和发病的复杂性，传统流行病学方法不能很好地揭示其规律。直到20世纪90年代早期，随着分子生物学技术的发展，以及人们对结核分枝杆菌基因组认识的深入，结合分子生物学技术和流行病学方法的分子流行病学被逐渐应用于结核病传播和流行规律的研究。我国属于结核病高负担国家，耐药结核病的流行状况不容乐观，而青藏高原地区结核分枝杆菌具有其独特的分子流行病学特征，并且有可能存在独特的基因特征。

了解耐药结核分枝杆菌的基因型分布、耐药突变类型和耐药突变与耐药水平的关系，对于临床诊断和控制耐药结核病有重要意义。同时，阐明宿主基因多态性与结核病易感性的相关性及其机制对于预防和控制结核病以及解释我国结核病疫情工作具有重大意义。近年来，结核病分子流行病学方面的研究取得了一定的进展。

（一）耐药性

所谓细菌的耐药性，是指细菌对药物的敏感性降低甚至无反应。1992年6月，美国疾病预防控制中心（Centers for Disease Control and Prevention，CDC）发表的有关耐药结核病的文章中，正式提出耐多药结核病（multidrug resistant tuberculosis，MDR-TB）。2006年3月24日，美国CDC又提出广泛耐药结核病（extensive drug resistant tuberculosis，XDR-TB）。2013年，WHO发布的《结核病定义和报告框架》（2013年修订版）对耐药的分类为：单耐药（mono-drug resistance）、多耐药（poly-drug resistance）、耐多药（multidrug resistance，MDR）、广泛耐药（extensive drug resistance，XDR）和利福平（rifampin，RFP）耐药（rifampicin resistance，RR）。2016年，WHO发布《WHO耐药结核病治疗指南》（2016更新版），主要提出将利福平耐药结核病（rifampin resistant tuberculosis，RR-TB）和耐多药结核病（multidrug resistant tuberculosis，MDR-TB）治疗方案分为传统RR/MDR-TB个体方案和短程RR/MDR-TB标准化方案，同时对传统RR/MDR-TB个体方案中的抗结核药物进行了重新分组和分类等。

近年来，世界卫生组织（WHO）报告的耐药结核病患者最高死亡率为21%。我国被认为是耐药结核病高负担国家，深入了解耐药结核病患者的死亡率以及死亡危险因素，及时采用科学、合理的防治对策，对结核病的控制工作具有重要的意义。另外，HIV和结核分枝杆菌的双重感染，耐多药结核病（multidrug-resistant tuberculosis，MDR-TB）和广泛耐药结核病（extensively drug-resistant tuberculosis，XDR-TB）的出现也给全球结核病的预防及治疗带来了极大的挑战。

2007—2008年我国结核病耐药性基线调查结果显示：我国结核病耐药率、耐多药率以及广泛耐药率均较高，不规范甚至缺乏督导的抗结核治疗、患者抗结核治疗史尤其是多次治疗史以及治疗依从性差是耐药性产生的主要危险因素。近年来，我国学者针对青藏高原地区结核病耐药研究发现，青海地区结核分枝杆菌对一线抗结核药物（异烟肼、利福平、乙胺丁醇和链霉素）的耐药率明显高于全国平均水平[5]。而西藏地区216株结核分枝杆菌对异烟肼（isoniazid，INH）、利福平、乙胺丁醇（ethambutol，EMB）、链霉素（streptomycin，SM）的药物敏感试验结果显示，耐药率达65.74%，其中单耐药率为11.11%，耐多药和两种以上多耐药者占54.63%；初始耐药率为30.28%，继发耐药率为69.72%[6]。目前对于异烟肼耐药机制的研究报道提示，50%～70%的INH耐药株存在KatG基因突变，MTB耐链霉素菌株大多是由于rrs（编码16S rRNA）和rpsl（编码512蛋白）基因发生突变所致。初步分析拉萨地区MDR-TB临床分离菌株对INH和SM耐药相关基因的突变情况显示，耐药菌株相关耐药基因的常见突变位点是katG315、rpsl43和rpsl48[7]。这些耐药菌株相关耐药基因的常见突变位点的发现，也将有助于建立快速诊断方法，制订防治措施及研制新型治疗药物。

（二）易感性

世界上约有 1/3 人口曾感染过结核分枝杆菌，但是只有少数感染者发展成活动性结核，这表明结核病存在易感人群及易感性。研究发现，基因多态性可影响机体对结核分枝杆菌的免疫力，造成机体对结核病的易感性发生改变，对疾病的发生和发展产生影响。近年来国内外研究得较多的结核病易感基因有人类白细胞抗原（human leukocyte antigen，HLA）和非 HLA 相关基因，如自然抵抗相关巨噬细胞蛋白 1（NRAMP1）、维生素 D_3 受体（vitamin D_3 receptor，VD_3R）等基因[8]。我国学者研究发现，这些易感基因的多态性还可能具有民族差异性，如 *NRAMP1* 基因 D543N 多态性位点在世居藏族结核病患者以及健康人群之间的基因型分布存在显著差异，该位点与世居藏族居民易感结核病有关[9]。青藏高原藏族儿童中，VD_3R FokI 多态性的 ff 基因型具有结核易感性，但与亚洲其他人群相关研究报道不同是，VD_3R 的 *BsmI* 基因多态性与结核易感性无明显相关性[10]。因此，找到这些遗传标志物将有助于筛查西藏地区藏族居民早期易患结核病的高风险人群，并推动高原结核病防治工作的开展。

七、临床表现

（一）症状

1. 呼吸系统症状　多数起病缓慢，咳嗽、咳痰 2 周以上，或伴痰中带血、咯血。发生急性血行播散性肺结核、干酪性肺炎以及结核性胸膜炎时起病急骤，患者多伴有中、高度发热，以及胸痛和不同程度的呼吸困难等。发生支气管结核时，咳嗽较剧烈，持续时间较长。极少部分患者仅在胸部影像学检查时才被发现。

2. 全身症状　患者可出现盗汗、疲乏、间断或持续午后低热，背部酸痛，食欲缺乏，体重减轻，女性患者可伴有月经失调或闭经，儿童还可表现为发育迟缓等。当合并肺外结核时，还可出现肺外器官相应症状。

（二）体征

病变范围较小时，患者可以没有任何体征；渗出性病变范围较大或发生干酪样坏死时，患者可出现肺实变体征。较大空洞性病变听诊时可闻及支气管呼吸音。当有较大范围的纤维条索形成时，气管向患侧移位，患侧胸廓塌陷，叩诊呈浊音，听诊呼吸音减弱并可闻及湿啰音。发生结核性胸膜炎时，有胸腔积液的体征。发生支气管结核时，可有局限性喘鸣音。

少数患者可以有类似风湿热的表现，多见于青少年女性病变常累及四肢大关节。在受累关节附近可见结节性红斑或环形红斑，间歇出现。

当病情严重时，除呼吸系统体征外，患者还可继发贫血、消瘦等体征。

八、诊断

（一）诊断方法

1. 病史、症状与体征

（1）症状与体征情况：明确症状的发展过程对结核病的诊断有参考意义。体征对肺结核的诊断意义有限。

（2）诊断与治疗过程：需要确定患者是新发现病例还是已发现病例。记录首次诊断情况，特别是痰排菌情况、用药品种、用药剂量和时间、坚持规律用药情况等，这对将来确定治疗方案有重要价值。如果是复发病例，则治疗史对判断耐药情况有参考意义。

（3）肺结核接触史：主要是家庭内接触史，需要了解邻居、同事、宿舍室友等有无结核病患者。记录接触患者的情况、排菌情况、治疗方案和用药规律情况、接触时间、接触密切程度等。

2. 影像学检查

（1）胸部 X 线正、侧位检查：是诊断肺结核的常规首选方法。患者表现可有以下特点：①多发生在肺上叶尖后段及肺下叶背段、后基底段；②病变可局限，也可侵犯多个肺段；③X 线检查可呈多形态表现（即同时呈现渗出、增殖、纤维化和干酪样病变），也可伴有钙化；④易合并空洞；⑤可伴有支气管播散灶；⑥可伴胸腔积液、胸膜增厚与粘连；⑦呈球形病灶时（结核球），直径多在 3 cm 以内，周围可有卫星病灶，内侧端可有引流支气管征；⑧病变吸收慢（1 个月以内变化较小）。

（2）胸部 CT 扫描：对以下情况有补充性诊断价值。①发现胸内隐匿部位病变，包括气管、支气管内的病变；②早期发现肺内粟粒状阴影；③诊断有困难的肿块阴影、空洞、孤立结节和浸润阴影的鉴别诊断；④了解肺门、纵隔淋巴结的肿大情况，鉴别纵隔淋巴结结核与肿瘤；⑤检出少量胸腔积液、包裹积液、叶间积液和其他胸膜病变；⑥鉴别囊肿与实体肿块。

3. 肺结核的实验室检查

（1）细菌学检查

1）标本采集和结核分枝杆菌的检测：标本可来源于痰液、超声雾化导痰、下呼吸道采样、支气管冲洗液、支气管肺泡灌洗液（bronchoalveolar lavage fluid，BALF）、肺及支气管活检标本。直接涂片方法简单、快速，但灵敏度不高，目前作为常规检查方法。涂片结果呈阴性不能排除肺结核，连续检查 ≥ 3 次，可提高其检出率。集菌法阳性率高于直接涂片法。

2）齐 - 内（Ziehl-Neelsen）抗酸染色显微镜检查：是复红染色液在苯酚（石炭酸）的协同作用下，对标本加热促进染色剂与被染细胞的结合，将抗酸杆菌染成紫红色，随后使用酸性乙醇脱色，抗酸杆菌能保持紫红色，而其他脱落细胞或标本中的非抗酸杆菌被酸性乙醇脱色，然后经复染剂亚甲蓝复染为蓝色。光学镜下观察，可在蓝色背景下看到紫红色的杆状抗酸菌。

3）荧光染色显微镜检查：分枝杆菌经金胺"O"染液染色后，在含有紫外光源的荧光显微镜下呈现橘黄色，高倍镜（物镜 40 倍，目镜 10 倍）下可见分枝杆菌发出黄绿色荧光，呈杆状或分枝状。

4）痰标本分枝杆菌固体培养基培养检查：分离培养法灵敏度高于涂片镜检法，是结核病诊断的金标准。对于未进行抗结核治疗或停药48 ~ 72 小时的肺结核患者，可获得比较高的分离率。分离培养法采用改良罗氏和 BACTEC 法，BACTEC 法较常规改良罗氏培养法的初代分离率提高 10% 左右，还可鉴别用于非结核分枝杆菌，检测时间也明显缩短。

5）结核菌药物敏感性检测：对肺结核初治失败、经化学治疗 3 ~ 6 个月痰菌仍持续呈阳性、经治疗痰菌减少后又持续增加及复治患者，应进行药物敏感性检测。在原发耐药率较高地区，有条件时对初治肺结核患者也可行药物敏感性检测。WTO 将比例法作为药物敏感性检测的"金标准"。

由于采用 BACTEC-TB980 法以及显微镜观察药物敏感性和噬菌体生物扩增法等新生物技术，使药物敏感性检测的时间明显缩短，准确率提高。

（2）分子生物学检查

1）痰、BALF、胸腔积液结核菌聚合酶链反应（PCR）+ 探针检查：PCR 是选用一对特定的寡核苷酸引物介导的结核菌某特定核酸序列的 DNA 体外扩增技术。该反应可以在短时间内使特定的核酸序列拷贝数增加数百万倍，在此基础上进行探针杂交，可提高检出的灵敏度和特异性。研究结果显示，痰液 PCR+ 探针检测可获得比涂片镜检明显更高的阳性率和略高于培养的阳性率，且省时、快速，已成为结核病病原学诊断的重要检查方法。

2）Xpert MTB/RIF 技术：近年来随着分子生物学诊断技术的发展，Xpert MTB/RIF 技术利用实时荧光定量核酸检测技术检测结核分枝杆菌。标本为痰，2 小时检测完毕，同时还可检测结核分枝杆菌以及利福平是否耐药。

3）蛋白质芯片：蛋白质芯片作为一种新近发展起来的微量分析技术，以其良好的稳定性、高通量和高灵敏度等优点，在疾病诊断领域受到越来越多的青睐。将蛋白质芯片法检测结核患者血清抗体作为临床辅助手段诊断结核病具有一定的价值，但对结核病的疗效监测无实用价值[11]。

（3）病理学诊断：病理改变表现为上皮细胞样肉芽肿性炎，光学显微镜下可见大小不等、数量不同的坏死性和非坏死性肉芽肿。典型的结核病变由融合的上皮样细胞结节组成，中心为干酪样坏死，周边可见郎汉斯巨细胞，外层为淋巴细胞浸润和增生的纤维结缔组织。临床上可通过穿刺物涂片行齐 - 内抗酸染色法染色、镜检查找抗酸阳性杆菌。活检组织病理学检查可见渗出、坏死和增生 3 种基本变化[12]。

（4）免疫学检查

1）结核菌素皮肤试验（tuberculin skin test，TST）：结核菌素试验广泛用于检出结核分枝杆菌感染，而非检出结核病。对儿童、少年和青年结核病的诊断有参考意义。目前 WTO 推荐使用结核菌素纯蛋白衍生物（tuberculin purified protein derivative，PPD）。结核菌素试验平均经 72 h（48 ~ 96 h）检查反应，以局部皮下硬结为准。①阴性（−）：硬结平均直径 < 5 mm 或无反应者为阳性；

②阳性（+）：硬结平均直径 ≥ 5 mm 者为阳性。硬结平均直径 ≥ 5 mm，< 10 mm 为一般阳性；硬结平均直径 ≥ 10 mm，< 15 mm 为中度阳性；硬结平均直径 ≥ 15 mm 或局部出现双圈、水疱、坏死及淋巴管炎者为强阳性[1]。

结核分枝杆菌感染后需 4 ~ 8 周才能建立充分的变态反应，在此之前，结核菌素试验可呈阴性。营养不良、HIV 感染、麻疹、水痘、癌症、严重细菌感染（如粟粒性肺结核和结核性脑膜炎等）者，结核菌素试验结果则为阴性或弱阳性。

2）血清结核抗体检查：感染结核后，人体内的分枝杆菌在繁殖的同时会产生多种代谢物，释放入血后可刺激机体产生特异的抗体，如 IgA、IgE、IgG 和 IgM 等。结核抗体反应是一种体液免疫，主要表现是 B 细胞产生的免疫球蛋白升高，首先是 IgM 增高，随后是 IgG 增高，与疾病活动性呈正比。

3）γ 干扰素释放试验（interferon-gamma release assay，IGRA）：机体感染结核分枝杆菌后，可产生特异效应的 T 淋巴细胞，致敏 T 淋巴细胞经结核分枝杆菌特异性抗原刺激激活后可释放干扰素 γ[13]。该试验被推荐用于潜伏结核感染的诊断[14]。

（5）纤维支气管镜检查：作为可疑和初治肺结核患者的基本检查方式，可用于鉴别是否合并气管 - 支气管结核和淋巴结支气管瘘，这对于诊断、治疗、随访和判断预后具有重要意义。支气管结核表现为黏膜充血、溃疡、糜烂、组织增生、瘢痕形成和支气管狭窄，可以在病灶部位钳取活体组织进行病理学检查和结核分枝杆菌培养。对于肺内结核病灶，可以采集分泌物或冲洗液标本做病原学检查，也可以经支气管行肺活检获取标本检查。

超声引导下经支气管针吸活检（endobronchial ultrasound-guided trans-bronchial needle aspiration，EBUS-TBNA）[15,16] 具有微创、安全、经济、并发症少等优点，对菌阴肺结核伴肺门和（或）纵隔淋巴结肿大的患者诊断符合率高，可用于菌阴肺结核及纵隔内淋巴结结核的辅助诊断。

（二）诊断程序

1. 可疑症状患者的筛选 咳嗽、咳痰持续 2 周以上，伴咯血或血痰，或是午后低热、乏力、盗汗、月经不调或闭经，有肺结核接触史或肺外结核表现。健康体检发现肺部阴影疑似结核者，肺部病灶抗感染治疗无效的门诊患者，住院使用免疫抑制剂和其他高危易感的患者。

行痰抗酸杆菌检查 3 次、痰抗酸杆菌培养、菌种鉴定和胸部 X 线检查。

2. 确诊肺结核[1]

（1）痰涂片阳性肺结核：符合下列 3 项之一，① 2 份痰标本直接涂片抗酸杆菌镜检呈阳性；② 1 份痰标本直接涂片抗酸杆菌镜检呈阳性，如肺部影像学检查符合活动性肺结核的影像学表现；③ 1 份痰标本直接涂片抗酸杆菌镜检呈阳性，加 1 份痰标本结核分枝杆菌培养呈阳性。

（2）仅培阳肺结核：同时符合下列 2 项，① 2 份痰涂片检查呈阴性；②胸部影像学检查符合活动性肺结核的影像学表现，加 1 份痰标本结核分枝杆菌培养呈阳性。

（3）分子生物学检查呈阳性：肺部影像学检查符合活动性肺结核的影像学表现，加结核分枝杆菌核酸检测呈阳性。

（4）肺部病变标本病理学诊断为结核病变者。

（5）气管、支气管结核诊断：符合下列 2 项之一，①气管、支气管镜下改变，支气管黏膜病理学检查呈阳性；②气管、支气管镜下改变，支气管刷检、支气管肺泡灌洗液涂片抗酸杆菌镜检呈阳性或分枝杆菌培养呈阳性。

（6）结核性胸膜炎的诊断：符合下列 2 项之一，①单侧渗出性胸腔积液，ADA > 45 U/L，胸腔积液或胸膜病理学检查呈阳性；②单侧渗出性胸腔积液，ADA > 45 U/L，胸腔积液涂片抗酸杆菌镜检呈阳性；或分枝杆菌培养呈阳性，菌种鉴定为结核分枝杆菌复合群；或结核分枝杆菌核酸测定呈阳性。

3. 临床诊断病例（菌阴肺结核） 菌阴肺结核为 3 次痰涂片及 1 次培养呈阴性的肺结核。其诊断标准为：①具有典型肺结核的临床症状和胸部 X 线表现；②抗结核治疗有效；③临床可排除其他非结核性肺部疾病；④ PPD（5 TU）呈强阳性，血清抗结核抗体呈阳性；⑤痰结核菌 PCR 和探针检测呈阳性；⑥肺外组织病理学检查证实为结核病变；⑦ BALF 检出抗酸分枝杆菌；⑧支气管或肺部组织病理学检查证实为结核病变。具备①~⑥中的 3 项或⑦~⑧条中的任意 1 项即可确诊。

（三）肺结核影像学分型[1]

1. 原发性肺结核　主要表现为肺内原发病灶及胸内淋巴结肿大，或单纯胸内淋巴结肿大。儿童原发性肺结核也可表现为空洞、干酪性肺炎以及支气管淋巴瘘导致的支气管结核。

2. 血行播散性肺结核　表现为两肺均匀分布的大小、密度一致的粟粒状阴影。亚急性或慢性血行播散性肺结核的弥漫病灶，多分布于两肺中、上部，大小不一，密度不等，可有融合。儿童急性血行播散性肺结核有时仅表现为磨玻璃样阴影，婴幼儿粟粒性病灶周围渗出明显，边缘模糊，易融合。

3. 继发性肺结核　胸部影像学表现多样，轻者主要表现为斑片、结节及索条状阴影，也可表现为结核瘤或孤立空洞；重者可表现为大叶性浸润、干酪性肺炎、多发空洞形成和支气管播散等；反复迁延进展者可表现为肺损毁，损毁肺组织体积缩小，其内多发纤维厚壁空洞、继发性支气管扩张，或伴有多发钙化等。邻近肺门和纵隔结构被牵拉、移位，胸廓塌陷，胸膜增厚、粘连，其他肺组织出现代偿性肺气肿和新旧不一的支气管播散病灶。

4. 气管、支气管结核　主要表现为气管或支气管壁不规则增厚、管腔狭窄或阻塞，狭窄的支气管远端肺组织可出现继发性肺不张或实变、支气管扩张及其他部位支气管播散病灶等。

5. 结核性胸膜炎　分为干性胸膜炎和渗出性胸膜炎。干性胸膜炎为胸膜的早期炎症反应，通常无明显的影像学表现；渗出性胸膜炎主要表现为胸腔积液，且胸腔积液可表现为少量或中、大量的游离积液，或存在于胸腔任何部位的局限积液，积液吸收缓慢者常合并胸膜增厚、粘连，也可演变为胸膜结核瘤及脓胸等。

九、鉴别诊断

1. 影像学检查呈浸润表现的肺结核　应与细菌性肺炎、肺真菌病、肺寄生虫病相鉴别。

2. 肺结核球　应与周围型肺癌、炎性假瘤、肺错构瘤、肺隔离症相鉴别。

3. 血行播散性肺结核　应与肺泡细胞癌、肺含铁血黄素沉着症、弥漫性肺间质病相鉴别。

4. 支气管淋巴结结核　应与中央型肺癌、淋巴瘤、结节病相鉴别。

5. 肺结核空洞　应与肺癌性空洞、肺囊肿、囊性支气管扩张相鉴别。

6. 结核性胸膜炎　应与心源性、肝源性、肾源性胸腔积液，胸膜间皮瘤及肺炎旁胸腔积液相鉴别。

十、化学治疗

（一）标准化学治疗方案

1. 初治活动性肺结核（含涂阳肺结核和涂阴肺结核）治疗方案

（1）每日用药方案：①强化期，异烟肼（H）、利福平（R）、吡嗪酰胺（Z）和乙胺丁醇（E），顿服，用药 2 个月；②巩固期，异烟肼、利福平，顿服，用药 4 个月。简写为：2HRZE/4HR。

（2）间歇用药方案：①强化期，异烟肼、利福平、吡嗪酰胺和乙胺丁醇，隔日一次或每周 3 次，用药 2 个月；②巩固期，异烟肼、利福平，隔日一次或每周 3 次，用药 4 个月。简写为：$2H_3R_3Z_3E_3/4H_3R_3$。

2. 复治涂阳肺结核治疗方案　对复治涂阳肺结核患者，强烈推荐进行药物敏感试验，对敏感患者按下列方案治疗，将耐药者纳入耐药方案治疗。

（1）复治涂阳肺结核患者敏感用药方案：①强化期，异烟肼、利福平、吡嗪酰胺、链霉素和乙胺丁醇，每天 1 次，用药 2 个月；②巩固期，异烟肼、利福平和乙胺丁醇，每天 1 次，用药 6 ~ 10 个月。巩固期治疗 4 个月时，若痰菌检测未转阴，则可继续延长治疗 6 ~ 10 个月。简写为：2HRZSE/6 ~ 10HRE。

（2）间歇用药方案：①强化期，异烟肼、利福平、吡嗪酰胺、链霉素和乙胺丁醇，隔日 1 次或每周 3 次，用药 2 个月；②巩固期，异烟肼、利福平和乙胺丁醇，隔日 1 次或每周 3 次，用药 6 个月。简写为：$2H_3R_3Z_3S_3E_3/6 ~ 10H_3R_3E_3$。

常用抗结核药物成人用药剂量和主要不良反应见表 29-1。

（二）耐多药结核病

对利福平耐药结核病（RR-TB）及耐多药结

表29-1　常用抗结核药物成人用药剂量和主要不良反应

药名	缩写	每日剂量（g）	间歇疗法每日剂量（g）	主要不良反应
异烟肼	H，INH	0.3	0.3 ～ 0.6	周围神经炎，偶有肝功能损害
利福平	R，RFP	0.45 ～ 0.6*	0.6 ～ 0.9	肝功能损害、过敏反应
利福喷汀	RFT		0.45 ～ 0.6	肝功能损害、过敏反应
链霉素	S，SM	0.75 ～ 1.0△	0.75 ～ 1.0	听力障碍、眩晕、肾功能损害
吡嗪酰胺	Z，PZA	1.5 ～ 2.0	2 ～ 3	胃肠不适，肝功能损害、高尿酸血症、关节痛
乙胺丁醇	E，EMB	0.75 ～ 1.0**	1.5 ～ 2.0	视神经炎
对氨基水杨酸钠	P，PAS	8 ～ 12***	10 ～ 12	胃肠不适、过敏反应、肝功能损害
乙硫异烟胺	Eto	0.5 ～ 1.0		肝、肾毒性、光敏反应
丙硫异烟胺	Pro	0.5 ～ 1.0	0.5 ～ 1.0	胃肠不适、肝功能损害
阿米卡星	Am	0.4 ～ 0.6		听力障碍、眩晕、肾功能损害
卡那霉素	K，Km	0.75 ～ 1.0	0.75 ～ 1.0	听力障碍、眩晕、肾功能损害
卷曲霉素	Cp，CPM	0.75 ～ 1.0	0.75 ～ 1.0	听力障碍、眩晕、肾功能损害
氧氟沙星	Ofx	0.6 ～ 0.8		肝、肾毒性，光敏反应
左氧氟沙星	Lfx	0.6 ～ 0.75		肝、肾毒性，光敏反应
莫西沙星	Mfx	0.4		
环丝氨酸	Cs	0.5 ～ 1.0		惊厥、焦虑
固定复合剂				
卫非特（R120，H80，Z250）	Rifater	4 ～ 5 片，顿服		同 H、R、Z
卫非宁（R150，H100）	Rifinah	3 片，顿服		同 R、H

注：* 体重 < 50 kg 者用 0.45 g，> 50 kg 者用 0.6 g；S、Z、Th 用量亦按体重调整；△ 老年人每次用 0.75 g；** 前 2 个月用药剂量为 25 mg/kg；*** 每天分 2 次服用（其他药物为每天 1 次）

核病（MDR-TB）患者，推荐在强化期应用包含至少 5 种有效抗结核药物的方案，包括吡嗪酰胺及 4 个核心二线抗结核药物：A 组 1 个，B 组 1 个，C 组至少 2 个。如果以上用药选择仍不能组成有效的方案，则可以加入 1 种 D2 组药物，再从 D3 组选择其他有效药物，从而组成含 5 种有效抗结核药物的方案。若因耐药（有可靠的药物敏感试验结果或充分的证据）或药物不良反应而不能继续使用吡嗪酰胺，则可以从 C 组或 D 组中选择替代药物（首选 D2 组，其次选 D3 组）。D1 组药物的选择必须权衡其加入效益，MDR-TB 方案的药物总数必须权衡其预期获益与危害，以及患者对药物的耐受性。高剂量异烟肼和（或）乙胺丁醇可进一步加强治疗效果。无论是传统方案还是短程 MDR-TB 方案，若无异烟肼耐药依据或异烟肼耐药情况不确定，则治疗方案中都应加入异烟肼。对于之前未接受二线药物治疗的 RR-TB 及 MDR-TB 患者，可以采用 9 ～ 12 个月的短程 MDR-TB 标准化方案替代 20 个月的传统个体化方案。对于既往接受过 1 个月以上二线药物治疗，或对氟喹诺酮类药物和二线注射药物耐药或高度怀疑耐药的患者，不可采用标准化短程方案。

短程标准化方案分为强化期和巩固期。强化期为 4 个月（若无痰抗酸杆菌涂片阴转的证据，则延长至 6 个月），治疗药物包括卡那霉素、莫西沙星、丙硫异烟胺、氯法齐明、高剂量异烟肼、

表29-2　耐药结核病治疗药物

类别	药名		缩写
A．氟喹诺酮类	左氧氟沙星（＞750 mg/d）		Lfx
	莫西沙星		Mfx
	加替沙星		Gfx
B．二代注射药物	阿米卡星		Am
	卷曲霉素		Cm
	卡那霉素		Km
	（链霉素）		（S）
C．其他核心二线药物	乙硫异烟胺、丙硫异烟胺		Eto/Pto
	环丝氨酸/特立其酮		Cs/Trd
	利奈唑胺		Lzd
	氯法齐明		Cfz
D．附加药物	D1	吡嗪酰胺	Z
（不是核心 MDR-TB 治疗药物）		乙胺丁醇	E
		高剂量异烟肼	Hh
	D2	贝达喹啉	Bdq
		迪拉玛尼	Dlm
	D3	对氨基水杨酸	PAS
		亚胺培南-西司他丁	lpm
		美罗培南	Mpm
		阿莫西林克拉维酸钾	Amx-Clv
		（氨硫脲）	（T）

吡嗪酰胺和乙胺丁醇；巩固期为 5 个月，治疗药物包括莫西沙星、氯法齐明、乙胺丁醇和吡嗪酰胺[17]（表29-2）。

十一、其他治疗

（一）糖皮质激素

糖皮质激素治疗结核病的应用主要是利用其抗炎作用，仅用于结核毒性症状严重者。必须确保在有效抗结核药物治疗的情况下使用。使用剂量根据患者病情而定，一般用泼尼松口服每天 20 mg，顿服，连续应用 1～2 周，之后每周递减 5 mg，用药时间为 4～8 周。对结核性脑膜炎、心包炎患者应联合应用地塞米松或泼尼松 6～8 周（逐渐减量）。

（二）内镜介入治疗

支气管镜主要用于气管支气管结核患者，针对不同病变类型、分期，采用热凝切、冷冻、球囊扩张及支架置入。支气管局部注射药物加化疗，

可提高 MDR-TB 的临床疗效。胸腔镜联合尿激酶治疗结核包裹性胸腔积液、胸腔镜联合外科手术应用于治疗难治性结核性胸膜炎具有重要作用[18-20]。

（三）外科手术治疗

目前，肺结核外科手术治疗主要的适应证是经合理化学治疗后无效、多重耐药的厚壁空洞、大块干酪性病灶、结核性脓胸、支气管胸膜瘘和大咯血经保守治疗无效者。

十二、常见并发症与处理

（一）咯血

咯血是肺结核患者的常见症状。出现少量咯血时，应当安慰患者，缓解其紧张情绪，嘱患者以卧床休息为主。发生中、大量咯血时，应予以积极止血，保持气道通畅，注意防止窒息和出血性休克的发生。垂体后叶素是治疗大咯血最有效的止血药，可用 5～10 U 加入 25% 葡萄糖溶液中

40 ml 缓慢静脉注射，持续 10 ～ 15 分钟。对于有垂体后叶素应用禁忌证的患者（高血压、冠心病、心力衰竭患者和妊娠期妇女），可采用酚妥拉明。对于因支气管动脉损伤造成的大咯血，可采用支气管动脉栓塞术介入疗法。

（二）自发性气胸

肺结核为气胸的常见病因。对闭合性气胸，肺压缩 < 20%，临床无明显呼吸困难的患者，可采用保守疗法。对张力性、开放性气胸及闭合性气胸 2 周以上未愈合者，常用肋间插管水封瓶引流。对闭式水封瓶引流持续 1 周以上破口未愈合者、有胸腔积液或脓胸者，可采用间断负压吸引或持续恒定负压吸引，一般采用负压为 –14 ～ –10 cmH$_2$O（1 cmH$_2$O = 0.098 kPa）。

（三）肺部继发感染

诊断合并继发细菌感染时，应全面分析体温、痰的性状和量的变化、局部啰音、末梢血常规、痰细菌培养结果及肺部病理改变，并注意与肺结核急性期体温和末梢血常规偏高相鉴别。细菌感染常以 G$^-$ 杆菌为主且复合感染者多。

肺结核疗程长，由于长期使用抗生素（如链霉素、阿米卡星、利福平等），部分患者由于年老、体弱，且多同时应用免疫抑制剂，容易继发真菌感染。继发感染时，应针对不同的病原体，采用相应抗生素或抗真菌治疗。

十三、肺结核与相关疾病

（一）HIV 感染 /AIDS

结核病是 HIV 感染者 /AIDS 患者最常见的机会感染性疾病，HIV/AIDS 可加速潜伏结核的发展和感染，是增加结核病发病最危险的因素，两者互相产生不利影响，使机体防御功能丧失，病情迅速进展，死亡率极高。HIV 感染者 /AIDS 患者易发生 MDR-TB 和 MDX-TB。对所有 HIV 阳性的结核患者，必须进行抗病毒治疗，无论 CD$_4$ 的水平如何。首先开始抗结核治疗，在 8 周内只要可能，即可开始予以抗病毒治疗；如果 CD4 低于 50 个细胞 /mm^2，则在 2 周内开始予以抗病毒治疗。对药物敏感性结核合并 HIV 并予接受抗病毒治疗的患者，仍推荐治疗 6 个月，而不是 8 个月

或更长时间。

（二）肝炎

异烟肼、利福平和吡嗪酰胺均有潜在的肝毒性作用，用药前和用药过程中应定期监测肝功能。严重肝损害的发生率约为 1%，但约 20% 的患者可出现无症状的轻度转氨酶升高，无需停药，但应注意观察，绝大多数患者转氨酶可恢复正常。如患者出现食欲减退、黄疸和肝大，则应立即停药，直至肝功能恢复正常。在传染性肝炎流行地区，确定肝炎的原因比较困难。如患者肝炎严重，肺结核又必须治疗，则可考虑使用 2SHE/10HE 方案。

（三）糖尿病

糖尿病合并肺结核患者有逐年增多的趋势。这两种疾病可相互影响，肺结核的治疗必须在控制糖尿病的基础上才能奏效。肺结核合并糖尿病的化疗原则与单纯肺结核的治疗原则相同，只是治疗期需要适当延长。

（四）硅沉着病（矽肺）

硅沉着病患者是并发肺结核的高危人群。Ⅲ期硅沉着病合并肺结核的比例可高达 50% 以上。硅沉着病合并肺结核的诊断强调多次查痰，特别是采用培养法。硅沉着病合并结核的治疗与单纯肺结核的治疗相同。

十四、预防

控制传染源、切断传播途径及增强机体免疫力、降低易感性，是控制结核病流行的基本原则。卡介苗接种预防儿童结核性脑膜炎和粟粒型肺结核有较好的作用。全程督导化学治疗对已患病者，能使痰菌尽快转阴，但在其转阴之前，尚需严格消毒、隔离，避免传染。另外，全程督导化疗还可以提高治疗依从性和治愈率，并减少耐药病例的发生。各级医疗预防机构要有专人负责，做到及时、准确、完整地报告肺结核疫情。

潜伏性结核分枝杆菌感染（latent TB infection，LTBI）宿主感染了结核分枝杆菌，细菌持续存在，但无活动性结核病。临床表现为宿主只对结核分枝杆菌抗原刺激产生持续性免疫应答，而没有活

动性结核病的临床证据。全世界约有 20 亿人感染过结核分枝杆菌，我国超过 5 亿人，占全国总人口的 45%。其中 5%～10% 最终可发展为活动性结核病并传播给其他人，如不进行干预，我国结核感染者中累计将会产生 5000 万新发活动性结核患者。高危因素包括：①免疫抑制，HIV 感染呈阳性，且结核菌素皮肤试验呈阳性；AIDS 患者；接受实体器官移植相关的免疫抑制治疗；接受抗 TNF-α 治疗；接受泼尼松 15 mg/d，2～4 周治疗。②恶性肿瘤，血液系统恶性肿瘤，头、颈部癌症、肺癌。③接受过胃切除术。④接受过空肠、回肠旁路术。⑤患硅沉着病。⑥慢性肾衰竭 / 行血液透析治疗。⑦患糖尿病。⑧吸烟，过度饮酒。⑨低体重。⑩年龄小于 5 岁。应当询问高危人群是否有结核症状，如无症状，则行结核菌素试验和 γ 干扰素释放试验，对均呈阳性者，按结核潜伏感染处理。WHO 推荐治疗方案为：6 个月异烟肼；9 个月异烟肼；3 个月异烟肼加利福喷汀；3～4 个月异烟肼加利福平；3～4 个月单用利福平。化学治疗是目前最有效的干预措施，可以预防 LTBI 发展为活动性结核病，其有效率达 60%～90%。

十五、高原地区结核病防控现状

青藏高原幅员辽阔，结核病以牧区、农业区发病率居高，藏族居民患病率显著高于其他民族居民，州县医院医疗技术相对落后，很难对疑难危重症病例与三级甲等医院专科医生进行信息沟通，严重影响疾病的治疗。期待建立结核病规范诊疗远程平台，通过信息共享。病例分析与讨论、影像学识别、鉴别诊断、双向转诊等方式，规范基层医院结核病的诊断、治疗，提高基层医院整体结核病诊疗水平，控制及降低结核病的发病率。

青藏高原地处农牧区，藏族居民多有牛接触史，卫生条件差，常进食生肉、饮生牛乳。动物结核主要由牛型结核分枝杆菌引起，对吡嗪酰胺天然耐药。人类 2016 年估计有 147 000 例新发牛型结核病例，12 500 例死亡病例。对于这种情况，只有改善食品安全和标准，并且在动物中控制牛型结核才能改善。

（崔金霞 央 拉）

参考文献

[1] 中华人民共和国国家卫生和计划生育委员会. 中华人民共和国卫生行业标准. 肺结核诊断. WS 288-2017.

[2] World Health Organization. Global tuberculosis report 2017. Geneva.

[3] 全国第五次结核病流行病学抽样调查技术指导组，全国第五次结核病流行病学抽样调查办公室. 2010 年全国第五次结核病流行病学抽样调查报告 [J]. 中国防痨杂志，2012，34（8）：485-508.

[4] 王朝才，刘燕，晁秀珍. 2006—2015 年青海省肺结核流行特征分析 [J]. 现代预防医学，2017，44（3）：397-400.

[5] 申秀丽. 青海高原结核分枝杆菌耐药特征研究 [D]. 青海大学，2018.

[6] 石荔. 西藏自治区结核分枝杆菌临床分离菌株的基因分型初步研究. 四川大学，2007.

[7] 杨娟，央拉，巴桑琼达. 西藏拉萨地区耐多药结核分枝杆菌耐药基因突变特征 [J]. 西藏医药，2016，37（3）：10-12.

[8] 胡群英，李文华. 西藏地区结核病发病的分子遗传学研究进展 [J]. 中国全科医学，2014，17（36）：4282-4285.

[9] 央拉，次仁卓玛，钟铧. NRAMP1 基因 D543N 多态现象与世居藏族结核病易感性的研究. [J]. 西藏科技，2015，4：46-49.

[10] 张弢，张艳虹，朱国龙. 维生素 D 受体基因多态性与青藏高原藏族儿童结核病的对照研究 [J]. 医学研究杂志，2017，14（19）：2853-2855.

[11] 朱昆鹏，李云. 全国第五次结核病流行病学调查苏州市流调点结果分析 [J]. 职业与健康，2011，27（8）：903-904.

[12] 中华医学会结核病学分会，结核病病理学诊断专家共识编写组. 中国结核病病理学诊断专家共识 [J]. 中华结核和呼吸杂志，2017，40（6）：419-425.

[13] Nishimura T，Hasegawa N，Mori M. Accuracy of an interferon-gamma release assay to detect active pulmonary and extrapulmonary tuberculosis [J]. Int J Tuberc Lung Dis，2008，12（3）：269-274.

[14] 申阿东，孙琳. 结核病免疫学诊断方法 [J]. 实用儿科临床杂志，2011，26（10）：730-732.

[15] 姜洪斌，李爱武，史宏彰. 超声支气管镜引导下的经支气管针吸活检技术诊断菌阴肺结核 [J]. 中华胸心血管外科杂志，2011，27（9）：526-528.

[16] Geake J，Hammerschlag G，Nguyen P. Utility of EBUS-TBNA for diagnosis of mediastinal tuberculous lymphadenitis：a multicentre Australian experience [J]. J Thorac Dis，2015，7（3）：439-448.

[17] World Health Organization. WHO treatment guidelines for

drug-resistant tuberculosis. 2016. Geneva.

[18] 中国防痨协会临床专业委员会. 结核病临床诊治进展年度报告（2012年）（第一部分结核病临床诊断）[J]. 中国防痨杂志，2013，35（6）：405-426.

[19] 中华医学会结核病学分会，《中华结核和呼吸杂志》编辑委员会. 气管支气管结核诊断和治疗指南（试行）中华结核和呼吸杂志 [J]. 2012，35（8）：581-587.

[20] 傅瑜. 内镜在结核病的诊断和治疗上的应用 [C]. 中华医学会第六届全国结核病学术大会论文汇编，2000：78-88.

第三十章

鼠　疫

鼠疫是由鼠疫耶尔森菌引起的一种自然疫源性疾病，历史上曾发生过三次毁灭性的鼠疫大流行，造成上亿人死亡，给人类带来极为严重的危害。目前我国共发现 12 种类型的鼠疫自然疫源地，青藏高原喜马拉雅旱獭鼠疫的自然疫源地包括青海、西藏、甘肃、四川、新疆和云南的部分地区。1997 年和 2001 年分别发现，四川、青海两省除喜马拉雅旱獭鼠疫自然疫源地外，还存在青藏高原青海田鼠鼠疫自然疫源地。青藏高原青海田鼠鼠疫自然疫源地自发现至今，尚未出现青海田鼠鼠疫感染给人类的情况。

一、流行病学

（一）传染源与传播途径

1. 传染源　在青海省鼠疫自然疫源地，鼠疫的传染源主要是感染鼠疫菌的啮齿动物，以及偶尔卷入动物鼠疫流行的其他野生食肉类动物、偶蹄类动物和家养牧犬、猫及牛、羊等牲畜，多为次要的或一时性的传染源。调查发现，青海省境内分布的啮齿动物有 44 种，隶属 2 目 8 科 26 属。自 1954 年首次分离到鼠疫菌以来，青海省共发现染疫动物 20 种，用细菌学方法判定的染疫动物有 16 种，分别是喜马拉雅旱獭、五趾跳鼠、小家鼠、根田鼠、青海田鼠、达乌尔鼠兔、犬、家猫、猞猁、赤狐、沙狐、艾鼬、犬獾、藏系绵羊、藏原羚、西藏山羊；用血清学方法证实的染疫动物有 4 种，包括兔狲、胡兀鹫、荒漠猫和牦牛[1]。鼠疫患者（包括重症鼠疫患者）均可出现菌血症，此时可通过媒介蚤进行传播，这在理论上是成立的。但是，只有肺鼠疫患者才可以通过呼吸道将鼠疫菌排出体外，经空气在人类之间传播成为传染源。

2. 传播途径　青藏高原喜马拉雅旱獭鼠疫自然疫源地内的染疫动物种类多，因此人类接触染疫动物的机会也多，直接接触或剥食旱獭而感染鼠疫是当地发生人间鼠疫的主要传播途径和方式。同时，被旱獭寄生蚤叮咬、通过密切接触牧犬、剥食死亡的藏系绵羊和西藏山羊、剥皮自毙的野生动物（如狐狸等染疫动物），也是青藏高原地区人类感染鼠疫的很重要的途径和方式[2]。

（1）从蚤到人的传播：这种传播方式是虫媒传染病的经典传播方式，蚤类通过吸血传播，感染人或其他啮齿动物。

（2）从宿主动物到人的传播：在喜马拉雅旱獭鼠疫自然疫源地，通过剥皮、食肉的方式，可导致鼠疫菌经皮肤或口腔黏膜感染。

（3）从人到人的传播：肺鼠疫患者咳嗽、咳痰可致大量鼠疫菌播散在空气中，形成气溶胶而造成空气飞沫传播。

另外，在青海鼠疫自然疫源地，通过与牧犬密切接触造成肺鼠疫传播的案例有很多，这主要是由于牧犬在猎捕染病旱獭后可以借助蚤类传播给人，亦可通过气溶胶的方式进行传播。

（二）流行的季节性特点

人间鼠疫的流行季节为每年 5—10 月，高峰期在 7—9 月。人间鼠疫的发生与人们对旱獭的捕猎活动季节密切相关。这一特点与喜马拉雅旱獭出蛰时间和人类接触染疫动物的频次有关，也是青海省人间鼠疫季节分布的显著特点。既往资料显示，青海省人间鼠疫发生最早的是 4 月，最晚是 11 月，但近年来由于冰箱等制冷设备的普及，人间鼠疫在一年中的任何时候都有发生的可能。鉴于旱獭为冬眠动物，人间鼠疫流行呈单峰型[4]。

（三）流行的年际变化

自 1954 年青海省首次被判定为鼠疫自然疫源地以来，青藏高原动物鼠疫就从来没有间断过。多年来，青海省、西藏自治区和甘肃省每年都能从动物脏器分离到鼠疫菌十几株甚至数十株，证实动物鼠疫流行的长期性和持续性，鼠疫流行的年际变化则不是很明显。但既往资料显示，青藏高原动物鼠疫每 5 年有一个小高峰，每 10 年有一个较大的高峰。四川省自 1997 年被证实为鼠疫自然疫源地以来，每年均可从青海田鼠体内分离到鼠疫耶尔森菌。2012 年四川省理塘县发生一起人间鼠疫，并从旱獭体内分离到鼠疫耶尔森菌 1 株，证实四川省也有喜马拉雅旱獭鼠疫自然疫源地存在[5]。

自 1958 年首次用细菌学方法判定人间鼠疫疫情以来，青藏高原鼠疫自然疫源地人间鼠疫呈现明显的下降趋势，青海省在 20 世纪 60 年代有 89 次，70 年代有 20 起，之后随着防治力度的加大，人间鼠疫的发生率逐年下降。进入 21 世纪后，青藏高原人间鼠疫呈现散发，偶尔有暴发流行的态势。青海省 2011—2018 年已经连续 7 年未发生人间鼠疫，甘肃省和西藏自治区 2014 年、2017 年有人间鼠疫的发生，四川省于 2000 年和 2012 年有 2 次人间鼠疫的发生[6]。

（四）地区分布

20 世纪 60—70 年代，青海省人间鼠疫和动物间鼠疫主要分布在海西蒙古族藏族自治州、海北藏族自治州、海南藏族自治州及玉树藏族自治州，80 年代后在玉树、祁连、天峻、乌兰、德令哈、格尔木等地区流行较为严重。进入 21 世纪以来，青海省海西、海南、海北、玉树、果洛、黄南等 20 个县（市）存在动物间鼠疫流行。动物鼠疫主要分布在海西州乌兰县、天峻县、格尔木市、德令哈市、玉树藏族自治州玉树市、囊谦县、曲麻莱县和海北州祁连县。特别是海西州乌兰县，2001—2017 年连续监测到鼠疫菌或鼠疫阳性血清，说明该地区动物鼠疫流行非常猛烈，且流行强度大、范围广、持续时间长，旱獭间疫情常波及牧民家散养的牧犬和狐狸、艾鼬等野生食肉动物。另外，在海南藏族自治州兴海县、共和县、同德县、贵德县也监测到低滴度的旱獭阳性血清，说明这些地区存在动物鼠疫的流行，只是流行强度较低。近几年甘肃省动物鼠疫主要流行在甘肃北部河西走廊的玉门等地区；西藏林芝地区动物鼠疫较为活跃；四川省石渠县、巴塘县、理塘县也存在动物鼠疫的流行。

（五）鼠疫发病与年龄、性别、职业的关系

喜马拉雅旱獭鼠疫自然疫源地人间鼠疫的人群分布具有明显的社会行为特征，患者均为当地农、牧民和外来务工人员，男性多于女性，一般以 20 ~ 39 岁的成年男性居多，占总发病人数的 20.60%，占首发病例的 68.40%。这主要是由于该年龄组人员在野外参加各种生产活动，参与狩猎、剥食染疫动物、放牧等活动，与染疫动物接触的机会增加。鼠疫在各年龄段均有发病，人类对鼠疫普遍易感，年龄最小者仅 15 月龄，最大者为 77 岁[7]。

二、病因及发病机制

鼠疫是由鼠疫耶尔森菌引起的一种自然疫源性疾病。典型的鼠疫菌呈短而粗、两端钝圆、两级浓染的椭圆形小杆状，菌体长 1.0 ~ 2.0 μm，宽 0.5 ~ 0.7 μm，有荚膜，无鞭毛，无芽孢，易被普通苯胺染料着色。鼠疫菌是一种致病性很强的病原微生物。研究证明，鼠疫菌含有两种毒素，"鼠毒素"和"内毒素"。前者是蛋白质，后者是类脂多糖蛋白复合物，它们具有不同的生物化学和免疫学特性。鼠毒素即鼠疫菌外毒素，它对小白鼠有很强的毒性，而对豚鼠、家兔、猴等无毒，所以被命名为鼠毒素。鼠毒素主要作用于周围血管系统及肝，引起血液浓缩及休克，内毒素毒性则较低。

鼠疫菌的侵袭力和致病力都很强，进入宿主机体后，可遭到吞噬细胞（主要是中性粒细胞）的吞噬，但是可在宿主体内产生一些抗吞噬的物质（主要是 F1 抗原和 VW 抗原），从而逃避吞噬细胞的吞噬，或者破坏吞噬细胞。进入吞噬细胞内的鼠疫菌变圆、肿胀、染色变浅，以致不能辨认，并且立即停止繁殖，转入停滞状态，这种状态保护其自身不被溶酶体酶所破坏，同时还能释放 VW 抗原。VW 抗原对吞噬细胞是有毒性的，它能破坏吞噬细胞，从而使病原体从细胞内释放出来。在此过程中，鼠毒素也起到一定的作用，鼠疫菌的毒力越强，它在吞噬细胞中存活及繁殖的能力也越强。从中性粒细胞逸出后，鼠疫菌仍可被其他中性粒细胞所吞噬，此时 VW 抗原产生速度加快，鼠毒素的含量增加，从而加速白细胞的破溃和鼠疫菌的逸出。鼠疫菌也可被单核细胞吞噬，但并不进入停滞状态，因此在单核细胞聚集的肝、脾等脏器中，鼠疫菌繁殖得最快、最多。鼠疫菌在体内存活一定时间后，可积累大量的 F1 抗原，形成包绕菌体的封套，自此进入细胞外高速增殖阶段，而宿主对鼠疫菌的防御体制是细胞免疫与体液免疫的联合作用。由于具有一定毒力和侵袭力的鼠疫菌侵入具有感受性的动物机体时可破坏防御屏障和机体的生理平衡，扰乱新陈代谢，致使鼠疫菌在体内繁殖，从而引发出血性败血症的病理改变，表现出一定的致病作用。

三、临床表现与分型

（一）一般临床表现

鼠疫潜伏期较短，一般为 1 ~ 6 天，多为

2～3天，个别病例可达8～9天。潜伏期长短与感染细菌数量的多少、菌株毒力的强弱、感染途径、病理分型以及被感染者是否接受过免疫接种、个体抵抗力等因素有关。青藏高原鼠疫自然疫源地内鼠疫菌毒力强，人类一旦感染鼠疫，如不能及时接受治疗，则很快会发展为暴发性鼠疫和肺鼠疫等重症病型，数小时或数天内即可死亡。

鼠疫患者的一般临床表现为发病急剧，寒战，体温突然上升至39～40℃，呈稽留热；头痛剧烈，有时出现中枢神经性呕吐、头晕；呼吸急促，很快陷入极度虚弱状态；心动过速、心律失常，心音弱，脉搏为120次/分以上，心电图检查有窦性心动过速，有时兼有ST段下降，出现心脏供血不足，也有部分患者出现不完全性左束支传导阻滞；血压下降，多为80～90/45～50 mmHg（10.7～12.0/6.13～6.67 kPa）。重症患者早期即出现神经系统症状，意识不清、昏睡、狂躁不安、谵妄、步态不稳、面色潮红或苍白，有时甚至面色发青，有重病感或恐惧感，睑结膜及球结膜充血，出现所谓的鼠疫面容。

（二）临床分型及各型鼠疫的特殊症状

由于鼠疫菌的毒力强弱、侵入部位、感染途径以及机体抵抗力不同，鼠疫在临床上表现出多种类型。我国《鼠疫诊断标准》将鼠疫分为腺鼠疫、肺鼠疫、暴发性鼠疫（败血型鼠疫）、皮肤鼠疫、肠鼠疫、眼鼠疫、脑膜炎型鼠疫7个临床型。青藏高原地区除上述7个病型外，还出现过鼠疫蜂窝组织炎的病例[8]。

1. 腺鼠疫　腺鼠疫是临床上最多见的鼠疫病型，患者除具有鼠疫的一般临床表现以外，受侵局部淋巴结肿大为其主要症状。通常在发病同时或1～2天内出现淋巴结肿大，很少超过1周。病变可发生在任何受侵部位的所属淋巴结，一般不发生所属淋巴管炎，但青海省近年发现有3例出现所属淋巴管炎的病例。腺肿部位以鼠蹊、股、腋、颈等淋巴结为多见（青藏高原鼠疫腺肿部位多在腋下）。淋巴结肿大速度快，每天甚至每时都有所不同，小者1 cm×1 cm，大者可达5 cm×7 cm。腺肿表面皮肤变红、发热，与皮下组织粘连，失去移动性。淋巴结呈弥漫性肿胀，外形平坦，边缘不清，比较坚硬。因疼痛剧烈，患者呈被动体位。

2. 肺鼠疫　肺鼠疫是各型鼠疫中最严重的一型，发病急、病程短，重症者易继发感染性休克，故病死率高。肺鼠疫患者可成为人类鼠疫的传染源，危害极大，多见于青藏高原喜马拉雅旱獭鼠疫自然疫源地。

肺鼠疫可分为原发性肺鼠疫和继发性肺鼠疫。原发性肺鼠疫是直接吸入含鼠疫菌的空气飞沫而感染，或在鼠疫实验室从事实验活动时吸入气溶胶而感染。

继发性肺鼠疫患者在发病之前，除有原发腺鼠疫或败血型鼠疫的症状外，还常表现为病情突然加剧，出现咳嗽、胸痛、呼吸困难，痰中带血或咯血等呼吸道症状，痰中含大量鼠疫菌，可成为引起原发性肺鼠疫流行的传染源。

原发性肺鼠疫是鼠疫最严重的临床分型，不仅病死率高，而且在流行病学方面的危害也最大。患者除具有严重鼠疫的一般表现外，还有呼吸道感染的特有症状。此型鼠疫潜伏期短、发病急剧。患者可出现畏寒，高热达40～41℃。脉搏细速，为120～130次/分，呼吸急促，呼吸频率为24～32次/分或以上。由于呼吸困难、缺氧，导致口唇、颜面及四肢皮肤发绀，甚至全身发绀，故鼠疫也有"黑死病"之称。发病初期，患者有干咳，继而痰中带有血丝，之后咳出稀薄的鲜红色泡沫样血痰或鲜红色血痰，有时为黏液血痰。胸部X线检查所见与危重的临床症状不相符，有时肺部尚无明显病理改变而患者已死亡。肺部听诊可闻及散在性干、湿啰音及捻发音。X线检查有片状或斑点状阴影或融合的实变。心脏听诊可闻及收缩期杂音，心音弱、心律失常、心界扩大。若不能及时得到有效治疗，患者多于2～3天甚至数小时内死亡[9]。

3. 暴发性鼠疫　又称败血型鼠疫，也是临床上最严重的病型之一，分为原发性和继发性两种。

原发性暴发性鼠疫是鼠疫菌直接侵入血液并在血液中大量繁殖引起的全身性感染。细菌经血液循环进入各器官组织，然后迅速大量繁殖，形成多发性感染灶并释放大量内毒素，引起全身器官组织发生广泛而严重的病理改变，使患者很快进入重症中毒状态，出现弥散性血管内凝血（disseminated intravascular coagulation，DIC）、多器官功能衰竭（multiple organ failure，MOF）以及急性呼吸窘迫综合征（acute respiratory distress syndrome，ARDS）。继发性暴发性鼠疫多由腺鼠疫或其他型鼠疫发展而来，主要表现为全身症状加重，但较原发病表现稍轻，预后相对较好。

4．皮肤鼠疫 单纯性皮肤鼠疫的一般症状较其他各型鼠疫略轻。在鼠疫菌侵入的皮肤局部出现剧痛的红色丘疹，然后逐渐隆起，形成有血性内容物的水疱，周围有炎症细胞浸润，呈环状隆起，基底坚硬。水疱破溃后形成溃疡，创面呈灰黑色，痂皮脱落过程中有少量浆液血性渗出物，疼痛剧烈，溃疡大小不一，短期不易愈合，有时能从水疱渗出液中分离出鼠疫菌。

5．肠鼠疫 多因食用未煮熟或被污染的鼠疫病死动物（如旱獭、藏羊等）而感染。患者除具有鼠疫的一般表现外，还可出现频繁呕吐和腹泻，一昼夜可达数十次，呕吐物和排泄物中常有血液和黏液混合物，排便时有腹痛，常伴有大网膜淋巴结肿大，从肿胀的淋巴结、呕吐物和排泄物中有时可检出鼠疫菌。

6．眼鼠疫 鼠疫菌直接侵入眼部而致病。患者可有流泪，结膜充血、肿胀，疼痛剧烈，在数小时内可发展成为化脓性结膜炎，分泌大量脓性液，与脓漏眼相似。从患者眼分泌物中可分离出鼠疫菌。

7．脑膜炎型鼠疫 脑膜炎型鼠疫多为继发性，由腺鼠疫，特别是上肢或颈部腺鼠疫，经蛛网膜下腔与淋巴结之间的淋巴通道，不经血行播散而继发脑膜炎。患者除有腺鼠疫的一般表现外，尚有严重的中枢神经系统症状和颅内压增高症状，如剧烈头痛、昏睡、谵妄、妄动、狂躁不安、呕吐频繁；颈强直，Babinski 征和 Kernig 征呈阳性；颅内压增高，脑脊液混浊，可出现以粒细胞为主的细胞增多改变，并可检出鼠疫菌。

四、辅助检查

（一）细菌学检查

鼠疫细菌学检查方法包括显微镜检查、细菌培养、噬菌体裂解试验及动物实验四个步骤。通常简称为四步诊断或四步检查。

1．显微镜检查 步骤包括涂片、染色、镜检观察鼠疫菌特有的形态学特征。此方法比较快速，但被检材料含菌量少时在镜下不易查到，加之某些菌与鼠疫菌形态相似，不易区分，所以该方法

只能作为辅助诊断方法。检验人员应于得到标本材料后 1～2 小时报告镜检结果。由于涉及生物安全，显微镜检查现已停用。

2．细菌培养 这一步骤在鼠疫菌的诊断方面具有决定性的意义。在实际工作中，可根据不同的脏器标本材料及被检标本材料新鲜与否选用不同的培养基进行分离培养（细菌培养的操作必须在生物安全 II 级以上实验室的生物安全柜内进行）。

（1）患者标本材料：如果标本为淋巴穿刺液，则通常用一次性接种针进行点状培养，必要时将注射器针头的针尖部直接在培养基上压印。如已用生理盐水稀释过穿刺液，则必须充分震荡，然后用一次性接种环进行划线培养，或用毛细管滴于培养基表面 1～2 滴，再用一次性接种环进行划线培养。如果标本是痰液，则选用稀释培养法较为适宜。血液的培养可用肉汤增菌法和直接培养法同时进行。脓液以直接划线培养法或用生理盐水稀释后，用一次性接种环进行划线培养。

（2）尸体脏器：尽可能将每种脏器单独培养在一个平板培养基上，培养皿不足时，可将数种脏器培养在一个平板上，但必须标记清楚。骨髓的培养一般以一次性接种环或一次性接种针取骨髓，进行直接划线培养或点状培养。

（3）自毙动物脏器：通常用两种培养基（普通琼脂培养基和敏感培养基），把培养皿分成格，将每一种脏器培养在一个格内，脏器平面直接点种于平皿靠边处，然后用一次性接种环进行划线培养。如果脏器已腐败，则应使用敏感培养基，每种脏器应使用一个培养皿进行培养。

（4）蚤蜱：应先将其分组，然后用生理盐水洗涤后再培养。

鼠疫菌的培养温度为 28～30 ℃，动物标本材料应连续观察 3 天，患者、病死鼠及蚤类标本材料应连续观察 5 天，每天做好观察记录，3～5 天后不生长即可处理。

3．噬菌体裂解试验 鼠疫噬菌体只能裂解个别假结核菌株，因此噬菌体裂解试验是鼠疫细菌学诊断中较为特异的诊断方法。在观察试验结果时，要注意阳性与假阳性的区别。阳性表现是噬菌带中间无鼠疫菌生长，噬菌带边缘在显微镜下可见被侵蚀的斑纹，噬菌体逐渐扩展，扩展后两边有模糊的边缘。假阳性表现是噬菌体流道中间

有与培养菌相同的菌落，流道边缘菌落完整，无侵蚀现象。另外，由于细菌生长，流道逐渐缩小或不明显（该操作必须在生物安全Ⅱ级以上实验室的生物安全柜内进行）。

4. 动物实验　当标本材料含菌量少或已腐败，经培养不易获得阳性结果时，可以敏感动物进行生物体培养，同时可以观察动物的反应及病理变化。实验动物常选用小白鼠和豚鼠。常用的接种方法包括腹腔内接种、皮下接种、经皮接种。腹腔内接种适用于新鲜标本材料未被或极少被杂菌污染或纯培养的菌液。皮下接种适用于标本材料不太腐败时，病程较经皮接种短，病程变化明显者。如果标本材料腐败或被污染程度较重，或为了使动物出现较明显的病理变化，则可采用经皮接种。接种剂量为豚鼠每只接种 0.5 ~ 0.6 ml，小白鼠每只接种 0.2 ~ 0.4 ml。

接种后，对不同途径接种的动物应做好标记，放入饲养笼内。每天饲养观察 1 ~ 2 次，直至动物死亡。或者 7 ~ 9 天观察期满，将动物取出处死剖检。

感染后 3 ~ 4 天死亡的动物，解剖时常可见到急性鼠疫特有的病理变化，即皮下血管充血，肝和脾内有微小的坏死灶，充血、肿大，肺充血。若采用皮下感染，则在注入部位可见出血性浸润，附近淋巴结肿大。动物多死于心脏舒张期，心脏充血，心脏内血液不凝固。

感染后死亡较早的实验动物，解剖时可见迁移性的鼠疫病理变化，注入部位有浸润、脓性坏疽的特征，附近淋巴结有不同时期的化脓。脾显著肿大，充满坏死结节，结节从粟粒大小到针头大小，呈淡黄红色，甚至白色。肝大并有大量各种大小的坏死灶，因疾病持续时间而不同。肺也可有相当大的坏死灶（该动物实验操作必须在生物安全Ⅲ级以上实验室进行）。

（二）血清学检查

鼠疫血清学检查方法中最主要、最常用的是间接血凝试验、反向间接血凝试验、酶联免疫吸附试验和免疫胶体金检测。

1. 间接血凝试验　间接血凝试验（indirect hemagglutination assay，IHA）分为试管法和微量法，是将鼠疫特异性 F1 抗原吸附于经单宁酸处理的绵羊红细胞上，以检测鼠疫特异性抗体的血清学方法。该方法是一种微量、快速、灵敏的血清学方法。通常经 2 ~ 3 小时即可判定结果，不需要特殊试验设备，而且简单、易学，适合推广。试管法国内以 ++ 为血凝试验阳性界限，当初判出现阳性结果时，必须进行复判，以排除非特异性凝集。血清学复判目前使用的是双排复判方法，若血凝抑制列发生凝集的管（孔）数比血凝试验列少 2 管以上，单宁酸血细胞不发生凝集者，则判定为血凝抑制试验阳性，证明该反应为特异性反应，反之则为阴性。

2. 反向间接血凝试验　反向间接血凝试验（reverse indirect hemagglutination test，RIHA）是用鼠疫特异性抗体致敏的绵羊红细胞与相应抗原作用引起的血凝反应。这是一种快速、灵敏的血清学诊断方法，有较高的特异性，用于检查活菌、死菌及可溶性抗原，可在污染和腐败的标本材料中发现鼠疫抗原物质。当每毫升被检标本材料中含有 2.3 万 ~ 10 万个鼠疫菌时，即可查出。当每毫升被检标本材料中含有 10^{-6} μg F1 抗原时，反向间接血凝试验可出现阳性结果。结果判定与间接血凝试验相同（该操作必须在生物安全Ⅱ级以上实验室的生物安全柜内进行）。

3. 酶联免疫吸附试验　酶联免疫吸附试验（enzyme-linked immunosorbent assay，ELISA），是利用抗原抗体反应特异性和标记酶的敏感性而建立起来的一种新的诊断方法，不仅可以检测抗体，还可检测抗原。ELISA 的基本原理是用酶来标记抗体，标记后酶和抗体的活力均得以保持，由抗体与抗原的免疫学反应决定其特异性，用酶作为接触剂，一个酶结合抗体可以使许多个底物发生反应，这种放大作用使其敏感性增加，根据底物的颜色变化可以目测试验结果，也可以通过分光光度计进行精确的定量测定（操作必须在生物安全Ⅱ级以上实验室的生物安全柜内进行）。

4. 免疫胶体金检测　免疫胶体金检测（immune colloidal gold assay）是在酶免疫结合试验基础上建立的固相标记技术，是将胶体金标记、免疫检测等技术结合起来的固相标记免疫检测技术。免疫胶体金检测技术不需要任何仪器、设备，15 分钟内即可完成定性检测，具有简便、快速、准确、无污染和适合野外检测的特点，已在青海省各鼠疫防控机构被广泛应用（免疫胶体金检测鼠疫 FI 抗原样本制备必须在生物安全Ⅱ级以上实验室的生物安全柜内进行）。

（三）分子生物学检测方法

鼠疫的分子生物学检测方法应用得最多的是聚合酶链反应（polymerase chain reaction，PCR），适用于鼠疫菌或 F1 抗原含量少的被检标本材料。PCR 具有极高的灵敏度，样品中极其微量的靶序列在数小时内即可扩增上百万倍，理论上可检出 1 个细菌或 1 个真核细胞单拷贝基因的存在，并且可以在发病早期通过淋巴穿刺液、血液等可检标本材料做出较为准确的判断，对于鼠疫的早期诊断具有良好的实用价值。PCR 作为基因检测技术仅用于确定是否存在鼠疫菌的特异基因或序列，不能用于获得鼠疫菌株。因此，该方法不能代替经典的鼠疫菌分离方法（模板制备必须在生物安全 Ⅱ 级以上实验室的生物安全柜内进行）。

五、诊断与鉴别诊断

（一）诊断原则和标准

根据原国家卫生部《鼠疫诊断标准（WS 279-2008）》中规定的诊断依据和诊断原则进行诊断。

（二）诊断依据

1．临床表现

（1）突然发病，高热，白细胞计数显著增高，在未用抗菌药物或仅使用青霉素类抗菌药物的情况下，病情迅速恶化，在 48 小时内进入休克或更严重的状态。

（2）急性淋巴结炎，淋巴结肿胀，剧烈疼痛并出现强迫体位。

（3）出现重度毒血症、休克综合征而无明显淋巴结肿胀。

（4）咳嗽、胸痛、咳痰带血或咯血。

（5）重症结膜炎，并有严重上、下眼睑水肿。

（6）血性腹泻，并有重症腹痛、高热及休克综合征。

（7）皮肤出现剧痛性红色丘疹，其后逐渐隆起，形成血性水疱，周边呈灰黑色，基底坚硬。水疱破溃后创面也呈灰黑色。

（8）剧烈头痛、昏睡、颈强直、谵妄、颅内压增高、脑脊液混浊。

2．患者接触史

（1）患者发病前 10 天内到过动物鼠疫流行区。

（2）患者发病前 10 天内接触过来自鼠疫疫区的疫源动物、动物制品，进入过鼠疫实验室或接触过鼠疫实验用品。

（3）患者发病前 10 天内接触过具有临床表现第（1）项及第（4）项特征的患者，并发生具有类似临床表现的疾病。

3．实验室检查

（1）患者淋巴结穿刺液、血液、痰液、咽部或眼部分泌物，或尸体脏器、管状骨骺端骨髓标本中分离出鼠疫菌。

（2）上述标本中针对鼠疫菌 *caf1* 及 *pla* 基因的 PCR 呈阳性，同时各项对照诊断成立。

（3）上述标本中使用免疫胶体金检测、酶联免疫吸附试验或反向血凝试验中的任意一种方法，均检出鼠疫菌 F1 抗原。

（4）患者急性期与恢复期血清酶联免疫吸附试验或间接血凝试验结果显示，针对鼠疫 F1 抗原的抗体滴度呈 4 倍以上增长。

（三）诊断原则

1．具有临床表现或接触史（1），同时出现临床表现（2）～（8）中任意一项者为急热待查。

2．发现急热待查患者具有接触史（2）或（3），或获得实验室检查结果（3），应作出疑似鼠疫诊断。

3．对急热待查或疑似鼠疫患者，获得实验室检查结果（1），或实验室检查结果（2）及（3），或实验室检查结果（4），即可确诊为鼠疫。

（四）诊断分型

1．根据临床表现（2）诊断的鼠疫病例，为腺鼠疫。

2．根据临床表现（3）诊断的鼠疫病例，为暴发性鼠疫。

3．根据临床表现（4）诊断的鼠疫病例，为肺鼠疫。

4．根据临床表现（5）诊断的鼠疫病例，为眼鼠疫。

5．根据临床表现（6）诊断的鼠疫病例，为肠鼠疫。

6. 根据临床表现（7）诊断的鼠疫病例，为皮肤鼠疫。

7. 根据临床表现（8）诊断的鼠疫病例，为脑膜炎型鼠疫。

（五）排除诊断

1. 在疾病过程中，确诊为其他疾病，可以解释所有的临床表现，且针对鼠疫进行的所有实验室检查结果均为阴性。

2. 在疾病过程中，未确诊为鼠疫，发病30天后针对鼠疫F1抗原的抗体检测结果仍为阴性，或达不到滴度升高4倍以上的标准。

（六）鉴别诊断

在鼠疫流行时，对具有典型临床症状者诊断并不困难。但对首例患者，尤其是对非典型患者往往容易误诊，如有时将链球菌引起的腹股沟淋巴结炎、髂窝脓肿、兔热病诊断为腺鼠疫；有时将肺鼠疫误诊为肺型炭疽、大叶性肺炎和肺结核等。因此，医疗卫生人员应熟悉鼠疫相关临床知识，结合流行病学、细菌学和血清学检查结果综合判断，尽早作出确切诊断。

1. 腺鼠疫的鉴别诊断

（1）急性淋巴结炎：患者有明显的外伤史或原发感染灶，如脓疮、湿疹等。全身症状较轻，可见淋巴管炎从原发皮肤损害部位侵及局部肿大的淋巴结。腺肿疼痛轻微，有活动性，与周围组织粘连较轻或不粘连。局部穿刺标本材料可检出化脓性细菌。

（2）兔热病：由土拉菌感染引起，患者主要是由于与患此病的啮齿动物直接接触或食用被污染的水和食物，或吸入被污染的灰尘而感染。患者发病突然，临床主要特点为高热、剧烈头痛、淋巴结肿大，但全身症状轻，意识清楚，腺肿轮廓明显，大部分无淋巴结周围炎，局部皮肤出现丘疹，然后变成溃疡。腺肿疼痛轻微，常累及腋窝、前臂、锁骨上淋巴结。淋巴穿刺可查到土拉菌。

（3）钩端螺旋体病：本病多发生在夏、秋季，淋巴结肿大部位主要为腹股沟淋巴结，其次为腋窝淋巴结，有时可见全身淋巴结肿大。腺肿多伴有轻微压痛。

（4）传染性单核细胞增多症：主要表现是颈后、腋下和腹股沟等部位淋巴结和全身淋巴结呈中度肿大，多不粘连，无压痛，不化脓。本病由病毒感染引起，大部分患者可并发扁桃体炎。嗜异性凝集试验多呈阳性。

（5）梅毒：梅毒性淋巴结炎主要见于梅毒初期与二期，患者腹股沟可出现无痛性淋巴结肿大。肿大的淋巴结具有一定的硬度，一般与周围组织无粘连，表面皮肤不破溃。

（6）性病性淋巴肉芽肿：最常侵犯腹股沟及盆腔淋巴结。外生殖器常见溃疡性下疳，女性患者外生殖器与直肠周围淋巴结易受累，弗莱试验（Frei's test）对本病有诊断价值。

2. 肺鼠疫的鉴别诊断

（1）大叶性肺炎：突然起病，多以寒战为首发表现，继而出现高热，呈稽留热，患者有口唇疱疹、发绀、胸痛、频繁咳嗽，起初为干咳或咳白色泡沫痰，2～3天后出现铁锈色痰，然后变为脓痰。3～4天后病变波及整个肺叶，出现肺实变，肺浊音界与受累肺叶一致。X线检查可见实变区出现阴影，常从肺门向外扩散至全部肺叶。痰液检查可查到肺炎双球菌。

（2）肺炭疽：多与从事畜牧、皮毛、毛纺等职业有关。患者由于吸入混有炭疽杆菌的飞沫或尘埃而感染，发病急剧，可出现寒战、高热、咳嗽、胸痛、气促、发绀，咳铁锈色痰，一般神志清楚。重症者可出现发绀、血压下降、脉搏细速，甚至休克。血常规白细胞计数增多，痰液检查可发现革兰氏阳性炭疽杆菌。

（3）高原肺水肿：此病发生在初次进入高原或由平原重返高原后24～48小时内，所处海拔在3500 m以上，以海拔为4000～4500 m处发病率最高。患者常有剧烈头痛、头晕、呼吸困难、气喘、胸闷、胸痛、咳嗽、咳泡沫样血痰、心率加快、恶心、呕吐等，个别病情严重者可从口鼻涌出大量血性泡沫痰，神志不清，早期体温无明显升高，口唇及指甲发绀，双肺呼吸音减低，布满湿啰音。X线检查显示双肺野有密度较低、边缘不清的云絮状阴影。一般认为急性高原肺水肿的发生有2个基本条件和3个诱因。2个基本条件即海拔高度和高原适应不全；3个诱因即寒冷、劳累和呼吸道感染。可通过病原学、血清学检查进行鉴别诊断。

（4）中毒性肺炎：患者早期表现为意识不清、

谵妄、抽搐、昏迷等脑膜刺激症状。部分患者早期可出现明显消化道症状。肺炎体征尚未出现前易误诊，应通过痰液检查及时明确诊断。

（5）马鼻疽肺部病变：患者起病急，可出现寒战、高热、头痛、咳嗽、咳血痰，肺部X线检查有斑片状阴影，痰液检查可检出马鼻疽杆菌。患者有直接或间接病马接触史。

（6）肺土拉菌病：患者有时可出现痰中带血，肺部体征不明显，无口唇疱疹和白细胞计数增多。应通过血培养或病灶内容物动物接种进行确诊。

（7）钩端螺旋体病：患者起病急，可出现畏寒、高热、头痛、全身肌痛，2～3天后开始咳嗽，痰中带血，轻度发绀。部分患者可有大咯血，严重呼吸困难，症状虽然较重，但胸部体征较少。患者常并发心肌炎。X线检查示双侧肺野有斑片状模糊阴影，是出血性炎症实变的表现。通过病原学、血清学检查可确诊。

（8）Q热：肺炎在发病3～4天后出现，患者可有咳嗽、无痰，或咳少量黏液痰。X线检查示均匀模糊阴影，多见于左肺下叶，通过补体结合试验分离病原体可确诊。

（9）血行播散性肺结核：多见于幼儿，成人往往是某部位有结核灶。患者有高热、寒战、红细胞沉降率加快、盗汗、虚弱，家庭或个人有结核病史。X线检查可见双肺典型的散在点片状阴影。

3．暴发性鼠疫的鉴别诊断

（1）化脓性败血症：本病起病急剧，患者早期常出现中毒症状，高热（弛张热）、多汗，皮肤黏膜常有出血疹，或呕血、便血、血尿。患者多有原发感染灶，血培养可检出金黄色葡萄球菌、溶血性链球菌、脑膜炎双球菌等。有时可发现原发的化脓病灶。

（2）斑疹伤寒：发病突然，患者可出现畏寒、发热、剧烈头痛，体温很快上升到40℃左右，并出现神经系统症状。肌肉酸痛、腓肠肌痛和冬、春季多发是本病的特点。在临床诊断方面，患者疾病初期血液中可分离出立克次体。外斐反应中，患者血清对OX19、OX2变形菌均可发生凝集现象。

（3）伤寒：一般发病缓慢，体温呈阶梯式逐渐上升，虽然体温可升高到39℃以上，但脉搏相对缓慢，白细胞计数一般不增高，有时反而减低。

血清学检查肥达试验呈阳性，血培养可发现伤寒杆菌。

（4）布鲁菌病：急性期患者可有发热、发冷，但神志清楚，具有四肢关节疼痛、坐骨神经痛以及多汗、乏力等特有表现，而且热型多呈波状热，布鲁菌凝集反应及变态反应呈阳性。

（5）疟疾：患者多有规律性发冷、发热，有出汗后体温降低的特点，并且有病情反复发作的过程，发热期在患者血液中可查到疟原虫。

4．皮肤鼠疫的鉴别诊断　主要与皮肤炭疽相鉴别。患者有与病畜或被炭疽杆菌污染的皮毛接触史。病灶多为皮肤外露部位，可有浆液性水疱，中心呈黑紫色。病灶周围严重水肿，伴有淋巴管炎，有极度痒感，但疼痛不显著。全身症状轻微，病灶发展到极期，可见中心部坏死，形成炭黑色痂皮。病变部位皮肤可查出炭疽杆菌。

六、治疗

鼠疫患者如果不能得到及时治疗，则很容易死亡，尤其是肺鼠疫和鼠疫败血症患者，其死亡率几乎为100%。若抢救及时，方法得当，则绝大多数患者能够治愈，并且不留后遗症。因此，对鼠疫患者进行早期诊断、及时治疗具有极其重要的意义。

（一）处置原则、对症治疗和特效治疗

1．处置原则

（1）隔离：对鼠疫患者应严格隔离，在条件允许时，应设立临时隔离医院，严格控制患者与外界接触。在条件较差的情况下，也应因地制宜就地临时隔离。隔离时应根据病型和病情分别隔离，以达到及时控制和消灭疫情，防止扩大蔓延。

（2）加强护理：应随时监测鼠疫患者的病情变化，按要求及时准确测量并记录患者的体温、血压、呼吸及脉搏变化情况，掌握患者的液体出入情况。随时采取措施防止并发症及压疮的发生，对意识模糊或神志不清的患者及神经系统症状严重的患者须严防意外的发生。

（3）加强营养：对鼠疫患者应及时给予含有丰富营养和易消化、吸收的食物，尤其对急性高热期和急危患者，更应注意给予营养丰富的流质或半流质饮食，提高患者对疾病的抵抗力。在加

强营养的同时，还应补充足够的水分，防止肾功能受损。

2. 对症治疗

（1）镇静：由于鼠疫菌对自主神经和中枢神经系统有严重损害作用，因此患者早期会出现失眠、烦躁不安等神经系统症状。对出现此类表现的患者，必要时应给予适量的镇静催眠药。

（2）解热、镇痛：若患者无心力衰竭，则高热时可采用乙醇擦浴等物理降温方法。如患者疼痛剧烈难忍，则可给予适量的解热镇痛药。

（3）保护心脏功能：部分鼠疫患者的心脏功能在发病初期即进入衰竭状态，在治疗过程中，由于大剂量抗菌药物的使用，机体内鼠疫菌被杀灭后可释放出大量内毒素，使患者的心血管系统受到严重损害，导致末梢循环障碍，甚至心力衰竭，必须时刻注意患者心脏功能的变化。当患者出现心力衰竭征象时，可根据其心脏功能受损程度酌情给予强心药，补充维生素 C 和 25%～50% 葡萄糖溶液等。

（4）注意饮食和补充液体：加强营养，提高抗病能力，急性期应给予流质或半流质饮食。对鼠疫患者进行补液可以补充营养、水分，调节体内电解质平衡，尤其重要的是可以帮助机体稀释并排出鼠疫菌毒素。常用 5%～10% 葡萄糖溶液、0.9% 生理盐水或林格液静脉滴注，每天用量为 1000～1500 ml。

（5）呼吸困难：患者出现缺氧表现时应给予吸氧。

3. 特效治疗 各型鼠疫的特效治疗一般以链霉素为首选，其次是广谱抗生素。磺胺类药物可作为辅助治疗。

（1）链霉素

1）腺鼠疫：成人第 1 天用量为 2～3 g，首次肌内注射 1 g，之后为 0.5～0.75 g/4～6 h 肌内注射，直到体温下降。一般在退热后继续给药 3 天，剂量为 1～2 g/d，每天 2～4 次。腺体局部按外科常规进行对症治疗。

2）肺鼠疫和鼠疫败血症：一般要求成人第 1 天用量为 5～7 g，首次为 2 g，之后为 1 g/4～6 h 肌内注射，直到体温下降。在患者体温接近正常，全身症状显著好转后，应持续用药 3～5 天，剂量为 2 g/d。应特别注意：在治疗肺鼠疫患者时，由于大量注射链霉素易导致中毒性休克，因此建议在治疗过程中根据患者状况，结合输液、补充能量合剂等抗休克疗法，制订最佳的治疗方案。

3）其他型鼠疫：可参考腺鼠疫的治疗方法。

4）皮肤鼠疫：按一般外科疗法处置皮肤溃疡，必要时局部滴注链霉素或外敷磺胺软膏。

5）眼鼠疫：可用金霉素、四环素、氯霉素眼液滴眼，每天数次，滴眼后用生理盐水冲洗。

6）有脑膜炎症状的急危患者：在全身特效治疗的同时，可向脑脊髓腔内注射链霉素，每次 0.1～0.2 g，每天 1 次。但必须注意用药时间不能过长，待症状减轻后须立即停止。鞘内注射一定要慎重，用药时须严密观察肾功能，防止出现后遗症。

（2）广谱抗菌药：链霉素的毒性反应（耳毒性和肾毒性）比较重，特别是对重症鼠疫患者大剂量持续使用时易产生不良反应，给鼠疫的治疗带来一定困难。可将环丙沙星或头孢曲松与链霉素联合用于治疗重症鼠疫患者，以减少链霉素的用药剂量和不良反应。

1）环丙沙星：每次 0.2 g，每天 3 次，静脉滴注。可与链霉素联合使用，链霉素在首次使用后可根据病情和病型逐渐减量。

2）头孢曲松和氧氟沙星：2004 年青海省在囊谦县尕羊乡肺鼠疫患者的治疗中采用链霉素和氧氟沙星联合用药，治愈了 1 例原发性肺鼠疫患者，链霉素剂量为 1g/4 h，肌内注射，氧氟沙星每次 0.2 g，每天 2 次，静脉滴注。于治疗的第 14 天将氧氟沙星和链霉素逐渐减量，至第 20 天患者胸痛、咳嗽、痰中带血及肺部啰音完全消失。停止治疗后，经过 9 天的医学观察，患者痊愈出院。另外，对 2 例原发性肺鼠疫并发感染性休克患者，采用链霉素和头孢曲松钠联合用药控制感染（链霉素 0.75 g/6 h，肌内注射，头孢曲松钠每次 2.0 g，每天 1 次，静脉滴注），同时予以抗休克治疗，连用 10 天，患者体温逐渐恢复正常，全身症状好转，胸痛、咳嗽减轻，咳鲜红色血痰逐渐转为痰中带血，双肺干、湿啰音及痰鸣音消失，胸膜摩擦音消失；11 天后停用头孢曲松钠，将链霉素逐渐减量；至第 20 天，患者一般情况良好，胸痛、咳嗽、痰中带血及肺部啰音完全消失，症状消失；停止治疗后，经过 9 天的医学观察，患者痊愈出院。

3）磺胺类药物：主要用于辅助治疗，可用磺胺嘧啶或增效磺胺。磺胺嘧啶，成人第 1 天总量为 7 ～ 14 g，首次使用剂量为 2 ～ 4 g，然后为 1 ～ 2 g/4 h；第 2 ～ 3 天剂量为 1 ～ 2 g/4 h；第 4 天以后，如患者病情好转，则可改为 1 g/4 ～ 6 h。服药的同时加服等量碳酸氢钠，直到体温恢复正常。之后每天 4 次，两种药各 0.75 g，连服 5 ～ 7 天。

4. 中毒性休克的治疗　对临床确诊为鼠疫并出现面色苍白、四肢湿冷、脉搏细速、血压下降、神志不清、昏迷等症状的患者，必须立即采取抗休克治疗，并做必要的检查，以便进一步了解体液和电解质失衡的情况，还应采取积极措施改善患者的休克状态。对某些亟待纠正且可能在短期内纠正的全身性失衡，应争取积极处理，使患者得到部分或基本改善。

感染性休克的抢救治疗是综合性的，除积极控制感染外，还应针对休克的病理生理过程给予补充血容量、纠正酸中毒、调整血管舒缩功能（应用血管活性药）、消除红细胞聚集、防止微循环淤滞以及维护重要脏器功能等治疗。治疗目的在于恢复全身各脏器组织的血流灌注和正常代谢，在治疗过程中必须严密观察患者情况，随时掌握病情变化，充分估计病情发展，预测可能发生的情况，及时加以防治。

（1）控制感染：在抢救休克的同时应用特效药物是治疗休克的一个重要部分。鼠疫患者是否得到及时、合理的治疗对预后起到决定性作用。

1）抗生素的应用：抗生素（链霉素）一定要用得早、用得足，以迅速杀灭鼠疫菌，有效控制感染。在使用抗生素的过程中，应注意防治严重的过敏反应、不良反应。当患者出现肾功能减退时，经肾排出抗生素的半衰期延长，使血中浓度增高。感染性休克患者常伴有轻重程度不同的肾功能损害，故在应用抗生素时必须注意肾功能状况，否则可加重肾负担，引起肾衰竭。对肾功能有损害者亦可用减少每天或每次用量的方法，对肾功能轻度损害者给予原剂量的 1/2，中度损害者给予原剂量的 1/5 ～ 1/2，对重度损害者给予原剂量的 1/10 ～ 1/5。

2）改善机体状况、增强机体抵抗力，供给充足的热量（特别是葡萄糖及维生素等），必要时输注少量新鲜血液，调动机体内因，增强机体抵抗力。

（2）扩充血容量：患者发生感染性休克时均有血容量不足，因而提出扩充血容量治疗的概念。扩充血容量所用的液体应包括晶体液、胶体液及水分。晶体液中以乳酸林格液较好，其所含的各种离子浓度较生理盐水更接近血浆水平。单用晶体液扩充血容量时用量较大。低分子右旋糖酐除可增加血容量外，对改善微循环也有一定效果。晶体液、胶体液可等量补充。

扩充血容量与使用血管扩张药两者是相辅相成的，扩充血容量时给予血管扩张药可提高输液的安全性，有助于防止肺水肿及心力衰竭的出现；使用血管扩张药时也必须扩充血容量，以避免血压进一步下降。

扩充血容量时，开始可用低分子右旋糖酐 500 ml 快速静脉滴注。之后用 5% ～ 10% 葡萄糖溶液和 0.9% 生理盐水等维持，总量为 2000 ～ 3000 ml/24 h。输液 20 小时后，若患者出现心悸、恶心、嗜睡症状，只要在输液 20 小时内有 400 ～ 500 ml 尿量，就可补钾，一般在输入的液体中加入 10% 氯化钾 10 ～ 20 ml，6 ～ 8 小时后再加 1 次。

（3）纠正酸中毒：应注意纠正和调节酸碱平衡，纠正酸中毒为抗休克的重要措施。治疗酸中毒最根本的措施在于改善微循环灌注。休克早期患者可有呼吸性碱中毒，继之出现代谢性酸中毒，如单纯以二氧化碳结合率作为代谢指标，则可将呼吸性碱中毒误诊为代谢性酸中毒而给予碳酸氢钠，以致病情恶化。因此，如无血气分析条件时，患者呼吸 > 28 次 / 分或尿液 pH > 6，则提示为碱中毒。休克后期患者常出现呼吸性碱中毒合并代谢性酸中毒，一般先给予 5% $NaHCO_3$ 200 ml 静脉滴注，然后再根据血 pH、标准碳酸盐、缓冲碱、碱剩余等估计用量。同时，还应去除呼吸性酸中毒的原因，如保持气道通畅及加强通气。休克时肝灌流减少，乳酸钠转为碳酸氢钠的速度减慢，而且休克时乳酸根已蓄积，输入乳酸钠可加重乳酸血症和乳酸酸中毒。碳酸氢钠离解度大，能迅速中和酸而使 pH 很快上升。

（4）血管活性药的应用：感染性休克患者具有动静脉短路，故不应根据假性心排血量增加和外周总阻力降低而应用血管收缩药。若应用此类药物增加外周血管收缩以达到升高血压的目的，则会加重缺氧，并不能提高存活率。采用大剂量皮质激素治疗，如甲泼尼龙 30 mg/kg，并予以足量补液及控制感染后，因组织血液灌流改善和血压升高、四肢转暖、皮肤颜色潮红、尿量增加，可使疗效大幅度提高。恢复正常氧耗量后，患者动脉血氧张力增加，静脉血氧张力降低。

发生感染性休克时，患者往往伴有严重的水和电解质平衡失调，应予以优先纠正。感染性休克早期，外周血管收缩，心血管系统常处于高动力状态，临床表现为低血压，但心排血量却高于正常或不低于正常，此时使用血管扩张药则往往容易导致心排血量锐减，不易取得良好的疗效。感染性休克晚期患者通常合并心力衰竭，心排血量明显降低，心脏负荷相对增加，此时应用血管扩张药可使外周血管总阻力降低而减轻心脏负荷，临床疗效较好。在血容量不足时，使用血管扩张药是危险的，此类药物不应该用于低血容量性休克患者的治疗。

（5）心脏功能障碍的处理：鼠疫患者急性期心脏工作量和能量消耗明显增加，由于心脏负担加重，加之内毒素引起的心肌抑制，容易发生心力衰竭，有时在患者变动体位的轻微负担下也会引起剧烈的心力衰竭而导致死亡，因此，必须密切关注患者的心功能情况，根据病情及时给予洋地黄或毒毛花苷 K 等正性肌力药治疗。感染性休克早期使用地高辛对心脏有保护作用，可防止心肌细胞线粒体受损，预防心力衰竭；如晚期患者已发生心力衰竭，使用此药也可扭转病情。对出现心力衰竭的患者，应予以如下处理：

1）大量吸入氧气，最好加压给氧或使用氧气面罩。

2）应用氨茶碱。

3）选用强心药：重症休克和休克后期患者常并发心功能不全，老年人和幼儿尤其易发生，可预防性应用毒毛花苷 K 或毛花苷 C。患者出现心功能不全征象时，应当严格控制静脉输液量和滴速。除给予快速强心药外，还可给予解痉药抗心力衰竭，适当扩充血容量和使用正性肌力药。

4）使用利尿药：休克患者出现少尿、无尿、氮质血症等表现时，应当注意鉴别其是由肾前性还是急性肾功能不全所致。在有效心输出量和血压恢复之后，如患者仍持续少尿，则可行液体负荷与利尿试验，即快速静脉滴注甘露醇 100～300 ml，或静脉注射呋塞米 40 mg，如患者排尿量无明显增加，而心脏功能良好，则可重复一次，若患者仍无尿，则提示可能已发生急性肾功能不全，应当予以相应处理。

5）应用氢化可的松：可增加心排血量、肾血流量和脉压。

6）对休克并发心力衰竭者禁用吗啡。

（6）呼吸功能障碍的处理：休克患者供氧不足，出现呼吸功能障得时，循环功能亦不易维持。处理方法是对肺部炎症、水肿及肺血管痉挛采取相应对症治疗。

1）患者出现低氧血症时，应迅速给氧，有时需行气管内插管或气管造口术。必要时需使用呼吸器，加入含足够氧的混合气体，以提高氧分压（PaO_2），并使呼气终末压维持在 0.4～0.8 kPa，保持肺高度充气，可减少肺动静脉短路。

2）对神志不清及无力咳痰的患者，可将细吸引管直接送入气管内吸痰，这样不仅较易将痰液吸出，而且可刺激下呼吸道引起咳嗽反射，促进患者自主咳痰。对痰量过多且不能自行咳出者，有时需行气管内插管（清醒患者插管），必要时需及早行气管造口术。

3）改善肺弥散功能：应用阿托品、氢化可的松、渗透性利尿药。

4）适当应用镇静药：以减少氧耗量。

5）呼吸浅表时，可应用适当的呼吸兴奋剂。

6）适当应用有效的抗生素。

7）避免使用对呼吸抑制作用明显的药物，如吗啡等。

8）在上述输液瓶内第 1 次加入 0.5～1 g 维生素 C（瓶内液体量应在 400 ml 以上），以后每 6 小时加入 0.5 g，维持 24 小时，必要时可给予维生素 B_1、B_6，剂量为 100 mg。

9）补充能量制剂：三磷酸腺苷 20～40 mg，每天 2 次，肌内注射。

10）氢化可的松：可增加心排血量、肾血流量和脉压。第 1 天用量为 50 mg/24 h，48 小时后再注射 25 mg，肌内注射或静脉滴注。

（二）新型抗菌药物治疗

青海省 2004—2009 年以环丙沙星、头孢曲松与链霉素联合应用治疗 14 例鼠疫患者，均获得了满意的疗效。

在临床实践中，将链霉素与环丙沙星联合用

药治疗 2 例腺鼠疫患者，效果较好。将环丙沙星和头孢曲松钠分别与链霉素联合用药，治疗 3 例重症肺鼠疫患者，对其中 2 例原发性肺鼠疫并发感染性休克患者采用链霉素 0.75 g/6 h，而不是以往 1 g/（4～6 h）的用量，这是为了避免因患者全身症状严重，大剂量给予链霉素导致鼠疫菌迅速裂解，释放出大量内毒素，从而加重休克，甚至死亡。因此减量且配合头孢曲松钠，结合抗休克治疗，可取得满意疗效。采用链霉素、环丙沙星、头孢曲松钠联合用药治疗 7 例肺鼠疫患者，效果较好。3 种药物联合应用可缩短病程，比 2 种药物联合应用的治疗效果更好。

（三）病愈出院标准

1. 肺鼠疫 患者经治疗体温恢复正常，全身症状及体征明显好转，应继续治疗 3～5 天。停止治疗后，对患者痰液及咽喉分泌物每隔 3 天检查鼠疫菌 1 次，连续检查 3 次，均为阴性时即可解除隔离。

2. 暴发性鼠疫 对患者除采集血液检查鼠疫菌外，其他要求均同肺鼠疫。

3. 皮肤鼠疫及腺鼠疫 肿大淋巴结破溃者，要求创面洁净并已基本愈合后，局部连续检查鼠疫菌 3 次，每隔 3 天检查 1 次，均为阴性时即可解除隔离。

4. 腺鼠疫及其他鼠疫 患者经过治疗，体温恢复正常，全身症状消失，肿大淋巴结完全吸收或残留小块硬结，即可解除隔离。

七、预后及预防

鼠疫是一种在啮齿动物间通过蚤传播而流行的自然疫源性疾病，随着人们对鼠疫认识的不断深入以及采取的有效预防和治疗措施，人间鼠疫已经基本得到控制。感染鼠疫后，如果及时使用抗生素治疗，则预后较好。

鼠疫是一种自然疫源性疾病。在青海省，鼠疫主要是通过人主动接触旱獭等染疫动物或被疫蚤叮咬而感染。阻断人与染疫动物接触这一环节就可以极大地降低动物鼠疫波及人群的危险。因此，普及鼠疫自我防护知识是鼠疫防控工作的重要措施。近年来，各级鼠疫防治专业人员把外来务工人员、旅游人群作为宣传工作的重点人群，采取发放宣传单、座谈等多种形式开展以鼠疫"三不""三报"为主要内容的宣传教育活动，让青海务工和旅游人员知道什么是鼠疫、怎样预防鼠疫和发生鼠疫怎么处理。除此之外，鼠疫的预防与控制措施还有保护性灭獭、疫情监测等[10]。

近年来，在马达加斯加发现多重耐药鼠疫菌株（可耐 9 种抗菌药物），故鼠疫预防和治疗所面临的形势十分严峻。基于目前使用的链霉素属于静止期杀菌药，四环素类为速效抑菌药，磺胺类属于慢性抑菌剂，在鼠疫发病早期足量多次使用可以控制病情的发展，但是，一旦鼠疫菌在肝、脾等淋巴器官内大量繁殖，并且再次进入循环系统或肺部时，上述药物对鼠疫菌的杀伤作用就会受到限制。因此，尽快筛选新型的繁殖期抗生素并将其用于鼠疫的早期治疗非常有必要。在鼠疫预防药物的筛选方面，选择 3 种口服药物，研究结果表明可以抵抗强毒鼠疫菌的攻击，诺氟沙星的有效率为 100%（30/30），环丙沙星的有效率为 87.88%（29/33），而复方磺胺甲噁唑的有效率仅为 37.50%（3/8）。对不同给药时间的预防效果是否存在差异进行观察，结果显示环丙沙星组于感染前 3 天给药的有效率为 87.88%，感染前 2 天给药的有效率为 75%，两者无显著差异。因此，诺氟沙星和环丙沙星预防实验感染动物鼠疫的效果是值得肯定的，至于在人类的应用尚需逐步研究、实践并总结经验。

（田富彰 张雪飞）

参考文献

[1] 田富彰. 喜马拉雅旱獭鼠疫自然疫源地 [J]. 中国人兽共患病杂志，2000，16（4）：95-96.

[2] 张荣广，吴得强，邓开泽. 甘肃省 1959—1988 年人间鼠疫流行病学特征 [J]. 地方病通报. 1994，9（4）：22-25.

[3] 童忠禄，于守鸿，马生武. 海南藏族自治州兴海县一起肺鼠疫暴发疫情的调查处置 [J]. 医学动物防制，2010.4：298.

[4] 王国钧，张全芬，崔百忠. 青海省 2001—2007 年人间鼠疫流行病学分析 [J]. 中华流行病学杂志，2009，30（4）：321.

[5] 汪立茂，曾华俊，张麟灵. 2012 年理塘县人间鼠疫疫情分析 [J]. 预防医学情报杂志. 2013，29（12）：1061-1064.

[6] 刘刚，西藏自治区鼠疫流行特点及面临形势探讨［J］. 中国地方病防治杂志. 2009，24（2）：143.

[7] 田富彰，王国钧，焦巴太. 青海省 2000—2006 年人间鼠疫病例分析［J］. 中华流行病学杂志，2008，29（2）：176.

[8] 田富彰，李敏，于守鸿. 鼠疫蜂窝组织炎 1 例报道［J］. 中国地方病学杂志，2005，4（5）：585.

[9] 王国钧，田富彰，李积成. 2 例重症鼠疫死亡病例肺部组织学分析［J］. 中国地方病学杂志，2011，30（5）：585.

[10] 田富彰，杨建国，熊浩明. 青海省鼠疫防控现状与思考［J］. 中国地方病防治杂志，2013，34（3）：297-298.

第八篇

其他高原临床相关疾病

第三十一章

泌尿系统疾病

进入高原后，缺氧可引起人体各系统发生一系列的应激性变化，从而使机体发生暂时性的功能紊乱。肾是维持机体内环境稳定的重要器官之一，低氧环境可导致体内抗利尿激素、儿茶酚胺分泌增高，促使肾素释放，继而血管紧张素Ⅱ生成增多，导致肾动脉收缩，使肾血流灌注减少，肾发生缺血、缺氧，肾小球滤过率及尿量下降。尿素氮、肌酐均为小分子氮代谢产物，正常时完全经肾小球滤过而排泄；肾功能减退时，血浓度随肾小球滤过率降低而升高；肾小球过滤率降低，由机体产生的尿酸排泄减少。另外，机体在低氧环境下促红细胞生成素增多，导致血液中红细胞代偿性增多，并且低氧可使体内血乳酸浓度增高，而血乳酸升高能竞争性抑制血尿酸的排泄，血尿酸增高又可加重肾损害。因此低氧及血尿酸水平增高导致肾小管上皮细胞的吸收、分泌和排泄功能发生障碍。目前有关高原环境与肾病的相关性研究大多为基础研究，临床研究较少，主要为片段性研究。

第一节 肾疾病的临床表现

一、尿量异常

1. 少尿和无尿 少尿是指尿量 < 400 ml/d，无尿是指尿量 < 100 ml/d。

正常状态下，肾的最大浓缩能力是 1200 mOsm/(kg·H_2O)，若尿量 < 500 ml/d，则代谢产生的废物不能完全经肾排出。少尿即意味着肾功能受损。

根据引起少尿/无尿的病变部位，可将病因分为肾前性、肾性（肾实质病变）及肾后性（尿路梗阻）。肾前性少尿/无尿是各种原因导致肾血流灌注不良，肾实质本身无器质性病变，肾后性少尿/无尿是指各种原因引起的尿路梗阻。

（1）肾前性少尿/无尿的临床特点：①患者有引起肾灌注不良的疾病或诱因；②尿常规大致正常；③肾小管功能良好，尿浓缩功能正常，尿比重 > 1.020，尿渗透压 > 500 mOsm/(kg·H_2O)，一般不会出现完全无尿；④血尿素氮（mg/d）：血肌酐（mg/dl）≥ 20 : 1；⑤在及时纠正原发病后，肾功能迅速恢复正常（一般为 1 ~ 2 天内）。

（2）肾性少尿/无尿的临床特点：①大部分患者具有肾病的病史和体征。②尿常规可见蛋白尿、血尿、管型尿。③肾小管功能异常，包括浓缩功能，尿比重 < 1.015，尿渗透压 < 350 mOsm/(kg·H_2O)，可有肾性糖尿、氨基酸尿。④与肾前性少尿/无尿相比，治疗相对困难，部分患者肾功能虽可恢复，但恢复较慢（1 周至数月）。⑤完全无尿者罕见，仅见于广泛肾皮质坏死和极个别急进性肾小球肾炎患者。

（3）肾后性少尿/无尿的临床特点：①典型表现为突然完全无尿，可反复发作（此症状的提示价值最高）。②有尿液排出者，尿常规可有血尿（非肾小球源性）、白细胞尿，也可大致正常，但不会出现大量蛋白尿。③有尿路梗阻的形态学改变（B超、腹部X线检查、逆行尿路造影、放射性同位素肾扫描等），包括梗阻部位的病变（结石、肿瘤等）以及梗阻以上部位的积液。但应注意，在急性梗阻早期，这些影像学表现可能并不明显，易造成误诊。④急性梗阻解除后，多数患者于2周左右肾功能可恢复正常。

2. 多尿 多尿是指每日尿量 > 2500 ml，尿崩是指每日尿量 > 4000 ml。

3. 夜尿增多 夜尿增多是指夜间睡眠时尿量 > 750 ml 或多于白天尿量，与夜尿次数增多是两个不同的概念。研究表明，低氧可能引起肾缺血，导致肾小管上皮细胞功能受损，造成肾小管的重吸收功能、浓缩功能减退，导致夜尿增多、尿比重降低等。

二、尿液成分异常

1. 尿液颜色异常 正常尿液外观为淡黄色、透明，其颜色主要来自尿色素。大量饮水稀释后，尿液可呈无色透明；限制饮水后，尿液颜色加深。尿液颜色异常可能由于药物、食用色素所致，对机体无损伤，还有可能是由于全身性疾病或泌尿系统疾病导致尿液中出现异常成分而发生颜色改变。

（1）血尿：血尿是指尿液中红细胞增多，根据能否被肉眼发现分为肉眼血尿和镜下血尿。离心后尿沉渣镜检每高倍镜视野红细胞数量超过 3 个为镜下血尿，1L 尿液中含 1 ml 血液即呈现肉眼血尿。前者要与造成红色尿的其他情况相鉴别，鉴别要点是肉眼血尿离心后，上清液不红，沉渣中有大量红细胞；其他原因的红色尿液离心后上清液仍为红色，沉渣中红细胞少。血尿的诊断流程如图 31-1 所示。

肾小球疾病患者，特别是肾小球肾炎患者，其血尿常为无痛性、全程性血尿，可为镜下血尿或肉眼血尿，呈持续性或间发性。血尿可分为单纯性血尿，也可伴蛋白尿、管型尿，如血尿患者伴大量蛋白尿和（或）管型尿（特别是红细胞管型），则常提示为肾小球源性血尿。

以下两项检查有助于区分血尿的来源：①新鲜尿沉渣相差显微镜检查，变形红细胞尿为肾小球源性，均一形态的正常红细胞尿为非肾小球源性。但是当肾小球病变严重时（如新月体形成时），也可出现均一形态的正常红细胞尿。②尿红细胞容积分布曲线，肾小球源性血尿常呈非对称曲线，其峰值红细胞容积小于静脉峰值红细胞容积；非肾小球源性血尿常呈对称性曲线，其峰值红细胞容积大于静脉峰值红细胞容积。

肾小球源性血尿产生的主要原因为基底膜断裂，红细胞通过该裂缝时受血管内压力挤压受损，受损的红细胞之后通过肾小管各段又受到不同渗透压和 pH 作用，呈现变形红细胞血尿，红细胞容积变小，甚至破裂。

（2）白色混浊尿：①脓尿、菌尿，离心后上清液变澄清，沉渣镜检可见大量白细胞、细菌。②结晶尿，离心后上清液变澄清，沉渣镜检可见大量结晶，根据形态的不同可以分为草酸盐、磷酸盐、尿酸、半胱氨酸等结晶。③乳糜尿，可见于丝虫病、腹腔肿瘤或局部创伤使淋巴回流受阻时，特点是尿液呈牛乳样，离心后上清液不澄清，苏丹Ⅲ染色可见脂肪滴。

2．蛋白尿

（1）根据尿蛋白量分为肾病水平蛋白尿（≥ 3.5 g/d）和非肾病水平蛋白尿。

（2）根据蛋白尿的性质可以分为生理性蛋白尿和病理性蛋白尿。前者是指在发热、剧烈运动后出现的一过性蛋白尿，肾无器质性病变；而病理性蛋白尿则是肾有器质性病变造成的蛋白尿，一般多为持续性蛋白尿。

（3）根据蛋白尿中是否存在较大量的大分子蛋白（如免疫球蛋白）可以分为选择性蛋白尿和非选择性蛋白尿，前者见于微小病变性肾小球病和早期糖尿病肾病，后者见于其他各种肾小球疾病。

（4）根据蛋白尿的形成机制可以分为：①肾小球性蛋白尿，由于肾小球滤过屏障受损而引起的蛋白尿，见于多种肾小球疾病，其特点是肾病水平蛋白尿较常见，成分以白蛋白等中、大分子为主。②肾小管性蛋白尿，由于肾小管病变，其重吸收蛋白的能力下降，使得正常从肾小球滤过的小分子蛋白未能有效地被肾小管重吸收，因此而出现的蛋白尿称为肾小管性蛋白尿，一般蛋白量 < 2 g/d。③溢出性蛋白尿，血液循环中存在大量可以经肾小球自由滤过的小分子蛋白，超过肾小管的重吸收极限，因此而出现的蛋白尿，如多发性骨髓瘤时的轻链蛋白尿，横纹肌溶解时的肌红蛋白尿，血管内溶血时的血红蛋白尿。④组织性蛋白尿，见于肾盂肾炎、尿路肿瘤时，向尿液中分泌蛋白质而产生的蛋白尿，尿蛋白一般 < 0.5 g/d，很少 > 1 g/d。

崔建华等[1]通过对人体的观察表明，高原低压、缺氧环境对肾也有不同程度的损伤，可引起

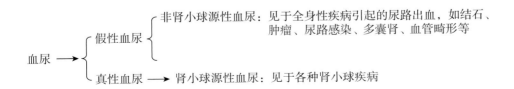

图 31-1　血尿的诊断流程

肾功能异常。袁延年等[2]对高原性蛋白尿的发病机制进行的动物实验和尿蛋白组分研究结果显示，尿蛋白以白蛋白、微球蛋白增高为主；动物肾组织学观察显示，肾毛细血管充血、细胞轻度肿胀，肾小球毛细血管基底膜增宽，肾小管基膜模糊。周晶苹[3]对高原尿常规检测正常的标本再次进行微量蛋白测定，结果显示高原组尿液小分子蛋白仍高于平原对照组。王福领等[4]对不同海拔梯度急进高原人群尿液成分的分析显示，移居高原途中尿液成分有明显变化，其中最突出的是尿蛋白，进入高原当日随海拔梯度增高，尿蛋白阳性率增高，当海拔高度变化不明显时，尿蛋白的阳性率有所减低；海拔再度升高时，尿蛋白再度增多；海拔再次平缓下降时，尿蛋白又有所减少。石丽等[5]的研究表明，急性低氧环境可引起大鼠微量白蛋白尿排泄量增加，提示缺氧是引起肾损伤的重要原因。王妍君等[6]进一步研究表明，急性低氧环境下大鼠微量白蛋白尿的形成机制可能主要是由于糖萼层的变化引起肾小球滤过膜电荷屏障发生改变所致。

低氧所致蛋白尿的发生机制迄今尚未完全阐明。有研究显示，低氧所致尿液中白蛋白、IgG、β_2 微球蛋白和 α_1 微球蛋白均明显升高，而 T-H 蛋白（Tamm-Horsfall protein）减少，说明在高原低氧环境下，肾小球、肾小管可发生广泛的病理性损害。动物实验结果表明，平原兔进入高原 7 天后，肾小球毛细血管基膜增宽，细胞线粒体变性，肾小管上皮细胞内线粒体呈髓样改变，微绒毛排列紊乱，这可能是高原性蛋白尿发生的病理基础。目前认为低氧条件下发生蛋白尿的机制主要包括：①低氧血症使交感-肾上腺髓质系统活性增强，引起血管紧张性增加，致使肾小动脉收缩，血管阻力增加；②血液黏滞度增高，肾血流量减少，出球小动脉的血管阻力及肾小球内压力增高，使肾小球滤过率降低和滤过分数增加；③低氧引起肾小管重吸收功能障碍，导致肾小管重吸收蛋白减少；④低氧导致肾小球毛细血管通透性增高。

三、排尿异常

排尿异常包括尿频（每日排尿＞8 次）、尿急（一旦有尿意即需立刻排尿）、尿痛、排尿困难、尿潴留、尿失禁等，其中，尿频、尿急、尿痛称为尿路刺激征，见于尿路感染、尿道综合征、输尿管结石、膀胱肿瘤及环磷酰胺引起的出血性膀胱炎等情况。

四、腰痛

腰痛分为肾绞痛所致腰痛和普通腰痛。前者主要是由于结石（也可以是血块、坏死的肾乳头）阻塞输尿管，导致输尿管痉挛、肾盂急性扩张而引发剧烈疼痛（患者常难以用语言描述），单侧常见，疼痛可向会阴部放射。患者多表现为辗转反侧，试图找到相对舒适的体位，多伴有恶心、呕吐、出汗等症状，可伴有膀胱刺激征，绞痛缓解后多有血尿。体格检查可发现输尿管走行部位压痛。普通腰痛是指除肾绞痛以外的其他原因所致腰痛，由多种疾病引起，需要进行鉴别。肾内科疾病引发腰痛的特点是：多为钝痛、胀痛，疼痛一般不剧烈；多为双侧腰痛（肾静脉血栓时可以为单侧）；活动、体位（如弯腰、转身）与腰痛无关；肾区一般没有压痛，多有叩击痛。

五、水肿

肾性水肿的基本病理生理改变主要为水、钠潴留。发生肾小球疾病时，水肿基本可分为两大类：①肾病性水肿，主要由于血浆蛋白过低，血浆胶体渗透压降低，液体从血管内渗入组织间隙，产生水肿；此外，部分患者因有效血容量减少，刺激肾素-血管紧张素-醛固酮活性增加和抗利尿激素分泌增加等，可进一步加重水钠潴留，加重水肿。近年的研究提示，某些原发于肾内的水、钠潴留因素在肾病性水肿上起一定作用，这种作用与血浆肾素-血管紧张素-醛固酮水平无关。②肾炎性水肿，主要是由于肾小球滤过率下降，而肾小管重吸收功能基本正常，造成"球-管失衡"和肾滤过分数（肾小球滤过率/肾血浆流量）下降，导致水、钠潴留。肾炎性水肿时，血容量常增加，伴肾素-血管紧张素-醛固酮活性降低、抗利尿激素分泌减少，因高血压、毛细血管通透性增高等因素而使水肿持续和加重。肾病性水肿时，组织间隙蛋白含量低，水肿多从下肢部位开始；而肾炎性水肿时，组织间隙蛋白含量高，水肿多从眼睑、颜面部开始。

六、高血压

肾小球疾病患者常伴有高血压，慢性肾衰竭患者约90%可出现高血压。持续存在的高血压可加速肾功能恶化。肾小球疾病患者发生高血压的机制是：①水、钠潴留，血容量增加引起容量依赖性高血压。②肾素分泌增多，肾实质缺血刺激肾素-血管紧张素分泌增加，使小动脉收缩，外周阻力增加，引起肾素依赖性高血压。③肾实质损伤后，肾内降压物质分泌减少，肾内激肽释放酶-激肽、前列腺素等生成减少，也是发生肾性高血压的原因之一。肾小球疾病所致的高血压多数为容量依赖型，少数为肾素依赖型，但两型高血压常混合存在，有时很难截然分开。近年发现肾局部交感神经过度兴奋也可引起难治性高血压。

高海拔地区独特的地理位置以及气候特点（低气压、低氧、低温、紫外线照射强等），是导致高海拔地区人群高血压发病率高于平原地区以及降压疗效不及平原地区的重要因素之一[7]。目前，低氧引起高血压的机制尚未完全阐明，主要集中在交感神经激活及氧化应激方面。长期低氧可使交感神经激活，儿茶酚胺分泌增加，压力感受器及化学感受器的敏感性增强，而上述过程均受脑干孤束核的调控。研究表明，低氧刺激信号通过外周化学感受器传到脑干孤束核，经整合后传递至延髓室旁核以及延髓腹外侧核，以增加交感神经节前神经的电活动[8]。交感神经电活动增强进一步刺激肾，导致血管紧张素Ⅱ释放增加。

长期慢性低氧还可以刺激下丘脑-垂体-肾上腺轴，导致外周皮质醇含量增高，继而使交感神经兴奋性增强（具体机制尚不清楚）[8]。因此，长期慢性缺氧时，在中枢及外周神经系统的调控下，交感神经活性明显增加，同时还伴随着血管结构的改变，使血压持续升高[9]。

长期慢性缺氧可使活性氧（ROS）的生成增加，并清除一氧化氮，导致血管舒张功能受损，血管舒张受损可导致血压升高。研究表明，超氧化物歧化酶模拟物可预防低氧诱导的血浆内皮素ET-1水平和血压升高[9]。缺氧已被证实可在心肌细胞和内皮细胞中诱导内皮素ET-1转录[8]。长期服用内皮素受体阻滞剂，可预防并治疗由慢性低氧导致的血压升高。此外，活性氧（ROS）还可通过增加血管紧张素原的合成，促进肾素-血管紧张素系统（RASS）激活。血管紧张素Ⅱ因活性氧增加而导致ET-1表达上调。总之，交感神经过度激活以及氧化应激机制在长期低氧导致血压升高的过程中具有重要作用。

七、肾功能异常

急进性肾小球肾炎常导致急性肾损伤甚至肾衰竭，部分急性肾小球肾炎患者可有一过性肾功能异常。慢性肾小球肾炎及蛋白尿控制不佳的肾病综合征患者随着病程进展，至晚期常发展为慢性肾衰竭。

第二节　原发性肾小球疾病

肾小球疾病是指一组有相似临床表现，如血尿和（或）蛋白尿，但病因、发病机制、病理改变、病程和预后不尽相同，病变主要累及双肾肾小球的疾病，可分为原发性、继发性和遗传性。原发性肾小球疾病是指病因不明者；继发性肾小球疾病是指系统性疾病（如系统性红斑狼疮、糖尿病等）中的肾小球损害；遗传性肾小球疾病是指由遗传变异所致的肾小球疾病，如奥尔波特综合征（Alport syndrome）等。

本章着重介绍原发性肾小球疾病，占肾小球疾病中的大多数，目前仍是我国引起终末期肾衰竭最主要的原因。

一、分类

对原发性肾小球疾病可进行临床分型及病理分型。

1. 临床分型

（1）急性肾小球肾炎（acute glomerulonephritis）

（2）急进性肾小球肾炎（rapidly progressive

glomerulonephritis，RPGN）

（3）慢性肾小球肾炎（chronic glomerulonephritis）

（4）无症状性血尿和（或）蛋白尿（asymptomatic hematuria and/or proteinuria），曾称为隐匿性肾小球肾炎（latent glomerulonephritis）

（5）肾病综合征（nephrotic syndrome）

2. 病理分型　根据世界卫生组织（WHO）1995 年制定的肾小球疾病病理学分类标准，可将原发性肾小球疾病分为以下几型。

（1）微小病变性肾小球病（minimal change glomerulopathy）

（2）局灶性节段性病变（focal segmental lesions）：包括局灶性肾小球肾炎（focal glomerulonephritis）

（3）弥漫性肾小球肾炎（diffuse glomerulonephritis）

1）膜性肾病（membranous nephropathy）

2）增生性肾炎（proliferative glomerulonephritis）：①系膜增生性肾小球肾炎（mesangial proliferative glomerulonephritis）；②毛细血管内增生性肾小球肾炎（endocapillary proliferative glomerunephritis）；③膜增生性肾小球肾炎（membranoproliferative glomerulonephritis，MPGN），又称系膜毛细血管性肾小球肾炎（mesangiocapillary glomerulonephritis）；④新月体性肾小球肾炎（crescentic glomerulonephritis）和坏死性肾小球肾炎（necrotic glomerulonephritis）。

3）硬化性肾小球肾炎（sclerosing glomerulonephritis）

（4）未分类的肾小球肾炎（unclassified glomerulonephritis）

肾小球疾病的临床和病理类型之间存在一定联系，但两者之间并无明确的对应关系。相同病理类型可呈现多种不同的临床表现，而多种不同的病理类型也可呈现相同的一种临床表现。因此，肾活检是确定肾小球疾病病理类型和病变程度的必需手段，而正确的病理诊断又必须与临床密切结合。我国原发性肾小球肾炎的分布以 IgA 肾病和系膜增生性肾小球肾炎为主。有研究指出，高原地区以足细胞病和膜性肾病比例较高，这可能与穿刺对象的选择有关。

动物实验表明，低氧环境下肾组织有一定损伤，急性缺氧可引起其形态学改变。对肾进行超微结构观察显示，缺氧可引起肾组织细胞器发生急性变性，使肾小球毛细血管基膜增宽，同时，肾小管上皮细胞微绒毛脱落、线粒体变性，使肾小管上皮细胞的吸收、分泌和排泄功能发生障碍。巴应贵[10]等的研究显示，高原红细胞增多症时，肾损伤的病理改变有：①肾小球肥大，直径为 200～220 μm；②系膜呈轻度至中度增生，毛细血管内红细胞淤积或淤血，局灶节段硬化，局灶球形肾小球硬化；③轻度肾小管萎缩及间质纤维化；④轻度到中度动脉硬化。

二、发病机制

多数肾小球疾病是免疫介导性炎症疾病。一般认为，免疫机制是肾小球疾病的始动因素，在此基础上，还有炎症介质（如补体、细胞因子、活性氧等）的参与，最终导致肾小球损伤并产生临床症状。在慢性进展过程中，也有非免疫、非炎症机制参与。

遗传因素在肾小球疾病的易感性、疾病严重性和治疗反应方面发挥着重要作用。此外，自身免疫导致或参与各种肾炎的证据也引起了广泛重视。

急性肾小球肾炎

急性肾小球肾炎（acute glomerulonephritis）简称急性肾炎，是以急性肾炎综合征为主要临床表现的一组疾病。其特点为急性起病，患者出现血尿、蛋白尿、水肿和高血压，并可伴有一过性肾功能不全。本病多见于链球菌感染后，其他细菌、病毒及寄生虫感染亦可引起。本节主要介绍链球菌感染后急性肾小球肾炎。

一、病因与发病机制

本病常因乙型溶血性链球菌"致肾炎菌株"（常见为 A 组 12 型和 49 型等）感染所致，常见于上呼吸道感染（多为扁桃体炎）、猩红热、皮肤感染（多为脓疱疮）等链球菌感染后。感染的严重程度与疾病的发生和病变轻重并不完全一致。本病主要是由感染所诱发的免疫反应引起。目前认为，链球菌的致病抗原主要是胞质成分（内毒素）或分泌蛋白质（外毒素及其酶原前体），诱发免疫反应后可通过循环免疫复合物沉积于肾小球而致病，或种植于肾小球的抗原与循环中的特异抗体相结合形成原位免疫复合物而致病。自身免疫反应也可能参与本病的发生。此外，补体异常活化也可能参与本病的发生，导致肾小球内皮细胞及系膜细胞增生，并可吸引中性粒细胞及单核细胞浸润，导致肾病变。

二、病理表现

肾体积可较正常增大，病变主要累及肾小球。病变类型为毛细血管内增生性肾小球肾炎。光镜下通常为弥漫性肾小球病变，以内皮细胞及系膜细胞增生为主要表现，急性期可伴有中性粒细胞和单核细胞浸润。病变严重时，增生和浸润的细胞可压迫毛细血管袢，使管腔狭窄或闭塞。肾小管病变多不明显，但肾间质可有水肿及灶状炎症细胞浸润。免疫病理检查可见 IgG 及补体 C3 呈粗颗粒状沿肾小球毛细血管壁和（或）系膜区沉积。电镜检查可见肾小球上皮细胞下有驼峰状大块电子致密物沉积。

三、临床表现及实验室检查

急性肾炎多见于儿童，男性多于女性。通常于前驱感染后 1～3 周（平均 10 天左右）起病。潜伏期相当于致病抗原初次免疫后诱导机体产生免疫复合物所需的时间。呼吸道感染者的潜伏期较皮肤感染者更短。本病起病较急，病情轻重不一，轻者呈亚临床型（仅有尿常规及血清补体 C3 异常）；症状典型者呈急性肾炎综合征表现，重症者可发生急性肾衰竭。本病大多预后良好，患者常可在数月内临床自愈，但是部分患者也可遗留慢性肾病。

本病症状典型者具有以下表现：

1．排尿异常 几乎全部患者均有肾小球源性血尿，约 30% 的患者可有肉眼血尿，常为起病首发症状和患者就诊的原因。可伴有轻、中度蛋白尿，少数患者（＜20%患者）可出现肾病综合征范围的大量蛋白尿。尿沉渣镜检除红细胞外，早期尚可见白细胞和上皮细胞稍增多，并可有红细胞管型。

2．水肿 80% 以上的患者均有水肿，常为起病的初发表现。典型表现为晨起眼睑水肿或伴有下肢轻度凹陷性水肿，少数严重者可波及全身。

3．高血压 约 80% 的患者可出现一过性轻、中度高血压，常与水、钠潴留有关，利尿后血压可逐渐恢复正常。少数患者可出现严重高血压，甚至高血压脑病。

4．肾功能异常 患者起病早期可因肾小球滤过率下降，水、钠潴留而导致尿量减少，少数患者甚至出现少尿（＜400 ml/d）。肾功能可一过性受损，表现为血肌酐轻度升高。患者多于 1～2 周后尿量逐渐增加，肾功能在利尿后数日可逐渐恢复正常。仅少数患者可表现为急性肾衰竭，易与急进性肾小球肾炎相混淆。

5．充血性心力衰竭 常发生在急性肾炎综合征阶段，严重水、钠潴留和高血压是重要的诱发因素。患者可有颈静脉怒张、奔马律和肺水肿表现，常需要行紧急处理。老年患者发生率较高（可达 40%），儿童患者较少见（＜5%）。

6．免疫学检查异常 起病初期血清补体 C3 及总补体下降，8 周内逐渐恢复正常，对诊断本病很有意义。患者血清抗链球菌溶血素 O 滴度升高，提示近期曾有过链球菌感染。另外，部分患者起病早期循环免疫复合物及血清冷球蛋白检测可呈阳性。

四、诊断与鉴别诊断

于链球菌感染后 1～3 周发生血尿、蛋白尿、水肿和高血压，甚至少尿及肾功能不全等急性肾炎综合征表现，伴血清补体 C3 下降，病情在发病 8 周内逐渐减轻至完全恢复正常者，即可临床诊断为急性肾小球肾炎。对肾小球滤过率进行性下降或病情于 2 个月尚未好转者，应及时进行肾活检明确诊断。

1．以急性肾炎综合征起病的肾小球疾病

（1）其他病原体感染后所致急性肾小球肾炎：许多细菌、病毒及寄生虫感染均可引起急性肾炎。

目前较常见于多种病毒（如水痘带状疱疹病毒、EB 病毒、流感病毒等）感染，感染极期或感染后 3 ～ 5 天发病。病毒感染后急性肾小球肾炎患者多数临床表现较轻，常不伴血清补体降低，少有水肿和高血压，肾功能一般正常，临床过程呈自限性。

（2）膜增生性肾小球肾炎：又称系膜毛细血管性肾小球肾炎。临床上除表现为急性肾炎综合征外，还常伴肾病综合征，病变持续无自愈倾向。50% ～ 70% 的患者有持续性低补体血症，8 周内不恢复。

（3）系膜增生性肾小球肾炎：部分 IgA 肾病及非 IgA 系膜增生性肾小球肾炎患者有前驱感染，可呈急性肾炎综合征表现，血清补体 C3 一般正常，病情无自愈倾向。IgA 肾病患者疾病潜伏期短，可在感染后数小时至数日内出现肉眼血尿，血尿可反复发作。

2．急进性肾小球肾炎　起病过程与急性肾炎相似，但除急性肾小球肾炎综合征表现外，还以早期出现少尿、无尿，肾功能急剧恶化为特征。重症急性肾小球肾炎呈急性肾衰竭者与该病鉴别困难时，应及时行肾活检，以明确诊断。

3．系统性疾病肾受累　狼疮性肾炎及过敏性紫癜肾炎等患者可呈现急性肾炎综合征。此外，细菌性心内膜炎肾损害、原发性冷球蛋白血症肾损害、小血管炎肾损害等也可表现为急性肾炎综合征，部分也可以出现低补体血症，可根据其他系统受累的典型临床表现和实验室检查加以鉴别。

当临床诊断困难时，对急性肾炎合征患者需考虑进行肾活检，以明确诊断、指导治疗。肾活检的适应证为：①少尿 1 周以上或进行性尿量减少伴肾功能恶化者；②病程超过 2 个月而无好转趋势者；③急性肾炎综合征伴肾病综合征者。

五、治疗

本病的治疗以休息及对症治疗为主。对急性肾衰竭患者可予以透析治疗，待其自然恢复。本病为自限性疾病，不宜使用糖皮质激素及细胞毒性药物治疗。

1．一般治疗　急性期应卧床休息，待肉眼血尿消失、水肿消退及血压恢复正常后逐步增加活动量。急性期应予以低盐（每天 3 g 以下）饮食。对肾功能正常者不需限制蛋白质入量，但肾功能不全时可考虑限制蛋白质摄入，并以优质动物蛋白为主。对明显少尿者应注意控制液体入量。

2．治疗感染灶　本病主要为链球菌感染后造成的免疫反应所致，急性肾小球肾炎发作时，感染灶多数已经得到控制。对于反复发作的慢性扁桃体炎，待患者病情稳定后可考虑做扁桃体摘除，术前、术后 2 周需注射青霉素。

3．对症治疗　包括利尿消肿、降血压、预防心脑血管并发症的发生。休息、低盐饮食和利尿后高血压控制仍不满意时，可加用抗高血压药。

4．透析治疗　对少数发生急性肾衰竭而有透析适应证者，应及时给予透析治疗，以帮助患者度过急性期。由于本病具有自愈倾向，患者肾功能多可逐渐恢复，所以一般不需要长期维持透析。

六、预后

绝大多数患者于 1 ～ 4 周内尿量增多、水肿消退、血压降低，实验室检查结果也常随之好转。血清补体 C3 在 8 周内可恢复正常，肾病理检查也显示大部分恢复正常或仅遗留系膜细胞增生。但少量镜下血尿及微量尿蛋白有时可迁延半年至 1 年才消失。仅有 < 1% 的患者可因急性肾衰竭救治不当而死亡，且多为高龄患者。

新月体性肾小球肾炎

新月体性肾小球肾炎，又称急进性肾小球肾炎（rapidly progressive glomerulonephritis，RPGN），是以急性肾炎综合征、肾功能急剧恶化、多在早期出现少尿性急性肾衰竭为临床特征，病理类型为新月体性肾小球肾炎的一组疾病。

一、病因与发病机制

急进性肾小球肾炎是指由多种原因所致的一组疾病，包括：①原发性急进性肾小球肾炎；②继发于全身性疾病（如系统性红斑狼疮性肾炎）的急进性肾小球肾炎；③在原发性肾小球病（如系膜毛细血管性肾小球肾炎）的基础上形成广泛的新月体，即病理类型转化发展成为新月体性肾小球肾炎。以下着重讨论原发性急进性肾小球肾炎（以下简称急进性肾小球肾炎）。

急进性肾小球肾炎根据免疫病理可分为三型，其病因与发病机制各不相同：①Ⅰ型，又称抗肾小球基底膜型肾小球肾炎，由于抗肾小球基底膜抗体与肾小球基底膜抗原相结合，激活补体而致病。②Ⅱ型，又称免疫复合物型，因肾小球内循环免疫复合物沉积或原位免疫复合物形成，激活补体而致病。③Ⅲ型，为少免疫复合物型，肾小球内无或仅有微量免疫球蛋白沉积。现已证实，50%～80%的Ⅲ型患者存在原发性小血管炎肾损伤，肾可为首发甚至唯一受累的器官，或与其他系统损害并存。原发性小血管炎患者血清抗中性粒细胞胞质抗体（ANCA）常呈阳性。

患者约半数以上有上呼吸道感染的病史，其中少数为典型的链球菌感染，其他多为病毒感染，但感染与急进性肾小球肾炎发病的关系尚未明确。接触某些有机化学溶剂、碳氢化合物（如汽油），与Ⅰ型发病有较为密切的关系。某些药物（如丙硫氧嘧啶、肼屈嗪等）可引起Ⅲ型。本病的诱发因素包括吸烟、吸毒、接触碳氢化合物等。此外，遗传易感性在本病的发病过程中也具有一定作用。

二、病理表现

肾体积较正常增大。病理类型为新月体性肾小球肾炎。光镜下通常以广泛（50%以上）的肾小球囊腔内大量新月体形成（占肾小球囊腔50%以上）为主要特征，病变早期为细胞新月体，后期为纤维新月体。另外，Ⅱ型常伴有肾小球内皮细胞和系膜细胞增生，Ⅰ型和Ⅲ型可见肾小球节段性纤维蛋白样坏死。免疫病理学检查是分型的主要依据，Ⅰ型可见 IgG 及补体 C3 呈光滑线条状沿肾小球毛细血管壁分布；Ⅱ型可见 IgG 及补体 C3 呈颗粒状沉积于系膜区及毛细血管壁；Ⅲ型

可见肾小球内无或仅有微量免疫复合物沉积。电镜下Ⅱ型可见电子致密物在系膜区和内皮下沉积，Ⅰ型和Ⅲ型无电子致密物。

三、临床表现和实验室检查

我国以Ⅱ型略为多见，Ⅰ型好发于中、青年，Ⅱ型及Ⅲ型常见于中老年患者，男性略多。

患者可有前驱呼吸道感染史，起病多较急，病情可急骤进展。以急性肾炎综合征（急性起病、血尿、蛋白尿、水肿和高血压）为主要表现，多在早期出现少尿或无尿，肾功能进行性恶化并发展成尿毒症是其临床特征。患者常伴有中度贫血。Ⅱ型患者约半数可伴肾病综合征，Ⅲ型患者常有不明原因的发热、乏力、关节痛或咯血等系统性血管炎的表现。

免疫学检查异常主要有抗肾小球基底膜抗体阳性（Ⅰ型）和 ANCA 阳性（Ⅲ型）。此外，Ⅱ型患者血液中循环免疫复合物及冷球蛋白可呈阳性，并可伴血清补体 C3 水平降低。

B 型超声等影像学检查常显示双肾增大。

四、诊断与鉴别诊断

对出现急性肾炎综合征表现伴肾功能急剧恶化者，无论是否已进展至少尿性急性肾衰竭，均应怀疑本病并及时进行肾活检。若病理检查证实为新月体性肾小球肾炎，根据临床表现和实验室检查能除外系统性疾病，诊断即可成立。

原发性急进性肾小球肾炎应与下列疾病相鉴别：

1. 引起少尿性急性肾衰竭的非肾小球疾病

（1）急性肾小管坏死：患者常有明确的肾缺血（如休克、脱水）或应用肾毒性药物（如肾毒性抗生素）或肾小管堵塞（如血管内溶血）等诱因，临床上以肾小管损伤（尿钠水平增高、排低比重尿及低渗透压尿）为主要表现，一般无急性肾炎综合征的表现。

（2）急性过敏性肾小管间质性肾炎：患者常有明确的用药史，部分患者有药物过敏反应（低热、皮疹等）、血液和尿液嗜酸性粒细胞增高等，有助于鉴别，必要时可通过肾活检确诊。

（3）梗阻性肾病：患者常突发或急骤出现无

尿，但无急性肾炎综合征表现，B超、膀胱镜检查或逆行尿路造影可证实尿路梗阻的存在。

2. 引起急性肾炎综合征的其他肾小球疾病

（1）继发性急进性肾小球肾炎：肺出血肾炎综合征、狼疮性肾炎和过敏性紫癜肾炎均可引起新月体性肾小球肾炎。根据系统受累的临床表现和实验室特异检查，鉴别诊断一般不难。

（2）原发性肾小球疾病：有的患者病理改变并无新月体形成，但病变较重和（或）持续者，临床上可呈急性肾炎综合征表现，如重症毛细血管内增生性肾小球肾炎或重症系膜毛细血管性肾小球肾炎等。临床上鉴别较困难，常需要行肾活检以协助诊断。

五、治疗

本病的治疗包括针对急性免疫介导性炎症病变的强化治疗以及针对肾病变后果（如水、钠潴留，高血压，尿毒症及感染等）的对症治疗两方面。

1. 强化治疗

（1）强化血浆置换疗法：采用血浆置换机分离患者的血浆和血细胞，弃去血浆，将等量正常人的血浆（或血浆白蛋白）和患者血细胞重新输入体内。通常每天或隔天1次，每次置换血浆2～4 L，直到血清抗体（如抗肾小球基底膜抗体、ANCA）转阴或患者病情好转，一般需要10次左右。该疗法需配合糖皮质激素 [口服泼尼松1 mg/（kg·d）2～3个月后逐渐减量] 及细胞毒性药物 [环磷酰胺2～3 mg/（kg·d）口服，累积量一般不超过8 g]，以防止机体大量丢失免疫球蛋白后有害抗体大量合成而造成"反跳"现象。该疗法适用于治疗各型急进性肾小球肾炎，但主要适用于Ⅰ型患者和就诊时急性肾衰竭已经需要进行透析的Ⅲ型患者。此外，对于伴有危及生命的肺出血患者，血浆置换疗效较为肯定、迅速，应作为首选治疗方法。

（2）甲泼尼龙冲击联合环磷酰胺治疗：将甲泼尼龙0.5～1.0 g溶于5%葡萄糖溶液中静脉滴注，每天或隔天1次，3次为一个疗程。必要时间隔3～5天可进行下一个疗程，一般进行1～3个疗程。甲泼尼龙冲击疗法也需要辅以泼尼松及环磷酰胺常规口服治疗，方法同前。近年有人用环磷酰胺冲击疗法（0.6～1 g溶于5%葡萄糖溶液中静脉滴注，每月1次），替代常规口服，可减少环磷酰胺的不良反应，其确切优、缺点和疗效尚待进一步验证。该疗法主要适用Ⅱ型、Ⅲ型患者，对Ⅰ型患者疗效较差。采用甲泼尼龙冲击疗法时，应注意继发感染和水、钠潴留等不良反应。

2. 替代治疗 对急性肾衰竭已具备透析适应证者，应及时予以透析。对强化治疗无效的晚期病例或肾功能已无法逆转者，则有赖于长期维持透析。肾移植应在病情静止半年，特别是Ⅰ型患者血中抗肾小球基底膜抗体转阴后半年再进行。

患者出现水、钠潴留，高血压及感染等表现时，需积极采取相应的治疗措施。

六、预后

患者若能得到及时、正确的诊断和早期强化治疗，则预后较好。早期强化治疗可使部分患者病情缓解，避免或脱离透析，甚至少数患者肾功能可完全恢复。若诊断不及时，患者早期未接受强化治疗，则多于数周至半年内进展成为不可逆的慢性肾衰竭。影响患者预后的主要因素有：①免疫病理类型，Ⅲ型预后较好，Ⅰ型预后差，Ⅱ型居中；②强化治疗是否及时，临床无少尿、血肌酐 < 600 μmol/L，病理检查尚未显示广泛不可逆病变（纤维性新月体、肾小球硬化或间质纤维化）者，若及时接受治疗，则预后较好，否则预后较差；③老年患者预后相对较差。

慢性肾小球肾炎

慢性肾小球肾炎（chronic glomerulonephritis）即硬化性肾小球肾炎，简称慢性肾炎，是以蛋白尿、血尿、高血压、水肿为基本临床表现，起病方式各有不同，病情迁延，病变缓慢进展，可导致不同程度的肾功能减退，最终发展成为慢性肾衰竭的一组肾小球疾病。由于本组疾病的病理类型及病期不同，主要临床表现可各不相同，疾病表现呈多样化。

一、病因与发病机制

仅有少数慢性肾小球肾炎是由急性肾小球肾炎发展所致（直接迁延或临床痊愈若干年后再发）。慢性肾小球肾炎的病因、发病机制和病理类型不尽相同，但起动因素多为免疫介导的炎症。导致病程慢性化的机制除免疫因素外，非免疫、非炎症因素也具有重要作用。

二、病理表现

慢性肾小球肾炎可见于多种肾小球疾病的病理类型，主要为系膜增生性肾小球肾炎（包括 IgA 和非 IgA 系膜增生性肾小球肾炎）、系膜毛细血管性肾小球肾炎、膜性肾病及局灶节段性肾小球硬化等，其中少数非 IgA 系膜增生性肾小球肾炎可由毛细血管内增生性肾小球肾炎（急性肾炎）进展所致。

病变进展至后期，所有上述不同类型的病理变化均可进展为程度不等的肾小球硬化，相应肾单位的肾小管萎缩、肾间质纤维化。疾病晚期，肾体积缩小、肾皮质变薄，病理类型均可发展为硬化性肾小球肾炎，即慢性肾小球肾炎。

三、临床表现和实验室检查

慢性肾小球肾炎可发生于任何年龄，但以中、青年为主，男性多见。多数患者起病缓慢、隐匿。临床表现呈多样性，蛋白尿、血尿、高血压、水肿为其基本临床表现，患者可有不同程度的肾功能减退，病情时轻时重、反复迁延，渐进性发展，最终进展成为慢性肾衰竭。

早期患者可无任何症状，可有乏力、疲倦、腰部疼痛和食欲缺乏，水肿可有可无，一般不严重。

实验室检查多为轻度尿异常，尿蛋白为 1 ~ 3 g/d，尿沉渣镜检红细胞可增多，可见管型。血压可正常或轻度升高。肾功能正常或轻度受损（肌酐清除率下降），这种情况可持续数年，甚至

数十年。患者肾功能逐渐恶化并出现相应的临床表现（如贫血、血压升高等），最后发展成为终末期肾病。部分患者除上述慢性肾小球肾炎的一般表现外，还有血压（特别是舒张压）持续呈中等以上程度升高，严重者可有眼底出血、渗出，甚至视神经盘水肿。如血压控制不良，肾功能恶化较快，则预后较差。另外，部分患者可因感染、劳累呈急性发作，或用肾毒性药物后病情急骤恶化，经及时去除诱因和适当治疗后病情可有一定程度的缓解，但也可能由此而发展成为不可逆的慢性肾衰竭。多数慢性肾小球肾炎患者肾功能呈慢性渐进性受损。肾病理类型是决定肾功能进展快慢的重要因素（如系膜毛细血管性肾小球肾炎进展较快，膜性肾病进展较慢），但肾功能进展速度也与治疗是否合理等相关。

慢性肾小球肾炎临床表现呈多样性，个体间差异较大，故要特别注意因某一表现突出而易造成误诊。如慢性肾小球肾炎患者高血压表现突出而易被误诊为原发性高血压，增生性肾炎（如系膜毛细血管性肾小球肾炎、IgA 肾病等）患者感染后急性发作时易被误诊为急性肾小球肾炎，应予以注意。

四、诊断与鉴别诊断

对尿实验室检查异常（蛋白尿、血尿）、伴或不伴水肿及高血压病史达 3 个月以上者，无论有无肾功能损害，均应考虑本病。在除外继发性肾小球肾炎及遗传性肾小球肾炎后，临床上可诊断为慢性肾小球肾炎。

慢性肾小球肾炎主要应与下列疾病相鉴别：

1. 继发性肾小球疾病 如狼疮性肾炎、过敏性紫癜肾炎、糖尿病肾病等，根据相应的系统表现及特异性实验室检查，一般不难鉴别。

2. Alport 综合征 常见于青少年，患者可有眼部（球型晶状体等）、耳部（神经性聋）、肾（血尿，轻、中度蛋白尿及进行性肾功能损害）异常，并有家族史（多为 X 连锁显性遗传）。

3. 其他原发性肾小球疾病

（1）无症状性血尿和（或）蛋白尿：临床上轻型慢性肾小球肾炎应与无症状性血尿和（或）蛋白尿相鉴别，后者主要表现为无症状性血尿和（或）蛋白尿，无水肿、高血压和肾功能减退。

（2）感染后急性肾小球肾炎：有前驱感染史并以急性发作起病的慢性肾小球肾炎需与此病相鉴别。两者的潜伏期不同，血清补体C3的动态变化有助于鉴别。此外，疾病的转归不同，慢性肾小球肾炎无自愈倾向，呈慢性进展，可资鉴别。

4．原发性高血压肾损害　呈血压明显升高的慢性肾炎需与原发性高血压引起的继发性肾损害（即良性小动脉性肾硬化症）相鉴别，后者先有较长期高血压，然后再出现肾损害，临床上远曲小管功能受损表现（如尿浓缩功能减退，夜尿增多）常较肾小球功能受损出现早，尿改变轻微（微量至轻度蛋白尿，可有轻度镜下血尿），常有高血压的其他靶器官（心、脑）并发症。

5．慢性肾盂肾炎　患者多有反复发作的泌尿系统感染史，并有影像学表现及肾功能异常，尿沉渣镜检常可见白细胞，尿细菌学检查阳性有助于鉴别。

五、治疗

慢性肾小球肾炎的治疗应以防止或延缓肾功能进行性恶化、改善或缓解临床症状及防治心、脑血管并发症为主要目的，而不以消除尿红细胞或轻度尿蛋白为目标。可采用下列综合治疗措施：

1．积极控制高血压和减少尿蛋白　高血压和蛋白尿是加速肾小球硬化、促进肾功能恶化的重要因素，积极控制高血压和减少蛋白尿是两个重要的环节。高血压的治疗目标是力争把血压控制在理想水平（< 130/80 mmHg）。尿蛋白的治疗目标是争取降低至< 1 g/d。

慢性肾小球肾炎患者常有水、钠潴留引起的容量依赖性高血压，故对出现高血压的患者应限盐（NaCl 摄入量< 6 g/d）。可选用噻嗪类利尿药，如氢氯噻嗪 12.5 ～ 25 mg/d。Ccr < 30 ml/min 时，若噻嗪类治疗无效，则应改用袢利尿药，但一般不宜过多和长久使用。

多年研究证实，ACEI 或 ARB 除具有降低血压的作用外，还有减少蛋白尿和延缓肾功能恶化的肾保护作用。后两种作用可通过对肾小球血流动力学的特殊调节作用（扩张入球和出球小动脉，但对出球小动脉扩张作用大于入球小动脉），降低肾小球囊内高压、高灌注和高滤过，并能通过非血流动力学作用（如抑制细胞因子、减少细胞外基质的蓄积）起到减缓肾小球硬化的发展和肾保护作用，为控制慢性肾小球肾炎所致高血压和（或）减少蛋白尿的首选药物。为达到减少蛋白尿的目的，两种药物的应用剂量通常需高于常规的降压剂量。对肾功能不全患者应用 ACEI 或 ARB 要防止高钾血症。患者血肌酐 > 264 μmol/L（3 mg/dl）时，须在严密观察下谨慎使用，少数患者应用 ACEI 有持续性干咳的不良反应。掌握好适应证和应用方法，监测血肌酐、血钾水平，对防止严重不良反应尤为重要。

2．限制食物中蛋白质及磷的摄入量　肾功能不全患者应限制蛋白质及磷的摄入量，应采用优质低蛋白饮食 [< 0.6 g/(kg·d)]。

3．应用糖皮质激素和细胞毒性药物　鉴于慢性肾小球肾炎为一临床综合征，其病因、病理类型及其程度、临床表现和肾功能等变异较大，故此类药物是否应用宜根据患者具体情况区别对待。一般不主张积极应用，但是如果患者肾功能正常或仅轻度受损，病理类型较轻（如轻度系膜增生性肾小球肾炎、早期膜性肾病等），而且尿蛋白较多，无禁忌证，则可试用，但对治疗无效者则应及时逐步撤药。

4．避免加重肾损害的因素　感染、劳累、妊娠及使用肾毒性药物（如氨基糖苷类抗生素、含马兜铃酸的中药等）均可能损伤肾，导致肾功能恶化，应注意避免。

六、预后

慢性肾小球肾炎病情迁延，病变均为缓慢进展，最终可发展成为慢性肾衰竭。病变进展速度的个体差异很大，肾病理类型为重要因素，但也与是否重视保护肾、治疗是否恰当及是否避免恶化因素有关。

IgA 肾病

IgA 肾病（IgA nephropathy）是指肾小球系膜区以 IgA 或 IgA 免疫复合物沉积为主的原发性肾小球疾病，是肾小球源性血尿最常见的病因。本病是目前世界范围内最常见的原发性肾小球疾病，占全部肾活检病例的 10%～40%、占原发性肾小球疾病的 20%～50%。亚洲地区发病率最高，占肾活检病例的 30%～40%，欧洲地区占 20%，北美地区占 10%。本病也是我国最常见的肾小球疾病，已成为终末期肾病的重要病因之一。

一、发病机制

不少 IgA 肾病患者常在呼吸道或消化道感染后发病或出现肉眼血尿，故以往强调黏膜免疫与 IgA 肾病的发病机制相关。近年的研究证实：IgA 肾病患者血清中 IgA1 较正常人显著增高，肾小球系膜区沉积的 IgA 免疫复合物或多聚 IgA 为 IgA1，与血清型 IgA 相似，提示为骨髓源性 IgA。此外，研究还发现 IgA 肾病患者血清中 IgA1 铰链区存在糖基化缺陷，糖基化位点减少，不易被肝清除，导致其与肾小球系膜细胞膜上 IgA1 Fc 受体的结合力增强，提示缺陷的 IgA1 与肾小球系膜细胞 Fc 结合所产生的受体 - 配体效应在 IgA 肾病的发病机制中起着重要的作用，可诱导系膜细胞分泌炎症因子、活化补体，导致 IgA 肾病的病理改变和临床症状。

二、病理

IgA 肾病的病理表现多种多样，病变程度轻重不一，可涉及肾小球肾炎几乎所有的病理类型。目前广泛采用 IgA 肾病牛津分型。免疫荧光显示，在肾小球系膜区以 IgA 为主呈颗粒样或团块样分布，伴或不伴毛细血管袢分布，常伴有补体 C3 沉积，一般无补体 C1q、C4 沉积。也可有 IgG、IgM 沉积，与 IgA 的分布相似，但强度较弱。电镜下可见电子致密物主要沉积在系膜区，有时呈巨大团块样，具有重要的辅助诊断价值。

三、临床表现

患者可出现原发性肾小球疾病的各种临床表现，血尿最常见。

IgA 肾病好发于青少年，男性多见。患者起病前多有感染，常为上呼吸道感染（咽炎、扁桃体炎），其次为消化道、肺部和尿路感染。部分患者常在上呼吸道感染后（24～72 小时，偶尔可更短）出现突发性肉眼血尿，持续数小时至数日。肉眼血尿发作后，尿红细胞可消失，也可转为镜下血尿；少数患者肉眼血尿可反复发作。

上述典型病例伴或不伴轻度蛋白尿，无水肿、高血压和肾功能减退，临床称为无症状性血尿和（或）蛋白尿，占 IgA 肾病的 60%～70%。

反复发作肉眼血尿的患者在发作间期可有持续尿常规检查异常，但尿蛋白一般 < 1.5 g/24 h，最多不超过 2.0 g/24 h。患者无明显低蛋白血症，肾功能正常或轻度异常。

少数肉眼血尿发作的 IgA 肾病患者（< 5%）可合并急性肾衰竭（ARF），肾活检呈弥漫性新月体形成或伴肾小球毛细血管袢坏死，或肾小管腔内有大量红细胞管型，肾功能进行性恶化，可合并高血压，血肌酐升高。

国内报道的 IgA 肾病患者中出现肾病综合征者的比例显著高于国外，为 10%～20%，大量蛋白尿和水肿为主要表现。治疗反应及预后与病理改变程度有关。

IgA 肾病早期，高血压并不常见（< 5%～10%）。随着病程迁延，高血压发生率增高，部分 IgA 肾病患者可呈现恶性高血压，是继发性肾实质性恶性高血压最常见的病因之一。

四、实验室检查

尿沉渣镜检常显示尿红细胞增多，相差显微镜显示以变形红细胞为主，提示为肾小球源性血尿，但有时可见到混合性血尿。尿蛋白可呈阴性，少数患者可出现大量蛋白尿（尿蛋白 > 3.5 g/d）。血清 IgA 升高者可达 30%～50%。

五、诊断与鉴别诊断

本病的诊断主要依靠肾活检免疫病理学检查，即肾小球系膜区或伴毛细血管壁以 IgA 为主的免疫球蛋白呈颗粒样或团块样沉积。诊断原发性 IgA 肾病时，须排除肝硬化、过敏性紫癜等可继发 IgA 沉积的疾病后，诊断方能成立。

1. 链球菌感染后急性肾小球肾炎 应与表现为急性肾炎综合征的 IgA 肾病相鉴别，前者潜伏期长，有自愈倾向；后者潜伏期短，病情反复，同时结合实验室检查（如血 IgA、补体 C3、ASO）可鉴别。

2. 薄基底膜肾小球病 患者多表现为持续性镜下血尿，常有阳性血尿家族史。肾免疫病理检查显示 IgA 呈阴性，电镜下可见弥漫性肾小球基底膜变薄。一般不难鉴别。

3. 以继发性 IgA 沉积为主的肾小球疾病

（1）过敏性紫癜肾炎：肾病理改变与 IgA 肾病相似，但前者常有典型的肾外表现，如皮肤紫癜、关节肿痛、腹痛和黑便等，可鉴别。

（2）慢性酒精性肝硬化：50%～90% 的酒精性肝硬化患者肾组织病理检查可显示以 IgA 为主的免疫球蛋白沉积，但仅少数患者有肾受累的表现。与 IgA 肾病鉴别时主要以肝硬化的存在为依据。

六、治疗与预后

IgA 肾病是肾免疫病理表现一致，但临床表现、病理改变和预后变异较大的一组原发性肾小球疾病，其治疗应根据不同的临床表现、病理类型和病变程度等综合考虑，予以合理治疗。

1. 单纯镜下血尿 一般无特殊治疗方法，主要是避免劳累、预防感冒和避免使用肾毒性药物。此类患者一般预后较好，肾功能可较长期地维持在正常范围。

2. 蛋白尿 建议应用 ACEI 或 ARB 治疗，并逐渐增加至可耐受的剂量，以使尿蛋白 < 1 g/d，延

缓肾功能恶化的进展。经过 3～6 个月优化支持治疗（包括服用 ACEI/ARB 和控制血压）后，对尿蛋白仍持续 > 1 g/d 且 GFR > 50 ml/(min·1.73m^2) 的患者，使用糖皮质激素治疗，必要时加用其他免疫抑制剂。大量蛋白尿长期得不到控制者，常进展至慢性肾衰竭，预后较差。

3. 肾病综合征 IgA 肾病患者表现为肾病综合征的不多，有些病例可能同时合并微小病变性肾小球病。

4. 急性肾衰竭 IgA 肾病表现为急性肾衰竭，主要为新月体性肾炎或伴毛细血管袢坏死以及红细胞管型阻塞肾小管所致。

肾活检病理学检查显示以 IgA 沉积为主的新月体性肾炎或伴毛细血管袢坏死，临床上常呈肾功能急剧恶化。如病理检查显示主要为细胞性新月体伴肾功能迅速恶化，则可予以糖皮质激素及免疫抑制剂（如环磷酰胺、硫唑嘌呤、吗替麦考酚酯等）治疗。若患者已具备透析适应证，则应予以透析治疗。此类患者预后较差。

对红细胞管型阻塞肾小管引起的急性肾衰竭患者，应给予支持治疗，必要时予以透析治疗。患者大多数可自行缓解。

5. 慢性肾小球肾炎 以延缓肾功能恶化为主要治疗目的。对合并高血压（包括恶性高血压）者，应积极控制血压并使其达标（< 130/80 mmHg）。

近年来有研究显示，富含长链 ω-3 多长链不饱和脂肪酸的鱼油，服用 6 个月～2 年有延缓 IgA 肾病患者肾功能恶化和减少尿蛋白的作用，但尚待更多研究进一步验证。同时，刘敏[11]模拟 5000 m 和 3000 m 高度海拔进行的研究显示，慢性间歇性低压、低氧具有治疗 IgA 肾病的作用，能够缓解临床症状、改善肾功能和减轻肾病理损伤；其抗 IgA 肾病的作用可能与降低大鼠血清 B 淋巴细胞活化因子和 IL-4 水平，调节 B 细胞、T 细胞免疫，减少 B 细胞过度活化，以及减少 IgA 分泌有关。

肾病综合征

肾病综合征（nephrotic syndrome，NS）的诊断标准是：①尿蛋白 > 3.5 g/d；②血浆白蛋白 < 30 g/L；③水肿；④血脂升高。其中，①②两项为诊断所必需的。

一、病因

肾病综合征可分为原发性及继发性两大类，可由多种不同病理类型的肾小球疾病所引起（表 31-1）。

二、病理生理

1．大量蛋白尿　正常生理情况下，肾小球滤过膜具有分子屏障及电荷屏障作用，这些屏障作用受损可使原尿中的蛋白含量增多，当其增多明显超过近曲小管的重吸收量时，即形成大量蛋白尿。在此基础上，凡是增加肾小球囊内压力及导致高灌注、高滤过的因素（如高血压、高蛋白饮食或大量输注血浆蛋白）均可加重尿蛋白的排出。

2．血浆蛋白变化　肾病综合征时，大量白蛋白随尿液丢失，促进肝代偿性合成白蛋白增加。同时，由于近端小管摄取滤过蛋白增多，也使肾小管分解蛋白增加。当肝白蛋白合成增加不足以克服丢失和分解时，则出现低白蛋白血症。此外，肾病综合征患者因胃肠道黏膜水肿导致食欲减退、

蛋白质摄入不足、吸收不良或丢失，也是加重低白蛋白血症的因素。

除血浆白蛋白减少外，血浆的某些免疫球蛋白（如 IgG）和补体成分、抗凝及纤溶因子、金属结合蛋白及激素结合蛋白也可减少，尤其是肾小球病理损伤严重，大量蛋白尿和非选择性蛋白尿时更为显著。患者易产生感染、高凝状态、微量元素缺乏、内分泌紊乱和免疫功能低下等并发症。

3．水肿　肾病综合征时，低白蛋白血症、血浆胶体渗透压下降，使水分从血管腔内进入组织间隙，是造成患者水肿的基本原因。肾灌注不足可激活肾素 - 血管紧张素 - 醛固酮系统，促进水、钠潴留。而在静水压正常、渗透压减低的末梢毛细血管，可发生跨毛细血管性液体渗漏和水肿。近年研究表明，约 50% 的患者血容量正常或增加，血浆肾素水平正常或下降，提示某些原发于肾内导致钠、水潴留的因素在肾病综合征患者水肿发生机制中起一定作用。

4．高脂血症　流行病学研究表明，肾病综合征患者发生动脉硬化的风险增加。高胆固醇和（或）高三酰甘油血症，血 LDL、VLDL 浓度增加，常与低蛋白血症并存。脂蛋白（a）[Lp（a）] 也会增高，病情缓解时可恢复正常。其发生机制与肝合成脂蛋白增加和脂蛋白分解减少相关，目前认为后者可能是发生高脂血症更为重要的原因。

表31-1　肾病综合征的分类和常见病因

好发人群	儿童	青少年	中老年
原发性	微小病变型肾病	系膜增生性肾小球肾炎 微小病变型肾病 局灶节段性肾小球硬化 系膜毛细血管性肾小球肾炎	膜性肾病
继发性	过敏性紫癜肾炎 肝炎病毒相关性肾炎 狼疮性肾炎	狼疮性肾炎 过敏性紫癜肾炎 肝炎病毒相关性肾炎	糖尿病肾病 肾淀粉样变性 骨髓瘤性肾病 淋巴瘤或实体肿瘤性肾病

三、病理类型及相应临床表现

引起原发性肾病综合征的肾小球疾病主要病理类型有微小病变型肾病、局灶节段性肾小球硬化、膜性肾病、系膜增生性肾小球肾炎及系膜毛细血管性肾小球肾炎，其病理及临床特征如下。

1．微小病变型肾病　光镜下肾小球基本正常，近曲小管上皮细胞可见脂肪变性。免疫病理检查呈阴性。特征性改变和本病的主要诊断依据为电镜下可见广泛的肾小球脏层上皮细胞足突融合。

微小病变型肾病占儿童原发性肾病综合征的80%～90%，占成人原发性肾病综合征的10%～20%。本病男性多于女性，儿童高发，成人发病率降低，但60岁后发病率又呈现一个小高峰。典型的临床表现为肾病综合征，仅15%左右的患者伴有镜下血尿。

本病有30%～40%的患者可能在发病后数月内自发缓解。90%的病例对糖皮质激素治疗敏感，治疗2周左右开始利尿，尿蛋白可在数周内迅速减少至转为阴性，血清白蛋白逐渐恢复正常水平，最终可达到临床完全缓解。但本病复发率高达60%，若病情反复发作或长期大量蛋白尿未得到控制，则可能转变为系膜增生性肾小球肾炎，进而转变为局灶节段性肾小球硬化。一般认为，成人的治疗缓解率和缓解后复发率均较儿童低。

2．局灶节段性肾小球硬化　光镜下可见，病变呈局灶、节段分布，表现为受累节段硬化（系膜基质增多、毛细血管闭塞、球囊粘连等），相应的肾小管萎缩、肾间质纤维化。免疫荧光检查显示，IgM和补体C3在肾小球受累节段呈团块状沉积。电镜下可见，肾小球上皮细胞足突广泛融合、基底膜塌陷，系膜基质增多，电子致密物沉积。

根据硬化部位及细胞增殖的特点，可将局灶节段性肾小球硬化分为以下五种亚型：①经典型，硬化部位主要位于血管及周围的毛细血管袢；②塌陷型，外周毛细血管袢皱缩、塌陷，呈节段性或球形分布，足细胞显著增生、肥大和空泡变性；③顶端型，硬化部位主要为尿极；④细胞型，局灶性系膜细胞和内皮细胞增生的同时可有足细胞增生、肥大和空泡变性；⑤非特殊型，无法归属于上述亚型，硬化可发生于任何部位，常有系膜细胞和基质增生。上述亚型中，以非特殊型最为常见，占半数以上。

局灶节段性肾小球硬化占我国原发性肾病综合征的5%～10%。本病好发于青少年男性，多为隐匿起病，部分病例可由微小病变型肾病进展转变而来。大量蛋白尿及肾病综合征为其主要临床特点（发生率可达50%～75%），约3/4的患者伴有血尿，部分可见肉眼血尿。本病确诊时约半数患者有高血压，约30%有肾功能减退。

多数顶端型局灶节段性肾小球硬化患者对糖皮质激素治疗有效，预后良好。塌陷型者治疗反应差，进展快，多于2年内进展成为终末期肾病。其余各型的预后介于两者之间。以往认为对局灶节段性肾小球硬化患者应用糖皮质激素治疗效果很差，近年研究表明对50%的患者治疗有效，只是起效较慢，平均缓解期为4个月。肾病综合征能否缓解与预后密切相关，缓解者预后好，不缓解者6～10年超过半数可进展成为终末期肾病。

3．膜性肾病　光镜下可见肾小球呈弥漫性病变，早期仅于肾小球基底膜上皮侧见少量散在分布的嗜复红小颗粒（Masson染色）；进而有钉突形成（嗜银染色），基底膜逐渐增厚。免疫病理检查显示，IgG和补体C3呈细颗粒状沿肾小球毛细血管壁沉积。电镜下早期可见基底膜上皮侧有排列整齐的电子致密物，常伴有广泛足突融合。

本病男性多于女性，好发于中老年，通常起病隐匿，约80%的患者表现为肾病综合征，约30%可伴有镜下血尿，一般无肉眼血尿。患者通常在发病5～10年后逐渐出现肾功能损害。本病患者极易发生血栓栓塞并发症，肾静脉血栓形成发生率可高达40%～50%。因此，膜性肾病患者如有突发性腰痛或肋腹痛，伴血尿、蛋白尿加重，肾功能受损，即应怀疑肾静脉血栓形成。如患者有突发性胸痛，呼吸困难，则应怀疑肺栓塞。

膜性肾病占我国原发性肾病综合征的第一位。20%～35%的患者临床表现可自发缓解。60%～70%的早期（尚未出现钉突）膜性肾病患者经糖皮质激素和细胞毒性药物治疗后可达临床缓解。但随着疾病逐渐进展，病理变化加重，疗效则较差。本病多呈缓慢进展，我国、日本的研究显示，10年肾存活率为80%～90%，明显较西方国家预后好。

4．系膜增生性肾小球肾炎　光镜下可见，肾小球系膜细胞和系膜基质呈弥漫增生，根据其增生程度可分为轻、中、重度。根据免疫病理检查结果可将此型疾病分为 IgA 肾病及非 IgA 系膜增生性肾小球肾炎。前者以 IgA 沉积为主，后者以 IgG 或 IgM 沉积为主，均常伴有补体 C3 于肾小球系膜区或系膜区及毛细血管壁呈颗粒状沉积。电镜下可见系膜增生，在系膜区可见到电子致密物。

本组疾病在我国发病率较高，约占原发性肾病综合征的 30%，显著高于西方国家。本病好发于青少年，患者男性多于女性。约 50% 的患者有前驱感染，可于上呼吸道感染后急性起病，甚至表现为急性肾炎综合征。部分患者为隐匿起病。此型疾病中，非 IgA 系膜增生性肾小球肾炎患者约 50% 表现为肾病综合征，约 70% 伴有血尿；而 IgA 肾病患者几乎均有血尿，约 15% 出现肾病综合征。随着肾病变程度由轻至重，肾功能不全及高血压发生率逐渐增高。

此型疾病表现为肾病综合征者，对糖皮质激素及细胞毒性药物的治疗反应与其病理改变轻重程度相关，病变轻者疗效好，病变重者疗效差。

5．系膜毛细血管性肾小球肾炎 光镜下较常见的病理改变为系膜细胞和系膜基质呈弥漫性重度增生，可插入肾小球基底膜（GBM）和内皮细胞之间，使毛细血管袢呈"双轨征"。免疫病理检查常见 IgG 和补体 C3 呈颗粒状沿系膜区及毛细血管壁沉积。电镜下可见系膜区和内皮下有电子致密物沉积。

此病理类型占我国原发性肾病综合征的 10%～20%。本病好发于青壮年，男性患者多于女性。1/4～1/3 的患者常在上呼吸道感染后表现为急性肾炎综合征，50%～60% 的患者表现为肾病综合征，几乎所有患者均伴有血尿，其中少数为发作性肉眼血尿，其余少数患者表现为无症状性血尿和蛋白尿。此型患者肾功能受损、高血压及贫血出现早，病情多呈持续进展。50%～70% 的患者血清补体 C3 持续降低，对提示本病有重要意义。

此型所致肾病综合征治疗困难，糖皮质激素及细胞毒性药物治疗可能仅对部分儿童病例有效，对成人疗效差。此型病变进展较快，发病 10 年后约有 50% 的患者进展为慢性肾衰竭。

高海拔地区慢性低氧可导致以微量白蛋白尿、高血压、高尿酸血症及红细胞增多症等为主要表现的临床综合征，而上述临床症状又可相互协同，进一步加重肾损伤。病理类型方面，小规模肾活检结果分析表明，青藏高原地区慢性肾疾病以原发性肾小球肾炎最为常见，其中微小病变型肾病是西藏地区慢性肾疾病最主要的病理类型，而青海西宁地区则是 IgA 肾病。继发性肾小球疾病，最常见的病理类型为过敏性紫癜性肾炎，可达 30%～40% [12]。棋梅等 [13] 报道，西藏地区藏族肾病综合征患者最常见的病理类型是 IgM 肾病，占 40%，好发人群为青壮年；膜性肾病占 13%，均是乙型肝炎病毒相关性膜性肾病。周岩等 [14] 报道，高海拔地区肾损伤者病理改变以足细胞病变最为常见，其次分别是膜性肾病、局灶节段性肾小球硬化症、膜增殖性肾炎、IgA 肾病。

四、并发症

1．感染 与营养不良、免疫功能紊乱及应用糖皮质激素治疗有关。常见感染部位依次为呼吸道、泌尿道及皮肤等。

2．血栓栓塞并发症 血液浓缩（有效血容量减少）及高脂血症可造成血液黏滞度增高。此外，因某些蛋白质随尿液丢失，肝代偿性合成蛋白增加，引起机体凝血、抗凝和纤溶系统失衡，加之肾病综合征时血小板过度激活、应用利尿药和糖皮质激素等，可进一步加重血液高凝状态。侯卫平 [15] 报道，高原肾病综合征与平原肾病综合征相比，高原肾病综合征患者血红蛋白、血细胞比容显著增高。与平原肾病综合征患者相比，高原肾病综合征患者血浆纤维蛋白原和 D- 二聚体升高更显著，而 AT-Ⅲ 降低更为明显。这可能与高原缺氧时组织因子的表达和活性升高，同时刺激肝细胞合成和分泌纤维蛋白原增加有关。总之，高原肾病综合征患者与平原肾病综合征患者的凝血功能有很大差异，表现为凝血活性增强，抗凝活性不足，同时高原肾病综合征患者 Hb、HCT 增高可能会使其血液黏滞度增高，导致高原肾病综合征患者发生血栓栓塞并发症的危险性增高。

3．急性肾损伤 肾病综合征患者可因有效血容量不足而致肾血流量下降，诱发肾前性氮质血症，经扩容、利尿后可得到恢复。目前其机制不明，推测与肾间质高度水肿压迫肾小管和大量管型堵塞肾小管有关，即上述变化形成肾小管腔内高压，引起肾小球滤过率骤然降低，又可诱发肾小管上皮细胞损伤、坏死，从而导致急性肾损伤。

4．蛋白质及脂肪代谢紊乱　长期低蛋白血症可导致营养不良、小儿生长发育迟缓；免疫球蛋白减少可造成机体免疫力低下，易导致感染；金属结合蛋白丢失可使微量元素（铁、铜、锌等）缺乏；内分泌激素结合蛋白不足可诱发内分泌紊乱（如低 T_3 综合征等）；药物结合蛋白减少可能影响某些药物的药代动力学（使血浆游离药物浓度增高、排泄加速），影响药物疗效。高脂血症可使血液黏滞度增高，促进血栓栓塞并发症的发生，还可增加心血管系统并发症，并促进肾小球硬化和肾小管 - 间质性病变的发生，促进肾病变的慢性进展。

五、诊断与鉴别诊断

本病的诊断包括三个方面：①明确是否为肾病综合征。②确认病因，必须首先除外继发性病因和遗传性疾病，才能诊断为原发性肾病综合征。最好能进行肾活检，作出病理诊断。③判定有无并发症。

本病应与引起继发性肾病综合征的以下疾病相鉴别：

1．过敏性紫癜性肾炎　好发于青少年，患者有典型的皮肤紫癜，可伴关节痛、腹痛及黑便，多在皮疹出现后 $1 \sim 4$ 周出现血尿和（或）蛋白尿，典型的皮疹有助于鉴别诊断。

2．狼疮性肾炎　好发于青少年和中年女性，根据多系统受累的临床表现和免疫学检查可检出多种自身抗体，一般不难确诊。

3．肝炎病毒相关性肾炎　多见于儿童及青少年，以蛋白尿或肾病综合征为主要临床表现，常见的病理类型为膜性肾病，其次为系膜毛细血管性肾小球肾炎等。我国的诊断要点：①血清乙型肝炎病毒抗原呈阳性；②患者有肾小球肾炎的临床表现，并可除外狼疮性肾炎等继发性肾小球肾炎；③肾活检切片中找到乙型肝炎病毒抗原。我国为乙型肝炎高发区，对乙型肝炎患者、儿童及青少年蛋白尿或肾病综合征患者，应仔细鉴别，尤其是膜性肾病。

4．糖尿病　好发于中老年，肾病综合征常见于病程为 10 年以上的糖尿病患者。早期可发现尿微量白蛋白排出增加，之后逐渐发展为出现大量蛋白尿甚至肾病综合征。糖尿病病史及特征性眼底改变有助于鉴别诊断。

5．肾淀粉样变性　好发于中老年。肾淀粉样变性是全身多器官受累的一部分。原发性淀粉样变性主要累及心、肾、消化道（包括舌）、皮肤和神经；继发性淀粉样变性常继发于慢性化脓性感染、结核、恶性肿瘤等疾病，主要累及肾、肝和脾等器官。肾受累时体积增大，常呈肾病综合征表现。肾淀粉样变性常需肾活检确诊。

6．骨髓瘤性肾病　好发于中老年，以男性多见。患者可有多发性骨髓瘤的特征性临床表现，如骨痛、血清单株球蛋白增高、凝胶电泳 M 带及尿本周蛋白呈阳性，骨髓检查显示浆细胞呈异常增生（占有核细胞的 15% 以上），并伴有质的改变。多发性骨髓瘤累及肾小球时，患者可出现肾病综合征表现。上述骨髓瘤的特征性表现有助于鉴别诊断。

六、治疗

1．一般治疗　凡有严重水肿、低蛋白血症者，均需卧床休息。水肿消失、一般情况好转后，可起床活动。应给予患者正常量 $0.8 \sim 1.0$ g/(kg· d) 的优质蛋白（富含必需氨基酸的动物蛋白）饮食。要保证充分热量摄入，每天每千克体重不应少于 $30 \sim 35$ kcal（$126 \sim 147$ kJ）。尽管患者丢失大量尿蛋白，但由于高蛋白饮食可增加肾小球滤过，加重蛋白尿并促进肾病变进展，故目前一般不再主张应用。

水肿时应注意低盐（< 3 g/d）饮食。为减轻高脂血症，应少进富含饱和脂肪酸（动物油脂）的饮食，而多吃富含多不饱和脂肪酸（如植物油、鱼油）及富含可溶性纤维（如燕麦、米糠及豆类）的饮食。

2．对症治疗

（1）利尿、消肿：血浆或白蛋白等静脉输注可提高血浆胶体渗透压，促进组织中水分的重吸收并利尿，利尿药可选用噻嗪类利尿药、保钾利尿药、袢利尿药和渗透性利尿药。对肾病综合征患者进行利尿治疗的原则是不宜过快、过猛，以免造成血容量不足、加重血液高黏滞度倾向而诱发血栓栓塞并发症。

（2）减少尿蛋白：血管紧张素转换酶抑制药（ACEI）或血管紧张素 II 受体拮抗剂（ARB），除能够有效控制高血压外，还可通过降低肾小球囊内压和直接影响肾小球基底膜对大分子的通透性，有不依赖于降低全身血压的减少尿蛋白作用。应用 ACEI 或 ARB 降低尿蛋白时，剂量一般比常规降压剂量大，才能获得良好疗效。

（3）降脂治疗：一般而言，存在高脂血症的肾病综合征患者因其发生心血管疾病的风险增高，故可以考虑给予降血脂药物治疗。

3．抑制免疫与炎症反应

（1）糖皮质激素（以下简称激素）：通过抑制免疫炎症反应，抑制醛固酮和抗利尿激素分泌，影响肾小球基底膜通透性等综合作用而发挥其利尿、降低尿蛋白的疗效。使用原则和方案：①起始足量，常用药物为泼尼松 1 mg/（kg·d），口服 8 周，必要时可延长至 12 周。②缓慢减药，足量治疗后每 2 ~ 3 周减少原用量的 10%，当减至 20 mg/d 时病情易复发，应更加缓慢减量。③长期维持，最后以最小有效剂量（10 mg/d）再维持半年左右。糖皮质激素可采取全日量顿服或在维持用药期间 2 天药量隔天一次顿服，以减轻不良反应。水肿严重、肝功能受损或泼尼松疗效不佳时，可更换为甲泼尼龙（等剂量）口服或静脉滴注。

根据患者对糖皮质激素的治疗反应，可将其分为"激素敏感型"（用药 8 ~ 12 周内肾病综合征缓解）、"激素依赖型"（剂量减到一定程度即复发）和"激素抵抗型"（激素治疗无效）三类，对不同类型患者的进一步治疗有所不同。

长期应用激素的患者可出现感染、药物性糖尿病、骨质疏松等不良反应，少数病例还可能发生股骨头无菌性缺血性坏死，需加强监测，及时处理。

（2）细胞毒性药物：此类药物可用于"激素依赖型"或"激素抵抗型"患者，以协同激素治疗。若无糖皮质激素应用禁忌证，则一般不作为首选或单独治疗用药。

1）环磷酰胺：是国内外最常用的细胞毒性药物，在体内可被肝细胞微粒体羟化，代谢产物具有较强的免疫抑制作用。应用剂量为 2 mg/（kg·d），分 1 ~ 2 次口服；或 200 mg，隔日静脉注射。累积量达 6 ~ 8 g 后停药。主要不良反应为骨髓抑制及中毒性肝损伤，另外还可出现性腺抑制（尤其是男性）、脱发、胃肠道反应及出血性膀胱炎。

2）盐酸氮芥：是最早用于治疗肾病综合征的药物，治疗效果较佳。因其可引起注射部位血管炎或局部组织坏死及严重的胃肠道反应和严重的骨髓抑制，目前临床上已较少应用。

3）其他：苯丁酸氮芥 2 mg，每天 3 次口服，共服用 3 个月，毒性较氮芥小，疗效较差。此外，硫唑嘌呤亦可使用，但疗效也较差。

（3）环孢素（cyclosporin A，CsA）：属于钙调神经蛋白抑制剂，能选择性地抑制辅助性 T 细胞及细胞毒性 T 细胞，已作为一线药物用于治疗膜性肾病，作为二线药物用于治疗糖皮质激素及细胞毒性药物无效的难治性肾病综合征。常用量为 3 ~ 5 mg/（kg·d），分 2 次空腹口服，服药期间需监测并维持其血浓度谷值为 100 ~ 200 ng/ml。服药 2 ~ 3 个月后缓慢减量，疗程至少为 1 年。不良反应有肝毒性、肾毒性、高血压、高尿酸血症、多毛及牙龈增生等。停药后患者病情易复发。他克莫司（tacrolimus）也属于钙调神经蛋白抑制剂，但肾毒性小于环孢素 A。成人起始治疗剂量为 0.05 mg/（kg·d），血药浓度应维持在 5 ~ 8 ng/ml，疗程为半年至 1 年。他克莫司也可作为二线药物用于治疗糖皮质激素及细胞毒性药物无效的难治性肾病综合征。

（4）吗替麦考酚酯（mycophenolatemofetil，MMF）：在体内代谢为霉酚酸，后者为次黄嘌呤单核苷酸脱氢酶抑制剂，可抑制鸟嘌呤核苷酸的经典合成途径，故而选择性地抑制 T、B 淋巴细胞增殖及抗体形成，从而达到治疗目的。常用量为 1.5 ~ 2 g/d，分 2 次口服，共 3 ~ 6 个月，减量维持半年，已广泛用于治疗肾移植后排斥反应，不良反应相对较少。

应用糖皮质激素及细胞毒性药物治疗肾病综合征可有多种方案，原则上应以增强疗效的同时最大限度地减少不良反应为宜。对于是否应用糖皮质激素治疗和疗程长短以及是否应用细胞毒性药物等，应结合患者病理类型、年龄、肾功能和有无相对禁忌证等制订个体化治疗方案。

4．中医药治疗 雷公藤多苷 10 ~ 20 mg，每天 3 次口服，有降低尿蛋白的作用，可与糖皮质激素联合应用。国内研究显示，该药具有抑制免疫功能、抑制肾小球系膜细胞增生的作用，并能改善肾小球滤过膜通透性。主要不良反应为性腺抑制、肝功能损害及外周血白细胞减少等，及时停药后可恢复。本药的不良反应较严重，甚至可引起急性肾损伤，应用时要加强监护。

5. 并发症的防治 肾病综合征的并发症是影响患者长期预后的重要因素，应积极防治。

（1）感染：通常在激素治疗时无需应用抗生素预防感染，否则不仅达不到预防目的，反而可能诱发真菌二重感染。免疫增强剂（如胸腺素、转移因子及左旋咪唑等）能否预防感染尚不完全明确。一旦发现感染，应及时选用对致病菌敏感、强效且无肾毒性的抗生素积极治疗，对有明确感染灶者应尽快去除。严重感染难以控制时，应考虑减少或停用激素，但需视患者具体情况而定。

（2）血栓及栓塞并发症：一般认为，当血浆白蛋白低于 20 g/L 时，提示存在高凝状态，即应开始进行预防性抗凝治疗。可给予肝素或选用低分子量肝素，维持试管法凝血时间于正常值 1 倍；也可应用华法林，将凝血酶原时间国际标准化比值（INR）维持在 1.5 ~ 2.5。抗凝治疗的同时可辅以抗血小板药，如双嘧达莫 300 ~ 400 mg/d，分 3 ~ 4 次口服，或阿司匹林 75 ~ 100 mg/d，口服。对已发生血栓、栓塞者应尽早（6 小时内效果最佳，但 3 天内仍可能有效）给予尿激酶或链激酶全身或局部溶栓，同时配合抗凝治疗，抗凝血药一般应持续应用半年以上。抗凝及溶栓治疗时均应避免药物过量而导致出血。由于高原肾病综合征患者发生血栓并发症的危险性较高，所以如何密切监测高原肾病综合征患者的凝血功能，及时使用抗凝血药防止血栓并发症的发生是需要进一步研究的重要问题。

（3）急性肾损伤：肾病综合征并发急性肾损伤时，如果处理不当，则可危及患者生命；若及时给予正确的处理，则大多数患者可望恢复。可采取以下措施：①袢利尿药，对袢利尿药仍有效者应予以较大剂量使用，以冲刷阻塞的肾小管管型。②血液透析，经利尿治疗无效，并已达到透析适应证者，应予以血液透析维持生命，并在补充血浆制品后予以适当脱水，以减轻肾间质水肿。③原发病的治疗，因患者病理类型多为微小病变型肾病，故应予以积极治疗。④碱化尿液，可口服碳酸氢钠碱化尿液，以减少管型的形成。

（4）蛋白质及脂肪代谢紊乱：在肾病综合征缓解前，常难以完全纠正代谢紊乱，但应调整饮食中蛋白质和脂肪的量和结构，力争将代谢紊乱的影响降到最低限度。目前，很多药物可用于纠正蛋白质及脂肪代谢紊乱，如 ACEI 及血管紧张素 II 受体拮抗剂均可减少尿蛋白；中药黄芪（30 ~ 60 g/d，煎服）可促进肝白蛋白合成，并可能兼有治疗高脂血症的作用。降血脂药可选择以降低胆固醇为主的羟甲戊二酸单酰辅酶 A 还原酶抑制剂（如洛伐他汀等他汀类药物）或以降低三酰甘油为主的氯贝丁酯类（如非诺贝特等）。肾病综合征缓解后，若患者高脂血症自然缓解，则无需再继续药物治疗。

七、预后

肾病综合征的预后个体差异很大。

（杨艳燕）

参考文献

[1] 崔建华，高亮，张西洲. 移居 4300 m 居住不同时间尿生化指标的变化 [J]. 西南国防医药，2006，16（4）：369-370.

[2] 袁延年，马全福. 高原性蛋白尿发病机制动物实验及尿蛋白组分研究 [J]. 中华保健医学杂志，2008（02）：120-121.

[3] 周晶苹，彭海，顾松琴，刘兰，王梁，龙溯. 海拔 4750 米地区青藏铁路工人尿微量蛋白水平研究 [J]. 临床荟萃，2008（01）：42.

[4] 王福领，郭鸿斌，尼玛次仁，赵亮，边巴卓玛，杨文宝，周其全. 急进高原人群不同海拔梯度暴露对尿液成分的影响 [J]. 中国现代医学杂志，2011，21（11）：1343-1345.

[5] 石丽，罗朋立. 急性低氧环境下热休克蛋白 72 在大鼠肾中的表达及意义 [J]. 青海医学院学报，2014，35（01）：36-40.

[6] 王妍君，罗朋立. 低氧环境下小鼠肾小球内皮细胞通透性的变化及其机制 [J]. 山东医药，2016，56（31）：31-33.

[7] Yue L，Fan Z，Sun L. Prevalence of essential hypertension and its complications among Chinese population at high altitude [J]. High Alt Med Biol，2017，18（2）：140-144.

[8] Dampney Roger A，Michelini Lisete C，Li De Pei. Regulation of sympathetic vasomotor activity by the hypothalamic paraventricular nucleus in normotensive and hypertensive states [J]. Am J Physiol Heart Circ Physiol，2018. doi：10. 1152.

[9] Bosc L V G，Resta T，Walker B．Mechanisms of intermittent hypoxia induced hypertension [J]．J Cell Mol Med，2010，14（1-2）：3-17.

[10] 巴应贵，张瑞霞，秦凤，辛宏云，谢晓元，孙昊．高原红细胞增多症与肾损害关系研究 [J]．高原医学杂志，2017，27（01）：15-18.

[11] 刘敏．慢性间歇性低压低氧抗 IgA 肾病作用的研究 [D]．河北医科大学，2016.

[12] Zhou Y，Deng YM，Li C.Comparison of characteristics of chronic kidney diseases between Tibet plateau and plain areas.Int J Clin Exp Pathol，2014，7（9）：6172-6178.

[13] 棋梅，索朗扎巴．藏族患者肾穿 28 例病理分析 [J]．西藏医药杂志，2011，32（04）：4-6.

[14] 周岩，李川，龚运兵，毛志国，吴俊，陈洪章，李素芝，唐政，刘志红，邓永明．107 例西藏高原地区肾活检患者病理资料分析 [J]．医学研究生学报，2014，27（11）：1188-1190.

[15] 侯卫平，李素芝，邓永明，吴银平，李少勇．高原和平原原发性肾病综合征患者凝血功能指标的对比分析 [J]．第三军医大学学报，2009，31（08）：751-753.

第三节　肾小管疾病

肾性糖尿

葡萄糖能自由通过肾小球基底膜，故血浆葡萄糖浓度与肾小囊原尿中的葡萄糖浓度基本相同。肾小管对葡萄糖有很强的重吸收能力，在近曲小管的前半段，就已重吸收了尿液中葡萄糖的 98%，所以在接下来的各段小管中基本无葡萄糖可被重吸收。正常人血糖在生理范围内波动，肾小球滤过的糖可被肾小管 100% 重吸收，尿糖呈阴性。肾小管对葡萄糖的重吸收有一个最大值（TmG），TmG 正常范围为 250～375 mg/（min·1.73m^2），根据 TmG 可推算出尿糖呈阳性时血糖浓度为 8.9～10.0 ml/L。所谓肾性糖尿，是指血糖正常，而尿糖的排出量增加，重吸收减少。

一、临床表现与诊断

肾性糖尿无特殊的临床表现，多由于其他原因检查尿常规时发现。尿常规检查发现尿糖呈阳性，应首先测血糖，同时检测尿糖。如血糖在正常范围而尿糖多次呈阳性，则可诊断为肾性糖尿。

确定为肾性糖尿后，应对其病因进行鉴别。应注意有无合并其他肾小管损伤的证据，如肾性氨基酸尿、肾小管性酸中毒等；有无妊娠；另外，还应询问家族史，必要时对家庭成员进行检查。

二、鉴别诊断

肾性糖尿可见于妊娠期妇女、家族性肾性糖尿和各种原因引起的近端肾小管损伤患者。

1. 妊娠　妊娠后，肾小球对糖的滤过增加，肾小管重吸收糖的能力下降，可出现肾性糖尿，而血糖正常。妊娠引起的肾性糖尿通过询问病史较易鉴别，妊娠前无肾性糖尿，妊娠时出现，同时应除外妊娠糖尿病。

2. 家族性肾性糖尿（familial renal glucosuria）又称原发性肾性糖尿或良性糖尿（benign glucosuria）。家族中多人患肾性糖尿，呈常染色体显性遗传的特点，部分家庭成员可合并多尿，无其他肾小管间质受损的证据，肾功能正常，可考虑家族性肾性糖尿的诊断。该疾病的致病基因为位于近端肾小管的钠 - 葡萄糖耦联转运体（SGLT，16pl1.2）。该病预后好，无需治疗。

3. 各种原因引起的近端肾小管损伤　此类损伤引起的肾性糖尿通常合并肾小管间质损伤，患者可出现范科尼综合征、严重贫血，甚至肾衰竭。通过临床表现和肾小管功能检查易鉴别。

三、治疗

对原发病予以治疗，如果确诊为家族性肾性糖尿或与妊娠相关，定期观察即可。对病情严重有低血糖者予以对症处理。

肾性氨基酸尿

肾性氨基酸尿（renal aminoaciduria）是一组以肾小管对氨基酸的转运功能障碍为主的肾小管疾病。血浆中的氨基酸可自由通过肾小球基底膜而进入原尿，但绝大部分氨基酸在通过近端肾小管时可被重吸收。重吸收率一般可达 98%～99%。24 小时尿中游离氨基酸总量为 1.1 g，结合氨基酸为 2.0 g，后者水解后主要生成甘氨酸（70% 来自马尿酸）、门冬氨酸和谷氨酸（分别来自门冬酰胺和谷氨酰胺）。尿液中的氨基酸排出量与组成有很大的个体差异，这主要与血浆氨基酸浓度及肾小管重吸收功能有关。此外，年龄、饮食、妊娠、遗传等因素亦有一定影响。肾小管对滤过氨基酸的重吸收减少，即可出现肾性氨基酸尿。

一、临床表现及诊断

肾性氨基酸尿可见于各种原因引起的近端肾小管损伤。由于肾小管重吸收氨基酸时，几个氨基酸共用同一种转运子，因此某个转运子的遗传缺陷即可引起氨基酸尿，患者尿液中可出现一组特定的氨基酸。

1. 各种原因引起近端肾小管损伤　近端肾小管损伤引起的肾性氨基酸尿无特异分类，表现为全氨基酸尿，同时合并肾小管间质损伤的其他表现，如肾性糖尿、范科尼综合征、严重贫血，甚至肾衰竭。通过临床表现和肾小管功能的检查易鉴别。

2. 胱氨酸尿症　为常染色体隐性遗传，已发现两个致病基因（SLC3A1，SLC7A9）。患者尿液中排出过多的胱氨酸、二碱基氨基酸（鸟氨酸、赖氨酸、精氨酸）。由于胱氨酸在尿液中的溶解度较低，因此可形成胱氨酸结石（棕黄色，不透 X 线），显微镜检查可见六角形扁平结晶。确诊需

测定 24 小时尿液中的胱氨酸，尿胱氨酸 / 肌酐 > 250 mg/g。

3. Hartnup 病　为常染色体隐性遗传，位于肾小管和小肠的中性氨基酸转运子（SLC6A19）异常，导致中性氨基酸吸收障碍。患者多于儿童期发病，由于色氨酸经肠道吸收减少，体内烟酰胺产生不足，患者可出现光敏感性糙皮样皮疹，小脑共济失调和精神症状，但很多携带该转运子缺陷的患者，虽然有氨基酸尿，却没有上述临床表现。确诊需要依靠尿液和粪便氨基酸成分检查，发现中性氨基酸（苏氨酸、丝氨酸、色氨酸、组氨酸、丙氨酸、谷氨酰胺、天门冬酰胺）。

4. 其他氨基酸尿　关于其他氨基酸尿的病例也有报道，确诊需要依靠尿液氨基酸的定量及定性分析。

二、治疗

与肾小管损伤有关的全氨基酸尿的治疗重点是治疗肾间质小管病。对于遗传性的氨基酸尿无特异治疗方法。遗传性胱氨酸尿可引起尿路结石，导致肾衰竭，早期发现，降低尿液中胱氨酸浓度有助于防治结石。治疗目标是将尿液中胱氨酸的浓度降至 300 mg/L 以下。患者应大量饮水，使尿量达到每天 2～4 L；碱化尿液，使尿液 pH > 7.5；反复发作结石的患者，可服用青霉胺，初始剂量为 250 mg/d，然后缓慢加量，最大剂量不超过 2 g/d；也可使用含巯基的药物（如卡托普利），该类药物的作用是形成胱氨酸和巯基的复合物，其在尿液中的溶解度明显高于胱氨酸。Hartnup 病的治疗主要是对症治疗，包括增加蛋白质摄入，补充烟酸，防止糙皮样皮疹，避免阳光照射，出现脑病时应禁用高蛋白，静脉滴注葡萄糖。

肾性尿崩症

广义的肾性尿崩症是指血浆抗利尿激素（ADH）正常或增高的情况下，肾不能浓缩尿液而持续排出稀释尿的病理状态。患者尿比重常持续 < 1.005 或尿渗透压 < 200 mOsm/（kg·H_2O），给以溶质利尿，亦只能达到与血浆等渗 [$280 \sim 300$ mOsm/（kg·H_2O）] 的程度。

一、病因

本病的病因可分为先天性和后天性。

先天性肾性尿崩症也可称为遗传性或原发性抗垂体后叶加压素性尿崩症，亦有称为家族性肾性尿崩症，为性染色体隐性遗传，病变基因位于 X 染色体，患者男、女比例约为 9∶1，男性多为"完全表现型"，较重，女性通常为"不完全表现型"，较轻。

后天性肾性尿崩症也可称为继发性或不完全性抗 ADH 性尿崩症，由于肾或肾外疾病（如低钾、高钙等）的抗 ADH 作用和（或）破坏肾髓质间液高渗状态，使尿液浓缩受到一定影响，但对 ADH 仍有一定反应，甚至尿液渗透压可以高于血浆渗透压。临床上也常把一些非抗 ADH 性多尿称为肾性尿崩症，如某些慢性肾病患者发生渗透性利尿。病因主要包括：①肾病，髓质囊性病、多囊肾、慢性间质性肾炎、肾盂肾炎、梗阻性肾病、反流性肾病、严重肾衰竭等。②系统病，艾迪生病、淀粉样变性、低钾血症、高钙血症、地中海贫血、干燥综合征、多发性骨髓瘤、肉样瘤。③应用药物，如锂盐、地美环素、秋水仙碱、两性霉素 B、长春碱、甲氧氟烷等。

二、临床表现

1. 烦渴、多饮、多尿，低比重尿，尿比重通常 < 1.012，尿渗透压 < 200 mOsm/L。由于脱水，可导致小儿高热、生长发育不良、智力低下、恶心、呕吐、巨大膀胱、输尿管积液等。

2. 检测血中抗利尿激素（又称血管升压素）水平正常。

3. 予以外源性抗利尿激素治疗，对"完全表现型"患者可无效果，该类患者尿 cAMP 也不增加；对"不完全表现型"患者可有部分反应。

4. 继发性尿崩症患者，常有导致慢性肾间质病变的因素存在。在长期的原发病影响下，患者可出现多饮、多尿、烦渴、低比重尿等。

三、诊断

对典型病例，一般诊断比较容易。对疑难患者须做禁水 - 加压素试验，与中枢性尿崩症及精神性多饮、多尿相鉴别。

四、治疗

治疗主要包括对症治疗和原发病治疗。总体来说，对本病尚无特异性治疗，目前的药物（如噻嗪类利尿药、前列腺素抑制药等）治疗对病情的缓解率不超过 50%。

（1）补充足量水分：避免脱水对患者造成的危害。如患者有脱水表现，可给予 5% 葡萄糖溶液静脉滴注。如患者出现高渗性脱水，则应给予低张液体输入。

（2）限制溶质的摄入，主张低盐饮食：以减轻患者烦渴，减少对水的需要。

（3）保证充足的营养供给：以满足患者的生理需要，这对患儿的生长发育尤其重要。

（4）应用噻嗪类利尿药：此类药物主要影响氯化钠的重吸收，使细胞外液容量减少，近端肾小管重吸收水分增加，自由水清除减少，从而达到减少尿量的目的。此类药物往往在低钠饮食的条件下有更好的效果。通常使用氢氯噻嗪（双氢克尿噻）25 mg，每天 3 次，须注意此类药物可导致低钾、低氯血症。

（5）应用前列腺素抑制药：如吲哚美辛、阿司匹林、布洛芬等。此类药物在促使近端肾小管重吸收水分的同时，还可抑制前列腺素产生，使远端肾小管 cAMP 增加，从而达到利尿的目的，使用时须注意药物的不良反应。吲哚美辛为作用最强的前列腺素合成酶抑制药，主要不良反应为白细胞减少、消化道出血、肾功能减退、肝损害、精神错乱等，禁用于妊娠期妇女及 14 岁以下患儿。吲哚美辛与丙磺舒合用时，可减少丙磺舒的分泌，增加其血药浓度，同时降低其排尿酸作用，故二者不能合用。另外，吲哚美辛还可减少锂盐的肾清除率，合用时应注意。吲哚美辛、阿司匹林、布洛芬为同一类药物，作用机制基本相同，原则上不能合用。

（6）氯磺丙脲、氯贝丁酯等：氯磺丙脲既可刺激垂体精氨酸血管升压素的分泌，又可通过增加肾小管 cAMP 的形成而加强精氨酸血管升压素的作用。服药后数小时开始尿量即增加，尿渗透压增高，作用可持续 24 小时，每天用量原则上不超过 200 mg，晨起顿服。该药可以使患者恢复渴觉，所以对渴觉缺乏的患者尤为适用。主要不良反应有低血糖反应、白细胞减少、肝功能损害等，用药过量可导致水中毒；与氢氯噻嗪合用时作用有叠加。

（7）阿米洛利（氨氯吡咪）：阿米洛利与氨苯蝶啶为同类药物，可直接作用于远曲小管，有很强的保钠、排钾作用，但用于治疗尿崩症的机制尚不明确。

（8）原发病的治疗：对药物引起的尿崩症，首先应停用相关药物。对于因慢性梗阻性肾病所致者，应尽快解除梗阻。对于慢性肾功能不全、肾髓质囊性病、肾淀粉样变性、肾小管性酸中毒、多囊肾、范科尼综合征、急性肾功能不全多尿期等所致者，须针对病因予以相应治疗。

（9）联合用药：对先天性肾性尿崩症无法根治者，由于单用药物效果不佳或无效，因此常联合用药。常见为 1- 脱氨 -8- 右旋精氨酸血管升压素与噻嗪类利尿药联合应用。

五、预后

先天性肾性尿崩症无法治愈；继发性肾性尿崩症的治疗亦以治疗原发病为主，对多尿严重者可予以对症治疗。

肾小管性酸中毒

肾小管性酸中毒（renal tubular acidosis，RTA）是由于各种病因导致近端肾小管对碳酸氢根重吸收障碍或（和）远端肾小管泌氢功能障碍所引起的一组临床综合征，主要表现是：①高氯性、正常阴离子隙性代谢性酸中毒；②电解质紊乱；③骨病；④尿路症状。多数患者无肾小球异常。在部分遗传性疾病患者，肾小管性酸中毒可能是最主要或仅有的临床表现。按病变部位和发病机制可将本病分为：① I 型，远端肾小管泌 H^+ 障碍；② II 型，近端肾小管 HCO_3^- 重吸收障碍；③ III 型，混合型，兼有 I 型和 II 型肾小管性酸中毒的特点；④ IV 型，远端肾小管泌 H^+、K^+ 作用减弱。

低血钾型远端肾小管性酸中毒

此型最常见，又称经典型远端肾小管性酸中毒或 I 型肾小管性酸中毒。

一、病因与发病机制

此型肾小管性酸中毒由远端肾小管酸化功能障碍引起，主要表现为管腔与管周液间无法形成高 H^+ 梯度。其主要机制包括：①肾小管上皮细胞泵衰竭，主动泌 H^+ 入管腔减少（分泌缺陷型）；②肾小管上皮细胞通透性异常，分泌入腔内的 H^+ 又被动扩散至管周液中（梯度缺陷型）；③基底侧膜上的 Cl^--HCO_3^- 交换障碍；④泌 H^+ 速度障碍，氢泵转运状态不能达到最佳，泌 H^+ 速率降低。此型肾小管性酸中毒儿童发病常由先天遗传性肾小管功能缺陷引起，而成人则常为后天获得性肾小管 - 间质疾病所致，尤其是慢性间质性肾炎。

二、临床表现

（一）高血氯性代谢性酸中毒

患者尿液中可滴定酸及铵离子（NH_4^+）减少，

尿液 pH 通常 > 5.5，血 pH 下降，血清氯离子浓度 [Cl⁻] 增高，但是 AG 正常，这与其他类型代谢性酸中毒不同。

（二）低钾血症

由于皮质集合管 H^+-K^+ 泵功能减退，导致低血钾，重症者可引起低钾性周围性麻痹、心律失常及低钾性肾病（出现多尿及尿浓缩功能障碍）。

（三）钙、磷代谢障碍

酸中毒可抑制肾小管对钙的重吸收，并使 $1,25$-$(OH)_2D_3$ 生成减少，因此患者可出现高钙尿症、低钙血症，继发甲状旁腺功能亢进，导致高磷尿症、低磷血症。严重的钙、磷代谢紊乱常引起骨病（骨痛、骨质疏松及骨畸形）、肾结石及肾钙化。

三、诊断

出现 AG 正常的高血氯性代谢性酸中毒、低钾血症，实验室检查尿液中可滴定酸及 NH_4^+ 减少，尿 pH > 5，远端肾小管性酸中毒诊断即可成立。如患者出现低钙血症、低磷血症、骨病、肾结石或肾钙化，则更支持诊断。

对不完全性远端肾小管性酸中毒患者，可进行氯化铵负荷试验（对肝病患者可用氯化钙代替），若结果为阳性（尿 pH 不可能降至 5.5 以下），则本病的诊断成立。另外，尿与血二氧化碳分压比值（尿 PCO_2/血 PCO_2）测定、中性磷酸钠或硫酸钠试验及呋塞米试验等，对确诊远端肾小管性酸中毒均有帮助。

四、治疗

对病因明确的继发性远端肾小管性酸中毒，应设法去除病因。针对肾小管性酸中毒，应予以下对症治疗。

（一）纠正酸中毒

应补充碱剂，常用枸橼酸合剂（枸橼酸 100 g，枸橼酸钠 100 g，加水至 1000 ml）。此合剂除可补碱外，还能减少肾结石及钙化形成。另外，还可服用碳酸氢钠。

（二）补充钾盐

可口服枸橼酸钾，也可服用枸橼酸合剂。不可用氯化钾，以免加重高氯性酸中毒。

（三）防治肾结石、肾钙化及骨病

服用枸橼酸合剂后，可预防肾结石及钙化。对已发生严重骨病而无肾钙化的患者，可小心应用钙剂及骨化三醇治疗。

近端肾小管性酸中毒

此型肾小管性酸中毒也较常见，又称 II 型肾小管性酸中毒。

一、病因与发病机制

此型肾小管性酸中毒由近端肾小管酸化功能障碍引起，主要表现为 HCO_3^- 重吸收障碍。其机制主要有：①肾小管上皮细胞管腔侧 Na^+-H^+ 交换障碍（近端肾小管对 HCO_3^- 的重吸收要依靠此 Na^+-H^+ 交换）；②肾小管上皮细胞基底侧 Na^+-HCO_3^- 协同转运（从胞内转运入血）障碍；③碳酸酐酶（CA）活性异常；④近端肾小管管腔侧广泛转运功能障碍，导致复合性近端肾小管功能缺陷（范科尼综合征）。此型肾小管性酸中毒也可由先天遗传性肾小管功能缺陷及各种后天获得性肾小管 - 间质疾病引起。

二、临床表现

与远端肾小管性酸中毒相比，此型的特点是：①也属于 AG 正常的高血氯性代谢性酸中毒，但是尿液可滴定酸及 NH_4^+ 正常，HCO_3^- 增多。酸中毒加重时尿液 pH 可在 5.5 以下。②低钾血症较明显。③由于此型肾小管性酸中毒患者尿液中枸橼酸排出量大多正常，因此其尿路结石及肾钙化发生率较远端肾小管性酸中毒低。

三、诊断

出现 AG 正常的高血氯性代谢性酸中毒、低钾血症，实验室检查尿液中 HCO_3^- 增多，近端肾小管性酸中毒的诊断即可成立。对疑诊病例可做碳酸氢盐重吸收试验，患者口服或静脉滴注碳酸氢钠后，HCO_3^- 排泄分数 > 15% 即可诊断为此型。

四、治疗

首先进行病因治疗。其他治疗原则同远端肾小管性酸中毒，但是碳酸氢钠用量要大（6 ~ 12 g/d）。对重症病例还可配合应用小剂量氢氯噻嗪，以增强近端肾小管重吸收 HCO_3^-。对严重骨病患者可谨慎试用活性维生素 D 制剂。

高血钾型远端肾小管性酸中毒

此型较少见，又称Ⅳ型肾小管性酸中毒。

一、病因与发病机制

此型肾小管性酸中毒的发病机制尚未明确。醛固酮分泌减少或远端肾小管对醛固酮的反应减弱，可能起重要致病作用，因此肾小管重吸收 Na^+ 及泌 H^+、K^+ 功能受损，导致酸中毒及高钾血症。此型肾小管性酸中毒主要由后天获得性疾病所致，包括肾上腺皮质疾病和（或）肾小管 - 间质疾病等。另外，某些药物也可导致此型肾小管性酸中毒。

二、临床表现

此型多见于某些轻、中度肾功能不全患者，以 AG 正常的高血氯性代谢性酸中毒及高钾血症为主要临床表现。患者酸中毒及高血钾严重程度与肾功能不全严重程度不呈比例。由于远端肾小管泌 H^+ 障碍，故尿液中 NH_4^+ 减少，尿 pH > 5.5。

三、诊断

轻、中度肾功能不全患者出现 AG 正常的高血氯性代谢性酸中毒及高钾血症，实验室检查尿液中 NH_4^+ 减少，诊断即可成立。患者血清醛固酮水平降低或正常。

四、治疗

除病因治疗外，针对此型肾小管性酸中毒还应采取以下措施：①纠正酸中毒，服用碳酸氢钠。纠正酸中毒亦将有助于降低血钾。②降低血钾，应进低钾饮食，口服离子交换树脂，并口服利尿药呋塞米。对出现严重高钾血症者应及时进行透析治疗。③肾上腺皮质激素治疗，可口服氟氢可的松，低醛固酮血症患者每天口服 0.1 mg，而肾小管抗醛固酮患者应每天口服 0.3 ~ 0.5 mg。

范科尼综合征

范科尼综合征（Fanconi syndrome）是遗传性或获得性近端肾小管发生多种功能异常的疾病。1931 年，Fanconi 首先报道了 1 例小儿佝偻病患者生长发育迟缓，出现非糖尿病性葡萄糖尿及白蛋白尿。其后，DeToni（1933 年）与 Debre（1934 年）又分别报道了 2 例侏儒儿童同时有葡萄糖尿、白蛋白尿、低磷血症性佝偻病、酸中毒及有机酸尿，使人们得以更全面地认识这种复杂的近端肾小管病。1943 年，Mecune 提议将其命名为范科尼综合征，以区别范科尼全血细胞减少综合征。

一、病因

儿童病例多为遗传性，而成人病例多为后天获得性，后者常继发于慢性间质性肾炎、干燥综合征、移植肾、重金属（汞、铅、镉等）肾损害等患者。其发病机制尚未完全阐明，但可肯定不是由于特异转运体或其受体缺陷所致。

二、临床表现

由于近端肾小管可以重吸收多种物质，因此该疾病患者可有多种近端小管功能障碍，临床可出现肾性糖尿、全氨基酸尿、磷酸盐尿、尿酸盐尿及碳酸氢盐尿等，并相应出现低磷血症、低尿酸血症及近端肾小管性酸中毒，继而引起骨病（骨痛、骨质疏松及骨畸形）。患者肾小球功能一般正常，或与肾小管功能异常不呈比例，晚期可出现肾衰竭。

本病在国内较为罕见。根据发病年龄可分为婴儿型、儿童型及成人型。

三、诊断

具备上述典型表现即可诊断为本病。其中，肾性糖尿、全氨基酸尿、磷酸盐尿为基本诊断条件，所以临床上有完全型和不完全型（3 项诊断条件不完全满足）之分。

四、治疗

除病因治疗外，对近端肾小管性酸中毒患者还应予以对症治疗，对严重低磷血症患者可补充中性磷酸盐及骨化三醇。低尿酸血症、氨基酸尿、葡萄糖尿等一般不需治疗。

参考文献

[1] 陈育青，王海燕. 肾病临床概览 [M]. 北京：北京大学医学出版社，2010.
[2] 顾勇，范虹，林善锬，陈灏珠. 实用内科学 [M]. 12版. 北京：人民卫生出版社，2005.
[3] 唐晓红. 多尿. 黄颂敏，刘先蓉. 肾疾病鉴别诊断与治疗学 [M]. 北京：人民军医出版社，2006.
[4] 王海燕. 肾病学 [M]. 3版. 北京：人民卫生出版社，2008.

第四节　间质性肾炎

急性间质性肾炎

急性间质性肾炎（acute interstitial nephritis，AIN）又称急性肾小管间质性肾炎，是一组以肾间质炎症细胞浸润及肾小管变性为主要病理表现的急性肾病。常见病因有药物过敏、感染、自身免疫病、恶性肿瘤、代谢性疾病等。下文仅讨论急性过敏性肾小管间质性肾炎。

一、病因与发病机制

很多药物可引起本病，以抗生素、磺胺、非甾体抗炎药、抗惊厥药等最为常见。药物（半抗原）与机体组织蛋白（载体）结合，可诱发机体产生超敏反应（包括细胞免疫及体液免疫），导致肾小管间质炎症。某些头孢菌素类抗生素可抑制肾小管上皮细胞内线粒体的功能，造成细胞"呼吸窘迫"。由非甾体抗炎药引起者，同时可伴有微小病变性肾小球病。

二、病理

光镜检查可见肾间质水肿，弥漫性淋巴细胞及单核细胞浸润，散在嗜酸性粒细胞浸润，偶尔可见肉芽肿。肾小管上皮细胞出现严重空泡及颗粒变性，刷状缘脱落，管腔扩张，而肾小球及肾血管正常。免疫荧光检查多呈阴性，由甲氧西林引起者有时可见 IgG 及补体 C3 沿肾小管基底膜呈线样沉积。电镜检查除可进一步证实光镜所见外，在非甾体抗炎药引起微小病变性肾小球病时，还可见肾小球脏层上皮细胞足突广泛融合。

三、临床表现

（一）全身过敏反应

急性过敏性肾小管间质性肾炎患者常有较为典型的病程：在使用致病药物数日或数周后出现尿检测异常、肾功能损伤，尿量可减少或无变化，腰痛，一般无高血压和水肿，常伴有全身过敏症状，常见皮疹、发热及外周血嗜酸性粒细胞增多，有时还可见关节痛或淋巴结肿大。但是，由非甾体抗炎药引起者全身过敏反应常不明显。

（二）尿检测异常

患者常出现无菌性白细胞尿（可伴白细胞管型，早期还可发现嗜酸性粒细胞尿）、血尿及蛋白尿。蛋白尿多为轻度，但是非甾体抗炎药引起微小病变性肾小球病时，患者却可出现大量蛋白尿（＞3.5 g/d），呈肾病综合征表现。肾小管功能异常则根据累及小管的部位及程度不同而表现不同，可有肾性糖尿、肾小管性酸中毒、低渗尿、范科尼综合征等。

（三）肾功能损害

患者常出现少尿或非少尿性急性肾衰竭，并常因肾小管功能损害出现肾性糖尿、低比重尿及低渗透压尿。

四、诊断

典型病例有：①近期用药史；②药物过敏反应；③尿检测异常；④肾小管及肾小球功能损害。一般认为有上述表现中的前2项，再加后2项中的任意1项，即可临床诊断本病。但是，对于非典型病例（尤其是由非甾体抗炎药致病者）必须依靠肾穿刺病理检查确诊。

五、治疗

（一）停用致敏药物

去除过敏原后，多数轻症病例即可自行缓解。

（二）免疫抑制治疗

对重症病例可使用糖皮质激素（如泼尼松每天30～40 mg，病情好转后逐渐减量，共服2～3个月）。对自身免疫病、药物变态反应等免疫因素介导的间质性肾炎患者，可给予激素及免疫抑制剂治疗。

（三）透析治疗

对血肌酐明显升高或合并高钾血症、心力衰竭、肺水肿等血液净化适应证者，应行血液净化治疗。

慢性间质性肾炎

慢性间质性肾炎（chronic interstitial nephritis，CIN）又称慢性肾小管间质性肾炎，是一组以肾间质纤维化及肾小管萎缩为主要病理表现的慢性肾病。长期居住在高原的居民有长期服用非甾体抗炎药、解热镇痛药及藏药的习惯，临床上出现慢性间质性肾炎。

一、病因与发病机制

本病的病因多种多样，常见病因有：①中药（含马兜铃酸药物，如关木通、广防己、青木香等）；②西药（如镇痛药、环孢素A等）；③重金属（如铅、镉、砷等）；④放射线；⑤其他（如巴尔干肾病）。CIN的发病机制也不是单一的，毒性反应可能是更常见的因素。止痛药的代谢产物在肾髓质中高度浓缩，可直接损伤肾小管上皮细胞膜，引起慢性肾小管间质炎症。内源性毒素对近端肾小管上皮细胞也有一定的毒性作用。毒性物质刺激肾小管上皮细胞和（或）肾间质成纤维细胞释放炎症介质及促纤维化物质，可导致慢性间质性肾炎。

二、病理

肾常萎缩。光镜下可见，肾间质呈多灶状或大片状纤维化，伴或不伴淋巴及单核细胞浸润，肾小管萎缩甚至消失，肾小球出现缺血性皱缩或硬化。免疫荧光检查呈阴性。电镜检查在肾间质中可见大量胶原纤维束。

三、临床表现

本病多呈缓慢隐匿进展，患者首先出现肾小管功能损害。远端肾小管浓缩功能障碍，可导致夜尿多、低比重尿及低渗透压尿；近端肾小管重吸收功能障碍，可导致肾性糖尿甚至范科尼综合征；远端或近端肾小管酸化功能障碍，均可引起肾小管性酸中毒。然后，肾小球功能也受损，早期肌酐清除率下降，随之血清肌酐逐渐升高，直至进展成为终末期肾病，患者可出现慢性肾衰竭的症状，如恶心、呕吐、厌食等。患者肾缩小（双侧肾缩小程度可不一致），出现肾性贫血及高血压。患者尿常规变化轻微，仅有轻度蛋白尿，少量红细胞、白细胞及管型。

四、诊断

据临床表现可高度疑诊，确诊仍需依靠病理检查。对慢性间质性肾炎患者需要根据病史和临床病理特征进一步明确病因。

五、治疗

对早期病例，应积极去除病因，控制感染，及时停用致敏药物，处理原发病。如患者出现慢性肾衰竭，则应予以非透析保守治疗，以延缓肾损害进展；若已进入终末期，则应进行肾替代治疗。对并发肾小管性酸中毒、肾性贫血及高血压者，应使用碳酸氢钠或枸橼酸合剂纠正酸中毒，使用促红细胞生成素纠正贫血，并予以降压治疗。

低氧对肾小管 - 间质的影响

我国是世界上高原面积最大的国家，青海省又地处世界屋脊——青藏高原，在这样一个低氧、高海拔环境下作业，如何防治低氧对人机体造成的损伤、保护高原劳动力，已成为突出的医学任务。因此，近几十年来，关于低氧对机体影响的机制及干预靶点研究越来越多。

低氧确实会对机体造成不同程度的损伤，从而影响各个系统的正常生理功能。其中，肾是对氧供非常敏感的器官，肾组织的供氧处在一种精细的平衡状态。大量研究已证实，肾小管周毛细血管网对肾的供氧具有重要作用[1,2]。2000年，Fine等[3]提出慢性缺氧假说，认为与蛋白尿一样，肾小管 - 间质的慢性缺氧也是不同类型肾疾病发展至终末期肾病的共同机制之一。在过去的几十年里，这一假设被大量研究证据支持[4]，表明低氧导致的肾间质纤维化是所有慢性肾病的最后共同途径。低氧不仅是肾损伤的标志，也是发病机制。进行性肾小管间质纤维化、肾小管损伤和肾小管周毛细血管损伤是慢性肾病的主要病理特征之一[5]。

这一结论主要是由于肾小管上皮细胞（renal tubular epithelial cell）本身的特点决定的，尤其是近端肾小管上皮细胞是人体内能量要求最高的细胞，其所需的 ATP 主要通过氧化脂肪酸在线粒体和过氧化物酶体中产生，因此特别容易出现缺氧损伤[6]。其次，已有大量研究证实，慢性缺氧等众多因素导致的肾小管上皮 - 间质转化是一种完全分化的上皮细胞转变为成纤维细胞表型的过程，上皮 - 间质转化已经成为导致患肾中基质产生成纤维细胞的重要途径，是肾发生纤维化的重要机制[7]。另外，缺氧还可激活一些重要的信号通路，参与肾间质纤维化的发生与发展。这些通路主要包括低氧诱导因子（HIF）介导的通路，TGF-β，Notch，PKC/ERK，PI3K/Akt，NF-κB，AngⅡ/ROS 和 micro RNA，它们通过增强成纤维细胞增殖、活化并增加基质蓄积来协同完成肾小管 - 间质的瘢痕形成[8]。这些信号通路也因此成为抗纤维化治疗的潜在靶点。

综上所述，通过干预低氧介导的肾小管 - 间质损伤这一过程有望制定新的治疗策略，以延缓或阻止肾纤维化并改善慢性肾病患者的临床结果。

（王妍君）

参考文献

[1] Nangaku, M..Hypoxia and hypoxia-inducible factor in renal disease. Nephron Exp Nephrol, 2008, 110 (1): p. e1-7.

[1] Bohle.A, S. Mackensen-Haen, and M. Wehrmann. Significance of postglomerular capillaries in the pathogenesis of chronic renal failure. Kidney Blood Press Res, 1996, 19 (3-4).

[2] Fine, L.G., D. Bandyopadhay, and J.T. Norman.Is there a common mechanism for the progression of different types of renal diseases other than proteinuria? Towards the unifying theme of chronic hypoxia. Kidney Int Suppl,

2000, 75: S22-6.

[3] Fu, Q., S.P. Colgan, and C.S. Shelley.Hypoxia: The Force that Drives Chronic Kidney Disease. Clin Med Res, 2016, 14 (1): 15-39.

[5] Eddy, A.A.Can renal fibrosis be reversed? Pediatr Nephrol, 2005, 20 (10): 1369-75.

[6] Louis, K. and A. Hertig, How tubular epithelial cells dictate the rate of renal fibrogenesis? World J Nephrol, 2015, 4 (3): 367-73.

[7] Allison, S.J., Fibrosis: Targeting EMT to reverse renal fibrosis. Nat Rev Nephrol, 2015, 11 (10): 565.

[8] Liu, M.Signalling pathways involved in hypoxia-induced renal fibrosis. J Cell Mol Med, 2017, 21 (7): 1248-1259.

第五节 急性肾损伤

一、定义与分期标准

急性肾损伤（acute kidney injury, AKI）是由各种病因引起短时间内肾功能快速减退而出现的一系列临床综合征[1]，表现为肾小球滤过率（glomerular filtration rate, GFR）下降，伴有肌酐、尿素氮等潴留，水、电解质和酸碱平衡紊乱，重者可出现各系统并发症。AKI 的临床诊断标准并不统一。2002 年，KDQI 制定了急性肾衰竭的分级诊断标准。2004 年，肾病和急救医学专家成立了急性肾损伤网络（acute kidney injury network，AKIN）。2005 年，AKIN 于荷兰阿姆斯特丹制定了新的急性肾损伤专家共识。AKIN 对 AKI 的定义为：不超过 3 个月的肾功能或结构方面的异常。2012 年 3 月，提高肾病整体预后工作组（KDIGO）发布《KDIGO 急性肾损伤临床实践指南》，将 AKI 定义为：48 小时内 SCr 上升 ≥ 0.3 mg/dl（26.5 μmol/L）；或 7 天内 SCr 升高至 ≥ 1.5 倍基线值；或连续 6 小时尿量 < 0.5 ml/(k·h)。AKI 的分期标准如表 31-2 所示。由于 2012 年 KDIGO 指南中的 AKI 定义和分期标准为目前国际公认的统一标准，因此本章所涉及的 AKI 诊断和分期均以此标准为依据。

二、病因

本病可发生在原有慢性肾病的基础上，多与创伤、手术、毒物、药物（尤其是对比剂、抗生

表31-2 AKI的KDIGO分期标准

分期	SCr 标准	尿量标准
1	SCr 上升达基础值的 1.5 ~ 1.9 倍 或 上升 ≥ 0.3 mg/dl（≥ 26.5 μmol/L）	< 0.5 ml/(kg·h) 6 ~ 12 h
2	SCr 上升达基础值的 2.0 ~ 2.9 倍 SCr 上升达基础值的 3 倍	< 0.5 ml/(kg·h)，≥ 12 h
3	或升至 ≥ 4.0 mg/dl（≥ 353.6 μmol/L） （或）开始进行肾替代治疗； （或）患者年龄 < 18 岁 eGFR 降至 < 35 ml/(min·1.73 m2)	< 0.3 ml/(kg·h) 持续 ≥ 24 h；（或）无尿 ≥ 12 h

素、化疗药物等）及突发灾害性事件有关，是涉及临床各科的常见危重症。近半个世纪来，随着高血压、糖尿病和肿瘤患病率的逐渐升高，高难度手术开展不断增多以及人口老龄化进程，AKI 发病率有升高趋势。同时，AKI 也是地震、矿难、交通事故等突发事件伤员死亡的主要原因。AKI 以往称为急性肾衰竭（acute renal failure，ARF），近年来临床研究证实，轻度肾功能急性减退即可导致患者死亡率显著升高，故目前肾脏病学和急救 / 危重症医学界将 ARF 改为 AKI，期望尽量在病程早期，在 GFR 开始下降阶段，甚至肾仅有轻度损伤（组织学、生物标志物改变）而 GFR 尚正常阶段对其进行识别，并予以有效干预。

三、分类

AKI 有广义和狭义之分，广义的 AKI 可分为肾前性、肾性和肾后性三类。狭义的 AKI 仅是指急性肾小管坏死（acute tubular necrosis，ATN）。ATN 是 AKI 最常见的类型，通常由缺血或肾毒性因素所致，两者常可并存。但 ATN 并不能全面、准确地反映急性肾损伤的病理形态学改变。

不同病因所致 AKI 的发病机制不用。肾前性 AKI 又称肾前性氮质血症，是由于各种原因引起肾血流灌注减少，从而导致 GFR 降低。常见的病因包括低血容量、心排血量下降、全身血管扩张或肾动脉收缩等[2]。各种原因引起细胞外液量减少，或虽然细胞外液量正常，但有效循环容量下降的某些疾病状况，或内源性 / 外源性因素引起肾血流动力学改变（包括肾小球前小动脉收缩或肾小球后小动脉扩张），可导致肾小球毛细血管灌注压降低。如果血流灌注减少能在 6 小时内得到纠正，则血流动力学损害可以逆转，肾功能也可迅速恢复。若严重低灌注持续时间超过 6 小时，则肾小管上皮细胞可明显损伤，继而发展成为急性肾小管坏死。另外，不同病因、不同病理损伤类型引起的急性肾小管坏死可以有不同的始动机制和持续发展因素，但均涉及 GFR 下降及肾小管上皮细胞损伤两个方面，并影响细胞修复过程和预后。

肾性 AKI 是指存在肾实质损伤，病因众多，可累及肾单位和间质的任何部位。最常见的是肾缺血和肾毒性药物或毒素导致肾小管上皮细胞损

伤（如 ATN），其他包括急性间质性肾炎、原发性和继发性肾小球疾病、肾血管疾病等。ATN 由各种肾毒性物质引起，包括外源性及内源性毒素。肾小球肾炎导致的 AKI 不多见。血管炎所致者包括肾微血管及大血管病变。此外，感染性疾病（如肾出血热综合征、钩端螺旋体病和大肠埃希菌感染）引起的溶血尿毒症综合征等也可引起 AKI。

肾后性 AKI 的特征是急性尿路梗阻[3]，双侧尿路梗阻或孤立肾患者单侧尿路梗阻时可发生肾后性 AKI。大量肾小球出现无血流灌注状态是 GFR 下降的主要原因。梗阻可发生在肾盂至尿道的尿路任何部位。常见原因包括前列腺肥大，前列腺或膀胱颈部肿瘤、结石，某些腹膜后疾病（如腹膜血肿、后腹膜纤维化等）可使肾小管内形成结晶，导致肾小管梗阻；尿路功能性梗阻主要见于神经源性膀胱。

四 、临床表现

本病的临床表现差异很大，与病因和所处病程的不同阶段有关[4]，包括原发疾病表现、AKI 所致代谢紊乱和并发症。典型症状常出现于病程后期肾功能严重减退时。常见症状包括尿量减少或尿色加深、乏力、食欲缺乏、恶心、呕吐等，血容量过多导致急性左心衰竭时，患者可出现气促、活动后呼吸困难。体格检查可见外周水肿、肺部湿啰音、颈静脉怒张等。AKI 首次诊断常基于实验室检查异常，特别是血清肌酐绝对或相对升高，而不是基于临床症状和体征。某些轻症患者仅有实验室检查异常，缺乏临床表现，常易被漏诊。

五 、诊断

本病的诊断需要结合既往病史和体格检查，同时应完善相关的实验室和影像学检查，必要时可行肾穿刺活检病理学检查。血肌酐是诊断 AKI 的重要指标。除一般的临床病史采集、体格检查、尿沉渣镜检、滤过钠排泄分数、影像学检查甚至肾活检穿刺术等方法外，近些年还逐渐采用许多 AKI 生物学标志物[5]，如半胱氨酸蛋白酶抑制剂 C（简称胱抑素 C）、白介素 -18（IL-18）、脂肪酸结合蛋白（fatty acid-binding protein，FABP）和胰岛素样生长因子结合蛋白等，可为本病的诊断、

鉴别诊断及预后判断提供帮助，但需进一步研究证实。

六、治疗

及早识别并纠正可逆病因，及时采取干预措施，避免肾进一步受损，维持水、电解质和酸碱平衡是本病治疗的基础。充分补液对于肾前性和对比剂所致急性肾损伤的防治作用已获肯定，其他药物（如小剂量多巴胺、祥利尿药、甘露醇、非诺多泮等）治疗尚未得到足够的循证医学证据支持，故目前不推荐应用。所有 AKI 患者均应卧床休息。患者少尿期常因急性肺水肿、高钾血症、上消化道出血并发感染等导致死亡，故调节水、电解质和酸碱平衡，控制氮质血症为治疗重点。应注意保证适当营养支持，防治并发症和治疗原发病，并根据肾功能调整用药方案或监测药物浓度。肾替代治疗（renal replacement therapy，RRT）[6] 是 AKI 治疗的重要组成部分，对于容量过多导致的急性左心衰竭、严重高钾血症和代谢酸中毒的治疗具有关键作用，并能通过清除液体为抗感染和营养支持提供条件。但有关危重 AKI 时肾替代治疗的剂量、时机、模式等关键问题，尚存在一些争议。从目前临床实践来看，当患者出现难以恢复的肾损伤时，应尽早给予血液净化治疗。

七、预后

AKI 的预后与原发病、合并症、年龄、肾功能损害严重程度、诊断与治疗是否及时、多器官损害严重程度、有无脏器功能障碍和并发症等有关。随着肾替代治疗的广泛开展，肾衰竭导致的患者死亡显著减少。患者的死亡原因主要是原发病和并发症，尤其是肾外脏器功能衰竭，多见于严重创伤、大面积烧伤、大手术等外科病因和脓毒症所致的 AKI。存活患者 50% 遗留永久性肾功能减退，主要见于原发病严重、原有慢性肾疾病、高龄、病情严重或诊断与治疗不及时者，部分需要患者终生透析。

AKI 的患病率及病死率居高不下，疗效不甚满意，故预防极为重要。积极治疗原发病，及时发现 AKI 的潜在病因并加以去除，是预防 AKI 的关键。防治 AKI 应遵循分期处理原则：高危患者即将或已有潜在 AKI 病因时，应酌情采取针对性预防措施，并动态监测其肾功能变化。AKI 早期应及时纠正病因，并予以对症支持治疗。对预计 AKI 病情将进行性加重者，应及早开始肾替代治疗。

急性肾小管坏死

一、病因

急性肾小管坏死（acute tubular necrosis，ATN）是临床上最常见的急性肾实质性损伤。其病因分为两大类：肾组织缺血和（或）缺氧性损伤，以及肾毒素所致的中毒性损伤[7]。由于发病人群以及发病环境的不同，ATN 的具体致病因素呈现多样性。医院获得性急性肾小管坏死常见的损伤因素包括大手术（术中及术后发生的肾血流低灌注）、对比剂以及药物。住院重症监护病房患者急性肾小管坏死发生率最高，其中一部分与发生脓毒症有关。社区获得性急性肾小管坏死的常见病因为药物和感染。此外，饮所处环境和国家不同，

AKI 的病因具有一定的地域特色：例如，在东南亚、印度、非洲、拉丁美洲等国家可因热带病、蛇咬伤所致；在战争地区、地震等自然灾害地区常因严重创伤、挤压伤所致。重金属、毒蕈类等其他生物毒素导致的急性肾小管坏死亦具有地域分布特点，与土壤、气候、植被和该地区的主要经济模式有关。

1. **肾组织缺血和（或）缺氧**[1]　引起肾前性 AKI 的各种致病因素未能及时去除，导致肾组织持续低灌注，肾小管上皮细胞持续缺血、缺氧，进而发生细胞损伤和坏死，又称缺血性急性肾小管坏死。缺血性急性肾小管坏死与肾前性 AKI 具有相同的致病因素，患者是否发生组织结构的器

质性损伤取决于损伤的强度（即缺血的程度和持续时间）以及患者的个体易感性。

2. 肾毒素所致损伤[8] 外源性（表31-3）或者内源性（表31-4）肾毒素直接或间接导致肾小管上皮中毒性损伤而发生急性肾小管坏死，又称中毒性急性肾小管坏死。

（1）外源性肾毒素：最常见的是肾毒性药物，多与药物使用过量（剂量过大或者疗程过长）或使用不当有关。例如，肾毒性药物联合应用、短期内反复应用、用药期间未纠正肾血流低灌注，以及中药未进行正确炮制等。与环境或者特殊职业相关的毒素包括非人类用药、化学毒素，以及动物、植物、昆虫等生物毒素，所致中毒性损伤具有明显的地域分布和职业倾向。与感染相关的毒素，包括微生物及其代谢产物。

（2）内源性肾毒素：肌红蛋白，不同原因导致横纹肌溶解，释放大量肌红蛋白，经肾小球滤过在肾小管腔内形成管型堵塞肾小管，并通过对肾小管上皮细胞的直接毒性导致ATN；血红蛋白因急性血管内溶血导致红细胞大量破坏、释放大量游离血红蛋白，经肾小球滤过在肾小管腔内形成管型并堵塞管腔，导致ATN；多种物质（如尿酸、草酸钙、磷酸钙）和某些药物可以在肾小管管腔内形成大量结晶，导致管腔梗阻和肾小管上皮损伤，发生ATN。

二、病理生理

急性肾小管坏死导致肾小球滤过率下降的机制主要与肾血流动力学改变及肾结构损伤有关，包括肾小管上皮细胞脱落，导致管腔阻塞，引起肾小球液回漏，以及肾间质水肿和炎症反应。急

表31-3 引起中毒性急性肾小管坏死的常见外源性肾毒素

类型	名称
肾毒性药物	
抗微生物用药	
氨基糖苷类抗生素	庆大霉素、链霉素、卡那霉素、阿米卡星、妥布霉素等
多肽类抗生素	万古霉素、多黏菌素B等
头孢类抗生素	头孢菌素（一代、二代）等
磺胺类抗生素	磺胺嘧啶等
抗结核药	利福平、卷曲霉素等
抗真菌药	两性霉素B、灰黄霉素等
抗病毒药	更昔洛韦、阿昔洛韦、替诺福韦、西多福韦、印地那韦
免疫抑制剂	环孢素A、他克莫司
抗肿瘤化疗药	卡铂、顺铂、甲氨蝶呤、丝裂霉素、依他尼酸钠、秋水仙素等
水溶性对比剂	泛碘酸盐、泛影葡胺等
麻醉剂	甲氧氟烷、恩氟烷、二醋吗啡、苯丙胺等
中药	含马兜铃酸中草药、草乌、白附子、斑蝥、蟾酥、雄黄等
其他	磷酸盐泻剂等
农药或灭鼠药	杀虫剂、有机磷农药、灭鼠药物等
重金属或化学毒素	金、银、铜、汞、镉、铅、钛、砷、铬、锂等
	氰化物、氯化汞、四氯化碳、甲醇、乙醇、一氧化碳、二甘醇、氯仿、酚、苯、甲苯等
生物毒素	蛇毒、鱼胆、蜘蛛毒、毒蕈、蝎毒和蜂毒等
微生物或代谢毒素	革兰氏阴性杆菌、金黄色葡萄球菌、汉坦病毒、军团菌等

表31-4　引起中毒性急性肾小管坏死的常见内源性肾毒素

肌红蛋白	肌肉损伤：创伤、电击、低温、高温等；
	肌肉过度疲劳：癫痫、极度谵妄、锻炼等；
	肌肉缺血：长期压迫（如肿瘤压迫），主要血管阻塞（如血栓形成、栓塞、分流）；
	代谢紊乱：低钾血症、低磷血症、高镁或低镁血症、糖尿病酮症酸中毒、高渗状态；
	感染：流感病毒、军团菌、破伤风杆菌感染等；
	毒素：乙醇、蛇咬伤或昆虫咬伤，甲苯；
	药物：苯丙胺、麦角二乙胺、二醋吗啡等；
	免疫性疾病：多发性肌炎、皮肌炎等；
	遗传性疾病：缺乏肌磷酸化酶、磷酸果糖激酶等
血红蛋白	常见于血型不合的输血反应、自身免疫性溶血性贫血、遗传性疾病（如阵发性睡眠性血红蛋白尿、葡萄糖 -6- 磷酸脱氢酶缺乏症）、热休克、烧伤等；也可见于药物或化学毒素（如奎宁、砷、苯等）以及蛇毒等生物毒素中毒
尿酸生成增多 高尿酸血症	原发性尿酸生成增多：次黄嘌呤鸟嘌呤磷酸核糖基转移酶缺乏症； 继发性尿酸生成增多：恶性肿瘤的治疗（淋巴细胞增生或骨髓增生），常见于多发性骨髓瘤、急性高尿酸血症等疾病
其他	草酸盐，肿瘤产生的除尿酸以外的物质

性肾小管坏死的转归是多因素作用的结果，涉及肾微循环稳定、肾小管损伤后的修复，以及炎症反应的调控三个主要方面。

1. 血流动力学改变　缺血性急性肾小管坏死时，血管内皮细胞功能紊乱，缩血管和舒血管生物活性物质的产生失衡，内皮素显著增加，而一氧化氮生成减少，导致肾内血管持续收缩，肾血浆流量下降，肾内血流重新分布，表现为肾皮质血流量减少和肾髓质淤血。此外，肾局部血管紧张素系统活性增强、交感神经兴奋，以及前列腺素减少，均可促进肾内血管收缩，加重肾血流动力学异常。肾小球灌注压减低，引起肾小球滤过率下降。

2. 肾组织损伤

（1）肾小管上皮损伤：肾小管上皮细胞是急性肾小管坏死时的主要受损细胞。

（2）微血管内皮损伤：在急性肾小管坏死的损伤性病变中，一个非常重要却往往被忽略的环节即肾小管周围微血管内皮损伤。

（3）免疫炎症反应介导的组织损伤：急性肾小管坏死时的免疫炎症反应由天然免疫和获得性免疫反应共同参与。

3. 肾组织修复

（1）完全性修复：通常情况下，肾小管上皮细胞在急性损伤后具有强大的增殖与再生能力。急性肾小管坏死时，健存的肾小管上皮细胞发生去分化、移行、进入有丝分裂周期进行增殖，进而再分化并且重建正常上皮结构，这是再生性修复，受损的肾可以恢复正常的结构与功能。其中，肾小管上皮细胞的正常增殖反应与纤维性修复的适度调控是关键。

（2）不完全性修复：临床实践中常可见患者，特别是老年患者在急性肾小管坏死后直接发展成为慢性肾病甚至终末期肾病。其病理生理的本质改变为肾发生不可逆的纤维化。其中，肾小管上皮、微血管内皮、炎症细胞是急性肾小管坏死后组织修复与调控的三个重要环节。目前已知的主要机制包括：肾小管上皮细胞发生增殖周期阻滞，在影响再生性修复的同时，还可直接分泌促纤维化生长因子；肾小管周围微血管网持续丧失，导致肾小管间质持续性慢性缺氧；肾间质炎症反应调控失衡，导致肾小管间质发生慢性炎症，促进肾纤维化的发生。

三、病理表现

1. 光镜观　肾小球无明显病变。肾小管上皮细胞刷毛缘脱落、细胞扁平、管腔扩张。常见细胞发生重度空泡和（或）颗粒变性、弥漫性或多灶状细胞崩解、脱落，裸基底膜形成。损伤严重时可见肾小管基底膜断裂。脱落的肾小管上皮细胞、细胞碎片、刷毛缘成分与 T-H 糖蛋白（Tamm-Horsfall glycopotein）结合在一起，在远端肾小管腔内形成管型，可能导致管腔堵塞。肾间质常见水肿，伴有灶状淋巴细胞和单核细胞浸润。由于肾小管上皮具有很强的再生能力，因此在肾小管损伤、坏死的同时，健存的肾小管上皮细胞出现再生现象，表现为细胞扁平但细胞核较大，核染色质增粗、染色深，细胞排列紊乱[9]。少数患者由于肾损伤轻微，恢复较快，肾活检病理检查时也可能看不到上述典型病变。

在各种导致急性肾小管坏死的病因中，绝大多数主要引起近端肾小管损伤。在近端肾小管的 S1、S2、S3 段中，缺血性急性肾小管坏死主要累及 S3 段，即位于皮质与髓质交界部位的近端肾小管，其原因与该节段肾小管由直小动脉供血，处于相对乏氧状态，对于缺血耐受性差有关。常见的肾毒性急性肾小管坏死主要累及 S1、S2 段，即位于肾皮质部的近端肾小管，因其为重吸收功能最为活跃的肾小管节段，并且具有多种药物转运相关蛋白，故而药物及其代谢产物和其他肾毒性物质在肾小管上皮细胞内浓度增高，进而产生细胞毒性。有些特定病因导致的急性肾小管坏死病理变化具有特征性，临床上具有鉴别意义。例如，大量输注高渗溶液（如羟乙基淀粉）可导致近端肾小管上皮细胞发生严重空泡变性，呈肥皂泡样改变，又称高渗性肾病。多发性骨髓瘤时，异常免疫球蛋白在肾小管腔内形成的蛋白管型增厚并有裂痕，可堵塞管腔而导致肾小管上皮损伤，又称管型肾病或骨髓瘤肾病。

2．电镜观　可见肾小管上皮细胞微绒毛脱落、细胞内线粒体和内质网肿胀、溶酶体增多。坏死的细胞可见胞体部分甚至完全脱落，结构消失。凋亡细胞的细胞膜完整，但是细胞核的染色质浓聚于核膜下，核膜出现内陷，将浓缩的细胞核分割成凋亡小体。特定病因导致的急性肾小管坏死电镜观具有特征性表现，例如，氨基糖苷类抗生素引起者，可在肾小管上皮细胞内观察到髓样小体；病毒感染时，可在肾小管上皮细胞内 / 细胞核内发现特殊排列的病毒颗粒。

四、临床表现

本病的临床表现与原发疾病、肾功能损害的程度和并发症有关。根据病程中尿量是否减少，可将其分为少尿性急性肾小管坏死和非少尿性急性肾小管坏死。经典的少尿性急性肾小管坏死根据临床经过可分为少尿（或无尿）期、多尿期和恢复期三期。然而，近年来由于其病因谱趋于复杂化、肾毒性药物所占比例增大、老年患者增加以及早期应用利尿药等原因，少尿性急性肾小管坏死患者已明显减少。

1．尿量变化

（1）少尿性急性肾小管坏死：患者通常在致病因素作用后数小时或数日尿量明显减少至少尿（< 400 ml/d）甚至无尿（< 100 ml/d）。少尿期一般持续 1 ~ 2 周，少数患者仅持续数小时，也有长达 3 ~ 4 周者。少尿期持续时间越长，患者预后越差、病死率越高。如果肾功能修复良好，少尿期后尿量增加，则典型患者可以出现多尿期，尿量达 4000 ~ 6000 ml/d。多尿期一般持续 1 ~ 3 周，然后尿量逐渐恢复正常。

（2）非少尿性急性肾小管坏死：患者尿量可正常、轻度减少（通常 > 500 ml/d），甚至增多。非少尿性急性肾小管坏死通常较少尿性 ATN 临床表现轻，并发症发生率相对低。但是由于诊断依赖血肌酐变化，因此如果未及时复查肾功能，非常容易延误诊断。

2．氮质血症　急性肾小管坏死时，肾小球滤过率降低，可导致代谢废物在体内堆积。Scr 和 BUN 水平明显升高，其升高速度取决于体内蛋白质的分解速度。如果每日血 BUN 升高 > 30 mg/dl（10.1 mmol/L）和（或）Scr 升高 > 2 mg/dl（176.8 μmol/L），和（或）血钾升高 > 1.0 mmol/L，和（或）HCO_3^- 下降 > 2 mmol/L，则称为高分解型急性肾小管坏死，主要见于严重感染、大面积烧伤、广泛组织创伤等严重疾病状态。此外，热量补充不足、消化道出血、应用糖皮质激素、高热、血肿和组织坏死等因素也可促进蛋白质分解。高分解型急性肾小管坏死患者往往病情危重，进展快速，如果不能得到及时处理，则死亡率很高。

3．水、电解质及酸碱平衡紊乱

（1）水、钠潴留：急性肾小管坏死患者，特别是少尿型急性肾小管坏死患者，极易发生水、钠潴留，引起高血压、急性肺水肿，甚至脑水肿。

（2）高钾血症：是急性肾小管坏死患者最严重和常见的并发症，可引起恶性心律失常，甚至心室纤颤、心脏停搏、呼吸肌麻痹等，是少尿期患者的首要死因，因此及时处理至关重要。轻度高血钾时（血清钾 < 6 mmol/L），患者常无症状，心电图改变亦不明显，因此对于患者要注意动态监测。

（3）代谢性酸中毒：机体每天产生的酸性代谢产物约有 80% 经肾排泄。急性肾小管坏死时，肾小球滤过率降低，致使酸性物质在体内蓄积，血 HCO_3^- 有不同程度的降低，高分解型急性肾小管坏死患者可发生严重的代谢性酸中毒，出现恶心、呕吐、呼吸深大、低血压、休克、嗜睡甚至昏迷。

（4）其他代谢紊乱：常见的有高磷血症、低钙血症、高镁血症。此外，患者还可发生高钙血症（见于横纹肌溶解后期）和低镁血症（见于顺铂、两性霉素 B、氨基糖苷类抗生素中毒），引起不同程度的神经、肌肉症状，需要及时处理。

五、并发症

1. 感染　是本病最常见的并发症，也是导致患者死亡的主要原因之一，在老年人及营养不良者更为多见。预防性应用抗生素不能降低感染的发生率，反而可能造成真菌感染等机会性感染。常见的感染部位依次为肺、泌尿道、腹腔、手术部位和全身。动静脉留置插管和留置导尿管是造成病原体感染和扩散的重要途径，需要高度警惕、合理使用。

2. 各器官系统受累　老年、少尿型急性肾小管坏死和高分解型急性肾小管坏死患者，常发生多器官系统功能异常。心血管系统表现常见的有高血压、心律失常、心力衰竭，亦可见心包炎、低血压，甚至休克；神经系统表现常见的有头痛、嗜睡、抽搐、意识模糊、癫痫等；消化系统表现常见的有厌食、恶心、呕吐、腹痛及肠梗阻。重症患者常发生应激性溃疡，导致上消化道出血，出血严重时可危及生命；呼吸系统表现常见的有肺部感染、肺水肿，可导致低氧血症甚至呼吸衰竭，需要行机械通气的患者死亡率可高达 80%；血液系统表现常见的有贫血、白细胞计数升高、血小板功能缺陷和出血倾向。

3. 营养和代谢异常　急性肾小管坏死患者往往处于高分解状态，感染、代谢性酸中毒、机械通气等更能加速蛋白质消耗，而患者通常进食差、消化道功能紊乱，摄取热量和蛋白质等营养物质减少，因此常发生营养不良，每天肌肉损失可达 1 kg 或以上。应激性高血糖是重症患者的重要临床标志。其发生机制与应激源和损伤因子产生以及胰岛素抵抗有关。大量观察性研究显示，重症患者的血糖水平与临床预后显著相关。

六、诊断与鉴别诊断

1. 急性肾损伤的诊断　临床上可根据 KDIGO 的 AKI 定义进行诊断，并对疾病严重程度进行分期。需要注意的是，有研究表明即使肾活检显示已经有超过半数的肾组织发生肾小管损伤和坏死，但也有约 20% 的患者临床上 Scr 的变化速度不能满足 KDIGO 的诊断标准，所以用此定义容易漏诊，这些患者大多数（约 95%）符合 KDIGO 急性肾病（acute kidney disease，AKD）的诊断标准，即 3 个月内发生 GFR < 60 ml/min 或 3 个月内发生 GFR 下降 ≥ 35% 或 SCr 升高 > 50%。因此，临床上对于任何在 3 个月内发生的肾功能减退都要予以关注，鉴别是否发生急性肾损伤。

对于缺乏基础 Scr 检测记录的肾功能不全患者，需与慢性肾衰竭相鉴别。患者出现以下方面时倾向于慢性肾衰竭的诊断：①既往有慢性肾病史，平时有多尿或夜尿增多表现；②B 超显示双肾缩小、结构紊乱；③肌酐水平异常增高；④患者呈慢性病容、具有慢性肾衰竭相关的贫血、继发性甲状旁腺功能亢进等并发症表现。需要注意的是，慢性肾病患者本身也是 AKI 的高危人群，很多诱因可以造成其肾功能急剧恶化，由此导致的急性肾损伤又称慢性肾病基础上的急性肾损伤（acute kidney injury on chronic kidney disease，A on C）。此类患者容易被误诊为单纯慢性肾衰竭而失去治疗时机。临床鉴别诊断困难时，应考虑在条件允许的情况下及时进行肾活检以明确诊断。

2. 急性肾损伤的病因学诊断　确诊 AKI 后，临床上最重要的是尽快找出病因。由于肾前性和肾后性 AKI 多有明确的致病因素，如果不及时去除，则可发展至 ATN，故应首先予以鉴别。需要注意的是，即使已经发生肾实质性损伤，患者仍然可能合并肾血流低灌注或尿路梗阻导致的 GFR 下降，并且可使已有的组织损伤进一步加重。因此，对于任何 AKI 患者，都要仔细评估肾血流灌注情况及尿路引流状况。

3．鉴别诊断

（1）ATN 与肾前性 AKI 相鉴别：肾前性 AKI 与缺血性 ATN 是肾低灌注状态疾病谱的不同组成部分，二者的本质区别为肾小管的结构和功能是否完整。主要鉴别点包括：①尿液中出现肾小管结构损伤标志物提示已经发生 ATN，包括尿沉渣中出现颗粒管型、肾小管上皮细胞和管型以及经典的蜡样管型，尿酶和其他肾小管上皮细胞结构蛋白（如肾损伤分子 -1）分泌增加。②肾小管浓缩功能减退提示 ATN。未用利尿药的状态下尿比重 < 1.010、尿渗透压 < 350 mOsm/kg·H$_2$O。③肾小管重吸收功能减退提示 ATN，包括肾性糖尿、低分子蛋白尿、尿钠排泄增多（表 31-5）。④对疑诊为肾前性 AKI 的患者，可根据中心静脉压采用补液试验或利尿试验进行鉴别。对中心静脉压降低的患者，在半小时内快速静脉滴注 5% 葡萄糖溶液 500 ml 或等渗盐溶液，若补液后尿量增多，则提示为肾前性 AKI；如补液后中心静脉压正常或增高而尿量不增加，可给予呋塞米每次 4 mg/kg，静脉注射，再观察 2 小时，若尿量仍未增加达上述标准，则提示已发生 ATN。

（2）ATN 与肾后性 AKI 相鉴别：肾后性 AKI 是由于尿路梗阻引起的 AKI。尿路梗阻部位上游压力过高可导致肾小囊内压力增高，肾小球滤过压随之下降，从而导致 GFR 下降，临床表现为 AKI。肾后性 AKI 的主要临床特点为：①患者有导致尿路梗阻的器质性或功能性疾病；②患者常出现突发无尿、无尿与多尿交替出现等与梗阻发生或解除相平行的尿量变化；③影像学检查发现尿路梗阻积水征象。

（3）ATN 与急性间质性肾炎（AIN）相鉴别：患者尿液检查均无明显蛋白尿以及红细胞尿，表现为肾小管功能明显受损，包括低比重尿、肾性糖尿、氨基酸尿、肾小管源性蛋白尿、尿酶升高，以及肾小管酸化功能异常。这两类疾病在病因上有重叠，可由抗生素、非甾体抗炎药等多种药物引起。AIN 患者常需要通过激素治疗肾小管间质的免疫炎症反应，而 ATN 患者则不宜使用激素，以免影响肾小管的修复和加重代谢紊乱与感染。因此，AKI 的病变定位诊断非常重要。典型的 AIN 患者可出现全身过敏表现，血嗜酸性粒细胞增高，尿液中出现嗜酸性粒细胞、无菌性白细胞尿和白细胞管型，临床容易诊断。对不典型病例有时临床鉴别困难，需要进行肾活检明确诊断。

七、治疗

本病的治疗仍以对症治疗和防治为主。禁用肾毒性药物，注意根据患者肾功能调整药物剂量、

表31-5 急性肾小管坏死和肾前性急性肾损伤的实验室检查诊断指标比较

尿检查典型表现	急性肾小管坏死	肾前性急性肾损伤
	少量尿蛋白，肾小管上皮细胞及管型，泥棕色颗粒管型	正常，或透明管型增加
尿比重	1.010	1.020
尿渗透压 [mOsm/kg·H$_2$O]	350	500
尿肌酐（mg/dl）/ 血肌（mg/dl）	20	40
血尿素氮 / 血肌酐	10 15	20
尿钠（mmol/l）	40	20
钠排泄分数（FeNa）	2%	1%
肾衰竭指数（mmol/l）	1	2
尿低分子量蛋白	升高	不升高
尿酶	升高	不升高

注：钠排泄分数（%）=（尿钠 × 血肌酐）/（血钠 × 尿肌酐）×100%；肾衰竭指数 = 尿钠/（尿肌酐 / 血肌酐）

用法、剂型或监测药物浓度是必要措施。

总体治疗原则包括：①严密监护和早期诊断；②仔细排查、去除原发病因或加重因素；③支持治疗；④保持内环境稳定，纠正水、电解质、酸碱平衡紊乱；⑤预防和治疗感染等并发症。

急性肾损伤的治疗

急性肾损伤（acute kidney injury，AKI）是一种常见的急重症。AKI治疗原则：积极寻找并及时消除诱因；保持有效肾灌注；维持水、电解质、酸碱平衡和内环境的稳定，促进肾恢复；加强营养支持；积极治疗原发疾病，防治并发症。

一、临床评估、严密监护、早期诊断、去除病因和加重因素

识别ATN的高风险人群，包括具有可导致AKI的损伤因素和对损伤因素易感的人群（表31-6）。对AKI的高风险患者采取预防措施，纠正可逆的危险因素（如低血容量、贫血、低蛋白血症等），力争预防AKI发生。对高风险人群严密监测肾功能（Scr、尿量、尿标志物），以早期发现和诊断AKI。

对已经发生AKI的患者，应及时调整治疗方案，包括停止潜在的肾毒性药物、调整治疗药物的剂量、重新评估肾灌注保证容量和灌注压、评估尿路引流情况，以避免发生持续性损伤。

二、维持血流动力学稳定

AKI时，血流动力学不稳定将进一步加重肾组织的急性损伤，并且可能造成急性肺水肿等严重并发症。因此要认真评估患者的循环灌注情况（如外周静脉充盈、肢端血液供应、水肿、心肺体征等），严密监测血流动力学指标（如平均动脉压、中心静脉压等），并及时予以纠正。

1. 液体治疗

（1）低血容量状态患者：如果没有失血性休克，应首选等张晶体液扩容治疗。对于需要大量补液但应避免过多液体输入的患者、自发性腹膜炎的肝硬化患者、烧伤患者，可应用胶体液。

（2）在ATN少尿期：患者容易出现体液负荷过多、肺水肿，甚至脑水肿。因此，临床上要严

表31-6 AKI损伤因素和易感因素

损伤因素	易感因素
严重疾病状态	高龄
毒血症	脱水状态或容量不足
急性循环障碍	女性
创伤	CKD
烧伤	黑人
心脏手术（特别是应用CPB）	慢性肺、肝疾病
非心脏的大手术	糖尿病
肾毒性药物	癌症
放射对比剂	贫血
植物和动物毒素	

CKD，慢性肾病；CPB，心肺旁路

引自：National-Kidney-Foundation. KDIGO Clinical Practice Guideline for Acute Kidney Injury. 2012

密监测、计算 24 小时液体出入量，补液时量出为入：每日液体入量 = 前一日的显性失水量（尿量、大便、呕吐、引流、出汗、超滤脱水）+ 不显性失水量（约 12 ml/kg）- 内生水量。内生水由机体代谢产生，可根据补液成分估计（1 g 蛋白代谢产水 0.4 ml，1 g 脂肪产水 1 ml，1 g 葡萄糖产水 0.6 ml）。

2．利尿药　在 AKI 早期，应用襻利尿药有助于维持体液平衡、纠正高钾血症和高钙血症，联合多种利尿药比单用襻利尿药的效果更好[10]。文献显示大剂量呋塞米（> 1 g/d）可能具有耳毒性，如果以 0.5 mg/(kg·h) 的速度持续静脉滴注呋塞米，则不会产生耳毒性。然而没有证据显示襻利尿药能够预防、减轻 AKI，或降低患者的死亡率。相反，有几个小型研究显示预防性使用利尿药反而增加 AKI 发病率，因此，目前不推荐应用利尿药预防 AKI；除治疗容量负荷外，也不建议应用利尿药治疗 AKI。甘露醇为渗透性利尿药，可以增加尿量、减轻肾间质水肿。有研究显示在横纹肌溶解时可以通过渗透性利尿和降低受损肢体的间隔内压而促进尿液中肌红蛋白的排泄，可能预防 AKI 的发生，但是由于目前没有 RCT 研究证实甘露醇对 AKI 的预防作用，并且应用甘露醇还可能导致肺水肿和加重氮质血症的高渗状态，甚至引起渗透性肾病，因此目前不推荐用甘露醇预防 AKI。

3．血管活性药　在败血症、补液不能纠正的休克状态下，常需要联合应用血管活性药物来提高血压、保证组织的血流灌注。对败血症患者及时使用去甲肾上腺素可显著降低败血症休克患者的死亡率，但要注意应在补充血容量的基础上使用并且不宜长期应用。在 AKI 患者，低剂量多巴胺并不能扩张肾血管以改善肾预后，相反可能诱发心律失常和心肌缺血[11]。因此目前不推荐应用低剂量多巴胺预防或治疗 AKI。心房利钠肽是较强的血管扩张药，具有改善肾血流量和 GFR 的作用，理论上可能用于 AKI 的预防和治疗，但是现有的研究结论并不一致。

对于败血症患者，应该于诊断 6 小时内早期识别败血症性休克，并开始以重建组织灌注为目标进行救治。生理学指标包括：①平均动脉压升至 ≥ 65 mmHg；②中心静脉压为 8 ～ 12 mmHg；③改善血乳酸水平；④中心静脉氧饱和度（ScvO₂）> 70%；⑤尿量 ≥ 0.5 ml/(kg·h)。

三、营养支持

营养支持的目的是改善患者营养状况，避免代谢紊乱加重，促进肾组织恢复、手术伤口以及创伤等组织愈合，改善机体免疫功能。

1．能量

（1）能量供给：研究发现 AKI 患者的能量消耗并没有增加，即使在多脏器功能衰竭时，重症患者的能量消耗也不超过基础能量消耗的 130%。因此指南推荐，AKI 任何分期的患者总能量摄入 20 ～ 30 kcal/(kg·d)，相当于 100% ～ 130% 的基础能量消耗。能量供给应由糖类（3 ～ 5 g/kg 体重，最高 7 g/kg）和脂肪（0.8 ～ 1.0 g/kg 体重）组成。

（2）血糖：在重症患者应用胰岛素防止严重高血糖的发生，治疗目标为将血糖控制在 6.11 ～ 8.27 mmol/L。

2．蛋白质　炎症、应激和酸中毒导致的蛋白质高分解在重症患者中普遍存在。目前尚不知道 AKI 患者的最佳蛋白质补充量。由于营养不良可增高重症 AKI 患者的死亡率，营养管理的目标应该是提供充足的蛋白质，以维持代谢平衡。因此，不能将限制蛋白质补充作为缓解 GFR 下降所导致的高 BUN 的手段。非高分解、不需要透析的 AKI 患者摄入蛋白质 0.8 ～ 1.0 g/(kg·d)，存在 AKI 并行 RRT 治疗的患者为 1.0 ～ 1.5 g/(kg·d)。考虑到 CRRT 治疗对于氨基酸的丢失，以及高分解状态时蛋白加速分解，此两类患者蛋白质摄入最高可达 1.7 g/(kg·d)。

3．途径　由于肠道给予营养物质有助于维持肠道的完整性、降低细菌和内毒素的易位，并且降低应激性溃疡和消化道出血的风险，故优先使用胃肠方式对 AKI 患者提供营养。

四、治疗并发症

1．纠正电解质紊乱，特别是高钾血症　最为有效的降钾治疗为血液透析或腹膜透析。由于高钾血症是致死性的，因此一旦发现要先立即给予紧急处理，包括：①应用 10% 葡糖糖酸钙（10 ～ 20 ml 静脉缓慢注射）拮抗钾对心肌的毒性作用；②输注 5% 碳酸氢钠（200 ～ 250 ml）纠正代谢性酸中毒促进钾离子向细胞内转运；③输注高糖溶液和胰岛素促使糖原合成和钾离子转移至细胞内；④应用排钾利尿药以及口服聚磺苯乙烯等。要注意排查引起高钾血症的原因，包括饮食、药物（如 RAS 阻滞剂、保钾利尿药等）和潜在的消化道出血、未被发现的组织破坏如横纹肌溶解等。除高钾血症外，ATN 时还可见高钠血症或低钠血症、低钙血症、高磷血症、高镁血症等，应根据其严重程度进行治疗。

2．维持酸碱平衡　AKI 时常出现阴离子隙增大的代谢性酸中毒，轻度无需特殊处理；如果血清 HCO_3^- 浓度 < 15 mmol/L 或动脉血 pH < 7.2，应静脉补充碳酸氢钠并监测血气变化。严重代谢性酸中毒需要行血液净化治疗。

3．防治感染　感染是 AKI 最常见的并发症，并且是导致患者死亡的主要病因。防治感染的主要措施包括：提高对感染的警惕性、加强各种导管和有创通路的护理、避免长期卧床、避免误吸导致肺部感染、密切观察临床征象和血常规改变、及时采样、应用广谱抗生素经验性治疗并根据培养和药物敏感试验结果及时调整治疗。

4．其他并发症的治疗　包括急性肺水肿、出血、贫血等。

五、肾替代治疗

AKI 的血液净化治疗 AKI 血液净化治疗的目的是维护水、电解质和酸碱平衡及机体内环境稳定，提供重要脏器的功能和生命支持，促进肾功能恢复。

1．AKI 血液净化治疗的时机　2012 年 KDIGO 的 AKI 临床实践指南中明确指出：出现危及生命的容量、电解质和酸碱平衡的改变时，紧急开始肾替代治疗。作出开始肾替代治疗决策时，全面考虑临床情况，根据是否存在能被肾替代治疗纠正的临床表现和实验室检查结果，不应仅根据血清肌酐和血清尿素氮的水平。因此，AKI 血液净化治疗的时机[12]主要取决于进行血液净化治疗的目的和预期可能获得的疗效。对于老年、合并多脏器功能损伤或重症（高分解、循环状态不稳定）AKI 患者，尽早开始血液净化治疗[13]。血液净化治疗的时机可影响急性肾衰竭患者的预后。回顾性分析发现早期血液净化治疗可改善创伤后急性肾衰竭的预后[14]。

2．AKI 血液净化治疗模式和剂量　AKI 血液净化治疗模式和剂量的选择对 AKI 患者进行血液净化治疗时，选择间断血液透析（IHD）还是 CRRT 的治疗模式一直是临床研究热点。相关研究显示，IHD 较 CRRT 更容易增加术后并发 AKI 患者的死亡风险，CRRT 较 IHD 更有利于 ICU 发生 AKI 患者的肾功能恢复。与 IHD 相比，CRRT 治疗时患者的平均动脉压更高，用升压药更少，具备维持血流动力学稳定性的优势。但近年来临床研究发现，CRRT 和 IHD 治疗 AKI 疗效，无论是患者院内病死率、ICU 中病死率，还是住院时间比较，差异均无统计学意义。一般而言，对于单纯 AKI 患者可选择 IHD 或腹膜透析；而对于重症 AKI 患者推荐选择 CRRT。持续缓慢低效透析（SLED）是近年来提出的一种综合了 CRRT 和 IHD 优点的杂合式血液净化模式。由于 SLED 低超滤率、低血流量和低透析液流量。因此，血流动力学稳定性接近 CRRT，并具有溶质清除率高、医疗费用低、抗凝血药用量小等优势。临床研究显示，SLED 治疗 ICU 中 AKI 患者，血流动力学不稳定的发生率与 CRRT 比较，差异无统计学意义。因此，SLED 作为替代 CRRT 治疗 AKI 可能是今后的一个趋势。

2012 年 KDIGO 的 AKI 临床实践指南对于 AKI 肾替代治疗剂量，调整了在每次肾替代治疗前确定治疗剂量，推荐经常性评估实际的肾替代治疗剂量以便进行调整；推荐 CRRT 治疗剂量为 20 ～ 25 ml/(kg·h)，指出通常需要更高的治疗剂量。关于 AKI 的 CRRT 治疗剂量，目前尚存争议。需要指出的是，目前尚缺乏 CRRT 适宜治疗剂量的循证医学证据。

临床上 CRRT 治疗剂量的设定应依据治疗目的、患者的代谢状态、营养支持的需求、患者残存肾功能、心血管状态以及血管通路和血流量、有效治疗时间等综合考虑。一般而言，单纯 AKI 患者的 CRRT 治疗剂量为 20 ～ 35 ml/(kg·d) 能够满足治疗需求；而对于合并炎症反应综合征的重症 AKI 患者，清除炎症介质为治疗目的而实施 CRRT，则应增加治疗剂量 [> 35 ml/(kg·d)]，有助于改善危重患者的预后；而对于合并脓毒血症的患者推荐 35 ～ 45 ml/(kg·d) 的治疗剂量。

3．AKI 停止血液净化治疗的指征　2012 年 KDIGO 的 AKI 临床实践指南中建议，不再需要肾替代治疗时（肾功能恢复至能够满足患者的需求，肾替代治疗不再符合治疗目标），应当终止肾替代治疗。因此，如果不应用利尿药，患者尿量恢复至1500 ml/d 以上，终止血液净化治疗。但对于某些患者，虽然尿量 ≥ 1500 ml/d，但停止血液净化治疗后肾功能不恢复，则应进行维持性血液净化治疗。

特殊类型的急性肾损伤

一、灾难事件中的急性肾损伤

1. 灾害后挤压综合征 发生自然灾害（如地震、山体滑坡、泥石流、龙卷风）和人为灾害（如战争、矿难、恐怖袭击、交通事故）时，严重创伤导致重要脏器损毁，可造成伤者立即死亡，而迟发性死亡主要归因于挤压伤引起的横纹肌溶解。挤压综合征是指四肢或躯干肌肉丰富的部位受外部重物、重力时间压榨、挤压，或长期固定体位而造成肌肉组织缺血性坏死，引起受压部位肿胀、麻木或瘫痪，在挤压解除后，由于肌肉缺血性坏死或缺血再灌注损伤，肌肉缺血、水肿，体积增大，发生横纹肌溶解，大分子血浆蛋白渗出，使筋膜间隔区压力明显增高，原来水肿的肌肉体积进一步增大。若筋膜室内压力增高到一定程度，压迫血管引起血供减少，则可导致神经、肌肉严重缺血、缺氧，发生骨筋膜室综合征。局部表现为受伤肢体或躯干部肿胀，受压部位疼痛、压痛；严重者可有皮肤变硬、张力增高、运动失调，远端皮肤灰白、发凉，早期伤肢脉搏多可触及，之后可逐渐减弱甚至消失，严重者可导致肢体感觉、运动功能部分或完全缺失，甚至截肢等。

肌肉是人体最大的"水库"和"钾库"。当压迫解除、血流再通后，缺血再灌注损伤导致横纹肌溶解，肌肉组织中贮存的大量肌红蛋白、钾离子、镁离子、酸性代谢产物、氧自由基、血管活性物质以及组织毒素等有害物质在伤肢外界压力解除后通过循环重建或侧支循环大量释放入血，加重创伤后机体反应，引起一系列全身反应。因此，挤压综合征患者不仅有局部表现，而且有全身表现。全身表现主要为休克与低血压、肌红蛋白尿、肌酸激酶异常增高、高钾血症、高磷血症、酸中毒、氮质血症等，严重者可发生弥散性血管内凝血（DIC）、急性呼吸窘迫综合征（ARDS）及多器官功能衰竭，导致患者死亡。部分挤压综合征患者可在从废墟挤压中解救出来时死于伤肢压力解除后立即发生的横纹肌溶解所致休克和（或）高钾血症。挤压综合征是地震灾害中广泛性组织损伤者迟发性死亡的常见原因。

2. 挤压综合征所致急性肾衰竭 挤压综合征所致多器官功能衰竭中，以肾损害最为突出，严重者可发生急性肾衰竭。临床上以肢体肿胀、肌红蛋白尿、高钾血症为特点。如只有肌肉等软组织损伤，而无急性肾衰竭等一系列全身变化，则仅称为挤压伤，患者病情较挤压综合征轻得多。

目前认为，地震灾害后挤压综合征导致急性肾衰竭发生原因较为复杂，病理机制主要有创伤后肌肉缺血、坏死和肾缺血两个中心环节。肾缺血的主要机制有以下几方面：

（1）低血容量性休克：长时间摄水困难、大量出汗、损伤致脏器大出血等因素可导致肾前性肾灌注不足。当发生低血容量性休克时，肾小管缺血、缺氧，细胞能量代谢障碍，腺苷三磷酸（ATP）生成不足。随着溶酶体活性增高，上皮细胞变性、坏死越来越多，逐渐导致肾衰竭。

（2）地震中可直接导致肾挫裂伤。

（3）肌红蛋白作用：横纹肌溶解后释放大量肌红蛋白入血。肌红蛋白由肾小球滤过后，流经肾小管，在酸性尿液中形成不溶性的肌红蛋白管型，沉积在肾小管中造成阻塞。另外，肌红蛋白还有直接肾毒性，可使肾小管上皮发生变性、坏死，造成肾衰竭。

（4）血管痉挛作用：严重创伤时，机体释放大量肾上腺素、去甲肾上腺素、升压素、血管紧张素 II、血栓素、内皮素等血管活性物质，使肾内小血管发生痉挛性收缩。同时，肌红蛋白能诱导低密度脂蛋白氧化，引起肾血管收缩及肾小管损伤，最终导致肾血流量减少，肾小球滤过率下降，肾小管上皮细胞缺血、肿胀、坏死。

（5）缺血再灌注损伤：由于组织缺血、缺氧，使体内超氧化物歧化酶生成受到抑制，加之由于线粒体缺氧损伤后能量代谢障碍，以致不能提供足够电子，从而产生大量氧自由基。自由基的氧化作用极强，可产生脂质过氧化物，破坏细胞膜的完整性，引起细胞膜离子泵功能减弱和局部电生理紊乱，使肾小管上皮细胞功能受损。

（6）炎症介质的作用：严重挤压伤可导致横纹肌溶解，生成和释放大量炎症因子，进入血液循环后可诱发一系列瀑布样病理连锁变化，引起全身严重炎症反应，导致毛细血管渗出、内皮细胞受损、微血管血栓形成，最终导致微循环障碍、组织灌流不足，加重肾损伤及其他器官功能损害。

（7）救治过程中使用抗生素、质子泵抑制剂等医源性因素也是导致急性肾衰竭的原因之一。

挤压综合征的诊断主要依靠肢体或躯干长时间受压的病史，横纹肌溶解和急性肾衰竭的临床表现。横纹肌溶解综合征的主要诊断依据为受伤肢体肌痛、肿胀、肌无力，排酱油色或棕红色尿。显微镜检未见红细胞而尿潜血试验呈阳性，尿肌红蛋白增高，血肌红蛋白增高，血清肌酸激酶异常升高，峰值升高至正常值的 5 倍以上。急性肾衰竭的主要诊断依据有长时间受重物挤压史：①持续少尿 48 小时或无尿 24 小时以上，尿液在 24 小时内呈现红棕色。②尿液 1～2 天后自行转为澄清。③尿液中出现蛋白、红细胞、白细胞及各种管型。④经补液及利尿药激发试验排除肾前性少尿。⑤血肌酐和尿素氮每日递增 44.2 μmol/L 和 3.57 mmol/L，血钾每日上升 1 mmol/L。

3. 挤压综合征所致急性肾衰竭的救治　对于挤压综合征患者，在救治过程中只要发现有肢体暴露，就应该及时建立静脉通道补液、抗休克、抗感染、纠正酸中毒及高钾血症，防止急性肾衰竭的发生。待患者休克状态平稳后，尽早行筋膜间隙切开减压术，消除坏死组织，必要时行截肢手术。肌肉缺血 2～4 小时可发生功能障碍，完全缺血 6 小时者肌细胞可出现坏死。因此，肌肉持续受挤压 6 小时以上者，即使没有挤压损伤，也可能会出现缺血性损伤。肌肉缺血 4～8 小时者，即可出现明显的肌红蛋白尿。肢体持续缺血 12 小时以上者，神经、肌肉会发生不可逆性损伤。对于受挤压的肢体，是选择予以保肢，还是选择行切开减压术或截肢手术，这对外科医生来说是个考验。挤压综合征的治疗除伤肢早期处理外，后期急性肾衰竭的处理对肾科医生也是一个严峻的考验。

（1）急性肾衰竭的预防：补充血容量、碱化尿液是预防急性肾衰竭的有效措施。首先可给予大量乳酸林格液和生理盐水以扩容、利尿，可联合应用巴胺持续小剂量多巴胺静脉滴注、利尿药等药物。补充血浆制品可增加循环血量，以减少肌红蛋白管型产生和增加肌红蛋白管型的排出，促进肾小管功能恢复。有研究指出，大剂量甘露醇对伤肢有保护作用，可减少横纹肌溶解后肌红蛋白、尿酸盐、磷酸盐等肾毒性物质的释放，并加速这些物质的排泄，从而达到保护肾功能的目的。乳酸林格液有利于纠正休克，改善微循环，纠正代谢性酸中毒，外科应用得较多，但由于其中含有与血浆浓度相同的钾离子，所以对怀疑高钾血症的患者最好不用。另外，碱性物质可以抑制肌红蛋白对脂质过氧化物的激活，碱化尿液，具有保护肾功能、减少肌红蛋白管型形成的作用。如经以上措施积极处理后，尿量并无增加反而逐渐减少，并出现固定低比重尿，尿钠含量增高，血尿素氮、肌酐等进行性增高，则应及时作出急性肾衰竭的诊断，并积极进行血液透析、连续血液滤过等肾替代治疗。

（2）肾替代治疗：挤压综合征患者急性肾衰竭一般呈高分解代谢型，表现为血肌酐、尿素氮迅速升高，水、电解质紊乱及酸碱平衡失调较严重，血尿素氮和钾离子上升速度较一般急性肾衰竭快。因此，提倡及早进行肾替代治疗，迅速清除体内过多的代谢产物，减少心血管并发症的发生，维持机体水、电解质、酸碱平衡。

常用的肾替代治疗方式有 3 种：①间歇性血液透析（intermittent hemodialysis，IHD）：对于出现严重高钾血症、酸中毒、容量负荷过重的患者，能快速、有效地清除液体潴留，纠正水、电解质、酸碱平衡紊乱。但由于其引起血流动力学变化大，可能会造成新的缺血性肾损伤。②腹膜透析（peritoneal dialysis，PD）：手术不需复杂特殊设备，不需全身抗凝，操作简便，特别是持续不卧床腹膜透析，效率较高。腹膜透析对中分子物质清除效果好，可使血流动力学保持稳定，对残存肾组织损伤小，对机体内环境影响小，但对于水和溶质的清除率低，易引发腹膜炎，加重血浆蛋白丢失，对原有呼吸道感染、ARDS、休克时间长、腹部或腹腔有损伤和感染者不宜使用。③连续性肾替代治疗（continuous renal replacement therapy，CRRT）：连续性静脉 - 静脉血液滤过（continuous veno-venous hemofiltration，CVVH）最为常用。

连续性肾替代治疗较其他血液净化模式有其独特的优越性：①有利于肌红蛋白的清除，挤压综合征引起急性肾衰竭的病因物质主要为肌红蛋白，CVVH 具有强大的对流、弥散和吸附作用，不仅能够清除肌酐、尿素氮、钾离子等小分子毒性物质，而且其清除肌红蛋白等中分子毒性物质较血液透析更有效。②可维持血流动力学状态稳定，对病情复杂、心血管系统极不稳定的患者不宜进行常规透析，进行床旁 CRRT 比较合适。血流动力学稳定可减少肾的缺血性再损伤。③可持续迅速清除溶质和炎症介质，减轻患者体内循环中瀑布样连锁炎症反应，减轻对心脏、肺、肝等其他脏器的损伤，保持容量平衡。Kes 等认为，CRRT 不仅有提高患者血流动力学稳定性、保持容量平衡、持续并迅速清除有毒物质、减少炎症介质等特点，而且可以为营养支持治疗创造条件。因此，采用 CVVH 治疗挤压综合征能缩短病程，改善预后。但同时，在 CRRT 应用过程中遇到的一些问题（如氨基酸、维生素、某些药物丢失等）尚未完全解决是其不足之处。上述 3 种肾替代治疗方式并不是相互独立的，而是互相补充的，在病情需要的情况下可以不同的方式联合使用，如 IHD+PD、IHD+CRRT 等。

（3）其他综合治疗：挤压综合征所致急性肾衰竭者肾功能恢复缓慢，进入多尿期一般需要 3 周左右。某些既往有慢性肾疾病的患者，肾衰竭可能呈慢性化进展。因此，在这一过程中仍然要进行综合治疗，促进肾功能的恢复。准确评估水平衡、防治感染、纠正低蛋白血症、补足每日所需热量、防止药物等医源性因素所致肾损伤、预防深静脉血栓形成等措施都至关重要，也关乎患者生命。因此，这些都是在整个救治过程中需要密切关注的问题。

二、对比剂所致急性肾损伤

碘对比剂可通过动脉或静脉经外周直接注入或经导管注入，然后随血液循环迅速在体内分布。由于碘对比剂对 X 线的吸收衰减能力强，注射后能使心血管系统与周围组织之间形成良好的影像对比度，故可清晰显示心血管系统的解剖结构及部分功能。随着接受心血管介入诊疗患者日益增多，碘对比剂已成为心血管领域的一种常用药物。但同时，碘对比剂引起的不良反应也日益突出，对比剂所致急性肾损伤也逐渐被临床医师所重视。了解其相关危险因素，并采取有效的预防手段，对保证患者安全尤为重要。

1．常用对比剂的类型　目前用于心血管系统检查的对比剂均为有机碘对比剂，可根据渗透压的不同分为高渗、次高渗和等渗对比剂 3 种类型。

高渗对比剂的代表药物为离子型有机碘对比剂泛影葡胺，其渗透压高达血浆渗透压的 5 ~ 7 倍，但由于其不良反应相对较多，因此目前已很少使用。次高渗对比剂包括非离子型单体和离子型二聚体 2 种，其渗透压约为血浆渗透压的 2 倍。与高渗对比剂相比，其不良反应明显减少、亲水性明显增强，目前广泛应用于临床。等渗对比剂的代表药物为非离子型二聚体有机碘对比剂碘克沙醇，其任何临床浓度都与血浆等渗，安全性更高。

2．诊断及临床表现　对比剂所致急性肾损伤是指排除其他肾损伤因素后，使用碘对比剂 2 ~ 3 天内所发生的急性肾功能损害。目前尚无统一的诊断标准，通常认为造影检查后 48 ~ 72 小时内血肌酐水平较造影前升高 ≥ 25%，或绝对值升高 ≥ 0.5 mg/dl（44.2 μmol/L），即可诊断为本病。

本病患者多表现为非少尿型急性肾衰竭，多数患者的肾功能可于 7 ~ 10 天内恢复正常，少部分患者需要接受长期透析治疗。

3．高危人群　有机碘对比剂约 98% 经肾排泄，可引起肾血管强烈收缩，肾髓质缺血、缺氧。此外，对比剂还可引起渗透性利尿，加重肾组织工作负荷，加剧组织缺氧。多因素分析研究结果显示，术前肾功能受损是本病发生的独立危险因素，并且患者术前估算的肾小球滤过率（eGFR）< 60 ml/（min·1.73m^2）时，需予以重视并采取必要的预防措施。

另外还有多项研究显示，胰岛素依赖型糖尿病、合并糖尿病并发症的患者，术后发生本病的风险增加，心血管疾病的严重程度也与术后发病风险相关。有研究表明，合并充血性心力衰竭、左室射血分数下降（LVEF < 40%）是本病的危险因素。临床研究提示，血容量不足、血流动力学不稳定、高龄男性、对比剂用量过大者，发生本病的风险均增高。使用某些药物可增加碘对比剂不良反应的发生风险，如正在接受二甲双胍治疗的患者，使用碘对比剂后可能出现肾功能受损或原有肾损伤加重，导致药物蓄积而引起乳酸酸中毒。临床有服用 ACEI 及非甾体抗炎药使本病发病风险增加的病例报道。

4．防治策略

（1）选择合适的碘对比剂：多项研究及国际指南推荐使用非离子型次高渗或等渗碘对比剂，不推荐使用离子型高渗对比剂。

（2）进行碘对比剂预处理：使用碘对比剂前，建议将对比剂加热至 37 ℃，并放置在恒温箱中，以降低碘对比剂的黏度，同时提高患者的局部耐受性。但原则上不推荐进行碘对比剂过敏试验。

（3）充分水化：水化是目前被普遍接受并被临床研究证实可有效预防对比剂所致急性肾损伤的重要措施。造影前补液可纠正亚临床脱水，造影后补液可减轻对比剂引起的渗透性利尿及对肾小管的直接毒性。临床常用的水化方案是：在造影前 6 ～ 12 小时以 1.0 ml/（kg·h）的速度静脉输注生理盐水，使尿量保持在 75 ～ 125 ml/h，并继续补液至造影后 12 ～ 24 小时，对心力衰竭患者使用剂量减半。另一种替代方案是，在对比剂注射前 1 小时以 3 ml/（kg·h）的速度静脉输注 1.25% 碳酸氢钠，在注射后以 1 ml/（kg·h）的速度继续静脉输注维持 6 小时。

（4）正确计算碘对比剂用量：减少碘对比剂的用量可在一定程度上避免不良反应的发生。碘对比剂的最大使用剂量可参考 Cigarroa 公式：5 ml × 体重（kg）/ 血清肌酐（mg/dl）（不超过 300 ml），或者根据 2011 年《ACCF/AHAUA/NSTEMI 治疗指南》的建议通过肌酐清除率计算对比剂的最大使用剂量（肌酐清除率的 3.7 倍）。此外，具体操作时还需注意以下几点：

1）行 CT 冠脉造影时，根据病情需要，在保证造影质量和手术操作的前提下，应尽量采取合适的投照体位，以减少每次推注量，进而减少碘对比剂总量。应避免短时间内大量快速、连续推注碘对比剂。

2）对慢性闭塞或复杂多支血管病变患者，进行经皮冠状动脉介入治疗（percutaneous coronary intervention，PCI）时，应尽量避免重复和不必要的操作，以减少碘对比剂推注次数和用量，并可以考虑分次进行手术。

3）对于低风险患者，对比剂总量最好控制在 300 ～ 400 ml 以内。

4）对慢性肾功能不全者，应更加严格控制碘对比剂的剂量。

5）血液透析：造影后，对比剂可通过血液透析治疗排出体外，但多项研究表明，血液透析并不能降低慢性肾功能不全患者对比剂所致急性肾损伤的发生率，因此，除非存在容量负荷过重，否则并不推荐进行预防性透析。

6）药物治疗：关于药物预防或治疗本病，目前的研究热点包括抗氧化剂 N-乙酰半胱氨酸、前列腺素、非诺多泮、利尿药等，但均处于研究阶段，仍需进一步探讨。

7）其他：①部分药物可使本病的发生风险增高，建议行造影前仔细评估用药风险，必要时停用。②尽可能缩短对比剂与血液在导管注射器中的接触时间，注射完后立即用肝素生理盐水冲洗导管。③造影后嘱患者多饮水，必要时予以适当利尿，以促进对比剂的排出。④严密观察患者的各项指标，以便及早识别、及时处理。

三、老年人急性肾损伤

1．易感因素　老年患者是急性肾损伤（AKI）的高危人群。与年轻人相比，60 岁以上的患者社区获得性急性肾损伤的发生率增高 3 ～ 8 倍。80 ～ 89 岁的老年人急性肾损伤人群年发病率显著高于 50 岁以下的人群。此外，老年人更易发生严重的急性肾损伤，需要接受透析治疗。

老年患者对急性肾损伤的易感性主要源于以下几个方面：①具有复杂的基础疾病，如高血压、糖尿病、动脉硬化和心力衰竭。这些疾病均为 AKI 的危险因素，可影响肾的自我调节功能，使患者在低血压、低血容量时容易发生 AKI。②具有慢性肾病，在 65 岁以上的老年人中，38% 患有慢性肾病，此类人群是 AKI 的易感人群。同时，这些患者合并高血压（89%）和糖尿病（41%）的比例都很高，因此更容易罹患 AKI。③服用多种药物，老年患者经常服用大量药物，发生药物不良反应的机会增加。④肾结构退行性变、肾功能和血流动力学发生改变，使肾抗损伤的能力下降，容易造成更广泛、更严重的损伤。⑤肾细胞老化和分子改变（包括氧化应激反应增加、肾小管上皮再生能力降低、老化基因表达等变化）使患者易于发生 AKI 并且不易恢复。因此，患者预后较差，常遗留慢性肾损害甚至进展成为终末期肾病。AKI 的早期诊断和正确的病因判断对于估计老年患者的基础疾病预后和肾损伤预后尤为重要。

2．诊断

（1）避免漏诊和延误：老年人 AKI 容易被漏诊和误诊。①以 Scr 为基础的 AKI 诊断与分期标准在老年患者中应用的局限性：老年患者基础 Scr 水平较低，而低值的肌酐检测本身具有明显的不稳定性，并且更易受饮食和体液容积的影响，因此 Scr 的波动范围容易达到 AKI 的诊断标准，从而高估 AKI 的发生。另外，老年 AKI 患者由于 Scr 水平相对低，容易导致低估疾病的严重程度。②不同疾病状态可影响 AKI 的诊断：例如，药物引起的急性肾小管损伤和急性肾小管间质性肾病是老年 AKI 的重要病因组成，有研究显示这两类疾病患者中有 20%～40%临床 Scr 上升速度慢于 AKI 的诊断标准，因此在 AKI 初期非常容易导致漏诊。③老年患者常存在复杂的基础疾病，在合并肺源性、心源性、肝病、甲状腺功能减退等水肿状态时，Scr 受体液分布的影响，在 GFR 减低时的变化幅度相应较小，同样容易导致漏诊 AKI 并低估疾病的严重程度。

（2）病因的复杂性和全面评估的重要性：急性肾损伤的病因分为肾前性、肾性和肾后性三大类。老年人肾自身调节能力下降，当处于相对较轻的肾低灌注状态即容易发生肾前性 AKI。处于肾前性 AKI 状态时，肾对于缺血和毒素的耐受性差，因此老年患者在外科手术、麻醉状态和使用对比剂、潜在肾毒性药物时，更容易发生缺血性或肾毒性肾小管损伤（肾性 AKI）。此外，老年患者亦为尿路疾病和肿瘤的高发人群，容易发生尿路梗阻导致的肾后性 AKI。需要特别注意的是，肾前性、肾性和肾后性 AKI 可能同时存在，因此即使尿液检查发现急性肾实质损伤的证据（如肾小管上皮细胞管型、红细胞管型等），也务必要仔细排查肾前性（肾低灌注状态）和肾后性（尿路

梗阻状态）因素。此外，尿路梗阻患者如果同时存在肾前性 AKI 或肾性 AKI，其 GFR 明显降低，则 B 超检查时肾积水征象可能并不明显，容易漏诊肾后性 AKI。因此，在老年 AKI 的整个病程中，应始终提高警惕，及时进行肾灌注状态和尿路情况评估。

3．防治——重在预防，时机是关键

（1）做好 AKI 的风险评估：包括患者是否具有可引起肾损伤的疾病或其接受的相应诊疗手段，以及是否存在除年龄以外的其他易感因素，其危险因素是否具有可逆性。

（2）纠正 AKI 的可逆危险因素：优化有效血容量、纠正贫血、改善营养状况。

（3）药物管理：老年人基础疾病较多，往往合并高血压、糖尿病、心脏疾病，并可能因水、钠潴留或高血压而服用利尿药、因感染而应用解热镇痛药和抗生素，或者因检查和治疗需要而应用对比剂，上述药物的合并使用，导致肾组织同时具有缺血性和毒性损伤，很容易发生急性肾小管坏死。因此，要仔细核查老年患者的用药情况，尽可能停用影响肾血流灌注和具有潜在肾毒性的药物。此外，老年患者肾功能减退以及基础疾病均可导致 GFR 下降，而因为肌肉容积减少和运动量较少，其 Scr 相对升高不明显。因此，对老年患者务必通过估算 GFR 进行药物剂量调整，避免过量用药，有条件时进行血药浓度监测，以合理调整剂量。

（4）合理监测肾功能：对于老年 AKI 高危患者，应加强肾功能监测，包括尿量记录、血肌酐测定、尿沉渣镜检观察新形成的颗粒管型和肾小管上皮细胞，以及肾小管功能测定和标志物检测。有条件时应行多普勒超声动态监测肾血管阻力指数变化，评估肾血流灌注情况。

（5）重视急性肾病：研究发现，在具有不同弥漫性急性肾实质损伤的肾活检患者中，只有 65.3%的患者临床病程符合 KDIGO-AKI 的诊断标准，而 90.1%的患者符合 AKD 的诊断标准，即 3 个月内发生 GFR < 60 ml/min，或 3 个月内发生 GFR 下降 ≥ 35% 或 SCr 升高 > 50%。其中，急性肾小管坏死组、急性肾小管间质疾病组、新月体性肾小球肾炎组、急性血栓性微血管病组分别有 79.2%、57%、64%、50%的患者临床符合 AKI 的诊断；94.8%、93.4%、88.7%和 68.2%的

患者符合 AKD 的诊断。老年患者 AKI 的损伤因素复杂、血肌酐升高相对缓慢，并容易出现严重并发症。因此，对于老年患者需要尤其注意急性肾病，对于不符合慢性肾病进程的患者要提高警惕，进行 AKI 的筛查和鉴别诊断。

4. 高原老年急性肾损伤的治疗

（1）高原老年人发生 AKI 的易感因素：①由于长期处于低氧环境，高原老年人高血压、高原性心脏病的发病率较高，使得高血压肾病发病率较高。一旦老年人有血容量不足、感染和应用肾毒性药物等诱因，就更容易出现 AKI。②老年人不能分泌足够量的醛固酮，肾小管对激素的反应性降低，髓袢重吸收钠的功能受损，浓缩与稀释功能减退，以及口渴阈值升高，均导致老年人体内水分总量比年轻人明显减少，尤其是细胞内液的绝对量减少。对于老年人，如发现摄入不足、呕吐和腹泻，则应早期、及时补足液体，以防止 AKI 的发生。③老年人免疫功能减退，机体对外来特异性抗原的免疫应答降低，故老年人更易发生感染。

（2）治疗过程中的注意事项：①在高原老年人 AKI 的治疗过程中，吸氧至关重要。由于长期居住在高原缺氧环境下，血红蛋白携氧能力较低，代偿性红细胞增多，以致血液黏滞度增高，加重机体缺氧、缺血，从而影响肾血流灌注。吸氧能使血液黏滞度降低，使血液高凝状态得到改善，从而改变肾微循环状态，加快肾功能的恢复。②早期、充分、有效透析以及防治心血管并发症是决定老年 AKI 患者生存率高低的关键。一旦 AKI 明确，且患者出现无尿、少尿伴心力衰竭，无论其是否出现尿毒症症状，均可进行透析。对于非少尿型 AKI 确立后，出现心功能不全、感染的患者，也应立即行血液净化治疗。③老年人心血管系统不稳定，接受透析治疗后容易出现并发症，所以对不同情况的患者，应将血液透析及序贯透析相结合。对于透析后出现并发症（如低血压多发生在透析早期）的患者，除采用碳酸盐透析液外，还应在透析后的前 30 分钟内，将血流量控制在 165 ~ 220 ml/min，每次透析后体重增加不超过 2 kg，透析前避免使用抗高血压药。透析前或透析过程中不进食，避免内脏血流量增加，回心血量减少，诱发低血压。④老年 AKI 患者免疫功能低下，加之营养不良和缺氧，使机体抵抗力严重下降。因此，透析期间间断输入少量新鲜血液及白蛋白，也是提高机体抵抗力，降低老年人急性肾衰竭病死率的一种方法。

AKI 的早期诊断和合理治疗是降低 AKI 患者病死率的关键。我国目前临床 AKI 漏诊率较高，诊疗规范化也有待改进。通过动物实验发现，缺血性急性肾小管坏死对机体的远期影响表现为：对血管紧张素 II 升压作用的反应性增强，管周毛细血管密度显著减低，以及出现蛋白尿及间质纤维化等。

2012 年 KDIGO AKI 临床实践指南的公布，为 AKI 的诊治提供了更加清晰的思路。但是，如何早期发现 AKI，正确评估患者预后，以及提供更加合理的血液净化治疗模式和剂量，需要进一步的循证医学研究和临床实践。

（王 燕）

参考文献

[1] 王海燕. 肾病学，2 版. 北京：人民出版社，1997.

[2] Waikar SS，Curhan GC. Wald R. Declining morulity in patients with acute renal failure. 1988 to 2002. JAmSoc Nephrol. 2006，17：1143-1150.

[3] Chevalier RL. Biomarkers of congenital obstructive nephropathy：past，present and future. J Urol. 2004，172：852-857.

[4] Schrier RW，WangW，Poole B. Acute renal failure：definition，diagnosis，pathogenesis，and therapy. J Clin Invest. 2004，114：5-14.

[5] J Mehta RL，Kellum JA. Levin A. From acute renal failure to acute kidney injury：what s changed? Nephrology Self-Assessment Program，2007，6：281-285.

[6] Lins RL，Elseviers MM. Daelemans R. Severity scoring and mortality 1 year after acute renal failure. Nephrol Dial Transplant. 2006，21：1066-1068.

[7] 刘平. 急性肾衰竭，2 版. 北京：人民出版社，1997：1341-1344.

[8] Palevsky PM，Murray PT. Acute kidney injury and critical care nephrology.NephSAP，2006，5：72- 120.

[9] 邹万忠. 肾活检病理学. 北京：北京大学医学出版社，2006.

[10] Ho KM，Sheridan DJ. Meta-analysis of frusemide to prevent or treat acute renal failure. BMJ，2006，333：420-426.

[11] Bellomo R，Chapman M，Finfer S. Low-dose dopamine

in patients with early renal dysfunction：a placebo-controlled randomised trial. Australian and New Zealand Intensive Care Society（ANZICS）Clinical Trials Group. Lancet，2000，356：2139-2143.

[12] Alfbnzo AV，Isles C，Geddes C. Potassium disorders-clinical spectrum and emergency management. Resuscitation，2006，70：10-25.

[13] DUntini V Ronco C，Bonello M. Renal replacement

therapy in acute renal failure. Best Pract Res Clin Anaesthesiol，2004，18：145-157.

[14] Gettings LG，Reynolds HN. Scalea T. Outcome in post- traumatic acute renal failure when continuous renal replacement therapy is applied early vs late. Intensive Care Medicine，1999，25：805-8）3.

第六节　慢性肾衰竭

慢性肾病

慢性非传染性疾病已占全球死亡原因的 60% 以上，对这些疾病的晚期救治（包括透析、移植）已造成巨大的、不断上升的全球性社会和经济负担[1]。终末期肾病（end- stage renal disease，ESRD）在全球范围内是重要的公共卫生问题。慢性肾病患者肾功能进行性下降，进展成为 ESRD 后，需要费用昂贵的肾替代治疗（包括血液透析、腹膜透析或肾移植）来维持生命。21 世纪以来，国际肾病学界对于慢性肾病的流行病学特点及早期防治给予了特殊的关注。2002 年美国国家肾病基金会（National Kidney Foundation，NKF）组织撰写的《肾病 / 透析临床实践指南》（K/DOQI）中正式提出慢性肾病（chronic kidney diseases，CKD）的定义及分期[2]。随后于 2004 年和 2006 年，改善全球肾病预后（kidney disease improving global outcomes，KDIGO）组织经过再次修改及确认，慢性肾病取代慢性肾衰竭和慢性肾损伤等名称，成为各种原因引起的慢性肾疾病（病程在 3 个月以上）的统称，普遍应用于各种肾病及非肾病的国际学术期刊并被录入国际疾病分类（ICD）第 9 版，从而成为正式的疾病分类名词。

一、诊断

（一）慢性肾病的定义 [2,3]

1. 肾损害 ≥ 3 个月，有或无肾小球滤过率（glomerular filtration rate，GFR）降低。肾损害是指肾的结构或功能异常，表现为下列情况之一：

①肾形态学和（或）病理检查异常；或②具备肾损害的指标，包括血、尿成分异常，肾影像学检查异常。

2. GFR < 60 ml/（min·1.73 m²）≥ 3 个月，有或无肾损害表现。仅凭 GFR 为 60 ~ 90 ml/（min·1.73 m²）一项指标不能诊断为慢性肾病。因此，正常老年人、婴儿、素食者、单侧肾者均可出现肾血流灌注下降。

根据慢性肾病的定义，对每一个符合诊断指标（如微量蛋白尿、eGFR 下降、尿沉渣镜检红细胞增多等）的患者，均应在 3 个月后复查，确认符合诊断。对于患者出现的某些异常变化，应注意排除非疾病因素，如老年退行性变所引起的 eGFR 下降、孤立肾囊肿等。另外，还应排除下尿路疾病（感染、前列腺炎、尿路结石等）。对于单项 eGFR 下降 < 45 ~ 60 ml/（min·1.73 m²）的老年人（我国为 60 岁以上者），应在排除血管疾病（高血压、动脉粥样硬化、肾动脉硬化）引起的慢性肾病之后，注意观察 eGFR 的动态变化。如 eGFR 每年下降速度为 1ml/（min·1.73 m²）左右，则可能为老年生理性肾小球滤过功能下降，不应诊断为慢性肾病。

2011 年拉萨成人慢性肾病（1 ~ 5 期）患病率高达 19.1%[4]，主要表现为蛋白尿检出率显著增高。一项研究对定期赴高原地区执行任务的军人开展了长达 12 年的随访，结果发现仅部分受试者的肾功能出现轻度下降（约 34% 的受试者肌酐清除率低于 90 ml/min，8% 的受试者低于 80 ml/min）。西藏地区慢性肾病患者常伴有高血压及高尿酸血症。有研究指出，生活在海拔为1600 ～ 3200m 的印度人，发展为终末期肾病的概率是所有美国人发病概率的 4 倍，也是生活在低于 1600 ～ 3200m 高海拔地区美国居民的 2 倍左右[5]。近年来有学者提出，高原肾综合征（high altitude renal syndrome，HARS）的概念[6]，即高海拔地区慢性低氧导致的以微量白蛋白尿、高血压、高尿酸血症及红细胞增多症等为主要表现的临床综合征，而上述临床症状又可相互协同，进一步加重肾损伤。

（二）慢性肾病的分期标准[2,3]

慢性肾病的分期如表 31-7 所示。

表31-7　慢性肾病的分期

分期	GFR［ml/（min· 1.73 m²）］	表现
G1	≥ 90	正常或升高
G2	60 ～ 89	轻度下降（相对于年轻成人）
G3a	45 ～ 59	轻度至中度下降
G3b	30 ～ 44	中度至重度下降
G4	15 ～ 29	重度下降
G5	< 15	肾衰竭

根据慢性肾病的诊断标准，对每个患者应进一步作出以下几项诊断：

（1）引起慢性肾病的肾病的诊断：如 IgA 肾病、急性过敏性肾小管间质性肾炎等。

（2）肾功能的评估：即处于慢性肾病的某一期。

（3）与肾功能水平相关的并发症：如肾性高血压、肾性贫血等。

（4）合并症：如心血管疾病、糖尿病等。此外，还应针对肾功能丧失的危险因素、心血管合并症的危险因素进行评估。

二、防治

慢性肾病的防治重点应落实在对高危人群及患病人群的长期追踪、医疗管理和指导[2]。对每一个患者的随访应包括：

（1）3 个月后复查尿微量白蛋白，确认是否可诊断为慢性肾病及其分期；进行病因学检查，判断原发肾疾病及相关干预治疗的可能措施。

（2）监测：对患者应至少每年检测一次血肌酐，以估测 GFR。对于 eGFR < 60 ml/（min· 1.73 m²）或过去 GFR 下降很快［每年下降速度 ≥ 4 ml/（min· 1.73 m²）］，有疾病加速进展的危险因素，或正在接受延缓疾病进展治疗的患者，监测应更频繁。GFR 下降的程度有很大的个体差异，如大部分研究提示，男性患者、老年患者进展较快。另外，GFR 下降的程度与原发病的类型有关，如多囊肾进展快，肾小球疾病比小管间质性肾病进展速度更快。因此，在监测每一个患者时，应将其 GFR 下降趋势进行系统记录，并随时观察有无急性加重因素和防治措施干预的效果，以便随时调整诊治措施。早期防治在普通人群中主要是对检出存在慢性肾病高危因素的人群进行一级预防[7]。慢性肾病的防治主要在其二级预防阶段。循证医学证实，在慢性肾病的 1 期、2 期，通过治疗高血压、应用血管紧张素Ⅱ转换酶抑制剂降低尿蛋白水平，在 3 期通过纠正贫血以及钙、磷代谢紊乱等措施，可以延缓肾功能损害，减少心血管合并症的发生和患者总体死亡率，但对于纠正高脂血症的作用尚存争议。上述防治措施需个体化，应根据每个患者原发病、慢性肾病的分期、合并症的情况制订具体防治措施，每 1 ～ 6 个月监测治疗效果及不良反应，以调整方案（表 31-8）。目前已经证实，高海拔地区的低氧环境可使尿蛋白水平显著增高，回到平原地区后则可恢复正常。高原性蛋白尿可通过海拔的降低而改善。

表31-8　慢性肾病各期的诊治要点[2、3]

分期	GFR［ml/（min·1.73 m²）］	治疗计划
G1	≥ 90	CKD 病因的诊断和治疗
G2	60 ～ 89	估计疾病是否会进展及其进展速度
G3	30 ～ 59	评价和治疗并发症
G4	15 ～ 29	准备肾替代治疗
G5	< 15	实施肾替代治疗

慢性肾衰竭

慢性肾衰竭（chronic renal failure，CRF）是指各种慢性肾病（chronic kidney disease，CKD）进行性进展，引起肾单位和肾功能不可逆地丧失，导致以氮质潴留，水、电解质和酸碱平衡紊乱及内分泌失调为特征的临床综合征，常进展为终末期肾病（end- stage renal disease，ESRD）。慢性肾衰竭晚期称为尿毒症（uremia）。

一、病因

凡是能破坏肾的正常结构和功能的泌尿系统疾病，均可引起肾衰竭，如原发性肾小球病、梗阻性肾病、慢性间质性肾炎、肾血管疾病、先天性和遗传性肾病等，均可进展成为肾衰竭。常见的病因依次是肾小球肾炎、糖尿病肾病、高血压肾病、肾小球肾炎、多囊肾等。糖尿病肾病的发病率近年来明显有超过肾小球肾炎的趋势。据2018年国家血液净化质量控制中心统计，糖尿病肾病为青海省透析患者病因的第1位。高原大多处于西部地区，西部地区的结核患病率为东部地区的1.7倍[8]，因此，泌尿系统结核引起的梗阻性肾病较多见。另外，因高原性头痛长年服用NSAID引起的药物相关慢性间质性肾炎，所以服用藏药者也常可见到。某些起病隐匿者，到肾衰竭晚期才就诊，此时双侧肾已固缩，往往不能确定其病因。

二、发病机制

（一）慢性肾衰竭进行性恶化的机制

慢性肾衰竭进行性恶化的机制目前尚未明确。肾功能恶化与基础疾病的活动性显著相关。尽管基础疾病已停止活动，肾功能仍会持续减退，直至出现尿毒症。目前多数学者认为，当肾单位破坏至一定数量时，剩下"健存"肾单位的代谢废物排泄负荷增加，以维持机体正常的需要，因而代偿性发生肾小球毛细血管高灌注、高压力和高滤过（肾小球内"三高"）。肾小球内"三高"可导致：①肾小球上皮细胞足突融合，系膜细胞和

基质显著增生、肾小球肥大，继而发生硬化；②肾小球内皮细胞损伤，诱发血小板聚集，导致微血栓形成，损害肾小球而促进硬化；③肾小球通透性增高，使蛋白尿增加而损伤肾小管间质。上述过程不断进行，形成恶性循环，使肾功能进一步恶化。以上所述就是各种慢性肾病发展至尿毒症的共同途径。血管紧张素Ⅱ（angiotensin，AⅡ）在肾衰竭进行性恶化过程中起着重要的作用。在肾小球内形成"三高"时，肾素、血管紧张素系统活性增强，而AⅡ是强有力的血管收缩物质，不论是全身循环AⅡ增多引起高血压，还是肾局部AⅡ增多，均可导致肾小球毛细血管压力增高，引起肾小球肥大，继而导致肾小球硬化。AⅡ除影响血压外，还有以下作用：①参与细胞基质（ECM）合成，而ECM的过度蓄积会导致肾小球硬化；②AⅡ可增加转化生长因子（TGF-β_1）、血小板衍生生长因子（PDGF）、白细胞介素-6（IL-6）、血小板活化因子（PAF）、血栓素 A_2（TXA_2）等生长因子和炎症因子的表达，而 TGF-β_1 是肾 ECM 合成和纤维化的决定性介质，可促发肾小球硬化。

AⅡ使肾小球毛细血管血压增高，可引起肾小球通透性增高，使过多蛋白质经肾小球滤出，近曲小管细胞通过胞饮作用将其吸收后，可造成肾小管损害、间质炎症及纤维化，以致肾单位功能丧失。研究显示，在培养中的近曲小管细胞吸收白蛋白后，可使生长因子、炎症因子等的表达增加。目前认为，蛋白尿是肾衰竭进行性恶化的一个重要因素。

（二）尿毒症各种症状的发生机制

（1）与水、电解质和酸碱平衡失调有关。

（2）与尿毒症毒素有关：由于残余肾单位不能充分地排泄代谢废物（主要是蛋白质和氨基酸代谢产物），也不能降解某些内分泌激素，致使其在体内蓄积而产生毒性作用，从而引发某些尿毒症症状。尿毒症毒素包括：①小分子含氮物质，如胍类、尿素、尿酸、胺类和吲哚类等蛋白质的代谢产物；②中分子毒性物质，包括血液中潴留的过多激素（如甲状旁腺素等），正常代谢产生的

中分子物质，细胞代谢紊乱产生的多肽等；③大分子毒性物质：由于肾降解和排泄能力下降，因而使某些多肽和小分子量蛋白质（如生长激素、胰升糖素、β_2-微球蛋白、溶菌酶等）蓄积。上述各种小分子、中分子和大分子物质，有些对人体有毒性，有些在浓度正常时对人体无害，但血内水平过高时会有毒性作用，因而引发尿毒症的各种症状。

（3）肾内分泌功能障碍，如不产生促红细胞生成素（EPO）、骨化三醇等，也可产生某些尿毒症症状。

三、临床表现

CRF 的不同阶段，其临床表现各不相同。早期患者除血肌酐升高外，往往无临床症状，而仅表现为基础病的症状。随着病情发展到残余肾单位不能调节适应机体最低需求时，肾衰竭症状才会逐渐表现出来。进入尿毒症期以后，因各器官系统功能失调而出现尿毒症的各种症状。透析可改善尿毒症患者的大部分症状，但某些症状则可持续甚至加重。

1. 水、电解质代谢及酸碱平衡紊乱

（1）代谢性酸中毒：成年人每天蛋白质代谢将产生 1 mmol/kg 氢离子。肾衰竭患者由于肾小管产氨、泌 NH_4^+ 能力下降，每天尿液中酸总排泄量仅为 30 ~ 40 mmol，每天有 20 ~ 40 mmol H^+ 不能排出体外而潴留在体内。慢性肾衰竭早期过剩的 H^+ 由骨盐缓冲，合成有机酸随尿液排出；但在晚期，由于 GFR 低下，有机酸排出减少，导致阴离子隙扩大（可达约 20 mmol/L），HCO_3^- 浓度下降。一般情况下，大多数尿毒症患者代谢性酸中毒程度不重，pH 很少低于 7.35；但在内源性和外源性酸负荷过重，或过多的碱丢失（如）时，患者则可出现严重酸碱平衡失调。长期代谢性酸中毒可加重慢性肾衰竭患者的营养不良、肾性骨病及心血管并发症，严重的代谢性酸中毒是 CKD 患者的重要死亡原因。

（2）水、钠平衡紊乱：主要有水、钠潴留和低血容量两种情况，并常伴有钠代谢紊乱。肾功能正常时，如果钠摄入增加，则尿液中钠排出量相应地成比例增加。但肾功能不全时，肾对钠负荷过多或容量过多的调节能力逐渐下降，此时易出现血压升高、左心功能不全。水、钠潴留可表现为不同程度的皮下水肿和（或）体腔积液，也可导致肺水肿和脑水肿，此时应积极进行抢救。低血容量主要表现为低血压和脱水。

（3）钾代谢紊乱：表现为高钾血症与低钾血症。当 GFR 降至 20 ~ 25 ml/min 或更低时，肾排钾能力逐渐下降，此时即使钾的摄入量正常，肾也难以维持钾的平衡，因而易于出现高钾血症。严重高钾血症（血清钾 > 6.5 mmol/L）者有一定危险，需及时予以抢救治疗。低钾血症主要与钾摄入不足或应用利尿药等因素有关。

（4）低钙血症：主要与钙摄入不足、活性维生素 D 缺乏、高磷血症及代谢性酸中毒等因素有关。低钙血症、高磷血症及活性维生素 D 缺乏等可诱发继发性甲状旁腺功能亢进症和肾性骨营养不良。

2. 蛋白质、糖类、脂肪和维生素代谢紊乱

（1）蛋白质代谢紊乱：一般表现为蛋白质代谢产物蓄积（氮质血症），也可有血清清蛋白水平下降、血浆和组织必需氨基酸水平下降、某些非必需氨基酸水平增高等。上述代谢紊乱主要与蛋白质分解增多和（或）合成减少、负氮平衡及肾排出障碍等因素有关。

（2）糖代谢异常：主要表现为糖耐量减低和低血糖症两种情况。前者较多见，后者较少见。糖耐量减低主要与胰高血糖素升高、胰岛素受体障碍等因素有关，可表现为空腹血糖水平或餐后血糖水平升高。因糖尿病肾病引起尿毒症的患者，在尿毒症治疗期间，其糖代谢异常仍然存在，需继续积极控制糖尿病。尿毒症患者发生低血糖症，常与饮食摄入不足、肝糖原储备不足及糖原异生作用减弱等因素有关。轻度低血糖症时，症状较少或缺如，严重低血糖症患者则可出现休克、昏迷等，甚至死亡。

（3）高脂血症：大多数患者表现为轻到中度高三酰甘油血症，少数患者表现为轻度高胆固醇血症，或兼有高三酰甘油血症和高胆固醇血症。

3. 心血管系统表现

（1）高血压：慢性肾衰竭患者中高血压十分常见。随着肾衰竭程度的加重，高血压发生率逐年增高，可达 50% ~ 80%。高血压的发生原因主要与水、钠潴留和某些血管活性物质失调（血管紧张素 II、内皮素-1 等显著增多，前列腺素、激

肽不足）等因素有关。

（2）尿毒症心肌病：多与尿毒症毒素、贫血、高血压等多种因素有关。

（3）冠状动脉粥样硬化性心脏病：患者可出现胸闷、呼吸困难及心绞痛等症状。

（4）急性左心衰竭：患者可出现阵发性呼吸困难、不能平卧、肺水肿等症状。体格检查时可发现心界扩大、心率增快、双肺啰音等，但一般无明显发绀。

（5）心律失常：与心肌损伤、缺氧、电解质紊乱和尿毒症毒素蓄积等因素有关。

（6）尿毒症心包炎：早期表现为随呼吸加重的心包周围疼痛，伴有心包摩擦音。随着病情进展，可出现心包积液，甚至心脏压塞。临床表现为血压降低、脉压缩小、奇脉，甚至循环衰竭。典型的心电图表现是 PR 间期缩短和弥漫性 ST 段抬高，通过超声心动图检查可确诊。尿毒症心包炎较病毒性心包炎更容易导致心包出血。

4．血液系统表现

（1）贫血：患者血液系统异常主要表现为肾性贫血和出血倾向。大多数患者有轻、中度贫血，其原因主要与促红细胞生成素（EPO）缺乏有关，故称为肾性贫血。如同时伴有缺铁、营养不良、出血等因素，则可加重贫血程度。移居高原地区的居民血红蛋白正常值较平原居民高，其原因之一就是由于高原低氧环境，刺激肾分泌 EPO 增加，使红细胞产生增多，发挥代偿效应的结果。目前，有关高原地区慢性肾衰竭患者贫血发生率的研究仍较少。最近一项选取西藏自治区人民医院肾内科 425 例 CKD 住院患者的研究显示[9]，贫血检出率为 48.5%，CKD1 ～ 5 期患者贫血检出率分别为 14.3%、23.3%、50.0%、83.6% 和 94.1%。但与上海地区 CKD 患者贫血检出率为 51.5% 相比，高原地区 CKD 患者贫血检出率较低，且 ESRD 患者贫血检出率亦较全国的 98.2% 低。这可能与高原特殊环境、不同人群血红蛋白基础水平、贫血的诊断标准和种族间遗传背景差异有关。有研究表明[10]，高原地区慢性肾衰竭患者早、中期贫血程度较平原地区患者轻，终末期无明显差别，且贫血为大细胞性贫血。

（2）出血：其原因多与血小板功能降低有关。轻度出血者可有皮下或黏膜出血点、瘀斑，重者可发生胃肠道出血、脑出血等，少数患者也可发生其他内脏或体腔（心包腔、胸腔、腹腔）出血。此外，某些 CRF 患者在病程的某一阶段，也可出现高凝状态及血栓栓塞并发症。

5．消化系统表现　食欲减退和晨起恶心、呕吐是尿毒症患者常见的早期表现。晚期患者胃肠道的任何部位都可因黏膜糜烂、溃疡而发生胃肠道出血。消化性溃疡常见的原因可能与胃液呈酸性变化、幽门螺杆菌感染、促胃液素分泌过多等因素有关。

6．呼吸系统表现　慢性肾衰竭患者即使是在没有容量负荷的条件下也可发生肺充血和水肿，X 线表现以双侧肺门毛细血管周围充血形成的"蝶翼"样改变为特征，称为"尿毒症肺炎"。其发生主要是由于肺泡毛细血管膜通透性增高、肺间质水肿所致，低蛋白血症和心力衰竭可加重其发展。临床表现为弥散功能障碍和肺活量减少。15% ～ 20% 的患者可发生尿毒症性胸膜炎。单侧、双侧均可发生，表现为漏出性或血性胸腔积液。晚期尿毒症患者伴随钙、磷代谢障碍时可发生肺转移性钙化，临床表现为肺功能减退。

7．内分泌功能紊乱　其原因与肾对多肽类激素的降解减少、受体功能缺陷、蛋白结合能力改变和内分泌反馈调控异常有关。慢性肾衰竭患者晚期常合并甲状腺功能减退，血浆游离甲状腺素水平正常，但血浆游离三碘甲腺原氨酸水平低下，甲状腺素与甲状腺素结合球蛋白的结合能力下降。由于激素抵抗和下丘脑 - 垂体功能紊乱，大多数女性患者可出现闭经（尽管偶尔有月经来潮）、不孕；男性患者可出现阳痿、精子减少和精子发育不良。患者雌激素、雄激素水平降低，促卵泡素和黄体生成素水平升高，高催乳素血症多见。肾促红细胞生成素和活性维生素 D 生成减少，肾素分泌增加。肾对胰岛素的清除减少，外周组织特别是肌肉组织出现胰岛素抵抗而导致糖利用障碍。

8．神经肌肉改变　与尿毒症毒素，水、电解质及酸碱平衡紊乱，感染，药物及精神刺激等有关，可表现为中枢神经系统功能紊乱（尿毒症脑病）和周围神经病变。尿毒症脑病早期表现为注意力不集中、嗜睡、失眠；随后可发生轻度行为异常，记忆力减退、判断错误。

9．骨骼系统表现　慢性肾衰竭时，肾性骨营养不良（即肾性骨病）很常见。肾性骨营养不良一般分为高转运性骨病（继发性甲状旁腺功能亢进性骨病）、低转运性骨病（包括骨生成不良）及混合性骨病。高转运性骨病的发病机制主要与 $1,25\text{-}(OH)_2D_3$ 缺乏、负钙平衡、高磷血症、继发性甲状旁腺功能亢进等因素有关。低转运性骨病的发病机制尚不十分清楚，部分患者发病可能与铝中毒有关。近年发现，部分骨生成不良的发病可能与活性维生素 D_3 应用不当有关。早期肾性骨病患者一般无临床症状，X 线检查也难以发现异常。当病情明显发展时，部分患者可出现骨痛（多为骶骨、髂骨、腰椎等扁骨疼痛）、骨骼压痛等；部分患者可伴有皮肤瘙痒、肌肉萎缩、肌震颤、下肢不宁综合征、肢端溃疡等。X 线检查可发现骨质疏松、纤维性骨炎、骨软化、骨硬化等表现，具体以何种表现为主取决于活性维生素 D_3 缺乏、继发性甲状旁腺功能亢进程度及是否伴有铝中毒等。骨活检被认为是诊断肾性骨病的金标准，但目前尚难以普及。

四、诊断

慢性肾衰竭的诊断通常不难，对既往病史不明者，有时需要与急性肾衰竭相鉴别，贫血、尿毒症面容、高磷血症、低钙血症、血 PTH 浓度升高、双肾缩小，支持本病的诊断。需要时可做肾活检。应尽可能地查出引起慢性肾衰竭的基础疾病。

（一）基础疾病的诊断

早期肾衰竭的基础疾病诊断较容易，主要是肾影像学检查和肾活检危险性较小，而诊断意义较大。晚期肾衰竭的基础疾病诊断则较难，但仍是重要的，因为对于部分基础疾病可能仍有治疗价值，如抗中性粒细胞胞质抗体相关性肾炎、狼疮性肾炎、肾结核、缺血性肾病、镇痛药性肾炎和高钙血症肾病等。

（二）查找促使肾衰竭恶化的因素

肾有强大的贮备能力，当肾功能只有正常肾功能的 $25\% \sim 50\%$ 时，通常患者仍可无肾衰竭表现，但在此时如稍加重其损害，患者即可迅速出现肾衰竭症状。促使肾功能恶化的因素有以下几方面：

（1）血容量不足：可使肾小球滤过率下降，加重肾衰竭，常见于有钠、水丢失的患者。

（2）感染：常见的是呼吸道感染、尿路感染。败血症伴低血压时对肾衰竭影响较大。

（3）尿路梗阻：最常见的是尿路结石。

（4）心力衰竭和严重心律失常。

（5）应用肾毒性药物：如使用氨基糖苷类抗生素等。

（6）急性应激状态：如严重创伤、大手术。

（7）高血压：如恶性高血压或降压过快。

（8）高钙血症、高磷血症或转移性钙化。

五、治疗

（一）去除病因及诱因

有效治疗原发疾病和消除引起肾功能恶化的可逆因素，是治疗慢性肾衰竭的基础和前提，是有效延缓肾衰竭进展、保护肾功能的关键。

（二）降压治疗

1. 降压目标　尿蛋白 > 1.0 g/d 者，血压 < 125/75 mmHg；尿蛋白 < 1.0 g/d 者，血压 < 130/80 mmHg。

2. 抗高血压药的选择

（1）血管紧张素转化酶抑制剂（ACEI）和血管紧张素受体阻滞剂（ARB）：该类药不仅可以降低血压，还可以降低肾小球的高灌注、高滤过，从而延缓肾衰竭的进展[11]。但是当血肌酐 > 309.4 ~ 356.6 μmol/L（3.5 ~ 4 mg/dl）时要慎用，避免高钾血症的发生。双侧肾动脉狭窄者慎用。

（2）钙通道阻滞剂（CCB）：此类药可通过抑制细胞膜钙离子通道而抑制血管平滑肌收缩，降低外周血管阻力，降低血压。对盐敏感型及低血浆肾素活性型高血压也有良好的治疗效果，不影响重要脏器的供血，不影响糖、脂质及尿酸代谢，并可改善心肌组织重塑，延迟动脉粥样硬化形成。在保护肾功能方面具有一定的作用。

（3）联合药物治疗：ACEI 或 ARB 与 CCB 联合应用是临床常用组合。如未达到降压目标，则可加用利尿药与 α、β 受体阻滞剂。

（三）贫血的治疗[13]

慢性肾衰竭患者血红蛋白或血细胞比容（Hct）降至正常人的 80% 时，应进行贫血的检查。贫血治疗的目标值为血红蛋白 110 ~ 120 g/L（血细胞比容 3% ～ 36%)。主要治疗措施有以下几种。

1. 重组人促红细胞生成素（recombinant human erythropoietin，rhuEPO）　初始剂量为 50 U/kg，每周 3 次，皮下注射。将患者血红蛋白水平控制在每月升高 10 ～ 20 g/L。血红蛋白水平应在 4 个月内达到目标值。维持治疗阶段，需要每 1 ～ 2 个月检测一次血红蛋白，如果血红蛋白水平改变 > 10 g/L，则应按原每周总剂量的 25% 来逐步调整剂量。

2. 补充铁剂　对应用 rhuEPO 治疗的肾性贫血患者，应补充铁剂。由于尿毒症患者对口服铁剂吸收很差，所以静脉补铁是最佳的补铁途径。常用口服药：硫酸亚铁 0.3 g/d，分 3 次口服。富马酸亚铁 0.2 ～ 0.4 g/d，分 3 次口服。静脉补铁，蔗糖铁是最安全的静脉补铁药物。

3. 补充叶酸　剂量为 5 ～ 10 mg/d，分 2 ～ 3 次口服。另外，还可适量补充维生素 E、维生素 C。

（四）骨病的治疗 [14]

GFR < 60 ml/min 的慢性肾衰竭患者，均可发生钙、磷代谢紊乱和血浆甲状旁腺素（PTH）水平升高，进而引起肾性骨病。

1. 高转化性骨病的治疗

（1）控制血磷：控制血磷能减少 PTH 分泌、延缓骨病的进展，并减少转移性钙化、心血管并发症的发生。①减少磷的摄入，每日磷的摄入量应 < 600 mg。②使用磷结合剂，如碳酸钙 1 g/d，分 2 ～ 3 次口服；氢氧化铝凝胶 10 ～ 20 ml/d，分 2 ～ 3 次口服；新型磷结合剂。

（2）维持正常血钙水平：将血钙维持在 2.10 ～ 2.37 mmol/L。

（3）合理使用维生素 D：

适应证：①慢性肾病 3 期患者血浆 PTH > 70 pg/ml，4 期患者血浆 PTH > 110 pg/ml；②慢性肾病 3 期、4 期患者，血钙 < 2.31 mmol/L（9.5 mg/dl）或血磷 > 1.83 mmol/L（4.6 mg/dl）；③慢性肾病 5 期患者血浆 PTH > 300 pg/ml 或血钙 < 2.54 mmol/L（10.2 mg/d）、血磷 > 1.83 mmol/L（5.5 mg/dl）。

可选用活性维生素 D_3 0.25 ～ 0.5 pg/d，顿服，α- 骨化醇 0.5 ～ 1 μg/d，口服。新型维生素 D 制剂和钙受体激动剂是今后治疗的方向。

2. 低转化性骨病（无动力型骨病）的治疗

①预防与治疗铝中毒；②合理使用活性维生素 D，避免过分抑制 PTH 分泌；③合理使用钙剂，避免发生高钙血症；④严格掌握甲状旁腺手术适应证，全切术后要加做前臂甲状旁腺种植。

（五）纠正水、电解质紊乱

根据血压、水肿及尿量情况调整钠、水的入量；预防并积极处理高钾血症；根据代谢性酸中毒的程度，可采用静脉或口服碳酸氢钠治疗。在纠正酸中毒时，为防止诱发低钙血症性抽搐，通常应给予葡萄糖酸钙静脉滴注。

（六）应用促进毒物经肠道排泄的药物

可采用刺激肠蠕动、增加肠内渗透压及结合肠道内毒性物质等方式达到促进尿毒症性毒物经肠道排泄的目的。可使用氧化淀粉 5 ～ 10 g/d，分 1 ～ 2 次口服；或口服含各种电解质及甘露醇的透析液，引起腹泻（以 2 ～ 3 次为宜）。此类药物治疗仅适于轻、中度肾功能不全患者。

（七）替代治疗

适用于尿毒症终末期（慢性肾病 5 期）患者。肾替代治疗包括血液净化和肾移植。常用的血液净化方式有血液透析、血液滤过及腹膜透析。

1. 适应证：

（1）严重的水、电解质、酸碱失衡：①急性肺水肿、脑水肿，利尿药难以控制的水超负荷。②血钾 ≥ 6.5 mmol/L。③严重代谢性酸中毒 CO_2CP < 13 mmol/L，pH < 7.254。

（2）严重氮质潴留或尿毒症相关症状明显：肾小球滤过率 < 10 ml/(min·1.73 m²)[糖尿病肾病患者肾小球滤过率 < 15 ml/(min·1.73 m²)]。

（3）尿毒症相关症状：①消化道症状，如恶心、呕吐、食欲缺乏及出血性胃炎、肠梗阻、结肠炎等。②尿毒症脑病。③心包炎，是发生出血和（或）心脏压塞的高危因素，需急诊透析。④出血倾向，由于发生尿毒症时血小板功能障碍所致，需紧急透析治疗。

（4）顽固性或进行性水、钠潴留，无法用利尿药解除者。

2. 肾替代治疗前的准备　在慢性肾病患者发生肾衰竭进行保守治疗时，就应对其进行肾替代治疗相关知识教育；对准备进行家庭透析和肾移植治疗的患者，还需要对其家庭成员进行早期教育；对准备接受血液净化治疗的患者，在血液透析或腹膜透析前2个月建立血管通路或腹膜通路。有报道显示，高原慢性肾衰竭患者AT-Ⅲ水平明显低于平原慢性肾衰竭患者。

3. 肾替代治疗方式的选择 透析方式或肾移植的选择应根据患者原发疾病、生活情况、患者及其家属的意愿、当地的经济条件等综合考虑。目前尚无哪一种方式更好、病死率更低的循证医学证据。血液净化治疗对小分子溶质的清除仅相当于正常肾的10%～15%，对大分子溶质的清除率则更低。牧区由于当地少数民族的卫生习惯，腹膜透析患者腹膜炎发生率较高。

（梅 峰）

参考文献

[1] Mascie Yaylor CGM，Karim E. The burden of chronic disease. Science，2004，32：1921-1922.

[2] 左力，王海燕. NKF-K/DOQI慢性肾病临床实践指南（评估、分期和危险因素分层）. 北京：人民卫生出版社，2003.

[3] Levey AS Atkins R Coresh J. Chronic kidney disease as a global public health problem：approachesand initiativesa position statement from Kidney Disease Improving Global Outcomes. Kidney Int，2007，72：247-259.

[4] Chen W，Liu Q，Wang H. Prevalence and risk factors of chronic kidney disease：a population study in the Tibetan population. Nephrol Dial Transplant，2011，26（5）：1592-1599.

[5] Hochman ME，Watt JP，Reid R. The prevalence and incidence of end-stage renal disease in Native American adults onthe Navaio reservation. Kidney Int，2007，71（4）：931-937.

[6] Arestegui AH，Fuquay R，Sirota J. High Altitude Renal Syndrome（HARS）J Am Soc Nephrol，2011，22（11）：1963-1968.

[7] Obrador GT，Pereira BJ，Kausz AT.Chronic kidney disease in the United States：an underrecognized problem. Semin Nephrol，2002，22：441-448.

[8] 孟伟民，周毅. 高海拔地区肺结核患者的临床特点. 高原医学杂志，2011，21（1）：25-27.

[9] 阿勇，党宗辉，次仁罗布. 西藏地区慢性肾病患者贫血现状调查. 中华肾病杂志，2016，32（12）：928-930.

[10] 张耀全，邓永明，李少勇. 高原和平原慢性肾衰竭患者红细胞相关指标比较分析. 西南国防医，2007，17（5）543-545.

[11] 谌贻璞. 慢性肾病高血压的治疗目标及药物应用. 临床内科杂志，2005，22：726-728.

[12] 中国医师协会肾内科医师分会肾性贫血诊断和治疗共识专家组. 肾性贫血诊断与治疗中国专家共识（2014修订版）. 中华肾病杂志，2014，30（9）：712-716.

[13] 刘志红，李贵森. 中国慢性肾病矿物质和骨代谢异常诊治指南. 北京：人民卫生出版社，2019.

第三十二章

高原内分泌与代谢性疾病

第一节 糖 尿 病

一、概述

糖尿病是一组以慢性高血糖为特征，由多病因引起的代谢性疾病，是因胰岛素分泌和（或）功能缺陷所引起的糖类、脂肪、蛋白质代谢紊乱。长期物质代谢紊乱可导致眼、肾、神经、心脏、血管等多系统组织器官发生慢性进行性病变、功能损害及衰竭[1]。

糖尿病是严重威胁人类健康的非传染性慢性病、多发病，其患病率随着人们生活水平的提高、人口老龄化及生活方式的转变而迅速增高。1980年，我国成人糖尿病患病率为0.67%，2017年达到9.7%，2013年则达到10.9%[2]。2005年对青海省约5000人的糖尿病流行病学调查发现，青海省糖尿病患病率为3.52%，标化率为2.62%，而且存在着明显的地域和民族差异，即西宁、循化撒拉族自治县、互助土族自治县、果洛藏族自治州糖尿病加糖耐量异常的患病率分别为17.2%、12.8%、3.8%和4.7%；而不同民族的患病率分别为：汉族7.11%、藏族4.86%、土族2.77%、撒拉族9.81%[3]。2013年全国糖尿病流行病学调查显示，居住在高海拔地区的藏族居民其糖尿病患病率仅为4.3%[4]，远远低于全国平均水平（10.9%）和汉族居民水平（14.7%）。这除与民族有关外，还可能和海拔有一定的关系。

国内、外调查显示，高海拔地区居住人群空腹血糖及负荷后血糖水平明显低于低海拔地区人群[5,6]，糖尿病患病率亦低于低海拔地区人群。居住在海拔为1500～3500 m的人群与居住在海拔为500 m的人群相比，其糖尿病和肥胖的危险比分别降低25%和12%[7, 8]。高海拔地区人群血糖偏低可能是由于高海拔低氧环境可减少肝葡萄糖的输出和增加肌肉对葡萄糖的利用。同时，低氧相关因子（如HIF等）可能参与上述血糖调节[9]。但也有研究发现，高海拔低氧环境与糖耐量异常和2型糖尿病患病率增高有关[10,11]。

二、分类

根据病因、发病机制、自然病史等不同，可将糖尿病分为：

（一）1型糖尿病（type 1 diabetes）：

患者胰岛β细胞破坏，往往导致胰岛素分泌绝对不足。此型仅占所有糖尿病的5%左右。根据是否合并自身免疫病，可将其分为两种类型：

1. 免疫介导型 表现为胰岛β细胞自身免疫性损害，胰岛相关的谷氨酸脱羧酶抗体（glutamic acid decarboxylase antibody，GAD-Ab）、胰岛细胞抗体检测可呈阳性。

2. 特发型 缺乏自身免疫病的证据。

（二）2型糖尿病

2型糖尿病（type 2 diabetes）主要由胰岛素抵抗和（或）胰岛素分泌障碍所致，是糖尿病患者中最常见的类型，占90%以上。

（三）其他特殊类型糖尿病：

此型糖尿病与基因缺陷有关，或有明确的病因，仅占0.7%。常见的病因有以下几种：

1. 胰岛β细胞功能遗传性缺陷。
2. 胰岛素功能遗传性缺陷。
3. 胰腺外分泌疾病。
4. 内分泌疾病。
5. 药物和化学品所致。
6. 感染所致。
7. 不常见的免疫介导糖尿病。
8. 其他与糖尿病相关的遗传综合征。

（四）妊娠糖尿病

妊娠糖尿病（gestational diabetes mellitus，GDM）是指妊娠期首次发生和发现的不同程度的糖耐量异常。城市地区妊娠糖尿病患病率接近5%。大多数患者于分娩后恢复正常，但有30%以下的患者在5～10年的随访时间内可进展为糖尿病。

三、病因与发病机制

在糖尿病各种类型中，90％以上为 2 型糖尿病，因此本章发病机制部分重点介绍 2 型糖尿病。2 型糖尿病是由遗传因素和环境因素共同作用而引起的多基因遗传性复杂疾病，目前其发病机制仍不明确，可能与以下因素有关。

（一）遗传因素和环境因素

通过家系发病情况调查发现，2 型糖尿病患者中 38％的兄妹和 1/3 的后代有糖尿病或 IGT，单卵双生子中 2 型糖尿病的共同患病率接近 100％，但 2 型糖尿病是一种异质性的多基因遗传病，是在有遗传背景的基础上，在环境因素（如年龄增长、现代生活方式、营养过剩、体力活动不足以及应激、化学毒物等）作用下，引起肥胖、胰岛素抵抗而导致糖尿病的发生。

（二）胰岛素抵抗和胰岛 β 细胞功能缺陷

外周组织（肝、肌肉、脂肪组织）胰岛素抵抗和胰岛 β 细胞功能缺陷是 2 型糖尿病发生的两个主要环节。

1. 胰岛素抵抗　可能为 2 型糖尿病发病的始动因素，但胰岛素抵抗的机制仍然未明。目前主要的观点包括脂质超载和炎症两方面：体内脂质超载使血液中游离脂肪酸及代谢产物水平增高，同时脂质在非脂肪细胞（肌细胞、肝细胞及胰岛 β 细胞）内沉积，从而抑制胰岛素信号的转导；增大的脂肪细胞吸引巨噬细胞，分泌炎症性信号分子（如 TNF-α、抵抗素、IL-6 等），通过 c-Jun 氨基端激酶（JNK）阻断骨骼肌内的信号转导，使胰岛素信号转导减弱，导致胰岛素抵抗。

2. 胰岛 β 细胞功能缺陷　在 2 型糖尿病发病过程中起着重要作用，随着胰岛素抵抗的增加，机体为代偿这种胰岛素抵抗而增加胰岛素分泌，胰岛 β 细胞对胰岛素抵抗的失代偿导致糖尿病的发生。从糖耐量正常到 IGT 再到 2 型糖尿病发生的过程中，胰岛 β 细胞功能呈进行性减退。研究显示，在 2 型糖尿病发生前 10 年，机体已经出现胰岛 β 细胞功能减退，而诊断 2 型糖尿病时仅残存 50％的胰岛 β 细胞功能。胰岛 β 细胞功能缺陷表现为三种方式：胰岛素分泌量不足、胰岛素分泌模式异常（第一时相分泌减少或消失，而第二时相分泌增多及高峰后移）、胰岛素分泌质的缺陷（胰岛素原／胰岛素比例增加）。

3. 胰岛 α 细胞功能异常和肠促胰岛素分泌缺陷　胰岛 α 细胞分泌的胰高血糖素在维持血糖稳态过程中起着重要作用。正常情况下，机体进食后的高血糖水平刺激第一时相胰岛素和胰高血糖素样肽（glucagon-like peptide，GLP）分泌，抑制胰岛 α 细胞分泌胰高血糖素，使肝葡萄糖输出减少，防止餐后高血糖的发生。2 型糖尿病患者由于胰岛 β 细胞数量减少，胰岛 α/β 细胞比例增高；同时胰岛 α 细胞对葡萄糖的敏感性下降，从而导致胰高血糖素分泌增加，肝葡萄糖输出增加，使血糖水平升高。

GLP 是小肠 L 细胞分泌的小分子多肽，其主要作用是刺激胰岛 β 细胞葡萄糖介导的胰岛素合成和分泌、抑制胰高血糖素的分泌。另外，GLP 还可以延缓胃排空，抑制食欲，减少食物的摄入，促进胰岛 β 细胞的增殖和减少凋亡，改善内皮细胞功能，对心血管有保护作用。研究发现，2 型糖尿病患者葡萄糖负荷后的 GLP 分泌曲线降低。而升高 GLP 水平后发现，葡萄糖依赖的胰岛素分泌增加，胰高血糖素分泌受到抑制，并且胰岛 α 细胞对胰岛素的敏感性恢复[11]。

4. 肠道　近年的研究发现，2 型糖尿病患者肠道菌群的结构和功能与正常人不同，肠道菌群可能通过干预宿主营养和能量的吸收与利用、影响胆汁酸代谢、促进脂肪的合成和贮存、影响慢性轻度炎症等机制而参与 2 型糖尿病的发生和发展[11]。

四、临床表现

2 型糖尿病是一种慢性进行性疾病，进展缓慢，在疾病早期通常无明显的症状。随着疾病的进展，患者可逐渐出现糖尿病的症状或视物模糊、手足麻木等并发症表现。其典型症状为：

1. 代谢综合征　由于血糖升高，超过肾糖阈，引起尿糖增加、渗透性利尿，导致多尿，继而出现口渴、多饮；外周组织对葡萄糖的利用出现障碍，使脂肪分解增多，蛋白质代谢负平衡，出现乏力、消瘦；患者同时可出现易饥饿、多食。因此，糖尿病患者常可出现典型的"三多一少"症状，即多饮、多尿、多食和消瘦。

2．其他表现 ①皮肤瘙痒，患者可出现皮肤瘙痒，尤其是女性外阴瘙痒；②视物模糊，由于血糖升高后可致晶状体渗透压增高，使晶状体的曲度发生改变，从而导致视物模糊。另外，部分患者可无任何临床表现，仅在健康检查或因其他疾病就诊时发现血糖升高。

五、并发症

（一）急性并发症

急性并发症包括糖尿病酮症酸中毒和高血糖高渗状态。

（二）慢性并发症

糖尿病慢性并发症可累及全身各重要器官，或单独存在，也可以不同组合同时或先后出现。在我国，糖尿病是导致成人失明、非创伤性截肢、终末期肾病的主要原因。糖尿病使心脏、脑和血管疾病发生风险明显增高。其中，心血管疾病是糖尿病患者致残、致死的主要原因。

1．微血管病变 微血管是指微小动脉和微小静脉之间、管腔直径在 100 μm 以下的毛细血管及微血管网。微血管病变是糖尿病的特异性并发症，其典型改变为微血管基底膜增厚和微循环障碍。主要表现为视网膜、肾、神经和心肌组织病变，其中最常见的是糖尿病肾病和糖尿病视网膜病变。

（1）糖尿病肾病（diabetic nephropathy，DN）：糖尿病肾病是指由糖尿病所致的慢性肾病（chronic kidney disease，CKD）。我国有 20%～40% 的糖尿病患者合并糖尿病肾病，且现已成为 CKD 和终末期肾病的主要原因。糖尿病肾病的危险因素包括年龄、病程、血压、肥胖（尤其是腹型肥胖）、血脂、尿酸、环境污染物等。主要的病理类型包括结节性肾小球硬化、弥漫性肾小球硬化和渗出性病变。糖尿病肾病通常是根据尿白蛋白／肌酐比值（urinary albumin/creatinine ratio，UACR）增高或肾小球滤过率（glomerular filtration rate，GFR）降低，同时排除其他 CKD 而作出的临床诊断。随机尿 UACR ≥ 30 mg/g 为尿白蛋白排泄增加。在 3～6 个月内重复测定 UACR，3 次中有 2 次尿白蛋白排泄增加，排除感染等其他因素，即可诊断为白蛋白尿。临床上常将 UACR 30～300 mg/g 称为微量白蛋白尿，将 UACR > 300 mg/g 称为大量白蛋

白尿。同时结合血清肌酐，使用 MDRD 或 CKD-EPI 公式计算 GFR（参考 http://www.nkdep.nih.gov），以进行慢性肾病分期和肾功能分期。

（2）糖尿病视网膜病变（diabetic retinopathy，DR）：是导致失明的主要原因。在失明的糖尿病患者中有 85% 左右是由 DR 引起的。糖尿病视网膜病变尤其是增殖性视网膜病变，是糖尿病特有的并发症。存在微动脉瘤可作为鉴别糖尿病视网膜病变与糖尿病合并其他眼底病变的指标。2002 年国际眼病学会制定了糖尿病视网膜病变分级标准，该标准将糖尿病黄斑水肿纳入糖尿病视网膜病变的范畴进行管理。糖尿病视网膜病变的临床分级为非增殖性视网膜病变（non-proliferative retinopathy，NPDR）和增殖性视网膜病变（proliferative retinopathy，PDR）。其中，非增殖性视网膜病变根据微动脉瘤的数量和视网膜出血程度又可分为轻、中、重度。增殖性视网膜病变为视网膜新生血管形成、玻璃体积血或视网膜前出血中的一种或多种改变。糖尿病黄斑水肿根据视网膜增厚或硬性渗出的部位及其与黄斑的距离分为轻、中、重度。

（3）其他微血管病变：糖尿病心肌病是由于心脏微血管病变和心肌代谢紊乱而导致的心肌广泛灶性坏死，可导致心力衰竭、心律失常、心源性休克和猝死。

2．糖尿病性神经病 是糖尿病最常见的慢性并发症之一，病变可累及中枢神经及周围神经，以后者多见。糖尿病性神经病的发生与糖尿病病程、血糖控制等因素相关，病程达 10 年以上者，易出现明显的神经病变表现。糖尿病中枢神经病变是指大脑、小脑、脑干、脊髓 1 级运动神经元及其神经纤维的损伤，另外还包括在脊髓内上行的感觉神经纤维损伤。糖尿病周围神经病变（diabetic peripheral neuropathy，DPN）是指周围神经功能障碍，包含脊神经、脑神经及自主神经病变，其中以远端对称性多发性神经病变（distal symmetrical polyneuropathy，DSPN）最具代表性。糖尿病周围神经病变的分型及临床表现：①远端对称性多发性神经病变，双侧肢体疼痛、麻木、感觉异常等。②近端运动神经病变，一侧下肢近端严重疼痛者多见，可与双侧远端运动神经同时受累，伴迅速进展的肌无力和肌萎缩。③局灶性单神经病变（或称为单神经病变），可累及单个脑神经或脊神经。脑神经损伤表现以上睑下垂（动眼

神经损伤)最常见,其次为面瘫(面神经损伤)、眼球固定(展神经损伤)、面部疼痛(三叉神经损伤)及听力损害(听神经损伤)。④非对称性多发局灶性神经病变,同时累及多个单神经的神经病变称为多灶性单神经病变或非对称性多神经病变,患者可出现肢体麻木或疼痛。⑤多发神经根病变,最常见为腰段多发神经根病变,主要为 L_2、L_3 和 L_4 等高腰段神经根病变引起的一系列单侧下肢近端麻木、疼痛等症状。⑥自主神经病变,可累及心血管、消化、呼吸、泌尿、生殖等系统,还可引起体温调节、汗液分泌异常及神经内分泌功能障碍。

3. 糖尿病大血管病变 包括下肢血管病变和心脏血管病变。下肢动脉病变是外周动脉疾病的一个组成部分,表现为下肢动脉狭窄或闭塞。与非糖尿病患者相比,糖尿病患者病变更常累及股深动脉及胫前动脉等中、小动脉。其主要病因是动脉粥样硬化,但动脉炎和动脉栓塞等也可导致下肢动脉病变,因此糖尿病患者下肢动脉病变通常是指下肢动脉粥样硬化性病变,可导致下肢缺血性溃疡及截肢风险增加,同时可侵犯主动脉、冠状动脉、脑动脉、肾动脉等,引起冠心病、缺血性或出血性脑血管病、肾动脉硬化、肢体动脉硬化等。踝/肱指数(ankle/brachial index,ABI)是判断下肢血管病变的良好指标。

4. 糖尿病足 糖尿病足(diabetic foot)是指因血管病变和(或)神经病变、感染等因素,导致糖尿病患者足部或下肢组织破坏的一种病变,是糖尿病最严重和治疗费用最高的慢性并发症之一,重者可以导致截肢和死亡。流行病学研究表明,约85%的糖尿病患者下肢截肢前有足部溃疡,而且由于周围神经病变、血管病变和感染等共同作用,引起溃疡发生与发展,从而导致坏疽和截肢。在许多情况下,足部溃疡和截肢是可以预防的。糖尿病足的预防应从患者被诊断为糖尿病开始。高原地区由于海拔高,气候相对干燥,糖尿病足及湿性坏疽相对较少发生。

六、辅助检查

(一)糖代谢异常相关检查

1. 尿糖测定 尿糖测定是诊断糖尿病的重要依据,但是尿糖阳性不能确定为糖尿病,而尿糖阴性也不能排除糖尿病。尿糖是血糖水平超过肾糖阈而葡萄糖随尿液排出,血糖未达到肾糖阈时可表现为尿糖阴性,但肾疾病导致肾糖阈降低时,尿糖阳性而血糖正常。

2. 血糖测定和口服葡萄糖耐量试验(oral glucose tolerance test,OGTT) 血糖测定是诊断糖尿病的主要依据,也是判断糖尿病病情和控制状况的主要指标。血糖测定有指尖毛细血管血糖、血浆血糖和血清血糖。诊断糖尿病必须用葡萄糖氧化酶法测定的静脉血浆血糖,而便携式血糖仪测定的指尖毛细血管血糖则可用于观察治疗过程中血糖控制情况的随访。

OGTT 是血糖高于正常值,而未达到糖尿病诊断标准时用于确诊糖尿病所进行的试验。其方法是:在无任何热量摄入 8 小时后,清晨空腹进行,成人用 75 g 无水葡萄糖溶于 250 ~ 300 ml 水中,5 ~ 10 分钟内饮完,测定空腹及开始服糖溶液后 2 小时静脉血浆葡萄糖。

3. 糖化血红蛋白(glycosylated hemoglobin,HbA_{1c})和糖化白蛋白(glycated albumin,GA)测定 HbA_{1c} 是血浆葡萄糖和其他糖与血红蛋白中的氨基酸发生非酶催化反应的产物,其量与血红蛋白浓度呈正相关。糖化血红蛋白有 a、b、c 三种,其中 HbA_{1c} 最重要。正常人糖化血红蛋白占血红蛋白总量的 3% ~ 6%,HbA_{1c} 水平与血糖控制程度和血糖升高水平相关。HbA_{1c} 反映糖尿病患者 8 ~ 12 周的平均血糖水平,不能反映瞬时血糖水平和血糖波动情况,也不能反映低血糖发生的情况,并且同时受检测方法以及患者是否存在贫血、血红蛋白异常疾病和红细胞转化速度(输血等)、年龄等因素的影响。国外将 HbA_{1c} 作为诊断 2 型糖尿病的指标,但研究发现,在高海拔地区血红蛋白偏低与空腹血糖的相关性较差,在高原地区以 HbA_{1c} 作为诊断糖尿病的指标需慎重。血清白蛋白也可与葡萄糖发生非酶催化的糖化反应而形成果糖胺(fructosamine,FA),又称糖化白蛋白(GA),其形成的量与血糖浓度和糖化反应持续时间有关,可反映近 2 ~ 3 周内的平均血糖水平,是监测糖尿病患者近期病情的指标。

(二)胰岛 β 细胞功能相关检查

1. 胰岛素释放试验 正常人空腹血浆胰岛素为 5 ~ 20 mU/L,进食 75 g 无水葡萄糖(或 100 g

馒头餐）后，血浆胰岛素在 30 ～ 60 分钟内上升至高峰，峰值为基础值的 5 ～ 10 倍，3 ～ 4 小时后恢复至基线水平。该试验反映基础胰岛素和葡萄糖介导的胰岛素释放功能，但其胰岛素测定受到外源性胰岛素和胰岛素抗体的干扰。

2．C 肽释放试验　正常人 C 肽基础值不小于 400 pmol/L，达峰时间同胰岛素释放试验，峰值为基础值的 5 ～ 6 倍。该试验也反映基础胰岛素和葡萄糖介导的胰岛素释放功能，而且 C 肽测定受到外源性胰岛素和胰岛素抗体的干扰。C 肽释放试验对于应用胰岛素和胰岛素抗体高的患者更能反映胰岛 β 细胞功能。

（三）并发症检查

尿酮体、电解质、酸碱平衡等急性并发症相关检查和心、肝、肾、脑、眼科、口腔等慢性并发症相关检查。

七、诊断

糖尿病的诊断应尽可能依据静脉血浆血糖，而不是毛细血管血糖检测结果。若没有特殊提示，文中所提到的血糖均为静脉血浆葡萄糖。

血糖的正常值和糖代谢异常的诊断主要依据血糖值与糖尿病并发症的关系来确定。目前常用的诊断标准和分类有 WHO1999 年标准和美国糖尿病学会（ADA）2003 年标准。我国目前采用 WHO（1999 年）糖尿病诊断标准（表 32-1，表 32-2）。

表32-1　糖代谢分类（WHO，1999年）

糖代谢分类	WHO 1999（mmol/L）	
	FBG	2h PBG
正常血糖（NGR）	< 6.1	< 7.8
空腹血糖受损（IFG）	6.1 ～ < 7.0	< 7.8
糖耐量减低（IGT）	< 7.0	7.8 ～ 11.1
糖尿病（DM）	≥ 7.0	≥ 11.1

注：空腹血糖受损（impaired fasting glucose，IFG）或糖耐量减低（impaired glucose tolerance，IGT）统称为糖调节受损（impaired glucose regulation，IGR，即糖尿病前期）

表32-2　WHO（1999年）糖尿病诊断标准

	静脉血浆葡萄糖水平 mmol/L（mg/dl）
糖尿病	
1．糖尿病症状（典型症状包括多饮、多尿和不明原因体重减轻）	
加	
1）随机血糖（指不考虑上次用餐时间，一天中任意时间的血糖）	≥ 11.1（200）
或	
2）空腹血糖（空腹状态指至少 8 小时没有进食热量）	≥ 7.0（126）
或	
3）葡萄糖负荷后 2 小时血糖	≥ 11.1（200）
2．无糖尿病症状者，需择日重复检查明确诊断	

注意：随机血糖不能用来诊断 IFG 或 IGT

八、治疗与预防

糖尿病是一种长期慢性疾病，患者日常行为和自我管理能力是糖尿病控制是否有效的关键之一，因此，糖尿病的控制不是传统意义上的治疗，而是系统的管理。采用三级预防措施，包括加强健康教育，减少糖尿病发生的一级预防；早发现、早诊断和早治疗以及已诊断的糖尿病患者中预防并发症发生的二级预防；延缓已发生的糖尿病并发症进展、降低致残率和死亡率，并改善患者生活质量的三级预防措施。

（一）治疗原则

糖尿病治疗的近期目标是通过控制高血糖和代谢紊乱来消除糖尿病症状和防止出现急性代谢并发症，糖尿病治疗的远期目标是通过良好的代谢控制达到预防慢性并发症、提高患者生活质量和延长寿命的目的。为了达到这一目标，应建立完善的糖尿病教育和管理体系，即国际糖尿病联盟（International Diabetes Federation，IDF）提出的糖尿病综合管理五个要素（有"五架马车"之称）：糖尿病健康教育、医学营养治疗、运动治疗、病情监测和药物治疗。

（二）2 型糖尿病的综合控制目标

2 型糖尿病患者综合控制目标的首要原则是

个体化，应根据患者的年龄、病程、预期寿命、并发症或合并症病情严重程度等进行综合考虑。HbA_{1c} 是反映长期血糖控制水平的主要指标之一。对大多数非妊娠成年 2 型糖尿病患者而言，合理的 HbA_{1c} 控制目标为 < 7%。

（三）治疗措施

1. 糖尿病健康教育　是糖尿病基础的管理措施，是决定糖尿病管理成败的关键。健康教育包括糖尿病防治专业人员的培训，医务人员的继续医学教育，患者及家属和公众的卫生保健教育。每位糖尿病患者均应接受全面的糖尿病教育，充分认识糖尿病并掌握自我管理技巧。

2. 医学营养治疗　是糖尿病的基础治疗手段，包括对糖尿病患者进行个体化的营养治疗评估、营养诊断和制订相应的营养治疗计划。此治疗方法通过调整饮食总热量、饮食结构及餐次分配比例，有利于控制血糖，有助于维持理想体重并预防营养不良的发生，是糖尿病及其并发症的预防、治疗、自我管理以及教育的重要组成部分。总的原则是确定合理的总热量摄入，合理、均衡地分配各种营养物质，恢复并维持理想体重。

（1）合理控制总热量摄入：体重低于理想体重者、儿童、孕妇、哺乳期妇女、伴有消耗性疾病者，能量摄入可适当增加 10% ～ 20%，肥胖者酌减，使体重逐渐恢复至理想体重的 ±5% 左右。患者每天总热量根据年龄、身高、体重、劳动强度而定。理想体重的计算方法是：理想体重（kg）= 身高（cm）- 105。成人每天每千克标准体重的总热量估计：休息状态下为 25 ～ 30 kcal，轻体力劳动者为 30 ～ 35 kcal，中度体力劳动者为 35 ～ 40 kcal，重体力劳动者为 40 kcal 以上。

（2）营养物质的分配：营养物质分配的原则是高糖类化合物、高纤维素、低脂肪饮食。保证糖类的摄入，糖类占总热量的 50% ～ 60%，成年患者每日主食摄入量为 250 ～ 400 g，肥胖者略减量。不同糖类引起血糖升高的速度和程度有很大的差别，可用食物血糖生成指数（glycemia index，GI）来衡量。应选用低 GI 的食物，有利于控制血糖和体重。蛋白质占总热量的 15% ～ 20%，成年患者每日每千克理想体重蛋白质摄入量为 0.8 ～ 1.2 g；对于儿童患者，为满足其生长发育的需要，蛋白质可按每日 1.2 ～ 1.5 g/kg 体重给予。妊娠

期、哺乳期、营养不良、合并感染、消耗性疾病的患者均应放宽对蛋白质的限制。动物性蛋白因含丰富必需氨基酸，营养效值和利用率高，应占总蛋白量的 40% ～ 50%。脂肪占总热量的 25% ～ 30%，其中饱和脂肪酸摄入量小于总热量的 10%，胆固醇每日摄入量应限制在 300 mg 以下。

富含膳食纤维的食品可延缓食物的吸收，降低餐后血糖高峰，有利于改善糖、脂代谢紊乱，增加饱腹感。成人膳食纤维的摄入量为 25 ～ 30 g/d。每日摄入食盐应限制在 6 g 以下。戒烟，限酒。

（2）合理分配餐次：确定每日饮食总热量和糖类、脂肪、蛋白质的组成比例后，按每克糖类和蛋白质产生 4 kcal，脂肪产生 9 kcal，将热量换算成食品后制定食谱，并根据个人生活习惯、病情和配合药物治疗的需要进行安排。可按每日三餐分配为 1/5、2/5、2/5 或 1/3、1/3、1/3 等模式。规律、定时、定量饮食，注意进餐顺序。

3. 运动治疗　运动锻炼在糖尿病患者的综合管理中占重要地位。规律运动可增加胰岛素敏感性，有助于控制血糖，减少心血管危险因素，减轻体重，提升幸福感，而且对糖尿病高危人群一级预防效果显著。运动量根据年龄、性别、体力、病情、有无并发症以及既往运动情况，在医师的指导下开展有规律的适合个人的运动，循序渐进，并长期坚持。成年 2 型糖尿病患者每周至少进行 150 分钟（如每周运动 5 天，每次 30 分钟）中等强度（心率达 50% ～ 70% 最大心率，运动时有点用力，心率和呼吸加快，但呼吸不急促）的有氧运动。运动前后测血糖。运动量大或激烈运动时，建议患者调整饮食及药物，以免发生低血糖。空腹血糖 > 16.7 mmol/L、反复低血糖或血糖波动较大、有 DKA 等急性代谢并发症，合并急性感染、增殖性视网膜病变、严重肾病、严重心脑血管病（不稳定型心绞痛、严重心律失常、一过性脑缺血发作）等情况下禁忌运动，待病情控制稳定后方可逐步恢复运动。

4. 病情监测　糖尿病的病情监测包括血糖监测，血压、血脂等心血管危险因素的监测和并发症监测。

血糖监测的基本指标包括空腹血糖、餐后血糖和 HbA_{1c}。建议患者应用便携式血糖仪进行自我血糖监测，指导调整治疗方案。HbA_{1c} 用于评价长

期血糖控制情况，以指导调整治疗方案。患者初诊时常规检查 HbA$_{1c}$，开始治疗时每 3 个月检测 1 次，血糖达标后至少每半年 1 次。

对于糖尿病患者，除了血糖控制情况的监测，还需要患者每次就诊时测量血压；每年至少一次全面了解血脂以及心、肾、神经、眼底等情况，尽早给予相应的处理。

5. 高血糖的药物治疗　生活方式干预（饮食和运动）是糖尿病治疗的基础。如果在生活方式干预治疗基础上血糖不达标（HbA$_{1c}$ ≥ 7.0%），则需要进行药物治疗。糖尿病治疗药物包括口服药物和注射制剂两大类。高血糖的药物治疗多基于纠正导致人类血糖升高的两个主要病理生理改变——胰岛素抵抗和胰岛素分泌受损。根据作用效果的不同，口服降血糖药可分为以促进胰岛素分泌为主要作用的药物（磺脲类、格列奈类、二肽激肽酶-4 抑制剂）和通过其他机制降低血糖的药物（双胍类、噻唑烷二酮类、α- 糖苷酶抑制剂、钠 - 葡萄糖共转运蛋白 2 抑制剂）；而注射药物有胰岛素及胰岛素类似物、胰高血糖素样肽 -1 受体激动剂（GLP-1RA）[13]。

（1）口服降血糖药：

1）双胍类药物：目前临床上使用的双胍类药物主要是盐酸二甲双胍。双胍类药物的主要药理作用是通过减少肝葡萄糖的输出和改善外周胰岛素抵抗而降低血糖。许多国家和国际组织制定的糖尿病诊治指南中均推荐将二甲双胍作为 2 型糖尿病患者控制高血糖的一线用药和药物联合中的基本用药。对临床试验的系统评价显示，二甲双胍的降糖疗效（去除安慰剂效应后）为 HbA$_{1c}$ 下降 1.0% ～ 1.5%，并可减轻体重。二甲双胍的主要不良反应为胃肠道反应。从小剂量开始并逐渐加量是减少其不良反应的有效方法。双胍类药物禁用于肾功能不全 [血肌酐水平男性 > 132.6 μmol/L（1.5 mg/dl），女性 > 123.8 μmol/L（1.4 mg/dl）或预估肾小球滤过率（eGFR）< 45 ml/min]、肝功能不全、严重感染、缺氧或接受大手术的患者；但高原地区小样本人群研究发现，在高海拔地区应用二甲双胍后未发现乳酸水平的进一步升高 [14,15]。正在服用二甲双胍者 eGFR 在 45 ～ 59 ml/（min·1.73 m^2）时不需停用，可以适当减量继续使用。造影检查如使用碘化对比剂时，应暂时停用二甲双胍。长期使用二甲双胍者应注意

维生素 B$_{12}$ 缺乏的可能性，定期检测维生素 B$_{12}$ 水平，必要时予以补充治疗。

2）磺脲类药物：磺脲类药物属于胰岛素促泌剂，主要药理作用是通过刺激胰岛 β 细胞分泌胰岛素，增加体内的胰岛素水平而降低血糖。磺脲类药物可使 HbA$_{1c}$ 降低 1.0% ～ 1.5%（去除安慰剂效应后）。目前在我国上市的磺脲类药物主要为格列本脲、格列苯脲、格列齐特、格列吡嗪和格列喹酮。主要用于新诊断的非肥胖、经饮食和运动控制不达标的 2 型糖尿病患者或与其他作用机制不同的降血糖药物联合应用。禁忌证：1 型糖尿病，有严重并发症或 β 细胞功能很差的 2 型糖尿病患者，儿童糖尿病、孕妇、哺乳期妇女、大手术围术期、全胰腺切除术后、对磺脲类药物过敏者。有轻度肾功能不全的患者，宜选择格列喹酮。常见的不良反应有低血糖（特别是在老年患者和肝、肾功能不全者）、体重增加、消化道反应，少见的不良反应有肝功能损害、过敏、骨髓抑制。

3）格列奈类药物：格列奈类药物为非磺脲类胰岛素促分泌剂，有瑞格列奈、那格列奈。此类药物主要通过刺激胰岛素的早时相分泌而降低餐后血糖，具有吸收快、起效快、作用时间短的特点，可使 HbA$_{1c}$ 降低 0.5% ～ 1.5%。此类药物需在餐前即刻服用，主要用于控制餐后高血糖。可单独使用或与其他降血糖药联合应用（与磺脲类降血糖药联合应用需慎重）。格列奈类药物的常见不良反应是低血糖和体重增加，但低血糖的风险和程度较磺脲类药物轻。格列奈类药物可以在肾功能不全的患者中使用。

4）α- 糖苷酶抑制剂：α- 糖苷酶抑制剂通过抑制糖类在小肠上部的吸收而降低餐后血糖，可使 HbA$_{1c}$ 降低 0.5% ～ 0.8%。适用于以糖类为主要食物成分和餐后血糖升高的患者。国内上市的 α- 糖苷酶抑制剂有阿卡波糖、伏格列波糖和米格列醇。α- 糖苷酶抑制剂可与双胍类、磺脲类、TZDs 或胰岛素联合使用。对我国冠心病伴 IGT 的人群研究显示，阿卡波糖能降低 IGT 向糖尿病转变的风险。α- 糖苷酶抑制剂的常见不良反应为胃肠道反应，如腹胀、排气等。从小剂量开始，逐渐加量可减少不良反应。单独服用该类药物通常不会导致低血糖。用 α- 糖苷酶抑制剂的患者如果出现低血糖，治疗时需使用葡萄糖或蜂蜜，而食用蔗糖或淀粉类食物纠正低血糖的效果差。α- 糖苷酶抑

制剂应在进食第一口食物后立即嚼服。

5）噻唑烷二酮类（thiazolidinediones，TZDs）：主要通过增加靶细胞对胰岛素作用的敏感性而降低血糖，可以使 HbA_{1c} 下降 0.7%～1.0%。目前在我国上市的 TZDs 主要有罗格列酮和吡格列酮。可单独使用或与其他降糖药合用治疗 2 型糖尿病，尤其是肥胖、胰岛素抵抗明显者。TZDs 单独使用时不导致低血糖，但与胰岛素或胰岛素促分泌剂联合使用时可增加低血糖发生的风险。体重增加和水肿是 TZDs 的常见不良反应，这些不良反应在与胰岛素联合使用时表现更加明显。TZDs 的使用与骨折和心力衰竭风险增加相关。有心力衰竭（纽约心脏学会心功能分级 Ⅱ 级以上）、活动性肝病或转氨酶升高超过正常上限的 2.5 倍、严重骨质疏松和有骨折病史的患者应禁用本类药物。

6）二肽基肽酶（dipeptidyl peptidase，DPP）-4 抑制剂：通过抑制 DPP-4 而减少 GLP-1 在体内的失活，使内源性 GLP-1 的水平升高。GLP-1 以葡萄糖浓度依赖的方式增强胰岛素分泌，抑制胰高血糖素分泌。目前在国内上市的 DPP-4 抑制剂为西格列汀、沙格列汀、维格列汀、利格列汀和阿格列汀。对我国 2 型糖尿病患者进行的临床研究结果显示 DPP-4 抑制剂的降糖疗效为：可降低 HbA_{1c} 0.4%～0.9%。主要适应证为单药使用，或与其他口服降血糖药或胰岛素联合应用治疗糖尿病。单独使用 DPP-4 抑制剂不增加低血糖发生的风险，DPP-4 抑制剂对体重的作用为中性或轻度增加。西格列汀、沙格列汀、阿格列汀不增加心血管病变发生风险。对肾功能不全的患者使用西格列汀、沙格列汀、阿格列汀和维格列汀时，应注意按照药品说明书来减少药物剂量。对肝、肾功能不全的患者使用利格列汀时不需要调整剂量。研究显示在二甲双胍联用西格列汀的基础上加用格列苯脲、格列奇特缓释片、瑞格列奈或阿卡波糖后，可以进一步降低 HbA_{1c}。

7）钠-葡萄糖共转运蛋白 2（sodium-glucose linked transporter-2，SGLT2）抑制剂：通过抑制肾近端肾小管中负责从尿液中重吸收葡萄糖的 SGLT2 降低肾糖阈，促进尿葡萄糖排泄，从而达到降低血液循环中葡萄糖水平的作用。SGLT2 抑制剂降低 HbA_{1c} 的幅度为 0.5%～1.0%；使减轻体重 1.5～3.5 kg，使收缩压降低 3～5 mmHg。主要适应证为单药使用，或与其他口服降血糖药或胰

岛素联合应用治疗糖尿病。研究发现，对具有心血管高危风险的 2 型糖尿病患者中应用 SGLT2 抑制剂恩格列净或卡格列净可使主要心血管不良事件和肾事件复合终点发生、发展的风险显著下降，心力衰竭住院率显著下降。SGLT2 抑制剂单独使用时不增加低血糖发生的风险，联合胰岛素或磺脲类药物时，可增加低血糖发生风险。SGLT2 抑制剂对中度肾功能不全的患者可以减量使用。对重度肾功能不全患者因降糖效果显著下降，不建议使用。SGLT2 抑制剂的常见不良反应为生殖、泌尿道感染，罕见的不良反应包括酮症酸中毒（主要发生在 1 型糖尿病患者）。可能的不良反应包括急性肾损伤（罕见）、骨折风险（罕见）和足趾截肢。

（2）注射制剂

1）胰高血糖素样肽 1 受体激动剂（glucagon-like peptide-1 receptor agonist，GLP-1RA）：GLP-1 受体激动剂通过激动 GLP-1 受体而发挥降低血糖的作用。GLP-1 受体激动剂以葡萄糖浓度依赖的方式增强胰岛素分泌、抑制胰高血糖素分泌，并能延缓胃排空，通过中枢性的食欲抑制来减少进食量。目前国内上市的 GLP-1 受体激动剂为艾塞那肽、利拉鲁肽、利司那肽和贝那鲁肽，均需皮下注射，可使 HbA_{1c} 降低 1.0%～1.0%。主要适应证为单药使用，或与其他降血糖药合用治疗 2 型糖尿病，尤其是肥胖、胰岛素抵抗明显者。GLP-1 受体激动剂可有效降低血糖，并有显著降低体重和改善 TG、血压和体重的作用。单独使用 GLP-1 受体激动剂不会明显增加低血糖发生的风险。GLP-1 受体激动剂的常见不良反应为胃肠道症状（如恶心、呕吐），主要见于初始治疗时。不良反应可随治疗时间延长逐渐减轻；罕见的有急性胰腺炎、皮炎等。

2）胰岛素制剂：胰岛素治疗是控制高血糖的重要手段。1 型糖尿病患者需依赖胰岛素维持生命，也必须使用胰岛素控制高血糖，并降低糖尿病并发症的发生风险。2 型糖尿病患者虽不需要胰岛素来维持生命，但当口服降血糖药效果不佳或存在口服药使用禁忌时，仍需使用胰岛素，以控制高血糖，并降低糖尿病并发症的发生风险。在某些时候，尤其是病程较长时，胰岛素治疗可能是最主要的、甚至是必需的血糖控制措施。

临床用胰岛素治疗的主要适应证有：① T1DM；

②各种严重的糖尿病急性或慢性并发症；③新诊断的糖尿病，体型消瘦，与1型糖尿病鉴别困难者；④新发病的2型糖尿病患者，并且有明显的高血糖症状、发生酮症或酮症酸中毒；⑤2型糖尿病胰岛β细胞功能明显减退，病程中无明显诱因的患者体重进行性下降。⑥某些特殊类型糖尿病，如妊娠糖尿病、继发性糖尿病等；⑦营养不良，如显著消瘦、合并肺结核、肿瘤等消耗性疾病。

胰岛素根据来源和化学结构的不同，可分为动物胰岛素、人胰岛素和胰岛素类似物。根据作用特点的差异，胰岛素又可分为超短效胰岛素类似物、常规（短效）胰岛素、中效胰岛素（NPH）、长效胰岛素、长效胰岛素类似物、预混胰岛素和预混胰岛素类似物。常用胰岛素及作用特点见表32-3。

胰岛素使用的注意事项：胰岛素的制剂类型、注射技术、注射部位、患者的反应性差异、胰岛素抗体形成等均可影响胰岛素的起效时间、作用强度和持续时间。胰岛素不能冷冻保存，应避免温度过高、过低及剧烈晃动。接受胰岛素治疗前，患者应接受教育，掌握正确胰岛素治疗技术；开始治疗后还需对患者进行跟踪，鼓励和指导患者进行自我血糖检测。

胰岛素的使用原则和方法：

使用原则：①胰岛素治疗应在综合治疗基础上进行；②胰岛素治疗方案应力求模拟生理性胰岛素分泌模式；③从小剂量开始，根据血糖水平逐渐调整至合适剂量。

使用方法：

T1DM：T1DM患者体内胰岛素绝对缺乏，因此需用胰岛素终身替代治疗，即使在"蜜月期"也不应终止胰岛素治疗，因此时外源性胰岛素可延缓自身免疫对β细胞的损害。T1DM可采用下列方法治疗。①每天2次预混胰岛素注射，这是最简单也是最常用的胰岛素治疗方案。主要用于晚发1型糖尿病患者或1型糖尿病患者"蜜月期"的暂时治疗，不作为长期治疗的方案。②每天多次胰岛素（MDI）方案，于一日三餐前皮下注射短效或速效胰岛素类似物，睡前注射长效胰岛素类似物，使夜间体内维持一定的胰岛素浓度。其优点是较易达到严格控制的目标，能提供随进餐所需的理想胰岛素浓度；允许患者进食量有较大波动，可根据即将进餐的饮食量事先调整餐前胰岛素剂量。③持续皮下胰岛素输注（continuous subcutaneous insulin infusion，CSII，又称胰岛素泵），目的是模拟自身胰岛素的生理性分泌，使血糖控制效果更理想，低血糖风险更低。

T2DM：2型糖尿病出现以下情况时考虑胰岛素治疗，①新发病的2型糖尿病患者，并且有明显的高血糖症状、发生酮症或酮症酸中毒；②2型

表32-3　国内常用胰岛素及作用特点

胰岛素制剂	起效时间	峰值时间	作用持续时间
短效胰岛素（RI）	15～60 min	2～4 h	5～8 h
速效胰岛素类似物（门冬胰岛素）	10～15 min	1～2 h	4～6 h
速效胰岛素类似物（赖脯胰岛素）	10～15 min	1～1.5 h	4～5 h
中效胰岛素（NPH）	2.5～3 h	5～7 h	13～16 h
长效胰岛素（PZI）	3～4 h	8～10 h	长达20 h
长效胰岛素类似物（甘精胰岛素）	2～3 h	无峰	长达30 h
长效胰岛素类似物（地特胰岛素）	3～4 h	3～14 h	长达24 h
长效胰岛素类似物（德谷胰岛素）	1 h	无峰	长达42 h
预混胰岛素（HI 30R，HI 70/30）	0.5 h	2～12 h	14～24 h
预混胰岛素（50R）	0.5 h	2～3 h	10～24 h
预混胰岛素类似物（预混门冬胰岛素30）	10～20 min	1～4 h	14～24 h
预混胰岛素类似物（预混赖脯胰岛素25）	15 min	30～70 min	16～24 h
预混胰岛素类似物（预混赖脯胰岛素50）	15 min	30～70 min	16～24 h

糖尿病患者在调整生活方式和口服降血糖药治疗的基础上，若血糖仍未达到控制目标，即可开始口服降血糖药和起始胰岛素的联合治疗。③在糖尿病病程中（包括新诊断的 2 型糖尿病），出现无明显诱因的体重显著下降时，应该尽早使用胰岛素治疗。起始胰岛素治疗时可根据患者的具体情况选择在保持原有口服药基础上，睡前加用基础胰岛素，不必停用胰岛素促泌剂。预混胰岛素包括预混人胰岛素和预混胰岛素类似物。根据患者的血糖水平，可选择每天 1 ～ 2 次的注射方案，以及多次皮下注射胰岛素。在胰岛素起始治疗的基础上，经过充分的剂量调整，如患者的血糖水平仍未达标或出现反复的低血糖，需进一步优化治疗方案。可以采用餐时＋基础胰岛素（每天 2 ～ 4 次）或每天 2 ～ 3 次预混胰岛素进行胰岛素强化治疗。

在胰岛素治疗中根据患者的特点及治疗的需要选择适合患者的个性化的治疗方案，同时加强血糖监测，及时调整质量方案，避免低血糖的发生。

胰岛素的主要不良反应为低血糖，与胰岛素的剂量和饮食不规律有关。同时，由于水、钠潴留而出现水肿；晶体曲度发生改变而出现视物模糊；以及过敏、注射部位皮下脂肪萎缩等。

（3）2 型糖尿病高血糖控制的策略和治疗路径：2 型糖尿病是一种进展性疾病。随着病程的进展，患者血糖有逐渐升高的趋势，控制高血糖的治疗强度也应随之加强，常需要多种手段联合治疗。生活方式干预是 2 型糖尿病的基础治疗措施，应贯穿于糖尿病治疗的始终。如果单纯改变生活方式不能使血糖控制达标，应开始单药治疗，2 型糖尿病药物治疗的首选是二甲双胍。若无禁忌证，二甲双胍应一直保留在糖尿病的治疗方案中。不适合二甲双胍治疗者可选择 α- 糖苷酶抑制剂或胰岛素促分泌剂。如单独使用二甲双胍治疗而血糖仍未达标，则可进行二联治疗，加用胰岛素促分泌剂、α- 糖苷酶抑制剂、DPP-4 抑制剂、TZDs、SGLT2 抑制剂、胰岛素或 GLP-1 受体激动剂。三联治疗：上述不同机制的降血糖药可以三种药物联合使用。如三联治疗控制血糖仍不达标，则应将治疗方案调整为多次胰岛素治疗（基础胰岛素加餐时胰岛素或每日多次预混胰岛素）。采用多次胰岛素治疗时应停用胰岛素促分泌剂。

6. **手术治疗** 肥胖是 2 型糖尿病的常见伴发病，而且与 2 型糖尿病发病以及心血管病变发生的风险增加显著相关。因此，体重管理是糖尿病综合管理的重要内容，减重对超重或肥胖患者有助于血糖的控制和减少对降血糖药的需求。尽管肥胖伴 2 型糖尿病的非手术减重疗法（如控制饮食、运动、药物治疗）能在短期内改善血糖和其他代谢指标，但在有些患者中，这些措施对长期减重及维持血糖控制的效果并不理想。此外，有些降血糖药（如磺脲类、格列奈类、TZDs 和胰岛素）会使患者体重增加。临床证据显示，减重手术（代谢手术）治疗可明显改善肥胖伴 2 型糖尿病患者的血糖控制效果，甚至可使一些糖尿病患者的病情"缓解"。同时代谢手术能更有效地减轻体重和改善血糖，可使血脂、血压等代谢指标得到全面控制，能显著降低糖尿病患者大血管及微血管并发症的发生风险，明显改善肥胖相关疾病。因此，目前国际糖尿病组织已经将代谢手术纳入 2 型糖尿病的临床治疗路径，作为年龄在 18 ～ 60 岁，一般状况较好，手术风险较低，经生活方式干预和各种药物治疗难以控制的超重或肥胖 2 型糖尿病（HbA_{1c} > 7.0%）或伴发疾病的 2 型糖尿病患者的选择。代谢手术推荐通过腹腔镜手术，常用的手术方式有：袖状胃切除术、胃旁路术、可调节胃束带术以及胆胰旁路术。代谢手术应该在具有多学科团队的有治疗糖尿病和胃肠外科疾病经验的二级以上综合医院进行。术前对患者进行全面的评估，包括对治疗的依从性、心理健康、是否有酒精或药物滥用史、相关精神疾病等病史；对手术后患者，应该根据国内、外专业学会的代谢手术术后管理指南予以长期的生活方式支持，并定期监测微量元素和营养状况，终生随访。但该治疗方法的长期有效性和安全性，特别是在我国人群中的有效性和安全性尚有待评估。因此，在国内开展相关治疗应严格规范手术适应证，权衡利弊，保证治疗效果的同时降低手术远期和近期并发症的发生风险。

第二节 非毒性甲状腺肿

一、概述

非毒性甲状腺肿（nontoxic goiter）又称为单纯性甲状腺肿（simple goiter），是由于甲状腺非炎性或非肿瘤性原因导致的代偿性甲状腺肿大。在通常情况下，患者既无甲亢，又无甲减表现。甲状腺呈弥漫性或多结节性肿大，女性多见。可呈地方性分布，常为缺碘所致，称为地方性甲状腺肿（endemic goiter）；亦可散发分布，主要是因先天性合成障碍或致甲状腺肿物质等所致，称为散发性甲状腺肿（sporadic goiter），多发生于青春期、妊娠期、哺乳期和绝经期，但也可无明显原因。目前全世界约有 10 亿人生活在碘缺乏地区，我国缺碘地区人口超过 3.7 亿，占世界缺碘地区总人口的 37.4%，约有 3500 万人患地方性甲状腺肿，除上海市外，各省、市、自治区均有地方性甲状腺肿的流行[16]。

非毒性甲状腺肿多见于女性，女性与男性之比为（7～9）：1，且本病常发生于青春期、妊娠期、哺乳期和绝经期。

二、病因与病理

（一）病因

1. 碘缺乏 是引起地方性甲状腺肿的主要原因。碘是合成甲状腺激素的主要原料，为使甲状腺产生甲状腺素（thyroid hormone，TH），正常成人（包括青春期）每日需碘约 100 mg，1～10 岁小儿为 60～100 mg/d，婴幼儿为 35～40 mg/d。机体缺碘时不能合成足够的甲状腺激素，反馈引起垂体促甲状腺激素分泌增加，血中促甲状腺激素水平升高，刺激甲状腺增生、肥大。如在青春期、妊娠期、哺乳期、寒冷、感染、创伤和精神刺激时，由于机体对 TH 的需要量增多，可诱发或加重甲状腺肿。高原地区（如喜马拉雅山、阿尔卑斯山、安第斯山等）远离海、地势高，这些地区土壤、水源、食物中含碘量甚少，因此其地方性甲状腺肿多见。碘盐普及后，地方性甲状腺肿的患病率明显降低[17]。

2. 致甲状腺肿物质 研究表明，某些物质可致甲状腺肿。常见的致甲状腺肿食物有卷心菜、黄豆、白菜、萝卜、坚果、木薯、小米及含钙过多（如牛奶）或含氟过多的饮水等，因含有硫脲类致甲状腺肿物质或含有某些阻抑甲状腺激素合成的物质（硫氰酸根），从而引起甲状腺肿。土壤和水中的钙、镁、锌等矿物质含量与甲状腺肿的发生也有关系。药物如硫脲类、磺胺类、对氨水杨酸、保泰松、硫氰酸盐、秋水仙碱、锂盐、钴盐及高氯酸盐等，它们可以抑制碘离子的浓集或碘离子有机化。间苯二酚、碳酸锂也有致甲状腺肿作用。大量碘化物可抑制甲状腺素的合成和释放，从而引起甲状腺肿。

3. 含碘量高 与含碘量低比较是少见的引起甲状腺肿的原因，亦可呈地方性或散发性分布。我国沿海地区发现常年饮用含碘量高的水可致甲状腺肿。随着加碘盐的普及，这种含碘量高所致的甲状腺肿可能增加，但目前流行病学调查未发现加碘盐导致甲状腺肿明显增加的趋势。另外，长期应用含碘的药物、碘油椎管造影等也可致甲状腺肿。其发生机制为碘摄入过多，甲状腺过氧化物酶（thyroid peroxidase，TPO）的功能可能过多地被占用，影响了酪氨酸碘化。碘的有机化过程受阻，导致甲状腺呈代偿性肿大。

4. 激素合成障碍 甲状腺素合成过程中的任何一个步骤异常，均可引起激素合成障碍。如家族性甲状腺肿属于隐性遗传，原因是由于酶的遗传性缺陷，造成甲状腺素合成障碍，缺乏 TPO、脱碘酶，使甲状腺素的合成受阻，或缺乏水解酶时，甲状腺素从甲状腺球蛋白分离和释放入血困难，均可导致甲状腺肿。

5. 基因突变 甲状腺肿除了以上原因外，在调查家族性甲状腺肿时发现，甲状腺素合成过程中的有关基因出现异常，如甲状腺球蛋白基因、碘/钠协同转运体、甲状腺过氧化物酶等基因的异常。同时，在地方性甲状腺肿患者中发现有甲状腺球蛋白（thyroglobulin，Tg）基因点突变[12]。此外，NIS 基因突变致甲状腺不能浓聚碘，虽然外源性碘供应充足，但因 T_3、T_4 合成不足，亦可致甲状腺肿。

（二）病理

非毒性甲状腺肿患者的甲状腺呈弥漫性或结节性肿大。早期腺体呈弥漫性肿大，血管增多、腺体细胞肥大，其形状可有明显变形。随着疾病的进展，甲状腺部分滤泡退化，滤泡增大且含胶质，滤泡之间被纤维组织间隔，逐步形成大小不等、质地不一的结节。后期，部分腺体可发生坏死、出血、囊性变、纤维化或钙化。

三、临床表现

疾病早期，甲状腺肿大尚不明显，甲状腺功能正常时，患者一般无明显症状，仅在体格检查或无意中发现，甲状腺常呈轻、中度肿大，触诊呈弥漫性甲状腺肿，质地较软、光滑、有韧性；但随着病情的发展，可出现对周围组织压迫症状：气管受压出现堵塞感、憋气及呼吸不畅；当气管直径缩小到正常的 1/3 时，患者可出现呼吸困难，常不能平卧；食管受压可出现吞咽困难；喉返神经受压后出现声音嘶哑；颈交感神经受压可致同侧瞳孔扩大，严重者出现霍纳综合征（眼球下陷、瞳孔变小、上睑下垂）；上腔静脉受压可引起上腔静脉综合征，使单侧面部、头部或上肢水肿；胸廓入口处狭窄可影响头、颈和上肢的静脉回流，造成静脉充血。查体发现甲状腺明显增大，呈蝴蝶状或马鞍状，质地硬，可触及明显的结节。

四、辅助检查

（一）实验室检查

血清 T_4 和 T_3 基本正常，碘缺乏患者 TT_4 下降，T_3/T_4 比值常增高，血清 Tg 浓度增高，放射性碘摄取率一般正常。甲状腺过氧化物酶抗体正常。

尿碘水平测定是反映碘营养状态的最佳指标，世界卫生组织推荐的成人每日碘摄入量为 150 μg，正常尿碘中位数为 100～200 μg/L。

（二）影像学检查

甲状腺超声检查被认为是一种甲状腺解剖评估的灵敏方法，通过超声检查可明确显示其形态、大小、结构以及周围组织情况，观察甲状腺肿呈弥漫性或结节性，是否压迫邻近结构和淋巴结有无肿大。放射性核素扫描主要用于评估甲状腺的功能状态，它不仅能评价甲状腺结节的功能，而且可以作为与甲状腺癌鉴别的指标。采用 CT 或 MRI 明确其邻近组织的关系及肿大的甲状腺向胸骨后的延续情况。

五、诊断与鉴别诊断

非毒性甲状腺肿临床表现为甲状腺肿大，甲状腺功能正常，通过影像学等指标排除甲亢、甲状腺炎、甲状腺癌等，低碘地区或有碘需要量增加的情况（青春期、妊娠期、哺乳期）时，即可做出诊断。需要和弥漫性甲状腺肿、毒性结节性甲状腺肿、甲状腺癌相鉴别，主要依靠甲状腺功能测定、甲状腺影像学检查和甲状腺穿刺明确诊断。

六、预防与治疗

（一）预防

对于碘缺乏引起的甲状腺肿，补充碘剂是预防和治疗非毒性甲状腺肿的主要措施，根据 2001 年国际防治碘缺乏病权威组织的建议，成人每日碘摄入量为 150 μg/d。妊娠期由于孕妇尿碘排泄量增加和胎儿甲状腺对碘的需求量增加，WHO 建议妊娠期和哺乳期碘摄入量为 250 μg/d[18]。

（二）治疗

非毒性甲状腺肿治疗方案的选择取决于该病的病因和发展阶段。青春期甲状腺肿大多可自行消退，不需特殊治疗。对于轻度无症状的甲状腺肿患者可暂不予以处理，定期随访，观察病情的变化。较年轻的非毒性弥漫性甲状腺肿患者血清 TSH 水平多正常或稍增高，是使用甲状腺激素治疗的指征，以补充甲状腺的不足，达到抑制甲状腺增生的目的。但对年龄偏大者或 TSH 水平偏低者不予以甲状腺激素替代治疗。同时，长期服用甲状腺激素会导致心房颤动、骨量减少、甲状腺功能亢进的风险，现不建议予以治疗本病[19]。

对于明确有致甲状腺肿因素（如食物、药物等）者，予以纠正。对碘缺乏引起的单纯性甲状腺肿患者，予以补碘治疗，碘盐和食物补碘是主要的措施，弥漫性甲状腺肿患者经补碘治疗后 6～12 个月，肿大的甲状腺可回缩，部分患者需数年，但结节性甲状腺肿患者经补碘治疗后结节一般不会消失。

对于腺体过于肿大特别是巨大结节性甲状腺肿，影响日常生活和劳动，或有并发症（如引起压迫症状）者或疑有癌变者，可行手术治疗。术后为防止甲状腺肿复发或甲状腺功能减退，需予以小剂量甲状腺激素长期替代治疗。

对甲状腺体积过大，内科治疗无效，不能耐受手术治疗或外科手术后复发的患者，可考虑行放射碘（^{131}I）治疗。经 ^{131}I 治疗后，甲状腺体积可逐渐缩小，1 年后可缩小一半以上。但 ^{131}I 治疗可导致一过性甲状腺炎、甲状腺功能减退的发生，需定期随访患者，观察甲状腺功能，必要时予以甲状腺激素替代治疗。

第三节 甲状腺功能亢进症

一、概述

甲状腺功能亢进症（hyperthyroidism）简称甲亢，是由多种病因导致甲状腺持续产生和分泌过多的甲状腺激素（thyroid hormone，TH），引起以神经、循环、消化等系统兴奋性增高和代谢亢进为主要表现的一组疾病的总称。甲状腺毒症是指血液循环中甲状腺激素过多而引起的神经、循环、消化等系统兴奋性增高和代谢亢进，除甲状腺激素合成和分泌过多外，还包括甲状腺自身破坏或外源性甲状腺激素摄入过多等。甲状腺毒症的病因见表 32-4。

表32-4　甲状腺毒症的常见病因

甲状腺性甲亢
毒性弥漫性甲状腺肿（格雷夫斯病）
多结节性毒性甲状腺肿
毒性甲状腺腺瘤（Plummer 病）
自主性高功能甲状腺结节
碘甲亢
垂体性甲亢
垂体 TSH 瘤
垂体型 TH 不敏感综合征
伴肿瘤综合征性或 HCG 相关性甲亢
医源性甲亢
暂时性甲亢
亚急性甲状腺炎
慢性淋巴细胞性甲状腺炎
产后甲状腺炎

甲亢是内分泌系统的常见疾病，发病率约为 0.8%。随着人们生活和工作节奏的不断加快，甲亢的发病率也在增高。在临床上以毒性弥漫性甲状腺肿（格雷夫斯病，Graves' disease，GD）伴甲亢最常见，约占所有甲亢患者的 85%，其次为结节性甲状腺肿伴甲亢和亚急性甲状腺炎伴甲亢。本节主要讨论 GD。

格雷夫斯病，1825 年由英格兰医生 Parry 首先报道此病；1935 年爱尔兰医生格雷夫斯再次报道此病；德国医师 von Basedow 曾于 1840 年也描述过本病，因此也称为 Basedow 病或 Parry 病。GD 多见于成年女性，男性与女性发病率之比为 1∶4 ~ 6，以 20 ~ 40 岁多见 [1]。格雷夫斯病是器官特异性自身免疫病，典型病例除有甲状腺肿大和高代谢综合征外，还可同时伴有浸润性突眼和浸润性皮肤改变。

二、病因分类与发病机制

GD 为一种器官特异性自身免疫病。其特征之一是在血清中存在具有能与甲状腺组织反应（抑制或刺激作用）的促甲状腺激素受体刺激性抗体（thyroid stimulating hormone receptor antibody，TSAb）或促甲状腺激素受体抗体（thyrotropin receptor antibody，TRAb）。TSAb 是格雷夫斯病的致病性抗体，存在于 90% 以上的患者中，当 TSAb 与甲状腺细胞结合时，TSH 受体被激活，刺激甲状腺，引起甲亢和甲状腺肿，其作用酷似 TSH。正常情况下，TSH 和 TSH 受体结合后受到下丘脑 - 垂体 - 甲状腺轴的负反馈调节，保持甲状腺激素产生的平衡，而 TSAb 和 TSH 受体结合后不受这种负反馈调节，刺激甲状腺持续分泌甲状腺激素，导致甲亢[2]。

机体产生 TSAb 和 TRAb 的机制不明，目前认为携带有易感基因 [人类白细胞膜上组织相容性抗原（HLA）] 的人群在感染、精神创伤等因素作用下，诱发体内的免疫系统功能紊乱，免疫耐受、识别和调节功能减退，以及抗原特异或非特异性 Ts 细胞功能缺陷，机体不能控制针对自身组织的免疫反应，Ts 细胞减弱了对 Th 细胞的抑制，特异 B 淋巴细胞在特异 Th 细胞辅助下产生特异性抗体（TSH、TSH 受体、甲状腺球蛋白、甲状腺 TPO），导致甲状腺功能亢进症。临床发现，部分 GD 患者有家族史。同卵双生者 GD 的发生率远远高于异卵双生。同时发现，不同的 HLA 抗原与不同种族的 GD 发病有关[20]，细胞因子（白介素）的基因型与 GD 的发病也有关[21]。

三、病理

GD 患者甲状腺呈对称性、弥漫性增大，甲状腺内血管增生，血运丰富，使甲状腺外观呈红色。滤泡细胞增生、肥大，细胞呈立方形或柱状。滤泡细胞由于过度增生而形成乳头状折叠凸入滤泡腔内。高尔基体肥大，附近有许多囊泡，内质网发育良好，有较多核糖体，线粒体数目增多。滤泡腔内胶质减少甚至消失。甲状腺内可有淋巴细胞浸润或形成淋巴滤泡，或出现淋巴组织生发中心。在浸润性突眼患者中，球后组织中常有脂肪浸润，脂肪组织及纤维组织增多，黏多糖沉积与透明质酸增多，淋巴组织及浆细胞浸润；眼肌纤维增粗，纹理模糊，脂肪增多，肌纤维发生透明变性，断裂及破坏，肌细胞内黏多糖及透明质酸亦增多，伴结膜周围淋巴细胞浸润和水肿[22]。

四、临床表现

（一）症状与体征

1. **症状**　主要是由循环中甲状腺激素过多所致，其症状和体征的严重程度与病史长短、激素升高的程度和患者年龄等因素相关。主要临床表现为：高代谢综合征，如怕热、多汗、消瘦；心血管系统症状，如心动过速、期前收缩；消化系统症状，如食欲亢进、排便次数增加或腹泻；神经系统症状，如易激动、烦躁、失眠；皮肤光滑、湿润；女性月经稀少；近端肌肉软弱无力，伴发周期性瘫痪（亚洲青壮年男性多见），血糖升高、白细胞增加等表现。

2. **体征**　甲状腺呈弥漫性对称性肿大，质软，随吞咽上、下移动。少数患者的甲状腺肿大不对称或肿大不明显。由于甲状腺血流量增多，故在上、下叶外侧可听到血管杂音（为连续性或以收缩期为主的吹风样杂音），可扪及震颤（以腺体上部较明显）。杂音明显时可在整个甲状腺区听到，但以上、下极明显，杂音较轻时仅在上极或下极听到。双手及舌体细颤阳性；心动过速、心律失常、心力衰竭、心房颤动、脉压增大、第一心音亢进，心尖区可闻及杂音，部分病例可见双下肢胫前皮肤黏液性水肿。

3. **眼部表现**　甲亢引起的眼部改变大致分两种类型，一类由甲亢本身所引起，是由于交感神经兴奋眼外肌群和上睑肌所致，称为单纯性突眼；另一类为 GD 患者所特有，为眶内和球后组织体积增加、淋巴细胞浸润和水肿所致，又称为格雷夫斯眼病。

单纯由甲亢引起的眼部改变主要有：①上睑挛缩；②眼裂增宽（Dalrymple 征）；③上睑移动迟缓（von Graefe 征）；向下看时上睑不能及时随眼球向下移动，可在角膜上缘看到白色巩膜；④瞬目减少和凝视（Stellwag 征）；⑤向上看时，前额皮肤不能皱起（Joffroy 征）；⑥两眼内聚减退或不能（Mobius 征）。

（二）特殊临床表现

1. **格雷夫斯眼病（Graves' ophthalmopathy，GO）**　又称浸润性突眼，患者眼球明显突出，超过眼球突出度参考值上限 3 mm（我国人群突眼度女性 16 mm，男性 18.5 mm）。25% ～ 50% 的 GD 患者伴有不同程度的 GO。GO 多见于男性。单眼受累的病例占 GO 的 10% ～ 20%。甲亢与突眼发生的关系是：43% 两者同时发生，44% 甲亢先于突眼发生。

GO 患者常有畏光、流泪、复视、视力减退、眼部肿痛、刺痛、异物感等。检查可发现视野缩小，斜视，眼球活动减少甚至固定。眼球明显突出，突眼度一般在 18 mm 以上，两侧多不对称。由于眼球明显突出，眼睛不能闭合，结膜、角膜外露而引起充血、水肿，角膜溃疡等。重者可出现全眼球炎，甚至失明。有少数浸润性突眼患者突眼并不明显，但有明显畏光、流泪、复视，巩膜和结膜充血、水肿及眼球活动障碍等。因此，眼球突出的程度并不是判断浸润性突眼的最佳指标。

2. 甲亢性心脏病　甲亢性心脏病是甲亢最常见的并发症之一。甲状腺激素直接作用于心肌、并加强儿茶酚胺等作用，从而使心率增快、脉压增大、心肌收缩力增强等。如果甲亢长期未能控制，在过量甲状腺激素的长期作用下，心肌肥厚导致传导障碍、心肌收缩力障碍从而致心律失常、心脏扩大和心力衰竭。以老年甲亢和病史较未能良好控制者多见。其诊断为排除性诊断，甲亢患者合并心脏增大、心律失常、心力衰竭、心绞痛或心肌梗死中至少一项，在排除其他原因后可以诊断为甲亢性心脏病。其特点为甲亢完全控制后心脏功能可完全恢复正常。

3. 淡漠型甲亢　又称老年性甲状腺功能亢进症，症状常不典型，其特点为：①发病较隐匿；②临床表现不典型，常以某一系统的表现较为突出（尤其是心血管和胃肠道症状），但心动过速较少见。由于年龄大，常伴有其他心脏病，不少患者合并心绞痛，有的甚至发生心肌梗死。心律失常和心力衰竭的发生率可达 50% 以上。老年甲亢患者食欲减退较多，约占半数以上，且较多腹泻，导致消瘦更为突出，呈恶病质，常误诊为癌症；③眼病和高代谢症状表现较少，甲状腺常不肿大，但甲状腺结节的发生率较高（尤其是女性患者）；④血清 TT_4 测定可在正常范围内，但 ^{131}I 摄取率增高，不能被 T_3 抑制。测定 FT_3、FT_4 常增高，TSH 下降或测不出；⑤全身症状较重，消瘦、衰竭，抑郁、淡漠，有时神志模糊，甚至昏迷，易被漏诊、误诊。

4. 甲状腺危象　又称甲亢危象，是甲状腺毒症加重的一种综合征，可危及生命，主要诱因为精神刺激、感染、甲状腺手术前准备不充分等，使甲状腺激素大量进入血液循环。其临床表现为：患者原有的症状加剧，伴中度发热，体重锐减，恶心、呕吐，以后发热可达 40℃ 或更高，心动过速，心率常在 140 次 / 分以上，大汗淋漓、腹痛、腹泻、烦躁、焦虑不安，甚至谵妄、昏迷。甲状腺危象患者死亡率在 20% 以上。其诊断主要依靠临床表现综合判断。甲亢患者出现上述症状，对临床高度疑似甲状腺危象以及有甲状腺危象前兆者应按甲状腺危象处理。

5. 胫前黏液性水肿　也称为格雷夫斯皮肤病变，常与浸润性突眼同时或在其之后发生，有时不伴甲亢而单独存在。约 5% 的患者有典型对称性黏液性水肿，多见于小腿胫前下 1/3 部位，也可见于足背和膝部、面部、上肢，甚至头部。起初，皮损为呈暗紫红色突起不平的斑块或结节，边界清楚，逐渐融合，皮肤粗厚，以后呈片状或结节状叠起，最后呈树皮状，可伴继发感染和色素沉着。

6. T_3 型甲状腺毒症　是由于甲状腺功能亢进时产生的 T_3 和 T_4 比例失调，T_3 产生量显著多于 T_4 所致。可见于弥漫性、结节或混合性甲状腺肿患者的早期、治疗中或治疗后复发期。临床表现与寻常型相同，但一般较轻。特征为血清 TT_3 与 FT_3 均增高，而 TT_4、FT_4 正常甚至偏低。甲状腺摄 ^{131}I 率正常或偏高，但不受外源性 T_3 抑制。发病原因可能是缺碘时发生甲亢，或在病程发展中 T_3 升高较多、较快，而治疗过程中 T_4 下降较多、较快所致。

7. 亚临床型甲状腺功能亢进症　是指血 T_3、T_4 正常，但 TSH 显著降低。本症可能发生于 GD 早期、GD 经手术或放射性碘治疗后、各种甲状腺炎恢复期的暂时性临床现象；但也可持续存在，并成为甲亢（包括 GD）的一种特殊临床类型，少数可进展为临床型甲亢。患者无症状或有甲亢的某些表现，并可导致心血管、肌肉或骨骼损害。排除下丘脑 - 垂体疾病、非甲状腺性躯体疾病等所致的 TSH 降低后可诊断为本症，并需作出相应的病因诊断。亚临床型甲亢一般不需治疗，但应定期追踪患者病情变化。如患者的年龄较大、症状明显、甲状腺肿大或有结节，则应予以治疗。

五、辅助检查

（一）血清甲状腺激素测定

1. 血清游离甲状腺激素　包括游离甲状腺激素（FT_4）与游离三碘甲腺原氨酸（FT_3）。FT_3、FT_4 不受血中 TBG 变化的影响，直接反映甲状腺功能状态。尽管 FT_4 仅占 TT4 的 0.025%，FT3 占 TT3 的 0.35%，但其敏感性和特异性均明显高于 TT_3、TT_4。

2. 血清总三碘甲腺原氨酸（TT_3）　血清中

20%的 TT_3 由甲状腺产生，80%在外周组织由 TT_4 转换而来，血清中 T_3 与蛋白结合达99.5%以上，故 TT_3 亦受 TBG 的影响。TT_3 浓度的变化常与 TT_4 的改变平行，但在甲亢初期与复发早期，TT_3 上升往往很快，约为正常值的4倍；TT_4 上升较缓，仅为正常的2.5倍，故 TT_3 是反映早期 GD、治疗中疗效观察及停药后复发的敏感指标，亦是诊断 T_3 型甲亢的特异指标。

3. 血清总甲状腺激素（TT_4）　是判定甲状腺功能最基本的筛选指标，指标稳定、重复性好，是诊断甲亢的主要指标之一。血清中99.95%以上的 T_4 与蛋白结合，其中80%～90%与 TBG 结合。TT_4 是指 T_4 与蛋白结合的总量，受 TBG 等结合蛋白量和结合力变化的影响；TBG 又受妊娠、雌激素、病毒性肝炎等因素影响而升高；受雄激素、低蛋白血症（严重肝病、肾病综合征）、泼尼松等影响而下降。

（二）TSH 测定

血中 TSH 是反映下丘脑-垂体-甲状腺轴功能的敏感指标，尤其对亚临床型甲亢和亚临床型甲减的诊断有重要意义。随着检验技术的发展，超敏 TSH 测定成为筛查甲亢的一线指标。

（三）TSH 受体抗体（TRAb）

未经治疗的 GD 患者，血 TRAb 阳性检出率可达80%～100%，有早期诊断意义，对判断病情活动性、是否复发亦有价值，还可作为治疗后停药的重要指标。

（四）甲状腺摄 ^{131}I 率

此方法诊断甲亢的符合率达90%，可用于鉴别不同病因的甲亢，如摄 ^{131}I 率降低可能为甲状腺炎伴甲亢、碘甲亢或外源 TH 引起的甲亢。正常参考值：3 h 及 24 h 值分别为5%～25%和20%～45%，高峰在24 h 出现。甲亢患者：3 h >25%，24 h >45%，且高峰前移。

（五）超声检查

GD 时，甲状腺呈弥漫性、对称性、均匀性增大（可增大2～3倍），边缘多规则，内部回声多呈密集、增强光点，分布不均匀，部分有低回声小结节状改变。CDIF：甲状腺腺体内血流呈弥漫性分布，为红蓝相间的簇状或分支状图像（繁星闪烁样血流图像），血流量大，速度增快，呈"火海征"。

六、诊断与鉴别诊断

（一）功能诊断

典型病例经详细询问病史，依靠临床表现即可诊断。不典型病例，尤其是小儿、老年或伴有其他疾病的轻型甲亢或亚临床型甲亢病例易被误诊或漏诊，常需借助实验室检查以明确诊断。

1. 高代谢综合征　出现交感神经兴奋性增高表现以及不明原因体重减轻、低热、腹泻、手部震颤、心动过速、心房颤动、肌无力、月经紊乱、闭经等均应考虑甲亢的可能，结合特征性甲状腺肿大具有诊断价值。

2. 血 FT_3、FT_4（或 TT_3、TT_4）增高及 TSH 降低符合甲亢；仅 FT_3 或 TT_3 增高而 FT_4、TT_4 正常可考虑为 T_3 型甲亢；仅有 FT_4 或 TT_4 增高而 FT_3、TT_3 正常者为 T_4 型甲亢；血 TSH 降低，FT_3、FT_4 正常，则符合亚临床型甲亢。

（二）病因诊断

在确诊甲亢的基础上，应先排除其他原因所致甲亢，再结合患者有眼征、弥漫性甲状腺肿、血 TSAb 阳性等，可诊断为 GD。有结节者须与自主性高功能甲状腺结节、多结节性甲状腺肿伴甲亢、毒性腺瘤、甲状腺癌等相鉴别。多结节毒性甲状腺肿和毒性腺瘤患者一般无突眼，甲亢症状较轻，甲状腺扫描为"热"结节，结节外甲状腺组织的摄碘功能受抑制。亚急性甲状腺炎伴甲亢症状者，甲状腺摄 ^{131}I 率减低。

（三）鉴别诊断

GD 在临床上需与以下疾病相鉴别：单纯性甲状腺肿、毒性多结节性甲状腺肿、毒性甲状腺腺瘤、神经症、更年期综合征、结核、肿瘤等消耗性疾病、慢性腹泻等消化系统疾病、糖尿病、心房颤动等心血管系统疾病。通过询问病史，进行甲状腺功能检查及甲状腺影像学检查可鉴别。

单侧突眼需注意与眶内肿瘤、炎性假瘤等鉴别，眼球后超声检查或 CT 即可明确诊断。

七、治疗

GD 的治疗目前有三种方法：抗甲状腺药物治疗、放射性碘治疗及手术治疗，三种方法各有其优、缺点。治疗前应根据患者的年龄、性别、病情轻重、病程长短、有无其他并发症或合并症，以及患者的意愿、医疗条件和医师的经验等多种因素慎重选用适当的治疗方案。在美国，认为放射性碘治疗的疗效可靠，创伤小，疗程短，除少数患者外，多用放射性碘治疗。而我国多选用药物治疗。

（一）一般治疗

应予以适当休息。注意补充足够热量和营养，包括糖、蛋白质和 B 族维生素等。对精神紧张、不安或失眠较重者，可给予安定类镇静药。抗氧化剂和营养支持治疗对甲亢患者的恢复有益。

（二）抗甲状腺药物治疗

在我国应用最广，是甲亢的基础治疗，但是单纯抗甲状腺药物治疗仅能获得 40%～60% 治愈率；复发率高达 50%～60%。抗甲状腺药物治疗其优点是：①疗效较肯定；②不会导致永久性甲减；③方便、经济、使用较安全。其缺点是：①疗程长，一般需 1～2 年，有时长达数年；②停药后复发率较高，并存在原发性或继发性失败可能；③可伴发肝损害或粒细胞减少症等。常用的抗甲状腺药物分为硫脲类和咪唑类两类。硫脲类主要有丙硫氧嘧啶（propylthiouracil，PTU）；咪唑类主要有甲巯咪唑（methionine，MM）。两类药物其作用机制相同，都可抑制抑制甲状腺过氧化物酶活性，抑制碘化物形成活性碘，影响酪氨酸残基碘化，抑制单碘酪氨酸碘化为双碘酪氨酸及碘化酪氨酸偶联，减少甲状腺激素的合成。其中 PTU 还在外周组织抑制 5'- 脱碘酶而阻抑 T_4 转换成 T_3，故首选用于严重病例或甲亢危象。MM 血浆半衰期为 6 小时，可以每天单次应用；PTU 的半衰期为 1.5 小时，所以发挥作用较 MM 迅速，控制甲亢症状快，但需要每天多次给药。因为 PTU 的肝毒性较为明显，同时可导致血管炎，所以国内外目前甲亢治疗首选 MM。

1．适应证　①症状较轻，甲状腺轻、中度肿大的患者；② 20 岁以下的青少年以及儿童患者；

③妊娠妇女（首选 PTU）、高龄或其他严重疾病，不适应手术者；④手术及 ^{131}I 前的准备；⑤手术后复发且不适宜行 ^{131}I 治疗者；⑥中至重度活动 GO。

2．剂量与疗程　长程治疗分初治期、减量期及维持期，按病情轻重决定剂量。初治期：PTU 300～450 mg/d，分 3 次口服，或 MM 30～40 mg/d，可单次或分 2～3 次口服。甲亢症状控制需要 4～8 周时间，因此治疗期每 4 周监测一次甲状腺功能。至症状缓解或血甲状腺激素恢复正常时即可减量。减量期：每 2～4 周减量一次，PTU 每次减 50～100 mg，MM 每次减 5～10 mg，待症状完全消除，体征明显好转后再减至最小维持量。维持期：PTU 50～100 mg/d，MM 5～10 mg/d，如此维持 1.5～2 年。

3．药物不良反应

（1）粒细胞减少：这是最主要的不良反应（MM 较 PTU 多发），严重时可致粒细胞缺乏症，发生率为 0.7%。多发生在用药后 2～3 个月内，也可见于任何时期，除了定期检查外周白细胞的计数，临床上监测患者的发热、咽痛症状也尤为重要。如外周血白细胞低于 $3×10^9/L$ 或中性粒细胞低于 $1.5×10^9/L$，应考虑停药，并应严密观察。不建议换用另一种抗甲状腺药物治疗。由于甲亢也可以引起白细胞减少，所以要区分是甲亢所致还是抗甲状腺药物所致，其区分方法是定期观察白细胞计数的变化。

（2）药疹：较常见，其发生率为 5%，轻度皮疹可用抗组胺药物控制，继续用药或换用另外一种抗甲状腺药物，但应严密观察。如皮疹加重，应立即停药，以免发生剥脱性皮炎。不能换用其他的抗甲状腺药物，选择 ^{131}I 或手术治疗。

（3）中毒性肝炎：PTU 和 MM 引起的药物性肝炎患病率分别为 2.7% 和 0.4%，但甲亢本身可以引起肝功能异常，需要和抗甲状腺药物所引起的肝毒性鉴别。PTU 的肝毒性主要是肝细胞损伤，而 MM 的肝毒性作用主要是胆汁淤积，主要发生在大剂量用药患者和老年人。因此抗甲状腺药物治疗期间需监测肝功能，但肝损伤难以避免。

（4）血管炎：PTU 可诱导产生抗中性粒细胞胞质抗体（antineutrophil cytoplasm antibody，ANCA），并可导致自身免疫性血管炎，特别是亚洲人多见，其特点为随着用药时间延长，发生率增高。

4．其他药物治疗

（1）复方碘溶液：仅用于术前准备和甲亢危象。其作用为减少甲状腺充血，阻抑 TH 释放，也抑制 TH 合成和外周 T_4 向 T_3 转换，但属暂时性，常于给药后 2～3 周内症状逐渐减轻，继而又可使甲亢症状加重，并延长 ATD 控制甲亢症状所需的时间。

（2）β 受体阻滞剂：有多种药物可供选择，除阻滞 β 受体外，还可抑制 T_4 转换为 T_3，用于改善甲亢初治期（如普萘洛尔 10～40 mg，每日 3～4 次）的症状，近期疗效显著。此药可与碘剂合用于术前准备，也可用于 ^{131}I 治疗前后及甲亢危象时。支气管哮喘或喘息型支气管炎患者禁用，此时可用选择性 β 受体阻滞剂，如阿替洛尔、美托洛尔等。

（三）放射性碘治疗

放射性 ^{131}I 治疗主要是利用甲状腺高度摄取和浓集碘的能力及 ^{131}I 释放出 β 射线对甲状腺的生物效应（β 射线在组织内的射程约 2 mm，电离辐射仅限于甲状腺局部而不累及毗邻组织），破坏滤泡上皮而减少甲状腺激素分泌。放射性碘治疗具有迅速、简便、安全、疗效明显等优点，治疗已有 60 年时间。美国等国家将放射性碘治疗视为 GD 甲亢的首选方式。

1. 适应证和禁忌证　放射碘治疗的适应证为 ①中度甲亢，年龄＞25 岁者；②对 ATD 药物过敏而不能继用，或长期治疗无效，或治疗后复发者；③合并心、肝、肾疾病等不宜手术，或术后复发，或不愿手术者；④ GD 伴高功能结节者；⑤甲亢伴白细胞减少、血小板减少或全血细胞减少。放射性 ^{131}I 治疗特别适用于毒性甲状腺结节或毒性腺瘤，或毒性多发结节性甲状腺肿。其绝对禁忌证为妊娠期、哺乳期妇女，相对禁忌证为儿童。

2. 治疗方法和剂量　根据甲状腺大小、临床估测及其摄 ^{131}I 率推算剂量。按估算的量给予 ^{131}I 治疗，但由于个体差异，这种估算法并不会减少甲状腺功能减退症和甲亢的复发，现建议给予固定剂量 ^{131}I 治疗 [23]。病情较重者先用抗甲状腺药物治疗 3 个月左右，待症状减轻后，停药 3～5 天，然后服 ^{131}I。治疗后 2～4 周症状减轻，甲状腺缩小，体重增加，3～4 个月后约 60% 以上患者可治愈。如半年后仍未缓解可进行第二次治疗，且于治疗前先用 ATD 控制甲亢症状。

3. 疗效与并发症　^{131}I 治疗甲亢的疗效可达 90% 以上，在服用 ^{131}I 后 3～4 周见效，随后症状逐渐减轻。部分患者见效较慢，甚至在治疗后 6 个月症状才趋于好转。部分患者需要二次治疗。常见的并发症为：放射性甲状腺炎、局部疼痛等，通常能自行缓解或恢复。远期并发症除永久性甲减外，是否会使突眼恶化或增加恶性肿瘤的发病率等仍无定论。

（四）手术治疗

1. 适应证　①中、重度甲亢，长期服药无效，停药后复发，或不愿长期服药者；②甲状腺巨大，有压迫症状者；③胸骨后甲状腺肿伴甲亢者；④结节性甲状腺肿伴甲亢者。

2. 禁忌证　①较重或发展较快的浸润性突眼者；②合并较重心、肝、肾、肺疾病，全身状况差不能耐受手术者；③妊娠早期（第 3 个月前）及晚期（第 6 个月后）；④轻症可用药物治疗者。

3. 术前准备　术前必须用 ATD 充分治疗至症状控制，心率＜80 次/分，T_3、T_4 在正常范围内。于术前 2 周开始加服复方碘溶液，每次 3～5 滴，每日 1～3 次，以减少术中出血。

4. 手术方式及并发症　手术方式通常采用甲状腺次全切除术，两侧各留下 2～3 g 的甲状腺组织，复发率为 8%。常见的并发症除短期的创口出血、呼吸道梗阻、感染、甲亢危象等，长期并发症包括喉上与喉返神经损伤、甲状旁腺暂时性或永久性功能减退、甲状腺功能减退（10%～15%）及突眼恶化等。其并发症的发生与手术医生的经验有很大的关系，有经验的医生与并发症低有关。

（五）甲亢危象的防治

主要抢救措施为去除诱因。防治基础疾病是预防危象发生的关键。尤其要注意积极防治感染和做好充分的术前准备。一旦发生危象，即需积极抢救：①抑制 TH 合成，此项措施应在确诊后立即并最先进行。首选 PTU，首次剂量 500～1000 mg 口服或经胃管注入。继之用 PTU 200 mg 每天 3 次，口服，待症状减轻后改用一般治疗剂量；②抑制 TH 释放，服用 PTU 后 1～2 小时再加用复方碘溶液，首剂 30～60 滴，以后每 6～8 小时 5～10 滴。一般使用 3～7 天停药。可抑制甲状腺激素的释放；③抑制组织中 T_4 转换为 T_3 和（或）抑

制 T_3 与细胞受体结合，PTU、碘剂、β 受体阻滞剂和糖皮质激素均可抑制组织中 T_4 转换为 T_3。如甲亢危象是由于甲状腺炎或应用过量 TH 制剂所致，用碘剂迅速抑制 T_4 转换为 T_3 比抑制 TH 合成更重要。另外，大剂量碘剂还可抑制 T_3 与细胞受体结合。如患者无哮喘或心功能不全，应加用普萘洛尔 30～50 mg，每 6～8 小时口服一次，或 1 mg 经稀释后缓慢静脉注射，视需要可间歇给药 3～5 次；将氢化可的松 100 mg 加入 5%～10% 葡萄糖盐溶液中静脉滴注，每 6～8 小时一次，氢化可的松除抑制 T_4 转换为 T_3、阻滞 TH 释放、降低周围组织对 TH 的反应外，还可增强机体的应激能力；④降低血 TH 浓度，在上述常规治疗效果不满意时，可选用血液透析、腹膜透析或血浆置换等措施迅速降低血 TH 浓度；⑤支持治疗，应监护心、肾、脑功能，迅速纠正水、电解质和酸碱平衡紊乱，补充足够的葡萄糖、热量和多种维生素等；⑥对症治疗，包括供氧、防治感染，对高热者给予物理降温。必要时，可用中枢性解热药，如对乙酰氨基酚（扑热息痛）等，但应注意避免应用乙酰水杨酸类解热剂（因可使 FT_3、FT_4 升高）；⑦待危象控制后，应根据具体病情，选择适当的甲亢治疗方案，并防止危象再次发生的可能。

高海拔地区甲状腺功能亢进症相关研究较少，但有报道甲亢患者进入高海拔地区可发生脑水肿、肺水肿及心力衰竭而导致死亡[24]。

（六）浸润性突眼的防治

1. 治疗目的 GO 治疗的目的是纠正甲状腺功能及下丘脑-垂体-甲状腺轴功能异常，改善和保护视力、减轻疼痛等不适，改善容颜。非浸润性突眼无需特别处理，可随甲状腺功能恢复正常而消失。而浸润性突眼需准确评价患者眼部的症状和体征，这是有效治疗的基础。

2. 治疗方法 GO 大多是自限性的，一般能在 3～36 个月内自发缓解，仅 5% 左右发展为严重危害视力，损害容貌的程度，多见于老年男性。一般轻型眼病仅需对症治疗。严重病例需综合治疗，包括局部治疗、全身使用免疫抑制剂、眶部放疗、血浆置换、外科眼眶减压术等治疗。

（1）局部治疗与眼部护理：戴有色眼镜防止强光及灰尘刺激，睡眠时用抗生素眼膏、纱布或眼罩，防治结膜炎、角膜炎的发生，复视者可戴单侧眼罩。高枕卧位、限制食盐摄入及使用利尿药可减轻水肿。用 0.5% 甲基纤维素或 0.5% 氢化可的松滴眼，可减轻眼部局部刺激症状。如有结膜水泡样膨出，可暂时缝合上下睑，以保护角膜。

（2）早期选用免疫抑制剂及非特异性抗炎药物：泼尼松 10～20 mg，每天 3 次，早期疗效较好，症状好转后减量，一般于 1 个月后再减至维持量，每日 10～20 mg，也可隔日给最小维持量而逐渐停药。严重病例用甲泼尼龙 0.5～1.0 g 加入生理盐水中静脉滴注，隔日一次，连用 2～3 次后，继之以大剂量泼尼松口服 4 周左右，待病情缓解后逐渐减至维持量。对糖皮质激素不敏感或不能用糖皮质激素治疗的 GO 患者，可考虑试用奥曲肽，对改善球后软组织浸润有一定效果。

（3）球后放射治疗：眼眶放疗的缺点是可能造成放射性视网膜病。现认为球后放疗和糖皮质激素联合治疗，较单用激素效果更佳。一般与糖皮质激素联合治疗，不单独应用。

（4）眼眶减压治疗：主要用于糖皮质激素和球后外照射无效，严重的眼球突出，有疼痛或角膜溃疡，压迫导致视网膜和视神经改变可能导致失明的患者。

（5）本病的加重与吸烟有关，患者须戒烟。

第四节 甲状腺功能减退症

一、概述

甲状腺功能减退症（hypothyroidism）简称甲减，是由多种原因引起的甲状腺激素合成、分泌或生物效应不足所致的一组内分泌疾病。甲状腺功能减退症的发病率有明确的地区差异，缺碘地区有较高的甲减发病率。本病女性较男性多见，且随年龄增长，其患病率逐渐上升。美国对新生儿进行 T_4 及 TSH 筛查，发现约 1/4000 的新生儿发生甲减。青春期甲减发病率降低，成年期后则再次上升，成年男女之比为（1∶5）~ 10。在年龄大于 60 岁的人群中临床甲减的患病率为 2% ~ 5% [1]。

二、分类

（一）根据病变发生的部位

1. 原发性甲状腺功能减退症（primary hypothyroidism） 由于甲状腺腺体本身病变引起的甲减，临床上大多为原发性甲减，约占全部甲减的 99% 以上。

2. 中枢性甲状腺功能减退症（central hypothyroidism） 由于下丘脑和垂体病变引起的促甲状腺激素释放激素（thyrotropin-releasing hormone，TRH）或促甲状腺激素（thyroid stimulating hormone，TSH）产生和分泌减少所致的甲减。

3. 甲状腺激素抵抗综合征 由于甲状腺激素在外周组织的效应不足而引起的综合征。

（二）根据起病的年龄

1. 呆小病 甲状腺功能减退始于胎儿期或出生不久的新生儿。

2. 幼年甲状腺功能减退症 甲状腺功能减退始于发育前儿童。

3. 成年甲状腺功能减退症 甲状腺功能减退始于成人期，又称甲状腺功能减退症，严重者称黏液性水肿。

（三）根据甲状腺功能减低的程度

1. 临床甲减 血清 T_4 水平降低，TSH 水平升高。

2. 亚临床甲减 血清 T_4 水平正常，而 TSH 水平升高。

三、病因

甲状腺功能减退症常见的病因为：①甲状腺自身免疫损伤，最常见的原因是自身免疫性甲状腺炎，包括慢性淋巴细胞性甲状腺炎、萎缩性甲状腺炎、产后甲状腺炎等。②甲状腺破坏，甲状腺次全切除术、^{131}I 治疗、非甲状腺肿瘤颈部放射治疗。③碘过量，包括食物碘过量和使用含碘药物治疗，碘过量可诱发和加重自身免疫性甲状腺炎，胺碘酮诱发甲减的发生率为 5% ~ 22%。④抗甲状腺药物，如锂盐、硫脲类、咪唑类药物。⑤垂体损伤，如垂体肿瘤、自身免疫性垂体炎、手术损伤、垂体放疗、Sheehen 综合征等[12]。

四、临床表现

本病发病隐匿，病程长，不少患者缺乏特异性症状和体征。主要表现为代谢率降低和交感神经兴奋性下降为主的表现，而且临床表现一般取决于起病年龄和病情的严重程度。症状主要表现为以下几方面[25]：

1. 低代谢综合征表现 疲乏，行动迟缓，嗜睡，记忆力明显减退，注意力不集中，怕冷，无汗，体温低于正常。

2. 黏液性水肿面容 面部表情淡漠、面颊及眼睑水肿。面色苍白，贫血或带黄色或陈旧性象牙色。鼻、唇增厚，发声不清，言语缓慢、声调低哑，头发干燥、稀疏、脆弱、睫毛和眉毛脱落（眉毛外 1/3 为主），甚至可秃发。男性胡须生长缓慢。

3. 皮肤 表现为苍白或呈姜黄色、皮肤粗糙、无光泽，皮肤厚而发凉，多有鳞屑和角化，指甲生长缓慢、厚而脆，表面常有裂纹。腋毛和阴毛脱落。

4. 精神神经系统 轻者常有记忆力、注意力、理解力和计算力减退。反应迟钝、嗜睡、精神抑郁或烦躁。有时焦虑而有神经质表现，严重者发展为猜疑型精神分裂症。重者常表现为痴呆、幻觉、木僵或昏睡。

5. 肌肉与关节 主要表现为肌肉软弱乏力，偶见重症肌无力。咀嚼肌、胸锁乳突肌、股四头肌及手部肌肉可出现进行性肌萎缩。深腱反射的收缩期多正常或延长，但弛缓期呈特征性延长，其中跟腱反射的半弛缓时间延长更为明显，对本病有重要诊断价值。黏液性水肿患者可伴有关节病变，偶有关节腔积液。

6. 心血管系统 心动过缓，心音低弱，心输出量减低。由于组织耗氧量和心输出量的减低相平行，故心肌耗氧量减少，较少发生心绞痛和心力衰竭。心脏扩大较常见，常伴有心包积液，经治疗后可恢复正常。中、老年妇女可有血压升高，循环时间延长。

7. 消化系统 常有厌食、腹胀、便秘，严重者可出现麻痹性肠梗阻或黏液水肿性巨结肠。由于胃酸缺乏或维生素 B_{12} 吸收不良，可致缺铁性贫血或恶性贫血。

8. 内分泌系统 性欲减退。男性出现阳痿，女性多有月经过多，经期延长及不育症。患者可有泌乳素增高及溢乳。肾上腺皮质功能一般比正常低，血、尿皮质醇降低，ACTH 分泌正常或降低。

9. 呼吸系统 由于肥胖、黏液性水肿使得上气道（口、舌、咽、鼻）阻塞，气道狭窄而导致阻塞型睡眠呼吸暂停综合征。

10. 黏液性水肿昏迷 多见于年老、长期未获治疗者，大多在冬季寒冷时发病。诱发因素为严重躯体疾病，TH 替代中断、寒冷、感染、手术和使用麻醉、镇静药物等。临床表现为嗜睡、低温（< 35 ℃）、呼吸减慢、心动过缓、血压下降、四肢肌肉松弛、反射减弱或消失，甚至昏迷、休克，可因心、肾功能不全而危及生命。

五、辅助检查

（一）激素测定

1. 血清 TT_4 和 T_3 T_4 是甲状腺分泌最多的一种激素，血液中的 T_4 全部由甲状腺分泌而来，所以外周血 TT_4 浓度能很好地反映甲状腺功能状态。T_3 是 TH 中的主要活性成分，T_3 与 TBG 的结合亲和力明显低于 T_4。与 T_4 不同，血清中 T_3 仅 5% ~ 20% 由甲状腺直接分泌而来，80% 以上的 T_3 是在外周组织通过 T_4 脱碘而成，T_3 不作为诊断原发性甲减的必备指标。较重甲减患者的血 TT_3 和 TT_4 均降低，而轻型甲减的 TT_3 不一定下降，故诊断轻型甲减和亚临床甲减时，TT_4 较 TT_3 敏感。

2. 血清 FT_4 和 FT_3 FT_4 与 FT_3 不受血清中 TBG 变化的影响，可直接反映甲状腺的功能状态，其敏感性和特异性均明显高于 TT_3 和 TT_4。甲减患者一般两者均下降，轻型甲减、甲减初期多以 FT_4 下降为主。

3. TSH TSH 的合成、分泌和血浓度的变化较 TT_3、TT_4、FT_3、FT_4 更迅速而显著，血 sTSH 测定是诊断甲减的最主要指标。原发性甲减 T_3、T_4 降低的同时，TSH 升高；垂体性甲减时 T_3、T_4 降低而 TSH 正常或偏低。同时，TSH 是诊断亚临床甲减的唯一指标。

4. TgAb 和 TPOAb 在自身免疫性甲状腺炎中，两种抗体的滴度很高，阳性率几乎达 100%。亚临床型甲减患者存在高滴度的 TgAb 和 TPOAb，预示为自身免疫性甲状腺炎，进展为临床型甲减的可能性大 [26]。

（二）其他检查

1. 轻、中度正常细胞型正常色素性贫血、小细胞低色素性贫血以及大细胞性贫血。

2. 常伴有三酰甘油和 LDL-C 增高，HDL-C 降低，血浆脂蛋白升高。

3. 基础代谢率降低，糖耐量试验呈扁平曲线，胰岛素反应延迟。

4. 心电图改变心电图示低电压、窦性心动过缓、T 波低平或倒置，偶尔有 P-R 间期延长及 QRS 波时限增加。

5. X 线检查 心影常呈双侧弥漫性增大，可伴心包或胸腔积液。

六、诊断与鉴别诊断

（一）诊断

1. 有甲状腺疾病的病史，如甲状腺手术、甲亢 [131]I 治疗；格雷夫斯病、桥本甲状腺炎病史和甲状腺疾病家族史。

2. 甲减的症状和体征。

3. 实验室检查血清 TSH 增高，FT_4 降低，即可以诊断原发性甲减。进一步寻找甲减的病因。如果 TPOAb 阳性，则考虑为自身免疫性甲状腺炎所致的甲减。

4. 实验室检查血清 TSH 正常或减低，TT_4、FT_4 降低，则考虑中枢性甲减，需要进一步进行垂体及下丘脑病变的检查。

（二）鉴别诊断

甲减的临床表现缺乏特异性，轻型甲减易被漏诊，有时临床型甲减也常被误诊为其他疾病。需要与以下疾病鉴别。

1. 贫血 甲减所致贫血易被误诊为恶性贫血、缺铁性贫血或再生障碍性贫血。但甲减引起者的血清 T_3、T_4 降低和 TSH 升高可资鉴别。

2. 慢性肾炎、肾病综合征 临床表现似黏液性水肿，特别是由于甲状腺结合球蛋白减少，血 T_3、T_4 均减少，尿蛋白可为阳性，血浆胆固醇也可增高，易被误诊为甲减。但甲减患者尿液正常、血压不高，肾功能大多正常。

3．肥胖症　肥胖患者可伴有不同程度的水肿、乏力、打鼾等症状，易被误诊为甲减，但 T_3、T_4、TSH 均正常。

4．低 T_3 综合征　亦称正常甲状腺性病态综合征（euthyroid sick syndrome，ESS），是由非甲状腺疾病引起的低 T_3 状态。急性重症疾病、创伤、心理疾病等患者，T_4 的内环脱碘酶被激活，T_4 向 rT_3 的转化加速，而 5'- 脱碘酶活性下降，T_4 向 T_3 转化减慢，T_3 生成率下降，使血清 FT_3 下降，称为低 T_3 综合征。低 T_3 综合征者血清 FT_4 一般正常（有时可稍下降或稍升高），rT_3 升高，TSH 正常。对伴有低 T_3 综合征的重症疾病患者，在疾病恢复后应注意检查下丘脑 - 垂体 - 甲状腺轴功能，排除下丘脑性和垂体性甲减的可能。对低 T_3 综合征不必治疗。FT_3 明显下降伴 rT_3 显著升高提示病情危重，预后不良。

5．特发性水肿（idiopathic edema）　是一种以体液量和体重增加为主要特征的临床综合征，其发病机制未明。通过测定甲状腺功能可鉴别。

6．心包积液　心包积液是甲减最常见的症状，其他原因引起的心包积液（自身免疫性、结核性）应与甲减进行鉴别。

七、治疗

（一）　一般治疗和对症治疗

注意休息，避免过重劳动。贫血者可补充铁剂、维生素 B_{12}、叶酸等，胃酸不足者应补充稀盐酸，但必须与 TH 合用才能取得疗效。

（二）甲状腺激素补充治疗

左甲状腺（L-T_4）治疗　治疗的目标是将血清 TSH 和甲状腺激素水平恢复到正常范围内，需终生服药。L-T_4 补充治疗的起始量及随访间期因患者的年龄、体重、心脏情况以及甲减的病程和程度而不同。L-T_4 在体内可转变为 T_3，故血中 T_3 亦可较高。作用较慢而持久，服药后 1 个月疗效明显。半衰期约为 8 天，口服后 40%～60% 被吸收，每日口服 1 次，不必分次服用。成年患者 L-T_4 替代剂量为 50～200 μg/d，按照体重计算的剂量是 1.6～1.8 μg/(kg·d)，儿童需要较大剂量，为 2.0 μg/(kg·d)，老年患者需要较低的剂量，大约 1.0 μg/(kg·d)；妊娠时的替代剂量大约增加 30%～50%；甲状腺癌术后抑制治疗约 2.2 μg/(kg·d)。L-T_4 起始剂量和剂量调整的时间根据年龄和心脏状态确定。对小于 50 岁，既往无心脏病史的患者可以尽快达到完全替代剂量。对 50 岁以上患者服药期间常规检查心脏状况，一般从 25～50 μg/d 起始，每 1～2 周增加 25 μg/d，直至达到治疗目标。患缺血性心脏病者起始剂量要小，调整剂量宜慢，防止诱发和加重心脏病。采用甲状腺激素替代治疗，重新建立下丘脑 - 垂体 - 甲状腺轴的平衡一般需要 4～6 周，所以治疗初期，每 4～6 周测定激素指标，根据结果调整治疗剂量，直到达到治疗目标。治疗达标后，需要 6～12 个月复查一次激素指标。

（三）黏液性水肿昏迷的治疗

1．补充甲状腺激素　对病情严重者，即刻静脉注射 L-T_3，首次 40～120 μg，以后每 6 小时 5～15 μg，待患者清醒后改为口服。或首次静脉注射 L-T_4 100～300 μg，以后每日注射 50 μg，待患者苏醒后改为口服，如无注射剂，L-T_4 片剂（剂量同前）、或甲状腺片（30～60 mg/次），每 4～6 小时一次，经胃管给药，清醒后改为口服。

2．吸氧、保温、保持呼吸道通畅、必要时行气管切开、机械通气等。

3．氢化可的松　200～300 mg/d 静脉滴注，待患者清醒及血压稳定后减量。

4．补液　根据需要补充液体，必要时输血。补液量不宜过多，并监测心肺功能、水、电解质、血 T_3、T_4、皮质醇、酸碱平衡及尿量和血压等。

5．控制感染　可酌情选用抗生素防治肺部、尿路感染。

6．抢救休克、昏迷并加强护理。

（四）亚临床甲减的治疗

对于 TSH > 10 μIU/ml 的患者予以小剂量的 L-T_4 治疗。但 TSH 不超过 10 μIU/ml 的替代仍有争议，建议对甲状腺抗体（TPOAb）阳性或（和）甲状腺肿大者予以替代治疗[27]。对未进行替代治疗者，应定期随访。

第五节 亚急性甲状腺炎

一、概述

亚急性甲状腺炎（subacute thyroiditis）又称为肉芽肿性甲状腺炎，巨细胞性甲状腺炎，de Quervain 甲状腺炎。为非化脓性甲状腺炎，是疼痛性甲状腺炎中发病率最高的疾病，是一种与病毒感染有关的自限性甲状腺炎，绝大多数可以治愈，但少部分会反复复发。本病约占甲状腺疾病的 5%，多见于女性（40 ～ 50 岁女性最多见），女性与男性发病率之比为 3 : 1[1]。

二、病因

本病的原因尚未完全阐明。一般认为与病毒感染有关，如多数患者于上呼吸道感染之后发病；患者血清某些病毒抗体滴度升高，包括柯萨奇病毒、腺病毒、流感病毒、腮腺炎病毒等；10% ～ 20% 的患者在亚急性期发现甲状腺自身抗体，疾病缓解后这些抗体消失。根据对 HLA 的研究，发现中国人、日本人发生亚急性甲状腺炎可能与 HLA-B35 相关[12]。

三、病理

甲状腺通常为中度肿大，常不对称，病变可局限于甲状腺的一部分，累及一侧或双侧甲状腺，甲状腺肿大呈结节状。甲状腺质地较硬，有弹性，切面呈灰白色或浅黄色。病变与周围甲状腺分界清楚。组织学上病变呈灶性分布，范围大小不一，各处病变处于不同病变阶段。早期可见滤泡破坏、上皮细胞崩解、基底膜碎裂，类胶质减少或消失。中性粒细胞可浸润到被破坏的滤泡内。组织细胞和多核巨细胞位于滤泡内，围绕胶质形成肉芽肿。上皮样细胞与多核巨细胞构成结核样肉芽组织。间质水肿，有淋巴细胞、浆细胞、嗜酸性粒细胞和组织细胞浸润，后期成纤维细胞增生纤维化。本病经数月后，炎症逐渐消退，甲状腺组织恢复

正常形态。

四、临床表现

本病多见于中年女性，发病有季节性（如夏季是其发病高峰）。患者起病前 1 ～ 3 周常有上呼吸道感染。症状典型者整个病期可分为早期伴甲亢、中期伴甲减以及恢复期三期。

（一）早期

起病多急骤，常伴有上呼吸道感染症状和体征，如发热，伴畏寒、疲乏无力和食欲缺乏，淋巴结肿大。最具特征性的表现为甲状腺部位疼痛和压痛，常向颌下、耳后或颈部等处放射，咀嚼和吞咽时疼痛加重。甲状腺病变范围不一，可先从一叶开始，以后扩大或转移到另一叶，或始终限于一叶。病变腺体肿大，坚硬，压痛显著。亦有少数患者首先表现为无痛性结节、质硬、TSH 受抑制，病变广泛时滤泡内 TH 以及碘化蛋白质一过性大量释放入血，因而除感染的一般表现外，尚可伴有甲状腺功能亢进的表现。

（二）中期

本病多为自限性，大多持续数周至数月可完全缓解，少数患者可迁延 1 ～ 2 年，个别患者留有永久性甲减的后遗症。当甲状腺滤泡内 TH 由于感染破坏而发生耗竭，甲状腺实质细胞尚未修复时，血清 TH 浓度可降至甲减水平。本病临床上大部分患者不出现甲减期，经历甲亢期后，由过渡期直接进入恢复期。少数患者出现甲减期，2 ～ 4 个月后，甲状腺功能逐渐恢复正常。

（三）恢复期

症状逐渐好转，甲状腺肿或及结节渐消失。也有不少病例遗留小结节，以后缓慢吸收。95% 的患者可完全恢复。极少数变成永久性甲减患者。2% 的患者会复发亚急性甲状腺炎。

五、辅助检查

(一)一般检查

血白细胞计数轻至中度增高,中性粒细胞正常或稍高,偶可见淋巴细胞增多,红细胞沉降率明显增快。

(二)甲状腺功能检查

甲亢期血清 TT_3、TT_4、FT_3、FT_4 升高,TSH 分泌受抑制,甲状腺摄 ^{131}I 率低,呈现所谓"分离现象"。这是由于甲状腺滤泡细胞破坏,原贮存的 T_3、T_4 漏入血液循环,使得血中 T_3、T_4 升高,反馈抑制垂体分泌 TSH,失去 TSH 刺激、甲状腺摄碘功能减退之故;其次是炎症损害滤泡细胞的摄碘功能,甲亢期甲状腺摄 ^{131}I 率可低至测不出。甲减期:患者血清 TT_3、TT_4、FT_3、FT_4 减低,TSH升高,甲状腺摄 ^{131}I 率可反跳性升高。恢复期:血清 TT_3、TT_4、FT_3、FT_4、TSH 和甲状腺摄 ^{131}I 率恢复正常。

(三)彩色多普勒超声检查

在急性阶段,彩色多普勒超声示低回声区;而在恢复阶段,超声显示为伴轻微血运增加的等回声区。

(四)甲状腺细针穿刺

可见特征性多核巨细胞或肉芽肿样改变。

六、诊断与鉴别诊断

(一)诊断依据

甲状腺肿大、疼痛、有压痛,伴全身症状,发病前有上呼吸道感染史,红细胞沉降率增快,血清 T_3、T_4 升高而甲状腺摄 ^{131}I 率降低,呈"分离现象",诊断常不难确定[25]。

(二)鉴别诊断

1．甲状腺囊肿或腺瘤样结节急性出血　常见于用力活动后突然出现疼痛,甲状腺局部有波动感,红细胞沉降率正常,甲状腺功能正常,超声包块内有液性暗区。

2．急性化脓性甲状腺炎　常可出现颈前部甲状腺区肿大,伴疼痛、触痛阳性,可出现颈部淋巴结肿大,血白细胞计数增高,中性粒细胞增高。甲状腺功能一般正常,超声波及 CT 可出现脓肿样显像。细针穿刺细胞学检查显示大量中性粒细胞浸润。

3．无痛性甲状腺炎　可出现一过性甲状腺毒症症状,但无颈前部疼痛及发热等全身症状,红细胞沉降率正常,甲状腺自身抗体(TgAb 或 TPOAb)显著升高。

七、治疗

本病为自限性疾病,治疗仅仅是缓解症状,症状较轻的患者不需特殊处理,可适当休息,并给以非甾体抗炎药[28]。阿司匹林 0.5 ~ 1.0 mg 或吲哚美辛(消炎痛)25 mg,每日 3 ~ 4 次,疗程约为 2 周。对全身症状较重、持续高热,甲状腺肿大,压痛明显者,可采用肾上腺糖皮质激素治疗。首选泼尼松 20 ~ 40 mg/d,在治疗后数小时即可出现疼痛缓解,甲状腺肿大开始缩小,用药 1 ~ 2 周后逐渐减量,疗程为 1 ~ 2 个月,但停药后部分患者可能反复,再次用药仍然有效;伴甲亢时可给予小剂量普萘洛尔;如病程较长,有可能发生甲减,则予以甲状腺激素替代治疗。

第六节　慢性淋巴细胞性甲状腺炎

一、概述

慢性淋巴细胞性甲状腺炎(chronic lymphocytic thyroiditis,CLT)又称桥本甲状腺炎(Hashimoto thyroiditis,HT),1912 年由桥本首先报道,确切发病率不清楚。桥本甲状腺炎是最常见的自身免疫性甲状腺炎,以甲状腺淋巴细胞浸润为病理特征。本病多见于女性,女性患者是男性的 15 ~ 20 倍,各年龄均可发病,但以 30 ~ 50 岁多见。

二、病因与发病机制

慢性淋巴细胞性甲状腺炎是由遗传和环境等多种因素作用而引起的器官特异性自身免疫病。

（一）遗传与其他因素

本病有家族聚集现象，且女性多发。50%的患者有家族史；在同卵双生子中，HT 的发生比例明显高于异卵双生子。同时发现 HLA 基因与 HT 发生有关，在欧洲及北美国家，本病患者中 HLA-B8及 DR3、DR5 多见，而日本人多见的是 HLA-B35。

在碘缺乏地区或富含碘的地区，HT 发病率均上升。当碘过量时，遗传易感的动物发生甲状腺炎，其机制尚未阐明。有研究显示，饮水中添加碘，桥本甲状腺炎甲状腺损害明显加重，桥本甲状腺炎发生率增高；Tg 碘化后，T 细胞增殖，一些抗原决定簇消失及其他抗原决定簇出现，主要致病抗原 -Tg 自身抗原效力增加，自身免疫反应加重，导致桥本甲状腺炎。

（二）免疫学因素

本病的自身机制还不完全清楚。目前多倾向认为本病是由于先天性免疫监视缺陷，器官特异的抑制性 T 淋巴细胞数量或质量的异常所致。在体液免疫介导的自身免疫机制中，体外的 TPOAb对甲状腺组织有直接的细胞毒性破坏作用；其次是患者的甲状腺有广泛的淋巴细胞浸润，淋巴细胞产生不同的细胞因子，这些均表明细胞免疫介导的机制也参与本病的发生。

HT 患者甲状腺细胞的促凋亡蛋白 -Fas 表达增加。体外实验表明，致炎细胞因子可调节 Fas 的表达；HT 患者甲状腺细胞抗凋亡基因蛋白 Bcl-2及 Bcl-X 明显受损。虽然 Fas、TNF、TNF- 相关凋亡蛋白表达增加及其在 AITD 中的作用有争论，但 Fas、TNF、TNF- 相关凋亡蛋白仍存在于患者甲状腺组织中，并且有功能。

三、病理

甲状腺弥漫性对称性肿大，少数病例可不对称，体积可较正常大 4 ~ 5 倍，包膜完整、增厚，与周围组织少有粘连，一般表面光滑。切面无胶质，呈灰白色或灰黄色，或略呈分叶状肉样，质韧如橡皮。甲状腺整个或局部腺体内、间质内出现弥漫性淋巴细胞、浆细胞等炎症细胞浸润，并形成生发中心淋巴滤泡；纤维增生；滤泡细胞萎缩或增生，细胞呈嗜酸性变。

四、临床表现

本病典型的临床表现是：中年女性，病程较长，甲状腺呈弥漫性、质地硬韧的、无痛性轻度或中度肿大，病情发展慢，可有轻压痛、颈部局部压迫和全身症状不明显，常有咽部不适感。甲状腺肿大是 HT 最突出的临床表现，肿大可为轻度至重度，多数中等度肿大，为正常人的 2 ~ 3 倍。肿大多为弥漫性，可不对称，质地坚实如橡皮，随吞咽活动；表面常不光滑，可有结节，质硬；病程长，甲状腺肿大明显者可压迫食管、气管和喉返神经；病程晚期可出现甲状腺功能减退的表现。患者多数以甲状腺肿或甲减症状首次就诊。

五、辅助检查

（一）甲状腺功能

多数 HT 患者甲状腺功能正常，处于亚临床甲减时 TSH 轻微升高而 T_3、T_4 正常，显性甲减时 T_3、T_4 降低，而 TSH 升高。

（二）抗体测定

抗甲状腺抗体：抗甲状腺抗体测定对诊断本病有特殊意义。大多数患者血中 TgAb(20% ~ 50%)及 TPOAb（90%）滴度明显升高，可持续较长时间，甚至可达数年或十多年。血清 TgAb 在诊断HT 时，正确率比 TPOAb 更高，但进行两种抗体测定，其诊断价值可增高。

（三）甲状腺超声

腺体内部回声减弱，欠均匀，呈弥漫性改变，晚期呈"网格样"改变。

（四）甲状腺扫描

甲状腺显像表现为核素分布不均、为不规则的稀疏与浓集区，边界不清或表现为冷结节。甲状腺显像在本病中无特异诊断价值。

（五）甲状腺细针穿刺

可见成堆的淋巴细胞浸润。

六、诊断与鉴别诊断

（一）诊断

甲状腺弥漫性肿大、质韧、有时峡部增大或不对称，或伴结节，无论有无甲状腺功能的改变，均应怀疑 HT。伴有血中 TgAb 或 TPOAb 阳性，即可诊断。同时结合超声检查及细针穿刺，可进一步明确

（二）鉴别诊断

1. 单纯性甲状腺肿　多见于缺碘地区或年轻女性，甲状腺质地柔软，甲状腺自身抗体阴性，甲状腺功能也正常。

2. 甲状腺恶性肿瘤　多为结节性，坚硬而固定，可有淋巴结肿大。超声检查可显示肿瘤大小、回声、周围组织关系及周边血流情况，细针穿刺可找到肿瘤细胞。

七、治疗

HT 目前无特殊治疗方法。临床确诊后，视甲状腺大小、甲状腺功能及有无症状而决定是否进行治疗。对于甲状腺功能正常，甲状腺肿大轻微，又无明显压迫症状者，可随访观察，暂不治疗；对有明显甲减者，则需采用 TH 替代治疗，L-T$_4$ 片按 $1 \sim 2 \, mg/(kg \cdot d)$ 治疗，根据患者情况个体化逐渐调整到维持量。老年或有缺血性心脏病者，L-T$_4$ 从 $12.5 \sim 25 \, \mu g/d$ 小剂量起始，增加剂量应缓慢，间隔 4 周。妊娠期患者应增加 L-T$_4$ 剂量 $35\% \sim 50\%$。HT 有亚临床型甲减患者中 TSH > $10 \, \mu IU/L$ 时，80% 可发展成甲减，予以甲状腺激素替代治疗。对甲状腺肿大明显并伴有压迫症状者，采用 L-T$_4$ 制剂治疗可减轻甲状腺肿，但治疗时间不宜过长，以 6 个月为宜，避免长期应用而导致心房颤动、骨质疏松等不良反应；对于巨大甲状腺压迫到周围组织和器官者，可行手术治疗。

（赵成玉）

参考文献

[1] 葛均波，徐永健，王辰 . 内科学，9 版 . 北京：人民卫生出版社，2018.

[2] L Wang，P Gao，M Zhang.Prevalence and Ethnic Pattern of Diabetes and Prediabetes in China in 2013. JAMA，2017，317（24）：2515-2523.

[3] 李晓萍，周敏茹 . 青海省居民糖尿病患病率调查 . 现代预防医学，2015，42（2）：339-341.

[4] 张惠莉，高继东，代青湘 . 青海部分地区糖尿病患病情况的研究 [J] . 高原医学杂志，2009，19（2）：11-14.

[5] Bazo-Alvarez JC，Quispe R，Pillay TD. Glycated haemoglobin（HbA（1c））and fasting plasma glucose relationships in sea-level and high-altitude settings. Diabet Med. 2017，34（6）：804-812.

[6] Aryal N，Weatherall M，Bhatta YKD. Lipid Profiles，Glycated Hemoglobin，and Diabetes in People Living at High Altitude in Nepal. Int J Environ Res Public Health. 2017，14（9）. pii：E1041.

[7] Woolcott OO，Gutierrez C，Castillo OA. Inverse association between altitude and obesity：A prevalence study among andeanand low-altitude adult individuals of Peru. Obesity（Silver Spring），2016，24（4）：929-937.

[8] Woolcott OO，Castillo OA，Gutierrez C. Inverse association between diabetes and altitude：a cross-sectional study in theadult population of the United States. Obesity（Silver Spring），2014，22（9）：2080-2090.

[9] OO Woolcott，M Ader，RN Bergman. Glucose Homeostasis During Short-term and Prolonged Exposure to High Altitudes. Endocrine Reviews，2015，36（2）：149-173.

[10] K Okumiya，R Sakamoto，Y Ishimoto.Glucose intolerance associated with hypoxia in people living at high altitudes in the Tibetan highland.BMJ，2016，6（2）：e009728.

[11] Bernabé-Ortiz A，Carrillo-Larco RM，Gilman RH. Geographical variation in the progression of type 2 diabetes in Peru：The CRONICAS Cohort Study. Diabetes Res Clin Pract. 2016，121：135-145.

[12] 林果为，王吉耀，葛均波 . 实用内科学，15 版 . 北京：人民卫生出版社，2018.

[13] 中华医学会糖尿病分会 . 中国 2 型糖尿病防治指南 . 中国实用内科杂志，2018，38（4）：292-313.

[14] 杨历新，米娜，王叶，等 . 二甲双胍在高海拔地区糖尿病治疗中的安全性研究 . 中华内分泌代谢杂志，2010，26（10）：865-867.

[15] Lv X，Ren Q，Zhou L. Safety of Metformin Therapy in Patients with Type 2 Diabetes Living on anOxygen-Deficient Plateau，Tibet，China. Exp Clin Endocrinol

Diabetes，2018，126（7）：460-464.

[16] 葛均波，徐永健. 内科学，8 版. 北京：人民卫生出版社，2013.

[17] Z Liang，C Xu，YJ Luo. Association of iodized salt with goiter prevalence in Chinese populations：a continuity analysis over time.Mil Med Res，2017，4（1）：1-8

[18] Ladenson P，Kim M，Thyroid. Goldman-Cecil Medicine. 25 th ed. W. B. Saunders，2016.

[19] Schlumberger MJ，Filette S，Alexander EK，et al. Nontoxic Diffuse Goiter，Nodular Thyroid Disorders，and Thyroid Malignancies// Melmed S，Polonsky KS，Larsen PR，et al.Williams Textbook of Endocronology. 13 th ed. Philadelphia：Saunders，2016.

[20] Hunt PJ，Marshall SE，Weetman AP. Cytokine gene polymorphisms in autoimmune thyroid desease. J Clin Endocrinol Metab，2000，85（5）：1984-1988.

[21] Chen QY，Nadell D，Zhang XY. The human leukocyte antigen HLA DRB3* 0202/D1A1*0501. haplotype is associated with Graves'disease in African Americans. J Clin Endocrinol Metab，2000，85（4）：1545-1549.

[22] DaviesTF，LaurbergP，BahnRS. Hyperthyroid Disorders// Melmed S，Polonsky KS，Larsen PR， et al.Williams Textbook of Endocronology. 13 th ed. Philadelphia：Saunders，2016.

[23] Ross DS，Burch HB，Cooper DS. 2016 American Thyroid Association Guidelines for Diagnosis and Management of Hyperthyroidism and Other Causes of Thyrotoxicosis. Thyroid，2016，26（10）：1343-1421.

[24] Noh SJ，Lee H. Rapidly Progressing Fatal High-Altitude Illness in a Patient with Hyperthyroidism. High Alt Med Biol，2018，19（3）：288-290.

[25] Brent GA，Weetman AP. Hypothyroidism and Throiditis// Melmed S，Polonsky KS，Larsen PR，et al.Williams Textbook of Endocronology. 13 th ed. Philadelphia：Saunders，2016.

[26] Peeters RP. Subclinical Hypothyroidism. N Engl J Med. 2017，376（26）：2556-2565.

[27] Jonklaas J，Bianco AC，Bauer AJ. Guideline for the treatment of hypothyroidism. Thyroid，2014，24（12）：1670-1726.

[28] Samuels MH. Subacute，silent，and postpartum thyroiditis. Med Clin North Am，2012，96（2）：223-233.

第三十三章

高原皮肤病

青藏高原地区皮肤病的发生与地球上的一切生物和环境相关。青藏高原地区平均海拔 4000 m 以上，大气压与氧分压低，分别约为 61.18 kPa、13.03 kPa，而海平面地区大气压与氧分压分别约为 101.80 kPa 和 21.15 kPa；太阳辐射量随海拔的升高而增加，青藏高原部分地区年日照时数均在 2600 小时以上；由于日照长，蒸发量一般大于降水量 3 倍左右，最高可达 9.7 倍，年平均湿度在 50% 左右；空气稀薄，尘埃和水汽含量少，故大气透明，阳光透过大气层时，紫外线损失少，300 nm 紫外线在 4000 m 高原较海平面增加 2.5 倍，所以青藏高原地区是全国紫外线辐射量最多的地区。居民长期处在高海拔、强紫外线和缺氧干燥的环境中，光损伤性皮肤病特别是皮肤光老化发病率高。

由于紫外线辐射是环境因素中导致皮肤老化的最主要因素，皮肤含水量随老化而不断下降、不规则色素沉着、弹性降低及深在性皱纹增加；慢性日光照射还会引起皮肤微循环的改变，早期可表现为皮肤毛细血管扩张，晚期皮肤营养性小血管减少，毛细血管网消失，角化过度，无光泽。长期日光照射，接受紫外线的结果是高原皮肤癌的发病率增高，如皮肤鳞状细胞癌和恶性黑色素瘤病发生率增高。其次，由于高原地区特殊的自然环境，可能会引发一系列身体上的应激反应，例如冻疮、冻伤、瘙痒性皮性肤病等更易发生。此外，由于高原地区经济和生活条件相对落后，多种寄生虫病感染仍十分严重，因此，做好寄生虫防治工作对于高原地区人民健康和社会经济发展具有重要意义。

总之，预防和减少高原地区居民皮肤病的发生与做好高原地区皮肤病保健工作是广大皮肤科医疗工作者亟待解决的问题。

（郭　砚）

第一节　物理性皮肤病

高原地区紫外线强、湿度低、温度低、低氧浓度的生活环境，造成高原地区皮肤病以物理性皮肤病较突出。

一、光线性皮肤病

光线性皮肤病是指皮肤受光线（主要是紫外线等）照射后引起的急、慢性损伤。临床上常分为狭义和广义的两大类，前者是指人们接受了过强的光能作用或由于机体本身对光线的刺激耐受能力低下所引起的疾病，后者指光线可以促发或加重某些皮肤病的发生、发展过程。

（一）日晒伤

日晒伤（sunburn）又称为晒斑、日光性皮炎（solar dermatitis），日光红斑（solar erythema）或日光水肿（solar edema），是皮肤因中波紫外线强烈照射而引起的急性炎症反应。

1．病因与发病机制　本病主要由于皮肤接受了超过耐受量的紫外线，作用光谱以中 UVB（中波紫外线）为主，主要是由于 290 ～ 320 nm 的中波紫外线过度照射后使皮肤发生的光毒反应，其引起鲜红色的红斑。UVA（长波紫外线）引起深红色红斑。UVC（短波紫外线）引起皮肤粉红色的红斑。一方面可因日光过强、暴露时间过长，尤其是青海高原地区，紫外线强度普遍高于平原地区，同时昼长夜短。另一方面由于温度、湿度等客观环境影响，青藏高原地区干燥的环境进一步加重了皮肤损伤。

皮肤经紫外线过度照射后，细胞中蛋白质和核酸吸收大量的紫外线产生一系列复杂的光生物化学反应，局部产生多种活性物质，如 IL-1、IL-6、TNF、组胺、前列腺素等。这些物质弥散入真皮，引起血管扩张、细胞浸润等炎症反应，造成细胞组织破坏，细胞免疫力极其脆弱，一旦再被紫外线照射，就产生抗体，发生过敏反应，引起表皮、真皮的炎症反应。发病情况因光照强度、暴晒时间及个体皮肤敏感性而异[1]。

2．临床表现　长期室内工作者突然进行短期室外劳动，野外长途行军或进行较久的日光浴后易发生，妇女、儿童及浅肤色人群易发，在高山、雪山、海滩等环境易发，春末及夏季多见。

皮损多发生在日光暴晒后 2 ~ 12 小时。皮损一般局限在曝光部位。初发皮损为鲜红至猩红色水肿性斑（图 33-1），边缘鲜明，重者可出现水疱、破裂、糜烂，随后红斑颜色逐渐变暗、脱屑，留有色素沉着或减退。自觉灼热感或刺痛感，常影响睡眠。症状轻者 2 ~ 3 天内痊愈，严重者需 1 周左右才能恢复。个别患者可伴发眼结膜充血、眼睑水肿。日晒面积广时，可引起全身症状，如发热、畏寒、头痛、乏力、恶心和全身不适等，甚至心悸、谵妄或休克等。

部分患者在日晒后仅出现皮肤色素的变化，呈即刻性或迟发性色素沉着晒斑。前者是由 UVA 和可见光引起皮肤黑素前驱物质出现一过性可逆性氧化所致，通常日晒后 15 ~ 30 分钟即可出现，数小时后消退；后者由 UVB 引起表面皮黑色合成增加，在日晒后 10 小时出现，4 ~ 10 天达到高峰，可持续数月。日晒伤的临床分型如表 33-1 所示。

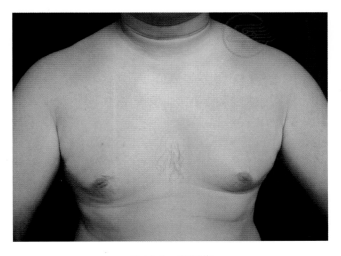

图 33-1　日晒伤

表33-1　日晒伤的临床分型

分型	临床表现
斑块型	皮疹为红色或暗红色浸润性斑块，多位于日晒部位，严重而时间长久者，可有周围毛细血管扩张和皮肤异色症改变，皮疹消退后有色素沉着，自觉剧痒
多形红斑型	皮疹为大小不等，边界清楚的红色或暗红色水肿性丘疹，边缘稍隆起
湿疹型	皮肤潮红、肿胀，表面可见密集的针头至米粒大小丘疹、水疱、糜烂、结痂及脱屑，似湿疹样外观，有时呈苔藓样变，自觉剧痒
痒疹型	皮疹为红斑、米粒至绿豆大小的丘疹、结节，病程较久可呈苔藓样变，消退后留有色素沉着

3. 病理　日晒伤的特征性病理改变是出现晒斑细胞（sun-burn cell），表现为棘细胞层部分细胞胞质均匀一致，嗜酸性染色，胞质深染，核固缩甚至消失。这种变性细胞周围可出现表皮海绵形成，角质形成细胞空泡化，伴真皮炎症细胞浸润。

4. 诊断与鉴别诊断　根据强烈日光暴晒史及典型临床表现，本病容易诊断，但需要与下列疾病进行鉴别：

（1）刺激性接触性皮炎：发生于任何季节、与日晒无关，起病前有刺激物接触史，皮疹仅限于接触部位，自觉瘙痒。

（2）烟酸缺乏症：皮疹不仅局限于暴露部位，还可累及非暴露部位。除皮疹外，还常伴发消化系统、神经精神系统症状。

（3）湿疹：皮损发生与照射及季节无关。

（4）多形性红斑：损害多见于手足，如有典型虹膜样红斑更易区别，发病与光照无关。

（5）红斑狼疮：皮疹为持久性红斑，表面有角化性鳞屑，毛囊口扩大，以及萎缩性瘢痕和毛细血管扩张。

（6）神经性皮炎：丘疹扁平与皮纹走行一致，与光照射无关，无季节影响。

5. 预防和治疗

（1）预防：①经常参加室外锻炼，增强皮肤对日晒的耐受能力；②避免日光暴晒，在上午 10 时至下午 4 时应尽量避免户外活动，或减少活动时间；③若在户外，应注意防护，如撑伞、戴宽边帽、穿长袖衣等，暴露部位外用物理性遮光剂如 5% 二氧化钛霜，也可选用含对氨基苯甲酸或二苯甲酮等成分的化学遮光剂，建议常规应用日光保护因子（sun protection faction，SPF）15 以上的遮光剂，有严重光敏感者需用 SPF30 以上的高效遮光剂。遮光剂要在日晒前至少 20 分钟使用。

（2）治疗：

1）局部治疗：外用药物治疗原则为消炎、安抚、止痛。轻者选用炉甘石洗剂；稍重者可用冰敷、糖皮质激素霜剂，可明显减轻症状。

2）系统治疗：有全身症状者可选择抗组胺药，重者或疗效欠佳者可口服小剂量糖皮质激素；还可选用羟氯喹口服，成人每日 0.4 g，分 1～2 次服用，根据患者的反应，该剂量可持续数周或数月。目前在临床治疗中，联合口服维生素 C（2 g/d）和维生素 E（1000 IU/d）8 天，可显著增加患者紫外线最小红斑量的值，降低对日晒伤的反应。

（二）多形性日光疹

多形性日光疹（polymorphous light eruption）是一种特发性、间歇性反复发作的、以多形皮损为特征，最常见的光照性皮肤病。

本病在紫外线强度有显著季节性变化的温带地区多发。海拔高、纬度高的地区患病率明显高于海拔低、纬度低的地区。

1. 病因与发病机制　目前认为本病是一种日光诱发的迟发型变态反应性皮肤病。光敏试验提示大多数患者的致病光谱在 UVA 范围内，少数则为 UVB 或 UVA 和 UVB 共同致病；光斑贴试验部分呈阳性反应。其发生也可能与遗传、内分泌、微量元素、代谢异常等有关。

2. 临床表现　发病有明显的季节性，一般发生于春季和夏季日晒后经 2 小时至 5 天见于光照部位发生的皮损。受累部位多位于曝光部位，按发生频率的高低依次为胸前"V"区、前臂伸侧和手背、上肢、面部、肩胛、臀部和下肢。中青年女性多见，皮肤白皙者易发。皮疹为多形性，如红斑、斑丘疹、丘疱疹、水疱、斑块或苔藓化等（图 33-2）。患者自觉瘙痒显著，一般全身症状轻微，但易反复发作。多形性日光疹的临床分型如表 33-2 所示。

本病病程长短不一，初发时有明显的季节性，以春季或夏初多发。但反复发作数月甚至数十年后，不仅无明显的季节性，皮损范围也逐渐蔓延至非暴露区，呈现为急性间歇性疾病。对每一个患者而言，常以一种皮损为主。反复发作者皮损瘙痒明显，影响正常的生活工作和容貌，但愈合后不遗留有色素沉着和瘢痕，全身症状也不明显。

3. 组织病理　其特征是血管周围 T 细胞浸润及真皮上部水肿。表皮水肿、灶性海绵形成、角化不全、棘层肥厚；真皮血管壁水肿，管周有以淋巴细胞为主的浸润，有时也有中性粒细胞和嗜酸

表33-2　多形性日光疹的临床分型

临床分型	临床表现
疱疹型	约占 1/3，皮疹以丘疱疹和水疱为主，成簇分布，伴有糜烂、渗液、结痂，或呈苔藓样变，又称湿疹型
丘疹型	约占 1/3，皮疹为密集分布的针头至粟粒大小的丘疹
痒疹型	皮疹为米粒至豆大的丘疹或小结节，较丘疹型大
红斑水肿型	皮疹为境界清楚的鲜红或暗红色、片状、水肿性红斑，浸润不明显
混合型	皮疹有两种或两种以上的皮疹，可同时或先后出现。其他尚有水疱型、多形红斑型、出血型、风团型、斑块型、虫咬样型等，但患者每次发作时同一部位皮疹的形态也基本相同

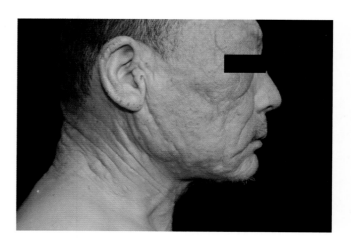

图 33-2　多形性日光疹

性粒细胞浸润，亦可见血管外红细胞（图 33-3）。

4. 诊断与鉴别诊断　主要根据发生于青年女性曝光部位的多形性皮损，但以某一类型为主进行诊断，常反复发作。需要与湿疹、慢性光化性皮炎、系统性红斑狼疮进行鉴别。

5. 预防和治疗　应避免暴晒，外出时可应用遮光剂，防止紫外线过度照射；对易感者也可在每年春季发病之前进行预防性光疗，先用小剂量紫外线照射皮肤，以后逐渐增加剂量，以提高皮肤对光线的耐受力。

（1）外用药物治疗：应根据皮损性质和部位选用药物及剂型，可外用糖皮质激素，但应避免使用焦油类等潜在光敏物质。

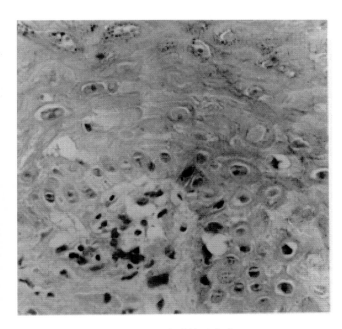

图 33-3　多形性日光疹

（2）内用药物治疗：以口服抗组胺药为主，但应避免使用氯苯那敏等光敏药物。症状明显、反复发作者可口服烟酰胺、氯喹或羟氯喹。β-胡萝卜素对部分患者有效。严重者可口服糖皮质激素或硫唑嘌呤 [2]。

（三）慢性光化性皮炎

本病是一组以慢性光敏感为特征的病谱性疾病，包括持久性光反应（persistent light reaction，PLR）、光敏感性湿疹（photosensitive eczema，PE）、光敏感性皮炎（photosensitive dermatitis，PD）、光线性类网织细胞增生症（actinic reticuloid，AR），病谱的两端分别是 PD 和 AR。以上疾病无论在临床表现和组织病理上均有一定相似性，它们是同一疾病的不同临床表现或病程中的不同阶段。

1．病因与发病机制　本病的致病光谱包括 UVA、UVB 和可见光。病因至今未明，临床和组织病理及免疫组化结果均提示本病为迟发性变态反应，考虑Ⅳ型超敏反应可能是该病的主要发生机制。另外，也与长期暴露在紫外线下有关系，高原为多发地区。

2．临床表现　本病的临床特征是好发于光暴露部位的持久性（一般超过 3 个月）瘙痒性湿疹样皮疹，患者对紫外线和（或）可见光的敏感性增高。好发于室外工作者，中老年男性多见，约

占 90%，75% 的病例伴有接触性和光接触性皮炎，且可在光敏感性发生之前出现；约 15% 的患者有湿疹史。皮损好发于面、颈、手背、前臂伸侧等暴露部位，严重者可累及非暴露部位，男性斑秃患者头顶部毛发稀疏区也是常见部位。皮损的性质呈皮炎湿疹样，急性期表现为暴露部位弥漫性、水肿性红斑，可有散在的丘疱疹和渗出。慢性期为暗红色、苔藓样、绿豆至黄豆大小、扁平肥厚的丘疹，常散布于一处，或增大集聚成数厘米大小的斑块，境界清晰，表面无鳞屑和渗出，搔抓后可呈苔藓样和表面剥蚀。部分患者由于前额或乳突部有结节样损害，面部呈狮面状。严重者可发展成类似淋巴瘤的皮损。病程中，部分患者眉毛和毛发可残缺或脱落，色素沉着或色素减退区域可见，极少数病例可发展为红皮病。

本病发病初期，春、夏季加剧，但病程较长后，一般无明显季节性。患者常难以提供明确的过敏原信息。慢性光化性皮炎为慢性持久性疾病，反复发作，终年不愈。但随着病程的延长，相当比例的患者光敏感性可逐渐消退，预后较好。

3．病理表现　皮肤组织病理变化无特异性，类似于皮炎湿疹的改变。早期为表皮角化不全、海绵形成、棘层轻度增厚，表皮嵴增宽、伸长，真皮血管周围有以淋巴细胞为主的浸润，并可侵入表皮质，有时也可出现少量浆细胞和嗜酸性粒细胞。晚期改变类似于皮肤 T 细胞淋巴瘤或假性淋巴瘤样改变，真皮血管周围有淋巴细胞、组织细胞、嗜酸性粒细胞和肥大细胞浸润，范围广、数量多，灶性分布或密集成片，并可出现不典型淋巴细胞及 Sezary 样细胞。

4．诊断与鉴别诊断　本病的诊断标准为：①持久性皮炎或湿疹样皮损，可伴浸润性丘疹和斑块。皮疹主要累及曝光区，也可扩展到非曝光区，偶尔呈红皮病；②覆盖区皮肤进行最小红斑量测定，患者对 UVB 异常敏感，也常对 UVA 或可见光敏感。光激发试验和光斑贴试验可呈阳性；③组织病理无特异性，类似于慢性湿疹和假性淋巴瘤。

本病需与一般皮炎、湿疹类疾病、暂时性光反应、多形性日光疹、皮肤 T 细胞淋巴瘤 [3-5] 等疾病鉴别。

5．预防和治疗　包括避光、药物治疗等。

（1）严格避光：严重光敏感者需将荧光灯管改为白炽灯照明。通过斑贴试验和光斑贴试验检

测过敏原，并尽可能避免接触包含过敏原的用品和药物。外出时使用宽谱遮光剂、戴宽檐帽、穿长袖衣等。

（2）全身药物治疗：大剂量烟酰胺（每天 1.2～1.5 g）、羟氯喹（0.2 g，每天 2 次，连服 6～8 周），辅以抗组胺药和 B 族维生素，有一定疗效。急性加剧期，可加用小剂量糖皮质激素（泼尼松 20～30 mg/d）或雷公藤制剂（20 mg，每天 3 次）控制病情。严重病例可选用沙利度胺，每天 150～300 mg，病情控制后逐渐减量维持。酌情考虑使用免疫抑制剂硫唑嘌呤（每天 100～150 mg）。对反复发作患者也可联合使用羟氯喹与糖皮质激素或硫唑嘌呤，可增强疗效。对上述治疗无效者可试用环孢素 A，但停药后仍易复发，而且治疗过程中需要检测血药浓度，以尽量避免不良反应的发生。

（3）局部治疗：一般使用糖皮质激素抑制剂。有建议在 UVA 照射后立即外用强效糖皮质激素，疗效较好。另外，外用他克莫司软膏也有一定疗效 [6]。

二、手足皲裂

手足皲裂（rhagades）是指由各种原因引起的手足部皮肤干裂，既可是一种独立的疾病，也可以是某些皮肤病的伴随症状。伴有疼痛，严重者可影响日常生活。

（一）病因与发病机制

由于手足皮肤，尤以掌跖部位皮肤角质层较厚且无皮脂腺等生理特点，加之老年人、鱼鳞病、角化症等情况，在日常生活工作中受到外界因素（如干燥、摩擦、外伤，酸、碱等溶剂，真菌感染等）影响，均易导致本病的发生，高原地区常年气候干燥，对本病有着直接影响。

（二）临床表现

好发于秋冬季。多累及成年手工劳动者的指屈侧、掌跖、足跟、足跖或经常受摩擦、牵拉的部位。皮损多顺皮纹方向发生。根据裂隙深浅程度可分为三度（表33-3）：

表33-3　皲裂皮损分度

程度	皮损改变
一度	仅达表皮，无出血、疼痛等症状
二度	达真皮浅层，轻度疼痛，但不引起出血
三度	由表皮深入真皮、皮下组织，常引起出血和疼痛

自觉症状的程度取决于皲裂的深度及范围。

（三）诊断与鉴别诊断

根据典型临床表现易于诊断。本病需与手足湿疹、掌跖角化症、手足癣等疾病相鉴别。

（四）预防与治疗

在干燥寒冷季节常用温热水浸泡手足，然后外涂有滋润作用的油脂；应尽量减少局部摩擦，同时应避免接触酸、碱或有机溶剂；积极治疗湿疹、手足癣等基础疾病；可外用 10%～20% 尿素霜、水杨酸或维 A 酸软膏；严重者先用热水浸泡患处，再用刀片将增厚的角质层削薄，然后用药。

三、冻疮

冻疮（chilblain）是一种发生于寒冷季节的末梢部位皮肤局限性、淤血性、红斑炎症性疾病。

（一）病因与发病机制

长期暴露于寒冷、潮湿的空气中，加之患者末梢血液循环较差为主要发病因素，缺乏运动、手足多汗、营养不良、贫血、鞋袜过紧、户外工作及慢性消耗性疾病，均可为本病诱因。受冻部位的皮下动脉由于寒冷的刺激而收缩，导致血流淤滞、组织缺氧引起细胞损伤，如受冻时间较长，动脉持续痉挛，导致血管麻痹而出现静脉淤血，毛细血管扩张，渗透性增加，血浆渗入组织间隙而引发本病。

（二）临床表现

本病易发于初冬、早春季节。各年龄组均可发生，但以儿童、青年妇女或末梢血液循环不良者多见，这些患者常伴有四肢末端发凉、肢端发绀、多汗等。好发于手指、手背、耳郭、鼻尖等肢端暴露部位。皮损为局限性水肿性紫红斑，按之退色，去压后恢复红色，严重时可有水疱，破溃后形成溃疡，局部有肿胀感，暖热后瘙痒，溃烂后疼痛（图33-4）。

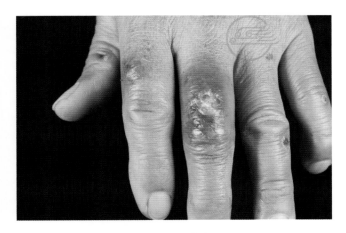

图33-4　冻疮

（三）诊断与鉴别诊断

根据发病季节和典型临床表现易于诊断。

本病需与多形红斑相鉴别：后者青壮年好发；春、秋季节易发病，常有前驱呼吸道感染史或用药史，可有头痛、畏寒、肌肉酸痛等前驱症状；皮损多呈典型的同心圆状靶型损害或虹膜样皮损。

（四）预防和治疗

应注意保暖，避免暴露于湿冷环境中。坚持体育锻炼可促进血液循环，提高机体对寒冷的耐受性。

1. 外用药物治疗　未破溃皮损可外搽貂油、蜂蜜、辣椒制剂等促进血液循环，已破溃皮损可用抗生素软膏，也可用氦氖激光等理疗。

2. 口服药物治疗　可口服烟酸、硝苯地平等血管扩张药[7-8]。

四、冻伤

冻伤（cold injury）是指在低温（–10～–2℃）作用下局部或全身组织受到的急性损伤，最容易累及耳、鼻、面颊、指、趾等部位（图33-4）。

（一）病因与发病机制

引起冻伤的因素除寒冷外，还与环境潮湿、人体局部血液循环不良或因体弱、过度疲劳、营养不良，创伤等引起的抗寒能力降低等因素有关，高原地区寒冷时间较长，尤其是保暖设施及条件不完善的牧区较为常见。

冻伤的机制包括两个方面：初期当低温直接作用于机体后，引起血管强烈收缩、组织缺血，发生冻结，细胞间隙形成冰晶，细胞外液渗透压升高、细胞脱水、血管内皮细胞破裂，最终导致细胞变形、坏死；后期脱离寒冷环境在复温的过程中，血管扩张，冰晶溶解，血液进入扩张的微血管后很快淤积，引起组织水肿和表皮下水疱，同时由于炎症反应产生了许多炎症介质，促进动静脉血栓形成，加重组织缺氧。在冻伤的过程中，黑色素细胞对寒冷比较敏感，–7～–4℃即可出现损伤，这也是冻伤后容易出现色素减退的机制。冻伤的程度与受冻温度、时间及局部组织的耐寒能力有关，温度越低、时间越长，则病变越重；皮肤和皮下组织的耐寒能力较肌肉、肌腱和骨骼等差，故受损较重。

（二）临床表现

冻伤好发于指、手、足、耳、面颊等肢体末梢和暴露部位，此为局部冻伤。全身冻伤也称冻僵，因停留在低温度中过久所致，很少见。冻伤后皮肤颜色苍白、冰冷、疼痛和麻木，复温后才表现出特征，可将冻伤分为四度（表33-4）。

表33-4　冻伤的分度

程度	皮损改变
Ⅰ度冻伤	仅累及表皮质，伴皮肤麻木和红斑、瘙痒，冻伤面明显充血和水肿，没有明显组织坏死；复温后，出现红肿、刺痛和灼热等症状
Ⅱ度冻伤	累及皮肤全层，表现为红肿、灼痛、痒刺痛，皮肤出现浅表水疱，水疱内是清亮或乳白色液体，水疱周围有环状红斑和水肿
Ⅲ冻伤	皮肤全层坏死，皮肤发绀、表面感觉消失、疼痛剧烈，冻伤区周围出现水肿和血性水疱，病变累及真皮网状纤维及真皮下血管丛；坏死痂皮脱落后，露出肉芽组织，不易愈合
Ⅳ度冻伤	达皮下组织全层，导致肌肉和骨组织坏死，皮肤呈紫蓝色、表面感觉消失、疼痛难忍，冻伤区与健康组织交界处出现水疱，2周左右出现干性坏疽，并发感染者为湿性坏疽[9]

（三）预防和治疗

1. 预防 采取适当的预防措施，防止冻伤的发生。

（1）在寒冷的环境中，要注意末梢、暴露部位的防寒、保暖，戴好手套、口罩、耳罩等，减少散热。

（2）防潮湿，保持局部干燥，衣物受潮后及时更换。

（3）适当运动，促进血液循环，避免在寒冷环境中长时间处于静止状态。

2. 治疗 治疗原则是根据冻伤的程度采取中和治疗措施，最大限度地保留正常组织，尽量减少瘢痕和伤残的发生。

（1）快速复温：迅速使患者脱离低温环境，并采用快速复温法，即将冻伤部位浸泡在 38～42℃ 的温水中 5～7 分钟，使皮肤颜色和感觉恢复正常。然后用无菌温盐水冲洗干净。冻伤的肢体应稍抬高，并将伤肢制动，以免加重组织损伤。

（2）局部处理：Ⅰ度冻伤如发生肿胀和充血，应保持局部干燥、卧床休息、抬高患肢，数日后可痊愈。Ⅱ度冻伤局部用 1%苯扎溴铵消毒后用干软的敷料保暖；有水疱时，应保持水疱完整；较大水疱需要抽液时，应注意无菌操作，防止继发感染；有感染时应先用抗菌纱布，然后再用冻伤膏，促进上皮生长。Ⅲ～Ⅳ度冻伤首先要保持创面的清洁、干燥，多采用暴露疗法；待坏死组织分界清楚后，可行清创术或植皮术；肢体严重坏疽者，可考虑截肢。严重的足跟冻伤患者，手术时可采用皮瓣移植修复，疗效较好。

（3）系统治疗：Ⅲ、Ⅳ度冻伤应考虑系统治疗。①加强支持治疗，给予高蛋白和高维生素、高热量的饮食；②抗瘀滞剂：低分子右旋糖酐（500～1000 ml/d）和丹参（20 mg/d）；③抗凝剂及纤溶剂：肝素，每次 1～2 mg/kg，加入 10% 葡萄糖溶液或生理盐水 100 ml 中静脉滴注，每隔 6 小时一次；也可用尿激酶、双香豆素等；④血管扩张药及解痉药：硝苯地平 20 mg，每天 3 次；也可用烟酸、氨茶碱；⑤保护血管内膜药：维生素 E，200 mg，每天 3 次；也可用芦丁；⑥其他：注射破伤风抗毒素；创面较大时，使用抗生素预防感染。

发生全身冻伤时，除采用上述方法外，还需要保持呼吸道通畅，防止休克和肺部感染、维持水、电解质及酸碱平衡。

五、寒冷性多形红斑

寒冷性多形红斑又称多形红斑型冻疮。国内外学者观察到部分患者可演变成复发性多形红斑，即在夏季仍有发病，因此认为该病仍属于多形红斑的范畴。

（一）病因与发病机制

本病主要与寒冷有关，主要是寒冷引起末梢血液循环障碍，由于患处血管微循环不畅，引起免疫物质的释放。部分患者血液中 IgG 和循环免疫复合物增高，提示本病与免疫反应有一定的关系。本病是由混合型血冷球蛋白引起的一种血管损害。

（二）临床表现

本病好发于冬、春寒冷季节，好发于 11～35 岁患者，男女均可累及，约半数患者可反复发作 2 年以上，病程最长可达 20 年。皮疹多位于四肢末端、面和耳部等暴露部位，少数发生于踝、膝关节，腰和臀部，表现为水肿性丘疹及中央有水疱的水肿性紫红斑，或可呈轻度出血性红斑，亦可见虹膜样红斑，中央有水疱，并发生糜烂。多伴瘙痒或可不痒。皮疹持续 2～3 周后可自然消退，但可反复发作，一般在寒冷季节复发，春暖后消失。本病可与冻疮同时存在，但持续时间较冻疮短。

实验室检查：少数患者冷凝集试验、冷球蛋白阳性、IgG、免疫复合物增高。甲周微循环检查见血管形态异常，动、静脉支增粗，血液流速缓慢，管襻模糊，数目减少，周围渗出，襻顶淤血。

（三）病理表现

表皮水肿，海绵形成，有表皮下水疱，部分区域出现坏死，基底细胞液化变性；真皮上部毛细血管扩张，周围有单核细胞为主的炎症细胞浸润。

（四）诊断与鉴别诊断

诊断标准为：①好发于冬、春气候寒冷时；②皮损主要呈多形红斑样，丘疹甚至水疱、瘀点；③皮损好发于面部、耳部、四肢远端暴露部位，也可累及臀部、两侧髋部、腰部等处；④气温升高后可自行缓解；⑤皮损多伴瘙痒。

本病需要与冻疮、多形红斑、多形性日光疹相鉴别。冻疮的皮疹局限性分布、以暗紫红色的斑块、结节为主，可以出现破溃，往往持续整个冬季。

（五）预防和治疗

1. 预防 应在寒冷季节到来之前，注意防寒保暖，尤其是四肢末端和暴露部位；锻炼身体，增强机体的抗寒能力。

2. 治疗 主要以活血化瘀、改善微循环、抗组胺、非特异性抗炎、中医中药及物理性疗法为主。可选用系统口服桂利嗪（50 mg，每天 3 次，儿童酌减）、赛庚啶（4 mg，睡前服）、维生素 E（100 mg，每天 3 次）、雷公藤制剂等药；局部外用维生素 E 软膏、肝素软膏等；亦可使用频谱仪、红外线等局部照射；中药可用二甘汤外治，即以甘遂和甘草各 9 g，加水 1500 ~ 2000 ml 煮沸 10 分钟后，先熏后洗患处，各 10 ~ 15 分钟，每天 1 次，4 ~ 10 天见效[10]。

（郭 砚 焦 洋）

第二节　色素性皮肤病

色素性疾病受紫外线照射影响较大，尤其是表皮、真皮色素增加性疾病，发病率明显高于平原地区。同时也造成了在防治过程中，重点强调防晒。

一、雀斑

雀斑（freckle）是常见于面部的一种褐色点状色素沉着斑，日晒可促发和加重本病。

（一）病因与发病机制

遗传倾向，以常染色体显性遗传为特征。接受日光、X 线、紫外线照射后，能使表皮中黑素细胞迅速变成氧化型而使皮疹颜色加深、形态变大、数目增多，形成雀斑。日光照射对本病皮疹的发生是必需因素。

（二）临床表现

雀斑在 3 ~ 5 岁出现，女性居多。好发于面部，特别是鼻和两颊部（图 33-5），手背、颈与肩部亦可发生，而非暴露部位和黏膜无皮疹。损害为针头至米粒大，淡褐色到黑褐色点状斑，呈圆形、卵圆形或不规则形，大小不一，数目不定，从稀疏的数个到密集成群的数百个，孤立、不融合，无自觉症状。从春末夏初开始，皮疹逐渐增大，数目增多，颜色加深而渐趋明显。秋末冬初开始，皮疹颜色逐渐变淡、变小、数目减少。

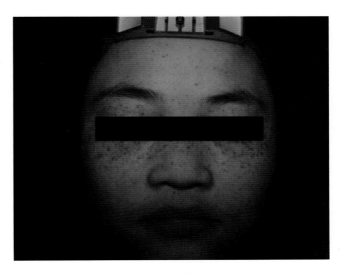

图 33-5 雀斑

（三）诊断与鉴别诊断

雀斑诊断较容易，主要与雀斑样痣、面正中雀斑样痣鉴别。雀斑样痣是一种良性、散在性的色素沉着性斑疹。也多见于儿童，但可发生于任何年龄，皮损数目较少，颜色更深，呈无褐色至深褐色，分布不限于日晒部位，与日晒有关，任何部位均可发生，包括黏膜。组织病理示表皮突延长，形如棒状，基底层黑素细胞数目增加，真皮上部可有黑素细胞及轻度炎症。

（四）预防及治疗

在高原地区，避免日晒和应用适合的防晒剂很重要，更建议物理防晒与化学防晒同时进行。

1. 脱色剂氢醌霜的使用可获暂时疗效，但需要注意用法用量；亦可用液氮或水杨酸、果酸将雀斑剥脱，但需慎重（在高原地区任何剥脱治疗都应要仔细斟酌，剥脱治疗会破坏角质层，在恢复期，如果无有效防晒措施，很容易造成色素沉着）。

2. 调Q激光单次治疗雀斑均有较好疗效，多次强脉冲治疗疗效肯定[11]，但在术前需要仔细询问是否符合激光治疗标准（如是否有暴晒史，观察患者，当肤色偏暗或面、颈、手臂颜色不一致时，需仔细询问近期防晒情况），仔细评估患者肤色、皮肤干燥情况，酌情调整激光能量参数。

3. 需要对患者强调术后防晒、保湿的重要性。同时告知患者，激光及剥脱治疗不能防止复发，但严格防晒可以降低复发率。

二、黄褐斑

黄褐斑（chloasma）是多见于中青年女性面部的色素沉着性皮肤病。面部的黄色色素沉着斑称为黄褐斑，多对称分布于面颊部，形如蝴蝶，亦称为蝴蝶斑。

（一）病因与发病机制

病因尚不清楚，本病多见于女性，血中雌激素水平升高是主要原因，从青春期到绝经期妇女均可发生。紫外线照射、使用化妆品、妊娠、内分泌紊乱、药物（如避孕药、氯丙嗪、苯妥英钠等）、微量元素失衡等均可引起黄褐斑，其中妊娠引起者又称妊娠斑，与雌激素水平升高有关，分娩后可消失。某些慢性疾病（如妇科疾病、肝炎、慢性酒精中毒、甲亢、结核病、内脏肿瘤等）患者也可发生。本病发生还可能受遗传因素的影响。

（二）临床表现

多累及中青年女性，男性也可发生。常于春、夏季加重，秋、冬季减轻。好对称发生于颜面颧部及颊部的突出部位和前额，亦可累及眉弓、眼周、鼻背、鼻翼以及上唇、下颌等部位，偶尔也

发生于前臂。皮损一般不累及眼睑和口腔黏膜。典型皮损为淡黄褐色、暗褐色或深咖啡色斑，深浅不定，斑片形状不一，呈圆形、条形，或呈蝴蝶形（图33-6）。色斑边缘清楚或呈弥漫性，局部无炎症及鳞屑，也无主观症状，可持续数月或数年。受累范围及大小因人而异，色斑深浅随季节、日晒及内分泌等因素而变化，有时还与患者休息及精神状况有明显关系，精神抑郁、熬夜、疲劳可加重色素沉着。

（三）诊断与鉴别诊断

根据损害的黄褐色变化，多见于中青年女性及好发部位等特点，一般容易诊断。高原地区由于紫外线强，黄褐斑发病率较高，同时需要注意，大多数患者可能多合并雀斑、日光性角化等。建议根据临床表现结合皮肤镜与下列疾病仔细鉴别：

1. 雀斑 浅褐或暗褐色斑点，较小，分布散在而不融合，常在儿童期发病，青少年女性多见，有家族史，夏季明显，冬季变淡或消失。

2. 太田痣 淡青色、深蓝色或蓝黑色斑片，大多为单侧性分布，患者结膜、巩膜可呈青蓝色，多自幼发病，易于鉴别。

3. 瑞尔黑变病 灰紫色至紫褐色网点状斑点，可融合成片，其上常有粉状细小鳞屑附着，色斑与正常皮肤边界不明显，好发于前额、颧部和背、颈侧。

4. 褐青色痣 蓝棕色斑片，直径为1~5 mm，圆形或不规则形，边界清楚，数个至数十个，通常为10~20个，对称分布于颧部、鼻侧、眼眶、前额等处，以30~40岁女性多见，黏膜不受累。

（四）预防和治疗

首先应寻找病因，并予以相应处理。防晒是

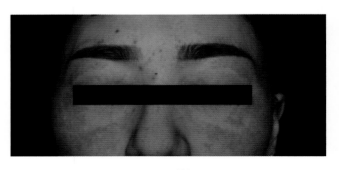

图33-6 黄褐斑

防治黄褐斑不可缺少的措施，应用广谱（UVA 和 UVB）遮光剂可改善病情。但需要注意，部分患者即便进行防晒后，黄褐斑也很难改善。需要通过综合治疗，妊娠期间适当补充富含维生素 C 与维生素 E 的食物；注意保持乐观的情绪；可观察患者舌下是否有静脉曲张来判断患者是否需要活血治疗；仔细询问女性月经情况，积极治疗可能诱发或者加重黄褐斑的相关疾病（如肝疾病以及某些妇科疾病）。

1. 基础治疗　避免诱因，调整生活方式；注意防晒；修复皮肤屏障。

2. 系统治疗

（1）全身药物治疗：氨甲环酸可竞争性结合酪氨酸酶的底物（酪氨酸）结合位点，从而抑制黑素合成，还具有抑制血管形成，减轻红斑的作用，用法为每次 0.25 ~ 0.5g，每日 2 ~ 3 次，用药 1 ~ 2 个月起效，治疗时间越长，疗效越好，建议连续使用 6 个月以上。

（2）维生素 C 和维生素 E：维生素 C 能阻止多巴氧化，抑制黑素合成，维生素 E 具有较强的抗脂质过氧化作用，两者联合应用疗效更强。

（3）局部药物治疗：①氢醌及其糖苷衍生物为黄褐斑治疗的一线用药，常用浓度 2% ~ 5%，浓度越高脱色效果越强，但皮肤刺激性也越大，通常每晚使用 1 次，治疗后 4 ~ 6 周可有明显效果，6 ~ 10 周效果最佳。②熊果苷和脱氧熊果苷是一种氢醌的葡萄糖苷衍生物，局部使用刺激性比氢醌小。

（4）果酸、水杨酸化学剥脱术：治疗浓度 < 35%，治疗频率为 2 周 / 次，4 ~ 6 次为 1 个疗程。

（5）激光 / 强脉冲光治疗：一般 4 周治疗 1 次，治疗不超过 5 次。

（6）纳米晶片：通过纳米晶片上每一个小于 80 nm 的凸点瞬间打开皮肤通道，使更多的药物被吸收。

建议在高原地区任何光电治疗都需要慎重考虑，任何治疗最好都结合口服药物。推荐氨甲环酸导入治疗，不受激光使用条件的限制。光电治疗后需重点向患者强调术后防晒、护理的重要性。

三、雀斑样痣

雀斑样痣（lentigo）又称黑子、痦子，是一种获得性或先天性表皮黑素细胞增加疾病，包括泛发性雀斑样痣、多发雀斑痣样综合征、日光性雀斑痣及色素沉着息肉综合征等。本节介绍常见的几种。

（一）病因与发病机制

病因未完全阐明，过去认为主要与日光暴露及皮肤老化有关，长时间暴露于紫外线下的高原地区人群多发。

（二）临床表现

1. 单纯雀斑样痣（lentigo simplex）　多于儿童时期发生，常见于面部、掌跖。损害并不限于光暴露部位，颜色不受日晒影响，为圆形或椭圆形斑疹，直径为 2 ~ 4 mm，呈褐色或黑褐色，单发或多发。如果损害数目多，则称泛发性雀斑样痣（图 33-7）。

2. 老年雀斑样痣　又称老年性雀斑样痣，好发中老年人，特别是 60 岁以上较为常见。常见于光暴露部位，如面部、手背及前臂等，也可发生在身体任何部位。皮损单发或多发，为灰色、暗棕色或黑色的不规则斑疹或斑片，表面光滑且颜色一致，无角化，边界清楚，直径为 1 ~ 5 mm，通常不超过 1 cm，散在分布，亦可密集排列但不融合。随着年龄增长，可发展成脂溢性角化症。

（三）鉴别诊断

老年性雀斑样痣可伴有脱色斑、光化性紫癜和皮肤其他的慢性光化性退行性改变。临床上有时难与早期脂溢性角化病及恶性雀斑样痣鉴别。

（四）治疗

1. 一般不需治疗　若患者需求可选用液氮冷冻、激光等物理治疗。不管用哪一种方法，都需掌握一定技巧，如时间、剂量、范围、深浅等，这对于疗效有很大影响，而且容易复发。手术切除可根治。

2. 局部治疗　维 A 酸类霜剂或软膏常用浓度为 0.025% ~ 0.1%，应从低浓度开始，逐渐提高浓度。

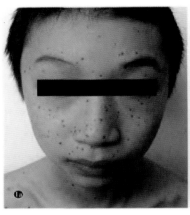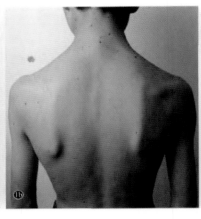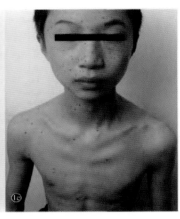

图 33-7　多发性雀斑样痣

（1a）面部较多扁平斑疹，孤立不融合；（1b）背部、颈部散发数枚黑色斑疹；（1c）全身泛发黑色斑疹，尤以面部居多

四、恶性雀斑样痣

恶性雀斑样痣又称原位黑色素瘤（melanoma in situ）、非侵袭性黑色素瘤（noninvasive melanoma）。通常发生于 50～70 岁老年人，无性别差异。

（一）病因及发病机制

与日光中紫外线对黑素细胞的累积致突变作用有关。

（二）临床表现

皮疹好发于有慢性日光损伤的皮肤，以曝光部位为主，特别是颧部，也可见于躯干、四肢，偶尔见于结膜、口腔黏膜等，为单个色素斑，颜色褐黑不匀，边缘不规则，可向一边侵袭扩展，而另一边自行消退。病损直径可由初期的 6 mm，在数年内缓慢扩展至 6 cm。临床特点可归纳为 ABCD：A 为不对称；B 为边缘不规则；C 为颜色多样；D 为直径 > 6 mm。近半数患者于起病后 10～15 年发展为恶性黑色素瘤，据统计约占全部黑色素瘤的 5%。

（三）组织病理学

早期损害见表皮突变平，黑素细胞增大、异型；继而黑素细胞增多、不规则分布于表皮真皮分界处，进而异型黑素细胞呈灶状聚集并向表皮浅层移行；最后，黑素细胞更不典型，演变成原位恶性黑色素瘤。约 1/3 损害的黑素细胞穿过基底膜，侵入到真皮下方可，发展为黑色素瘤，并有转移的可能。

（四）诊断与鉴别诊断

斑疹迅速扩大，且发生颜色改变，形状不规则时应考虑此病。但确诊需病理检查。本病需与日光性雀斑样痣、交界痣、脂溢性角化病、色素性基底细胞癌、色素性日光性角化病、表浅扩散型黑素瘤等疾病鉴别。

（五）治疗

密切观察皮损演变情况，必要时可酌情选用手术、激光与冷冻等治疗。

（郭　砚　焦　洋）

第三节　瘙痒性皮肤病

我国青藏高原地区，气候常年干燥，湿度低，造成瘙痒症尤其是季节性瘙痒症高发。因此本节重点介绍瘙痒性皮肤病。在高原地区，一定要注意保湿。

一、瘙痒症

瘙痒症是一种仅有皮肤瘙痒而无原发性皮损的皮肤病。

（一）病因与发病机制

本病的病因较为复杂，多种内、外因素可引起全身性瘙痒症，其中内因包括个体皮肤状态（如老化情况等）、神经精神因素（如各种神经功能障碍或器质性病变以及情绪紧张、精神创伤、焦虑、恐惧、易激动和抑郁等）、系统性疾病（如肝病和肾疾病、血液病、内分泌和代谢性疾病、恶性肿瘤、寄生虫等感染性疾病以及某些慢性病灶等）、妊娠、药物或食物过敏等；外因包括环境因素（如季节、温度、湿度、光线、工作和居住环境等）、生活习惯（如肥皂、清洁护肤化妆品、穿着衣物等）。某些原发皮肤病尚可引起局限性瘙痒症，如感染（真菌、滴虫、阴虱等）、衣物刺激、药物刺激等引起的外阴瘙痒症和阴囊瘙痒症，痔疮、肛裂、蛲虫感染等引起的肛周瘙痒症等。

（二）临床表现

一般无原发性皮损出现，瘙痒为本病特征性表现。全身性瘙痒症患者的瘙痒可开始即为全身性，或最初限于一处，继而扩展至全身，或部位不固定，常为阵发性且夜间为重；局限性瘙痒症表现为局部阵发性剧痒，好发于女性阴部、阴囊、肛周、小腿和头皮部位。情绪波动、温度变化、衣服摩擦等刺激可引起瘙痒发作或加重。搔抓可引起继发性皮损，包括条状抓痕、表皮剥蚀、血痂（图33-8）、色素沉着或减退，继发可呈湿疹样变和苔藓样变，还可继发各种皮肤感染，如毛囊炎、疖、淋巴结炎等。此外，尚可表现为灼热、

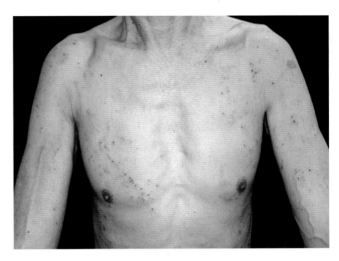

图33-8　瘙痒症

虫爬、蚁行等感觉。

特殊类型的全身性瘙痒症包括：

1. 老年性瘙痒症（pruritus senilis）　瘙痒是65岁以上老年人最为常见的皮肤症状。原因包括皮肤腺体功能减退、神经末梢出现年龄相关性的改变、疼痛性神经纤维传入功能缺陷而使中枢抑制瘙痒的功能出现障碍。

2. 季节性瘙痒症（seasonal pruritus）　冬季常由气候干燥引起，在使用肥皂洗浴后或脱衣睡觉时瘙痒加剧，尤见于小腿胫前部。少数患者夏季发生，秋季自愈，病因不明。

3. 外阴和阴囊瘙痒（pruritus vulvae and scroti）最初认为外阴和阴囊瘙痒是一种精神疾病。急性外阴部瘙痒通常是由感染引起，但也要考虑过敏性或刺激性接触性皮炎。慢性外阴部瘙痒可以由皮肤病（如银屑病、特应性皮炎、硬化性苔藓、扁平苔藓）、恶性肿瘤（如乳房外佩吉特病、鳞状细胞癌）或萎缩性外阴阴道炎引起。

4. 头皮瘙痒（scalp pruritus）　任何瘙痒性的皮肤病（如脂溢性皮炎、银屑病和毛囊炎）均可表现为头皮的局限性瘙痒，因此头皮瘙痒时首先要考虑是否有上述疾病。但头皮瘙痒也可以没有任何客观症状。

（三）诊断与鉴别诊断

根据全身性或局限性瘙痒，仅有继发改变而无原发性皮损，可以明确诊断。

全身性瘙痒症需与疥疮、虫咬皮炎、荨麻疹等进行鉴别。局限性瘙痒症需与局部真菌、滴虫等感染、接触性皮炎和湿疹等进行鉴别。

（四）预防和治疗

需明确有无系统性疾病并及时治疗，避免局部刺激，包括搔抓、洗烫及不当治疗，忌食刺激性食物。

1. 外用药物治疗　可用止痒剂及润肤剂（如含薄荷、樟脑、硫黄的炉甘石洗剂、乙醇制剂或霜剂，以及维生素 E 霜、硅霜等）、表面麻醉剂（如利多卡因、丙胺卡因或普鲁卡因等）、抗组胺药（如 5% 多塞平溶液）等，强效糖皮质激素短期外用可缓解症状。

2. 口服药物治疗　瘙痒剧烈或外用疗效欠佳者，可口服抗组胺药、镇静催眠药、三环类抗抑郁药（如多塞平 25 mg/d，或阿米替林 25 ～ 50 mg/d），或静脉注射 10% 葡萄糖酸钙 10 ml/d，严重者可应用普鲁卡因静脉封闭。

3. 屏障修复乳膏和联合疗法　使角质层保持水分，提供外源性屏障，减少经皮水分丢失（trans epidermal water loss，TEWL）。特应性皮炎患者使用富含神经酰胺的润肤剂可以改善 TEWL 和皮肤病的严重程度。油脂、隔离霜和保湿剂能降低皮肤蛋白、脂质和表面活性剂之间的接触，减轻对皮肤的伤害。此外，酸化角质层可以减轻瘙痒。

二、痒疹

痒疹（prurigo）是一组急性或慢性炎症性皮肤病的总称。其主要损害为风团样丘疹、结节和继发性皮疹，奇痒难忍，致病原因比较复杂。其包括的病种及分类至今尚无完全统一意见，通常把该病分为两类：

1. 急性痒疹类　急性单纯性痒疹又称荨麻疹性苔藓或丘疹性荨麻疹；成人急性单纯性痒疹又称暂时性痒疹或一过性痒疹。

2. 慢性痒疹类　单纯性痒疹又称寻常性痒疹；Hera 痒疹又称小儿痒疹或早发性痒疹；结节性痒疹又称疣状固定性荨麻疹或结节。

（一）病因与发病机制

病因尚无定论。多数学者认为与变态反应[12]有关。有的患者伴有荨麻疹及哮喘等过敏性疾病，皮肤区划痕试验阳性。亦有人认为是由虫咬或对药物及食物过敏所引起。营养不良及卫生条件较差者易患本病，在营养及卫生状况改善后会自行痊愈。还有人认为遗传、内分泌异常、贫血、胃肠道功能失调、肠寄生虫病、肝疾病、感染性病灶、神经精神因素及恶性肿瘤等，都可能与本病的发生有关。

（二）临床表现

1. 成人急性单纯性痒疹（simple acute prurigo of adult）　多见于 30 岁以上的女性，发病前常有疲倦、头痛、米粒至豌豆大的圆形或顶部略扁平的丘疹，初为淡白色，但不融合。丘疹之间可伴有风团（图 33-9）。数天或十余天后，丘疹可愈，但可再有新疹发生。有的丘疹顶部起小水疱，水疱破裂后，表面浆液性结痂，痂脱落后可遗留色素沉着[13]或色素脱失。个别病例发生大疱或坏死，愈合后有点状瘢痕。皮疹好发于四肢伸侧及腰部，以肘、膝部最为显著，躯干及臀部也可发疹。瘙痒剧烈，尤以夜间为甚，搔抓后可有抓痕、血痂或继发感染。2 ～ 3 个月可自愈，但有时会复发。

2. 单纯性痒疹（prurigo simplex）　又称寻常性痒疹（prurigo vulgaris），多见于中年人，男女

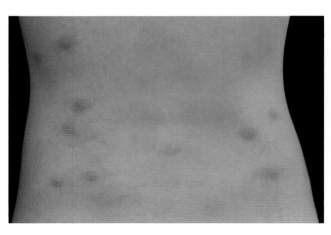

图 33-9　急性痒疹

皆可患病。早期风团样红肿消失很快，继而以触之较硬的丘疹为主，好发于四肢伸侧，有时可累及面部及头皮。出现反复发疹和剧痒，继发性损害比较突出。因此，有的学者将此类皮肤病归为荨麻疹或荨麻疹并发症。起初为风团及风团样丘疹，待此皮疹逐渐消退后，即丘疹至绿豆大，质较硬，称为痒疹小结节（Notcher），亦可发生丘疱疹。瘙痒剧烈，常因搔抓而出现抓痕、血痂及湿疹样变，继发感染时，可发生脓疱及淋巴管炎。经数日后，皮疹可自行消退，留有黄褐色色素沉着，重者可发生点状小瘢痕。皮疹反复发作亦可此起彼伏交替发生。

（三）诊断与鉴别诊断

根据患者病史及临床表现，本病常易诊断，但需与疱疹样皮炎、疥疮等疾病相鉴别。

1. 疱疹样皮炎　皮疹虽为多形性，但以水疱和大疱为主，有特异性病理改变。

2. 疥疮　无特定发病年龄，有接触传染史，皮疹多出现在指间、腕部、腋下、膝、肘屈侧及腹股沟等处，以丘疹、丘疱疹及小水疱为主。男性患者阴囊常发生疥疮结节。镜下可查见疥虫。

（四）治疗

本病的致病因素比较复杂，往往难以确定发病原因，这给治疗带来一定困难，应尽量寻找病因，予以根治。防止虫咬，对有腹泻和便秘等胃肠功能失调症状的患者应给予对症治疗。注意改善营养及卫生状况。对有神经精神因素的患者，可适当应用镇静催眠类等药物。

1. 局部治疗　以止痒、消炎为主。可外用各种有止痒作用的药物，如炉甘石洗剂，各种糖皮质激素制剂，含苯酚及薄荷脑的洗剂等。5%煤焦油酊、5%～10%煤焦油软膏或5%～10%黑豆馏油软膏亦有较好效果。

2. 全身治疗

（1）抗过敏治疗：可选用两种或两种以上抗组胺药联合或交替使用，同时辅以维生素C、钙剂以及硫代硫酸钠静脉注射。

（2）局部麻醉药：对皮疹泛发、瘙痒剧烈者，亦可用普鲁卡因静脉封闭。即以2%利多卡因和2%普鲁卡因各2ml的混合液肌内注射，每天1次，10天为一个疗程。但应注意利多卡因半衰期长，

毒性较大，易蓄积，故疗程不宜过长，剂量不宜超量。

（3）镇静催眠药：抑制神经兴奋性，从而缓解症状。

（4）糖皮质激素：对于难治的病例，可短期系统使用糖皮质激素，如泼尼松10mg，每天3次，待症状控制后，逐渐减量至停药。为减少激素的不良反应，亦可用曲安奈德20～40mg深部肌内注射，每4周1次。

3. 物理疗法　淀粉浴、硫黄浴以及焦油浴等都可使瘙痒减轻，也可在患处先涂一层松馏油，然后用热水洗浴；还可用窄谱中波紫外线治疗。

4. 中医药治疗　本病类似于中医"粟疮"。初期多由于火热内郁，热伏营血，血热外壅，复受风邪所致，宜舒风清热凉血，方选消风散加减，酌加丹皮、紫草，重用生地以加强凉血作用；若久病不愈，内郁火热，消耗营血，血虚生风化燥，肌肤失养，治宜养血润燥、祛风止痒，方选当归饮子。妊娠痒疹多以健脾化湿，调和营卫论治，不可动用行气活血之品。外用薄荷三黄洗剂或百部酊涂搽。

三、结节性痒疹

（一）病因与发病机制

病因尚未阐明。部分患者可于蚊虫、臭虫或其他虫类叮咬之后发病，与胃肠功能紊乱及内分泌障碍也可能有一定关系。

（二）临床表现

起初为淡红色丘疹，迅速变为半球形结节，黄豆至蚕豆大小，顶端角化明显，呈疣状外观，表面粗糙，红褐色或黑褐色，散在孤立，触之有坚实感（图33-10）。由于剧烈搔抓，发生表皮剥脱、出血及血痂。结节周围的皮肤有色素沉着或增厚，呈苔藓样变。结节好发于四肢，尤以小腿伸侧为显著，偶尔可发生于背部。数目不等，可少至数个或多至数十个以上，有时呈条状排列。

（三）诊断与鉴别诊断

根据疣状结节性损害、好发于四肢伸侧、剧烈瘙痒等特点进行诊断。但需与下列疾病进行鉴别：

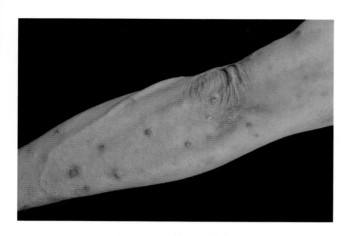

图 33-10 结节性痒疹

1．疣状扁平苔藓 损害为疣状增生的肥厚性斑块，并有细薄鳞屑，斑块为圆形或卵圆形，但其周围有散在性扁平丘疹。

2．丘疹性荨麻疹 主要临床表现为风团，中央有丘疹及小水疱形成，病程较短，好发于儿童。

3．寻常疣状损害 表面角质增生，呈乳头样，色灰白或污黄，大多无自觉症状，好侵犯儿童及青年。

4．原发性皮肤淀粉样变性 好发于小腿、上臂及肩胛间，皮损常呈褐色扁平小丘疹。

此外，还要与穿通性皮肤病（如获得性穿通性皮肤病）、结节性类天疱疮、多发性角化棘皮瘤、颗粒细胞病、痒疹样大疱性表皮松解症和疥疮结节等相鉴别。

（四）治疗

防止虫咬。寻找可能的致病因素，予以适当处理。

1．局部治疗 局部用药可外用各种剂型的糖皮质激素或焦油类制剂，以及外用 0.025％ ～ 0.3％辣椒碱乳膏和卡泊三醇。

2．全身治疗

（1）抗组胺药以及镇静催眠药的应用同慢性单纯性苔藓。根据瘙痒的严重程度可单用也可联合应用。

（2）沙利度胺 100 ～ 150 mg/d。国内文献曾报道联合治疗，雷公藤多肽 25 mg，每天 3 次。应用时需考虑雷公藤多肽和沙利度胺的不良反应。沙利度胺有明显致畸作用，育龄期妇女禁用。

（3）免疫抑制剂：如环孢素 A 与硫唑嘌呤治疗顽固性痒疹，有一定疗效。

（4）维 A 酸类药：皮损增生明显、质硬者可口服维胺酯 25 mg，每天 3 次，或异维 A 酸 10 mg，每天 1 ～ 2 次。异维 A 酸胶囊联合窄谱中波紫外线治疗结节性痒疹，可用于顽固病例[14]。

3．物理治疗 液氮冷冻、局部封闭、激光等都有一定疗效，联合药物治疗，效果更甚。

（郭 砚 焦 洋）

第四节　寄生虫与虫咬性皮炎

一、疥疮

疥疮（scabies）是由疥螨（Sarcoptes scabiei）寄生于皮肤所致的传染性皮肤病。

（一）病因与发病机制

疥螨又称疥虫，分为人疥螨和动物疥螨，人的疥疮主要由人疥螨引起。疥螨为表皮内寄生虫，雌虫受精后钻入皮肤角质层内掘成隧道，在其内产卵，经 1 ～ 2 个月排卵 40 ～ 50 个后死亡，卵经 3 ～ 4 天后孵成幼虫，幼虫爬出皮肤表面藏匿于毛囊口内，经 3 次蜕皮发育为成虫，从卵到成虫约需 15 天。疥螨离开人体后可存活 2 ～ 3 天，可通过气味和体温寻找新的宿主。本病为接触传染，集体宿舍或家庭内易发生流行，同睡床铺、共用衣被甚至握手等行为均可传染。动物疥螨亦可感染人，但因人的皮肤不是其合适栖息地，人感染后症状较轻，有自限性。在高原的牧区，多为集体生活且卫生条件不够完善，常与动物密切接触者多发。

（二）临床表现

疥螨易侵入指缝、手腕、肘窝、腋窝、乳晕、脐周、外生殖器等皮肤薄嫩部位和前臂、下腹及臀部等，成人很少累及头皮和面部，但在免疫受损者和婴儿可累及所有皮肤。皮损多对称，表现为丘疹、丘疱疹及隧道，丘疹约小米粒大小，淡红色或正常肤色，可有炎性红晕；丘疱疹约小米粒大小，多见于指缝、腕部等处；隧道为灰白色或浅黑色浅纹，弯曲微隆起，末端可有丘疹和小水疱，为雌虫停留处，有的因搔抓或继发感染、湿疹化及苔藓样变者不易见到典型隧道，儿童可在掌跖等处见到隧道；在阴囊、阴茎、龟头等处发生直径为 3～5 mm 的暗红色结节，称疥疮结节，为疥螨死后引起的异物反应（图 33-11）。高度敏感者皮损泛发，可有大疱。病程较长者可有

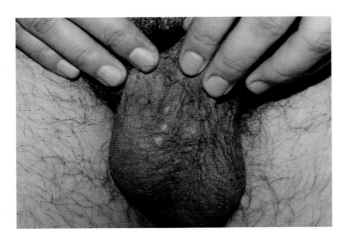

图 33-11　疥疮结节

湿疹样、苔藓样变，继发细菌感染而发生脓疱疮、毛囊炎、疖、淋巴结炎及肾炎等。患者自觉剧痒，尤以夜间为甚。有感觉神经病变、智力障碍、严重残疾、严重免疫功能下降者，易发生结痂性疥疮（挪威疥疮）（图 33-12），表现为大量鳞屑、结痂、红皮病或疣状斑块，累及全身，寄生疥螨密集，传染性极强。

（三）实验室检查

直接镜检可在皮肤标本中可找到疥螨和虫卵（图 33-13）。用皮肤镜观察可看到匐行性隧道（图 33-14），远端可看到圆形疥虫，顶端呈三角翼样结构，紫外线皮肤镜观察到隧道显示间断亮白色荧光。用墨水染色后观察可见到远端的疥虫和隧道内的虫卵。

（四）组织病理学

表皮局部角化亢进及角化不全，可见疥螨虫体。棘细胞层增厚，表皮突出增宽，向下延伸。真皮乳头、真皮浅层至深层血管周较多以淋巴细胞为主的炎症细胞反应，部分嗜酸性粒细胞浸润（图 33-15）。

（五）诊断与鉴别诊断

瘙痒、皮损、接触史构成了临床诊断的基础，

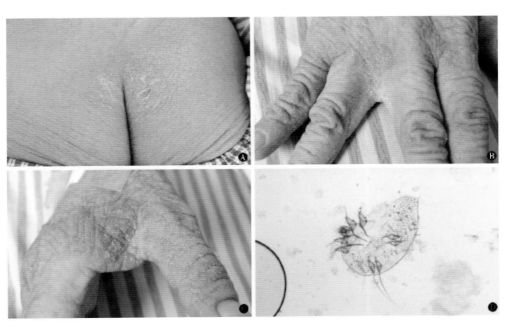

图 33-12　挪威疥及电镜下的疥螨

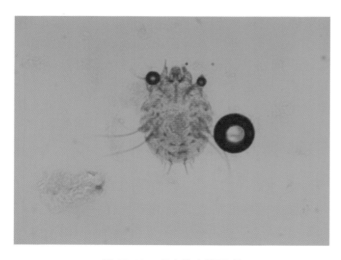

图 33-13 疥疮的电镜下观

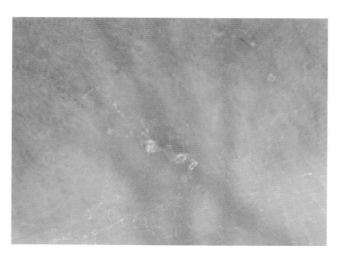

图 33-14 疥疮的皮肤镜改变

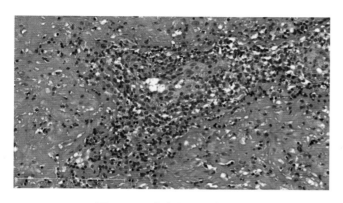

图 33-15 疥疮的组织病理学

根据接触传染史，皮肤柔嫩部位有丘疹、水疱及隧道，阴囊有瘙痒性结节，夜间瘙痒加剧等，不难诊断。根据皮肤镜皮损特点或镜检找到疥螨或虫卵可确诊。临床上也需要与痒疹、皮肤瘙痒症、虱病、湿疹等进行鉴别。

（六）预防与治疗

在临床工作中，本病普遍多发于卫生条件不好且集体生活的牧区，一旦确诊应立即隔离，并建议家庭内成员或集体生活者应同时治疗，并煮沸消毒衣服和寝具并在日光下暴晒以杀死疥螨。避免搔抓，热水洗烫。

治疗原则为：隔离消毒、杀灭病原体、外用药物、对症处理。治疗以外用药物为主，对瘙痒严重者可辅以抗组胺药物或睡前口服镇静止痒药。如出现湿疹样改变，参照湿疹治疗原则。继发感染时应同时局部或系统用抗生素。

1. 外用药物治疗 应从颈部（婴儿包括头面）到足部涂遍全身，不要遗漏皮肤皱襞处、肛门周围和指甲的边缘及甲襞。用药期间不洗澡，不更衣，以保持药效。一次治疗未愈者，需间隔 1～2 周后重复使用。

（1）10% 硫黄软膏或 10% 克罗米通软膏 [15]（婴幼儿用 5%）：先用热水和肥皂洗澡，然后用药，自颈部以下涂布全身，每天 2 次，连续 3～4 天为一个疗程。

（2）3% 甲硝唑软膏：洗澡后，将药物涂擦颈下全身皮肤，早晚各一次，3 天为一个疗程，每次用药 15 g 左右。

（3）5% 三氯苯醚菊酯霜（扑灭司林，苄氯菊酯，氯氰菊酯）：是合成除虫菊酯，可杀死疥螨但对人体毒性极低，外用后 8～10 小时后洗去。对甲醛过敏者慎用。

（4）25% 苯甲酸苄酯乳剂杀虫力强，刺激性低，每天外用 1～2 次，共 2～3 天。

（5）阴囊、外阴处的疥疮结节难以消退，可外用或结节内注射糖皮质激素，也可液氮冷冻或手术切除结节。

2. 系统药物治疗 伊维菌素（ivermectin）单次口服，适用于外用药物无效或结痂性疥疮。幼儿、孕妇、哺乳期妇女慎用。

二、虱病

虱病（pediculosis）是由虱寄生于人体，反复叮咬吸血引起的传染性皮肤病。本病通过人与人之间直接传播（阴虱为性传播疾病），亦可通过被褥、衣帽等物品间接接触传播。

（一）病因与发病机制

虱为昆虫纲节肢动物，属于体外寄生虫。可分为头虱、体虱和阴虱，各有相对宿主特异性和寄生部位特异性。阴虱的卵适于黏附在阴毛上，而体虱的卵则适于黏附于织物纤维上。虱用口器刺入皮肤吸血时，其机械损伤和毒性分泌物刺激是致病因素。此外，体虱还可传播回归热和斑疹伤寒。

（二）临床表现

1. 头虱病（pediculosis capitis）　头虱主要发生在儿童，成人偶受累。在头发上易发现头虱及虱卵，虱叮咬处有红斑、丘疹（图33-16）。瘙痒激烈，因搔抓致头皮抓破及血痂，重者浆液渗出可使头发粘连成束并散发臭味，易继发感染致脓疱或疖病、淋巴结炎或湿疹样变。

2. 体虱病（pediculosis corporis）　在内衣衣领、裤腰、裤裆、衣缝等处易发现体虱及虱卵，多时可到头巾、被褥上。患处可见叮咬所致的红斑、丘疹或风团，常伴线状抓破及血痂，有时可继发感染而发生脓疱或疖，久而久之可发生苔藓样变

及色素沉着。

3. 阴虱病（pediculosis pubis）　患者或其配偶有不洁性接触史，或发病前曾在外住宿。阴毛部剧烈瘙痒，夜间为甚，其配偶或性伴侣可有类似症状。主要局限于耻骨部，也可累及肛周、下腹部、腋部等处，累及阴毛、腋毛、毳毛、睫毛，在儿童还可累及头发，可见阴毛上黏附有灰白色砂粒样颗粒（虱卵）和缓慢移动的阴虱（图33-17）。阴虱也可一半钻入皮肤内，一半露于皮肤外。皮损为抓痕及血痂，或散在片状蓝色出血瘀斑，患者内裤上常有点状污褐色血迹，为阴虱吸血处出血所致。皮肤镜检查，可见毛干及根部虫卵与幼虫（图33-18）。过度搔抓可继发毛囊炎和疖。

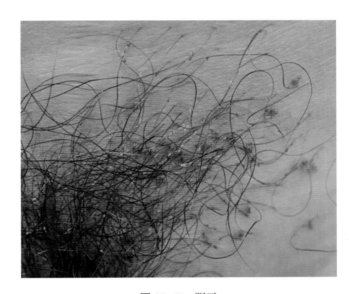

图 33-17　阴虱

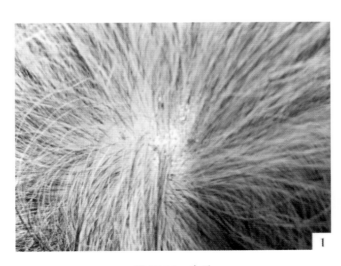

图 33-16　头虱

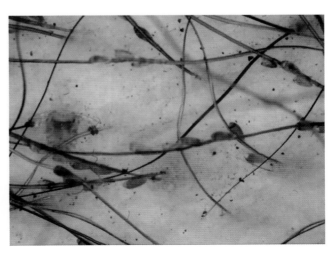

图 33-18　阴虱皮肤镜下观

（三）诊断与鉴别诊断

依据临床表现及传染史，查见成虫或虱卵可确诊。皮肤镜可见成虫、虫卵和孵化后的卵壳。本病应与瘙痒症、痒疹、疥疮结节等进行鉴别。这些病变也可与阴虱同时存在。

（四）预防和治疗

虱病是传染病，应防治并重，注意个人卫生，勤换衣服、勤洗澡，不与虱病患者直接或间接接触，严格消毒污染物。一旦确诊，应同时检查并治疗与患者直接接触者或集体生活者。

（1）头虱：男性头虱患者应剃头后搽药，并将毛发焚烧，女性患者用密篦子将虱和虱卵篦尽，再外用50%百部酊、25%苯甲酸苄酯乳剂搽遍头发，每天2次，第3天用热水肥皂洗头，彻底消毒用过的梳、篦、帽子、头巾及枕套等。

（2）体虱：及时沐浴，更换清洁衣物，换下的衣、被、枕套等煮沸消毒。

（3）阴虱：应剃除阴毛并将阴毛焚烧后，用热水和硫黄皂洗净外阴部，再用30%百部酊、10%硫黄软膏、0.3%除虫菌酯、25%苯甲酸苄酯乳剂或者克罗米通霜涂抹外阴部皮肤，每天涂抹1～2次，连用3天。或者用棉签蘸取风油精直接涂于有阴虱的阴毛区和附近的皮肤上，注意避开阴囊及小阴唇等处，以避免产生灼痛。每日早、晚各1次，3天为1个疗程，未愈者重复1个疗程，1周后复查。风油精治疗期间不应用其他任何药物。治疗期间禁止性生活，需夫妻同时治疗。

（4）凡士林外用可阻塞虱的呼吸道和消化道而致虱死亡，对虱卵无杀灭作用，但在剃去阴毛和消毒内裤等措施配合下，仍有较好疗效。凡士林无毒、无刺激性，适用于孕妇或局部皮肤有破损或炎症者。

（5）对瘙痒皮疹及继发感染者，可服用抗组胺药物及外用抗生素软膏。

三、蜱叮咬

蜱叮咬（tick bite）是由可能携带致病菌的蜱虫叮咬人体时，产生的局部或全身症状。

（一）病因与发病机制

蜱属于蛛形纲、蜱螨目，分硬蜱和软蜱，为人、畜及野生动物的体外寄生虫，常栖居于野外及动物巢穴处。蜱生活史分卵、幼虫、稚虫（若虫）、成虫四个时期。蜱不仅叮咬动物和人皮肤吸吮血液，而且是螺旋体、立克次体、病毒、细菌感染等的传播媒介，引起多种蜱媒疾病。蜱可在体表停留一至数日，白天或夜间吸血时将螯肢和口下板刺入宿主皮内，口器牢牢地固定在宿主皮肤上，并分泌抗凝剂及毒性物质注入皮内，引起局部的超敏反应或全身症状，同时，各种致病菌的入侵，可引发相应症状。

（二）临床表现

蜱叮咬时不觉疼痛，1～2天后轻者局部红斑，中央有一虫咬的瘀点或瘀斑（图33-19），重者瘀点周围红斑出现水肿或丘疹、水疱，需要警惕可伴发的畏寒、发热、头痛、腹痛、恶心、呕吐等"蜱咬热"症状。后期可出现结节，抓破后形成溃疡。

（三）诊断及诊断依据

蜱叮咬后临床症状轻重差异很大，有时与其他昆虫叮咬难以区分，必须在体表发现虫体才能确诊。

（四）预防和治疗

通过改善环境卫生，清除动物宿主能有效控制蜱传播的疾病。为避免蜱虫叮咬，应避免长时间在山丘草木中逗留，如需进入丛林、草原等地

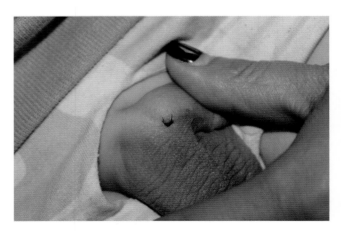

图 33-19　蜱咬伤

应做好防护措施，全身包裹严实应避免与牲畜近距离接触，防止寄生于牲畜身上的蜱虫叮咬。喷射杀虫剂亦可起到防护作用。

1．移除蜱时，必须尽可能保证虫体的完整性。不可强行拔除，以免撕伤皮肤或者口器折断在皮内引起继发性损害。

2．虫体较小或头部已深入皮肤时不推荐用烟熏蜱头部，头部暴露情况下可外用乙醚、氯仿、松节油、煤油或局部麻醉药等涂抹蜱头部。数分钟后蜱虫自行松口。或者用凡士林、液状石蜡、甘油等油膏厚涂蜱虫头部，使其窒息，再用镊子轻轻把蜱拉出，去除蜱后创面消毒处理。若口器残存，则需局部麻醉后手术取出。

3．若出现高热、泛发皮疹等全身中毒反应，应给予抗组胺药物、糖皮质激素口服。对创面有继发感染者予以口服及外用抗生素抗感染治疗。

4．警惕蜱咬热的出现，及时送入监护病房抢救。

（郭　砚　焦　洋）

第五节　皮肤肿瘤

高原地区色素性疾病高发及光老化加剧，造成皮肤良、恶性肿瘤的高发，因此本节主要介绍高原地区常见的皮肤肿瘤。

一、日光性角化病

日光性角化病（solar keratosis）又称光化性角化病（actinic keratosis）、老年性角化病（senile keratosis），是长期暴晒损伤皮肤所引起的一种癌前病变。电离辐射、热辐射、紫外线以及沥青及煤焦油产物等也可引发本病。

（一）临床表现

多累及经常暴晒的中老年人，男性较女性多见，白种人发病率较高。好发于暴露部位，以头部秃发处、面部、下唇、颈部、前臂、手背多见。皮损为淡褐色或灰白色的圆形、不规则形角化性丘疹，直径为 0.5 ~ 1 cm，边界清楚，呈单发或多发，表面覆盖干燥粘连性鳞屑，厚薄不等，不易剥离，周围有红晕，揭去鳞屑，可见下方的基面红润，凹凸不平，呈乳头状。偶见角化明显、增厚呈疣状（图 33-20）。患者无自觉症状或有轻度痒感。皮损发生部位多有明显的日光损伤，表现为干燥、皱缩、萎缩和毛细血管扩张，也常伴发老年性雀斑样痣（senile lentigo）。未经治疗，约 14% 患者可发展为鳞状细胞癌，但通常不发生转移。

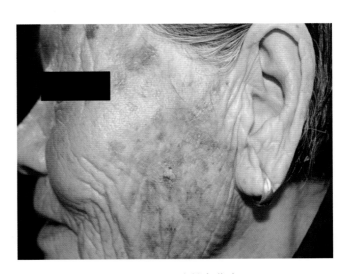

图 33-20　日光性角化病

（二）组织病理

表皮广泛性角化过度伴边界明显的角化不全，基底层非典型细胞常呈芽状增生，伸向真皮上部；真皮呈明显的弹性纤维变性，并有较多的淋巴细胞浸润（图 33-21）。异常表皮与邻近正常表皮相互交替存在，界限清楚，为本病组织病理特点。

（三）诊断与鉴别诊断

根据临床表现，结合组织病理容易诊断。但应与脂溢性角化病、盘状红斑狼疮、Bowen 病、扁平苔藓、寻常疣、色素痣、基底细胞癌、恶性雀斑样痣等进行鉴别。

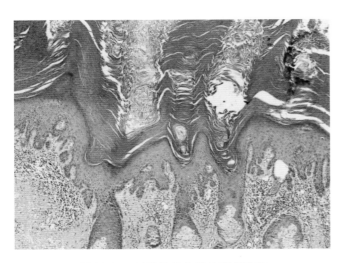

图 33-21　日光性角化病的病理改变

（四）治疗

皮损单一或数目少者可应用液氮冷冻、电凝、激光等治疗；多发性或大面积皮损可局部外用 0.1% 维 A 酸霜、1% ～ 5% 5- 氟尿嘧啶软膏或溶液。口服阿维 A 酯亦有较好疗效。

1. 冷冻治疗　具有简便、安全、经济，全身反应小，不易遗留瘢痕的优点，尤其对于难以手术切除的部位，冷冻能发挥很好的作用并且瘢痕轻微。冷冻部位由于再生性强，一般无需植皮。缺点是有时难免冻伤，且需要较长的时间来愈合。

2. 激光治疗　有时创面较小，清洁、干燥，不易复发，操作简易，创面一般呈干燥无血状态，能够有效减少创伤。缺点是相对于冷冻治疗更容易遗留瘢痕。

3. 阿维 A　多发性皮损时激光和冷冻治疗受到一定的限制，阿维 A（依曲替酸）具有抗增生，促进细胞正常分化，抗肿瘤以及免疫调节作用。缺点是会引起口干、皮肤干燥、瘙痒、腹痛及恶心等。

4. 5-FU（5- 氟尿嘧啶）联合光动力疗法等对日光性角化病的治疗取得了满意的疗效，且具有安全性、美容等方面的优势。

二、脂溢性角化症

（一）病因与发病机制

脂溢性角化病（seborrheic keratosis）又称老年疣（senile wart）、基底细胞乳头瘤（basal cell

papilloma）、老年斑，是因角质形成细胞成熟迟缓所致的一种良性表皮内肿瘤，也是老年人最常见的良性表皮增生性肿瘤，可能与日晒、慢性炎症刺激等有关。本病也与年龄和性别有关，女性患者大多为围绝经期妇女。

（二）临床表现

本病大多发生于老年人，虽然亦可见于年轻人，但一般发生于 30 ～ 40 岁以后。男性大多在 40 岁以后，而女性在 60 岁以后。男性更多见。好发于颜面、手背、胸、背等处，亦见于四肢等其他部位。初起皮损为 1 个或数个淡黄或浅褐色的扁平丘疹，圆形、卵圆形或不规则形，境界清楚，表面呈颗粒状，直径 1 cm 左右，以后缓慢增大、变厚，数目增多，颜色变深，呈褐色甚至黑色疣状丘疹或斑块（图 33-22）。通常难以自行消退，呈良性经过，恶变者极少。

（三）组织病理

主要有棘层肥厚型、角化过度型、巢状型、网状型（腺样型）、刺激型。但常混合存在。所有类型均有角化过度、棘层肥厚和乳头瘤样增生，增生的瘤组织由鳞状细胞和基底样细胞组成，其特点是肿瘤边界变平坦，且与两侧正常表皮位于同一平面上（图 33-23）。

（四）诊断与鉴别诊断

根据临床表现，结合组织病理容易诊断。但不典型者易与色素痣、病毒疣、Bowen 病、皮赘、恶性黑色素瘤等皮肤病相混淆，需注意鉴别。

（五）治疗

一般不需治疗，如有瘙痒或发生炎症，或诊断有问题时，则可手术切除。必要时可用冷冻、激光或电凝疗法。但如果诊断尚未明确，治疗前最好先做活组织病理检查，以免误诊。

三、鳞状细胞癌

鳞状细胞癌（squamous cell carcinoma）简称鳞癌，又称表皮样癌（epidermoid carcinoma），为常见的皮肤恶性肿瘤，是起源于表皮或附属器角质形成细胞的一种恶性肿瘤。癌细胞倾向于不同

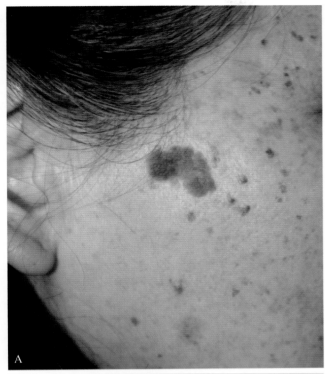

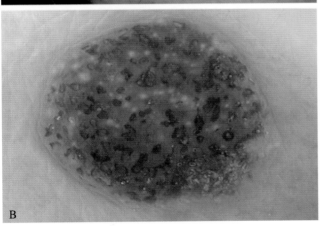

图 33-22　脂溢性角化病
A：肉眼观　B：镜下观

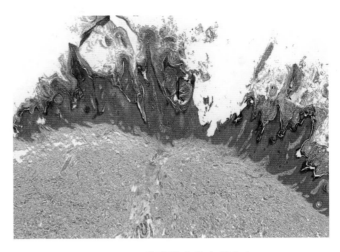

图 33-23　脂溢性角化病理改变

（3）病毒感染：特别是人乳头瘤病毒 16 型、18 型、30 型和 33 型感染。

（4）某些癌前期皮肤病：如日光性角化病、黏膜白斑、砷角化病。

（5）某些慢性皮肤病：如慢性溃疡、慢性骨髓炎、红斑狼疮、萎缩硬化性苔藓等均可诱发或继发鳞状细胞癌。

（6）遗传因素：某些遗传性皮肤病（如着色性干皮病、白化病等）患者本病发病率较高。

（二）临床表现

本病好发于老年人的暴露部位皮肤。50～60 岁为发病高峰，40 岁以下较少见，男性多于女性，好发于头皮、面部、下唇、前臂、颈部、手背等暴露部位，多继发于上述原有皮疹的基础上，很少发生于正常皮肤。皮损起初常为小而硬的红色疣样结节，境界不清，易演变为疣状或乳头瘤状，表面可有鳞屑，中央易发生溃疡，溃疡表面呈颗粒状，易坏死、出血，溃疡边缘较宽，隆起呈菜花状，质地坚实，伴恶臭，溃疡边缘隆起外翻，有明显炎症，自觉疼痛（图 33-24）；肿瘤可进行性扩大，向周围及深部进一步侵犯其下方筋膜、肌肉和骨骼。继发于放射性皮炎、焦油性角化病、瘢痕者转移性远高于继发于日光损伤者，发生于口唇、阴茎、女阴和肛门处的皮损也易发生转移。

（三）组织病理

鳞癌是侵袭性癌，可见癌组织向下浸润生长，其中不规则肿瘤细胞团块构成癌巢，侵入真皮网

程度的角化。近年来发病率呈持续上升的趋势。

（一）病因与发病机制

鳞癌可发生于皮肤或黏膜，常发生于某些皮肤病的癌前疾病的基础上，或由各种癌前疾病演变而来，少数亦可为原发性。与其他恶性肿瘤一样，细胞发生恶性病变的原因尚不清楚，但与下列因素明显有关：

（1）紫外线照射、放射线或热辐射损伤。

（2）化学致癌物：如砷、多环芳香族碳氢化合物、煤焦油、石蜡、烟草焦油、铬酸盐等。

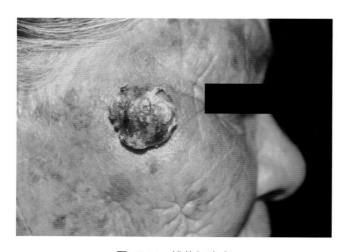

图 33-24 鳞状细胞癌

状层或更深，瘤细胞团由不同比例的非典型（间变）鳞状细胞和正常鳞状细胞构成。非典型性鳞状细胞的特点是细胞大小和形状不一、核增生、染色深、出现核分裂、细胞间桥消失、个别细胞出现角化不良和角珠（图 33-25）。

（四）诊断与鉴别诊断

临床上若在原先皮损（如瘢痕、慢性溃疡、角化病等）处，或在外表正常皮肤上发生质地较硬的结节和斑块，边缘隆起并向四周扩展，迅速增长，应考虑为鳞癌，往往需要病理检查确诊。通常应与角化棘皮瘤、基底细胞上皮瘤及其他恶性皮肤肿瘤进行鉴别，组织病理检查可以鉴别。做活检时，最好包括病变的边缘及中央，以及病

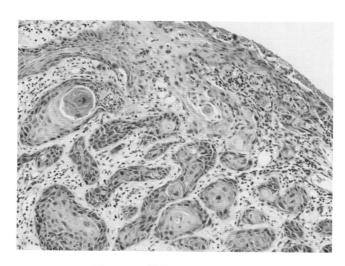

图 33-25 鳞状细胞癌病理改变

变边缘的结缔组织。

（五）治疗

1. **手术治疗** 治疗应彻底，以免发生转移。病变较为局限时，采用手术治疗可减少化学药物对机体的全身不良反应。可根据肿瘤的大小、组织分化程度、患者的年龄和身体状况等选择治疗方法，以手术切除为佳，建议应用 Mohs 外科切除技术，该技术既能保证肿瘤得到彻底清除，又能使皮肤外观得以维持。切除范围至少在其外方 0.5 ~ 2 cm，深度超过肿瘤交界 1 cm 以上。切除标本应做病理检查，以明确诊断以及肿瘤是否切除干净。皮肤鳞癌患者为发现淋巴结转移时，一般不需要预防性淋巴结清除，但需参考肿瘤病变分化程度而定。

2. **放射治疗** 放射疗法仅对部分患者有效。主要包括 X 线治疗和镭治疗，适用于年老体弱、有手术禁忌证的患者，头面部结缔组织不多的部位肿瘤。特别是分化较差，但尚未侵犯骨骼、软骨或转移到淋巴结的癌肿。

3. **药物治疗** 药物局部治疗主要方式有局部外涂、局部敷贴及局部注射，适用于部位表浅和范围较小的病变。对于不能耐受手术或行不完全手术或放疗的患者，药物全身化疗可作为辅助治疗。维 A 酸类药物可通过抑制细胞增生、诱导细胞凋亡和分化等途径抑制肿瘤的生长，有效降低皮肤癌的发生率；组蛋白去乙酰化酶抑制剂类药物可干扰细胞周期，从基因水平阻断癌细胞的复制，并激活凋亡基因，从而抑制并杀灭肿瘤细胞。

4. **光动力疗法** 光动力疗法是近年来应用的一种新型抗肿瘤模式。但其作用机制尚不完全明确，有资料显示光动力疗法是利用肿瘤细胞的高摄取光敏剂的特性，使用对应波长的激光对肿瘤细胞进行照射，利用光敏剂产生的单线态氧或其他活性氧物质，通过非细胞凋亡途径或直接高诱导细胞凋亡或导致肿瘤细胞组织坏死从而杀死癌细胞。

四、恶性黑色素瘤

恶性黑色素瘤（malignant melanoma）又称黑素瘤（melanoma），是来源于黑素细胞、恶性程度较高的恶性肿瘤，易发生转移，多发生于皮肤、

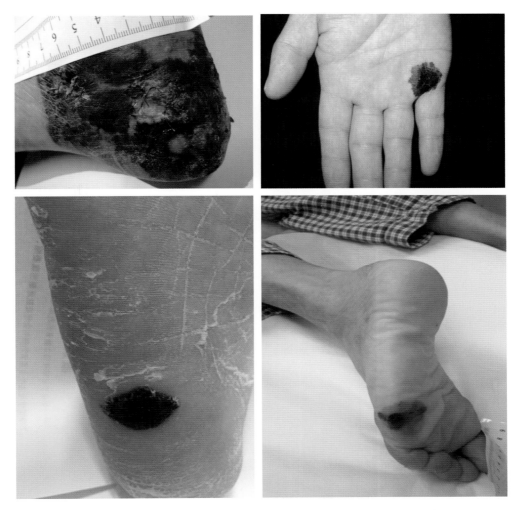

图 33-26　左上：肢端雀斑痣样黑色素瘤　右上：恶性雀斑痣样黑色素瘤
左下：结节性黑色素瘤　右下：浅表扩散性黑色素瘤

亦可见于皮肤－黏膜交界处、眼脉络膜和软脑膜等处。

（一）病因

　　本病是由遗传性基因变异和所处环境的风险导致的，最重要的外源性因素是紫外线照射，与长期日光照射密切相关。研究表明，某些黑色素瘤的发生与位于 9p 的抑癌基因 P16（*CDKN2A*）的缺失相关；部分患者由恶性雀斑样痣、发育不良性痣细胞痣、先天性痣细胞痣等演变而来。此外，外伤、病毒感染、机体免疫功能低下等也可能与本病的发生和发展有关。

（二）临床表现

　　白种人发病率较高，3%～10% 有家族史，亚洲人发病率较低。皮肤恶性黑色素瘤可分为四种类型：

　　1. 肢端雀斑痣样黑色素瘤（acral lentiginous melanoma）　为我国常见类型，占亚洲人黑色素瘤的 50%。多由肢端雀斑样痣发展而来，好发于掌跖、甲及甲周区。皮损表现为色素不均匀、边界不规则的斑片。若位于甲母质，甲板及甲床可呈纵行带状色素条纹。此型进展快，常在短期内增大，发生溃疡和转移，存活率仅为 11%～15%。

　　2. 恶性雀斑痣样黑色素瘤（lentigo malignant melanoma）　好发于老年人的曝光部位，常由恶性雀斑样痣发展而来。皮损为淡褐色或褐色不均匀的色素性斑片，伴有暗褐色或黑色小斑点，边缘不规则，逐渐向周围扩大。此型生长慢、转移晚，最初仅局限于局部淋巴结转移。

3. 结节性黑色素瘤（nodular melanoma）　好发于头颈及躯干部、足底、外阴、下肢等处。皮损起初为蓝黑或暗褐色隆起性结节，沿水平和垂直方向迅速增大，呈乳头瘤状、蕈样，可形成溃疡。

4. 浅表扩散性黑色素瘤（superficial spreading melanoma）　由表浅黑色素瘤发展而来，好发于躯干和四肢。皮损比恶性雀斑样痣小，直径很少超过 2.5 cm，呈不规则斑片，部分呈弓形，棕黄色、褐色或黑色，亦可呈淡红色、蓝色和灰色。皮损出现丘疹、结节、硬化、溃疡，则提示预后不良。

此外，恶性黑色素瘤还可累及鼻腔、口腔、肛管黏膜等，常导致破溃，并引起出血、疼痛、阻塞等表现。

（三）组织病理

表皮和真皮内可见较多分散或巢状分布的黑色素瘤细胞，沿水平和垂直方向扩展，深达真皮和皮下。黑色素瘤细胞呈异型性，细胞大小、形态不一，胞核大，可见到核分裂及明显核仁，胞质内可含有色素颗粒，对多巴和酪氨酸酶呈强阳性反应。黑色素瘤细胞形态可呈多样性，以梭形细胞和上皮样细胞为主。抗 S-100 蛋白及抗 HMB-45 单抗进行免疫过氧化酶染色，有助于诊断。与预后相关的主要因素是黑色素瘤细胞的浸润深度或厚度。

（四）诊断与鉴别诊断

本病根据临床表现，结合组织病理特点可以确诊。应与很多疾病进行鉴别，特别是交界痣和混合痣，此外还有色素性基底细胞上皮瘤、脂溢性角化病、化脓性肉芽肿、Kaposi 肉瘤以及甲下外伤性血肿等。

（五）治疗

手术切除为治疗原发性恶性黑色素瘤的理想疗法，附近肿大的淋巴结应一并清除。对已转移患者可采用化疗或联合化疗，对肢端恶性黑色素瘤者可采用局部灌注化疗。放射疗法对缓解内脏及中枢神经系统转移灶的压迫症状有一定疗效，亦可缓解骨转移所致的疼痛。

1. 手术切除　对肢端雀斑痣样黑色素瘤或色素斑，有恶变倾向者，应将病灶连同周围 0.5 ～ 1cm 的正常皮肤及皮下脂肪整块切除后做病理检查。如证实为恶性黑色素瘤，则根据其浸润深度，再决定是否需补充广泛切除，术后局部复发是手术治疗失败和影响患者预后的重要原因，因此手术切缘彻底与否是影响肿瘤预后的主要因素。

2. 化疗　临床采用的化疗药物有达卡巴嗪、顺铂、长春新碱等药物，可单药化疗，亦可与达卡巴嗪联合化疗。联合化疗的有效率稍高于单药化疗，与达卡巴嗪的联合化疗仍然是一线治疗方案的首选。

3. 放疗　恶性黑色素瘤被认为是一种抗辐射的恶性肿瘤，对放疗不敏感，以手术治疗为主。但手术切除不彻底或手术后复发不能再次手术、患者拒绝手术或病变不大能手术者可行姑息性放射治疗。

（郭　砚　焦　洋）

参考文献

[1] 吴斯敏，杨慧龄．紫外线引起皮肤光老化机制及防治的研究进展 [J]．医学综述，2018（2）：341-346.

[2] 王彬，周世明．日光性皮炎及药物治疗 [J]．中国现代医生，2007，45（22）：150-151.

[3] 李俞晓，农祥，何黎．慢性光化性皮炎发病机制和治疗研究进展 [J]．临床皮肤科杂志，2014，43（2）：127-130.

[4] 宋新志．慢性光化性皮炎研究进展 [J]．医学信息，2017，30（14）.

[5] 陈浩，邓丹琪．慢性光化性皮炎 [J]．临床皮肤科杂志，2004，33（2）：130-131.

[6] 赵静．窄谱中波紫外线治疗慢性光化性皮炎的疗效及机制 [D]．昆明：昆明医科大学，2013.

[7] 薛宝升，王杨，孙海峰．冻伤诊疗研究进展 [J]．创伤与急危重病医学，2014（2）：65-68.

[8] 杨帆，周其全，高钰琪．高原冻伤的预防与治疗进展 [J]．人民军医，2013（1）：100-102.

[9] 焦明克，楼林，胡劼．普通冻伤与高原冻伤血液微循环恢复的差异 [J]．解放军医学杂志，2017，42（1）：66-69.

[10] 杨绪娟，农祥，胡瑜霞．寒冷性多形红斑1例 [J]．皮肤病与性病，2016，38（1）：67-68.

[11] 郭波，宋卫民．激光与强脉冲光治疗雀斑的研究进展 [J]．中国中西医结合皮肤性病学杂志，2012，9：130-132.

[12] 张秋鹏，常建民．色素性痒疹 [J]．临床皮肤科杂志，2013，42（10）：577-578.

[13] 李仰琪，陆春．瘙痒介质及其受体的研究进展 [J]．国际皮肤性病学杂志，2012，38（1）：36-38.

[14] 张释，陶玥，吴侃．阿维A治疗皮肤垢着病1例 [J]．中国皮肤性病学杂志，2012，26（9）：854.

[15] 严晓峰，曹捷．克罗米通硫软膏联合治疗疥疮临床观察 [J]．中国民族民间医药，2012，21（14）：117.

[16] 朱学骏，顾有守，王京．实用皮肤性病治疗学．4版．北京：北京大学医学出版社，2017.

[17] 张学军．皮肤性病学．2版．北京：人民卫生出版社，2013.

[18] 赵辨．中国临床皮肤病学．南京：江苏科学技术出版社，2010.

[19] 朱学骏，王宝玺，孙建方．皮肤病学．2版．北京：北京大学医学出版社，2011.

[20] 高天文，王雷，廖文俊．实用皮肤组织病理学．2版．北京：人民卫生出版社，2018.

第三十四章

眼科系统疾病

高原是指 2500 m 以上的地域，我国的高原地区和高山地区占总面积的 1/6 左右。高原地区空气稀薄、寒冷、干燥、风大、气压低、缺氧、日照时间长、红外线及紫外线辐射较强、部分地区终年积雪，这些独特的地理环境对人体与视觉器官均有不同的影响，尤其对视觉神经造成很大的伤害，高原眼病的发病率增高。

世居海拔 2500 m 以上的高原居民，大多数人的眼球结膜呈紫红色，血管迂曲扩张，以睑裂部最为明显，有时在穹窿结膜可见到粗大的紫蓝色迂曲血管，在红色背景下十分突出。目前已知缺氧可导致角膜水肿，使视觉、视敏度及视觉对比敏感度降低，引起空间视觉障碍，周边视野缩小，眼肌调节集合功能障碍；球结膜血管扩张、翼状胬肉、慢性结膜炎、视神经盘水肿、视网膜静脉扩张、出血等，而对晶状体的影响则更为明显。高原日光强烈、日照时间长，较长时间暴露在日光下，特别是冬季高原上大雪茫茫，整月不化，在太阳光照耀下，闪烁刺眼，如不加防护可发生高原雪盲，也叫紫外线角、结膜炎。高海拔地区老年性黄斑变性（AMD）发病率明显高于平原，认为与日照时间延长，地面辐射量增加，饮食结构等方面有关，以湿性为主。

第一节　春季结膜炎

一、定义

春季结膜炎（vernal conjunctivitis）又称春季卡他性结膜炎，是一种变态反应性结膜炎，是结膜对外界过敏原产生的一种超敏反应。通常见于儿童，青春期后逐渐缓解。

二、流行病学

有研究发现，高原地区春季结膜炎患病率为 11.1%～37.2%[1-4]。病理表现为鹅卵石样乳头在睑板/角膜缘，类似于特异反应性角膜结膜炎症的 I 型变态反应，但有季节性加重的特点，眼睑及皮肤较少受累。男性发病多于女性。

三、病因与发病机制

尚不明确。结膜与空气中的过敏原（如花粉、尘埃、动物羽毛等）接触产生过敏反应。其免疫机制是 I 型和 IV 型超敏反应。近来发现，春季结膜炎患者角膜上皮细胞表达 ICAM-1。泪液中可分离出特异性的 IgE、IgG，组胺和类胰蛋白酶升高，血清中组胺酶水平下降。因此，发病机制与体液免疫（IgE、IgG）及细胞免疫有关。

四、临床表现

临床上把春季结膜炎分为睑结膜型、角结膜缘型及混合型三种。患者眼部奇痒，有黏丝状分泌物，夜间症状加重，可有家族过敏史。

睑结膜型的特点是结膜呈粉红色，上睑结膜巨大乳头呈铺路石样排列；乳头形状不一，外观扁平，包含毛细血管丛。下睑结膜可出现弥散的小乳头。

角结膜缘型的特点是上、下睑结膜均出现小乳头。其重要临床表现是在角膜缘有黄褐色或红色胶样增生。混合型患者睑结膜和角膜同时出现上述两项检查所见。各种类型春季卡他性角膜结膜炎均可累及角膜。

五、辅助检查

患者结膜上皮刮片细胞学检查显示，有角膜侵蚀或溃疡的患者结膜上皮中嗜酸性粒细胞和中性粒细胞多于没有角膜病变者。结膜上皮中杯状细胞密度未明显升高。嗜酸性粒细胞主要成分碱性蛋白分散沉积于患者的整个结膜，包括上皮。与正常人群相比，基质层内有更多的肥大细胞。患者的泪液中可以检测到特异性 IgE 和 IgG。

六、诊断与鉴别诊断

基于病史及检查，本病易于诊断。高原地区气候干燥，男性患者较常见，但于青春期后有缓解。本病主要与特应性角膜结膜炎、巨乳头性结膜炎相鉴别。特应性角膜结膜炎常见于老人，无性别差异，病程缓慢，常年发病，下睑结膜一般受累，常出现结膜瘢痕和持续性角膜上皮缺失，角膜斑翳及新生血管常见，最终视力受损。巨乳头性结膜炎患者一般症状很轻，特点是上睑结膜小到中等乳头，根据病因不同可为单侧及双侧，常因机体对角膜接触镜上沉积的蛋白过敏或对义眼及术后突出的缝线过敏所致。

七、治疗

避免接触过敏原，如为轻症，按特应性角膜结膜炎治疗。

如在过敏季节开始前使用肥大细胞稳定剂，可有效控制症状，并且还有免用皮质类固醇的功能。

病情严重或有盾形角膜溃疡者，局部短期使用皮质类固醇，同时加用抗生素滴眼液或眼膏，每日 4 ~ 6 次。不主张长期用皮质类固醇，而且要定期检查眼压和晶状体的透明度。

八、预后

根据疾病严重程度，预后一般较好。

（李　凌　关瑞娟）

第二节　翼状胬肉

一、定义

翼状胬肉是一种呈翼状生长的纤维血管组织，在角膜上生长。翼状胬肉主要见于睑裂区，鼻侧比颞侧更常见。

二、流行病学

研究表明，青海地区汉族和藏族人群中翼状胬肉发病率达 8.3%，高于 2010 年全国人口普查时年龄性别标准化后翼状胬肉总体患病率 5.3%[5]，这可能与高原地区日照时间长、紫外线强、干燥风大有关。

三、病因与发病机制

具体病因与发病机制目前尚不清楚，多因结膜慢性炎症、粉尘、烟雾、阳光长期刺激等致使结膜变性增厚而形成，尤其紫外线照射被认为是极其重要的致病原因。紫外线持续或累积照射导致对紫外线敏感的位于角膜缘基底干细胞 Tp53 基因及成纤维细胞上的弹性蛋白基因发生突变，导致翼状胬肉细胞及其他角膜缘肿瘤细胞形成[6]。局部角膜缘干细胞受损，失去屏障作用可能也是发病基础[7]；也有人认为是角膜组织增殖变性的弹性纤维发育异常而产生的弹性纤维变性所致[8]。

四、临床表现

通常为双眼发病，鼻侧、颞侧或双侧发病，以鼻侧多见。高原地区因紫外线照射强烈，发病率高于平原地区。患者一般无明显自觉症状，或仅有轻度异物感，睑裂区肥厚的球结膜及其下纤维血管组织呈三角形侵入。当病变发展到一定程度时，可对角膜产生机械性牵拉，引起散光。当病变部位接近角膜瞳孔区时，直接遮挡瞳孔区而引起视力下降。当胬肉较大时，可妨碍眼球运动。

五、辅助检查

一般常规裂隙灯检查即可明确诊断，但对伴有干眼的患者应避免手术治疗，因术中角膜缘干细胞的丢失会加重干眼的发展，因此术前需对患者的泪液分泌量进行评估。

六、诊断与鉴别诊断

检查见睑裂区呈翼状生长的纤维血管组织侵入角膜即可诊断。

鉴别诊断：睑裂斑通常不充血，形态与胬肉不同，底部方向相反，且不向角膜方向发展，可鉴别。假性胬肉患者通常有角膜溃疡或创伤史，胬肉与附近结膜组织粘连，可在任何方位形成。

七、治疗

减少外界环境的刺激因素对于预防翼状胬肉

的生长有一定作用。胬肉小而静止时一般不需要治疗；胬肉进行性发展，侵及瞳孔区时，可以进行手术治疗，但有一定的复发率。手术方式有单纯胬肉切除或结膜瓣转移、胬肉切除＋结膜瓣转移、角膜缘干细胞移植或角膜移植术。

八、预后

根据严重程度不同，预后一般或好，胬肉复发率为 10％～15％，复发胬肉有时较原发的更严重。

（李 凌 关瑞娟）

第三节 眼干燥症

一、定义

眼干燥症是眼表的多因素疾病，特征是泪膜稳态的丧失，伴随眼表症状，其发病机制包括泪膜不稳定、泪液高渗透压、眼表炎症与损伤和神经感觉异常。临床表现为干涩感、异物感、灼热感、酸胀感，以及视物模糊、视疲劳、眼红等。

二、流行病学

全球范围内的眼干燥症患病率为 18.4％～54.3％[9、10]，而高原地区眼干燥症[11]患病率为32％，高于全球平均水平。眼干燥症已成为一种常见多发性疾病，其发病原因具有高原特点。高原地区眼干燥症在任何年龄段均可发病，且随着年龄的增长有上升趋势，男性与女性患病率有显著差异，藏族与汉族居民发病率无显著差异[12]。

三、病因与发病机制

高原环境海拔高、气压低、缺氧等因素刺激人体发生一系列代偿变化，高原人群血液中红细胞明显增加，血液黏滞度增高，血液处于高渗状态，造成眼表面炎症细胞因子移动和上调基质

金属蛋白酶干预眼表代谢，进而引起眼干燥症发生[15]。所以眼表疾病如结膜炎、翼状胬肉、白内障术后、准分子激光原位角膜磨削术后、睑缘炎等与眼干燥症的发病有很大关系。本病的病因是多种多样的，基于组成眼表的"泪腺功能单位"概念，主泪腺和副泪腺、神经以及调节这些神经功能的神经内分泌因子，这些因素的任何改变都会干扰功能单位，导致眼干燥症。

泪膜覆盖于眼表，由 3 层结构组成。表面的脂质层，可以延缓或减少泪液的蒸发；中间的水样层由主泪腺和副泪腺分泌而成，包含水溶性因子和电解质，可以湿润结膜和角膜上皮细胞，其成分还可以阻止微生物在眼表的生长，提供一个通透性屏障，对于维持光学表面的规律性和光滑具有重要作用；深层的黏液层主要由杯状细胞和角、结膜上皮细胞分泌的糖蛋白（黏蛋白）组成，可以降低泪液的表面张力，从而增强其延展性和稳定性。所以，上皮细胞、杯状细胞、睑板腺、泪腺和支配神经的疾病均可影响泪膜的完整性。

泪膜和眼表处于一个平衡状态，所有直接或间接影响泪液分泌或蒸发的因素均可导致泪膜不稳定、眼表损害及眼干燥症。

眼干燥症分类：泪液分泌不足型和蒸发过强型。

泪液分泌不足有以下多种病因：

1. 干燥综合征

（1）原发性干燥综合征。

（2）继发性：①类风湿性关节炎；②系统性红斑狼疮；③硬皮病（scleroderma）；④多发性肌炎（polymyositis）；⑤其他。

2. 非干燥综合征泪液产生不足

（1）泪腺疾病：

1）原发性：①先天性无泪症；②原发性泪腺疾病：急性泪腺炎（化脓性）、Mikulicz综合征、泪腺肿瘤晚期；③三叉神经发育不良。

2）继发性：①肉样瘤病；②HIV感染；③移植物抗宿主病；④泪腺部切除术；⑤阿托品中毒、肉毒中毒可致泪腺、腮腺分泌同时减少。

（2）泪腺管阻塞：①严重沙眼；②天疱疮瘢痕、白喉性结膜炎；③多形性红斑；④烧伤。

（3）反射性：①神经麻痹性角膜炎（三叉神经、面神经麻痹）；②长期佩戴接触镜；③角膜手术；④糖尿病。

蒸发过强型与睑板腺功能障碍及各种引起瞬目减少的病因相关：

1. 脂质分泌不足

（1）原发性：①睑板腺缺乏；②双行睫。

（2）继发性：①睑缘炎；②睑板腺功能障碍；③药物不良反应。

2. 眼睑异常

（1）瞬目异常：①帕金森病；②面瘫；③麻风病；④佩戴接触镜。

（2）眼眶异常：①突眼；②眼睑闭合不全。

（3）眼睑表面异常：①眼睑缺损；②睑内翻；③睑外翻。

3. 眼表异常

（1）维生素A缺乏。

（2）翼状胬肉。

（3）睑球粘连。

（4）瘢痕和结节。

四、临床表现

最常见的临床症状是干涩感、异物感或沙砾感、灼热感和畏光。有些患者还主诉有痒感、黏液分泌较多、眼睑厚重感、眼睑紧绷、泪液生成障碍、疼痛和眼红。此外，患者还可能合并其他疾病，如干燥综合征，所以患者也可出现其他病因所致的症状。另外，还需要询问患者近期的用药情况，抗组胺药、抗抑郁药、抗胆碱药、利尿药都可能减少泪液的生成。局部用药，眼液及润滑剂中的防腐剂也会引起干眼。

尽管发病原因不同，但患者的临床表现却是相同的。所有类型的眼干燥症患者泪膜不稳定、泪液高渗透压是眼表损害的一个重要机制。泪液分泌不足型眼干燥症与泪腺功能下降有关，但泪腺功能下降可不伴眼干燥症的症状和体征。眼干燥症的诊断需考虑几点因素：①炎症存在与否；②对泪腺组织功能的评估；③确定导致反应性泪液减少的因素；④对睑板腺功能的评价；⑤环境因素。

五、辅助检查

1. 泪液分泌的测量　Schirmer试验反映泪液基础分泌情况。方法：用5 mm×35 mm滤纸，一端反折5 mm轻置于被检者下睑结膜囊中、外1/3交界处，另一端自然下垂，嘱患者向下看或轻闭眼睑。5分钟后取下滤纸，测量泪液浸滤纸的长度，> 10 mm/5 min为正常。

2. 泪膜稳定性测量　泪膜破裂时间（break up time，BUT）反映泪膜的稳定性。方法：在被检者结膜囊内滴1滴1%荧光素钠，嘱患者眨眼，从最后一次瞬目后睁眼至角膜出现第一个黑斑的时间为BUT。非侵犯性BUT是使用泪膜镜直接观察泪膜的破裂时间，正常为BUT > 10 s。若BUT正常，则排除与泪腺相关的疾病；若BUT缩短，则显示滤膜不稳定，可考虑为眼干燥症。

3. 泪膜及角膜上皮完整性检查　角、结膜荧光素染色及虎红或丽丝胺绿染色。记录方法：把眼表分为鼻侧睑裂部和颞侧睑裂部球结膜及角膜三个区域，每一区域染色程度分为0～3级，0级为无染色，3级为片状染色，共0～9分，荧光素染色阳性提示角膜上皮缺损（不连续），将角膜分为4个象限。规定无染色为0分，有染色则分为轻、中、重度3级，共0～12分。

4. 泪液渗透压检查　眼干燥症的诊断，将渗透压作为其诊断标准之一。利用渗透压计可以测量泪液的渗透压，正常的泪液渗透压为302 mOsm/L。

5. 结膜印迹细胞学检查　用于正常患者与眼

干燥症患者结膜杯状细胞的检查，判断眼干燥症的严重程度。

六、诊断

眼干燥症的诊断目前尚无统一标准。一般来说，眼干燥症的诊断主要根据以下四个方面：症状、泪膜不稳定、眼表面损伤、泪液渗透压升高。同时具备下列 3 项阳性者，即可确诊。

（1）慢性症状（有一项以上阳性）视疲劳、分泌物多、异物感、眼皮重、疼痛不适、流泪、畏光、眼红、视物模糊。

（2）虎红染色评分 ≥ 3 或荧光素染色评分 ≥ 1。

（3）BUT ≤ 5 s；表面麻醉 SIt ≤ 5 mm。

七、鉴别诊断

1．角膜结膜干燥症 多伴有角膜或结膜上皮表面损害的体征，后期可出现结膜角质化，特别是暴露的部分。上皮缺损的患者愈合较慢。

2．睑缘炎 睑缘炎患者常出现眼部灼热感，并且在醒来时更为明显，之后逐渐好转约 1 小时，随即再次不适。患者常合并有红斑狼疮或脂溢性皮炎。

3．过敏性角结膜炎 主要症状是痒感，可随季节变化而减轻，检查时可发现乳头状结膜炎。

八、治疗

治疗眼干燥症的基本原则是帮助患者理解对其治疗的方法以提高依从性，缺乏依从性则预示任何治疗的失败。患者必须改善可加重眼干燥症的环境条件，还有一些情况也应了解，其会导致泪膜不稳定。

眼干燥症治疗最主要的目标就是重新建立尽可能多高质量的泪膜以缓解症状，促进上皮愈合并阻止泪膜异常相关的并发症，如持续的上皮病变可致无菌性角膜溃疡和继发性细菌感染。轻度眼干燥症，可通过瞬目，改变环境，适量人工泪液的补充来改善；中度眼干燥症需对症治疗，改善全身疾病的控制，局部炎症，适当使用激素及抗生素；重度眼干燥症需行泪点栓塞，如发生结膜角质化，必要时需行手术治疗。

九、预后

根据严重程度不同，预后一般不同，轻度眼干燥症患者症状易缓解，中、重度眼干燥症合并全身疾病的持续时间长，则预后不良。

（关瑞娟　何玉清）

第四节　带状角膜病变

一、定义

带状角膜病变是一种高原常见病变，特点是钙质沉积在上皮下、前弹力层和前部基质层。

二、流行病学

本病可发生在任何年龄、性别，多为单眼发病，也可双眼发病，病程缓慢，可持续 10 年以上，常与全身代谢性疾病相关。有报道称带状角膜病变有年龄相关性。高原地区因气候环境因素，本病较常见[16]。

三、病因与发病机制

带状角膜病变常与高钙血症、慢性眼部疾病及反复眼外伤有关，其病因包括：

1．全身性疾病 ①高钙血症；②高磷血症；③高尿酸血症；④慢性肾衰竭；⑤盘状红斑狼疮；⑥结节性硬化。

2．慢性眼部疾病 ①慢性葡萄膜炎（尤其是儿童）；②眼球痨；③长期青光眼；④间质性角膜炎；⑤硅油眼；⑥眼干燥症；⑦人工角膜；⑧球形角膜变性。

3．年龄相关性 呈特发性，与年龄相关。

4．遗传性疾病 ① Norrie 病；②先天性带状角膜病变。

5. 化学刺激因素 ①长期接触含汞烟尘；②粘弹剂；③含有磷酸盐的滴眼液；④噻嗪类药物。

带状角膜病变的发病机制还不是很明确。钙和磷以很难溶解的浓缩物形式存在于泪液中。泪液渗透压改变、角膜组织的代谢引起 pH 值升高和钙或磷的浓度增加，或由于睑裂部暴露的泪液蒸发，这些因素都可以很轻易地引起钙的沉淀。因为暴露区释放二氧化碳，所以睑裂组织的 pH 值高于其他眼部组织表面，也会增强钙的沉积。带状角膜病变在眼干燥症患者迅速发生，提示泪液蒸发在这个疾病的病理机制中有一定作用。钙化带状角膜病变常与高钙血症、慢性眼部疾病和反复眼外伤有关。带状角膜病变通常见于慢性角膜炎、长期青光眼或慢性葡萄膜炎的患者。带状角膜病变可以在儿童期起病的慢性葡萄膜炎患者出现，但是成年起病的慢性葡萄膜炎患者少见。

四、临床表现

通常无症状，如病变位于角膜中央，会影响视力。较厚的钙化斑块脱落，会形成角膜上皮缺损，产生刺激症状。早期可见角膜周边部钙质沉积斑，与角膜缘间有一狭窄透明带。通常钙化斑始于鼻侧和颞侧角膜，然后向中央延伸，钙化斑内常有小孔和裂隙，外观如硬干酪。晚期钙化灶呈结节状、斑块样隆起，晚期患者视力可明显减退（表34-1）。

五、辅助检查

对合并全身疾病的患者应检查血液中钙与磷的含量，排除高钙及高磷血症。另外，还应进行肝、肾功能检查。

六、诊断与鉴别诊断

1. 诊断 带状角膜病变的诊断需结合全身检查，对高钙、高磷血症及痛风的患者需高度注意。

2. 鉴别诊断 球状角膜变性早期表现与带状角膜病变相似，病变位于角膜缘，鼻侧和颞侧角膜周边部可出现成簇的细小黄棕色油滴样透明物，可自发荧光，可用钴蓝光检查。

七、治疗

轻症患者无需治疗，当发生上皮糜烂引起刺激症状时，可佩戴软性角膜接触镜。病变较重影响视力及美容时，可应用 0.37% 依地酸二钠（乙二胺四乙酸二钠，EDTA-Na）滴眼，每日 4～6 次，用药前最好将钙质沉着物刮除。后期较严重病例，可行角膜表层切除联合角膜移植或板层角膜移植。对眼球萎缩无光感者，可行眼球摘除。对继发于全身疾病患者，须重视治疗原发病，以减少复发。

八、预后

眼部钙质沉积者预后较好。如病因持续存在，则角膜变性会复发。钙螯合疗法可反复进行，患者可出现上皮愈合不良，常因眼部其他疾病导致视力受损。

（李 凌 张晓英）

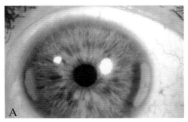 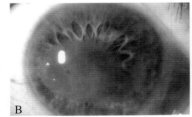 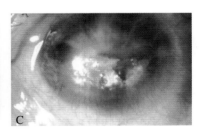

图 34-1 带状角膜病变

A：近鼻侧和颞侧角膜缘，可见一薄层钙质沉积，在带状变性与角膜缘间有一窄条透明角膜。B：角膜中央钙质沉着，遮盖瞳孔区。C：由于长期角膜水肿，角膜中央有致密的钙质沉积斑块，中央区有部分斑块脱落

第五节　雪　盲

一、定义

雪盲（snow blindness），也称为弧眼或光性角膜炎（photokeratitis），是紫外线对角膜和结膜上皮造成损害引起的炎症。高山、高原地区空气稀薄、大气层对紫外线的吸收和散射作用减弱。冰川、雪地、沙漠等地区，由于特殊的地理因素，地表反射的紫外线明显增多，使得处于这些特殊地区的人群，更容易发生雪盲。

雪盲是一种由于视网膜受到强光刺激引起视力减退或暂时性失明的一种症状。雪地对日光的反射率极高，可达95%，直视雪地如同直视阳光，由于这种症状常见于登高山、雪地和极地探险者，因此称为雪盲。

二、流行病学

雪盲是雪地作业或行进中过程发生的一种急性光源性眼病，由于高原紫外线比海平面强10%左右，而在雪地反射光线下紫外线强度更高。高原地区居民在强光下或雪地中，由于未佩戴防护用具，强烈的阳光通过雪地反射入眼，致角膜及结膜灼伤，经过晶体的聚焦到达视网膜黄斑部，造成组织热灼伤而致视力减退。本病多发生在雪后天晴、气温较低的白天。

三、发病机制

本病是由外伤、紫外线对眼角膜和结膜上皮造成损害引起的。雪盲是一种急性结膜炎和由紫外线照射引起的浅表上皮角膜炎，这是因为雪中反射的光会增加紫外线照射，或者高海拔地区在天空晴朗时紫外线照射会更强。

四、临床表现

1. 典型的雪盲是由于高海拔地区反射的强紫外线引起的，症状是眼部疼痛和灼热、畏光、流泪，以及眼内异物感、头痛、眼睑肿胀、视物模糊，伴有轻微视网膜充血的结膜炎，以及小角膜溃疡。

2. 在阳光温和的时间发生的雪盲是不同的，紫外线发挥了一定的作用，症状出现较慢，还会出现持续数天的复视。这可能是由于内部和外部眼肌疲劳，以及由于缺乏对比敏感度所致的视力减退。畏光和结膜充血不明显，也没有视网膜改变。

五、辅助检查

1. 详细询问外伤史，包括致伤原因，致伤物种类、方向、速度和距离，致伤时间。

2. 必须注意全身情况，如休克、颅脑外伤、感染等。对合并全身外伤者，应请有关科诊治。局部检查必须轻巧，不可压迫眼球，必要时滴表面麻醉剂。合并颅脑外伤时，对未经神经科检查者不要散瞳。

3. 检查眼球表面异物时，应特别注意角膜、睑板下沟及结膜穹。

4. 对眼挫伤患者，应详查眼附属器及眼球前后各部。对眼球穿通伤患者，应详查伤口的大小、部位、深度，有无眼球内容物脱出、眼球运动障碍或异物存留，必要时绘图说明。热烧伤及化学烧伤时应描述其范围和程度，磷烧伤时注意创面有无磷臭味，并应在暗处检查有无磷光。

5. 检查双眼的视力及功能，除有明显眼球穿通伤外，应尽可能检查眼底，必要时行散瞳检查。

6. 对疑有眼眶骨折或眼球内异物者，应做X线、CT或超声检查。发现有异物存留时，应行异物定位。

六、诊断

根据病史、临床表现及检查可进行诊断。

七、治疗

（一）户外

首先将硫酸锌配可卡因置于眼睑下，迅速溶

解在泪液中，可缓解症状。之后可戴眼镜，尽快进入暗光环境中。

（二）医院

1. 止痛 局部用麻醉药，涂眼药膏。目的在于缓解症状。

2. 眼部保护（防止持续或再度损伤） 发病后必须即刻戴上护目镜。

3. 摘除隐形眼镜 减少角膜刺激和感染的机会。

4. 用消毒棉布敷盖眼部。

上述治疗措施必须持续 24 ～ 48 小时，直至眼部刺激症状完全消失。可用鲜人乳或鲜牛乳滴眼，每次 5 ～ 6 滴，每隔 3 ～ 5 分钟滴一次。使用的牛乳要煮沸凉透才可用。也可以药水清洗眼部，到黑暗处或以眼罩蒙住眼部，用冷毛巾冰镇。减少用眼，尽量休息。不要热敷，高温会加剧疼痛。

八、预后

预后良好，一般无后遗症。

（关瑞娟　高添鹏）

第六节　白　内　障

一、定义

白内障（cataract）是指晶状体内任意程度的混浊。白内障是首位致盲眼病，约占致盲眼病的48%[16]。据世界卫生组织估计，每年约有 1600 万人因白内障而致盲，其中约 20% 与过度照射紫外线有关。紫外线（UV）引起白内障的发生已在许多流行病学调查和实验研究中得到证实[17]。越来越多的证据表明，紫外线可使晶状体上皮异常增殖和分化，引起细胞凋亡和坏死[18]，从而导致皮质或后囊下型白内障的发生。高原地区自然环境因素影响，海拔高、氧分压低、红外线和紫外线辐射强，因此，白内障的发生、发展、预后和防治已成为高原医学中不可忽视的一部分。

二、流行病学

青海省地处高原地区，约有60%的面积海拔在 4000 m 以上，白内障患病率明显高于平原地区。研究显示，老年性白内障的患病率与海拔高度呈正相关。此外，高原地区氧含量低，房水氧含量减少，有可能诱发晶状体的混浊。另外，高原地区日照时间长，眼部紫外线吸收量较平原地区大，也可能是晶状体混浊发生率高的一个原因。

据报道，西藏地区白内障患病率为 14.6%（青海地区尚无报道），比其他地区（相同年龄和性别人口的白内障患病率）约高出 60% ；这与高原地区紫外线强、缺氧、日照时间长等有关。

三、发病机制

1. 紫外线与晶状体上皮细胞（lens epithelial cell，LEC）的关系 紫外线氧化损伤首先发生于 LEC，UV 光子造成 LEC 中 DNA 和膜泵损伤而激活凋亡途径[19]。研究证明，LEC 凋亡在白内障的形成中是通过 Ga^{2+} 途径激活的[20]，细胞中高 Ga^{2+} 是白内障形成的主要原因。当 LEC 发生程序性死亡后，Ga^{2+} 释放、半胱氨酸酶激活、细胞骨架降解、晶状体蛋白聚集、水和电解质渗入等诸多因素最终导致皮质和核混浊，从而导致白内障的发生。

2. 紫外线与晶状体蛋白的关系 晶状体蛋白分为可溶性蛋白和不可溶性蛋白。UV 可直接作用于晶状体可溶性蛋白，使可溶性蛋白减少，不可溶性蛋白增加。晶状体蛋白的结构发生变化，破坏晶状体保持透明性所必需的蛋白质的紧密连接，增加晶状体蛋白的聚集，从而形成白内障。

四、临床表现

单侧或双侧、双眼先后发病，视力进行性减退。由于晶体皮质混浊导致晶状体不同部位屈光力不同，可有眩光感，或单眼复视，近视度数增加。老年性白内障分为皮质性、核性和囊下三种类型。

1. 皮质性白内障　以晶体皮质灰白色混浊为主要特征，其发展过程可分为四期：初发期、未成熟期、成熟期和过熟期。

2. 核性白内障　晶体混浊从晶状体中心部位即胚胎核位置开始出现密度增加，逐渐加重并缓慢向周围扩展，早期呈淡黄色，随着混浊加重，色泽渐加深，如深黄色、深棕黄色。核的密度增大，屈光指数增加。患者常诉老视减轻或近视度数增加，早期周边部皮质仍为透明。因此，在黑暗处瞳孔散大视力增进，而在强光下瞳孔缩小视力反而减退。

3. 后囊白内障　混浊位于晶状体的囊膜下皮质。如果位于视轴区，早期即影响视力。

五、治疗

高原地区人口稀少，居住地分散，且交通不便，人们对自身疾病不够重视，再加上医疗条件落后，从而使高原白内障的发病类型主要为成熟期和过熟期，核性白内障发病率逐渐增高。青海省大部分老年性白内障均为Ⅲ级、Ⅳ级。超声乳化白内障吸除术是常用的手术方法，优点比较多，如切口小、组织损伤程度低、术后散光幅度小、手术后视力能够尽快恢复。囊外白内障摘出术，大切口结节缝合，术后较长时间才能愈合，并且

容易引起明显的炎症反应和散光，影响术后视力的恢复。术中注意保护角膜内皮，由于角膜类脂环多见，严重者会给术者手术带来困难。术者应不断提高操作技术，避免角膜水肿的发生。

1. 药物治疗　白内障药物治疗没有确切的效果，目前国内、外都处于探索研究阶段。一些早期白内障患者，用药以后病情可能会减慢发展，视力也稍有提高，但这不一定是药物治疗的结果，因为白内障从早期进展至成熟期是一个较漫长的过程，它有可能自然停止在某一发展阶段而不至于严重影响视力。一些中期白内障患者，用药后视力和晶状体混浊程度未能改善，进入成熟期后，药物治疗更无实际意义。

2. 手术治疗　白内障一般需要采取手术治疗，主流的手术方式仍为超声乳化手术。目前白内障的治疗仍然处在多种手术方法并存阶段。各具优劣的形势下，由大切口至微型切口，并发症不断降低，白内障的疗效、高端晶体的研制等方面均显示出白内障的手术治疗方法在不断发展，新兴飞秒激光辅助技术也具有极高的稳定性，有继续研究的价值。

六、预后

白内障除外全身疾病患者（如伴有糖尿病视网膜病变、高血压眼底出血的患者），预后较好。

（李　凌　谢　婧）

第七节　非动脉炎性前部缺血性视神经病变

一、定义

非动脉炎性前部缺血性视神经病变（nonarteritic anterior ischemic optic neuropathy，NAION）是一组由不同病因、发病机制导致供应视神经的血管灌注不足所致视神经损害的疾病，是 50 岁以上人群中最常见的急性视神经病变。患者多表现为突发无痛性视力减退、视神经盘水肿以及特征性视野缺损。该病发病急骤，目前尚没有被国内、外广泛接受的治疗方法，短期内易造成不可逆的视

功能损害。

二、流行病学

研究发现，NAION 患病率为 1/16000。NAION 是一种多因素疾病，由于遗传和环境因素共同作用于个体而发病。高原地区气候寒冷，昼夜温差大，空气稀薄，长期慢性缺氧刺激及牛羊肉、酥油、奶茶、奶酪等高蛋白、高脂肪、高热量、高盐等食物供应充足，且大多嗜烟、酒，使高血压、

糖尿病、高脂血症等发病率相对较高。独特的地理环境和饮食习惯使当地人群血液具有黏滞度高的特点，导致人体微循环发生病理生理改变。高原地区 NAION 患病率高，且与人体微循环的变化密切相关。

三、临床表现

晨起时突发单侧无痛性视力减退，程度不一，色觉减退与视力减退呈正比，患眼相对传入性瞳孔传导阻滞阳性，眼底检查可见视神经盘呈局限性或弥漫性水肿，视神经盘周围常伴有视网膜线状出血点，水肿一般持续 6 ~ 11 周后逐渐恢复[21]，而视神经盘颜色逐渐发展为苍白色，健侧眼多为高危视神经盘[22]；视神经盘直径小或无，血管及神经纤维呈现拥挤状。

四、发病机制

多项临床研究表明，全身性或血管性的危险因素导致眼部睫状后短动脉供血不足，引起 NAION。而且成年哺乳动物的中枢神经缺乏有效的再生能力，损伤后很难修复。近年来随着神经生物化学和组织化学研究技术的进步，发现视神经轴突变性、视神经节细胞（retinal ganglion cell，RGC）凋亡与 NAION 的发生存在重要联系，同时观察到 Caspase 家族受体和 Bcl-2 基因的高表达，因此认为细胞凋亡是 NAION 视神经损伤的主要形式。

导致 NAION 视神经节细胞凋亡的机制还不十分清楚，研究表明，可能和以下因素有关：

1. 视神经损伤后诱发凋亡信号途径　视神经损伤后，视网膜内促凋亡基因大量表达，而抗凋亡基因则受到抑制，提示细胞凋亡信号途径在 RGC 损伤后修复及再生中扮演重要角色。由于神经再生所需要的结构物质和营养物质必须在神经细胞胞体合成，需要相当数量神经元的存活才能保证神经再生需要的营养和结构物质。目前，该领域的研究主要集中在三个研究方向：①抑制 RGC 凋亡的发生；②改变 RGC 生存的微环境，减轻神经生长抑制因子及胶质瘢痕对 RGC 再生的抑制作用；③促进轴突横断的 RGC 的存活，如促进神经营养因子的合成和释放。

2. 在视网膜节细胞生长的微环境中存在着神经生长促进因子和抑制因素的平衡紊乱　当重大损伤发生后，该平衡向抑制一方倾斜。这种因素包括髓鞘相关糖蛋白 MAG、Nogo 蛋白、少突胶质细胞糖蛋白 OMgp 等因子增多，继而抑制 RGC 生长；同时胶质细胞的活化、损伤修复导致的视网膜节细胞周边微观环境的改变等均对视网膜节细胞的轴突再生产生深远影响。这些变化因素可能阻碍中枢神经系统再生的进程。

3. 神经营养因子（neurotrophic factor，NTF）缺乏　视神经损伤后，RGC 与其靶细胞之间建立的突触联系中断，使轴浆流障碍，导致了由靶细胞运输到视网膜 RGC 的神经营养因子严重缺乏，最终导致 RGC 凋亡。

五、辅助检查

AION 的辅助检查主要排除可能引起该病的高危因素，其高危因素包括：

（1）高血压。

（2）糖尿病。

（3）高脂血症。

（4）其他血管性危险因素。

（5）自发或手术后大出血，或严重低血压。

（6）白内障术后。

（7）视神经盘玻璃膜疣易发 NAION。

六、诊断

①突然出现视野缺损和（或）无痛性视力减退；②视野检查示与生理盲点相连的绕过中心注视点的象限性视野缺损，多位于鼻侧和下方[22]；③局限性或弥漫性视神经盘水肿，常伴有周围线状出血；④存在相对性瞳孔传导阻滞和（或）视觉诱发电位异常；⑤有全身或局部危险因素；⑥除外其他视神经病变。

七、鉴别诊断

可鉴别的视神经疾病包括视神经炎、颞动脉炎、肿瘤浸润、风湿性疾病等，各种原因引起的视神经盘水肿，压迫性、浸润性、外伤性、中毒性、营养代谢性及遗传性视神经病变等。掌握各种视神经病变的临床特点，并采集详尽病史，正确选择相应的辅助检查，对于鉴别诊断非常重要的作用。

八、治疗

除了探查 NAION 病理过程中的分子机制之外，神经眼科学者所面临的另一个难题是寻求有效的药物治疗方案来遏制和延缓视神经损伤。视神经损伤的特征性病理改变为轴突变性及 RGC 凋亡，而轴突再生一直是临床治疗的难点，因为损伤后中枢神经变化的机制尚不明确，且治疗时间窗十分狭窄，故很难达到临床治疗目的。神经营养因子通过促进 RGC 存活及促进神经细胞的神经突起生长而发挥其神经保护作用，目前，临床常用补充外源性神经营养因子治疗 NAION，但多位研究者发现，应用外源性神经营养因子并不能长期维持损伤的 RGC 的存活，这是目前该领域研究的一个瓶颈。

缺血性视神经病变目前尚无有效治疗，考虑到皮质类固醇类药物可以减轻水肿，所以可短期给以大剂量的皮质类固醇类药物，同时还可辅以血管扩张药、降眼压药以及维生素 B 族神经营养药物。但对于糖尿病、高血压患者，皮质类固醇类药物要慎用，应该针对病因对其并存的高血压、动脉硬化糖尿病等全身性疾病，给予妥善处理。

对 AION 患者更应给以大剂量糖皮质激素治疗；单侧眼发病的动脉炎性 AION，如能及时给患者以糖皮质激素，有可能防止对侧眼发病。

九、预后

据观察，缺血性视神经病变，常在半个月至 2个月内，患者视神经盘水肿即可自行消退，留下局限性的苍白区，如能及时予以治疗，视功能预后较好。假如未能及时治疗，可能将有不同程度的视神经萎缩。

（李　凌　吴　敬）

第八节　高原视网膜血管病变

一、定义

高原视网膜血管病变（high-altitude retinal vasculopathy）是发生于高原低氧、低压环境下的病理改变，不仅是全身性疾病的一种眼底表现，也是一种独立的疾病。其病因与发病机制尚不明确，缺氧是最主要的发病因素[23]。高血压、高血糖、年龄、高原红细胞增多症、体质量和高海拔是高原视网膜病变的高危因素。

二、流行病学

1969 年 Singh 等[24] 首次描述了高海拔视网膜病变，主要表现为视网膜呈火焰状出血和血管迂曲。有研究发现患者视网膜功能的损伤程度与急性高原病的严重程度相关，因此早期诊断成为预防和治疗高海拔视网膜病变的关键，同时也可为急性高原病的早期诊断及治疗提供依据。

以往的研究显示高海拔视网膜病变的发病率为3.8%～90.5%，男女发病率无明显差异[25-26]，随着海拔高度的增加，高海拔视网膜病变的发病率逐渐增加。对青藏高原不同海拔和不同年龄视觉电生理调查分析研究结果显示[27]，随着海拔高度的增加，ERG 达峰时间延后，振幅下降明显，说明在不同高海拔地区生活的人群中，视网膜血液循环会有不同程度的改变。随着高原地区经济和旅游业的发展，高海拔视网膜病变的防治将成为高原医学及眼科学的关注焦点和研究热点。

三、发病机制

视网膜的血液供应系统有两个：一是来自脉络膜血管，供应外侧五层的视网膜（即 RPE 层到外网状层）；二是来自视网膜血管供应系统，供应内五层视网膜（即内界膜到内核层）。血 - 视网膜屏障可调节眼部血管床与视网膜组织之间的分子运动，防止血液中大分子物质及有害物质渗漏到视网膜内。血-视网膜屏障包括内屏障和外屏障。正常情况下，内屏障阻止视网膜血管内大分子物质渗漏到视网膜，外屏障阻止脉络膜毛细血管内的血液渗漏到视网膜。当血-视网膜屏障的完整性被破坏时，毛细血管通透性增加，血管内、外渗透压平衡破坏。本病的病因仍不明确，但普遍认为和快速上升的海拔高度有关。有研究指出，在低压、缺氧的状态下，视网膜的血流会自动调节，作为高度分化的神经组织，视网膜对缺氧十分敏感。急性缺氧可引起视网膜血管扩张，此时视网膜血流量增加，可不同程度地缓解视网膜的缺氧状态。当视网膜的血流量调节不足以代偿视网膜对氧的需求时，则产生一系列的缺氧性临床表现。本病发病涉及血-视网膜屏障完整性破坏、炎症介质和细胞因子的异常释放、视网膜血管调节功能障碍以及血流动力学改变等多因素、多种机制的协同作用。但其机制尚未完全阐明，尤其是分子学机制有待进一步深入研究，为本病的预防和治疗提供理论基础。

四、临床表现

患者主诉为视力急剧下降。眼底检查可见视神经盘水肿，视网膜水肿、片状出血、渗出，视网膜静脉迂曲扩张，伴玻璃体积血或后期出现虹膜红变（图34-2）。

虽然视网膜血管病变有各种类型和不尽相同的临床表现，但导致局部视网膜病变的病理损害基本上相似，如均可产生相同的出血、渗出、微血管瘤和新生血管等改变。

1. 视网膜血管异常的评价指标 ①视网膜病变：片状视网膜出血、硬性或软性渗出、水肿、静脉串珠；②视网膜血管壁征：局部视网膜动脉狭窄、视网膜动静脉交叉压迫征、动脉反光增强；③定量测量指标：视网膜中央动脉等效值、视网膜中央静脉等效值、视网膜动静脉比值。

2. 分级 1999年，Wiedman 等[24] 将 HAR 分为三级：Ⅰ级，视网膜静脉扩张；视网膜血管出血范围＜ 1 PD。Ⅱ级，视网膜静脉中度扩张，V∶A = 3.5∶2；视网膜血管出血范围＜ 2 PD。Ⅲ级，视网膜静脉显著扩张，V∶A = 4.5∶2；视网膜出血，大于＞ 3 PD，出血位于黄斑区，严重时伴有玻璃体积血。

五、辅助检查

1. 全身检查 包括血压、血脂、血糖、血液黏滞度的检查，头颅 MRI 检查可伴有颅内缺血灶，颈动脉彩色多普勒超声检查检查可伴有颈动脉斑块形成。

2. 眼科检查 ① OCT 检查：可见黄斑区视网膜囊样水肿，网膜下出血。②眼底血管造影检查（FFA）：根据血管阻塞的部位及临床表现的不同，FFA 检查结果也不同。出血、渗出可见强荧光及荧光渗漏；血管阻塞可见无灌注区及低荧光；黄斑水肿可见黄斑区团块状渗漏灶。

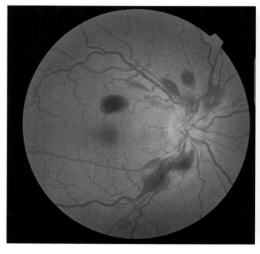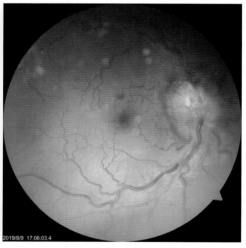

图 34-2 高原视网膜血管病变眼底检查表现

六、诊断

根据患者的主诉、体征及相关眼底检查可做出诊断。

七、预防及治疗

目前国内外关于本病的研究相对较少，研究主要集中在中成药对本病的预防及治疗作用方面，主要研究的中药包括红景天、牛磺酸、紫河车、人参等。研究发现这些中药对本病有一定的防治作用。

针对病因治疗；全身可给予扩血管、营养神经治疗；口服乙酰唑胺可改善眼压与睫状后动脉灌注压之间的不平衡。另外，还可给予复合维生素、复方丹参等。

（关瑞娟 张 蓉）

第九节 老年性黄斑变性

一、定义

老年性黄斑变性（senile macular degeneration，SMD），亦称年龄相关性黄斑变性（age-related macular degeneration，ARMD），是导致 55 岁以上老年人失明及中心性盲的重要原因，通常双眼先后发病，主要表现为视物变形、中心暗点以及对比度下降等。最新研究[28]显示，至 2020 年 SMD 全球发病率可达 13%，其中约 23% 的患者视力完全丧失。SMD 是一个复杂的多因素疾病。SMD 可以分为两型：干性（非新生血管性或萎缩性），占 SMD 患者的 80%～90%，湿性（新生血管性或渗出性），占 SMD 患者的 15% 左右，90% 的 SMD 相关的视力丧失与湿性 SMD 有关。

二、流行病学

高原地区气压低、缺氧，日照时间长，红外线及紫外线辐射较强。流行病学研究发现，光照可能是 SMD 发生与进展的危险因素[29]。Beaver Dam[30] 眼科研究组评估了光照暴露与 SMD 之间的横向及纵向联系，结果表明两者之间有正相关联系。长期暴露于光照下的人群，其 SMD 发生率明显高于当地普通居民，光照暴露与 SMD 的发生呈正相关。李凌等[31] 研究表明，高原地区 SMD 患者年轻化，且随年龄、血色素、高血压及高脂血症的增加而增加。吴乐正[32] 指出，SMD 在西藏地区有较高的发病率，认为与日照时间及紫外线辐射（UVA）有关。陈玉华等[33] 指出，高海拔地区 SMD 发病率明显高于平原地区，认为与日照时间延长、地面辐射量增加、饮食结构等因素有关。

三、病理表现

早期 SMD 的特征是 Bruch 膜增厚，RPE 下脂质与蛋白质沉积，形成玻璃膜疣。晚期 SMD 可分为两个亚型：干性 SMD 和湿性 SMD。玻璃膜疣处色素上皮细胞、Bruch 膜及脉络膜毛细血管内皮细胞发生不同程度的变性、增生和萎缩，发展为干性 SMD；亦可导致 Bruch 膜内胶原增厚，以及后弹力层断裂，致使脉络膜毛细血管通过 Bruch 膜的裂隙进入色素上皮下或神经上皮下，形成新生血管，发展为湿性 SMD（图 34-3）。

四、发病机制

1. 年龄 SMD 是与年龄密切相关的疾病，随着年龄的增长，RPE 老化后丧失正常生理功能，代谢物聚积在 Bruch 膜的内层，形成玻璃膜疣。Bruch 膜逐渐出现钙化、破裂，脉络膜新生血管通过损伤的 Bruch 膜生长进入色素上皮下或神经上皮下，从而形成 SMD。

2. 氧化损伤 近年来过氧化物引起的视网膜细胞损伤、凋亡，被认为是 SMD 的致病因素之一。活性氧自由基的产生过多，超出氧化物的清除能力，且视网膜对氧的消耗量远远超过机体其他组织，最终导致视网膜损伤。

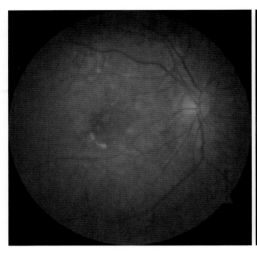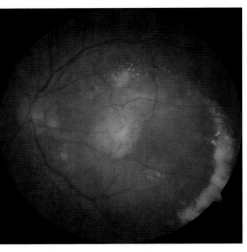

图 34-3 老年性黄斑变性

3. 遗传和基因突变 研究表明，SMD 患者一级亲属与一般人群相比有更高的患病风险。Zhou 等发现通过降低 *TL3R* 基因与双链 RNA 的结合可降低干性 SMD 的发病率。目前，SMD 的致病基因仍不明确。

4. 血管内皮生长因子 绝大多数学者认为 VEGF 是刺激 CNV 生成的最重要因素，其在维持眼部血管完整性方面有着非常重要的作用。其中 VEGFA 可促进 CNV 的生长，PLGF 对病理性新生血管起重要的促进作用，所以在早期抑制 VEGFA、VEGFB、PLGF 即可抑制大多数的病理性新生血管。

五、临床表现

干性 AMD 临床上起病缓慢，患者可出现双眼渐进性视力减退，伴有或不伴有视物变形。

湿性 AMD 患者可突发单眼视力减退、视物变形或者出现中心暗点。

六、辅助检查

临床上使用眼底荧光素血管造影（FFA）和吲哚青绿脉络膜血管造影（ICGA）联合造影，可明显提高眼底疾病的诊断水平。

眼科 OCT 检查可见黄斑区视网膜囊样水肿，网膜下出血。

七、诊断

1. 干性 AMD ①检眼镜下病变早期可见黄斑区大小不一的黄白色、类圆形、散在的玻璃膜疣。当病变进展时，玻璃膜疣融合，出现边界清晰的地图样萎缩区，晚期该区内脉络膜毛细血管萎缩。② OCT 表现为后极部视网膜明显变薄，变薄处脉络膜显著高反射。萎缩区域正常组织结构消失，在萎缩区域边缘，可见到椭圆形嵌合体带的残留。③眼底造影在早期黄斑区呈透见荧光，后期玻璃膜疣高荧光，晚期病变则表现为由于色素上皮萎缩所导致的透见荧光。

2. 湿性 AMD ①眼底表现为后极部深、浅层出血，伴有灰黄色的新生血管或者黄斑区盘状瘢痕。② OCT 示新生血管膜表现；③局限性或弥漫性视神经盘水肿，常伴有周围线状出血；④存在相对性瞳孔传导阻滞和（或）视觉诱发电位异常；⑤有全身或局部危险因素；⑥除外其他视神经病变。

八、治疗

干性 AMD 目前尚无有意义的治疗。湿性 AMD 患者，如果新生血管的位置处于距中心凹 500 μm 以外，可行激光封闭，防止其继续进展，但术后仍需密切监测病情变化。光动力学疗法是利用与新生血管内皮细胞特异性结合的光敏剂，采用一定波长照射，通过产生氧化反应，杀伤内皮细胞，达到破坏新生血管的作用。目前被广泛认可的治疗方法是玻璃体腔注射抗新生血管内皮生长因子药物，可以从根源上抑制新生血管的发生，并能减轻新生血管引起的水肿、渗出和出血。李凌等研究指出，对于高海拔地区湿性 AMD 患者，雷珠单抗注射液有良好的治疗效果；治疗后能够使视网膜中心凹厚度明显变薄、降低房水中 VEGF 的浓度；并且房水中 VEGF 浓度与中心凹视网膜的厚度具有正相关性。

由于注射抗 VEGF 药物价格昂贵，且需要规律治疗，使许多患者望而却步，且多次反复注射带来的感染风险增加。如何能够无创且高效地治疗湿性 AMD，降低感染风险，减轻患者的负担，是眼科工作者面临的新挑战。

九、预后

预后一般不佳，患者的生活质量取决于中心视力的保存情况。

（吴 敬 祁 恩）

参考文献

[1] Alemayehu AM，Yibekal BT，Fekadu SA. Prevalence of vernal keratoconjunctivitis and its associated factors among children in Gambella town，southwest Ethiopia，June 2018. *PLoS One*. 2019；14（4）：e0215528. Published 2019.

[2] Thera JP，Hughes D，Tinley C，Bamani S，Traore L. Magnitude of vernal kerato conjunctivitis among school children in Koulikoro. Scholars Journal of Applied Medical Sciences，2016，4：180–182.

[3] Duke RE，Odey F，De Smedt S. Vernal Keratoconjunctivitis in Public Primary School Children in Nigeria：Prevalence and Nomenclature. Epidemiology Research International，2016：1-6.

[4] Ashwini K，Dhatri K，Rajeev K. Vernal keratoconjunctivitis in school children in north Bangalore：an epidemiological and clinical evaluation. Journal of evolution of medical and dental sciences，2015，4：15070-15076.

[5] 干霖洋. 青海省汉藏族翼状胬肉患病率及危险因素分析［D］，北京协和医学院中国医学科学院，2016，31.

[6] 吕明. 翼状胬肉发病机制及治疗研究进展. 眼科研究，2003，21（2）：45-99.

[7] Sul S，Korkmaz S，Novruzlu S. Seasonal effects on

[8] Di Girolamo N. Signalling pathways activated by ultraviolet radiation：role in ocular and cutaneous health［J］. Curr Pharm Des，2010，16（12）：1358-1375.

[9] Gupta N，Prasad I，Jain R，D'Souza P. Estimating the prevalence of dry eye among Indian patients attending a tertiary ophthalmology clinic. Ann Trop Med Parasitol，2010，104：247-55.

[10] Shah S，Jani H. Prevalence and associated factors of dry eye：Our experience in patients above 40 years of age at a tertiary care center. Oman J Ophthalmol，2015，8：151-6.

[11] Titiyal JS，Falera RC，Kaur M，Sharma V，Sharma N. Prevalence and risk factors of dry eye disease in North India：Ocular surface disease index-based cross-sectional hospital study. *Indian J Ophthalmol*，2018，66（2）：207-211.

[12] 刘晓莉、严密、宋广瑶. 西藏地区白内障与紫外线照射. 眼科研究，1992：31-133.

[13] Uchino Y，Kawakita T，Miyazawa M. Oxidative stress induced inflammation initiates functional decline of tear production［J］. PLoS One，2012，7（10）：45805.

[14] Uchino Y，Kawakita T，Miyazawa M. Oxidative stress induced inflammation initiates functional decline of tear production［J］. PLoS One，2012，7（10）：45805.

[15] Foster A，Resnikoff S.The impact of Vision 2020 on global blindness［J］. Eye，2005，19（10）：1133-1135.

[16] 江南、陈翠真. 紫外线辐射和白内障的研究. 国外医学眼科学分册，1999，23（4）：246-250.

[17] Di Leva F，Domi T，Fedrizzi L.The plasma membrane Ca^{2+} ATPase of animal cells：structure，function and regulation.Arch Blochem Biophys，2008，476（1）：65-74.

[18] 辛晓蓉，黎卫平. 紫外线诱导晶状体上皮细胞凋亡的实验研究. 眼外伤职业眼病杂志，2003，25（4）：219-221.

[19] Hightower KR，Duncan G，Dawson A.Ultraviolet irradiation（UVB）interrupts calcium cell signaling in lens epithelial cells.Photochem Photobiol，1999，69（5）：595-598.

[20] Harreh SS，Zimmerman MB.Optic disc edema in non-arteritic anterior ischemic optic neuropathy［J］. Graefes Arch Clin Expophthalmol，2007，245（8）：1107-1121.

[21] Tomsak RL，Zakov ZN. Nonarteritic anterior ischemic optic neuropathy with macular edema：visual improvement and fluorescein angiographic characteristics［J］. J Neuroophthalmol，1998，18（3）：166-168.

[22] Hayreh SS，Zimmerman B.Visual field abnormalities in nonarteritic anterior ischemic optic neuropathy：their pattern and prevalence at initial examination [J]. Arch Ophthalmol，2005，123（11）：1554-1562.

[23] Russo A，Agard E，Blein JP. High altitude retinopathy：report of 3 cases.J Fr Ophtalmol，2014，37（8）：629-634.

[24] Singh I，Khanna PK，Srivastava MC.Acute mountain sickness.N Engl J Med，1969，280（4）：175-184.

[25] Wiedman M，Tabin GC.High-altitude retinopathy and altitude illness. Ophthalmology，1999，106（10）：1924-1926.

[26] Clarke C，Duff J. Mountain sickness，retinal haemorrhages，and acclimatisation on Mount Everest in 1975. Br Med J，1976，2（6034）：495-497.

[27] 张春元，李海青. 青海高原不同海拔和不同年龄视觉电生理调查分析. 高原医学杂志，2004，14（2）：22-24.

[28] Wong WL，Su X，Li X. Global prevalence of age-related macular degeneration and disease burden projection for 2020 and 2040：a systematic review and meta-analysis. Lancet Glob Health，2014，2（2）：e106-116.

[29] Mehta S. Age-related macular degeneration. Prim Care，2015，42（3）：377-391.

[30] Tomany SC，Cruickshanks KJ，Klein R.Sunlight and the 10-year incidence of age-related maculopathy：the Beaver Dam Eye Study. Arch Ophtalmol，2004，122：750-757.

[31] 李凌，秦志宏. 不同高海拔地区年龄相关黄斑变形的患病特点及相关因素 [J]. 中国老年学杂志，2015，3（21）：5429-5431.

[32] Wul. Study of aging maculor degenaration in China [J]. Jph J Ophthalm，1987，3：349.

[33] 陈玉华，申济奎，张宁弘. 高原地区老年性黄斑变性 [J]. 高原医学杂志，1993，1：41-42.

第三十五章

烧伤与冻伤

烧伤是热力引起的皮肤或其他组织的损害，其作为一种外伤或创伤多归属于外科或皮肤科，直到第二次世界大战后期，由于烧伤患者剧增，才受到人们的重视，并作为独立的学科进行研究。

烧伤在平时或战时都较常见。在平时，烧伤发生率估计为 0.5%～1%。烧伤占战伤总数的比例随着武器性能的增强而不断提高。据不完全统计，第一次世界大战时，烧伤占战伤总数的 1%；第二次世界大战，由于喷火器、燃烧弹等广泛应用，烧伤发生率上升至 2%～3%。

高原地区特殊的地理环境和地貌特征造成低气压、低温、低氧、干燥、大风、强日照辐射的环境特征，导致高原环境下救治烧伤具有其地域特点。另外，低温是青藏高原的一种常见的环境应激因子，长期暴露于低温环境中，热量严重流失将导致人体核心温度降低。同时，低氧、低气压可进一步造成机体耐受能力下降。青藏高原冻伤属于低温、低氧双重损伤，具有高原地区的独特性。

我国烧伤医学起步较晚，1958 年以后，在全国范围内开展了正规的烧伤防治工作。青海省烧伤医学起步更晚，直到 1979 年才在青海大学附属医院建立烧伤科，开展正规的烧伤和冻伤防治工作。青海地处青藏高原，西宁市海拔为 2261 m，导致烧伤和冻伤救治与平原地区有较大差异。

第一节　烧伤急救及入院处理程序

烧伤早期处理包括院前救治（现场急救、后送转运）和入院后的初期处理。

一、现场急救

烧伤现场急救是烧伤后最早的治疗环节，现场急救是否正确、及时，后送转运方法和时机是否得当，直接关系到患者的安危。一般情况下，正确的早期处理，可以减轻患者的烧伤损伤程度、降低并发症的发生率和死亡率。现场急救的目标是尽快消除致伤因素，脱离现场和进行危及生命的救治措施。

（一）迅速脱离致伤因素，减轻损伤程度

1．火焰烧伤

（1）尽快扑灭火焰、脱去着火的衣物：伤员衣物着火时切勿站立或者奔跑呼叫，以防增加头面部烧伤或吸入性损伤，应立即卧倒，就地打滚，靠身体压灭火苗。迅速离开密闭或者通风不良的现场。若就近有水流或水池，不要顾虑是否干净，立即跳入水中[1]。

（2）他人帮助灭火：用身边不易燃烧的物品扑灭火焰，或用被子、衣物等物品覆盖灭火。一旦火焰熄灭，立即脱去或剪除着火的衣服，尤其是化纤衣物着火后呈胶状，可使烧伤创面损伤加重。

（3）及时冷疗可减少创面渗出和水肿：越早冷疗，效果越好，其特点是迅速降温，避免热力向创面深层传导，减轻烧伤程度，清洁创面，减轻疼痛。然而，这个减轻热损伤的常识，未能被广泛理解，而被误认为烧伤时不能用冷水，耽误了许多患者的救治[2]。冷疗一般适用于中、小面积（面积在 30%以内）的烧伤[3]，特别是四肢烧伤。方法是将烧伤创面在自来水下淋洗或浸入水中（水温一般为 15～20 ℃），或用冷水浸湿的毛巾、纱垫等敷于创面，直至不再有剧痛为止，多需 0.5～1 小时[4]。

2．热液烫伤

（1）立即脱去被热液浸湿的衣物，避免余热继续损伤皮肤，使创面损伤加重。

（2）创面及时冷疗。

3．化学烧伤

（1）立即脱去被化学物质浸湿的衣物，避免皮肤被继续损伤。

（2）去除创面表面化学物质后，立即用大量流动清水冲洗 20～30 分钟，甚至可达 2 小时以上。

（3）若现场有条件，可使用中和剂，达到稀释和中和创面化学物质的目的。应先冲洗后中和但时间不宜太长，一般 20 分钟即可，然后再用清水冲洗，且中和无法代替冲洗，也不要因寻找中和剂而耽误冲洗。

（4）生石灰烧伤时，不能立即用水冲洗，避免生石灰遇水产热使创面损伤加重，应先用干布擦干创面后再用流水冲洗。

（5）磷烧伤时，应先用干布擦除创面表面的磷颗粒，再用大量流水冲洗。如有中和剂，以1%硫酸铜溶液擦洗创面，再用5%碳酸氢钠溶液冲洗湿敷。也可用湿纱布严密包裹创面，隔绝空气，避免磷氧化燃烧加重创面烧伤，但禁用油纱，以防磷溶解在油脂内被皮肤吸收导致磷中毒。若患者已存在磷中毒，应请内科协助诊治。

4．电烧伤　首先应关掉电源，用木棍、竹竿等绝缘材料将患者拨开，使其脱离电源。切记不可在电源未切断时用手拉患者，或用导电物体触碰患者，以免自己被电烧伤。

（二）急救后处理

急救后的处理，应视烧伤面积大小及伤情严重程度，以及有无复合伤或中毒而定，一般应按下列顺序处理。

1．首先检查危及患者生命安全的复合伤并立即处理及抢救　大出血时，使用止血带；窒息时应现场行气管切开，无条件时可用粗针头穿刺环甲膜，暂时缓解呼吸道梗阻症状；出现开放性气胸时，行填塞包扎。无论何种原因导致的心搏骤停、呼吸停止，均应立即予以心肺复苏。

2．脱离现场　将患者移至安全地带或就近的医疗机构。

3．判断伤情　初步估计患者烧伤面积及深度，注意有无吸入性损伤、复合伤或中毒等。

4．镇静、止痛　疼痛剧烈时可酌情使用地西泮、哌替啶等镇静止痛药。对于小儿、老年及怀疑有颅脑损伤者应禁用，以免抑制患者呼吸。

5．妥善保护创面　在现场附近，创面只求不再污染、不再损伤。因此，可用干净敷料或布类保护，或行简单包扎后送医院处理。避免用有色药物涂抹，增加随后深度判定的困难。寒冷季节时注意保暖。

6．保持呼吸道通畅　火焰烧伤常伴呼吸道被烟雾、热力等损伤，特别应注意保持呼吸道通畅。合并CO中毒者应移至通风处，必要时应吸入氧气[5]。

7．补液治疗　因急救现场多不具备输液、补液的条件，患者可适当口服烧伤饮料或含盐饮料，但不宜单纯大量饮白开水，避免发生水中毒。

二、转运

对于烧伤患者尤其是严重患者，经现场急救后，应迅速送至就近医疗机构予以进一步诊治。若当地医院无治疗的经验和条件，应先输液复苏后再转院。

（一）就地治疗

原则上应以就地治疗为主。由于危重烧伤患者休克发生率高，发生时间早，若患者未经复苏补液就匆忙长途转送，由于路途颠簸，加上中途治疗不及时，可使原本血流动力学就不稳定的患者病情恶化，特别是在高海拔地区，缺氧严重，长途转运更易导致休克加重。有的患者可能在途中就死亡，即使被送至医院后，也会因休克时间过长，严重缺血、缺氧，发生全身性感染，并导致各种内脏并发症，甚至导致多器官功能衰竭，病死率很高。在转送危重烧伤患者的问题上，烧伤专业工作者已取得共识，即以就地治疗为主。对于伤情类似的两组烧伤患者，就地治疗者比长途转运者休克发生率低、治愈率高。若当地确实缺少富有救治危重烧伤患者经验的专业人员，则可以请专家会诊指导抢救。就地治疗不仅有利于危重烧伤患者的救治，还可以提高当地医院的救治水平和经验，达到社会效益和经济利益。

（二）转运时机

在临床治疗实践中，应根据当地有无烧伤治疗条件、患者病情的轻重、输液、复苏等条件选择转运时机。

1．对于轻、中度烧伤的患者，估计休克发生率低，与入院时间的早晚相对关系不大，可视具体条件，随时转送。

2．对于重度烧伤的患者，8小时内送至指定医院较好。

对于烧伤面积在50%以上的Ⅱ～Ⅲ度烧伤患者，在伤后4小时内送至指定医院较好，或就地抗休克治疗。待患者病情相对平稳，伤后24小时再行后送。

3．对于烧伤面积在70%以上的Ⅱ～Ⅲ度烧伤患者，最好在伤后1～2小时内送至指定医院，否则应就地抗休克治疗，待休克控制后，伤后48小时再行后送。

以上各项可作为成人烧伤后转运时机的参考，具体情况仍需要视烧伤的严重程度、患者的机体状况、转送的距离及运输工具而定。

（三）转运患者注意事项

1. 首先要建立静脉输液通道，对于 6 岁以下的小儿，尤其是婴幼儿，以及 60 岁以上的老人输液复苏的要求更为严格。应按计划输液，降低休克发生率。

2. 保持呼吸道通畅，对于有吸入性损伤的患者，轻者需保持头抬高位，重者需行气管切开，同时避免转运途中发生窒息。

3. 留置导尿管，定期观察尿量，记录出、入量，尽量使成人尿量达到 80 ml/h 左右[1]，小儿尿量达到 2 ml/(h·kg) 左右。

4. 创面简单包扎，避免转送途中创面感染。

5. 对于伴有复合伤的患者，应先初步处理后再行转送。

6. 随时做好诊疗记录，以利于收治医院了解病情及后续治疗。

7. 若转运途中患者口渴严重，多提示补液量不足，可适当调整补液速度，也可少量多次口服烧伤饮料或含盐饮料，一次不宜超过 50 ml，预防患者呕吐。

8. 冬季转送，应注意保暖。

9. 对于疼痛难忍的患者，可给予少量镇静止痛药，但要避免因药物过量掩盖患者病情变化。

10. 运输工具的选择：以飞机最为理想，其次为火车。汽车转运时，车速不宜过快，减轻颠簸，降低发生休克的可能性。

三、入院初期处理

入院后的初步处理应注意轻重有别。

（一）详细询问病史并初步诊断

1. 病史　包括受伤时间、现场环境、烧伤原因、致伤因素、接触时间及急救措施等。

2. 询问　包括既往史、有无其他疾病史或药物过敏史，了解患者体重以便于根据体重及烧伤面积计算补液量。

3. 检查　有无复合伤、多发伤，以便针对不同伤情采取相应抢救及治疗措施。

（二）清创时机的选择

对于轻、中度烧伤患者，进行简单清创，脱去烧焦或污染的衣物，剔除烧伤邻近部位毛发。对于大面积烧伤及延迟复苏的患者，先予以补液抗休克治疗，待病情稳定后清创。

（三）烧伤患者的初步处理

1. 轻度烧伤的处理主要为创面处理，包括清洁创面周边健康皮肤，创面可用聚维酮碘、1:1000 苯扎溴铵或 1:1000 氯己定清洗，移除异物，浅 II° 水疱皮应予保留，水疱大者，可用消毒空针抽去水疱液。深度烧伤的水疱皮应予清除。如果用包扎疗法，内层用油质纱布，可添加适量抗生素，外层用吸水敷料均匀包扎，包扎范围应超过创面周边 5 cm。面、颈与会阴部烧伤不适合包扎处，则予以暴露疗法。疼痛比较明显者，给予镇静止痛药，口服或静脉补液。如无禁忌，患者可酌情进食。

2. 中、重度烧伤应按下列程序处理：

（1）简要了解受伤史后，记录血压、脉搏、呼吸，注意有无呼吸道烧伤及其他合并伤，对严重呼吸道烧伤患者需及早行气管切开。

（2）立即建立静脉输液通道，开始输液防治休克。若表浅静脉充盈不良，可行中心静脉穿刺，留置静脉导管快速输液。若穿刺不成功，不应耽误过多时间，需果断行静脉切开插管补液。

（3）留置导尿管，观察每小时尿量、比重、pH，作为观察有无休克的重要临床指标，并根据尿量的多少，随时调整输液的速度和输液量，同时观察血红蛋白尿的转归。对于成人大面积烧伤患者，尿量应达到 80 ~ 100 ml/h。在伴有血红蛋白尿期间，注意在补液的同时，加用 4% 甘露醇缓慢利尿，使尿量达到 100 ~ 150 ml/h，待尿液颜色转澄清后再减慢输液速度。

（4）清创，估算烧伤面积、深度（应绘图示意）。特别应注意有无 III° 环状焦痂的压迫，其在肢体部位可影响血液循环，在躯干部可影响呼吸，应行焦痂切开减张术。

（5）按烧伤面积制订第一个 24 小时的输液计划。根据计算公式输注晶体液、胶体液和 5% 葡萄糖溶液，以补充血容量，注意晶体液、胶体液和 5% 葡萄糖溶液应交替输注。若血液制品未到位或条件有限，可先输注血浆替代品（如低分子右旋糖酐），但使用量一般不超过 1000 ml。

（6）广泛大面积烧伤一般采用暴露疗法。

3．对创面污染严重或有深度烧伤者，均应注射破伤风抗毒血清，并用抗生素治疗。

4．注意保持室温，因大面积烧伤患者裸露面积大，蒸发散热多，入院后多半有寒战，室温应保持在 28 ～ 32 ℃。

（张毅平）

第二节　烧伤伤情判断

烧伤的致伤原因很多，最常见的热力烧伤，占 90%，如沸水、火焰、热金属、沸液、蒸汽等烧伤；其次为化学烧伤，如强酸、强碱、磷、镁等烧伤，占 7%；再次为电烧伤，占 4%；其他还有放射性烧伤、闪光烧伤等。其中，生活烫伤和火焰烧伤占 84%，但随着工农业生产的发展，非生活烧伤增多。应该指出，平时 90% 左右的烧（烫）伤是可以避免的。

伤情判断

烧伤严重程度的判断，主要依据烧伤的面积、深度、部位，以及患者年龄、有无合并伤、伤前的体质情况，有无内脏器质性疾病等因素综合判断。

（一）面积估计[6]

以烧伤区占全身体表面积的百分率来计算。我国人体表面积的计算常用中国九分法和手掌法、既简单、实用，又便于记忆，两者常结合应用。无论哪种方法，均为估计，但应力求准确，并以整数记录，如果烧伤面积不足 1%，应计为 1%。

1．中国新九分法　将全身体表面积划分为若干 9% 的倍数来计算（表 35-1）。

（1）成人体表面积顺口溜记忆（图 35-1）："三三三，五六七，十三十三会阴一，五七十三二十一。"

（2）小儿体表面积估计：小儿的躯干和上肢所占体表面积的百分率与成人相同（图 35-2），头大下肢小，并随着年龄增大而改变，可按下列简化公式计算：

头、面、颈部面积% = 9+（12 − 年龄）
臀部及双下肢面积% = 46 −（12 − 年龄）

表35-1　人体表面积估计的中国新九分法部位体表面积（%）

部位			占成人体表面积百分率	占儿童体表面积百分率
头部	发部	3	⎫ ⎬ 9 ⎭	9+（12- 年龄）
	面部	3		
	颈部	3		
双上肢	双上臂	7	⎫ ⎬ 9×2 ⎭	9×2
	双前臂	6		
	双手	5		
躯干	躯干前	13	⎫ ⎬ 9×3 ⎭	9×3
	躯干后	13		
	会阴	1		
双下肢	双臀	5*	⎫ ⎪ ⎬ 9×5+1 ⎪ ⎭	9×5+1-（12- 年龄）
	双大腿	21		
	双小腿	13		
	双足	7*		

* 成年女性双足及臀部各占 6%

2．手掌法[7]　五指并拢，手掌面积即占全身体表面积的 1%。此法无论年龄大小与性别，均以伤员自己手掌面积的大小来估计（图 35-3）。对小面积烧伤直接以手掌法来计算，大面积烧伤则以手掌法减去未烧伤的面积，使用更为方便。

（二）烧伤深度的识别

我国普遍采用三度四分法，即根据皮肤烧伤的深浅分为浅Ⅰ度、浅Ⅱ度、深Ⅱ度、Ⅲ度。深达肌肉、骨质者仍按Ⅲ度计算。临床上为表达方便，将Ⅰ度和浅Ⅱ度烧伤称为浅烧伤，将深Ⅱ度和Ⅲ度烧伤称为深烧伤[4]。

1．Ⅰ度烧伤　又称红斑性烧伤，仅伤及表皮浅层（角质层、透明层、颗粒层）或伤及棘层，

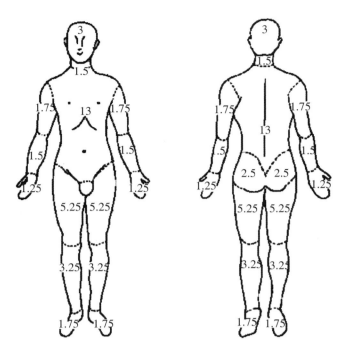

图 35-1 中国新九分法

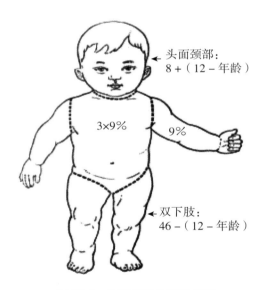

头面颈部：
8 +（12 - 年龄）

3×9%

9%

双下肢：
46 -（12 - 年龄）

图 35-2 儿童面积估算示意图

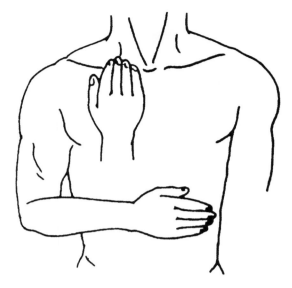

图 35-3 手掌法

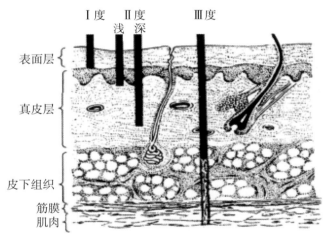

图 35-4 烧伤深度分度示意图

但生发层健在。局部皮肤发红，微肿、灼痛、无水疱。3 ～ 5 天内痊愈、细屑脱落、不留瘢痕（图35-5）。

2. Ⅱ度烧伤 又称水疱性烧伤。

（1）浅Ⅱ度：伤及部分生发层或真皮乳头层。创面红、肿、剧痛，出现水疱或表皮与真皮分离，内含血浆样黄色液体，水疱去除后创面鲜红、湿润，疼痛更剧烈，渗出多（图35-6）。如无感染，8 ～ 14 天愈合。其上皮再生依靠残留的生发层或

图 35-5 Ⅰ度烧伤

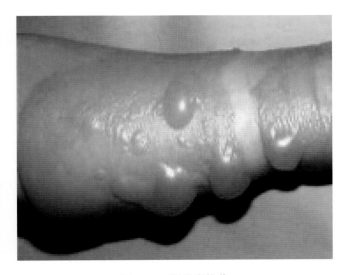

图 35-6　浅Ⅱ度烧伤

毛囊上皮细胞，愈合后短期内可见痕迹或色素沉着，但不留瘢痕。

（2）深Ⅱ度：除表皮、全部真皮乳头层烧毁外，真皮网状层部分受累，位于真皮深层的毛囊及汗腺尚有活力。水疱皮破裂或去除腐皮后，创面红白相间或可见细小栓塞的血管网，创面渗出多、水肿明显，痛觉迟钝，拔毛试验微痛（图35-7）。创面愈合需要经过坏死组织清除、脱落或痂下愈合的过程。由残存的毛囊、汗腺上皮细胞逐步生长，使创面上皮化，一般需要 18～24 天愈合，可遗留瘢痕增生及挛缩畸形。

3. Ⅲ度烧伤　又称焦痂性烧伤。皮肤表皮及真皮全层被烧毁，深达皮下组织，甚至肌肉、骨骼亦有损伤。创面上形成的一层坏死组织称为焦痂，呈苍白色、黄白色、焦黄或焦黑色。干燥、

坚硬的焦痂可呈皮革样，焦痂上可见到已栓塞的皮下静脉网呈树枝状。创面痛觉消失，拔毛试验易拔出且不感疼痛。烫伤的Ⅲ度创面可呈苍白而潮湿（图35-8）。伤后 2～4 周，焦痂溶解脱落，形成肉芽创面，面积较大的多需植皮方可愈合，且常遗留瘢痕及挛缩畸形。以潮红、起疱、烧焦来区分Ⅰ度、Ⅱ度、Ⅲ度烧伤，掌握烧伤深度识别的主要特点，这样易懂、易记。由于皮肤的厚薄在不同个体与不同部位有较大差异，不同年龄也有差异，所以深Ⅱ度和Ⅲ度烧伤在早期有时难以准确区分。可在治疗过程中加以核实，一般在 2～3 周后创面属于深Ⅱ度或Ⅲ度将明确。小儿皮肤薄，常易把Ⅲ度烧伤误认为深Ⅱ度烧伤，应特别注意（表35-2）。

表35-2　烧伤深度特点

烧伤深度	局部体征	局部感觉	预后
Ⅰ度	伤及表皮，局部红肿、干燥、无水疱	灼痛感	3～5天愈合，不留瘢痕
浅Ⅱ度	伤及真皮浅层，水疱大、壁薄，创面肿胀、发红	感觉过敏	2周可愈合，不留瘢痕
深Ⅱ度	伤及真皮深层，水疱较小，皮温稍低，创面呈浅红或红白相间，可见网状栓塞血管	感觉迟钝	3～4周愈合，留有瘢痕
Ⅲ度	伤及皮肤全层，甚至可达皮下、肌肉、骨骼等，形成焦痂；创面无水疱、呈蜡白或焦黄色，可见树枝状栓塞血管，皮温低	感觉消失	肉芽组织生长后形成瘢痕

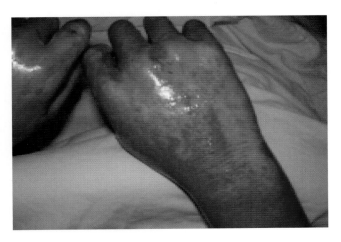

图 35-7　深Ⅱ度烧伤

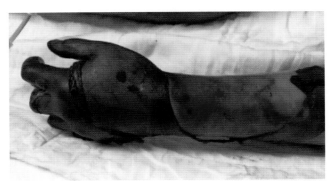

图 35-8　Ⅲ度烧伤

（三）烧伤部位

面部、手部和足部是身体的外露部分，是最常见的烧伤部位。特殊部位烧伤是指面部、手部、足部、会阴部的烧伤，呼吸道烧伤及眼球烧伤，因为这些部位重要，直接影响生命或机体功能的恢复，在战时和平时烧伤抢救中都必须加以注意。烧伤的轻重，取决于烧伤面积、深度和特殊部位烧伤情况。烧伤面积越大、越深，则病情越重。另外，还与伤员的年龄、体质、有无合并伤、有无慢性疾病以及救治时是否已发生休克等有关在战场救护时还要注意有无复合伤或中毒等。因此，要从各方面去综合判断。

（四）烧伤严重程度的分类

参照 1970 年全国烧伤会议提出的烧伤严重性分度标准[8]。

1. 成人烧伤严重程度分类

（1）轻度烧伤：总面积在 10% 以下的 II 度烧伤。

（2）中度烧伤：总面积在 11%～30% 或 III 度烧伤面积在 10% 以下的烧伤。

（3）重度烧伤：总面积在 31%～50% 或 III 度烧伤面积为 11%～20%，或总面积不超过 31%，但有下列情况之一者：全身情况严重或有休克者，有复合伤或合并伤（如严重创伤、化学中毒等）者，有中、重度吸入性损伤者。

（4）特重烧伤：总面积在 51% 以上或 III 度烧伤面积在 21% 以上者。

2. 小儿烧伤严重程度和成人不同，分类如下。

（1）轻度烧伤：总面积在 5% 以下的 II 度烧伤。

（2）中度烧伤：总面积在 5%～15% 的 II 度烧伤或 III 度烧伤面积在 5% 以下的烧伤。

（3）重度烧伤：总面积在 15%～25% 或 III 度烧伤面积为 5%～10% 的烧伤。

（4）特重度烧伤：总面积在 25% 以上或 III 度烧伤面积在 10% 以上者。

3. 目前烧伤严重程度分类 由于上述分类标准既不能反映我国救治大面积烧伤的水平，又不能反映烧伤的真正严重程度，故目前临床上多采用"小面积""中面积""大面积"和"特大面积"来表示烧伤的严重程度。

（1）小面积烧伤：II 度烧伤面积在 10% 以内或 III 度烧伤面积在 1% 以内者，相当于轻度烧伤。

（2）中面积烧伤：II 度烧伤总面积为 11%～30% 或 III 度烧伤面积为 10%～20% 的烧伤，相当于中、重度烧伤。

（3）大面积烧伤：烧伤总面积为 31%～79% 或 III 度烧伤面积为 21%～49% 者。

（4）特大面积烧伤：烧伤总面积在 50% 以上者。

（李　毅）

第三节　烧伤休克

一、休克发生的始动因素

大面积烧伤时，血管渗透性增高，丢失大量液体，可能引起休克。休克时，血压下降，心、肝、脑、肾和其他重要组织血流量减少。

（一）血容量减少

烧伤可导致大量血浆样物质外渗，引起血容量减少，导致回心血量降低和血压下降，从而使压力感受器反射受抑制，交感神经兴奋，外周血管收缩，使组织血流灌注量减少。

（二）血管容积增加

烧伤引起的剧烈疼痛等使血管运动中枢抑制或交感缩血管纤维功能障碍，导致血管扩张和血管容积增加，进而引起有效循环血量减少，以致组织血流灌注不足。

（三）高原烧伤休克的特点

高原缺氧这一特殊的环境因素是高原医学的主要内容，无论是局部影响还是全身影响，都增加了在这一地区抢救患者的难度。研究报道[9]，高原烧伤患者 PaO_2 发生变化，伤后一直处于低氧血症状态难于纠正。临床上处于烧伤休克补液复苏的患者，也有一段时间处于休克状态，而早期复苏不佳或者延迟复苏，均能引发氧自由基损害，促进肠道细菌和内毒素移位，并引发多器官功能障碍综合征（multiple organ dysfunction syndrome，MODS）。因此，烧伤早期损害主要表现为低血容量、血液浓缩、低蛋白血症、低钠血症，在高原缺氧环境下更为突出。严重缺血、缺氧可导致大量血管活性物质、凝血活酶等释放，进一步使毛细血管扩张与通透性增加，血浆外渗，血液浓缩，血流缓慢、淤滞，使渗出增多，甚至可导致血管内凝血，促进微循环障碍，反过来加重组织缺氧，形成恶性循环。早期烧伤患者心输出量下降并非主要因为血容量不足，而心肌损害是其重要因素，是组织缺血、缺氧的启动原因，在高原低氧环境下，上述损害更为突出[10]。这种休克和心肌直接损害造成的循环血量下降所致心输出量降低、血压下降及组织血流灌注不良，微循环变化与失血性休克基本相同。不同的是，烧伤后液体从毛细血管渗出以致大量丧失有一发展过程，这为机体代偿和治疗创造了条件，赢得了时间。烧伤休克的治疗，根本的问题是改善组织血流灌注和缺血、缺氧，这是当前治疗烧伤休克的主要措施。在高原低氧环境下，除及时、有效的补液外，早期还应注意使用改善微循环药物，保持持续性吸氧，有效的氧疗措施很重要[11]。烧伤后体液丢失速度一般以伤后 6～8 小时内为高峰，伤后 18～24 小时速度减慢，烧伤面积越大，体液丢失速度越快，休克发生时间也越早。因此要争取时间，在休克未发生或未发展至严重阶段前，积极进行治疗，迅速补充血容量，增加心输出量，以改善组织血流灌注量，预防和纠正休克[12]。

二、休克时微循环的变化

对休克时血流动力学、微循环、代谢等方面的深入研究使人们对休克发病机制有了更进一步的认识，为休克的早期诊断和合理治疗提供了理论基础。微循环是指微动脉和微静脉之间微血管中的血液循环，是循环系统中最基础的结构，其基本功能是向组织和细胞运送氧气和营养物质，带走代谢废物，以便调节组织间液、淋巴液和血管内液之间的平衡。流经微循环的血流量又称微循环灌流量，取决于微循环血管和毛细血管前括约肌的舒缩状态，它们均受神经体液调节。

烧伤休克属于低血容量性休克，烧伤休克时微循环的发展过程分为三个时期：

1. 微循环收缩期　属于休克早期，微循环变化特点是毛细血管前阻力血管（微动脉、后微动脉、毛细血管前括约肌）和毛细血管后阻力血管（微静脉）痉挛、口径变小，尤以前者明显，血液进入真毛细血管网减少，仅限于通过直捷通路或开放的动 - 静脉吻合支回流。此时，循环中开放的毛细血管减少，血流量减少，流速减慢，微循环灌流量显著减少，处于明显的缺血状态，故称为微循环收缩期。此期微循环变化除了引起组织缺血、缺氧的损害外，也具有一定的代偿意义，又称为代偿期，表现为以下几方面：

（1）微静脉和小静脉的收缩可迅速而短暂地增加回心血量，起到"自身输血"的作用，有人称之为休克时增加回心血量的"第一道防线"。

（2）由于毛细血管前阻力血管比后阻力血管对儿茶酚胺更为敏感，故毛细血管前阻力明显增高，导致毛细血管中流体静压降低，因而促进组织液进入毛细血管增加，起到"自身输液"的作用，称为休克时增加回心血量的"第二道防线"。以上代偿机制使回心血量有所增加，加之血管收缩使外周阻力增高，结果使动脉血压得以维持，因此休克早期血压一般不降低。

（3）由于皮肤、肌肉、腹腔内脏器官血管 σ 受体密度较高，对儿茶酚胺的敏感性高而强烈收缩，脑动脉和冠状动脉 σ 受体分布较少而无明显改变，加之动脉血压并不降低，使心脏等重要生命器官的血供得以保证，这种代偿作用非常重要，因此血压下降并不是判断早期休克的指标。

2. 微循环扩张期　若休克在早期未能得到控制，循环血量继续减少，微循环缺血、缺氧持续一定时间后，微循环血管的自律运动首先消失；长时间缺血、缺氧引起 CO_2 和乳酸堆积而发生酸中毒，导致微血管对儿茶酚胺的敏感性降低；局部代谢产物（如腺苷、K^+ 等物质）堆积可使组织渗透压增高，引起血管扩张和毛细血管开放；血液经毛细血管前括约肌大量涌入真毛细血管网；此时微静脉也扩张，但由于血流动力学的改变，如红细胞和血小板聚集，白细胞贴壁、嵌塞，血液黏滞度增加，使毛细血管后阻力增高，此时微循环灌大于流，以致大量血液淤滞在微循环血管内，故休克由微循环缺血期发展到微循环扩张期，又称为休克失代偿期。

此期微循环的改变，使休克由代偿进入失代偿状态，导致病情进行性恶化。微循环血管床大量开放，大量血液淤滞在微循环中，造成回心血量锐减，心输出量降低，加之此时血管扩张，外周阻力降低，故动脉血压显著下降，一方面使心、脑等重要生命器官血供严重不足，另一方面导致微循环灌流量进一步减少，因而组织缺氧、酸中毒更加严重，造成恶性循环，使病情进行性恶化。

3. 微循环衰竭期　属于休克晚期，休克的发展在微循环淤血期时间较长，则可进入微循环衰竭期。此期由于微循环淤血和灌流量减少更加严重，组织器官长时间严重缺氧而发生损伤和功能障碍，即使采取多种抗休克治疗措施也难治愈，患者死亡率极高，故又称为难治期或不可逆期。此期的微循环变化特点有：

（1）微血管反应性显著下降：毛细血管前、后阻力血管均发生松弛，甚至麻痹，毛细血管中血流停滞，严重酸中毒导致微循环衰竭。

（2）弥散性血管内凝血(disseminated intravascular coagulation，DIC)形成：在休克晚期，由于血流动力学的改变，严重缺血、酸中毒、内毒素及某些休克的动因作用，常可发生 DIC。

（3）毛细血管出现无复流现象：是由于白细胞黏附和嵌塞微血管，以及血管内皮细胞因缺氧发生肿胀而引起微血管阻塞所致。

三、代谢变化

烧伤休克可通过不同机制引起交感 - 肾上腺髓质系统兴奋，促使肾上腺分泌醛固酮增加，使机体减少排钠，以保存体液及补偿部分血量。同时，低血压、低血容量及血浆渗透压增高，减弱左心房容量感受器的刺激而反射性引起垂体后叶抗利尿激素的分泌，以保留水分，增加血容量。由于微循环障碍使组织细胞的氧供和物质交换减少，细胞发生代谢障碍和结构失常。同时，应激反应、炎症反应及组织损伤、崩解等所释放出的大量介质、炎症因子等也可导致代谢紊乱。

（一）细胞改变

细胞维持正常的生理活动需要足够的腺苷三磷酸（adenosine triphosphate，ATP）。休克时，由于缺氧使三羧酸循环、氧化磷酸化耦联、电子传递等受限，ATP 产生减少而乳酸生产过多，细胞膜的离子泵功能失常，导致细胞外 Na^+、H^+ 进入细胞内增多，细胞内 K^+ 流入细胞外增多，Ca^{2+} 通道也失常，细胞内 Ca^{2+} 超载，因此细胞发生水肿伴功能降低，从而对蛋白质、脂类及糖类的代谢功能降低，细胞核和溶酶体受损后释放出多种水解酶，更加重细胞损伤。

（二）能量代谢变化

休克时，儿茶酚胺释放增加可促进胰高血糖素的生成，刺激垂体分泌促肾上腺皮质激素，加速骨骼肌和肝糖原的分解，促使蛋白质和糖异生的增加，且休克可抑制胰岛素的产生和其外周作用，故休克时血糖是升高的。但休克时，机体缺氧限制葡萄糖供能。至休克后期，由于肝糖原的消耗和肝功能降低，血糖可降低。休克时，主要是骨骼肌的蛋白质分解加速，血中支链氨基酸增加，大部分转变为丙酮酸进而生成丙氨酸，在肝内通过糖异生可形成尿素，故休克时血中丙氨酸、尿素可增多，尿酮体和肌酐增加，但脂肪分解受限，原因不明，可能与脂肪组织低灌流，乳酸增加以及 ATP 减少有关。

1. 水、电解质及酸碱平衡紊乱

（1）酸中毒：由于乳酸等酸性代谢产物产生增多和肝功能障碍，形成高 AG 型代谢性酸中毒。此外，肾功能减退，不能充分排泄固定酸，上述机制是代谢性酸中毒的重要原因。如患者呼吸功能障碍，则可导致呼吸性酸中毒。严重酸中毒（pH ＜ 7.2）可影响心血管功能，不利于休克的治疗。

（2）碱中毒：休克早期，患者常发生过度换气，导致呼吸性碱中毒。如输入含大量 ACD 液的血液或伴低钾血症，则可引起代谢性碱中毒。严重碱中毒（pH ＞ 7.6）可使脑血管痉挛以及血红蛋白氧解离曲线左移，导致患者缺氧加重。

（3）电解质紊乱：休克时，由于 ATP 生成减少，细胞膜钠泵功能减弱，导致细胞内钾离子向细胞外转移，加之肾排钾功能减退，患者易发生高血钾症，抑制心脏搏动并可引起心律失常。

2. 炎症介质的释放 许多炎症介质参与休克的发病过程，但在休克发病过程中的作用不尽相同，机制尚未完全明确。

（1）儿茶酚胺：包括去甲肾上腺素、肾上腺素和多巴胺。休克时可通过不同机制引起交感-肾上腺髓质系统兴奋，释放儿茶酚胺，因此多数患者休克时血中儿茶酚胺浓度增高。其作用有引起代偿性变化的一面，又可引起微循环长时间缺氧、缺血而致酸中毒，加重休克的一面。

（2）肾素-血管紧张素系统：休克时，由于交感神经兴奋、儿茶酚胺释放，肾小球小动脉压力及血流量减低，促使球旁细胞释放肾素，继而引起血管紧张素生成，从而引起血管，尤其是冠状血管、内脏血管的强烈收缩，导致心肌缺血、内脏缺血，从而促使心肌抑制因子形成，加重休克。

（3）血管升压素：休克时血容量降低，回心血量减少，左心房容量感受器受刺激减弱而反射性地引起血管升压素释放，可引起冠状动脉和内脏血管的强烈收缩，导致心肌和内脏血管缺血，加重休克时的损害作用。

（4）心肌抑制因子：休克时，腹腔内脏器官血管收缩，使胰腺缺血、缺氧、酸中毒而导致胰腺外分泌细胞的溶酶体崩解，释放大量组织蛋白酶、水解血浆蛋白和组织蛋白而生成小分子心肌抑制因子，使心肌收缩力减弱，腹腔内脏的小血管收缩，同时抑制单核吞噬细胞系统功能，从而加重和促进休克的发展。

（5）组胺：休克时，肥大细胞、嗜碱性粒细胞和血小板均可释放组胺。组胺可使微血管扩张，毛细血管通透性增加，使血液浓缩和微循环淤血，致使有效循环血量减少及血压降低，对休克微循环淤血期的发生起重要作用。

（6）前列腺素和白三烯：前列腺素（PG）和白三烯（LT）均为花生四烯酸（AA）的代谢产物。目前认为与休克有关的 PG 类物质主要是前列环素（PGI_2）和血栓素 A_2（TXA_2）。PGI_2 主要在内皮细胞合成，具有强烈的扩血管和抑制血小板聚集作用，而 TXA_2 主要在血小板内合成，具有强烈的缩血管和促进血小板聚集的作用。休克时，血管内皮受损，PGI_2 合成减少，血小板聚集，释放 TXA_2 增加，引起血管收缩和血小板大量聚集，从而加重休克和促进微血栓形成。发生感染性休

克时，血液中白三烯（LT）含量增高，促进白细胞贴壁和释放溶酶体酶，增加微血管通透性和炎症反应。此外，尚可使肺、肠系膜、冠状血管收缩，并抑制心肌收缩。

（7）内啡肽（endorphin）：是神经内分泌激素，在中枢神经系统内含量最高，脊髓交感神经及肾上腺髓质也有较高含量，具有明显降低血压和减少输出血量的作用，在休克时具有抑制心血管功能而加重微循环紊乱的作用。

（8）肿瘤坏死因子（tumor necrosis factor，TNF）：近年来研究认为，TNF 是引起感染性休克非常重要的因子。TNF 能引起毛细血管通透性增高，使血浆大量渗出，有效循环血量减少，回心血量降低。此外，TNF 还可直接抑制和通过刺激心肌抑制因子的释放而抑制心肌功能。

（9）氧自由基：休克时，缺血组织中大量ATP 分解，白细胞贴壁激活后的代谢过程中生成大量氧自由基，引起血管内皮损伤，血管通透性增加，可导致微血栓形成和无复流现象发生，进而促进微循环障碍。

四、重要器官功能损害

休克时，各器官功能都可发生改变，一部分是代偿性变化，有利于机体自身稳定，另一部分是组织器官受到较严重损害的结果。多器官功能障碍常可导致休克患者死亡率增高。

（一）心功能改变

在休克发展过程中，心脏是最容易受影响的器官之一。有效循环血量降低时，一般均出现心率加快和心肌收缩增强，但因静脉血回流减少和（或）血管阻力增高，导致心输出量（或心指数）降低。由于冠状动脉的平滑肌以及 β 受体占优势，在休克代偿期，尽管体内大量儿茶酚胺分泌，但冠状动脉收缩仍不明显，心脏血供并无减少。进入休克抑制期后，心功能进一步降低，以致发生心力衰竭。

（二）肾功能改变

在休克早期，有效循环血量不足可引起交感神经兴奋，儿茶酚胺增多，同时激活肾素-血管紧张素系统，从而引起内脏血管强烈收缩，肾血管

收缩，造成肾灌注不足，肾小球滤过降低，导致的少尿和氮质血症。此时并没有肾的实质性损害，故称为功能性肾衰竭。如果休克继续发展，持续时间较长，持续性肾缺血可引起肾小管坏死，此时的肾衰竭称为器质性肾衰竭。临床上区分功能性和器质性肾衰竭很重要，因为两者的处理原则截然不同，前者经早期输液、输血、补充足够的血容量使休克得以纠正，肾功能即可恢复，而后者即使在血容量和休克得以纠正后，肾功能仍不能在短时间内恢复，而且应严格限制液体输入量，防止水中毒、肺水肿和心力衰竭。

（三）肺功能的改变

在休克的不同阶段，肺功能的变化往往不相同。在休克早期，由于代谢性酸中毒，呼吸中枢兴奋，呼吸常加深、加快，肺通气量增加，这是肺的代偿反应，但过度换气又可引起呼吸性碱中毒。若患者合并呼吸道阻塞、胸部病变等，则换气不足可引起呼吸性酸中毒。在休克晚期，尤其是严重休克的患者，常发生急性呼吸衰竭，其主要临床表现为进行性呼吸困难和顽固性低氧血症，即既往所谓的休克肺（shock lung），现统称为成人呼吸窘迫综合征（adult respiratory distress syndrome，ARDS），较多见于感染性和损伤性休克。由于肺的微循环内微栓形成和内皮细胞受损，出现肺淤血、水肿、出血、肺不张、肺泡内透明膜形成等，使肺泡功能降低，PaO_2 降低等病理生理变化。ARDS 患者常因急性呼吸衰竭而死亡，有 20%～30% 的休克患者死于 ARDS，故 ARDS 是休克患者死亡的重要原因之一。

（四）脑功能改变

脑组织对缺氧耐受性最低，休克时因缺氧可发生脑功能抑制。休克早期，由于血液重新分布和脑循环的自身调节，可保证脑组织的血供，患者仅出现因应激引起的轻度烦躁不安。当休克发展到晚期或失代偿期时，低血压、缺氧、碱中毒或酸中毒均可引起脑微循环障碍，致使大脑皮质发生功能障碍，患者出现神情淡漠、抑郁。严重脑功能障碍者，常因延髓中枢、循环中枢抑制致使呼吸、心搏停止而死亡，因此在休克的抢救过程中，迅速升高血压，保证脑的血供，防止大脑

功能障碍非常重要。

（五）肝和胃肠功能改变

休克时，由于有效循环血量减少，低血压、门静脉血流减少，肝内微循环障碍和 DIC，均可引起肝血流量减少，从而引起肝细胞缺血、缺氧，其代谢及解毒功能均降低，因此蛋白质、糖类及胆红素的代谢、凝血因子等失常。休克时肠道产生的毒物及肠道吸收的内毒素在肝内堆积，加重肝细胞损害，引起内毒素血症，合并酸中毒，进一步加重休克。休克时，胃肠道微血管痉挛，缺血、淤血，导致胃肠功能受抑制、黏膜上皮受损，消化液分泌减少，运动减弱，常可发生应激性溃疡。由于肠道黏膜屏障功能减弱或损坏，致使肠道细菌毒素被吸收入血，引起血中的细菌毒素尤其内毒素增高，更进一步加重休克。

（六）凝血 – 纤溶系统

休克时由于血小板活性增高、纤溶受抑制及白细胞与内皮细胞黏附并形成微血栓，导致微循环血流淤滞、血细胞聚集。同时，血小板释放出多种促凝因子，形成透明栓子，并使红细胞聚成团块，加重微血管阻塞，此时机体处于高凝状态。此后，由于大量凝血因子的消耗以及继发性纤溶亢进，可使患者出现难以纠正的出血或出血倾向，甚至发生 DIC。由于肝功能受损，凝血因子生成障碍，更易使患者发生 DIC。

（七）免疫系统

休克时，机体炎症反应亢进，细胞免疫功能却明显降低。部分患者由于过度表达 IL-4、IL-10 和 IL-13 等炎症介质，使免疫系统处于全面抑制状态。此时体内中性粒细胞的吞噬和杀菌功能减低，单核吞噬细胞功能受到抑制，外周血淋巴细胞数量减少，B 细胞分泌抗体的能力减弱，特异性免疫功能降低，导致患者炎症反应失控，感染容易扩散，引起菌血症和脓毒血症[2]。

五、休克的临床表现

按照休克的发病过程可将其分为休克代偿期和休克抑制期。

（一）休克代偿期

由于机体在有效循环血量减少早期有相应的代偿能力，患者的中枢神经系统兴奋性提高，交感-肾上腺轴兴奋。临床表现为精神紧张、兴奋或烦躁不安、皮肤苍白、四肢厥冷、心率加快、脉压小、呼吸加快、尿量减少等。如处理及时、得当，休克可较快得到纠正。否则病情继续发展，即进入休克抑制期。

（二）休克抑制期

患者神情淡漠、反应迟钝，甚至可出现意识模糊或昏迷；出冷汗、口唇、肢端发绀；脉搏细速、血压进行性下降。严重时全身皮肤、黏膜明显发绀，四肢厥冷，脉搏摸不清，血压测不出，少尿甚至无尿。若皮肤、黏膜出现瘀斑或消化道出血，提示病情已发展至弥散性血管内凝血阶段。若出现进行性呼吸困难、脉搏细速、烦躁、发绀，一般吸氧不能改善呼吸状态，应考虑并发急性呼吸窘迫综合征。

六、休克的诊断

对烧伤休克患者要争取做到早期发现，及时诊断及治疗，严密监测，既可以进一步明确诊断，又可以较好地判断病情发展及指导治疗。应将休克患者置于加强监护病房（ICU），便于监测和治疗。

（一）一般监测

1. 精神状态　是脑组织血液灌流和全身循环状况的反映。

2. 皮肤温度、色泽　是体表血液灌流情况的标志。

3. 血压　休克代偿期，由于血管收缩，可使血压保持或接近正常，应动态测量血压并进行比较。如果血压逐渐下降，通常认为上肢收缩压降至 90 mmHg 以下、脉压小于 20 mmHg 是休克存在的表现。对既往有高血压病史者，以血压作为休克标志时，应与其他指标（如脉率、皮肤改变等）相结合评判。

4. 脉率　脉率、节律和强度可反映心泵、血压、外周动脉弹性等情况。脉率增快常常是休克

早期即可现的体征，大于 100 次 / 分时，常伴搏动无力，幅度缩小，大于 120 次 / 分时触诊计数难以明确，而且脉率常小于心率，故需进行心脏听诊或心电监测。心率超过 150 次 / 分并持续存在时，心搏出量少，心肌耗氧增多，会加重休克。当休克好转时，尽管血压虽然偏低，但脉搏清楚，手、足温暖。脉率 / 收缩压（mmHg）的比值为休克指数，可判断有无休克及其程度。休克指数为 0.5，表示无休克；大于 1.0 ~ 1.5 表示存在休克；大于 2.0 表示严重休克。

5. 尿量　对休克患者应常规留置导尿管。休克时尿量减少，尿量少于 25 ml/h，比重增加，表明肾血管收缩仍存在或血容量仍不足。血压正常，但尿量仍小，比重降低，则表明可能已发生急性肾衰竭。尿量稳定在 30 ml/h 以上，表示休克已纠正。

（二）实验室检查

1. 血液学分析　红细胞、血红蛋白和血细胞比容降低，可反映失血或溶血，严重降低时氧输送能力不足；白细胞及其分类可反映感染轻重，过少时提示抗感染能力缺陷，升高时提示感染较重；血小板减少可反映感染严重或 DIC。休克时，末梢血流淤滞，一般采取中心静脉的血液标本，确保血液学分析的准确性。

2. 血电解质　血中钠、钾、氯、钙等离子浓度变化，可由原发病所致，还可能与休克时细胞功能改变相关，也可能由肾功能不全所致。

3. 血液酸碱度　随着休克的加重，休克时乳酸和其他酸性代谢产物增多，以及肺、肾、肝功能改变，可致血 pH 值和二氧化碳结合率均降低。

（三）特殊监测

休克的病理生理变化很复杂，在较严重的休克患者，血流动力学等变化常需要通过以下某些特殊的监测项目获得进一步的信息，以便能更好地判断病情并采取正确的治疗措施。

1. 中心静脉压（central venous pressure，CVP）CVP 的变化一般比动脉压的变化早，可反映全身血容量与右心功能之间的关系。正常值为 5 ~ 10 cmH$_2$O。一般而言，CVP 低于 5 cmH$_2$O 表示血容量不足，高于 15 cmH$_2$O 时，表示肺血管前阻力增高或心动能不全。另外，CVP 也是监测休克的

重要方法之一。

2. 心电图 对烧伤并发休克者需要进行心电监测。

3. 动脉血气分析 用于了解换气功能和酸碱平衡的变化。

4. 血流动力学监测 由于CVP不能直接反映肺静脉、右心房和左心室的压力，对于病情较复杂的休克患者，为准确地判断病情，合理地指导治疗，在有心电图、心肺复苏等设备的条件下，置入Swan-Ganz肺动脉漂浮导管，可测定肺动脉压和肺动脉楔压，以反映肺循环阻力的情况。当肺动脉楔压已增高，CVP无增高时，即应避免输液过多，防止引起肺水肿，并考虑降低肺循环阻力。

5. 心输出量和心脏指数 休克时，心输出量一般都有降低，但在感染性休克时，心输出量较正常值高，因此，必要时应进行测定，以指导治疗。通过肺动脉插管和温度稀释法，测出心输出量和算出心脏指数，心脏指数正常值为2.5 ± 3.5 L/（min·m²）。

6. 动脉血乳酸盐浓度测定 正常值为$1 \sim 1.5$ mmol/L，尽管危重患者儿茶酚胺分泌增加可致糖酵解加速，但不超过2 mmol/L，而休克时缺氧及酸中毒时间越长，动脉血乳酸盐浓度也越高。一般而言，乳酸盐浓度持续升高表示病情严重，预后差。

7. 弥散性血管内凝血（DIC）的测定 对疑有DIC者，应进行有关血小板和凝血因子消耗程度的检查，以及反映纤维蛋白溶解性的检查。如果血小板计数低于80×10^9/L，纤维蛋白原少于1.5 g/L，凝血酶原时间较正常延长3秒以上，以及副凝固试验阳性，即可确诊为DIC。

8. 胃肠黏膜内pH监测 胃肠道是对缺血最敏感的器官之一，当循环异常时，其发生最早而恢复最晚。对有胃肠减压管的患者，可进行胃肠黏膜内pH的间接测定，pH正常值$\geqslant 7.32 \sim 7.35$。

七、休克的治疗

及时给予容量复苏、纠正酸中毒、恢复内环境的稳定和对原发病的控制可使休克得到纠正。应抓紧对休克病因的治疗，尽快恢复有效循环血量，补充足够的血容量，纠正酸碱失衡。调节心血管功能，防治并发症。应根据休克的性质及程度进行临床治疗。治疗过程中应连续评估患者，结合CVP、血压、无创性心功能检测，有条件时可测定CVP、血氧饱和度、心脏指数等指导用药与补液。

（一）一般治疗措施

1. 体位 可采取头和躯干抬高20°～30°，下肢抬高15°～20°。患者保持安静，避免搬动，疼痛时给予镇痛药，但剂量不宜过大。患者暂予禁食。

2. 维持通气功能 检查并畅通呼吸道，用手指和吸引器清除口咽部异物、血块、黏液等，同时向前推下颌角，使舌底离开口咽部，并将头偏向一侧。若出现明显的呼吸困难、喘鸣、吸气三凹征，提示存在严重通气障碍，应及时经口或鼻行气管插管，必要时果断予以气管切开或环甲膜切开进行机械通气。

3. 氧疗 氧疗是休克的重要治疗措施。通常患者需要低至中流量吸氧，必要时予以面罩吸氧，直至休克好转。

4. 生命体征的监测 对血压、脉搏、呼吸、神志、皮肤、尿量等进行监测，是简便、实用的手段，可间接反映循环、肺、脑、肾等重要脏器的灌注情况及功能。

（二）补充血容量

烧伤休克一般发展较缓慢，且体液丢失量多可以根据烧伤严重程度进行预测。若给予及时、恰当的处理，常可预防其发生或减轻其严重程度。液体疗法是防治烧伤休克的主要措施。患者入院后，应立即寻找一较粗且易于固定的静脉行穿刺或切开，以保持一条通畅的静脉输液通道，这对严重烧伤患者早期救治十分重要。

1. 休克的防治 补液是防治烧伤休克最重要的措施。常根据患者的烧伤面积和体重按下述公式计算补液量：伤后第一个24小时补液量：成人每1%Ⅱ度、Ⅲ度烧伤面积每千克体重补胶体液0.5 ml和电解质液1 ml。广泛深度烧伤者与小儿烧伤其比例可改为1:1。另加基础水分2000 ml，伤后前8小时内输入一半。伤后第二个24小时补液量：胶体液和电解质液为第一个24小时的一半，5%葡萄糖溶液补充水分2000 ml（小儿另按年龄、体重计算）。上述补液公式，只是估计量，应仔细观察患者尿量 [应达 1 ml/(kg·h)]、精神状态、皮肤黏膜色泽、血压和心率、血液浓缩等指标，有条件者可监测肺动脉压、肺动脉楔压、CVP 和心输出量，随时调整输液的量与成分。

2. **高原地区烧伤休克的治疗**[5-6] 高原干燥、寒冷等特点，加之因烤灯照射失水，导致患者不显性失水增多。若休克期不注重补充不显性失水，可导致高渗性脱水，后期出现高钠血症等电解质紊乱及酸碱失衡。高原地区早期复苏补液治疗中，补液量计算公式：烧伤面积 × 体重 × 烧伤系数，烧伤系数年龄 2 岁以下为 2，2 岁以上为 1.75，成人为 1.5，每日水分需要量为：2 岁以下，100 ～ 150 ml/kg；2 岁以上，50 ～ 100 ml/kg；成人 3500 ～ 4000 ml/d。伤后前 8 小时内输入一半，后 16 小时补入其余的一半。同时，不仅要考虑补液公式，还要根据患者自身及创面因素、高原气候因素等综合考虑[13-14]。高原地区治疗休克时大量、快速补液极易导致高原肺水肿和脑水肿，故休克纠正后输液速度不宜过快。在高原地区应用高渗盐溶液防止烧伤休克，疗效满意。

（三）纠正酸碱平衡失调

广泛深度烧伤者，常伴有较严重的酸中毒和血红蛋白尿，为纠正酸中毒和避免血红蛋白降解产物在肾小管的沉积，在输液成分中可增配 1.25% 碳酸氢钠。休克时的酸碱失衡可能为代谢性或呼吸性或混合性酸碱失衡，临床上大多数休克患者并发酸中毒时，应了解血 pH 值及其改变的原因，并进行正确处理。

代谢性酸中毒的基本原因是组织低灌流和缺氧。细胞内乳酸或 H^+ 积存后使细胞外液 pH 值降低。在机体的血容量得到补充及供氧后，这种酸中毒可减轻，并且扩容时选用平衡液可起缓冲作用，所以在抗休克早期无需输注碱性药物。但较重的酸中毒本身可影响心血管功能，降低扩容和血管活性药物的效应，因此，休克合并严重酸中毒时，常在输液开始后经静脉输注一定量的 5% 碳酸氢钠，其用量根据患者血 pH 值、动脉血气分析及血二氧化碳结合力计算和调整。此外，还应通过调整吸气氧浓度、改善换气功能等措施，纠正因呼吸因素引起的酸中毒或碱中毒。同时也应调整可能存在的电解质紊乱状况。

（四）调节心血管功能

心血管功能的调节一般需要应用药物，其目的是改善组织灌注及重要器官的血液灌流量。

1. **血管活性药物的应用** 临床上常分为血管收缩药和血管舒张药，大多数是肾上腺能受体药。休克时，小动脉等血管一般都处于收缩状态，组织器官的血流量减少，组织缺氧，使用血管收缩药，虽可暂时升高血压，造成血液分布发生变化，保证心、脑等的灌注，但使其他组织缺氧加重，带来不良后果。因此，在烧伤抗休克治疗中，已极少应用血管收缩药。血管扩张药具有一定的临床应用价值，能解除小动脉和小静脉的痉挛，关闭动脉静短路，疏通微循环，增加组织的灌注量和回心血量。在心血管扩张药的使用过程中，血管容积相对增加，可引起不同程度的血压下降，故必须先补足血容量，以免造成血压骤降，引发猝死。

常用的血管扩张药有山莨菪碱等。山莨菪碱为胆碱能受体抑制药，其血管扩张作用较弱，但作用时间长，常引起心率加快。目前烧伤休克中最常应用的血管活性药物是多巴胺。多巴胺能作用于 α 和 $β_1$ 受体及多巴胺受体，且不同的剂量所产生的效应有所不同。在小剂量 [3 ～ 5 μg/(kg·min)] 时，通过作用于多巴胺受体，可使肾和肠系膜动脉血管扩张。

2. **调整心功能** 一般应根据心电图的变化调整心功能的药物。如室上性心动过速（> 140 次 / 分）者，可选用毛花苷 C 等；室性心动过速时，可选用普鲁卡因、妥卡尼、溴苄铵等；心房颤动时，用药与室上性心动过速相同；心室纤颤时，常用利多卡因。

（五）防治并发症

并发症常是严重休克患者的致死原因，其中 ARDS、急性肾衰竭和急性心力衰竭是最常见的死亡原因。

1. **ARDS** 既往常称为休克肺。肺是休克时最易受影响的器官之一，尤其是休克时大量输注晶体液时，血浆蛋白浓度被稀释，胶体渗透压降低，易引起间质性肿水肿。而休克前血浆蛋白水平高者较少发生肺水肿，因此，对休克患者补液时最好监测 CVP。血压回升、血流动力学改善后，呼吸系统症状加重者，应考虑并发 ARDS 的可能。保持最佳呼气末正压（positive end-expiratory pressure，PEEP）是有效的治疗手段，但并不能改变其发病的过程。

2. 急性肾功能不全 肾是休克时最早和最易受损的脏器。当患者血压恢复到正常水平，无心功能不全的证据时，若仍然少尿或无尿，应考虑急性器质性肾功能不全的可能。此时应予以20%甘露醇250 ml和呋塞米20～100 mg静脉滴注30分钟。若尿量超过30 ml/h，则器质性肾功能不全的可能性小，否则按器质性肾功能不全处理。血液净化治疗是行之有效的措施，如患者原发病得到控制、全身状况好转，则肾功能大多能够恢复。

3. 心功能不全 休克患者如原本已有不同程度的心脏病，则容易发生急性心功能不全。如患者血容量已补足，CVP ≥ 12 cmH$_2$O，血气分析无酸中毒的证据，而血压仍未回升，应考虑心功能不全和外周血管痉挛的可能。首先在监测CVP的情况下予以血管扩张药，若CVP和血压仍无改善，提示心功能不全，继续大量补液有发生急性肺水肿的可能，此时应减慢输液速度或暂停输液，并使用正性肌力药。

4. DIC 休克持续时间长的患者，极易发生DIC。应监测患者凝血项目，一旦DIC诊断成立，即应采取抗凝治疗。一般采用低分子量肝素4000～5000 IU皮下注射，每12小时使用1次，亦可使用普通肝素50 mg，每6小时静脉滴注1次。维持PT在正常值的2倍以内。在DIC后期，当出现继发性纤溶亢进导致出血时，应加用抗纤溶药物。

（晁生武）

第四节 烧伤感染

感染是烧伤医学中的一个重要问题，特别是大面积烧伤时，皮肤作为人体抵御微生物入侵的天然屏障被破坏而出现细菌感染。常见细菌为金黄色葡萄球菌、铜绿假单胞菌、硝酸盐阴性不动杆菌以及其他肠道阴性杆菌，严重烧伤还可能出现厌氧菌和病毒感染。感染是烧伤患者的主要死亡原因。另外，感染也可引起疼痛，使创面加深，大量液体渗出而造成蛋白丢失，加速分解代谢等。因此，控制感染是治疗烧伤的中心环节之一。近20年的研究表明，内毒素与细菌感染关系密切，它是烧伤感染中的重要致病因素之一。

一、病因

（一）烧伤创面感染

烧伤创面体表屏障受损容易发生外源性感染，由于存在大量的坏死与变性组织，细菌定植不可避免。当细菌局限于表面渗出液或液化的坏死组织时，对全身的影响较小，但如果侵及邻近活组织且达到一定细菌数量时，就会出现全身症状，一般称为烧伤创面侵袭性感染或称烧伤创面脓毒症[15]。

（二）呼吸道感染

吸入性损伤可引起不同程度的呼吸道充血、水肿，以及气管内膜的坏死、脱落，导致呼吸道感染与扩散，并成为感染源。此外，由于胸部焦痂的限制，长期卧床可使痰液坠积而引起呼吸道感染，特别是小儿及老年患者更易发生。在深度烧伤的病程中，常需要手术治疗，麻醉机和呼吸机同样可作为耐药菌的传播媒介，引起相关的感染。

（三）肠源性感染

肠源性感染的发病机制复杂，可由多种因素相互作用而诱发，如肠黏膜屏障受损、肠道菌群失调、免疫功能下降等。国内外学者已达成共识，即严重烧伤后细菌、内毒素通过肠黏膜移位至肠黏膜淋巴结、门静脉，且可激活腹腔内巨噬细胞、Kupffer细胞。过去人们将这些细胞视为单纯清除异物、抵御感染的"清道夫"，而实际上它们是一类多功能的分泌细胞，被激活后可以释放一系列具有直接细胞毒性或有很强生物活性的物质。它们或是直接攻击靶细胞，或是进一步调节免疫物质的释放，影响各种生理活动，如体温、代谢等。总的结果是造成机体发生剧烈的炎症反应，并可表现为高热、高动力型循环、高代谢等脓毒症的临床症状[16]。

（四）静脉导管相关性感染

大面积烧伤患者的临床治疗中往往需行深静脉置管或静脉切开，不仅可引发静脉炎、化脓性血栓性静脉炎，而且是菌血症甚至脓毒血症的根源。

（五）深部肌肉组织坏死

由于各种原因所致肌肉坏死很容易诱发感染，有时甚至可导致气性坏疽，威胁患者的生命。引起深部肌肉坏死的常见原因有：

（1）Ⅲ度烧伤导致肌肉坏死。
（2）环状焦痂导致进行性肌肉缺血、坏死。
（3）电烧伤常导致深部肌肉坏死。
（4）烧伤合并挤压伤。
（5）继发于血管栓塞的肌肉坏死。

（六）医源性感染

由于医疗操作不当引起的感染不可忽视，常见的有：①输液、输血污染；②气管切开后呼吸道管理不当所致的感染；③留置导尿管引起的逆行感染；④喂食呕吐引起的误吸所致呼吸道感染等。

二、临床表现

（一）创面感染的局部症状

对创面进行观察是判断局部感染的主要手段[17]，创面感染的常见症状为：

1. 不同的细菌感染可以引起不同的变化，金黄色葡萄球菌感染为淡黄色黏稠分泌物；溶血性链球菌感染为浅咖啡色稀薄分泌物；铜绿假单胞菌感染为绿色或蓝绿色有甜腥气味的黏稠分泌物；厌氧菌感染可有粪臭味。

2. 创面出现暗灰色或黑色的坏死斑，如革兰氏阴性杆菌感染的创面常出现坏死斑。

3. 由于细菌侵犯深层血管导致缺血、坏死，创面加深，创面延迟愈合。

4. 焦痂提前潮解脱落或出现虫咬样变化，提示局部有感染的发生。

5. 出现于痂皮或焦痂创面上的灰白斑点，多表明有真菌感染。斑点向创面迅速发展融合成片状的绒毛状物。表面色泽逐渐明显，呈灰白色、淡绿色、淡黄色或褐色，数日后在创面上形成一层薄粉状物。

6. 痂下出现脓液或脓肿，如金黄色葡萄球菌感染时，痂下可发生脓肿。痂下为绿色有甜腥气味的脓液时，多为铜绿假单胞菌感染。

7. 金黄色葡萄球菌或真菌感染均可以使肉芽组织坏死，而铜绿假单胞菌感染者肉芽组织创面上可以再现坏死斑。

8. 创面周围出现红肿、出血点或坏死斑。溶血性链球菌感染创面边缘多有明显的炎症反应。

（二）全身性感染的发病期

全身性感染根据发病时期可以分为早期和后期两个阶段。两者发病特点和影响因素不同。

1. **早期感染**　烧伤后 2 周内，发病者属于早期感染。这一阶段侵袭性感染发生率高，是全身侵袭性感染的发病高峰。早期感染发病急，特别在休克期发病者，其临床表现往往与烧伤休克相混淆，如脉搏加快、呼吸急促、血压下降等，应仔细鉴别诊断。早期感染多表现为低体温、精神抑制等低反应状态。治疗这一阶段的侵袭性感染更为困难，患者死亡率很高。

2. **后期感染**　烧伤 2 周以后发生的感染属于后期感染。发病率比早期低，主要与创面处理不当和不合理应用抗生素有关，其中创面处理不当是最主要的影响因素。另外，全身营养支持疗法不当、蛋白及热量摄入不足致使机体长期消耗衰竭也是后期发生感染的主要原因。后期感染多表现为高体温、精神亢奋等高反应状态。

3. **侵袭性感染**　侵袭性感染的临床表现复杂，表现多种多样，大致可归纳为高反应型和低反应型两种。主要表现为：

（1）精神状态：高反应型患者可表现为高度兴奋、谵妄、幻视、幻觉、严重时出现狂躁。低反应型患者为抑制状态，表现为少语、嗜睡甚至昏迷。

（2）体温：严重烧伤患者由于超高代谢，体温常维持在 37 ~ 38.5 ℃，并不一定表明正发生侵袭性感染。若体温高达 39 ℃或降至 36℃以下，就应注意是否发生感染。持续性低体温则是侵袭性感染较特异的症状。

（3）脉搏：脉搏加快，可达150次/分以上，病危期脉搏缓慢，提示预后不良。

（4）呼吸：呼吸变化是重要的特征，表现为呼吸急促、呼吸浅快或鼻翼扇动等呼吸困难症状。

（5）胃肠功能：食欲缺乏是普遍的症状，有的患者表现为恶心、呕吐，腹泻较少见。若出现肠麻痹导致腹胀，则是特异的症状。

（6）血压：血压下降多提示为脓毒性休克，表明病情较危重，但部分患者血压无明显变化。

（7）创面变化：结合创面的变化可以诊断为侵袭性感染，多表现为分泌物增多且有特殊气味，焦痂潮解脱落，肉芽水肿、溃烂，痂下积脓等。

（8）坏死斑：创面及正常皮肤可出现出血点或坏死斑，呈暗红色或灰黑色，可由细菌或真菌感染引起，是预后不良的指征。

4．全身性真菌感染

（1）精神状态：多为兴奋状态，有时出现幻觉、谵妄、淡漠或神志恍惚，有时却完全正常，神志清楚，严重者也可昏迷。

（2）体温：多为稽留热或弛张热，若合并革兰氏阴性杆菌感染，则热型可能不典型。发热前有轻微的寒战，晚期或临终前可出现低体温状态。

（3）脉搏：心率增快，与体温波动相适应，有时达140次/分，后期可出现心力衰竭或心搏骤停。

（4）呼吸：明显加快（40～50次/分），甚至出现呼吸困难，真菌侵袭肺部时可闻及干、湿啰音。

（5）消化道表现：多数患者食欲缺乏、恶心、吞咽困难，水样腹泻，排黏液样便或柏油样便，口腔黏膜出现炎症、溃疡或形成不易脱落的伪膜，痰液黏稠呈胶冻状。

（6）创面变化：真菌可在创面上形成褐色或黑色菌斑，呈圆形或不规则形。在正常皮肤上可有小的出血点或形成弥散性红斑。

5．厌氧菌感染

（1）破伤风杆菌感染：烧伤患者创面污染较严重，常有深层组织坏死，容易并发破伤风。

（2）气性坏疽：患部由于包扎过紧，肢体明显肿胀，有捻发音。

（3）无芽孢厌氧菌感染：近20年来，由于厌氧菌培养技术的发展，对无芽孢厌氧菌的认识有了很大的提高。

6．病毒感染　病毒感染也属于机会性感染，烧伤患者也时有发生。烧伤患者发生单纯疱疹病毒感染时，首先出现水疱样疱疹，也可为出血性疱疹，继而溃烂、坏死，一般多发生在深Ⅱ度创面上，也可见于正常皮肤。轻者可自行恢复，重者可形成侵袭性感染侵犯内脏，导致死亡。

7．皮肤真菌感染　真菌感染分为浅层真菌感染及侵袭性真菌感染。浅层感染发生于创面浅层，与创面处理和气候有一定关系，如果创面潮湿，真菌易于在创面繁殖。在高原地区，气候干燥，可以在一定程度降低真菌感染发病率。真菌侵袭性感染临床表现与细菌感染非常相似，诊断甚为困难，往往贻误时机，使患者得不到及时处理，最终导致死亡。

三、检查

1．血常规　白细胞计数增高或不断下降，中毒颗粒增多。血小板下降，如感染并发弥散性血管内凝血时，血小板下降更为明显。

2．血生化检查　血尿素氮升高。病情进一步发展，可出现电解质的一系列改变，如高钾血症，也可出现高钠、高氯血症，形成高张综合征。

血糖升高也是侵袭性感染患者的普遍表现，往往与儿茶酚胺的增加有关，也可由胰岛素功能受到损害所致。在发生溶血时或肝受损时，血胆红素升高。

3．血培养。

4．病灶部位微生物学检查　包括创面细菌培养及药物敏感试验。

5．血气分析。

6．心电图　心脏指数、循环时间。

7、肺部X线检查　其他肺功能检查。

8．尿液分析。

9．DIC。

四、诊断

烧伤全身性感染预后差，关键在早期诊断和治疗。烧伤全身性感染的主要依据[18]包括以下几方面：

1．性格改变　起初仅有些兴奋、多语、定向障碍，然后逐渐出现幻觉、迫害妄想，甚至大喊大叫；也可表现为对周围淡漠。

2．体温骤升骤降　波动幅度较大（1～2℃）。体温骤升者，起病时常伴有寒战；体温不升者常提示为革兰氏阴性杆菌感染。

3．心率加快　成人常在 140 次 / 分以上。

4．呼吸急促。

5．创面骤变　常可在一夜之间出现创面生长停滞，创缘变锐、干枯、出血坏死斑等。

6．白细胞骤升骤降。其他如尿素氮、肌酐清除率、血糖、血气分析都有可能变化。

五、并发症

1．下呼吸道感染　严重烧伤早期可有急性肺损伤，加上免疫功能低下、长期卧床、伴吸入性损伤，都容易并发下呼吸道感染。应重视口腔卫生、鼓励咳嗽、吸痰、翻身和拍背等基础护理。痰液黏稠、痰痂、呼吸道坏死脱落黏膜堵塞气道以及误吸等都是下呼吸道感染的诱发因素，应采取针对性防治措施。严重烧伤早期应行胸部 X 线检查，并定时复查。必要时行纤维支气管镜检查。

2．泌尿系统感染　外阴部感染创面易致尿路感染，加上患者常留置导尿管，所以尿路感染更常见。大肠埃希菌及肠球菌是主要致病菌。加强外阴部护理和尽早拔除导尿管有利于尿路感染的预防和控制。

3．静脉导管相关感染　放置深静脉导管时强调严格执行无菌操作，经创面放置时尤其应注意。导管相关感染表现为菌血症，可出现高热，常有寒战。

4．化脓性骨髓炎及关节炎　严重烧伤常累及骨及关节，并继发化脓性骨髓炎及关节炎。血行播散的全身性感染，也会发生血源性骨髓炎及关节炎。常见致病菌是金黄色葡萄球菌，也有凝固酶阴性葡萄球菌、大肠埃希菌和铜绿假单胞菌。

5．抗生素相关性肠炎　表现最典型、最具代表性的是厌氧难辨梭菌引起的伪膜性肠炎。

六、治疗

1．及时、积极纠正休克[18]　防治组织器官缺血、缺氧损害，维护机体的防御功能，保护肠黏膜的组织屏障，对防治感染有重要意义。

2．积极治疗创面　烧伤创面的坏死组织可以为细菌提供良好的培养基。创面是感染的主要来源，而且烧伤后免疫功能的损害也会随着创面愈合或经切痂、植皮覆盖后，大多恢复正常。所以积极处理创面（包括切痂、植皮、局部外用药物，促进创面愈合）是预防感染的关键。

3．局部用药　深度烧伤时，局部血管阻塞，全身应用抗生素难以达到局部控制创面细菌繁殖的作用，单靠静脉应用疗效较差。而早期局部应用抑菌或杀菌制剂却是一种有效的措施。

4．全身性感染的治疗

（1）经验性应用抗生素：对烧伤患者应用抗生素时应足量、足疗程，果断用药、大胆撤药。经验性应用抗生素，是指根据烧伤感染常见致病菌和该时期的烧伤创面细菌的一般资料，并参考细菌耐药现状和根据细菌耐药机制，选用可能敏感的抗生素。

（2）针对性应用抗生素：当已明确致病菌时，应根据药物敏感试验合理选用抗生素。需要指出的是，细菌对抗菌药的耐药性在不同地区、不同医院可有较大差异。在选择药物时，应主要参考本地区、本医院的监测结果。如高原地区替考拉宁可用于治疗烧伤创面感染耐甲氧西林金黄色葡萄球菌感染[19-20]。

（3）积极防治合并症：感染与休克、肾衰竭或应激性溃疡有因果关系，积极预防和治疗这些合并症可以明显降低感染的发病率。

（4）合理的创面用药：局部外用药物对于控制创面感染意义重大。

（5）尽早切（削）痂、植皮覆盖创面：近年来抢救大面积烧伤患者成功的经验主要是早期切（削）痂植皮术。因为坏死组织是细菌的良好培养基，切痂就是去除病灶和感染源，患者免疫功能常随之改善，侵袭性感染得以控制。当然选择合适的时机可以提高植皮的成活率，一般主张在休克平稳或其他合并症基本控制后行植皮术，不易导致手术失败和感染扩散。

（6）营养支持疗法：合理的营养支持和代谢调理是防治患者发生侵袭性感染的重要环节。烧伤后由于创面渗出，机体丢失大量蛋白质，处于超高代谢状态，消耗增加，创面修复需要大量蛋白质及能量的供给。因而烧伤患者需要摄入高蛋白质、高热量的营养物质以维持氮平衡。

（7）烧伤感染的主要致病菌是革兰氏阴性杆菌，抗生素在杀灭细菌的同时，还会使细菌大量释放内毒素，其致病作用是除对细胞有直接损害外，更主要是介导多种炎性介质的释放，导致脓毒性休克和多器官功能损害。是当前抗感染治疗需要解决的难题。

（崔　强）

第五节　吸入性损伤

一、概述

吸入性损伤是由于热力、烟雾或化学物质等吸入呼吸道或肺组织，引起鼻咽部、气管、支气管甚至肺实质的损伤，发病率和病死率都很高。吸入性损伤以往称为呼吸道烧伤，认为损伤只限于呼吸道，而且对烟雾的损害也未给予足够重视。目前已知，吸入烟雾的危害更重于热力，损害也不仅限于呼吸道，还可引起全身性中毒，故呼吸道烧伤的名称已不再使用。烧伤合并吸入性损伤，增加了治疗难度。我国煤矿工人早就发现瓦斯爆炸烧伤后很难生还。1942 年美国芝加哥夜总会大火的 491 名受害者中只有 114 名救离现场时尚存活，大多因吸入浓烟当即死亡，之后又迅速死亡 75 人。我国洛阳 2000 年 12 月 25 日大火中死亡 309 人，均无体表烧伤，全部因烟雾吸入性损伤死亡。近年来，由于治疗手段的改善，因烧伤休克和感染死亡的患者减少，脏器功能衰竭成为当前烧伤患者的主要死亡原因，而吸入性损伤所致呼吸功能衰竭占脏器功能衰竭发病与死亡的首位。

二、流行病学

近年来吸入性损伤的发病率明显增高。20 世纪 70 年代以前，吸入性损伤的发病率为 3%～5%。70 年代以后，国内统计一般为 5%～10%，而国外为 15%～38%，究其统计发病率增高的原因，可能与实际发病率增高和诊断技术改进两方面有关：①吸入性损伤诊断技术的进步，特别是较广泛地应用纤维支气管镜检查，使许多单纯依靠病史和临床病理难以发现的呼吸道损害得以明确诊断。我国应用纤维支气管镜等方法尚不普遍，可能是我国发现吸入性损伤发病率较低的原因之一。②实际发病率增高，这是由于现代人群多活动在较密闭的空间，如高层建筑、宾馆、剧院等，工作环境的空间也多有限，如车间、坑道、车厢、机舱、船舱等，一旦发生火灾，吸入性损伤的发病率必然增高。另外，化学制品增多，塑料、化纤、人造革、油漆等材料已广泛用于日常生活中，如建筑材料、室内装潢、服饰、家具等，这些物品不仅易于燃烧引起火灾，而且会产生多种有毒气体，增加吸入性损伤的严重程度。吸入性损伤不仅发病率高，而且死亡率高，一般达 50%～60%，仅次于烧伤脓毒症。但由于吸入性损伤的严重程度不同，死亡率有较大差异，各国统计悬殊较大。更值得注意的是，有无吸入性损伤的烧伤病死率差别明显。国外有人统计 1018 例烧伤，伴吸入性损伤者 88 例，病死率高达 56%，而无吸入性损伤者病死率仅 4%。国内统计 3617 例烧伤，伴吸入性损伤者 278 例，死亡率为 50.4%，而 3339 例无吸入性损伤者，病死率仅 3.4%。又统计了 41 例烧伤面积大于 40% 的患者，有吸入性损伤者 10 例，仅存活 1 例，而 31 例无吸入性损伤者均存活。已经证明吸入性损伤是烧伤患者死亡的主要原因。

三、病因

吸入性损伤的主要致伤因素是热力和烟雾，烟雾除含炽热的炭颗粒外，主要因吸入大量化学物质而致伤。吸入性损伤一般多发生在密闭的火灾现场，能同时吸入高热空气和烟雾，兼有热力与化学物质的损伤。

（一）热力损伤

热能可直接损伤呼吸道黏膜和肺实质。热分为干热和湿热两种。干热热容量低，当吸入干热气体后，由于上呼吸道及其黏膜具有较强的水、热交换功能，通过湍流、对流和蒸发作用，使吸入的干热气体迅速冷却。其中黏膜含水量的蒸发，能吸收大量热能，迅速降低吸入干热空气的温度。

实验证明，吸入干热空气在喉部为 260～280℃，至气管内温度可降至 50% 以下，同时吸入热空气时，喉部反射性痉挛，减少热空气进入，故吸入干热空气大都只损伤喉部和气管上部黏膜，较少伤及隆突以下支气管黏膜和肺实质。但是爆炸性燃烧时，如瓦斯爆炸、高速度的热空气冲击波，在反射性喉痉挛尚未发生时，已迅速冲入气道导致下呼吸道和肺实质损伤。另外有的患者，因高温环境或吸入一氧化碳（carbon monoxide，CO）等气体过量而昏迷，反射性喉痉挛不复存在，高热空气不断吸入，也可导致严重下呼吸道损伤。湿热空气（一般指蒸汽）的热容量较干热空气约大 2000 倍，吸入后温度下降缓慢，因此可以造成严重的吸入性损伤。实验动物吸入 100℃ 蒸气 3 秒后均发生了严重的下呼吸道损伤和肺水肿。

（二）烟雾损伤

烟雾是由一些大小不等的颗粒悬浮在气体内所组成的混悬物，其成分可多达数十种。不同物质燃烧，不仅烟雾成分不同，而且含量也不同，即使是同一种物质，在不同条件（如密闭环境、燃烧情况、温度等）下，烟雾的成分与含量也不同。有人模拟火灾现场测量烟雾中成分的含量，发现于开放环境和相对闭合环境差异大。

烟雾中含有炭粒等颗粒，较大颗粒被阻于上呼吸道，小颗粒则可被吸入小支气管和肺泡，炭粒除热力外无毒害作用，但常有许多有毒物质包在其表面而被带入，引起组织损害。

烟雾中含有 CO、CO_2、NO、N_2O、NO_2、光气、醛类、氰化物、SO_2、氯化氢、氯、酮类、砷化物及有机化合物等，其中有的物质本身毒性强（如光气、醛类、氰化物等）。有的与水结合形成酸、碱或其他化合物，如氨、SO_2、氯化氢等，有的脂溶性气体，如氮氧化物、醛、光气等，可溶解于细胞膜的脂质部分而引起肺损伤。醛类是烟雾中重要的脂溶性气体，短链的醛是黏膜刺激剂，以丙烯醛最为重要，其浓度在 5.5 ppm 时可刺激上呼吸道，大于 5.5 ppm 时可引起肺水肿，达 10 ppm 时，几秒钟就可引起动物死亡。木材烟雾中的醛浓度比煤油中高 15～20 倍，丙烯醛的浓度更高

50 倍，比工业最大允许量约大 500 倍。棉花烟雾中的丙烯醛含量比煤油烟约高 60 倍。醛的损伤作用：①减低纤毛活动；②使气管、支气管膜蛋白变性，诱发炎症反应；③减弱肺泡巨噬细胞活力；④损伤肺毛细血管，使其通透性增加，导致肺水肿。

氮氧化物（oxides of nitrogen）包括 N_2O、NO、NO_2 等。化纤类物质燃烧，可释放大量氮氧化物。若烟雾中含量不多，只引起上呼吸道刺激，如吸入量大，则可引起肺水肿。NO_2 能产生自由基，导致肺脂质过氧化损伤，水解后成为硝酸或亚硝酸破坏气道组织。NO_2 还可扩散至体液内，与血红蛋白形成正铁血红蛋白，导致低氧血症、酸血症和心血管抑制。

现代合成化学物品多含卤素氯化氢及其他卤化氢。一般氯化氢导致的症状多限于上呼吸道。其浓度为 15 ppm，可引起眼和喉黏膜的刺激，更高的浓度可引起喉痉挛。被炭粒带到下呼吸道，则可引起细支气管、肺泡损伤和肺水肿。塑料等制品燃烧，除产生氯化氢外，尚有 CO_2、氨等，与水接触后生成酸或碱。

四、发病机制

吸入性损伤除气道的局部损伤外，还会迅速影响呼吸功能，甚至并发呼吸功能衰竭。

（一）即时损伤

1. 缺氧、窒息　吸入性损伤现场的危害是缺氧。缺氧的原因主要是现场吸入氧浓度降低和 CO 中毒。

（1）火灾现场物质燃烧消耗大量的氧：第三军医大学报道，测量木屑加煤油燃烧烟雾的氧含量范围为 14.5%～19.4%。测定被褥燃烧时，空气中氧含量可降低至 10%～15%，甚至可低至5%。患者在烟雾中停留时间越长，吸入烟雾和低氧浓度的空气越多，缺氧越严重。而患者机体缺氧使呼吸增快，吸入更多烟雾及低氧空气，长时间吸入低氧空气后，可引起低氧血症和组织缺氧，严重者可迅速死亡。

（2）CO 中毒：火灾现场中 CO 浓度可达（1～17 000）×10^{-6} ppm 或更高。密闭火灾现场 CO 含量可数倍、数十倍高于开放环境。在模拟飞机舱内着火的实验研究中，燃烧后 90 秒，机舱

内 CO 浓度即达 $10\,000 \times 10^{-6}$ ppm，180 秒时为 $26\,000 \times 10^{-6}$ ppm，在此环境停留 2.5 分钟即可致死。因而在烟雾吸入性损伤中，严重 CO 中毒（HbCO > 50%）是火灾现场及伤后 24 小时内死亡的主要原因之一。

CO 无色、无味、无刺激性，比重较空气轻。一般对组织无直接损伤作用，其主要毒性作用是使氧的运输、释放和利用均发生障碍，导致组织细胞缺氧，代谢障碍。CO 与 Hb 结合，可影响氧的运输。CO 和氧与红细胞的 Hb 分子有相同的结合位点，但 CO 与 Hb 的亲和力是氧的 210 ~ 250 倍，故 CO 能竞争性地与 Hb 结合生成 HbCO，而且 HbCO 的解离比 HbO 慢 3600 倍，从而使血液运输氧的能力降低。据估测，吸入空气只要有 0.1% 的 CO，血液中 HbCO 就可达 50%，如果吸入时间较长，就可导致重度 CO 中毒或致死剂量的临界水平。高浓度 HbCO 状态下，HbO 减少，血液载氧能力降低，正常氧解离曲线消失，此时氧分压虽可正常，但血氧含量降低。由于 HbCO 的存在，以及红细胞内糖酵解过程抑制 2，3-DPG 生成减少，使剩余的 HbO 解离曲线左移，氧在组织中的释放能力降低，外周组织可利用的氧减少。

另外，CO 还与 O_2 竞争，抑制细胞色素氧化酶系统，降低细胞酶系统利用氧的能力，损害细胞呼吸。CO 还能与氧竞争结合其他含铁蛋白，包括肌红蛋白、过氧化物酶、过氧化氢酶、细胞色素等，抑制细胞色素 P-450 催化的氧化反应。CO 与肌红蛋白结合，可减少组织内氧的运输，导致心肌损伤，使心肌出血、变性甚至坏死。

除 CO 中毒外，燃烧烟雾中还含有氰化物，因此吸入性损伤也可伴氰化物中毒，多与 CO 中毒同时发生。CN（氰离子）对细胞内数十种氧化酶、脱氢酶、脱羧酶有抑制作用，可抑制多种代谢途径，其中主要是氧化磷酸化，导致细胞呼吸障碍，从而减少氧的利用。

2. 上气道损伤 一般上气道的吸入性损伤主要是热力或化学物质的直接烧伤，吸入气体的温度超过 150℃ 即可立即损伤口、咽和喉部黏膜，使之水肿、发红和破溃。水肿继发于微循环损伤、炎症介质和氧自由基释放。根据损伤程度，水肿可立即发生或延迟至 24 小时才发生。被覆于下咽部、会厌和构会厌襞皱褶处的黏膜疏松，因此水肿不易使之阻塞，而声门围以软骨环，水肿时向

内突，使气道阻塞，对于成年人，缩窄超过 8 mm 即可使气道完全阻塞。一般上气道水肿于伤后 4 ~ 5 天可消失。

除气道热烧伤外，化学物质也可损伤上气道。水溶性毒性物质（如氨、HCl、二氧化硫）黏附于黏膜即可形成腐蚀性酸或碱，引起细胞死亡、水肿，也可引起广泛支气管痉挛和支气管渗液。

3. 下气道损伤 仅有 5% 下气道损伤由干热所引起，这是由于干热空气带热能力低，且声带迅速反射性关闭的原因。但烟雾含有颗粒，1 μm 以下高热颗粒可进入下气道引起广泛损伤。热力所致的下气道烧伤主要因吸入热蒸汽所致，其带热能力大于干热空气 4000 倍，可以损伤远端呼吸性细支气管。临床所见下气道吸入性损伤主要因化学物质所致，可损伤至肺泡。伤后可见气管支气管水肿，黏膜发红、脱落，纤毛活动丧失，很快可见炎性分泌物和间质水肿。由于支气管狭窄和气道阻塞可使肺泡内低氧和血管收缩，粒细胞滞留于肺循环，粒细胞活化、脱颗粒，释放众多水解酶和氧自由基，进一步损伤肺实质。持续肺实质损伤严重者常并发肺水肿和呼吸衰竭。

（二）呼吸功能紊乱

呼吸由通气、换气、气体运送和组织换气（内呼吸）四部分组成。吸入性损伤后，四个部分都受到影响，以通气和换气功能变化尤为明显。

1. 通气功能的变化

（1）正常通气功能的维持：通气主要靠胸廓运动来完成，并需克服来自 3 个方面的阻力。

1）肺组织弹性回缩力：通常用肺顺应性表示。

2）气道阻力：取决于气管腔的直径、管壁光滑度、气流速度和气体特性（密度和黏度）等因素。气道阻力与管腔半径的四次方呈反比，半径减少一半，阻力增加 16 倍。90% 的阻力来自隆凸的远端，因此支气管、细支气管的管径略有变化，气道阻力就会明显增加。

3）非弹性阻力：主要为胸廓的惰性和移动产生的摩擦力。

（2）吸入性损伤后的变化：

1）表面张力和表面活性物质异常：肺表面张力是呼气时肺泡回缩的一种力量，占肺弹性回缩力的 65% ~ 75%。肺泡弹性回缩力与肺泡内衬的表面活性物质（pulmonary surfactant，PS）有密切

关系。PS 是一种磷脂，由肺泡 II 型上皮细胞分泌，吸气时肺泡内磷脂层变薄，作用减弱，使表面张力增加，避免了肺泡的过度扩张。呼气时肺泡内磷脂层变厚，使表面张力降低。所以 PS 的主要作用是降低肺泡表面张力，维持肺泡的相对稳定性，防止肺泡隔内毛细血管中液体漏出。用微量表面张力测量仪测定了兔蒸汽和犬烟雾吸入伤后肺提取液的表面张力及卵磷脂含量，发现伤后滞后环面积和卵磷脂含量明显减少，最小表面张力增加，最大表面张力变化不大，表明伤后 PS 减少。吸入性损伤后 PS 减少，这是因合成减少和破坏增多，伤后肺泡 II 型细胞板层体明显减少，胞质内有空泡，表面 PS 合成减少。高温可使 PS 失活，肺泡水肿液可加速 PS 的分解。PS 的活性除与磷脂含量及组分有关外，还需其相关蛋白（SP-A、SP-B）的参与。SP 最重要的功能是促进 PS 磷脂在气液界面的吸附和扩展，形成具有表面活性的单分子膜。其次是参与 PS 的转化，促进 II 型细胞对 PS 磷脂的摄取和再利用，抑制 PS 磷脂的分泌。对于烟雾吸入损伤的大鼠，用免疫组化和斑点杂交方法，显示伤后肺组织内 SP-A 及 SP-B mRNA 表达均进行性下降，支气管肺泡灌洗液中 SP-A 的相对含量（% TP）亦降低。免疫组化显示伤后 II 型上皮细胞及支气管黏膜层 SP-B 阳性物质减少，原位杂交 SP-B 表达阳性的 II 型细胞减少，应用 SP-B 抗体（1 : 200）能使最小表面张力增高，滞后环面积缩小。

2）气道阻力的变化：热力损伤上气道，可致通气障碍。蒸汽和烟雾吸入，可致下气道和肺实质损伤，引起化学性气管、支气管炎，进而引起假膜性坏死性气管、支气管炎。此类炎症均使黏膜充血、水肿，使气道明显缩窄，气道内黏膜剥脱、溃疡和假膜形成及分泌物淤滞，都将增加气流的湍流成分。更严重者可引起不完全或完全阻塞气道，加之有些毒性物质和炭粒吸入后，会引起支气管痉挛，更加重气道阻力。

3）非弹性阻力的变化：一般来说，非弹性阻力的 75% ~ 80% 来自呼吸道阻力，10% ~ 15% 来自胸廓，胸腔内脏随呼吸运动产生的摩擦力，也可产生部分非弹性阻力。吸入性损伤患者伴有大面积烧伤者非弹性阻力甚至可高达 60% 以上。头面、颈和胸部是吸入性损伤时常被累及的部位。颈部环形烧伤，组织水肿易压迫气管或使之移位，

使管腔变细、阻力增加，胸部盔甲样焦痂，增加非弹性阻力，严重影响患者的呼吸运动。

2．换气障碍　有效的气体交换不但要有足够的通气量，而且要有充足的血流量。肺血流量受肺血管阻力及心输出量的影响较大。正常换气时，肺泡通气量和血流量的比值约为 0.8。如果肺泡通气量大于灌流量，则无效腔通气增加，反之灌流量大于通气量则动静脉分流增加。吸入性损伤因血容量减少，毒性物质对心肌的直接作用以及心肌抑制因子等，可使心输出量减少，加以肺血管痉挛，肺循环高压，肺血管阻力增加以及肺微血栓等，可使肺灌流量减少。另外，又因气道阻塞，肺萎陷或不张、肺水肿等，使通气量减少，所以吸入性损伤后常有通气 - 灌流异常。吸入性损伤后，无效腔量 / 潮气量（VD/VT）可高达 0.6（正常为 0.2 ~ 0.4），说明吸入性损伤明显增加了生理性无效腔量。

（三）吸入性损伤后并发呼吸功能障碍的机制

轻度吸入性损伤者可无明显呼吸功能变化，但重度吸入性损伤者则可并发呼吸功能衰竭，其发病机制甚为复杂。吸入热气和烟雾直接引起的呼吸道损害是其发病基础，但以后的发展则由继发的炎症反应参与。研究表明，炎症细胞（巨噬细胞、粒细胞、内皮细胞和血小板等）都参与发病，有数十种细胞因子、炎症介质在其中起作用。

肺内巨噬细胞有位于肺泡腔内的肺泡巨噬细胞和位于肺实质内的肺间质巨噬细胞，近年来发现肺泡壁中毛细血管腔内也有巨噬细胞。以往对肺泡巨噬细胞了解较多，而对肺间质和血管内巨噬细胞研究甚少，近年来发现后两种巨噬细胞的作用基本类似肺泡巨噬细胞，共同参与调节肺微循环、介导炎症反应等。烟雾吸入伤后肺泡支气管灌洗液中巨噬细胞增多，电镜下见到巨噬细胞体积明显增大，表面伪足增多、增粗，内质网及次级溶酶体增多，以及溶酶体排空等细胞功能呈现活跃状态。单核巨噬细胞释放的 TNF-α、IL-8、血小板活化因子、白三烯 B_4、氧自由基、NO 等均增多。

粒细胞在吸入性损伤的继发性损伤中起重要作用。动物实验表明，烟雾吸入伤后血中粒细胞迅速减少，而肺泡支气管灌洗液中粒细胞增多，病理检查发现肺组织中有大量白细胞聚集，有脱

颗粒现象。伤后粒细胞分泌的白三烯 B_4、血小板活化因子、超氧阴离子、还原性辅酶Ⅱ氧化酶活性增强，髓过氧化物酶、弹性蛋白酶、胶原酶、组织蛋白酶、B- 葡糖醛酸酶、肿瘤坏死因子、白介素等都增多，这些介质都可损伤肺血管内皮细胞和肺泡上皮细胞。

目前已知肺水肿是吸入性损伤继发呼吸功能障碍的主要病理基础，所以血管内皮细胞在其中起关键核心作用。伤后肺血管内皮细胞明显受损，细胞间隙增宽，甚至形成裂隙，使其半透膜屏障破坏，血管通透性增高。同时，伤后血管内皮细胞的其他功能也受损，伤后肺组织、血浆中释放的内皮素 -1、血管紧张素 -Ⅱ、血栓素、O_2^- 等缩血管物质明显多于舒血管物质 PGI_2、NO 等，使肺血管收缩。伤后血管内皮的抗凝功能减弱，除内皮损伤有助于凝血外，内皮介导的血栓调节蛋白 - 蛋白质 C- 蛋白质 S 抗凝系统受损。内皮细胞释放的组织型纤溶酶原激活物（tPA）活性减弱，而其抑制物（PAI-1）的活性增强，使纤溶能力也下降。伤后血管内皮细胞释放 PAF、TXA 等血栓调节物质，促使血小板、粒细胞聚集，有助于血栓形成。吸入性损伤后，血管内皮细胞表面黏附分子 ICAM-1、ELAM mRNA 表达增强，粒细胞表面的 CD11/CD18 表达也增强。用微管吸吮技术发现，单个内皮细胞与粒细胞的黏附力和黏附应力均增高，表明其黏附功能增强。以上功能变化共同作用，使微循环障碍。粒细胞浸润，表明内皮细胞在吸入性损伤继发失控性炎症反应、并发肺水肿的发病中起关键核心作用。

肺不张、肺萎陷是吸入性损伤并发呼吸功能障碍的另个一重要病理基础，伤后呼吸道烧伤、化学性气管、支气管炎所致黏膜脱落，管腔内充满分泌物等阻塞气道是其重要原因。伤后特别在早期常并发大片肺，肺泡萎陷更为常见，其发生原因也较复杂，但伤后 PS 减少或其活性下降是重要原因。PS 由肺泡Ⅱ型细胞合成并分泌入肺泡腔内，覆盖于肺泡内壁使肺泡表面张力下降，维持肺泡结构稳定，防止肺萎缩。

吸入性损伤后，肺内 PS 的合成减少，降解增加，磷脂组分变化，有活性的组分卵磷脂减少、转化异常、活性降低，同时其相关蛋白 SP-A mRNA、SP-B mRNA 表达降低，从而使肺泡萎陷。吸入性损伤后，参与其继发性损伤的细胞因子、炎症介质多达数十种，如血管活性物质五羟羧色胺、儿茶酚胺、组胺、肾素、血管紧张素等，炎症介质 TNF、IL-1、IL-2、IL-8、IL-10、PAF、PGs、白三烯等，细胞因子 ET-1、NO 等，以及蛋白水解酶、弹力蛋白酶、髓过氧化物酶、溶酶体酶、氧自由基等。吸入性损伤后都有不同程度的变化，形成网络，参与发病，但相互作用、相互拮抗的关系极为复杂，尚待进一步研究。

在吸入性损伤继发损害的发病中，感染是非常重要的因素，由于伤后气道黏膜均有不同程度的损伤，气管、支气管感染几乎难以避免，严重者可并发支气管肺炎，因此在吸入性损伤并发呼吸功能衰竭的病例中，都会有不同程度的肺部感染存在。

五、病理变化

吸入性损伤后可出现鼻毛烧焦，黏膜充血、水肿和出血，甚至广泛坏死。咽部黏膜红肿、水疱形成，或糜烂、坏死。喉头水肿常见，水肿多累及杓状 - 会厌皱襞和咽部的梨状窝，但亦可延伸至声带的周围和上方，严重者发生阻塞性声门水肿。轻度喉烧伤，黏液腺增多，分泌亢进，部分上皮转变为黏液细胞；较严重者，则常见急性喉炎，甚至发生坏死性溃疡性喉炎。气管烧伤可分为轻、中、重度。轻度损伤有黏膜上皮变性、纤毛消失、杯状细胞增多，黏液腺分泌亢进，腺管扩张，固有膜充血、水肿。中度损伤者，黏膜呈多发性局限性坏死，溃疡形成。重度损伤者，黏膜呈广泛凝固性坏死，形成坏死剥脱性气管炎，有的有白喉样假膜形成。支气管烧伤的病理变化与气管病变基本相同，但支气管管径越分越细，管腔易阻塞，完全阻塞导致肺膨胀不全，不完全阻塞则引起局限性肺气肿。最明显的病变发生于深部小支气管，发生假膜性炎症，假膜脱落，于管腔内形成膜状管型；深部小支气管损伤修复后，可因瘢痕收缩引起支气管狭窄或支气管扩张症。吸入性损伤后，杯状细胞常增多，而终末细支气管黏膜纤毛细胞和 clara 细胞均有减少，clara 细胞可能转变为杯状细胞。动物实验发现，杯状细胞在电镜下显示 3 种时相：①分泌活跃型，细胞胞体增大，胞质内含大量黏液分泌颗粒，细胞表面突起，缺乏微绒毛，以伤后 2～6 小时多见。②分泌后型，胞体稍小，分泌颗粒较少，表面低陷，有少数微绒毛，多见于伤后 12 小时。③静止型，胞体瘦长，胞质电子致密，含极少分泌颗粒，表面凹陷，有较多微绒毛，多见于伤后 48 小时。

各级支气管、支气管伴行肺动脉支以及肺小叶间隔静脉周围常见"袖套"状病变，如水肿套、出血套、水肿出血套、水肿炎症细胞套以及炎症细胞套。吸入性损伤后常见有不同程度的肺损伤。肺水肿是其主要病变，肺水肿在伤后 4～5 小时和 24 小时呈现两个高峰。肺水肿有轻、中、重度之分。轻度肺水肿时，肺部无明显改变，仅切面呈湿润状，部分肺泡腔内有嗜伊红微细蛋白颗粒。中度肺水肿时，肺重略增加，切面有少量液体外溢，镜下见多数肺泡内充有嗜伊红微细蛋白颗粒。重度肺水肿时，肺重量增加明显，切面有大量泡沫状液外溢，镜下见绝大部分肺泡腔充满嗜伊红微细蛋白颗粒，部分肺泡内有透明膜形成。肺水肿常伴充血，常见局灶性和弥漫性肺泡内出血。尸检病例中，有 30% 发现肺不张，它可与肺气肿同时存在。吸入性损伤后，肺泡内有大量巨噬细胞积聚，呈局灶性或弥漫性分布，胞质内常含黑色素，为炭末沉积；或呈黄褐色。

在 31 例尸检材料中，有 67% 可见小动脉、小叶间静脉、支气管动脉及肺泡壁毛细血管内血栓形成，部分病例可发生 DIC，肺内小血管微血栓形成，出现巨内皮细胞或巨核细胞。吸入性损伤动物实验的电镜下观察，伤后 2～6 小时，可见肺泡隔厚部间质水肿，胶原纤维分离，细胞间隙电子透明，肺泡上皮下多数空泡形成，内皮细胞微吞饮泡增多，胞质肿胀甚至形成大泡，细胞间连接两唇片分离，伤后 6 小时，形成裂隙。用冷冻蚀刻复型观察，发现内皮细胞间连接装置呈索条断裂，表现为颗粒缺如，可为节段缺如，也可为整段缺如，甚至整个连接装置毁损，致使连接两侧完全沟通。肺泡 I 型细胞核周隙轻度扩张，偶见核旁空泡。有的胞质轻度肿胀、表面有微绒毛形成，有时其完整性破坏。肺泡 II 型细胞常见核周隙扩大，内质网池扩张。板层体有排空现象，细胞表面微绒毛变短、减少。肺泡腔内有渗出液、红细胞、上皮细胞碎屑、肺泡表面活性物质，以小管性髓样结构和通常的髓样结构形成存在。

六、临床表现

（一）症状与体征

呼吸多增快，有的发生呼吸性碱中毒，但非特异症状。严重吸入性损伤伤后可很快出现呼吸困难，但要分辨是上呼吸道梗阻还是重度吸入性损伤侵入细支气管和肺泡所致。上呼吸道梗阻所致之呼吸困难，为吸入性呼吸困难，呼吸费力，能见鼻翼扇动。但因胸痂缩窄、呼吸辅助肌收缩和肋间凹陷等典型的梗阻征象，可不明显，需结合喘鸣等其他梗阻症状加以诊断。重度吸入性损伤所致之呼吸困难，如无上呼吸道梗阻症状时，呼吸浅快，频率可达 30～40 次/分以上，多伴有哮鸣音，伤后数小时可再现湿啰音，表明已发生肺水肿，但要注意有时伤后 2～3 天肺部啰音可突然消失，应警惕可能发生肺不张或肺实变。重度吸入性损伤的早期，典型的呼吸困难常被合并存在的上呼吸道梗阻症状所掩盖，常常是上呼吸道梗阻解除后呼吸困难仍不减轻时，才注意到重度吸入性损伤。

吸入性损伤患者早期缺氧的重要表现是意识障碍，轻者烦躁不安，重者躁动、谵妄、甚至昏迷。但需与严重休克引起的烦躁鉴别。烟雾吸入性损伤多伴有 CO 中毒，CO 与 O_2 竞争，使血中 HbO_2 减少，使组织缺氧。症状的严重程度与血中 HbCO 蛋白浓度基本一致。一般根据临床表现即可诊断 CO 中毒，但是烧伤后典型的樱桃红色皮肤颜色难以见到，明确诊断需依靠测定血中 HbCO。因此烧伤患者特别怀疑吸入伤时，都应常规测定血中 $HbCO_2$ 浓度。在正常人血中 $HbCO_2$ 浓度低于 10%，可以耐受。血中 HbCO 浓度达 20% 时，则有头痛、欣快、激动、头晕目眩、恶心、呕吐等。浓度超过 40%，则脑症状甚为明显，精神错乱、共济失调、呼吸急促、虚脱、抽搐、昏厥等。浓度超过 60% 时，可致呼吸停止、迅速死亡。一般早期血中 HbCO 浓度与其他毒性化学物质，如氰化物的浓度一致，也与吸入性损伤的严重程度一致。但是 HbCO 半衰期甚短，一般为 4～6 小时，尤其是吸氧后消失更快。如果检测过迟，所得结果并不能反映 CO 中毒的真实情况。

（二）临床分度

1. **轻度吸入性损伤**　病变限于口、鼻腔和咽部。多数伴有面部烧伤，临床可见含炭粒的痰液，鼻毛烧焦，口腔红肿时有水泡，口咽部发红，舌或咽部可因炭屑沉着而发黑，呼吸略快，喉部常有轻微疼痛和干燥感觉，或喉部发痒、干咳，一般没有声音嘶哑，无呼吸困难。可见鼻腔和咽后壁黏膜充血和肿胀，有时还可见溃烂和黏膜脱落，胸部体征阴性。

2. 中度吸入性损伤 病变主要侵及咽、喉和气管，除可见轻度吸入性损伤的征象外，还常有声音嘶哑，刺激性咳嗽咳含炭粒的痰和上呼吸道梗阻症状，有的可咳出脱落的坏死黏膜，上呼吸道有发红和水肿，肿胀是进行性的，渐发展成气道部分甚至完全阻塞。呼吸声音粗糙，若并发上气道梗阻时，吸气困难呈高调鸡鸣声，可闻及湍流或喘鸣声，偶可听到干啰音，但无湿啰音。胸部 X 线检查多正常，纤维支气管镜检查可见咽喉声带上部及声带水肿，气管黏膜充血、水肿、出血点甚至溃烂、脱落。^{133}Xe 扫描为阴性，血气分析因气道阻塞的程度而异，轻者多无异常，梗阻严重时可出现低氧血症和高碳酸血症，但解除梗阻后，迅速恢复，接近正常。

3. 重度吸入性损伤 指支气管、细支气管和肺泡的损伤。气道黏膜广泛坏死、脱落，出现肺水肿和肺不张等。除轻、中度吸入性损伤临床表现更为明显外，常有广泛支气管痉挛，小气道阻塞和肺水肿，迅速出现严重呼吸窘迫和低氧血症，常见带血丝或血性泡沫痰和脱落坏死黏膜。最突出的是伤后立即或几小时内出现严重的呼吸困难、缺氧、发绀、烦躁不安、意识障碍、谵妄，甚至昏迷，可在伤后数小时内死于呼吸衰竭或窒息。患者伤后不久即可听到湿啰音，多为双侧，严重时遍及全胸部。严重者伤后 1 h 胸部 X 线摄片即可发现肺水肿影像。纤维支气管镜检查可发现细支气管黏膜充血、水肿、出血和溃烂，^{133}Xe 肺扫描多为阳性。血气分析很快出现低氧血症，PaO_2 下降，$P(A-aDO_2)$ 和 Qs/Qt 增高，早期多有低碳酸血症，$PaCO_2$ 下降，后期可有高碳酸血症，$PaCO_2$ 增高，与中度吸入性损伤所致上呼吸道梗阻不同，行人工气道后，低氧血症也难以纠正。

4. 临床分度注意事项

(1) 不应将中度吸入性损伤所致严重上呼吸道梗阻诊断为重度吸入性损伤。两者的鉴别在于行气管插管或气管切开后，中度吸入性损伤的症

状迅速消失。而重度吸入性损伤者解除梗阻后，呼吸困难不缓解或仅有短暂缓解，有的很快并发呼吸功能衰竭，因为下呼吸道肺部的病变没有缓解而在继续发展的缘故。

(2) 在有些情况下，烟雾吸入性损伤患者不仅无面、颈部烧伤，甚至无全身烧伤，而且上呼吸道，特别咽喉部病变可以很轻，不发生呼吸道梗阻症状，加之由于烟雾所含化学成分不尽相同，化学物质的性质和浓度也不同，有的局部作用较缓慢，肺部症状出现较迟，早期常易被漏诊。如果有在密闭或有限空间吸入烟雾时间较长，尤其有意识丧失病史的患者，不论有无面、颈部或全身烧伤，有无上呼吸道吸入性损伤征象，均应考虑有重度吸入性损伤的可能，予以密切观察。

(三) 临床分期

虽然吸入性损伤后病程是连续的，但有阶段性，为更好地掌握各阶段的诊治要点，可将其病程分为下列 4 个期：

1. 初期 持续时间根据损伤的严重程度而异。由于损伤的类型和严重性不同，持续时间一般在伤后 0～6 小时。于现场受伤后，首先因吸入的空气浓度减少而缺氧，随后因 CO 增加和 CO 中毒引起窒息，严重病例，可死于现场，或迅速发生肺水肿、广泛支气管痉挛和小气道阻塞，随即并发急性呼吸功能衰竭，所以有人称此期为呼吸功能衰竭期。但是于轻、中度吸入性损伤，早期临床症状较轻，表现为咳出灰黑色含炭粒痰，或有刺激性咳嗽，中度吸入性损伤者可出现喉水肿的早期症状，局部检查可见声带室襞水肿，肺组织间隙含水量也增加，某些病例，可继续发展成上呼吸道梗阻。应积极治疗，不可轻视，尽快纠正缺氧，防止窒息。

2. 水肿期 除很轻的病例，吸入性损伤患者都要经历水肿期，与皮肤烧伤类似，持续时间大致从伤后 6～48 小时。在此阶段，由于毛细血管通透性显著增高，气管支气管黏膜、肺间质和肺泡都可出现明显水肿。声带室襞向中线靠拢，严重声门水肿，是此期内最主要的生命危险。但要注意此阶段发生的气道阻塞可继发于黏膜脱落。细支气管也可产生小气道阻塞，进而并发肺不张，此阶段的主要病理生理变化是肺顺应性下降，主要原因是肺水肿，肺表面活性物质降低和肺不张。

肺顺应性下降使通气 - 灌流比例失调，肺分流量增加，并发急性呼吸功能衰竭，损伤越重，肺水肿发生也就越早、越严重、预后越差。临床上主要表现呼吸困难，痰液量增多，出现血性泡沫痰，听诊有湿啰音及哮鸣音。

3．肺部感染期　吸入性损伤后，由于气道黏膜损伤，局部及全身免疫功能下降，容易并发感染。在吸入性损伤动物实验中，发现伤后 6～12 小时肺组织菌量即明显超过临界值（10 万 / 克），有的肺组织病理检查有明显肺部感染。几乎所有重度吸入性损伤患者于伤后 48 小时都并发支气管肺炎，通常感染开始于损伤的支气管，迅速扩散而形成融合性支气管肺炎。肺泡水肿和潮湿肺不张的区域是细菌繁殖最佳土壤，无肺水肿与肺不张的病例，支气管肺炎的发病率显著减少，因此治疗肺水肿和肺不张对防治肺部感染有着重要的意义。肺部感染可很早出现，但大多于伤后 48 小时才出现明显症状，持续时间则不定。损伤越严重，感染发生越早。肺部听诊呼吸音减弱或消失，有哮鸣音和湿啰音。肺部感染主要是中心型支气管肺炎，以损伤严重的支气管周围区域炎症反应突出，如不及时控制，往往导致急性呼吸衰竭。

4．脱落和修复期　吸入性损伤的患者，渡过水肿阶段则将进入漫长的脱落和修复期，可见假膜性支气管、气管炎。轻者仅有数层表浅的同质的肿胀的上皮细胞脱落，重者上皮质完全脱落，局灶性坏死，形成含有黏膜、细胞碎屑、纤维蛋白渗出物、中性粒细胞和成团细菌的假膜，黏膜下层严重充血、水肿，出血。坏死黏膜可反复脱落，阻塞气道，诱发支气管痉挛。由于气道内干稠的分泌物及脱落的气管、支气管坏死黏膜会堵塞支气管，出现间隙性呼吸困难，大块坏死黏膜者可堵塞气道而引起窒息。气道可出现裸露的肉芽组织，常有咯血，严重者由于大量血块阻塞气道而致死。另外裸露的脱落黏膜特别适于细菌生长繁殖，容易并发肺部感染。即使修复，开始也无细胞的正常功能，脱落部分常由立方形肺泡细胞修复，使气道狭窄，产生过多的黏液，这些因素都有利于感染。鼻咽部黏膜修复一般在 4～7 天，气管、支气管轻度损伤 1 周内修复，小片薄层黏膜坏死 2 周内修复。若大片黏膜坏死，管状黏膜脱落，基底形成溃疡面，修复时间需 3 周左右。在气道的坏死黏膜脱落后而新生上皮未形成

前，创面肉芽组织脆弱，易有咯血。新生的上皮细胞短期内无功能，纤毛活动度低，易并发肺炎。严重者可留有气道内息肉、气道瘢痕狭窄和支气管扩张等后遗症。无并发症的吸入性损伤，伤后 2 周左右呼吸功能开始恢复，1 个月后接近正常。但也有些患者伤后肺功能长期异常，可能需 2～3 年才能恢复正常。吸入性损伤患者痊愈后，常有肺顺应性下降和肺阻力增加，即使愈合后无明显并发症者，也要定期行肺功能检查，及时进行防治。

七、并发症

（一）近期并发症

吸入性损伤 2～3 天后，常并发肺炎，多为空气传播性，即支气管肺炎，呈斑片状，以小支气管或细支气管为中心。有时也可发生血源性肺炎，位于肺膜下，常为出血性，多散在分布，也可融合，较大的单个病灶类似肺梗死。存活 7 天以上的尸检病例，常见间质纤维性肺泡炎，肺间质和肺泡隔因纤维化而增宽，纤维化可累及肺泡腔，使之变窄或闭塞，纤维化区伴有淋巴和单核细胞浸润。

（二）远期并发症

多数治愈的吸入性损伤患者，愈后肺功能可恢复，不遗留明显损害，并发症较少。有统计显示，仅 13% 的患者检查有肺功能异常，临床症状不明显，但其中也有少数罹患病症者，主要有：

1．气管狭窄　大都是曾行气管插管或气管切开遗留的并发症，发生率与置管时间成正比，所以应尽快拔管。

2．支气管扩张　有个别报道，患者可出现呼吸困难、缺氧和高碳酸血症，可能由于慢性近端气管阻塞。

3．阻塞性细支气管炎　少见但难治，这是由于支气管周围纤维化和细胞浸润，使细支气管发生阻塞性病变。由于小气道长期被细胞脱屑或渗出物阻塞所致，这种病变常是不可逆的。

4．支气管内息肉　较良性的病变，纤维支气管镜下可见气管或支气管内许多息肉样黏膜病变，活检发现为脓性肉芽肿，这是因气道烧伤后肉芽过度增生所致，以后便逐渐变小而消失。

八、辅助检查

（一）血气分析

动脉血气分析对大面积烧伤，尤其是烧伤合并中、重度吸入性损伤患者具有重要作用。可用于了解和评价肺的通气功能、氧合及酸碱平衡状况，有助于对伤情做出正确诊断。吸入性损伤和大面积烧伤均影响肺部通气功能，出现低氧血症，吸入性损伤的呼吸功能不全较单纯大面积烧伤出现较早。中、重度吸入性损伤后早期，由于气道狭窄，气道阻力增加，并可合并肺水肿或肺不张，很快会发生低氧血症，PaO_2 明显降低，肺内分流增加。发展为肺功能不全时，PaO_2 往往低于 8.0 kPa（60 mmHg），这对吸入性损伤的伤情判断及进一步临床治疗均有重要指导作用。

（二）胸部 X 线检查

对怀疑有吸入性损伤患者的胸部 X 线检查（包括前后位及右前斜位），不仅作为常规，而且应定时复查，早期可 6～12 小时复查 1 次，以后据情况 1～2 天 1 次，目的是为了对比，及早诊断吸入性损伤及其程度和发现继发的肺部并发症。早期胸部 X 线平片检查常为阴性，但不能由此排除吸入性损伤的诊断。由于中、重度吸入性损伤后，气管痉挛和黏膜肿胀，可使管腔变窄，因此气管的异常 X 线影像常出现较早，可作为吸入性损伤早期诊断依据之一。临床及实验材料均发现伤后 2 小时和 6 小时，于右前斜位摄片进行观察，即可见到气管腔明显缩窄，有的呈“圆锥形”阴影，有的气管壁黏膜明显增厚影，有的靠脊柱侧表现高低不平、边缘不整，有时还可见气管影的透光度减低，或伴有斑片状薄影，这可能是由于分泌物增多和脱落碎片等使气管内含气量减少和占位所致。此外，重度吸入性损伤伤后早期胸部 X 线检查，即可出现肺水肿阴影。伤后 24 小时内，上气道损伤者的 X 线检查，大多无肺实质损伤的表现，但下气道损伤的重度吸入性损伤，则可见到密度较低的斑片状稀薄模糊影，若病情未继续进展，此类阴影 3 天内可消失。有的病例，因支气管痉挛，伤后数分钟内可有肺不张影像，但不久即消失。伤后数小时（有早至半小时者）重度吸入性损伤很快出现肺水肿的 X 线影像。早期肺间质水肿时，往往仅表现为肺野的背影不清，

透光度减低，支气管及血管的纹理增多增粗，边缘模糊，有时也可见小叶间隔或小叶间隔因水肿而出现的 Kerley B 线。肺水肿严重时则显示弥散的玻片状阴影，由肺门区向外扩张，呈蝶形，但常非对称。

除肺水肿外，伤后常出现肺不张，可呈绒毛状阴影。叶间影像为线形、新月形或三角形阴影。伤后 24 小时后，若肺部暗影增重，局灶性阴影增加，叶间隙突出，出现空洞，则多表示已并发感染，以后若发展成支气管肺炎，可出现典型影像，有时也能见到多发性肺脓肿的阴影。有时还可见到由于代偿性肺水肿所致气球样局限性透明度增加，常与肺不张同时存在。

（三）支气管镜检查

纤维支气管镜问世后，能及时准确地诊断吸入性损伤，从而使其发病率明显提高，以往文献报道其发病率为 3%～33%，最近有文献报道达 60%～86%，使诊断阳性率比以往提高 3 倍，表明过去确有许多吸入性损伤患者被忽略了。纤维支气管镜可直接观察咽喉、声带、气管支气管，以及段叶支气管开口处的气道黏膜损伤情况，连续行支气管镜检查还能进一步了解病情及判断预后，且可以同时进行支气管肺泡灌洗等治疗。灌洗液中上皮细胞和中性粒细胞数量明显增加，其与损伤严重程度相关，也可作为吸入性损伤的重要标志。纤维支气管镜检查前，应清除气道内的异物、血液、胃液、唾液、黏液等，给予 100% 的氧吸入一段时间。用 1% 麻黄碱喷入鼻腔，以收缩鼻黏膜血管，缓解水肿，然后用 2% 利多卡因做鼻腔和咽部的表面麻醉。经鼻腔缓慢插入纤维支气管镜至喉部，在直视下经吸引通道注入 2% 利多卡因 1～2 ml 至喉部，然后将支气管镜尖端置于声带开口附近，于吸气时插入气管内，并随时补充喷洒利多卡因减轻咳嗽反射，尤其是在隆突处。对持续低氧血症、呼吸困难的患者，检查时间不宜过长，每次不超过 30 秒，必要时间断给氧片刻再插入。插管时间过长，将加重组织缺氧，甚至引起严重心律失常或心搏骤停，应予以警惕。患者有呼吸困难及喘鸣，疑有上呼吸道梗阻时，应置气管插管于支气管镜的外面，于直视下行气管插管。

纤维支气管镜检查可直接看到咽喉、声门、气管、支气管黏膜出现充血、水肿、出血、水泡、

黏膜脱落、溃疡等黏膜组织病变，也可见到管腔内有炭粒、痰液和大量分泌物。根据损害的严重程度，将纤维支气管镜检查所见的黏膜损害分成3级：一度损伤，气道黏膜仅轻度充血；二度损害，黏膜明显充血水肿，呈暗红色，有黏膜下出血和（或）黏膜破损（图35-9）；三度损害，黏膜苍白、坏死、剥脱（图35-10），重者可深达黏膜下软骨组织，基底膜、肌肉及气管、支气管软骨环暴露。

进行纤维支气管镜检查时，首先要仔细检查会厌上部，了解声门通畅情况。疑有上呼吸道梗阻时，对喉水肿应反复检查做出诊断。轻度损害时，气道多通畅，黏膜轻度充血、水肿，真声带清晰可见。严重梗阻时，黏膜肿胀显著，气道阻塞甚至闭锁，假声带突出使真声带不可见，梨状窝消失，会厌水肿明显，杓状软骨会厌皱襞黏膜或楔状和小角状软骨上黏膜肿胀严重，可见黏膜鲜红和损伤。气道内炭粒的存在，表明患者曾吸入烟雾，但不能据此诊断吸入性损伤，且其量的多少并不与损伤程度有关。虽然支气管镜一般只能窥测到2～3级支气管，不能见到小支气管和肺泡的病变，但支气管损伤严重者，大多伴有小气道和肺泡损害，可以据此结合临床症状进行间接判断。若气管黏膜严重充血和水肿，管腔狭窄，

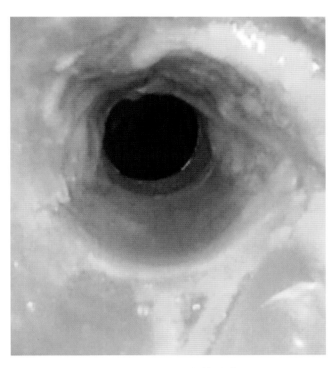

图 35-10 坏死的气管黏膜

黏膜脱落，隆突增宽，支气管黏膜充血、水肿，特别是叶支气管开口处红肿时，听诊有干、湿啰音，则大多有较严重的肺泡损害。

烧伤早期进行支气管镜检查时，还应注意低血容量的影响，氧利用率和氧耗量下降，不利于支气管镜检查，而且由于低灌流，黏膜苍白，易出现假阴性，因此复苏后应复查。进行纤维支气管镜检查，不但能诊断吸入性损伤，连续进行观察，对了解病情、判断预后也是有益的。休克复苏期间，连续行支气管镜检查，除监护上气道水肿进展情况外，还有助于决定是否行气管插管或气管切开。后期行纤维支气管镜检查，能了解气道损伤愈合情况。

纤维支气管镜检查时的注意事项：纤维支气管镜检查不足之处有：在操作时增加了患者的痛苦，在头颈部深度烧伤患者，插管较困难，及可能引起严重并发症。故对大面积烧伤，休克明显或有严重心肺功能不全患者，除非因抢救需要，尽量避免使用。由于纤维支气管镜检查影响通气并和可引起支气管痉挛，对 PaO_2 小于 8.0～9.3 kPa 的患者，术前、术中及术后均应给予高浓度氧或高频给氧，当血氧分压及血氧浓度下降时，应停止操作。常见的并发症有出血、缺氧、喉痉挛、喉头

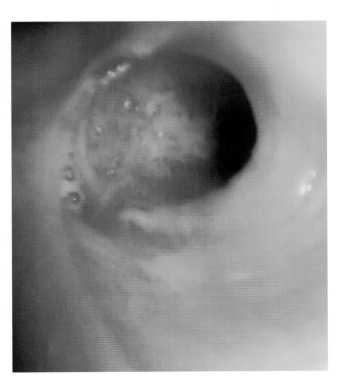

图 35-9 充血的气管黏膜

水肿、心率失常、心搏骤停、气胸、纵隔气肿等。检查前应该做好必要的抢救准备，以便及时发现，及时抢救。

（四）^{133}Xe 连续闪烁摄影肺扫描图

^{133}Xe 肺扫描是目前诊断肺泡损害的最佳方法。^{133}Xe 几乎不溶于水，半衰期为 5.27 小时，静脉注射后经过肺循环 1 次，绝大部分被排至肺泡内，故可进行肺部扫描，计算其完全排出的时间，正常静脉注射 ^{133}Xe370kBq（10μCi）90s 内即完全排出。吸入性损伤后排出时间延长超过 90 秒，而且分布不均，或清除不完全，或局部有滞留，均有诊断意义。约 80% 的异常扫描于伤后第 4 天即恢复正常，因此 ^{133}Xe 肺扫描宜早进行，超过伤后 3 天则无意义。^{133}Xe 的主要缺点是许多伤前的肺部疾患，如病毒性肺炎、哮喘、慢性阻塞性肺疾病等均可出现假阳性结果。如果通气过度，也可出现假阴性。虽然 ^{133}Xe 能诊断肺泡损害，但是不能在床旁进行，需搬运患者至核医学室，实际应用困难较大。此外，^{133}Xe 肺扫描不能反映损伤的严重程度，因此不便常规应用。

（五）支气管肺泡灌洗液的检查

支气管肺泡灌洗液的检查是了解下气道损伤的非创伤性方法。灌洗液中有多种细胞，例如肺泡巨噬细胞、淋巴细胞、粒细胞、上皮细胞等，而计算细胞的总数和分类，观察其形态和结构的变化，了解其功能，均有助于诊断吸入性损伤。支气管肺泡灌洗液中还有许多物质，多数为蛋白质和脂质，由血清渗出或在肺内综合而成，分析这些溶质的改变情况，对了解肺泡损伤有重要意义。支气管肺泡灌洗可在纤维支气管镜检查时进行，或经人工气道进行。一次注入灌洗液 30 ～ 50 ml，其中 55% ～ 75% 的量可以回收。吸入液先进行细胞计数，然后离心进行涂片、分类、并用台盼蓝染色，检测其活力。在众多细胞中，首先要检查纤毛细胞，灌入数毫升生理盐水于气管内 30 秒后吸出，涂片，Laou 染色，镜下可见伤后纤毛细胞形态有变异，纤毛脱落，终板消失，细胞质呈蜡状绿松石蓝染色，细胞核固缩，甚至破裂、溶解等。有人根据纤毛细胞形态的变化进行计分，以判断吸入性损伤的严重程度。纤毛完整、胞质呈淡蓝色、胞体正常、核结构及大小正常者，每

项均可记 1 分，正常细胞共计 6 分，结构异常者不记分，观察 200 个纤毛细胞，总计分应为 1200 分，但正常人气道脱落的纤毛细胞也有部分发生形态变化者，故正常情况脱落纤毛细胞计分成人为（1044±89）分，儿童为（754±158）分；而严重吸入性损伤者仅 12 ～ 208 分，轻度吸入性损伤者 276 ～ 446 分。涂片中若发现炭粒，也有助于吸入性损伤的判断。

九、诊断

根据病史、体格检查和辅助检查综合分析做出诊断，其中病史和体格检查尤为重要。初期临床症状较轻，不容易立即做出准确的吸入性损伤的诊断。临床上吸入性损伤的情况较复杂。如吸入性损伤也可发生于开阔的火灾现场，虽然 70% 的吸入性损伤患者有面部烧伤，但反过来 70% 的面部烧伤患者并不伴有明显的吸入性损伤。因此，对疑似烧伤早期患者，需动态观察相关病情的演变情况，避免造成漏诊。

1. 采集病史 要特别注意烧伤现场环境、燃烧物性质和受伤时情景。在密闭和通风不良环境中受伤患者，要警惕有吸入性损伤的可能。有毒气体和腐蚀性化学制品、木材和合成建筑材料不完全燃烧、化学物品燃烧等都很可能引起吸入性损伤。火药、煤气爆炸时能放出大量 CO 及其他化学物质，会引起 CO 中毒。在现场有呼喊或意识丧失等情况，也可为诊断提供重要线索。

2. 烧伤部位检查 面颈部烧伤说明热力等致伤因素有可能对呼吸道造成损伤。一般而言，伴有面、颈和前胸部烧伤，特别是口、鼻周围深度烧伤，均应考虑有吸入性损伤的可能。但吸入刺激性腐蚀性气体者不一定伴有面颈部烧伤，在检查时需注意。

3. 口咽部征象 多数可见鼻毛烧焦，口咽部黏膜充血、水肿、水疱，黏膜剥脱和烟垢残留。

4. 呼吸道梗阻症状 伤后第 1 个 24 小时内常出现声音嘶哑、咽痛、刺激性咳嗽、吸气性喘鸣或进行性呼吸困难等症状，表明有上气道损伤。其中声音嘶哑和喘鸣是早期最常见具有诊断意义的症状。声音嘶哑表明喉部损伤，喘鸣则表示声门上有水肿、气道痉挛、变窄，应引起高度重视。当出现呼吸困难、发绀、烦躁、喉鸣时，应紧急

抢救建立人工气道。

刺激性咳嗽是另一个常见的症状，表明气管、支气管已发生炎症水肿，常呈"铜锣声"，并有疼痛感。早期可能为干咳，痰液较稀薄，以后变稠，也可咳出含炭痰。如果出现咳嗽反射消失，常表明气道损伤已达黏膜下层。出现肺泡性肺水肿时，可咳出大量泡沫性痰，有时为粉红色，痰中带血，甚至咯血。重度吸入性损伤患者，受损的气管、支气管黏膜坏死、脱落，由痰中咳出，严重时甚至可见管状坏死黏膜脱落。重度吸入性损伤累及细支气管、肺泡时，呼吸困难常表现为呼吸浅快，频率可达40次/分以上，多伴有哮鸣音，伤后数小时可出现湿啰音，表明出现肺水肿。

5. 一氧化碳中毒症状　在早期患者常表现为欣快、幻觉、搏动性头痛、头晕、无力、恶心、心率和呼吸增快，定向力障碍。CO中毒典型的"樱桃红色"皮肤常在伤后4小时内出现。严重者表现为意识丧失、全身麻痹等中枢神经系统抑制状态，急性心力衰竭或心肌梗死等。由于CO中毒仅仅影响氧与血红蛋白的结合，而不影响溶解氧的浓度，所以血气分析可能无明显的改变。通过定量或定性测定血中CO血红蛋白，可以准确地诊断CO中毒，但要求在伤后4h内进行检测，因为CO血红蛋白的半衰期为4小时。血中CO血红蛋白的浓度不同，其临床表现也各不相同。

6. 缺氧症状　吸入性损伤早期缺氧的重要表现是意识障碍，轻者烦躁不安，重者躁动、谵妄甚至昏迷。但需与严重休克引起的烦躁鉴别。

十、治疗

随着对吸入性损伤基础理论和临床治疗方面的研究不断深入，在很大程度上提高了对吸入性损伤病理生理过程的认识。由此而在临床方面采取了较为积极的治疗措施，如预防性气管切开，尽早氧疗和机械通气等，使吸入性损伤患者的病死率由20世纪80年代的41%，降至目前的30%左右，表明吸入性损伤的治疗水平有所提高。尽管如此，吸入性损伤仍然是烧伤的主要致死原因之一。因此，吸入性损伤治疗依然是成功救治烧伤患者的重要环节之一。

（一）现场急救

于火灾现场（特别密闭环境）急救的首要任务是迅速将伤员撤离现场，移至空气清新的环境，以防窒息、缺氧。如条件许可时，可给予意识清醒者鼻导管吸氧，意识丧失者应立即给予经口或鼻插管用高浓度氧辅助通气，开始吸100%氧，尽快消除CO中毒和纠正缺氧。正常血中碳氧血红蛋白（HbCO）少于1%，烟雾吸入伤后浓度可以很高，测定血中HbCO不但有助于诊断，而且能判断预后。HbCO半衰期甚短，吸入新鲜空气4小时后能使其下降一半，吸纯氧则不需1小时。因此伤后立即吸入高浓度氧，数小时后，血中HbCO可降至接近正常，然后再吸入低于40%的氧。

（二）防治上呼吸道梗阻

1. 概述　吸入性损伤后，由于气道充血、水肿，易并发气道阻塞，严重者伤后数小时便可并发上呼吸道梗阻，伤后6～8小时至伤后72小时是组织水肿高峰期，也是上呼吸道梗阻的高发期。一般水肿吸收至伤后4～5天，此类并发症便即可消失。上呼吸道梗阻最常见的部位是声门，这是由于喉以软骨作为支架，喉腔衬以喉黏膜，被前庭襞和声裂分隔，喉的上口由会厌软骨上缘、杓状会厌襞和杓间切迹围成，喉口朝向后下方，喉中间腔的黏膜向两侧延伸部分称为喉室，声门下腔上窄下宽，此处黏膜组织比较疏松，吸入性损伤后易发生水肿，引起阻塞。严重吸入性损伤大多伴有面颈部深度烧伤，由于焦痂缩窄，颈部水肿液压迫气道，更加重上气道阻塞。

吸入性损伤后上气道梗阻发生迅速，严重者很快发生窒息，遇此情况，需急行环甲筋膜气管切开。但一般还是有一个发展过程，梗阻逐渐加重，或者于体位更换，手术麻醉等因素使之加重，而且吸入性损伤后上呼吸道梗阻虽然危急，但解除后预后较好，伤后4～5天后水肿消退后多不再复发。

2. 建立人工气道　轻度吸入性损伤部位以上呼吸道损伤为主，为预防喉部水肿而窒息，早期多采用适当体位如半坐位，以减轻面部及咽喉部水肿。对于咽部肿胀较重者，进行性声音嘶哑加重、吸气时出现鸡鸣声及呼吸困难时，应立即行气管内插管或气管切开，建立通畅的气道。当上呼吸道梗阻引起严重窒息危及生命时，应该行紧急环甲膜穿刺术或环甲膜切开术。中、重度吸入性损伤患者的上气道可很快发生气道充血、水肿，引起上气道梗阻，出现低氧血症及 CO_2 潴留，甚至短时间内发生窒息死亡。因此，应尽早行气管插管或气管切开术，建立人工气道以解除气道梗阻。

（1）建立人工气道的适应证

1）头、面、颈部深度烧伤，有上呼吸道梗阻可能者，或伴有全身大面积烧伤，液体复苏后有头面颈部组织水肿、肿胀者。特别是大面积烧伤患者早期需用翻身床或伤后 1 周内需在麻醉下行切痂手术者。

2）吸空气时 PaO_2 低于 6.67 ~ 9.33 kPa（50 ~ 60 mmHg），吸氧气后仍低于 9.33 kPa（70 mmHg）。

3）$PaCO_2$ 持续低于 3.33 kPa（25 mmHg）或高于 6.00 kPa（45 mmHg）。

4）呼吸频率大于 35 次 / 分。

5）气道分泌物多，常有脱落的坏死黏膜或假膜，需要反复吸引或清洗者。

6）昏迷，伴有胃潴留者。

7）呼吸困难，需要应用机械通气辅助呼吸者。

（2）气管插管注意事项：需要行人工气道者应果断施行，切勿犹豫。烧伤后颈部水肿严重，患者呈现窒息时，匆促行气管切开或气管插管，操作十分困难，并且可能延误抢救时机。因此应在未出现明显上呼吸道梗阻前即应进行手术，若能在伤后 6 ~ 8 小时以前颈部水肿不明显时进行最安全。一般可先试行气管插管，如插管成功，4 ~ 5 天后待上呼吸道梗阻解除后，若无其他呼吸功能障碍时，则可拔除，若呈呼吸障碍需行机械通气或反复吸引者，则可改行气管切开。如插管失败，则应立即行气管切开术。

目前气管插管的操作和质量均有较大的改进，并发症明显减少。烧伤医生都应掌握气管插管的技术。行气管插管前，应清除气道内的异物、血液、胃液、唾液和黏液，用氧罩给予 100% 的氧吸入。检查鼻腔是否通畅，用 1% 利多卡因表面麻醉，气管插管表面涂油以增加润滑度，然后经鼻置入。插管尖端置声带开口附近，于吸气时插入气管内，迅速检查管内有无气体流动。烧伤患者插管时遇到最大的困难是难以使肿胀的颈部后仰，遇此情况，则应置纤维支气管镜于气道插管内，于直视下，先将纤维支气管镜插入气管内，然后

沿支气管镜插入气管插管，或将纤维支气管镜置于喉部，于直视下插入气管插管。在持续低氧血症、呼吸困难时，行气管插管时间不宜过长，每次不超过 30 秒，失败后则应立即给氧，休息片刻再插。插管时间过长，将加重组织缺氧，甚至引起严重心律不齐或心搏骤停，应予高度警惕。近年有人采用在高频通气下借助纤维支气管镜行气管插管，既能保证供氧，又可减少插管时缺氧引起的并发症。一般气管内插管均在局麻下进行，清醒患者可给予镇静药物，只有少数严重烦躁不安的患者，可给予肌肉松弛剂，但应在充分给氧的情况下给药，同时操作者应熟练，争取一次插管成功。气管内插管应固定牢靠，$PaCO_2$ 突然下降应检查插管的位置。应经常清洁管内，以防干痂形成而堵塞气道。插管最常见的并发症是插管的位置不当，由于气管隆突的角度，插管易滑进右侧支气管，因此插管前要标记长度，插管后要检查两侧的呼吸音。其他常见并发症有插管尖位于咽部或食管内，分泌物堵塞，插管扭曲，气囊过度膨胀压迫管壁，气囊破裂或疝入管口，压迫鼻腔或口腔黏膜及皮肤或喉部等部位，使之发生溃疡等。长期置插管最主要而严重的并发症是水肿、溃疡、肉芽组织形成、粘连或形成纤维组织，其发生率可达 3% ~ 11%。水肿常见，但可于拔管后 24 小时内消失。若水肿持续存在，则应考虑存在更为严重的病变。溃疡常发生于声带内侧或喉的后部，以后可发生肉芽组织或形成喉气管膜。后期则可因纤维组织形成引起声带前后端粘连，完全固定或会厌下狭窄。虽然有报道正确应用优质气管插管，可安全放置 4 ~ 6 周，但目前我国应用的气管插管尚有较多缺陷，置管时间最好为 3 ~ 5 天，即予拔除，需要时可改行气管切开，以免发生声带损伤。

（3）气管切开术的注意事项：长期需要人工气道者，应行气管切开。气管切开的导管较短，有利于清除脱落的坏死组织和分泌物。但是有其不足和严重并发症，例如气胸、大出血等，术后立即出血多为术中止血不良，少量渗血，可置纱条于导管四周压迫止血，新鲜出血，则需要重新手术止血，但止血时要保持气道通畅，必要时在拔管的同时，另经鼻道置气管内插管。后期出血常表明严重病灶，出血量很大时，最可能来自气管前外侧壁与无名动脉间的瘘，这常因置管太低

所致。另一重要并发症为气胸，较多发生于儿童，常因手术误伤肺尖部胸膜所致。此外，长期置管尚可压迫气管壁、软骨环使之溃烂，形成肉芽组织，愈合后气管发生狭窄。气管切开处也可形成窦道，开口处气管环塌陷。若同时长期置胃管者，可并发气管食管瘘等，也有些患者因会厌关闭不全，而发生进食时食物误入气管，应予区别。由于气道切开并发症多而严重，因此应尽量缩短置管时间。拔管前应先试用塞将气管切开口堵塞24～48小时，如无不良反应方可拔除气管切开的管子。如果患者情况不十分稳定，有需要再次插管的可能，可用一实心的与气管切开套管直径相似的软管放在切口内，在气管外，这样可维持切口通道不收缩。再次插管时，就可很容易将插管经过已形成通道插入气管内了。

（4）气道管理：良好的气道管理对于吸入性损伤的治疗十分重要。吸入性损伤伤及气道黏膜层，严重者伤及黏膜下层或肺实质。气道黏膜充血水肿、局灶性出血和炭粒沉着等。假膜性气管炎是气道的典型病变，常见气道内充塞假膜、水肿液、血性渗液、纤维蛋白炎症渗出液和脱落的坏死黏膜。它们可以阻塞支气管以至细支气管，引起广泛的小气道阻塞和肺不张。严重病例气道黏膜深层也有坏死，坏死黏膜脱落后遗留有溃疡面，需经肉芽组织修复。如继发感染，不仅溃疡面加大加深，而且更易发生大出血或瘢痕缩窄。因此清理气道内的异物和分泌物是吸入性损伤治疗贯穿始终的重要措施。其目的不但要保持气道畅通无阻，防止肺不张，维护良好的通气功能，而且在于清洁气道，减轻感染，促进糜烂的黏膜和溃疡早期愈合，减少并发症的发生。

1）气道湿化：为了维持呼吸道黏液－纤毛系统的正常生理功能，呼吸道必须保持一定的温度和湿度。人体呼吸道对吸入气体具有加温、滤过和湿化功能。气体进入体内后经过鼻、咽、气管的逐步加温、湿化过程，达到肺泡气体温度为37℃，相对湿度为100%。与此相反，含有饱和水蒸气和热能的气体由肺部呼出时，呼吸道保留一部分热能和水分，同时也将丢失一部分热能和水分。一般呼吸道散发的热能为总热能的7%～8%，失水量为8～12 ml/（m·h），成人每天经呼吸道丢失的水分可达300～500 ml。

使用呼吸机辅助呼吸者，要注意呼吸机的湿化工作情况。未使用呼吸机者，可用0.45%生理盐水100 ml加庆大霉素8万U，以4～6滴/min的速度持续气管内滴入，24小时内维持滴入300～500 ml。痰液浓稠时可在100 ml湿化液中加入糜蛋白酶4000 U，伴有支气管痉挛者，加入地塞米松5 mg，由气管导管侧孔滴入。在气管滴入湿化液的同时还必须采用超声雾化吸入，每4～6小时进行1次。雾化液的配置可以和气管湿化液相同，并根据情况加入适量支气管扩张药物，有感染可加敏感的抗生素。雾化吸入的优点在于水和药物呈微粒状，吸入后能进入终末支气管，较单纯气管内液体滴入效果更佳，所吸入的药物在气道局部浓度较高，全身吸收少，不良反应小。常用的氨基糖苷类药物雾化吸入后几乎无肾毒性，但也应注意长期雾化液中吸入抗生素会加速耐药性的产生。

2）排痰：在重度吸入性损伤患者，由于假膜性气管支气管炎，在相当长的时间内，气道内充满大量黏稠分泌物和脱落坏死组织，单纯依靠咳嗽的力量，难以清除，需要借吸引或灌洗予以移除。定时变换体位，尤其伤员采用悬浮床和普通床更要注意体位的更换以利于痰液的咳出。俯卧位时勤拍后背，帮助患者排出气道分泌物，同时加强伤员深呼吸或自行咳痰。

吸入性损伤的气道分泌物较多，应及时吸出痰液和脱落的坏死黏膜，翻身前后要吸痰，俯卧位时吸痰有助于吸出仰卧位时不易吸出的痰。吸痰是一项经常进行的而且是非常重要的操作，勤吸痰是治疗吸入性损伤的重要措施，但是非正规的操作也会给患者带来多种影响。吸痰所用的吸痰管须柔软、直径应小于气管插管管径，其远端顶部和侧壁应各有开孔。吸痰时尽可能插至深部，然后边转动边抽吸，渐渐拉出吸痰导管，切忌上下抽吸。每次抽吸时间不超过15秒，否则会引起长时间缺氧，在机械通气患者，尤应注意，以防窒息甚至引起心搏骤停吸痰后应增高吸氧浓度。注意吸痰的无菌操作技术，每次均应更换消毒吸痰管。吸痰时要掌握好吸力，以免损伤气道内膜或造成大出血。在重度吸入性损伤患者，大小气道内都充满黏稠分泌物、假膜、坏死碎屑等，单纯吸引常不易清除干净，必要时可在纤维支气管镜直视下吸痰。应用纤维支气管镜直视下吸痰不足之处是可使 PaO_2 下降2～2.67 kPa（15～20 mmHg），可配合应用高频通气，以预防低氧血症。

3）气道灌洗：当气道内滞留大量黏稠分泌物或者脱落的坏死黏膜而难以自行排出时，可采用简单气道内冲洗和纤维支气管镜下灌洗等方法，及时去除气道内痰痂及脱落坏死组织，防止小气道阻塞和小叶肺不张。简单气道内冲洗的方法是，将吸痰管缓慢插入左或右支气管内，先向气管内注入 5 ~ 10 ml 无菌生理盐水，随着引发的阵发性呛咳，立即吸痰，由里向外吸，吸时将吸痰管左右转动或上下轻微移动，不要固定在一处吸，左右支气管内可轮流灌洗。如果气道内痰痂或坏死组织干燥而较硬时，可以用 1.25% 的 $NaHCO_3$ 进行气道冲洗以软化痰痂。以后 4 ~ 6 小时可进行 1 次，根据患者耐受能力和气道内清理情况，可逐渐增加灌洗的液体量至 30 ~ 50 ml，灌洗液可加入有针对性的抗生素。灌洗能有效清理气道，是目前治疗重度吸入性损伤最为重要的措施，应用得当，能维持气道通畅，预防肺不张，促进坏死黏膜脱落，减轻感染，有助于气道损伤的修复。

3. 机械通气　中、重度吸入性损伤后，早期常出现进行性低氧血症，肺水肿或支气管肺炎，迅速并发呼吸功能衰竭。采用一般通气治疗，很难奏效，应及早采用机械通气进行呼吸支持治疗。使用呼吸机的目的是使充满水泡液的肺泡和塌陷的肺泡重新复张，维持适当的肺泡通气。缓解呼吸窘迫，治疗低氧血症，使动脉血液氧合改善，组织缺氧得以缓解，调整严重的呼吸性酸中毒。虽然机械通气不能去除吸入性损伤导致的呼吸衰竭的病因，但为吸入性损伤的治疗赢得了时间。吸入性损伤后已出现轻度呼吸功能衰竭或已确诊为重度吸入性损伤者，应在出现明显呼吸功能衰竭以前，及早采用机械通气。这是由于伤后发生的肺水肿，肺容量减少、低氧血症，若不予纠正，将进一步加重，形成恶性循环。应用机械通气主要目的在于及早打断此恶性循环，一旦出现严重呼吸功能衰竭时，机械通气的效果也不理想。

（1）应用机械通气的适应证：

1）呼吸困难，呼吸频率 > 35 次/分，或 < 10 次/分，出现三凹征等。

2）在常态呼吸空气情况下，PaO_2 < 60 mmHg；或 $PaCO_2$ < 3.33 kPa（25 mmHg）或 > 6.00 kPa（45 mmHg）。

3）吸纯氧后，PaO_2 仍 < 9.33 kPa（70 mmHg），肺分流量超过 30% 或 $PA\text{-}aDO$ > 13.37 kPa（100 mmHg）。

4）潮气量 < 1.33 ~ 2.00 kPa（10 ~ 20 mmHg）。

5）生理无效腔增加，VD/VT 大于 0.6。

6）重度一氧化碳（CO）中毒。

（2）常用通气模式：临床上可根据病情和呼吸机的类型，选择不同的机械辅助通气模式。常用的通气模式有控制通气、同步间歇指令通气（SIMV）、间歇正压通气（IPPV）及呼气终末正压通气（PEEP）等。临床上可单独或合并使用不同的通气模式。目前治疗吸入性损伤后的呼吸功能不全，多推荐使用 SIMV 加用 PEEP 通气模式。

1）间歇正压通气（IPPV）：也称机械控制通气（CMV）。不管患者呼吸情况如何，呼吸机均按预调的呼吸参数给予间歇正压通气。无自主呼吸或者自主呼吸微弱时，可以选用此通气方式。调节潮气量为 6 ~ 8 ml/kg，呼吸频率为 14 ~ 20 次/分，最终潮气量达 6 ~ 10 L。间断的正压通气（IPPV），能保持一定潮气量，降低呼吸频率，提高肺泡通气量，减少耗氧量，改善代谢功能。此通气模式适用于肺水肿、肺不张等病变不严重，弥散功能无明显障碍的患者，IPPV 能使肺泡扩张通气，换气功能也有改善。但重度吸入性损伤引起的低氧血症，主要因肺分流量增加所致，因此应用 IPPV，疗效多不满意，以采用 PEEP 为宜。

2）同步间歇指令通气（SIMV）：有自主呼吸时，常常产生人机对抗。此时宜选用 SIMV 模式。这种模式是自主呼吸的频率和潮气量由患者控制，间隔一定时间由自主呼吸触发 1 次呼吸机的正压通气（IPPV），与患者呼吸同步。患者所触发 IPPV 的潮气量按 6 ~ 8 ml/kg 设置给予，频率和触发灵敏度则应根据病情预先调制。病情严重时，频率和触发灵敏度设置较高，但频率设置不可超过自主呼吸频率。随着病情好转，逐步调低频率和触发灵敏度设置，训练患者呼吸肌功能，直至撤除呼吸机。

谵妄、烦躁患者的呼吸频率很快，很难与呼吸机同步，呼吸做功显著增加，耗氧量增加。可以应用镇静药或小剂量呼吸抑制剂，改用控制通气模式。常用镇静药可选用哌替啶 1 ~ 2 mg/kg，静脉注射，或吗啡 5 ~ 10 mg/kg，或琥珀酰胆碱 50 ~ 100 mg，肌内注射。也可给予肌肉松弛剂简箭毒碱 10 ~ 30 mg 或溴化双哌雄双酯 2 ~ 8 mg 静脉注射，需要时可重复使用。简箭毒碱能降低血压，应用于血压下降的患者时要慎重。

3）呼气末正压通气（PEEP）：重度吸入性损伤引起的低氧血症，主要因肺分流量增加所致。应用一般机械通气模式后氧合分数（PaO_2/FiO_2）仍小于 300 时，应及时改用 PEEP。使用压力一般在 5～15 cmH_2O。压力的调节从 0.495 cmH_2O 开始，逐渐增加 2～3 cmH_2O，直至在 FiO_2 为 40% 的条件下，PaO_2 超过、70 mmHg 为止，称为最佳 PEEP。应用 PEEP 的同时，可结合应用 SIMV。

PEEP 的作用机制：①增加功能残气量：PEEP 使部分空气于呼气末停滞于肺泡内，阻止肺泡塌陷和肺泡闭合，使以前发生分流和 VA/Q 不平衡的肺泡重新开放，增加功能残气量，使 PaO_2 增加、P（$A-aDO_2$）减少；②提高肺顺应性：PEEP 使不张的肺泡重新扩张，减少肺内分流，肺容量增加，维持表面张力，从而改善肺的顺应性；③增加肺间质静脉压，减少肺血容量，能影响肺间质水肿液的形成。

使用 PEEP 也存在不良反应，PEEP 由 0.49 kPa（5 cmH_2O）增 O 至 0.98 kPa（10 cmH_2O）便可使心输出量下降，超过 0.98 kPa（10 cmH_2O）时，下降更明显。其原因可能因为胸腔压力增加后静脉回流减少所致，与循环状态、血管内容量、肺顺应性、残气量等有关。但由于严重吸入性损伤患者，肺脏实化，呼气末气道压力难以传入胸腔内，对心输出量的影响可能较小。PEEP 还可并发肺动脉高压、减少心内膜下和支气管黏膜血流。另一重要并发症是导致纵隔气肿、皮下气肿、气胸。应用 PEEP 宜从 0.49 kPa（5 cmH_2O）开始，以后每次逐渐增加 0.2～0.3 kPa（2～3 cmH_2O），一般不超过 1.47kPa（5 cmH_2O），以免影响回心血量和心输出量。

（3）肺保护性通气策略：对于严重吸入性损伤，尤其是伴有 ARDS，以往推荐使用呼吸机的潮气量为 12～15 ml/kg 体重，再加上使用 PEEP，吸气压力会明显增高。ARDS 的肺通气容量变小，大的潮气量使肺膨胀压力增加可造成肺微血管损伤，引起气压伤，尤其在同时使用 PEEP 时，损伤更为明显。对于呼吸机引起的气压伤临床应予以充分重视。

鉴于这些原因，目前倾向于使用保护性通气策略，即潮气量 < 6 ml/kg，吸气平台 ≤ 30 cmH_2O，PEEP10～15 cmH_2O，使肺达到最大的顺应性，允许高碳酸血症存在，即 $PaCO_2$ ≤ 70 mmHg。在阻塞性肺病或 ARDS 晚期患者应用机械通气时，由于 VD/VT 和 CO 均较高，不容易将 $PaCO_2$ 降至正常，若强行为之，将会产生气压伤。此时，应允许高碳酸血症存在，应用低压通气避免高的潮气量和气道压力，减低气压伤的发生。如果因潮气量低而氧合效果不佳，可以适当提高呼吸频率，使每分钟潮气量达到 6～10 L 以满足需要。

（4）高频通气治疗：高频通气是采用正常呼吸频率 4 倍以上的通气频率，接近或低于解剖无效腔容量潮气量的通气技术。高频通气具有下述特点：①潮气量小，气道压低，气压伤和循环功能抑制的发生率较低；②更有效的气体分布和气体弥散作用，可加强肺泡通气；③自主呼吸反射节律抑制，患者容易耐受，常能减少镇静药的应用；④气道开放，可以同时进行气管内检查和治疗操作，如纤维支气管镜下气道灌洗、吸痰等，不必中断通气。

应用高频通气时应正确选择最佳的通气参数，频率以 50～150 次/分较为适宜，超过 200 次/分则难以维持正常肺泡通气，造成 CO_2 潴留。吸气与呼气之比以 1:1.5～1:2 为佳。低于 1:4 或高于 1:1 均可能使 CO_2 潴留。驱动压力应选择维持 PaO_2 > 9.33 kPa（70 mmHg）的最低压力。

目前应用的高频通气模式有高频射流通气（HFJV）、高频正压通气（HFPPV）和高频振动通气（HFO）3 种类型。但有主张与其他呼吸支持方法联合应用，可相互补充，能取得较好疗效。将高频通气与正压通气联合应用，在高频通气的基础上加用 7 次/分的传统正压通气作为间歇叹息，能降低平均气道压，改善氧合作用。另外，有将两种形式的高频通气联合应用者，如 HFPPV 与 HFO 联合应用，HFPPV 通过较大的对流作用加大 CO2 的排出，而 HFO 则通过增加气体弥散等加强了动脉氧合作用。

（5）机械通气不良反应和并发症：正压机械通气引起肺泡和胸腔压力增高，回心血量减少，血压下降。一般认为，气道平均压力在 7 cmH_2O 以上或 PEEP 超过 5 cmH_2O 时，即可引起血流动力学的变化，因此在机械通气治疗中应维持收缩压在 80 mmHg 以上。对于血压偏低者，在保证 PaO_2 大于 70 mmHg（FiO_2 = 0.4）情况下，尽量减小潮气量和 PEEP 压力，降低气道压力。对心脏代偿能力低下者，可给予升压药物。气压伤是机械通气常见的并发症，是由吸气峰值压过高造成的。当峰值压超过 25 cmH$_2$O 时易发生气压伤，发生率为 0.5% ～ 39%，包括气胸、纵隔气肿、肺间质积气、皮下气肿、心包周围积气及气腹等。预防气压伤的根本措施是降低机械通气的气道压力。呼吸机相关性肺炎是机械通气的另一个重要并发症。

（6）机械通气的撤除：撤除机械通气时，患者应该清醒合作，能咳嗽、行深呼吸，血压、脉搏正常。氧合基本正常，吸入空气时 PaO$_2$ 超过 60 mmHg，或给予 40% ～ 50% 氧时 PaO$_2$70 mmHg，血氧饱和度在 85% 以上。肺活量 15 ml/kg 以上，闭合气道时产生的最大吸气压力大于 － 20 cmH$_2$O。停机 30 分钟后，患者无呼吸困难、呼吸急促等表现。

停用呼吸机应逐渐进行，要持续监测生命征象，特别是呼吸、心律和血气分析。若停机后发生心律失常、高血压、低血压、心跳加快、发绀、烦躁不安等，应立即恢复机械通气。使用 PEEP 者应逐渐降低压力，每次降低 3 ～ 5 cmH$_2$O，一般需 24 小时左右。不论使用哪种通气模式，停机前均可使用 SIMV 模式，训练患者呼吸肌做功。逐步降低触发灵敏度，减少 SIMV 呼吸频率，最后达到撤机目的。

（7）液体通气治疗：液体通气（liquid ventilation，LV）是近 30 年来发展起来的以液性氟碳化合物作为通气介质治疗 ARDS 的新技术，是利用液体介质充入呼吸道和肺泡内代替气体进行通气的一种机械通气方式。目前常用的是氟碳化合物（perfluoro-carbon，PFC）。其方法是向气管内滴入全氟碳液，使之完全和部分（约 3 ml/kg）代替空气进行呼吸。其机制是：①PFC 有较高的携氧和 CO$_2$ 能力，是较理想的肺内气体交换媒介；②PFC 高密度、低表面张力，氧和 CO 溶解性高，便于经呼吸排出。在重力作用下能进入萎陷的肺泡，并降低其表面张力，使之重新开放；③PFC 的重力作用使上、下区域的血流得以重分布，改善通气/血液比值；④有利于肺泡及小气道分泌物排出。液体通气可分为全部液体通气和部分液体通气。目前常用的液体通气方式是部分液体通气，即将液体通气和气体通气相结合，而且设备简单，操作方便。应用液体通气后，一般能维持 PaO$_2$ 在 100 mmHg 以上，而 PaCO$_2$ 在 30 ～ 45 mmHg，pH 值在 7.25 ～ 7.45 波动，肺泡氧分压差显著减少。目前部分液体通气治疗小儿和成人急性呼吸衰竭，已分别进入临床验证阶段。研究显示其可显著提高肺顺应性，改善换气功能，降低气压伤发生率，同时具有局部的直接消炎作用，对循环动力学影响小。国内研究认为，氟碳是较好的肺内气体交换媒介，是有发展前途的通气技术。1995年，Hirschl 用 PLV 治疗 ARDS 患者（成人 10 例，儿童 4 例，新生儿 5 例），治疗期间平均肺泡 - 动脉氧合分压差下降，肺顺应性上升，19 例中 11 例存活（58%）。随访 2 ～ 12 个月，未见不良反应，显示了 PLV 的良好临床应用前景。

4. 纠正低氧血症 烧伤合并吸入性损伤时有明显的低氧血症，致使烧伤合并吸入性损伤患者更易发生高原肺水肿、脑水肿，治疗难度明显高于平原地区。氧气疗法是烧伤，尤其在伴有吸入性损伤情况下广泛应用的一种治疗方法。它对于纠正伤后的低氧血症，消除 CO 中毒，改善机体的氧供及内脏器官的代谢状况具有重要作用。

（1）给氧浓度：氧疗的浓度一般可分为低浓度（24% ～ 35%）、中等浓度（36% ～ 60%）、高浓度（61% ～ 100%）和高压氧（2 ～ 3atm）。如果患者为低氧血症而 PaCO$_2$ 正常时，可给低浓度或中等浓度氧吸入，如合并有高碳酸血症或呼吸衰竭时，给氧浓度不宜超过 35%，即控制性氧疗。对于 CO、氰化物等中毒，必须给予高浓度氧，甚至纯氧治疗。用鼻导管吸氧时可以以氧流量计算给氧浓度，即氧浓度（%）= 21（%）+4× 氧流量（L/min）。其中 21% 为空气中的氧浓度，4 为 Andrews 经验系数，表示每分钟供给纯氧 1L 可以增高的氧浓度。

（2）给氧方法：临床上氧疗有多种方法可供选择，常用方法为鼻导管、鼻塞、面罩或经气管切开、气管内插管方式给氧。另外，较复杂的方法为氧帐、头罩、呼吸机给氧或用体外膜式氧合器（ECMO）。

鼻导管或鼻塞给氧的方法简单、方便而舒适，不会影响排痰、讲话或进食。这种氧疗方式由于受伤员潮气量和呼吸频率的影响，吸入气体的氧浓度不恒定。有时导管易于被痰痂堵塞，而给予过高的氧流量（> 5 L/min）多有不适感。面罩吸氧可以通过调整面罩边缝的大小或驱动氧流量，以改变空气与氧的比例，所以吸氧浓度恒定，不受通气量的影响，但是影响咳痰、进食，体位变化易移位或脱落。气管切开可以经内套管的侧孔给氧，或者呼吸机通气治疗给氧。ECMO 的原理是将患者的血液进行体外氧合，暂时替代肺的功能，可以避免应用机械通气对肺的损伤。ECMO 尚未广泛地应用于临床，有待于进一步研究。

（3）氧疗的不良反应：氧中毒是长时间吸入高浓度氧所引起的主要不良反应。正常人连续吸入纯氧 2～3 小时就能造成气管、支气管纤毛运动减弱，黏膜清除能力下降。6 小时后可出现咳嗽、胸痛等症状。24 小时可有呼吸无力，肺活量减少，1～4 天后可出现进行性呼吸困难，肺顺应性下降，PaO_2 进行性降低，$P(A-aDO_2)$ 增大，肌肉无力，精神错乱，严重者甚至死亡。X 线胸部 X 线检查可出现肺部斑片状浸润阴影等早期 ARDS 的表现。目前认为，氧中毒的机制与氧自由基损伤有关。由于长时间吸入高浓度氧，PaO_2 过高，快速大量产生氧自由基，超过了组织抗氧化系统的清除能力，引起组织损伤。损害程度与吸入氧浓度和持续时间有关。

对于氧中毒尚无有效的治疗方法，预防的关键是控制吸入氧的浓度和时间。一般认为，对于大多数人在 1atm 下，吸入氧浓度在 40% 以下是安全的，吸入氧为 40%～60% 可能引起氧中毒，大于 60% 的氧肯定有氧毒性。吸入时间不能超过 48 小时，吸纯氧不得超过 24 小时。

吸入高浓度氧的另一个不良反应是发生吸收性肺不张。吸入空气或低浓度氧气时，肺内含有大量不能吸收入血流的氮气，以维持肺泡不至于萎陷。高浓度氧吸入后替代氮气，而氧气很快进入血液中，局部肺泡内压力降低，造成吸收性肺不张，多发生在呼吸道狭窄或堵塞时，尤其是肺下部。

5．加强体表烧伤的治疗　体表烧伤伴吸入性损伤者有累加效应，有报道单纯吸入伤并发呼吸功能衰竭者发病率仅 12%，死亡率也只有 7%，而伴体表烧伤者，呼吸功能衰竭的发生率高达 62%，死亡率增至 20%～40%。这可能因早期缺氧性损害更严重，参与炎症反应的因素更多、更复杂，发生感染的机会也更多，MODS 的发病率更高。

吸入性损伤后常并发肺水肿，大面积烧伤需补充大量液体，以往大都主张此类患者应限制补液量，以防补液诱发或加重肺水肿。临床经验和实验研究的资料表明，严重烧伤后若不及时合理的补液，尽快恢复组织的血液灌流，将引起包括肺脏在内的各脏器的缺氧性损害。此种因灌流不良所致的缺氧性损害，将加重加速重度吸入性损伤后肺水肿的发生和发展。临床常见的重度吸入性损伤的患者，伤后不久，未补液时即已并发明显肺水肿。显然此肺水肿的发生与补液无关。反之如果尽早补液治疗及时纠正休克，能减少肺的缺氧性损害。于 30% Ⅲ度烧伤同时伴重度蒸汽吸入性损伤犬进行补液，在对肺水肿发生与发展的研究中，发现按 Parkland 公式补液，犬的肺水量并不高于不输液犬，其肺部病变也未加重，而补液犬较未补液犬维持较好的血液动力状态。因此认为吸入性损伤后早期补液抗休克应无顾虑，只要应用合理，不会加速肺水肿发生与发展。在临床治疗中，往往遇见吸入性损伤伤员的补液量远未达到实际需要量，甚至伤后还未补液就已出现明显的肺水肿的现象，表明减少补液量，甚至不补液并不能预防肺水肿的发生。Hughes 观察 9 例伴有吸入性损伤的烧伤伤员，若维持休克期生命体征及血流动力学指标在满意水平，实际补液量比预计量多 75%～110%。国内研究证实，合并吸入性损伤的大面积烧伤患者的实际输液量，比单纯体表烧伤患者的输液量增加 15%。近年来国内外学者的意见已趋于统一，即不应限制补液量，而应该有所增加。过分限制输液量不但难以复苏休克，而且可使肺脏缺血加重，从而会促使肺水肿的发生与发展。当然，临床实际治疗时应根据具体病情而增减补液量，以保证组织良好的血流灌注为目的。较之单纯体表烧伤，更应严密监测其心肺功能，除观察尿量、血压、心率、意识状态，行血气分析了解气体交换和酸碱代谢情况等外，必要时应测量中心静脉压指导输液。但由于肺血管阻力时有变化，左右心室的顺应性有差异，于严重烧伤患者，中心静脉压并不能反映肺毛细血管静水压及左心功能的变化，最好放置漂浮导管，监测肺动脉楔入压（PAWP），若 PAWP 位于正常值的高限 [10～12 mmHg（1.3～1.6 kPa）]，则应限制补液，并给予强心药物。为了防止补液过多，可适当增加胶体的入量，提高血浆胶体渗透压，降低肺毛细血管静水压，降低肺含水量。

体表烧伤伴吸入性损伤者，应加强创面处理，尤其是面、颈部烧伤创面，要通过手术切痂植皮或更换敷料使之尽快愈合，降低创面脓毒症的发生率。尽量避免同时期发生创面脓毒症与呼吸功能障碍。

6. 防治感染　重度吸入性损伤后很快并发肺部感染。动物实验表明吸入蒸汽或烟雾后，有的犬伤后 6 小时肺部即可发现支气管肺炎病变。早期细菌多为球菌和一般气道常驻菌，以后则多为肠道阴性杆菌。临床检查还发现吸入性损伤后引起肺部感染的致病菌与医院交叉感染有关，主要是伤员呼吸道常驻菌及医院内致病菌，以革兰氏阴性杆菌为主。呼吸道及呼吸机的管道内温暖、潮湿，很适合某些革兰氏阴性杆菌的生长繁殖，故吸入性损伤后肺部感染最常见的细菌为铜绿假单胞菌、变形杆菌和克雷伯菌等。面、颈部烧伤区的常见细菌（如金黄色葡萄球菌）和真菌也常侵犯呼吸道。所以患者入院后预防感染甚为重要。一切接通气道的操作与器械均需严格遵守无菌技术与原则。呼吸机的管道要经常消毒，面、颈部创面要使之尽早愈合。常规对气道分泌物、灌洗液、痰液及面、颈部创面进行细菌培养，以了解细菌的动态，患者已并发肺部感染时，应尽快根据痰液、气道分泌物、灌洗液、创面分泌物等培养结果选用针对性强的抗生素。以后应根据致病菌的变动，及时调整。重度吸入性损伤患者伤后 1 周内应每天行痰培养，1 周后每周培养 2 次。

吸入性损伤后继发感染在数小时内即可发生，因此伤后应立即使用抗生素。未弄清致病菌以前，可采用广谱抗生素，但要应用抗生素来清除肺部细菌是不可能的。防治肺部感染最重要的是清理气道内的分泌物与异物，使损伤的气道黏膜迅速愈合。除全身应用抗生素外，也可选择针对性抗生素直接注入气道内。防治感染是治疗吸入性损伤的重要措施。无明显肺部感染者大都不会并发肺功能衰竭，如措施恰当，多能愈合。呼吸道感染的防治可概括如下：

（1）防止或减少感染机会：①严格接触气道的无菌操作；②积极处理创面；③有效清理气道：灌洗、吸痰（必要时用纤维支气管镜）、翻身、拍背、咳嗽等物理治疗；④湿化气道与吸入的氧气；⑤机械通气管道的彻底消毒等；⑥积极处理气道周围和全身的创面，消除各种不利因素，争取早日封堵气管套管和拔管。

（2）及时诊断、明确病灶和致病菌：①定时行痰培养；②行胸部 X 线检查；③行纤维支气管镜检查，取样培养；④血培养；⑤发现其他部位（如静脉通道、泌尿道、创面等）的感染灶。

（3）抗生素治疗：①早期应用广谱抗生素；②以后针对检出细菌采用敏感抗生素，或根据病房流行细菌应用抗生素。

7. 药物治疗　直接有效治疗吸入性损伤的药物不多，近年来有局部应用生长因子或生长激素，实验结果表明能促进损伤气道的愈合，但临床应用尚无明确结论，值得进一步研究。目前应用的药物大多针对其继发性损害的发病环节，采取相应措施，但由于吸入性损伤的发病机制非常复杂，药物治疗只能起辅助作用，有的疗效不肯定，待进一步研究。

（1）支气管扩张药：

1）氨茶碱：氨茶碱的黄嘌呤基团可抑制磷酸二酯酶，阻止 cAMP 衍变和失活，使细胞内 cAMP 浓度升高，松弛支气管平滑肌。临床上常用 0.25 g，加入 10% 葡萄糖溶液 20 ml 中，缓慢静脉推注，不少于 15 分钟，4～6 小时可重复使用。快速注射氨茶碱可引起心动过速、心律失常、休克、癫痫样发作等。

2）拟肾上腺素类药物：本类药物是选择性强的 β 受体激动药，β 受体作用明显大于 α 受体。通过兴奋支气管平滑肌的 β 受体，增加细胞内 cAMP 含量，抑制肥大细胞释放化学递质，从而使支气管平滑肌松弛，并可兴奋纤毛清除黏液的作用。常用的有沙丁胺醇（舒喘灵）、间羟叔丁异丙肾上腺素（特布他丁）喷雾剂。

（2）祛痰药和黏液溶解剂：

1）祛痰药：常用祛痰药服用后刺激胃黏膜引起轻度恶心，反射性地促进呼吸道腺体分泌增加，使痰液变稀薄而易于咳出。分泌物又可覆盖在有损伤和炎症的支气管黏膜表面，保护黏膜少受刺激和减轻咳嗽。常用的药物是氯化铵、桔梗、远志等。

2）黏液溶解剂：痰液内酸性糖蛋白的含量较高可使痰液黏稠。黏液溶解剂是通过分解、破坏糖蛋白的结构而达到降低痰液黏稠度。胰蛋白酶和糜蛋白酶属于蛋白分解酶制剂，能裂解糖蛋白的蛋白部分，使痰液的黏度降低。常将此类药物加入湿化液或雾化吸入液中使用。二硫键裂解剂，如乙酰半胱氨酸、美司坦（半胱氨酸甲酯）等，能分裂糖蛋白分子间的二硫键，使分子变小，使痰液的黏稠度降低。

多糖纤维分解剂分解糖蛋白的多糖纤维部分，使其断裂降低痰液黏稠性，如链激酶、玻璃酸酶、溴己新和溴环己胺醇。后者的商品名称沐舒坦，是新型黏液溶解剂，具有增加支气管腺体分泌、刺激 II 型肺泡上皮细胞分泌表面活性物质，增加浆液腺分泌、降低痰液的黏稠度，改善纤毛上皮黏液层的运输功能，使痰量增加，痰液稀释，易于咳出。临床用法：成人口服剂量 30 mg/ 次，每天 3 次；静脉滴注为 1.2 ~ 1.6 mg/（kg·d），分 2 ~ 3 次给药。也有人主张应用大剂量盐酸氨溴索（1000 mg/d）。

（3）皮质激素：皮质激素除可明显缓解支气管痉挛外，糖皮质激素还可抑制和解除白细胞凝集，减低激活补体的结合率，抑制血小板凝集，预防微血栓形成及血管活性物质释放。促进肺表面活性物质合成，稳定细胞及血管内皮细胞和溶酶体膜，减轻纤维化程度，降低微血管通透性，减轻炎症反应和黏膜水肿。有实验证明应用大剂量甲泼尼龙治疗烟雾吸入性损伤动物有效。吸入性损伤伴有支气管痉挛持续发作或者肺水肿，给予氨茶碱或拟肾上腺素类药物等不能缓解时，可联合使用糖皮质激素药物。但由于皮质激素可削弱肺清除细菌的能力，不利于控制感染，有的实验证明伤后血培养阳性率和病死率均增高。因此吸入性损伤不宜常规和长期应用皮质激素，只有并发严重肺水肿或支气管痉挛时，短期应用大剂量皮质激素，可能有效。一般可用甲泼尼龙（甲泼尼龙）30 mg/kg 或地塞米松 2 ~ 4 mg/kg 加入 100 ml 生理盐水中静脉滴入，4 ~ 6 小时重复 1 次，有效时第 2 天可考虑再应用，无效则停用，应避免长期应用。

（4）非皮质醇类抗炎药物：非皮质醇类抗炎药物，主要包括前列腺素（PG）代谢的脂氧合酶和环氧合酶通路抑制剂，如布洛芬、吲哚美辛（消炎痛）和甲氯芬那酸等，主要是对抗血栓素和白三烯的肺血管收缩作用，从而降低肺动脉压和血管外肺水含量，恢复生理性 V/Q 比值，改善心功能。近期发现，酮康唑可作为血栓素合成酶抑制剂，减少血栓素的生成。此类药物虽已试用，但疗效不肯定，未能推广。

（5）抗氧化剂：氧自由基在吸入性损伤发病中有重要作用，因此理论上应用抗氧化剂可能有用。自由基清除剂有 3 类：①特异氧化酶，如 SOD、CAT 和谷胱甘肽过氧化酶等；②水溶性低分子自由基清除剂：如别嘌呤醇，谷胱甘肽和 N-乙酰半胱甘酸等；③低分子疏水性自由基清除剂：如去铁胺等金属螯合剂，二甲亚砜、氨苯砜、维生素 E、维生素 C 等。

（6）血管扩张类药物：这类药物能扩张肺血管，降低肺血管阻力，但也能扩张外周血管，加大肺内及外周分流，应用时应衡量其利弊。目前在国内应用较多的有山莨菪碱，其作用有：①类阿托品结构，可阻断胆碱能 M 受体，解除小血管痉挛，改善 V/Q 比值，提高 PaO_2，改善组织氧合，间接减少自由基的产生，使肺和全身组织损伤得以减轻。②抑制 PMN 和血小板聚集，减少肺微血栓的形成。③稳定溶酶体膜，减少溶酶体酶对肺组织的损伤。

应用时应注意：尽早应用，可能与 ARDS 早期微血管张力增高有关；用量不宜过大，一般用 10 ~ 20 mg，每 6 小时静脉滴注 1 次。病情改善后，即酌情减量或停用，以免血管进一步扩张，加重 V/Q 比值失衡。

近年有用前列腺素 E 者，能降低肺、体循环血管阻力，增加心输出量、PaO_2 以及组织氧合和氧摄取，使存活率显著改善。但也有发现 PGE 能使炎症区的 PMN 增加，加重肺损伤者。

（7）肺表面活性物质的替代治疗：吸入性损伤后肺表面活性物质减少，活性下降，是肺萎陷的重要原因，尤其是反复应用大量液体灌洗气道后，PS 更加减少。外源性 PS 的替代治疗可以提高肺内有活性的 PS 比例，抑制渗出的血浆蛋白对 PS 的拮抗作用，增加 PS 前体物质合成饱和磷脂酰胆碱，并增加新合成的 PS 分泌，对受损伤肺恢复内源性 PS 的代谢具有积极的辅助作用。动物实验证明，大鼠烟雾吸入性损伤后，给予外源性 PS，并结合其他治疗，能减轻继发性炎症反应和高通透性肺水肿，恢复内源性 PS 系统的功能活性，能显著改善呼吸功能，提高肺顺应性，降低肺分流、改善低氧血症的好结果防止呼吸衰竭，降低早期病死率。

目前应用的外源性 PS 有通过磷脂成分合成的和从动物肺组织中提取的 PS 两种。给药方式有气道内滴入、雾化吸入和支气管镜气道内注入等。每天剂量为 100 mg/kg。最近于两例吸入性损伤患者，气管内滴入猪肺表面活性物质，使 PaO_2 升高，肺顺应性增加，肺泡动脉氧差改善。

（8）介入治疗：吸入性损伤导致气道内黏膜组织坏死脱落，阻塞气道，并可继发感染和肺不张。在常规的吸痰、气道冲洗等措施效果不佳时，可进行纤维支气管镜下支气管肺泡灌洗术（BLA），有助于清除气道内的坏死组织和痰液。

支气管镜插入灌洗部位肺叶、段支气管开口内，注入 2% 利多卡因 3 ~ 5 ml 局部麻醉。在直视下钳夹脱落的坏死组织，并经支气管镜操作孔道送入塑料导管至支气管远端，注入 37℃ 生理盐水 25 ~ 50 ml 或 1.5% 碳酸氢钠溶液 10 ~ 25 ml，连接灌洗液收集器和电动吸引器，以 50 ~ 80 mmHg 的负压回收灌洗液。反复多次对气道内分泌物进行有效的吸引和冲洗，液体总量可达 100 ~ 200 ml。

在行 BAL 过程中，应密切观察患者的心电和血氧饱和度，并持续吸氧。对有重度呼吸衰竭患者做 BAL 时，应给予机械通气，利用三通管插入纤维支气管镜，并在操作前 15 分钟和操作过程中将吸入氧浓度提高至 100%。肺部严重感染时，可在镜下局部注入抗生素。

（9）后期并发症的处理：严重吸入性损伤治愈后，偶见因气道内膜瘢痕增生导致气管狭窄，甚至可危及生命。必要时可在 CT、MRI 诊断基础上，由纤维支气管镜引导下置入镍钛记忆合金螺旋支架支撑气管，防止气道闭塞。

（王献珍）

第六节　电　击　伤

电击伤又称（电击）（electric shock injury）是指人体与电源直接接触后电流进入人体，造成机体组织损伤和功能障碍，临床上除表现在电击部位的局部损伤，尚可引起全身性损伤，主要是心血管和中枢神经系统的损伤，严重的可导致心搏、呼吸停止[21]。并发伤如在高空作业时触电，昏迷后跌下，易发生颅脑外伤及骨折；雷电伤时易出现撕裂伤。

一、发病机制

电流分为直流和交流，触及直流电仅有温热的感觉，而触及交流电对机体将造成严重的后果，电烧伤就是指交流电引起的机体的损伤[8]。交流电可以引起肌肉强制性收缩，致命的心室颤动和机体细胞内离子紊乱等一系列损害。电流对人体的损伤作用归纳起来有热效应、刺激效应和化学效应。人体各组织的电阻有所不同，电阻最大的为骨骼，脂肪、肌腱、皮肤、肌肉、足额管和神经则依次递减。当电流通过皮肤时，热量的产生与电流强度，组织的电阻和接触时间成正比，部分电流在皮肤组织内转化成热能，使皮肤凝固碳化。皮肤凝固碳化后，电阻减小，继续进入机体的电流则进一步造成损伤。

电接触烧伤时，除了电流对组织的特殊作用外，尚可因电流通过组织时产生高热，而致严重的深度烧伤。这种严重的深度烧伤可以波及皮肤以下的各层组织，甚至引起整个肌群、骨骼坏死，或整个肢体坏死。多见于 1000 V 以上的高压电烧伤。通过组织的电流强度即电流密度决定了损伤的程度。电流对人体的损伤与电流密度的平方与通电时间呈正比。由于皮肤下的深层组织结构起着容量导体的作用，所以深部组织的截面积大，电流密度相对小一些，而电流出口处，由于截面积小，电流密度骤增，所以出口处的损伤往往是十分严重的[22]。

常见病因是身体与电源直接接触。常见症状有皮肤发黑，形成焦痂。患者可出现电性昏迷、血红蛋白尿、肌红蛋白尿、呼吸暂停（假死状态）、休克、心室纤颤、血管壁损伤及并发伤等。

二、临床表现

（一）电性昏迷

患者触电后，常有短暂性的昏迷，占 20% ~ 50%，意识多能恢复。若头部有击伤区，患者除短暂昏迷外，还可出现神志恍惚、兴奋，CT 检查可发现有局部脑水肿，继之脑软化。发生在非功能区时无定位症状出现，经治疗后可恢复，脑部可无后遗表现。

（二）心脏和呼吸系统

电流可引起心血管系统的紊乱，产生心室颤动而致早期死亡，亦可发生心率变化和传导阻滞。高压电亦引起呼吸麻痹、呼吸停止、发绀，但仍可扪及动脉跳动，听到心音，而低压电易引起心室颤动或心搏骤停，表现为血压迅速下降，失去知觉，苍白，听不到心音，仍有呼吸，但数分钟后停止。若及时使用人工呼吸和心脏按压维持呼吸循环可以免于死亡。

（三）局部表现

电弧放电造成皮肤的热烧伤。接触电流的部位有出入口伤区，沿电流经过的区域出现夹心状肌肉坏死，有糊焦味，部分创面出血。骨周围软组织坏死常见，骨关节损伤外露（图35-11）；严重的可损伤头部，形成洞穿性缺损；腹部洞穿性缺损；肠损伤和肺损伤等。

（四）跳跃性损伤口

上肢触电后，潮湿部位易放电，常出现腕、肘前以及腋部的损伤，这可能是由于触电时，肌肉受刺激收缩，上肢屈曲状，于手腕、肘前和腋下形成新的短路所致（图35-12）。

（五）血管壁损伤

血液、神经是良导体，电流易于通过，引起血管壁损伤，进而发生血管栓塞，血管破裂，引起继发性的局部组织坏死，肢体坏死。

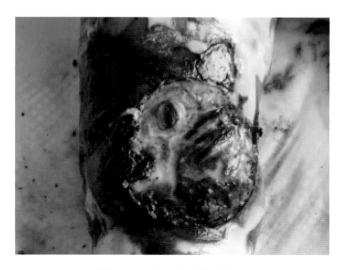

图35-12　电击伤后肌肉坏死
出口为左膝关节

（六）伤口特点

出现延迟性局部组织坏死，伤口不断加深扩大。俗称："口小肚子大，经常有变化，入院是个样，几天又变样"。其原因与电击伤局部继发性的血管栓塞、破裂、间生态组织继发感染坏死有密切关系，同时它还与电流及强电场致使局部组织细胞膜损伤、逐渐出现的组织坏死有关（图35-13）。

（七）血红蛋白尿及肌红蛋白尿

大量肌红蛋白进入血液循环后，可导致肾小管填塞和急性肾衰竭。

三、治疗

（一）现场急救

立即切断电源，或用不导电的物体拨离电源；

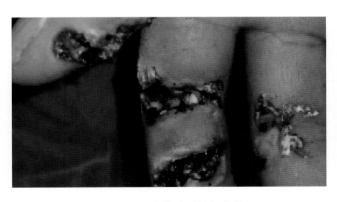

图35-11　电击伤跳跃性损伤伤口

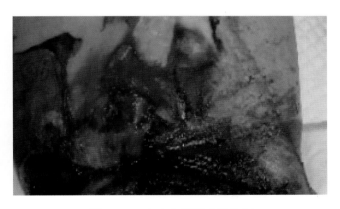

图35-13　电击伤后形成的焦痂

呼吸心搏骤停者进行心肺复苏，如有条件，可心内或静脉注射肾上腺素、去甲肾上腺素等，高海拔地区应立即进行吸氧治疗；复苏后还应心电监护。

（二）液体复苏

电烧伤休克期的补液量，不能仅根据皮肤的烧伤面积而做出计划，因为在高压电烧伤时往往伴有深部组织的广泛损伤，液体的丢失量不可低估。此外，电烧伤释放的大量血红蛋白及肌红蛋白，在酸血症时，易沉积和填塞肾小管，会加重休克期肾的损害，导致急性肾衰的发生。液体复苏量应在一般烧伤的基础上根据病情予以增加和调整。高海拔地区，干寒气候使水分更容易通过呼吸道及皮肤等渠道丧失，液体复苏量应较平原地区适当增加。

（三）焦痂和筋膜切开减压术

高压电烧伤后，深部组织坏死，体液大量渗出，造成筋膜下水肿，静脉回流障碍，压力进一步增加后又加重和促进组织的坏死。因此，即使没有形成焦痂，也应及早行筋膜切开减压术[5]，不仅是治疗措施，也是一个重要可靠的诊断手段，有助于判断是否有截肢的必要或截肢的平面及手术时机等。

（四）早期全身应用较大剂量抗生素

电烧伤深且肌肉坏死广泛，因此感染较迅速和严重，除一般化脓性感染外，气性坏疽及破伤风的发生率也较高。应及早应用有效抗生素及破伤风抗毒素注射。必须强调，早期清创及坏死组织清除，是预防感染最有效的措施。

（五）保护心肌

电击伤患者心肌酶谱较高，可给予保护心肌药物如磷酸肌酸钠。静脉滴注碱性药物有利于碱化尿液，防止肾小管酸性坏死，出现肾功能不全。抑酸药物的应用有利于防治应激性溃疡。早期手术清创，祛除坏死组织，用局部皮瓣或游离皮瓣覆盖骨质外露、肌腱、神经、血管外露的创面。加快创面愈合，早期进行肢体功能康复[21]。

（六）皮瓣修复

图35-14～图35-15为电击伤后根骨及跟腱外

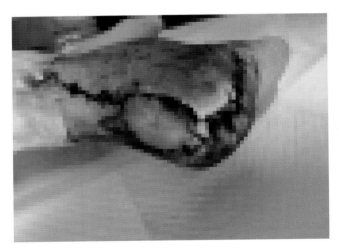

图 35-14 腓肠神经营养皮瓣修复

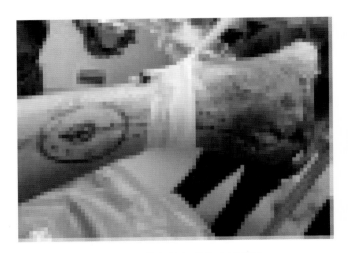

图 35-15 腓肠神经营养皮瓣设计

露，采用腓肠动脉侧支皮瓣修复。

四、创面处理

电接触烧伤常伴有广泛深层组织的坏死，因此既要积极清除坏死组织以防局部甚至全身性感染的发生，以及组织感染腐烂损及大血管引起大出血等并发症的发生；又要尽可能保留健康组织以修复功能。

电接触烧伤的创面宜采用暴露疗法，在病情稳定后应尽早地进行早期探查和扩创。当组织缺损多，损伤位置又影响功能时，宜在早期切除坏死组织后立即以带蒂或游离皮瓣移植。创面手术时尽量保留血管神经及肌腱。手术中对色泽稍苍白，但切割有收缩反应，出血活跃的水肿肌肉应予以保留。在健康组织覆盖下，逐步恢复正常。骨组织的电阻大、产热多，可导致骨周围软组织坏死，临床上必须注意。

高压电烧伤时，广泛组织受损，往往难以确定坏死的界限，因此不可能一次扩创彻底，术后可用大张异体皮暂时覆盖创面，等待二期手术处理；鉴于以上原因，对电烧伤的肢体，除非主动脉已栓塞，筋膜切开减压后血压没有恢复而威胁患者的生命时，截肢手术不宜过早进行。为预防继发性大出血的发生，除对术野中受损血管进行切除结扎时，对腋动脉或肱动脉上段在创面内已经裸露者，应行锁骨下动脉结扎术。颅骨等特殊部位电烧伤的特点及处理：高压电接触颅骨的烧伤，烧伤面积大小不等，严重者可深及颅骨内板、硬脑膜和脑组织。因颅骨电阻大，电流导致脑组织损伤者甚为罕见。当烧焦的头皮脱落后，若骨面有光泽，呈淡黄色，提示颅骨外板有生机；若呈白色或灰色，提示外板骨质坏死；若呈灰黑色和焦炭色，提示全层颅骨坏死。当肉眼鉴别颅骨损伤的程度有困难时，可通过颅骨钻孔法帮助鉴别。

五、并发症及其防治

1. 急性肾功能不全　电流直接通过肾或使肾血管受损；受损害组织释放大量有毒物质，异性蛋白；严重休克。

2. 继发性出血　出血时间多在伤后 1～3 周，有时亦可长至 4 周。在清创过程中应注意对已损伤的血管结扎，清创后，仍在伤员床旁放置止血带。

3. 气性坏疽　在各种原因引起的烧伤中，电烧伤并发气性坏疽最多。及早进行坏死组织的清除，是预防气性坏疽最有效的措施。如有条件可进行高压氧治疗。

（祁永章）

第七节　化学烧伤

当前，可导致烧伤的化学物质不下数千种。化学烧伤的特点是有些化学物质在接触人体后，除立即损伤外，还可继续侵入或被吸收，导致进行性局部损害或全身性中毒。损害程度除与化学物质的性质有关外，还取决于剂量、浓度和接触时间的长短。处理时应了解致伤物质的性质，方能采取相应的措施。本节介绍一般的处理原则与常见的酸、碱烧伤及磷烧伤。

一般处理原则

立即解脱被化学物质浸渍的衣物，连续大量清水冲洗，时间应不少于 30 分钟。特别应注意眼部与五官的冲洗，因损伤后可因而致盲或其他后果。急救时使用中和剂并非上策，除耽误时间外，还可因匆忙中浓度选择不当或中和反应中产热而加重损害。早期输液量可稍多，加用利尿药以排出毒性物质。已明确为化学毒物致伤者，应选用相应的解毒剂或对抗剂。

（一）酸烧伤

常见的硫酸、盐酸、硝酸，均可使组织脱水，组织蛋白沉淀、凝固。故一般无水泡，迅速成痂，不继续向深部组织侵蚀。

1. 硫酸、盐酸、硝酸烧伤　发生率较高，占酸烧伤的 80.6%，硫酸烧伤创面呈黑色或棕黑色；盐酸者为黄色；硝酸者为黄棕色，此外，颜色改变与创面深浅也有关系，潮红色最浅，灰色，棕黄色或黑色较深，酸烧伤后，由于痂皮掩盖，早期对深度的判断较一般烧伤困难，不能因无水泡即判为浓度烧伤。硫酸，盐酸，硝酸在液态时可引起皮肤烧伤，气态时吸入可致吸入性损伤，三种酸比较，在同样浓度下，液态时硫酸作用最强，气态时硝酸作用最强，气态硝酸吸入后，数小时即可出现肺水肿，它们口服后均可造成上消化道烧伤，喉水肿及呼吸困难，甚至溃疡穿孔。其处理同化学烧伤的急救处理原则，冲洗后，可用 5% 碳酸氢钠溶液或氧化镁，肥皂水等中和留在皮肤上的氢离子，中和后，仍继续冲洗，创面采用暴露疗法，如确定为Ⅲ度，迟早切痂植皮，吸入性损伤按其常规处理，吞食强酸后，可口服牛奶、蛋清、氢氧化铝凝胶、豆浆、镁乳剂等，禁忌洗胃或用催吐剂，切忌使用碳酸氢钠，以免造成胃肠穿孔，可口服泼尼松，以减少碱性药物。

2. 氢氟酸烧伤 氢氟酸是氟化氢的水溶液，无色透明，具有强烈腐蚀性，并具有溶解脂肪和脱钙的作用，氢氟酸烧伤后，创面起初可能只有红斑或皮革样焦痂，随后即发生坏死，向四周及深部组织侵蚀，可伤及骨骼使之坏死，形成难以愈合的溃疡，伤员疼痛较重，10%氢氟酸有较大的致伤作用，而40%则对皮肤浸润较慢。氢氟酸烧伤后，关键在于早期处理，应立即用大量流动水冲洗，至少半小时，也有主张冲洗1～3小时，冲洗后，创面可涂氧化镁甘油（1∶2）软膏，或用饱和氯化钙或25%硫酸镁溶液浸泡，使表面残余的氢氟酸沉淀为氟化钙或氟化镁，忌用氨水，以免形成有腐蚀性的二氟化铵（氟化氢铵），如疼痛较剧，可用5%～10%葡萄糖酸钙（0.5 ml/cm²）加入1%普鲁卡因内行皮下及创周浸润，以减轻进行性损害，北京积水潭医院配制了一种霜剂，外涂创面，每2～4小时换药一次，必要时可包扎，至疼痛消失为止，取得了满意的疗效，Hayashi报告皮质激素对氢氟酸也有一定效果，若创面有水泡，应予除去。烧伤波及甲下时，应拔除指（趾）甲，Ⅲ度创面应早期切痂植皮[23]。

3. 苯酚烧伤 苯酚吸收后主要对肾产生损害，其腐蚀，穿透性均较强，对组织有进行性浸润损害，故急救时首先用大量流动冷水冲洗，然后再用70%乙醇冲洗或包扎，深度创面应早期切痂或削痂。

4. 草酸烧伤 皮肤，黏膜接触草酸后易形成粉白色顽固性溃烂，且草酸与钙结合使血钙降低，故处理时在用大量冷水冲洗的同时，局部及全身应及时应用钙剂。

（二）碱烧伤

以氢氧化钠、氨、石灰及电石烧伤较常见。强碱可使组织细胞脱水与皂化脂肪。碱离子还可与组织蛋白结合，形成碱性蛋白，向深部组织穿透。若早期处理不及时，创面可继续扩大和加深，并引起剧痛。

1. 苛性碱烧伤 创面呈黏滑或皂状焦痂，色潮红，有小水疱，创面较深。焦痂或坏死组织脱落后，创面凹陷，边缘潜行，常不易愈合。强碱烧伤后急救要尽早冲洗，时间至少30分钟。一般不主张用中和剂。如创面pH达7.0以上，可用2%硼酸湿敷创面，再冲洗。冲洗后最好采用暴露疗法，以便观察创面变化，深度烧伤应尽早切痂植皮。其余处理同一般烧伤。

2. 石灰烧伤 生石灰（氧化钙）与水生成氢氧化钙（熟石灰），并放出大量的热，石灰烧伤时创面较干燥呈褐色，较深，注意用水冲洗前，应将石灰粉末擦拭干净，以免产热加重创面。

3. 氨水烧伤 氨水极易挥发释放氨，具有刺激性，吸入后可发生喉痉挛，喉头水肿，肺水肿等吸入性损伤，氨水接触之创面浅度者有水疱，深度者干燥呈黑色皮革样焦痂。其创面处理同一般碱烧伤，对伴有吸入性损伤者，应按吸入性损伤原则处理。

（三）磷烧伤

磷烧伤除因皮肤上的磷接触空气自然引起烧伤外，还有于磷燃烧氧化后生成五氧化二磷，对细胞有脱水和夺氧作用，遇氧则形成磷酸，造成磷酸烧伤，使创面继续加深。磷是细胞质毒物，吸收后能引起肝、肾、心、肺等脏器。急救时应将伤处于浸入水中，以隔绝氧气，切记暴露于空气中，以免继续燃烧。应在水下移除磷，用1%硫酸铜涂布，可形成无毒性磷化铜，便于识别和移除。但必须控制硫酸铜的浓度不超过1%，如浓度过高，反可导致铜中毒。忌用油质敷料，因磷易溶于油脂，而更易吸收，可用3%～5%碳酸氢钠湿敷包扎。对深度磷烧伤，应尽早切痂植皮，必要时可考虑截肢，以防严重或致死性磷中毒[24]。

（四）氰化物

氰化物按化学结构可分为无机氰化物和有机氰化物，后者又称腈类化合物，氰化物进入体内后，氰离子迅速与氧化型细胞色素氧化酶的三价铁结合，阻碍其细胞色素还原为带二价铁的还原型细胞色素氧化酶，使细胞不能得到足够的氧，造成"细胞内窒息"，急性中毒者动静脉血氧差可自正常的4%～5%降至1%～1.5%，故易致呼吸中枢麻痹，并造成死亡。氰化物中毒的主要临床表现为乏力、胸痛、胸闷、头晕、耳鸣、呼吸困难，心律失常，瞳孔缩小或扩大，阵发性或强直性抽搐，昏迷，最后呼吸、心搏停止而死亡。其处理为迟早给予亚硝酸异戊酯和亚硝酸钠，现场或运送途中，可给患者吸入亚硝酸异戊酯 0.2 ~ 0.4 ml，每隔 15 ~ 30 秒至数分钟一次，不要超过 5 ~ 6 支，吸入至静脉注射亚硝酸钠为止，30 % 亚硝酸钠 10 ~ 20 ml（6 ~ 12 mg/kg），以 2 ~ 3 ml/min 的速度静脉注射，然后在同一针头下给予 25% 硫代硫酸钠 50 ml，必要时 1 小时重复注射一次，注射时速度勿快，以免引起低血压，局部创面应先用大量流动清水冲洗，然后用 0.01% 的高锰酸钾冲洗，再用 5% 硫代硫酸钠冲洗，应该注意的是亚硝酸钠及硫代硫酸钠对有机氰中毒无解毒作用，且亚硝酸钠本身对机体有损害作用[25]。

烧伤创面由受伤中心部向外依次分为凝固坏死带、淤滞带和充血水肿带。凝固坏死带组织细胞已经坏死，成为不可逆性损伤。淤滞带为间生态状态，如能保护好淤滞带，维持该带组织的正常生理环境，可使濒临死亡的组织逐渐恢复正常，同时为充血水肿带的及早恢复创造条件。以淤滞区深度不同将烧伤区分为：浅 II 度、深 II 度和 III 度烧伤。淤滞带的发展与烧伤深度的发展有关，若淤滞带逐渐加重扩展到全层皮肤，引起全层皮肤血流停滞和坏死，则形成 III 度烧伤；反之，若能改善淤滞带的血液循环，就可避免深 II 度烧伤向 III 度烧伤过渡。血流淤滞发展到血流停止的重要因素是血栓形成。在烧伤时微血管的收缩、血流减慢、血管内皮细胞的破坏以及血小板等有形成分的聚集，对血栓的形成起重要作用。同时烧伤创面脱水也是加重血流淤滞的因素之一[26]。

高原地区海拔高、空气稀薄，因而形成了以低气压、缺氧、低温、太阳辐射强、日温差大、大风、干燥等为显著特点的高原气候。因此高原地区对烧伤后创面淤滞带的影响往往较为突出，早期积极、有效的治疗，有利于改善淤滞带的微循环，促进烧伤创面的生长愈合。

电烧伤及化学烧伤应尤为重视淤滞带的保护，电烧伤及化学烧伤的创面往往组织损伤重，创面情况复杂，高原的地区的缺氧及干旱也常常会造成创面损伤的进一步加重，因此早期应积极给予相关对症治疗，包括补液、氧疗等，尽可能的改善淤滞带的微循环，减轻组织的损伤，防治创面进一步加深。

（祁永章）

第八节　冻　伤

冻伤（cold injury）即冷伤，是机体遭受低温侵袭所引起的局部或全身性损伤，分为非冻结性冻伤和冻结性冻伤（frost cold injury）两类。我国青藏高原素有"世界屋脊"之称，大部分地区的海拔高度都在 4000m 以上，终年积雪，气象条件复杂，在该地区进行行军、作战、野外作业、放牧、酗酒露宿等极易发生冻伤。气温越低，冻伤发生率也越高，通常气温随海拔升高而逐渐降低，海拔每升高 1000 m，气温下降 6 ℃[23]。高原地区通常气温较低，并且干燥多风，低氧因而冻伤是高原高寒地区常见病之一，一年四季均可发生，且更容易发生冻—融—再冻的严重情况，比平原地区发生的冻伤更为严重。因高原冻伤的救治更困难，故做好高原冻伤的预防尤为重要。

一、病理生理

冻伤的整个过程可以分为 4 个相互重叠的病理生理阶段，即预冻期、冻融期、血液停滞期和缺血期。

1．预冻期　组织受冷后伴随血管收缩和组织缺血，但不形成真正冰晶。神经元受凉和缺血后导致感觉过敏或感觉异常。

2．冻融期　冰晶在细胞内或细胞外形成，导致蛋白质和脂质代谢障碍，电解质紊乱，细胞脱水，最终细胞凋亡，解冻过程可能同时存在缺血再灌注损伤和炎症反应。

3．血液停滞期　血管在收缩和舒张之间变化，血液可能漏出血管或在血管内凝固。

4．缺血期　是血栓形成和组织缺血不断加重的结果。血栓形成是一个瀑布式放大的过程，包括由血栓素 A2、前列腺素 F、缓激肽以及组胺介导的炎症反应；动脉和静脉间歇性收缩，持续的缺血再灌注损伤；大量栓子通过微血管，以及大血管内血栓形成，其中微循环衰竭是导致细胞死亡的主要原因。因此，冻伤伊始，损伤细胞的主要是冰晶，而冰晶溶解后对组织造成的损伤则更加严重。

二、分类

1. 非冻结性冷伤 是人体接触 10 ℃以下、冰点以上的低温，加上潮湿条件所造成的损伤，包括冻疮、战壕足、水浸足（手）等。

（1）冻疮（chilblain）：冻疮多见于冬季气温低且较为潮湿的地区。好发于手、足、耳郭及鼻尖等处（图 35-16）。主要与病损部位反复暴露于冰点以上的低温环境，且保护较差有关。表现为局部有痒感或胀痛的皮肤紫红色斑、丘疹或结节病变，可伴水肿与水疱。病程中表皮可脱落，出血、糜烂或出现溃疡，最终形成瘢痕或纤维化。冻疮易复发，与患病后局部皮肤的慢性血管炎以及皮肤抵抗降低有关。

（2）战壕足和水浸足（手）：是手足的非冻结性损伤。战壕足过去多发生于战时，是长时间站立在 1～10 ℃的壕沟所引起（图 35-17）。水浸足（手）是长时间暴露于湿冷环境中所致，较多见于海员、渔民、水田劳作以及施工人员。

2. 冻结性冷伤（frost cold）：是由冰点以下低温（一般在 –5 ℃以下）所造成，包括局部冻伤和全身冷伤（又称冻僵）。局部冻伤在细胞水平上有冰晶形成，且有细胞脱水及微血管闭塞等改变。气候海拔、衣着保暖、暴露时间以及组织湿化程度对冻伤的发展均有影响。全身冷伤常发生在严寒季节、高海拔地区，或是在雪崩、暴风雪等灾害状况下发生。

三、临床表现

（一）高原冻伤分度

高原冻伤主要累及四肢和其他暴露部位，诊断主要依据冷暴露史与临床表现，可根据症状初步判断冻伤程度。根据复温后损伤程度、体格检查和影像学检查，可将冻伤分为四度[7]：

Ⅰ度冻伤（红斑性冻伤）：伤及表皮质。局部红肿、充血，有热、痒、刺痛的感觉。症状数日后消退，表皮脱落、水肿消退，不留瘢痕。

Ⅱ度冻伤（水疱性冻伤）：伤及真皮。局部明显充血、水肿，12～24 小时内形成水疱，疱液呈血清样。水疱在 2～3 周内干燥结痂，以后痂皮脱落愈合。痂下皮肤嫩，容易损伤，可有轻度瘢痕形成。

Ⅲ度冻伤（腐蚀性冻伤）：伤及全层皮肤或皮下组织。创面由苍白变为黑褐色，感觉消失，创面周围红、肿、痛并有水疱形成。若无感染，坏死组织干燥结痂，4～6 周后坏死组织脱落，形成肉芽创面，愈合甚慢且留有瘢痕。

Ⅳ度冻伤（血栓形成与血管闭塞）：损伤深达肌肉、骨骼，甚至肢体坏死，表面呈死灰色、无

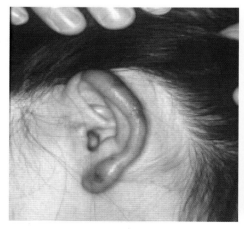
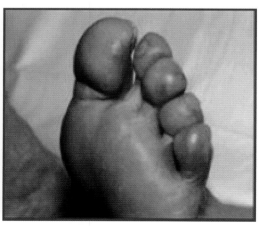

图 35-16 冻疮

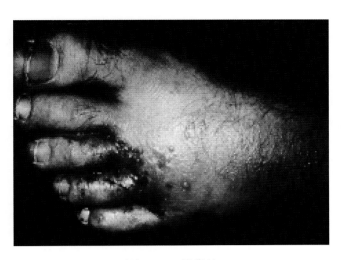

图 35-17 战壕足

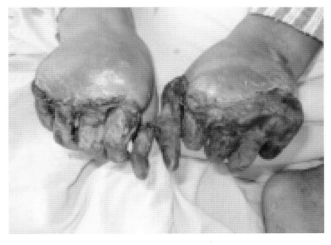

图 35-20 Ⅳ度冻伤

水疱，坏死组织与健康组织的分界在 20 天左右明显，通常呈干性坏死，也可并发感染而成湿性坏疽。局部表现类似Ⅲ度冻伤，治愈后多留有功能障碍或致残。

（二）全身冻伤简约分类

1. 浅表冻伤 预计没有或仅有微小组织缺失。

2. 更深损伤或预计将会有组织缺失 全身冻伤时先有寒战、皮肤苍白或发绀，有疲乏、无力等表现，继而肢体僵硬，意识障碍，呼吸抑制、心跳减弱、心律失常，最后呼吸、心搏停止。如能得到及时救治，患者复温复苏后常出现心室颤动、低血压、休克，可发生肺水肿、肾衰竭等严重并发症。

四、治疗

1. 院前治疗 根据冻伤的实际情况，对尚未到达医院者可按照以下方法进行院前治疗[4]。

（1）冻结肢体的活动与制动：严重冻结肢体禁止散步、爬山或做其他活动。如果无法避免严重冻伤肢体的活动，至少应用衬垫保护，并夹板固定制动，以尽量减少额外损伤。

（2）尽快使伤员脱离寒冷环境：快速复温。衣服、鞋袜等连同肢体冻结者，不可勉强卸脱，应用温水（40 ℃左右）使冰冻融化后脱下或剪开。立即施行局部或全身的快速复温，但勿用火炉烘烤。以冰雪擦拭冻伤部位不仅会延误复温，而且会加重组织损伤。伤员应置于 15 ～ 30℃温室中，

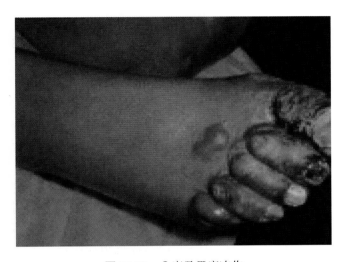

图 35-18 Ⅰ度及Ⅲ度冻伤

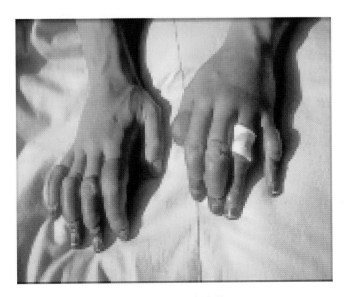

图 35-19 Ⅱ度冻伤

将伤肢或冻僵的全身浸浴于足量的 40～42℃ 温水中，保持水温恒定，使受冻局部在 20 分钟内，全身在 30 分钟内复温。复温以肢体红润、循环恢复良好、皮温达到 36℃ 左右为妥，复温时间不宜过长。

（3）镇痛：非甾体抗炎药物能阻断花生四烯酸途径，减少前列腺素和血栓素的产生，从而减少血管收缩，降低组织损伤。复温过程中，如果患者疼痛明显，可以使用非甾体抗炎药或阿片类镇痛药。阿司匹林具有抗炎和抗血小板聚集作用，被广泛推荐用于缓解冻伤时的疼痛。

（4）自动或被动融化：如果冻伤现场不能快速复温，可以使用自动/被动融化，即将患者转移到温暖地方，同时将患肢贴近患者自己或陪护者的身体（如腋下或腹部），以便取暖。

（5）抬高患肢：应把解冻的患肢抬高到心脏水平以上，以减少体位性水肿的发生。

2．院内早期治疗　根据患者冻伤的严重程度、是否存在复合伤、是否存在并发症以及是否需要医疗介入（溶栓、血管扩张药、外科治疗）和支持治疗，确定是否收入医院继续治疗。浅表冻伤的患者通常在门诊处理，如有特殊伤口也可简短住院治疗。深度冻伤者可入院治疗。冻伤患者到达医院或野外医疗所后，可以按照以下方法进行治疗。

（1）低体温治疗：类似院前治疗。

（2）右旋糖酐 40 静脉滴注，8～10 mg/(kg·d)，连用 1 周；活血化瘀，使用丹参注射液 10～16 ml，加入 5% 葡萄糖溶液 500 ml 中静脉滴注连用 1 周；伤后 1 周内每天 1～2 次用 40～42℃ 温水复温，每次约 15 分钟左右。

（3）快速复温冰冻组织：如果组织仍然部分或完全冻结，则应当快速复温。

（4）创面处理：清亮的水疱内包含前列腺素和血栓素，可能会对组织造成潜在损伤，需要清除。出血性水疱意味着已经造成了皮下血管丛等深部组织损伤，一旦出血性水疱破裂，就可以选择性排干水疱（如用针刺破）。

（5）抗感染治疗：冻伤本身并不容易引起感染，在严重冻伤、潜在传染源、出现蜂窝织炎或败血症的症状和体征时，应全身使用抗生素，并给予破伤风抗毒素 1500～3000 U 肌内注射。

（6）镇痛：低剂量使用布洛芬，12 mg/kg，

每天 2 次，直到冻伤治愈，或手术治疗（一般 4～6 周）。

（7）溶栓治疗：冻伤溶栓治疗的目的是防止微循环栓塞。对于深度冻伤，在解冻后 24 小时内行血管造影，发现栓塞时，可以经静脉或动脉给予组织型纤溶酶原激活药（t-PA）。

（8）影像学检查：冻伤解冻时间超过 24 小时，可以采用非侵入性锝扫描或磁共振血管造影术（MRA），早期预测坏死组织的活力水平给予及时治疗。

（9）加强营养支持：给予高热量、高蛋白、富含多种维生素饮食。

（10）全身冻伤的治疗：复苏过程中首先要维持呼吸道通畅，吸氧，必要时给予辅助呼吸；体温低时极易出现心室颤动或心搏骤停，应施行心电图监护，注意纠正异常心律，必要时采取除颤复苏措施；胃管内热灌洗或温液灌肠有助于复温；扩充血容量防治休克，选用适当血管活性药物。静脉输注的葡萄糖盐溶液应加温至 38℃；有酸中毒时给予 5% 碳酸氢钠纠正；有肾功能不全、脑水肿时，可使用利尿药并采取相应的治疗措施。

3．院内后期治疗目的是减少远期后遗症。

（1）水浴疗法：建议在解冻后期每天 1 或 2 次 37～39℃ 的热水浸泡患肢，加快循环、移除浅层细菌和清除坏死组织。

（2）高压氧治疗：高压氧可以通过增组织的氧合作用，加快和更加完全地促进伤口愈合。

（3）交感神经阻断术：血流在一定程度上受交感神经兴奋的影响，因而可以使用交感神经阻断术治疗冻伤。通过化学或外科方法切除交感神经，减少急性暴露期的组织损伤。经验表明，冻伤患者延迟出现如疼痛、感觉异常、麻木等症状，使用化学或外科方法切除交感神经对这些症状有改善作用。

（4）筋膜切开术：解冻后会引起缺血再灌注损伤，如果不及时手术，可能会导致间隔内密闭的疏松组织压力进一步升高，间隔综合征临床上表现为肌肉紧张、胀痛，伴随运动能力和感觉减弱。如果出现室间隔压力升高，即为外科减压术的手术指征。

（5）外科治疗或截肢：冻伤外科切除治疗需要组织完全坏死，边界清楚，且于冻伤 1～3 个月后才能进行。如果患者冻伤组织感染后出现败

血症的症状和体征，应立即切除坏死组织；如果没有感染表现，应待坏死组织分界明确后再行手术。血管造影术、骨扫描及磁共振成像可协同临床症状，确定外科手术切除边界。

五、预防

在寒冷条件下工作的人员应注意防寒、防湿。衣着宜保暖不透风，保持干燥，减少体表外露，外露部位适当涂抹油脂；寒冷环境下应避免久站或静止不动。进入高寒地区工作的人员，平时应进行适应性训练，适当提高高热量饮食摄入量，酒后不宜野外工作[26]。高原偏远地区，人烟稀少，应加强宣传教育，避免在饮酒后及极端恶劣天气单独外出。

（吴晓伟）

参考文献

[1] 李绪焜，宋国栋，张新力．实用烧伤外科学．济南：山东大学出版社，2001．

[2] 盛志勇，郭振荣．危重烧伤治疗与康复学．北京：科技出版社，2000．

[3] 黎鳌．黎鳌烧伤学．上海：科学技术出版社，2001．

[4] 杨宗城．烧伤治疗学．北京：人民卫生出版社，2006．

[5] 陈孝平，汪建平．外科学．北京：人民卫生出版社，2013．

[6] 孙永华，盛志勇．临床技术操作规范·烧伤分册．北京：人民军医出版社，2004．

[7] 黄跃生．烧伤外科学．北京：科学技术文献出版社，2013．

[8] 黎鳌．烧伤治疗学．北京：人民卫生出版社，1997．

[9] 李毅，王洪瑾，宋学芳．硫化氢对严重烧伤大鼠重要脏器的影响[J]．中华烧伤杂志，2011，27（1）：54-58．

[10] 晁生武，李毅，王献珍．血必净治疗重度烧伤早期炎性反应的临床研究[J]．中华损伤与修复杂志（电子版），2013，8（1）：27-99．

[11] 晁生武，李毅，张毅平．高海拔地区治愈特重烧伤合并严重吸入性损伤1例[J]．中华损伤与修复杂志（电子版），2010，4（1）：103-104．

[12] 王献珍，李毅．西宁地区30例重度烧伤救治特点[J]．高原医学杂志，2012，22（1）：41-42．

[13] 祁永章，李毅．西宁地区84例小儿大面积烧伤患者休克期补液的分析[J]．高原医学志，2012，22（1）：41-42．

[14] 宋学芳，李毅．青海高原地区96例大面积烧伤患者休克期补液的分析[J]．中华损伤与修复杂志（电子版），2010，5（2）：195-196．

[15] 陈孝平，汪建平．外科学．北京：北京人民卫生出版社，2013．

[16] 葛绳德，夏照帆．临床烧伤治疗学．北京：金盾出版社，2006．

[17] 郭振荣．烧伤学临床新视野．北京：清华大学出版社，2005．

[18] 常致德，张明良，孙永华．烧伤创面修复与全身治疗．北京：北京出版社，1993．

[19] 金先革，晁生武．西宁地区医院感染常见致病菌检测及耐药性分析[J]．现代预防医学．2010，37（9）：

[20] 金先革，晁生武，李毅．替考拉宁治疗烧伤创面感染MRSA的疗效观察[J]．Chin J Nosocomiol，2010，20（22）：201-207．

[21] 方之相，吴中立．烧伤理论与实践．沈阳：辽宁科学技术出版社，1985．

[22] 杨之骏，许伟石．烧伤治疗学．上海：上海科学技术出版社，1985．

[23] 杨帆，周其全，高钰琪．高原冻伤的预防与治疗进展[J]．人民军医，2013，56（1）：100-103．

[24] 李素芝，高钰琪．高原疾病学[M]．北京：人民卫生出版社，2006．

[25] 吴孟超，吴在德，吴肇汉．外科学．8版．北京：人民卫生出版社，2013．

[26] 丁寿根．高原冻伤的原因及预防[J]．解放军预防医学杂志，1992，10（6）：495-498．

[27] 王献珍，李毅．高原地区烧伤合并吸入性损伤的治疗体会[J]．高原医学杂志，2012，12（3）：33-34．

第九篇

高原人畜共患病

棘球蚴病（echinococcosis）是棘球绦虫（细粒棘球绦虫或多房棘球绦虫）的幼虫（棘球蚴或泡球蚴）寄生于人体和动物的组织器官而引起的人兽共患寄生虫病。

迄今世界公认的棘球绦虫有 4 种，分别为细粒棘球绦虫（Echinococcus granulosus, Batsch, 1786），多房棘球绦虫（E. Multilocularis, Leuckart, 1863），少节棘球绦虫（E. oligarthrus, Diesing, 1863）和伏氏棘球绦虫（E. Vogeli, Rausch and Bemstein, 1972）。按照 Roborder L.Rausch 提出的棘球绦虫的分类，这四种棘球绦虫分属带亚目（Suborder Taeniata, Skriabin et shuits, 1973），带科（Family Taeniaidae, Ludwig, 1886），棘球亚科（Subfamily Echinococcinae, Abladze, 1960），棘球属（Genus Echinococcus, Rudolphi, 1801）。我国学者肖宁在四川省石渠县发现棘球绦虫新种 - 石渠棘球绦虫（Echinococcus shiquicus, Xiao, 2005）也已逐渐被国际认可。我国主要流行细粒棘球绦虫、多房棘球绦及石渠棘球绦虫。细粒棘球绦虫的幼虫棘球蚴所致疾病称为囊型棘球蚴病（cystic echinococcosis, CE），又称囊型包

虫病，多房棘球绦虫的幼虫泡球蚴所致疾病称为泡型棘球蚴病（alveolar echinococcosis），其可以通过浸润型扩张、血行播散、淋巴转移等途径转移，因其方式和恶性肿瘤相似，因此泡型包虫病又称"虫癌"。石渠棘球绦虫主要在高原鼠兔和藏狐之间传播流行，暂未发现感染人体的证据。少节棘球绦虫和伏氏棘球绦虫只存在于中、南美洲的一些地区，病例数极少。

2010 年，世界卫生组织把棘球蚴病（包括 CE 和 AE）视为一种被忽视的热带病。在中国西部地区，2001—2004 年全国抽样调查显示大概 38 万名患者。这个数字显示中国西部是棘球蚴病世界高度流行区。调查估计，在西藏、西藏和四川的交界处，以及青海省，棘球蚴病的患病率分别为 2.76%、2.33% 和 1.91%。受威胁人口约为 6600 万，每年造成直接经济损失 30 亿元。由此可见，棘球蚴病是具有全球危害性的一个重要的公共卫生和经济问题，亦是我国需要重点防治的寄生虫病之一。《中华人民共和国传染病防治法》中将棘球蚴病列为丙类传染病，这体现了我国政府对棘球蚴病的重视。

第三十六章

棘球蚴病

第一节 囊型包虫病

一、病原学

（一）形态结构

1. 成虫 细粒棘球绦虫成虫是绦虫中最小的虫种之一，长 2 ～ 11 mm，平均仅 3.6 mm。虫体扁长呈白色或乳白色，不透明，雌雄同体。除头颈部外，整个虫体只有幼节、成节、孕节三个节片，偶多一节。头节略呈梨形，有顶突和 4 个吸盘。顶突上有两圈大小略不同的 24 ～ 48 个小钩，呈放射状排列。颈部具有很强的生发能力，能不断的向后生长出扁长形节片。头节下为幼节，节片内为未发育成熟的生殖原基。幼节后为成节，节片内为发育完好的雌、雄两套生殖系统，生殖孔位于节片一侧偏后，睾丸散在分布于生殖孔的前后方，有 25 ～ 80 个。最末一节较长为孕节，其生殖孔更靠后，子宫具有不规则的囊状侧突，内含有 200 ～ 800 个虫卵（图 36-1）。

2. 幼虫 幼虫又称细粒棘球蚴或包虫囊肿，寄生于人体和动物的细粒棘球蚴由囊壁和囊内含物组成（图 36-2、图 36-3）。囊壁分两层即外侧的角皮质和内侧的生发层或胚膜层，囊液含有胚膜层长出的子囊、生发囊和原头蚴。在角皮质的外侧被覆有一层纤维外囊，将棘球蚴包裹起来，其表面血管丰富，它并不是寄生虫的所属结构，而

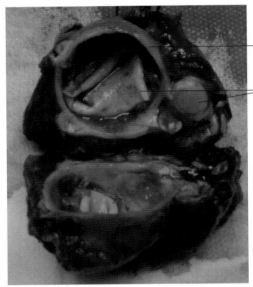

图 36-2 包虫囊肿病理标本

是宿主预防反应的免疫复合物。

（1）角皮质：乳白色或黄色，可分层剥离，约有 1 mm 厚，厚度因寄生部位和寄生时间长短而异。HE 染色后光镜下可观察到均匀的红蓝相间板层状结构，无细胞结构。

（2）生发层或胚膜层：其与外侧角皮质的内侧面紧密相贴，不易分离。厚度约 5 um，由生发细胞构成。

（3）子囊：为由胚膜层长出的结构与棘球蚴本身的囊相同的小囊，体积较大，直径一般为 1 ～ 6 mm，肉眼可见。其内还可长出与之结构相同的结构称为孙囊。

（4）生发囊：由生发膜长出，较小，如细沙粒状，肉眼不易观察。病理切片光镜观察，可见大部分通过一蒂部与生发囊相连。其就是一单层胚膜层包绕原头节后形成的结构，内有十几个原头节。

（5）原头蚴（原头节）：整体悬液涂片，1% 伊红染色，1% 固绿复染，可清楚的显示原头蚴有两种，即外翻型和内陷型。内陷型原头蚴有顶突、小钩及其内的实质组织、钙质颗粒等组成。外翻型和内陷型原头蚴构成一致，所不同的是外翻型

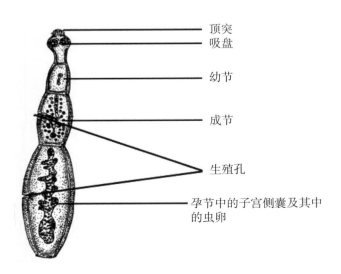

图 36-1 细粒棘球绦虫成虫示意图

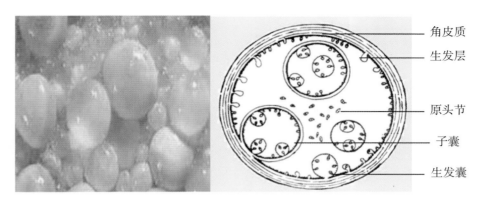

图 36-3 棘球蚴（囊型包虫病，左）病理标本及横切面示意图（右）

原头蚴的顶突和小钩均暴露，各部分结构清晰可见（图 36-4）。

3. 虫卵 虫卵呈圆形或者椭圆形，直径为 30 ~ 40 μm，外层有无色透明的卵壳，内侧有放射状条纹的胚膜，胚膜较厚，卵壳和胚膜之间有卵黄颗粒，卵内有六钩蚴。电镜观察，六钩蚴由卵囊、卵黄层、外胚膜、胚托、胚托下层、颗粒层基膜、六钩蚴膜、六钩蚴限制膜组成。

（二）细粒棘球绦虫生活史

细粒棘球绦虫的生活史周期必须依赖于中间宿主（牛、羊、骆驼、啮齿类动物等）和终末宿主（犬、狼、狐等）共同参与才能完成（图 36-5）。成虫寄生于家养及野生食肉类动物的小肠上段，以顶突上的小钩和吸盘固定于小肠上，虫体在小肠上发育成熟后，孕节和虫卵随粪便排出体外污染土壤、水源、牧草、动物皮毛、蔬菜等。中间宿主误食虫卵后，虫卵在中间宿主的小肠内孵出六钩蚴，六钩蚴钻入肠壁，经肠血管进门静脉后入肝，经体循环到达机体各个组织器官，六钩蚴在器官内发育为细粒棘球蚴。细粒棘球蚴再次被终末宿主吞食后，在终末宿主体内发育为成虫产卵，从而完成一个完整的生活史周期。

二、流行病学

囊型包虫病是一种全球性人兽共患的寄生虫传染病，在以畜牧业生产为主且经济相对落后的国家和地区较为流行。调查显示囊性包虫病几乎遍及世界各大洲，北美洲的加拿大北部、阿拉斯加（美）的 CE 主要发生在狼、犬与驼、鹿和其他鹿科动物之间。南美洲的秘鲁、智利、阿根廷和乌拉圭均有较严重的 CE 流行，中间宿主以羊、牛和骆驼为主。乌拉圭的外科 CE 发病率为 20.2/10 万，局部地区人群超声波检查（US）发病率为 1.6% ~ 3.6%。欧洲的法国、荷兰、德国、

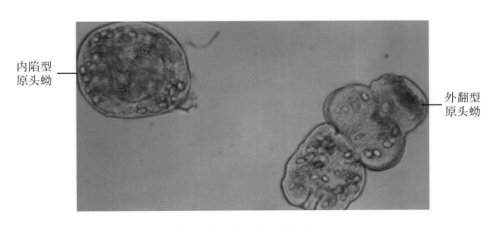

图 36-4 原头蚴（光镜下）

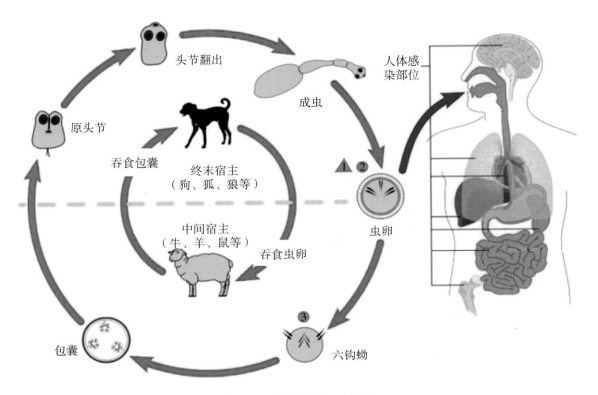

图 36-5 细粒棘球绦虫生活史

奥地利、斯洛伐克及波兰均有包虫病的流行，且近年来，从原来认为的非流行区（包括若干东欧国家）发现了人体病例，CE 正在成为地中海区域的公共卫生问题。非洲的 C E 主要分布在东非和西非的一些国家，乌干达、苏丹、肯尼亚、尼日利亚、布基纳法索、埃塞俄比亚和坦桑尼亚等均有调查资料表明其局部流行。中东、北非 C E 高度流行的国家有伊朗、土耳其、伊拉克、约旦、塞浦路斯、摩洛哥、利比亚、突尼斯、阿尔及利亚和埃及，在家犬与羊、牛、骆驼间传播，局部人群 US 发病率为 1.1% ~ 1.6%。中亚与俄罗斯的发病率在近年也有所上升。由此可见，包虫病具有世界流行的特点，且世界性的包虫病防治任务艰巨。

据资料记载，棘球绦虫首先报告的是寄生于人体的棘球绦虫幼虫（棘球蚴）。当时称其为"充满了水的肝"。直至 17 世纪 Redi（1684 年）、Hartmann（1685 年）和 Tyson（1691 年）先后报道了动物的棘球蚴病后才猜测人体棘球蚴病是由动物寄生虫引起的。Goeze（1782 年）首先研究了囊肿内的内面，发现了带有小钩的头节，认为是带虫类。Hartmann（1695 年）和 Rudolphi（1808）

首先发现并观察了犬肠内成虫。Von Slebold（1852年）首先将牲畜体内的棘球蚴囊肿喂犬，结果在犬肠内得到了棘球绦虫成虫，此后，Thonlas（1808年）在澳洲，Naunyn（1863 年）在德国和 Kralbe Fimsem（1863 年）在冰岛将人体棘球蚴囊内原头节喂犬，均获得了同样的实验结果，从此清楚了囊肿与成虫的关系，阐明了寄生虫的生活史。我国早在 2000 年前于《灵枢经》中对此病有所记载，1905 年青岛报道了我国首例人体包虫病后开始了对包虫病的深入调查研究。目前为止已在我国 25 个省（市）发现原发病例的报道，约占国土面积的 87%。高发区主要集中于我国内蒙古、四川、西藏、甘肃、青海、宁夏、新疆等地。

（一）宿主和传染源

细粒棘球绦虫的终末宿主和传染源为犬、狼、豺、狐等食肉类动物，其中野犬及家犬为最主要的传染源。中间宿主主要为人、牛、羊、水牛、骆驼、猪、马、袋鼠等及啮齿类动物。在流行区的羊群中常有包虫病存在，而居民常以羊或其他家畜内脏喂犬，使犬有吞食包虫囊的机会，感染常较严重，肠内虫体数可达数百至数千，其妊娠节片具有活动能力，可爬在皮毛上，并引起肛门发痒，当犬舔咬时把节片压碎，粪便中虫卵常污染全身皮毛，如与其密切接触则甚易遭至感染。在细粒棘球绦虫的生活史循环中，人为偶然感染，不参与寄生虫的生活史循环。流行区人的感染强度取决于细粒棘球绦虫犬—家畜之间的循环水平及人与之接触的频率及密切程度。

（二）传播途径

细粒棘球绦虫的传播方式多样，最为普遍的是经消化道传播，若犬粪中虫卵污染蔬菜或水源，尤其人畜共饮同一水源可造成感染。家犬和野生动物的感染则常因以病畜内脏喂犬，或将其随地乱抛致使野犬、狼、豺等受到感染，从而又加重羊、牛感染，使流行愈趋严重。在干旱多风地区，虫卵随风飘扬也有经呼吸道感染的可能。另外还有其他的传播方式，如经皮肤或者伤口传播、经母婴垂直传播、经黏膜直接植入感染。

（三）易感人群

牧区发病高于农业区和非农业区，牧区藏族青壮年女性发病较高。少数民族发病高于汉族。感染主要与环境卫生以及不良卫生习惯有关。因包虫囊生长缓慢一般在儿童期感染，至青壮年期才出现明显症状。

（四）流行特征

我国包虫病的流行分布的主要特点是高发区集中在少数民族聚居的牧业区和半农半牧区，藏族人群发病较高。在青海、西藏、甘肃、四川、新疆、宁夏、内蒙古等地流行，其流行区均为高原地带，具有适宜棘球绦虫流行的各个宿主群体生活的自然地理条件，同时当地的社会经济因素也和包虫病的流行相互制约，从而构成了包虫病的传播流行的有利条件。包虫病分布集中在高山草甸地区及气候寒冷、干旱少雨的牧区和半牧区，呈现由西向东递减的趋势。在中国西部，2001—2004 年全国抽样调查显示大概有 380 000 患者。这个数字显示中国西部是棘球蚴病世界高度流行区。调查估计，在西藏、西藏和四川交界处、青海省棘球蚴病的患病率分别为 2.76%、2.33% 和 1.91%。以上数据显示这些地区是中国包虫病的高发区的前三名，同时也说明青藏高原是中国范围内的包虫病的高发区。女性患病率高于男性，患病率随年龄的增长呈上升趋势。

（五）影响因素

棘球绦虫在中间宿主和终末宿主之间得以保存和延续，主要依赖特定的生活史循环，包虫病的生活史循环大概分为野生动物循环型、家畜循环型和混合循环三种类型，其中野生动物循环型主要是由野生动物群体之间相互捕食行为即食物链决定的，家畜循环型主要是指家犬和家畜之间的循环，混合循环主要指家养和野生动物之间的循环。我国西部地区为包虫病的高发区，在该地区动物资源丰富，且相互之间能形成较为固定的食物链，这就构成了包虫病传播流行的有利条件。包虫病流行地区经济社会发展相对滞后，地理环境复杂，自然条件恶劣，特别是安全的饮用水缺乏。农牧民群众科学文化知识普及率低，人文环境独特，且受宗教、习俗的影响较深。地方政府对包虫病的防治重视力度不够，防治机构和防治队伍不健全，防治经费不到位。特有的生活方式致使生产生活区犬多，易感动物种类多、数量大、分布广、管理难等，种种原因导致我国成为世界上包虫病患病率较高、危害较为严重的国家之一。

三、发病机制与病理表现

（一）发病机制

棘球蚴可寄生在人体的任何部位，其临床症状也因寄生部位、囊肿体积、囊肿数目、机体反应性及有无并发症等情况而不同，棘球蚴生长缓慢，往往在感染后 5～20 年才出现临床症状，原发的棘球蚴多为单个，继发感染多为多个囊肿，可同时累及多个器官。由于棘球蚴的不断生长压迫周围组织和器官，引起组织细胞的萎缩或坏死，器官功能由此受到影响。若囊肿寄生在空间限制小的部位，则囊肿会长的很大，据报道，腹腔包虫长到 10 kg 之大。一旦棘球蚴破裂囊液溢出，则会造成严重的后果，可发生过敏性休克，甚至死亡。

（二）病理

本病的病理变化主要为包囊机械性压迫所致。细粒棘球蚴主要寄生于人体的肝（70%），其次为肺（20%～30%），脾、肾、脑、骨、眼眶、肌肉等组织均有寄生相关报道。

1. 肝囊型包虫病　肝囊型包虫病常见于肝有叶，呈膨胀性生长，对周围肝组织和主要管道以压迫为主要表现。细粒棘球蚴若破入胆道，导致梗阻性黄疸及胆绞痛，若压迫胆总管引起黄疸，压迫门静脉则引起门静脉高压症，若有细菌感染可有发热、白细胞增多等。细粒棘球蚴在逐渐增长过程中可致周围肝细胞压迫性萎缩或者变性，其外纤维组织增生，形成一层纤维性外囊，肝内小血管及胆管也因受压而移位。

2. 肺囊型包虫病　肺包虫最多见的症状是胸痛、咳嗽和咳痰，其次为咯血和发热，也可没有症状。发生率右肺多于左肺，下叶多于上叶。最常见的合并症为肺包虫破裂和继发细菌感染。肺包虫无论破入肺内或胸膜腔，皆易伴有支气管瘘，而形成肺脓肿或脓气胸。肺组织疏松且血液循环丰富，包虫生长较快，可压迫肺周围组织，引起肺萎缩和纤维化。

3. 脑囊型包虫病　脑包虫以顶叶多见，包囊多为单个，多数位于皮质下，病变广泛者可累及侧脑室，并可压迫侵蚀颅骨，出现颅骨隆凸。

4. 骨包虫病　骨包虫病没有纤维包膜，其沿着骨髓腔向骺板、关节软骨方向生长，若穿破骨皮质或关节软骨可导致病理性骨折或脱位，还可在周围软组织形成继发性包虫囊肿。

四、临床表现

1. 机械性损害　以压迫和刺激症状多见。受累的部位有坠胀感和疼痛感。如在肝时，可出现肝大、右上腹部包块、肝区痛疼、消化不良、消瘦、贫血和门静脉高压等症状。在肺脏时，有呼吸道的刺激症状，如干咳、咯血、胸部隐痛、胀痛、胸闷气促甚至呼吸困难，合并感染时可出现肺脓肿症状，如发热、胸痛、咳浓痰，伴有支气管瘘者，浓痰中带有囊碎屑。在颅脑时可出现头痛、恶心、呕吐、失语、癫痫、偏生感觉运动障碍、视神经减退等症状。骨包虫病则可导致病理性骨折、骨髓炎、肢体功能障等。

2. 过敏反应和毒素作用　棘球蚴在生长的过程中不断释放囊液和渗出棘球蚴液，囊液含有大量的抗原性物质，对人体具有毒性作用，机体易发生过敏反应，从而产生一系列中毒症状。一旦破裂，大量囊液进入机体，可产生过敏性休克，甚至死亡。

3. 种植作用　棘球蚴囊中含有大量的原头蚴，外伤或手术不慎引起棘球蚴囊破裂或囊液外溢使棘球蚴液流入周围组织和体腔，大量的原头蚴犹如种子一样播种于邻近器官，引起继发性棘球蚴病的发生。继发性棘球蚴病通常是多发性的，危害较单发性更为严重。

五、辅助检查

（一）影像学检查

根据寄生的部位不同，可选用不同的影响学诊断方法，最常用的有 X-线，B 超和 CT 诊断技术。

1. X 线检查　X 线检查是诊断人体包虫病的重要手段，特别是对于发生在肺脏、骨骼和头颅内的包虫囊肿，X 线诊断更有意义。①单纯性肺包虫病在 X 线平片上多呈边缘光整、界限清晰、密度均匀，圆形或卵圆形，少数呈分叶状、单发或多发的孤立实影，较大的肺包虫可致节段性肺不张或肺实变。②肺包虫并发感染的 X 线表现为：失去单纯性肺包虫的典型征象，边缘毛糙、界限模糊、密度增高。肺包虫感染后若形成支气管瘘，则可有囊液咯出，其间显示透光区和气液平面。③肺包虫破裂的 X 线表现为：若仅外囊破裂，在肺包虫囊肿顶部呈现新月形透亮影；若内外囊同时破裂，可见囊肿内有液平面，其上方可见两层弧形透亮影；若仅内囊破裂，部分囊膜漂浮在囊液上，则显示"水上浮莲征"。④囊肿破裂后内容物完全排出，则囊肿成为薄壁环形阴影（含气囊肿），囊肿破裂后内容物未完全排出，则导致继发感染，造成肺脓肿而经久不愈。⑤肺包虫破入胸腔的 X 线表现为胸腔积液，常伴有支气管瘘，易继发感染形成脓气胸，经闭式引流后复查，往往可见"水上浮莲征"。

2. B 超检查　囊型包虫病的 B 超影像学分为六型：① CL，囊型病灶（单房囊性占位，并内容物回声均匀，超声测不到任何特异病症）。② CE1，单囊型（包虫囊内充满水样囊液，呈现圆形或卵圆形的液性暗区。包虫囊壁与肝组织密度差别较大，而呈现界限分明的囊壁。本型的特异性影像为其内、外囊壁间有潜在的间隙界面，可出现"双壁征"。B 超检测包虫囊后壁呈明显增强效应，用探头震动囊肿时，在暗区内可见浮动的小光点，称为"囊沙"影像特征）。③CE2，多子囊型（在母囊暗区内可呈现多个较小的球形暗影及光环，形成"囊中囊"特征性影像。B超或CT显示呈花瓣形分隔的"车轮征"或者"蜂房征"）。④CE3，内囊塌陷型（肝包虫破裂后，囊液进入内、外囊壁间，出现"套囊征"；若部分囊壁由外囊壁脱落，则显示"天幕征"，继之囊壁塌瘪，收缩内陷，卷曲皱折，漂游于囊液中，出现"飘带征"）。⑤CE4，实变型（包虫逐渐退化衰亡，囊液吸收，囊壁折叠收缩，继之坏死溶解呈干酪样变，B超检查显示密度强弱相间的"脑回征"）。⑥CE5，钙化型（其外囊肥厚粗糙并有钙盐沉着，甚至完全钙化。B超显示包虫囊密度增高而不均匀，囊壁呈絮状肥厚，并伴宽大声影及侧壁声影）（图36-6）。

3．电子计算机X线断层扫描（CT）　CT扫描不仅局限于对肝CE的诊断，CT血管成像技术（CTA）能够准确显示包虫病灶累及血管时的血管受压变窄、移位情况，CT胆管成像（CTC）可清晰直观的显示包虫病灶与胆道的关系，明确有无包虫囊肿破入胆道等情况，对术前准备，手术规划和术中操作具有重要的指导意义。

4．磁共振成像（MRI）　MRI具有多参数、高清晰等优点，对合并感染、破裂等继发性变化的复杂类型不典型肝CE，应用核磁共振水成像技术可清楚显示囊型包虫的细微结构从而帮助定位。磁共振胰胆管造影（MRCP）能非常清晰地显示包虫破入胆道以及是否合并有胆道的梗阻、破坏、

邻近胆管的受压移位等信息，有助于临床制定手术治疗方案及预后的评估。

5．内镜逆行胰胆管造影（ERCP）　ERCP是准确诊断肝CE胆道并发症的方法，不但可以看到包虫囊肿与胆管的交通口、增粗的胆管内包虫内囊和（或）子囊碎片，还能够取出胆道包虫内容物及对胆道有效减压，是一种微创治疗手段。单纯诊断角度，MRCP基本上取代了有创性ERCP技术。

（二）实验室检查

目前常用的检测方法有酶联免疫吸附试验（ELISA）、间接血凝法（IHA）、斑点免疫胶体金渗滤法（DIGFA）等。

酶联免疫吸附实验（ELISA），Farag（1975）最早将ELISA用于包虫病的诊断，因酶结合物既参加高特殊性的免疫反应，又起生物催化放大作用，使实验有高度的敏感性和特异性，而且具有经济、简便、快速等优点。

皮内试验（intradermal test，IDT），又称卡索尼实验。此法简便迅速、比较敏感，但主要缺点是不易标准化、假阳性高和个别受试者可出现过敏反应。因此不能作为单一的诊断标准，但对流行病学调查有一定意义。

间接血凝试验（IHA），此方法快速简易，重复性好，特异性和敏感性均较高，易于在基层推广，但不能较好地反映实际感染水平，判别复发较困难。

循环抗原（circulating antigen，CAg）及循环

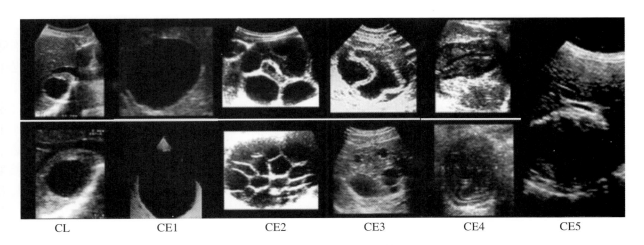

图 36-6 棘球蚴囊的 B 超影像学

CL　　　　CE1　　　　CE2　　　　CE3　　　　CE4　　　　CE5

免疫复合物（circulation immune complex，CIC）的检测，局限于检测包虫病患者体内非特异性 CIC，常受到其他疾病 CIC 影响。CAg 在血清中含量极少，大部分形成 CIC，为提高特异性可检测的 CAg 含量，可用聚乙二醇沉淀 CIC，用酸处理沉淀物，使之释放出 CAg，再用 ELISA 法检测，特异性及检出率均有所提高。CIC 与 CAg 的检测对 IgG 抗体阴性的包虫病患者诊断更有意义。此外，包虫病患者血清中的 CAg 含量在手术摘除包虫后迅速下降，故 CAg 的检测可用于活动性感染的观察、手术评估及治疗效果监测等。

免疫 PCR（immuno-PCR）是将一段已知序列的 DNA 片段标记到抗原抗体复合物上，再用 PCR 方法将这段 DNA 扩增，然后用常规方法检测 PCR 产物。这种方法比酶联免疫吸附试验（ELISA）和酶免疫法（ELA）等传统方法更灵敏。

六、并发症

临床常见的并发症有包囊感染、包囊破裂。其他并发症包括囊肿在胆道系统中的破裂引起的继发性胆管炎、子囊导致胆道梗阻、门静脉高压症、腹腔积液、囊内或膈下脓肿的形成，并发展为支气管胆管瘘等。

包囊感染：多因有包囊胆管瘘存在或血行感染，或由子囊营养不良及外伤为诱因所致。临床表现有心窝部胀痛，包块增大，伴发热，肝顶部包囊感染可有左肩部放射痛，肝右叶包囊感染可向腰部放射疼痛。

包囊破裂：破裂是严重并发症，病情急重，其症状体征随包囊破入的器官不同而异。包囊破入胆道，出现右上腹疼及黄疸，包虫囊液涌入胆道，若有小子囊及包虫碎片溢入胆总管，则引起急剧的胆绞痛，寒战高热及梗阻性黄疸。病程较久较大的包虫，受外力震动，可致内囊破裂，由于外囊仍保持完整，可使包虫囊液、子囊仍积留在外囊内，此时外囊起到隔离屏障作用，从而减轻了囊液对肝组织的刺激而导致的炎症反应，因此体征与症状被掩盖，但包虫破裂坏死后易继发感染。肝表面较大的包虫，由于外伤挤压而胀破，包虫囊液漏入腹腔，突发急剧全腹膜炎及过敏性休克。由于包虫囊液内含有大量的原头节，随囊液播散到全腹腔，数年后可发生继发性腹腔包虫病。包虫破入胸腔可致急性胸腔积液，突发胸痛，呼吸困难及过敏反应。

七、诊断与鉴别诊断

（一）诊断

囊型包虫病的诊断原则是根据流行病学史、临床表现、影像学特征和实验室检查结果进行综合判断。

（二）鉴别诊断

1. 先天性肝囊肿 需要与单囊型肝 CE 鉴别，无流行病学史，囊壁较薄且光滑，无钙化，囊液均匀，无"囊沙征""双层壁"及"弧形钙化"等典型影像学特征，免疫诊断多呈阴性反应。

2. 细菌性肝脓肿 需要与合并感染的肝 CE 鉴别，肝 CE 合并感染往往是因包虫囊与胆道相通，临床表现为全身中毒症状轻但常伴有不同程度的胆管炎。细菌性肝脓肿，无流行病学史，全身中毒症状较重，影像学检查病灶囊壁及内部的分隔可见条状或点状血流信号或强化，亦可借助包虫免疫试验加以鉴别。

3. 肝泡型包虫病 液化空洞型肝 AE 与单囊型肝 CE 鉴别，钙化型肝 AE 与实变型和钙化型肝 CE 鉴别。

4. 肺结核 肺结核一般较小，结核菌素试验反应阳性，肺包虫则无反应，另外可根据 X 线 jc 进行鉴别。

八、治疗

（一）药物治疗

包虫病的药物治疗已经成为主要的甚至是不可缺少的治疗手段。抗包虫药主要包括①苯并咪唑类化合物，其中甲苯达唑、阿苯达唑最为常用；②吡喹酮；③中草药类等。阿苯达唑是《WHO 包虫病诊治纲要》所推荐的首选有效的抗包虫病药物。

1. 药物治疗适应证 ①全身状况无法耐受手术的包虫囊平均直径大于 5 cm 的单囊型，多子囊型，内囊塌陷型肝 CE；②包虫囊平均直径大于 5 cm，但患者不愿意接受手术治疗的单囊型，多子囊型，内囊塌陷型肝 CE；③包虫囊平均直径小于 5 cm 的单囊型，多子囊型，内囊塌陷型肝 CE；

④手术及介入治疗前后辅助治疗。

2．药物剂型　阿苯达唑片剂、阿苯达唑乳剂。

3．药物治疗剂量　阿苯达唑为 10 ～ 15 mg/（kg·d），早晚餐后分两次服用。

4．药物疗程　①术前预防用药：服用 3 ～ 7 天；②术后预防用药：根治性切除术（包括外囊完整摘除术和肝叶切除术）后患者无需口服抗包虫药，定期随访（3 ～ 6 个月）复查 B 超或 CT，随访时间 2 年以上。内囊摘除术后患者术后预防性用药时间根据其囊肿分型不同而不同，囊肿实变型和钙化型定期随访，无需口服抗包虫药，而单囊型、多子囊型和内囊塌陷型服用 3 ～ 12 个月；③治疗性用药：建议长期口服药物治疗患者，随访期间定期复查 B 超或 CT，以判定疗效和用药时间。

5．包虫病药物疗效判定在包虫病临床分型的研究基础上，国内外将影像学改变作为疗效评价的主要指标，评价标准如下：

（1）无效：患者临床症状、体征继续无缓解、加重，包虫直径有所增大等；

（2）有效：临床症状、体征有缓解或主要症状明显减轻，影像学检查示：包虫囊肿或包块无明显增大，包虫囊肿和病灶直径缩小 ≥ 2 cm 或多个病灶减少 2 个以上，内囊分离征象；囊内容物中回声增强，光点增强增多。

（3）痊愈：临床症状和体征消失，影像学检查示：包虫囊肿病灶消失或实变及钙化。

6．药物治疗注意事项：①如出现过敏反应或不良反应较大者建议短期停用、改用药物剂型或他药物种类；②随访期间定期复查血常规、肝肾功，如出现肝肾功损坏需停药，经治疗恢复后，可继续服用；③有妊娠计划的夫妇应在医生指导下使用，孕妇忌用。

（二）手术治疗

手术治疗以彻底清除和杀灭包虫虫体为原则，常用的手术方法有：CE 内囊摘除术、CE 外囊完整剥除术、CE 内囊摘除加外囊次全切除术、CE 肝部分切除术、CE 经皮穿刺引流囊液术、腹腔镜 CE 摘除术。

1．内囊摘除术　内囊摘除术是囊型包虫病手术治疗中最早应用的术式，可应用于各个时期囊型包虫病的治疗。

（1）适应证：本术式适用于全身情况能耐受麻醉和手术的原发性或复发性的肝 CE 患者。

（2）术中注意事项：①切口部位和长度要以充分显露囊肿为原则；②手术中抗过敏药物预防性使用氢化可的松（100 mg），准备抢救过敏休克，甚至心搏、呼吸骤停的严重事件；③采用预防囊液外溢和原头节播散的措施。

（3）局部杀虫剂规范化应用：①种类选择，多少年来致力于包虫病研究的学者不断改进手术方式及操作方法以减少包虫病的复发及并发症，并在此过程中发现术中辅以局部灭活剂能够有效减少术后包虫病的复发，由此产生了福尔马林甲醛、无水乙醇、双氧水等多种包虫病局部灭活剂，这些灭活剂杀灭原头蚴的同时对人体不良反应也较大，已基本被弃用。10% 的高渗盐溶液借助其高渗作用使原头蚴脱水而亡是目前公认的安全、有效、无不良反应的头节局部杀灭剂，在预防腹腔内包虫种植方面起着至关重要的作用。②囊腔内注 10% 的高渗盐溶液必须保留 10 分钟以上，方能达到有效杀死原头节的目的。

2．外囊完整剥离术　在囊型包虫外囊与肝实质间存在一层纤维膜，沿此膜可完整剥离肝包虫外囊，完整摘除肝包虫，肝包虫外囊完整剥离术可称为 CE 的根治术。

（1）适应证：理论上手术史、囊肿大小、形态、分型、数目不应作为本手术选择的适应证，但包虫囊肿巨大，手术操作空间窄小，或包虫囊肿与周围组织粘连严重无法游离，使手术视野不能充分显露，包虫囊肿与周围肝组织间难以找到"潜在间隙"；包虫囊肿囊壁较薄易破裂者，建议改用其他术式。

（2）注意事项：①术前应常规行 B 超、CT 或 MRI 检查，确认包虫的位置以及与周围重要血管和胆管的关系；②充分游离肝暴露包虫囊肿部位，便于手术操作，要求动作轻柔；③外囊剥离过程中，恰当地把握解剖层次找出外囊与肝实质之间的"潜在间隙"是技术的关键；④靠近肝门及重要脉管肝 CE 剥离外囊壁时，应注意避免损伤主要胆管或血管，粘连较紧时不要强行分离；⑤检查剥离面，有无胆瘘，如见胆瘘给予结扎修补。

3．肝囊型包虫病外囊次全切除术

（1）适应证：适合于多次手术、病灶大操作空间狭小、病灶与周围粘连紧密，难以剥离者、囊壁较薄易破裂的单囊型、间隙难以找到的钙化型包虫囊肿、包虫囊肿紧贴肝门主要血管胆管而分离困难者。

（2）注意事项：①术前应行 CTA 检查以定性、定位、定数、定量（大小），确定囊肿部位与肝各管道的关系，估计手术剥除难度，规划手术线路；术中行 B 超确定要与外囊关系密切的肝内重要管道的走形、接触范围及深度；②先常规行肝包内囊摘除术，然后于肝包虫外囊剥除并对于贴近重要血管及肝门重要结构的外囊壁则予以片切保留；③该术式因打开了外囊理论上有复发和腹腔种植可能，但可在严密地囊周保护下先穿刺吸出囊液，摘除内囊，严格高渗盐溶液处理残腔，同时通过外囊剥除切除了大部分外囊而复发率可以降低到最低。

肝囊型包虫病外囊完整剥除术虽然是一种较为理想的根治性术式，但对手术者和条件的要求较高，靠近肝门及重要脉管肝 CE 强行实施剥除很可能损伤主要胆管或血管，带来严重并发症等弊端。内囊摘除加外囊次全切除术在内囊摘除术的基础上最大限度地切除了外囊壁，使大部分包虫术后残腔变成"壁"，从而大大降低了术后因存在残腔带来的感染或胆瘘并发症。另外，内囊摘除加外囊内外囊次全切除术对于紧贴肝门或周围解剖层次不清的外囊壁予以保留，降低了手术风险，又缩短了手术时间。

4. 肝部分切除术　早在 1965 年法国已开展肝切除术治疗肝包虫，从而达到根治肝包虫的目的。近年来，肝切除术已成为根治 CE 的主要方法之一。

适应证：①多发包虫囊肿局限在一个肝段或叶内；②复发的厚壁包虫囊肿合并囊内感染或血性肉芽肿；③外囊残腔内胆漏长期带管或反复清创不愈者。

5. 腹腔镜下内囊摘除术　随着腹腔镜技术的成熟和发展，腹腔镜在治疗肝 CE 中取得了很大的进展。腹腔镜手术具有创伤小、减少术后疼痛、明显缩短住院天数和康复时间等优点。手术方式包括完整包虫外囊切除、内囊摘除术和肝叶切除术。考虑到包虫病囊液外溢播散种植的生物特点，需要严格把握适应证，首先完整包虫外囊切除和肝叶切除术。

（1）适应证：①位于肝Ⅲ、Ⅳ、Ⅴ、Ⅵ段的单发肝 CE 囊肿；②外囊壁要有一定厚度，一般 >

3 mm；③靠近边沿的局限在一个肝段或叶内多发性肝 CE 囊肿；④心、肺功能好，能耐受腹腔镜手术。

（2）注意事项：①手术中应采取严密措施保护囊肿周围组织或器官，防止包虫囊液流出而污染周围组织而发生腹腔种植；②术前地塞米松注射，防止囊液外流发生过敏反应；③标本袋应确保无破损，以免囊液外漏造成术后腹腔种植，如取出困难可行扩大切口取出；④仔细检查剥离面，确认有无胆瘘，如遇见胆瘘应给予结扎或缝合修补，放置引流。

（3）禁忌证：①肝包虫的钙化型、中央型；②多发肝包虫、巨大肝包虫（直径 > 10 cm）；③向邻近器官穿破的包虫囊肿；④有多次上腹部手术史、腹腔广泛粘连的肝包虫患者。

6. 肝囊型包虫病 B 超引导下经皮穿刺引流术　该方法是 1996 年和 2002 年 WHO 包虫病 专家组指定的关于《包虫病诊断和治疗纲要》（简称《WHO 包虫病诊治纲要》）所推荐的一种创伤小、操作简便的具有诊断意义的介入治疗方法。

（1）适应证：主要用于不能耐受开腹手术的有包虫手术史，客观上已造成肝表面与腹壁粘连的病例，或者不能完全确诊包虫复发或是残腔的病例。对单囊型肝囊型包虫世界卫生组织包虫病治疗指导纲要所推荐首选方法。

（2）注意事项：①穿刺点应避开其他脏器和较大血管，同时，为防止穿刺处渗漏，应尽可能通过一定厚度肝组织；②穿刺时嘱患者屏气，进针要快，以防因呼吸动作而划破肝。穿刺成功后，要保证超声显示器始终显示针尖，针尖始终位于囊腔低位，以防因囊壁塌陷而使针尖脱离囊腔或损伤周围组织；③对于较大囊腔，可在穿刺冲洗后留置引流管 5 ～ 7 天，每天用高渗盐溶液反复冲洗 4 ～ 5 次，每天抽液量少于 10 ml 时可予拔管；④除术前应用抗过敏药物外，穿刺时还应注意，当穿刺进入囊腔后，应快速减压，避免囊液外溢引起过敏；⑤如抽出的囊液呈澄清的黄色或绿色，提示囊腔与胆管相通，此时禁用乙醇，以免引起胆管黏膜损伤，宜用无菌高渗盐溶液或选择开放性手术治疗；⑥硬化剂的注入量宁多勿少。为防止针道种植，在退针时，可滑针道注入少量硬化剂。另一方面，在术前和术后使用阿苯哒唑亦可减少和预防复发。

（三）复杂肝囊型包虫病的综合治疗

肝 CE 手术方式选者要遵循根治性肝 CE 外囊完整剥除术或肝部分切除术首选，肝 CE 外囊次全切除术次选，肝 CE 内囊摘除术再选的原则。腹腔镜肝 CE 包虫摘除术和肝 CE B 超引导下经皮穿刺引流术适应证要严格把握。对于临床上遇到的复杂的包虫病则需要采用循证医学的方法，制订科学的治疗方案。

（1）囊型包虫病灶破裂种植而导致的全腹腔包虫病：该病病灶除了在肝以外，腹腔和盆腔均有病灶，对于这些腹腔和盆腔的病灶，能切除则切除，不能切除就继续行内囊摘除，只要病灶清除干净，远期效果还是比较满意的。囊型包虫病手术中要预防囊液外溢所致的过敏性休克和医源性播散，另外高钠血症也需警惕。

（2）囊型肝包虫病合并梗阻性黄疸：包虫囊肿破入胆管有两种类型。①隐匿型，是包虫囊肿与细小的胆管相通；②交通型，是包虫囊肿与大的胆管相通。

手术是治疗囊型肝包虫破入胆管的首选方法。主要的手术方法：①残腔的处理：现在常用 30% 高渗盐溶液注入肝包虫囊腔内，使原头节脱水而死亡。摘除内囊后观察残腔与胆管是否相通，若发现残腔内有胆瘘，尽可能找到与残腔相通的胆管，丝线缝扎破损处，缝合困难者，拉拢两侧的外囊壁缝合瘘口。②胆管探查、T 管引流：囊型肝包虫破入胆管者行胆总管探查，大部分病例胆总管扩张，胆总管壁增厚，破入胆总管者置入 T 管进行引流。对于破入左右肝管、肝总管等较大胆管的病例，通过瘘口置入 T 管，封闭瘘口体外引流，防止胆管狭窄。一般在术后 1 个月经 T 管造影无异常后拔出 T 管。对巨大囊型肝包虫破入胆管的患者，有学者报道，行囊肿空肠吻合后引流，安全可靠。③ERCP 的联合应用：对于包虫造成 1、2 级胆管梗阻并发急性胆管炎患者，行乳头括约肌切开，气囊清理胆管，解除胆管梗阻症状。

后续处理肝包虫病，无需再做胆管探查和引流。④肝部分切除术：对于肝包虫体积大、多发包虫、破入多级胆管者，可以考虑行肝部分切除术，解除胆管梗阻，降低并发症发生率和死亡率。

九、预防

包虫病为人兽共患寄生虫病，其虫卵对自然环境抵抗力强，宿主种类多样，传播途径多样，这些特殊性和复杂性给预防带来了诸多困难，因此我们必须采取积极有效的综合防控措施，以防止包虫病的流行，从而达到控制和消灭包虫病的目的。

1．坚持政府主导，多部门合作，各司其职、各负其责、全社会参与的原则。流行省（区）应该逐级形成包虫防治领导小组，把包虫病防治工作列入本地区经济发展和社会发展规划，纳入政府目标考核内容。严格执行肉食品卫生检测制度和动物检疫制度。

2．开展健康卫生宣传教育　宣传教育方式可多样化。通过中小学生的宣传，提高中小学生家长对防治包虫病的认识，积极配合政府对犬的绦虫的驱治。广播、电视和新闻宣传部门要结合本地区的民族特点，用民族语言和文字来宣传包虫病防治知识，宣传内容通俗、易懂。养成良好的卫生习惯，如勤洗手、不玩犬等。利用科技力量建立包虫病防治信息平台等。

3．消灭野犬，拴养家犬　犬是包虫病的传染源，且犬和人类接触密切，犬感染绦虫后最可能使人体受到感染。用吡喹酮给家犬、牧犬定期驱虫。每只犬每次一片（0.2 g），每月 1 次。吡喹酮只能驱虫但是不能杀灭虫卵，所以驱虫后犬的粪便要焚烧或深埋，防止虫卵污染环境。操作时要使用适当工具，避免犬粪与人体接触。不能用未经煮熟的牛、羊等牲畜的下水喂犬。带有包虫囊肿的牲畜脏器应高压煮熟，或者挖个深坑埋掉，自然死亡的病畜尸体要及时埋掉，防止被犬吃。

第二节　泡型包虫病

一、病原学

（一）形态结构

1．成虫　多房棘球绦虫的形态结构与细粒棘球绦虫的形态结构相似，成虫长 1.2 ~ 4.5 mm，节片 4 ~ 5 节，头节的顶突上有二圈钩，第一圈大钩长短有变化，范围为 22 ~ 49 μm，内圈小钩长度范围为 20.4 ~ 31.0 μm。生殖孔位于成熟节片或孕卵节片的中前方。睾丸较少，为 26 ~ 36 个，主要分布于生殖孔之后。孕卵节片内含卵子宫呈囊状，内含虫卵 187 ~ 404 个。两种棘球绦虫的区别如表 36-1 所示。

表36-1　两种棘球绦虫的区别

	细粒棘球绦虫	多房棘球绦虫
分布	全球	北半球
终宿主	犬	狐、犬
中间宿主	偶蹄类动物	啮齿类动物
成虫		
体长（mm）	2.0 ~ 11.0	1.2 ~ 4.5
节片数	2 ~ 4	2 ~ 6
长钩长度（μm）	25.0 ~ 49.0	24.9 ~ 34.0
短钩长度（μm）	17.0 ~ 31.0	20.4 ~ 31.0
睾丸数	25 ~ 80	16 ~ 35
生殖孔位置		
成熟节片	靠近中线	中线之前
孕节	中线之后	中线之前
孕节子宫形状	侧状分支	囊状
中绦期	内脏单囊	内脏多囊泡

2．幼虫　又称泡球蚴，为淡黄色或者白色囊泡状团块，直径为 0.1 ~ 0.7 cm，由无数大小不等的囊泡聚集而成，泡球蚴主要为外生性出芽增殖，也可向内芽生分离出新的囊泡，囊泡内含透明囊液及原头节。人体因不是多房棘球绦虫的适宜宿主，囊泡内无原头节。

3．虫卵　多房棘球绦虫虫卵和细粒棘球绦虫虫卵相似，不易鉴别。

（二）生活史

多房棘球绦虫寄生在终宿主狐、犬、狼等食肉动物体内，成虫在终宿主体内发育成熟后孕节和虫卵随着粪便排出体外，虫卵污染环境。多房棘球绦虫的中间宿主主要为野生啮齿类动物如田鼠、沙鼠、黄鼠、鼢鼠、鼠兔、人等，中间宿主食入虫卵后发育为幼虫，主要寄生于肝。当体内带有泡球蚴的啮齿类动物被食肉类的终末宿主捕食后，泡球蚴即在终宿主体内发育为成虫从而完成一个生活史循环。

二、流行病学

多房棘球绦虫地理分布较细粒棘球绦虫局限，主要分布于北美、欧、亚三洲。欧洲主要分布在奥地利、德国南部、瑞士和法国东部一些地区。北美分布于加拿大和阿拉加斯州北部苔原地带。中亚主要分布在草原、山区，如吉尔吉斯斯坦、哈萨克斯坦部分地区。我国的泡型包虫病主要分布于西部的青海、新疆、宁夏、甘肃、四川和西藏。

泡型包虫病的流行受多种因素的影响，宿主的种类及密度、海拔、气温、地理景观（地形地貌、地理景观构成、植被覆盖类型、草场覆盖比例）、经济条件、生产生活方式、文化习俗、生活习惯等。因此，其发生具有一定的地域性，目前泡型包虫病在我国有 3 个主要流行区：

（1）新疆西北及西部地区，主要流行于伊犁哈萨克自治县。

（2）宁夏南部，主要流行于西吉县、海原县和固原县及甘肃南部，该地区位于六盘山区周围，海拔高度在 1700 ~ 2500 米。当地气候严寒而干燥，人烟稀少，这里多房棘球绦虫长期在红狐与啮齿类之间自然循环。

（3）青藏高原东部地区，包括四川西北部（主要流行于阿坝和甘孜藏族自治州）和青海西南部（主要流行于玉树、果洛和黄南藏族自治州）。泡型包虫病的危害严重影响到我国西部地区的人民健康和经济发展。

多房棘球绦虫的终末宿主和传染源为狐、犬、狼等食肉类动物，其中狐和野犬作为传染源在流行病学中的意义更大。红狐多见于宁夏和新疆地区，狼多见于新疆，沙狐在内蒙古地区多见，犬见于四川和青海。鼠兔为青藏高原地区多房棘球绦虫重要的中间宿主。包虫病相关的流行因素大致包括：①多房棘球绦虫在野生动物中就可以完成生活史过程，形成自然疫源地。②与传染源直接接触：牧区家犬或野犬较多，部分地区养殖狐狸，农牧民在日常接触或屠宰过程中受感染。③与中间宿主直接接触：在宰牲畜、挤奶或剪毛过程中，受牲畜皮毛上所携带的虫卵感染。④通过受虫卵污染的水源、蔬菜、食物间接感染。其传播方式和易感人群与囊性包虫病相似。

三、发病机制与病理

（一）发病机制

泡球蚴生长缓慢，潜伏期长，病死率高，几乎 100% 原发于肝。泡球蚴在肝实质内呈弥漫性生长，并逐渐侵蚀整个肝。肝泡型包虫病可分为巨块型、结节型、混合型三种，以巨块型较多见，巨块型常伴有中央坏死腔，外观显示浅黄色或灰白色小结节，表面凹凸不平，无被膜，与周围组织界限不清，触之坚硬，类似软骨，用刀切割时常有沙粒样感觉，不出血，这是虫体有钙化病灶之故。光镜下观察，可见无数大小不一的囊泡，且形态不一，囊壁内层的胚膜多已经脱落不见，可见到无细胞结构的角质层卷曲于囊内，分层排列的结构是其特征。囊腔内通常无原头节或育囊。

泡球蚴组织内有可外生性芽殖和内生性隔膜形成的两种发育方式，故泡球蚴对宿主的危害比棘球蚴对宿主的危害更为严重。它可似肿瘤一样在肝实质内浸润，也可扩散到邻近器官，通常通过血行播散到脑、肺脏。

泡球蚴角皮质较薄，且多数不完整，断裂较多，加上虫体周围很少有纤维结缔组织包绕，也就是说与宿主组织之间没有很明显的间隔，因而使得其生发细胞或生发层向周围组织不断浸润性生长、扩展，导致被寄生的组织不断被破坏。泡球蚴在肝组织内芽生增殖，直接破坏和取代肝组织，形成巨块状的泡球蚴，其中心常发生缺血坏死、崩解液化，在侵蚀肝组织的过程中产生的毒素进一步损害肝实质，四周的组织则因受压迫而发生萎缩、变性甚至坏死，因此导致肝功能受损。随着泡球蚴体积的不断增大，必然会导致被寄生或邻近脏器出现受压的病理变化。如发生在肝胆管附近，则可造成胆汁淤积，胆道受到侵害闭塞而引发细菌性的肝、胆管炎而出现黄疸症状。若泡球蚴寄生在颅内压迫脑组织，则可出现神经系统的临床表现和症状。基于肝泡型包虫病的基本病理组织学和生物学病程发展演变过程可归纳总结为三期：病灶浸润期；病灶钙化期；病灶液化空洞期。

（二）病理

显微镜下观察可见无数形状不规则、大小不一的囊泡，囊壁由淡红色的角质层和细胞排列疏松的生发层二层组织构成，偶可见原头蚴。泡型包虫周围的肝组织有间质性炎症，有大量的淋巴细胞和少数嗜酸性粒细胞在汇管区和间质内浸润，少部分病例毛细胆管内有胆栓。附近组织可有水泡样变，萎缩、坏死等病理变化。

四、临床表现

人体泡型包虫病发生病程缓慢，至少 5 ~ 15 年无症状，致使其早期不易被发现。症状出现时往往已是晚期，无法治疗。经过 10 年或更长时间的虫体生长过程，导致症状出现时（如发生明显的肝功能损害），往往虫体已在肝广泛蔓延并发生转移，所以手术切除率仅为 20% ~ 30%，不经治疗，5 年和 10 年病死率分别为 70% 和 93%。它比囊型包虫病对人体的危害性更大。泡型包虫病最常见的部位是肝，主要症状是右上腹肿块、腹痛和黄疸，也可以出现食欲缺乏和腹胀，几乎都有肝功能损害。主要体征：肝大、重者有脾大、腹腔积液等门静脉高压症。

临床上肝 AE 根据大体形态分为四种类型：①巨块型；②结节型；③空洞型；④混合型。泡球蚴病变中央常发生无菌性坏死，崩解液化后形成坏死腔，或称之为假囊肿，也可像囊型包虫病一样并发感染或破裂。肺部泡型包虫病主要以少量咯血为主，脑包虫病主要临床症状有失语症、轻偏瘫、癫痫、颅内压增高、头盖骨畸形和头部神经麻痹，症状视病变部位而异。

2001 年德国乌尔姆大学 Kern 教授作为 WHO/IWGE 协作组负责人对肝泡型包虫病分型拟出 PNM 分型，这是目前世界卫生组织包虫病专家组（WHO/IWGE）共识的标准化分型。2002 年温浩教授根据临床工作者需求并结合临床经验提出 PIVM 分型将肝 AE 病灶范围、直接浸润和远处转移方向得到较全面明确的表述，对医生拟定治疗方案有重要意义（表 36-2）。

表36-2 肝泡型包虫病PNM和PIVM分型

	WHO/TWGE	XJHCRT
	PNM 分型	PIVM 分型
	$P_{0-4} N_{0-1} M_{0-4}$	$P_{I-VIII} I_{0-2} V_{0-2} M_{0-2}$
病灶	P_0 肝无可见病灶	P_0 肝无可见病灶
	P_1 周围病灶，无血管和胆道累及	$P_{1、II···VIII}$ 标出病灶所累及的肝段
	P_2 中央病灶，局限在半肝内，有血管和胆道累及	
侵犯胆道	P_3 中央病灶侵及左右肝，并有肝门部血管和胆道累及	I_0 无胆道累及
	P_4 肝病灶伴有肝血管和胆树的扩张	I_1 有胆道累及，无临床黄疸
		I_2 有胆道累及并伴临床黄疸
邻近器官血管	N_0 有邻近器官，组织累及	
	N_1 有邻近器官，组织累及	
		V_0 无血管累及
		V_1 有血管累及，无门静脉高压症
		V_2 有血管累及并伴门静脉高压症

五、辅助检查

（一）肝泡型包虫病影像学诊断

1. 超声检查 超声是诊断肝 AE 首选检查方法，尤其在临床随访中具有经济、无创、肝血流分析等优势。肝 AE 在超声呈强回声，外形极不规则与周围肝实质界限不清，内部回声不均匀，有多数点状、粒状及小环状钙化，后方伴有明显声衰减及声影。本病的声缘表现有一定的特征性，

但临床上较少见，有很高的检查依赖性和仪器依赖性，有一定的误诊率。近年来显示血流连续性好的彩色多普勒能量图和超声造影技术大大提高其临床应用价值，应用于肝癌与本病的鉴别诊断。

2. CT 检查 肝 AE 的 CT 图像为不均质的实质性肿块，增强后因为周围肝实质的明显强化而显示境界更清楚，病灶内部见小囊泡和钙化，以及中心可见液化坏死，共同构成"地图征"样外观，病灶邻近的肝质边缘收缩凹陷以及健侧肝叶（段）的代偿增大有别于其他肿瘤。依据 CT 表现的不同可以将肝 AE 分为三种类型：①实体性；②假囊肿型；③混合型。

3. MRI 检查 MRI 显示肝 AE 为不规则实性病灶，浸润性生长，边缘欠清；病灶在 T1WI、T2WI 上均以低信号为主，尤其是在 T2WI 上的低信号为其特征性表现，但是小囊泡在 T2WI 上信号偏高；病灶内可发生液化坏死，表现为"溶岩征"或"地图征"；增强后病灶不发生强化，但因正常组织强化而使病灶的边界显示更清晰。MRCP 可清楚显示肝 AE 小囊泡并显示与胆道的关系。磁共振血管成像（MRA）可显示肝 AE 与血管的关系。

4. 正电子发射计算机断层成像（PET-CT） 近年来迅速发展及推广的高新技术正电子计算机断层技术显像灵敏度高，分别率高，图像清晰。PET 的出现使得包虫病影像诊治技术达到了一个崭新的水平，使动态定量评价正常组织或器官及病灶细胞代谢活动的生理、生化改变，获得分子水平的信息成为可能。实现了医学影像学从反映病灶及周围肝组织结构变化向其功能代谢变化的转变。为包虫患者治疗前分期和分级诊断是否准确、全身是否有转移、可否能实施根治性手术、随访病灶是否复发等方面的综合评价搭建了一个重要技术平台。

5. 介入检查 介入血管及胆道造影技术可以精确的显示病灶与血管和胆道的关系，用于复杂病例的术前准备工作，尤其术前需要胆道减压、选择性门静脉栓塞的患者，可以达到诊断同时治疗目的。

（二）肝泡型包虫免疫诊断

常用的检测方法有酶联免疫吸附试验（ELISA），间接血凝法（IHA），点免疫胶体金渗滤法（DIGFA）等。

六、并发症

泡型包虫病发生在肝胆附近，则可造成胆汁淤积，胆道受到侵害闭塞而引发细菌性的肝、胆管炎而出现黄疸症状。

七、诊断与鉴别诊断

（一）诊断

泡型包虫病的诊断以影像学检查和免疫学检查为主要手段，结合临床表现和流行病学史共同完成。

（二）鉴别诊断

1. 肝癌　肝癌发展速度快，病程相对短。典型的肝癌病灶周边部多为"富血供区"，而肝 AE 病灶周边部多为"贫血供区"，病灶生长相对缓慢，病程较长。借助甲胎蛋白（AFP）和包虫病免疫检测可有效地鉴别两种肝占位性病变。

2. 肝血管瘤　CT 增强扫描即刻呈强化效应为其特征性鉴别。

3. 先天性肝囊肿和肝囊型包虫病　若肝泡型包虫病伴巨大液化坏死腔，亦可误诊为肝囊肿，甚至肝囊型包虫病。肝 AE 在影像学除了显示液化腔隙外，其周边形态不规则室腔壁高回声或"地图征"可以鉴别先天性肝囊肿。先天性肝囊肿囊壁较薄，周边正常肝组织，可借助包虫病免疫试验加以区别。

4. 细菌性肝脓肿　无肝泡型包虫病特异性影像，其脓肿壁相对较薄且全身中毒症状较重，结合免疫反应程度和包虫免疫试验可做出鉴别诊断。

八、治疗

泡型包虫病患者早期无明显症状，发现就诊时已属于晚期，因此，早期诊断、早期治疗是成功治疗的关键。泡型包虫病治疗包括手术治疗和药物治疗两种，以肝泡型包虫为例。

（一）手术治疗

1. 根治性肝切除术　根治性肝切除术为目前治疗肝 AE 的首选手术方式。其应用"无瘤手术操作"和"精准肝外科的"理念彻底清除包虫病灶，

由于泡型包虫病浸润性生长的原因，需切除病灶边缘 1 cm 以上的正常肝组织，来消除病灶增生的"活跃带"，预防术后复发。因 AE 在肝内生长较慢，正常肝体积多代偿性增大，其肝储备功能一般均良好，受累的大血管及胆道进行切除并修复和重建，对晚期泡球蚴患者进行大范围肝切除术达到根治包虫病的可能。血管切除范围较大者行自体血管或人造血管移植。对病灶严重侵犯胆道，造成胆道梗阻者可于梗阻段以上行胆肠吻合来重建胆道通路，对肝 AE 位置较高侵犯膈肌者，完整切除病灶及受侵膈肌后，对其行修补术，对膈肌缺损较大者，可放置人工补片。

（1）适应证：①病灶局限于肝段、半肝或同侧三叶范围内，对侧肝有足够的代偿增大，肝储备功能一般均良好者；②无远处转移者：有肺转移的 HAE 患者在切除肺部包虫后，仍可考虑行扩大性手术，其效果良好；而有脑转移的 HAE 患者，则由于脑部病变预后不佳而失去肝内病灶完整切除的机会。

（2）注意事项：术中避免过度牵拉造成巨块肝 AE 病灶中心部坏死膜破裂外溢，引起局部感染。

根治性肝切除术患者生存率远大于姑息性手术及药物治疗，对于 $P_{1-3}N_0M_0$ 期包虫病灶治疗效果更佳，并且住院时间短、费用较低、术后并发症较少，随着影像技术的不断发展，特别是三维成像技术的应用使得精准肝切除成为可能，近年来也被运用于肝泡性包虫病手术中，此外肝门血流阻断、常温下全肝血流阻断、门静脉切除及肝后下腔静脉切除及修补等技术的发展与应用，使得扩大半肝切除术成为了可能，增加了该术式的应用范围，同时手术切除率由 11% 提高到 65.5%，10 年生存率接近 100%。

2. 姑息性切除术　姑息性手术对晚期无法根治性切除的肝泡型包虫病患者用于减少或预防黄疸、坏死液化感染等严重并发症对机体和肝的损害，并延长生命或为肝移植争取时间为目的的手术方法。治疗包括病灶姑息性肝切除和介入外引流术。姑息性手术治疗可以减轻患者症状，存在遗留活性病灶和胆汁漏长期带管的弊端，并且给以后肝移植带来诸多的困难，目前被各类介入治疗手段替代，尤其近 5 年活体肝移植及自体肝移植应用到晚期肝泡型包虫病后基本废弃。

3. 微波消融术与射频消融术　微波消融术主

要利用其热效应达到治疗效果，细胞内外的带电离子随着微波频率发生摩擦，或与其他分子发生碰撞而产生热能，短时间内局部温度达到 65 ℃以上，直接使泡球蚴及原头蚴发生组织脱水凝固性坏死，从而灭活泡球蚴细胞。射频治疗肝泡型包虫病的原理与相似，射频是用交流电激活射频电极附近的离子，使离子发生震动、摩擦而产生热量。两者治疗效果相似，但微波升温较快，短时间内可以达到治疗温度，减少血管的"热沉效应"。目前这两项技术已经应用在肝泡型包虫病的治疗中，病灶最大直径 < 5 cm，结合超声完成，创伤较小，术后恢复较快，但远期疗效有待观察。

4. 肝移植 肝移植已被公认为是终末期肝疾病的一种治疗方法。临床实践认为肝移植可以作为晚期肝泡型包虫病的治疗选择。但由于肝移植费用高、可出现严重的并发症，以及仍存在复发或转移的可能性等问题，故被视为外科手术治疗中的最后选择。根据患者条件不同主要有原位肝移植、活体肝移植、自体肝移植等。

（1）手术适应证及手术时机的选择：肝 AE 肝移植适应证和手术时机的选择，国内外尚有争议。Bresson-Hadni S 认为，对于无法手术治疗的晚期肝 AE 患者均应列入肝移植等待名单。Koch S 发现在 45 例肝 AE 接受肝移植患者中，术后发生脑转移 3 例均死亡，而 7 例肺转移者中，5 例死亡，但其死亡原因均与肺转移无直接关系。因此，他认为术前有脑转移者应列为手术禁忌证。而肺转移者则可不列为禁忌证。温浩等认为对于晚期肝 AE 患者，若无任何临床症状则暂不考虑肝移植。这是由于肝 AE 生长相对缓慢，此类患者若坚持长期服用阿苯达唑等抗包虫药物可有效抑制虫体生长，在相当长时间内得以维持现状。一旦患者出现危及生命的严重并发症（如肝功能不全或衰竭）再考虑移植也不晚。脑肺转移者经严格抗包虫药物治疗使病灶稳定后，仍适合肝移植治疗，尤其是自体肝移植，术后无需免疫抑制剂避免了病灶的继续快速增长。

（2）术后免疫抑制治疗：使用"三联法"免疫抑制剂治疗（环孢素，硫唑嘌呤和泼尼松龙），环孢素剂量依据全血中药物浓度而调节。同其他肝移植明显差别点在于肝 AE 终末期往往合并严重的肝感染，故免疫抑制的使用与抗感染的平衡有一定难度。此外，长期服用抗包虫病药物（阿苯

达唑，甲苯达唑）是必需的，根据 WHO 包虫病诊断治疗指导细则推荐至少服药 1 年以上。

肝移植术应用范围局限，一般应用于病变局限于肝内，门静脉高压危及生命且其他手术无法施行。且肝移植术供体短缺，手术风险较大，死亡率高，术后胆道感染等并发症较多，需长期服用免疫抑制剂，进而导致免疫降低，肝包虫病复发概率较高，术后需长期口服抗包虫药物，治疗费用极高等弊端，限制了此项术式在临床中的应用与普及。

5. 自体肝移植术 该术是在肝移植术基础上发展出来的一种手术方式。其类似于肝移植术将肝取出体外后切除病灶，将剩余肝进行"修整"之后再通过血管外科技将修剪后的肝还入腹腔并吻合各管道系统。该术式利用了肝移植手术中的低温灌注和静脉转流术，克服了肝缺血损伤和病变特殊部位的限制，兼有现代肝切除和肝移植两大技术特征，被认为是突破中央型肝病灶侵犯肝静脉和下腔静脉常规手术无法根治这一禁忌的重大革新性创举。自体肝移植手术的优势为既无须立即寻找肝源，亦不需免疫抑制剂治疗，为临床缓解供肝短缺提供了有效的途径，此外也解决了同种异体肝移植衍生出的一些难以解决的问题，例如终生要靠药物控制排斥反应、价额高昂、药物维持的费用高、部分患者排斥反应严重等。肝 AE 病理特点是慢性浸润性生长过程，健侧肝往往代偿性增大，而多有足够重量体积的健康肝修整后再移植可能，从根本上改变了传统肝外科的手术指征，扩大了肝移植手术适应证，为肝 AE 的根治性手术切除开辟了新的前景。适应证包括：①侵犯第二和（或）第三肝门的尾状叶巨大肝 AE；②累及肝静脉汇合部和下腔静脉的肝 AE。

（二）药物治疗

1. 药物治疗 适应证 ①全身状况无法耐受手术者；②已失去根治性切除及肝移植机会的晚期多脏器泡型包虫病患者；③等待肝移植患者；④手术前后辅助治疗。

2. 剂型 阿苯达唑脂质体（医生指导下作为医院制剂使用）、阿苯达唑片剂、阿苯达唑乳剂。

3. 用药剂量 阿苯达唑为 10 ~ 15 mg/(kg·d)，早晚餐后两次服用。阿苯达唑脂质体药物含量 10 mg/ml，剂量为 10 mg/(kg·d)，即 1 ml/(mg·d)，

每天 2 次。

4. 疗程 ①术前预防用药：服用 7 ～ 30 天；②术后预防用药：根治性切除或肝移植者需服用至少 2 年以上的抗包虫药物，用药疗程应根据复查 B 超，CT 或影像变化而定。姑息性手术者或不能耐受麻醉和手术者则需终身服用抗包虫药物。

5. 疗效判定 ①治愈：泡型包虫病：病灶消失；病灶完全钙化；②有效：泡型包虫病：临床症状和体征改善或 B 超检查具有以下特征之一者：病灶缩小；病灶未增大，回声增强；③无效：临床症状和体征无缓解，且 B 超检查显示病灶无任何变化或进行性增大。

6. 注意事项 ①如出现过敏或不良反应者短期停用或者改用药物剂型或者其他药物种类；②随访期间定期复查血常规、肝肾功，如出现肝肾功损坏需停药，经治疗恢复后，可继续服用；③有妊娠计划的夫妇应在医生指导下使用，孕妇忌用。

（三）晚期肝泡型包虫病的个体化综合治疗

按循证医学的证据或结论进行疾病治疗已成为现代医学的显著标志，个体化治疗与循证医学是统一的。循证医学与个体化医疗的关系是宏观与微观，群体证据与个体应用的关系，两者实际上是相一致的。一方面，临床医师在制订肝 AE 的个体化治疗方案时必须掌握最新的循证医学证据。在循证医学原则的指导下进行治疗，可保证方案的科学性。另一方面，循证医学也不排除个体化治疗明确指出在应用证据时应结合当地的社会经济状况和患者自身意愿选择适宜的方案，循证医学绝不是菜单式治疗，医师在治疗过程中应仔细观察不同个体的差异，结合本人的临床经验和最佳证据，为患者制定符合循证医学原则的个体化治疗方案。随着肝移植技术的发展，对大部分肝 AE 患者能够做到根治性治疗的目的，但因肝 AE 的合并多脏器转移失去肝移植机会、肝 AE 合并严重胆道感染和（或）病灶感染不能及时实施自体肝移植或肝切除、缺少肝移植肝源等目前仍是根治性治疗的最大难题，需要部分患者个体化药物、介入、多次手术等综合治疗达到最终的根治。

九、预防

多房棘球绦虫在野生动物间传播，形成自然疫源地，预防和控制实施比较困难，其防治措施基本与囊性包虫病相同，加强宣传教育，灭弧、灭鼠、消灭野犬，家犬驱虫，注意个人防护等是控制棘球蚴病重大措施。健康教育活动应与当地居民的教育背景和当地的语言结合在一起，以帮助改进行为，降低人群发病率。

（樊海宁）

参考文献

[1] 中国医师协会外科医师分会包虫病外科专业委员会. 肝两型包虫病诊断与治疗专家共识（2015 版）[J]. 中华消化外科杂志，2015，14（4）.

[2] 王立英，伍卫平，朱雪花. 2004-2008 年全国包虫病疫情分析 [J]. 中国人兽共患病学报，2010，26（7）.

[3] Atanasov，Georgi. Alveolar echinococcosis-spreading disease challenging clinicians：A case report and literature review [J]. World Journal of Gastroenterology，2013，19（26）：4257.

[4] Li H，Song T，Shao Y. Chemotherapy in alveolar echinococcosis of multi-organs：what's the role? [J]. Parasitology Research，2013，112（6）：2237-2243.

[5] Kern，Peter. Clinical features and treatment of alveolar echinococcosis [J]. Current Opinion in Infectious Diseases，2010，23（5）：505-512.

[6] Qian W，Yan H，Liang H. Review of risk factors for human echinococcosis prevalence on the Qinghai- Tibet Plateau，China：a prospective for control options [J]. Infectious Diseases of Poverty，2014，3（1）：3-3.

[7] 董旭南，王莹. 包虫病发展简史 [C] // 中华医学会医史学分会一次学术年会. 2014.

[8] 李炳军，郭淑霞，彭心宇. 包虫病流行病学调查现状 [J]. 医学综述，2009，15（8）：1195-1198.

[9] 赵莉，张旭，张壮志. 包虫病诊断技术与预防疫苗的研究进展 [J]. 疾病预防控制通报，2013（2）：84-87.

[10] 孙寅. 肝泡型包虫病的诊断与治疗现状 [J]. 医学综述，2014，20（9）：1592-1594.

[11] 肖宁，邱加闽，Nakao M. 青藏高原东部地区发现的新种：石渠棘球绦虫的生物学特征 [J]. 中国寄生虫学与寄生虫病杂志，2008，26（4）.

[12] 张怀孝，樊海宁. 肝囊性包虫病的临床诊断与治疗现状 [J]. 中华地方病杂志，2015，34（4）：309-312.

[13] 张发斌. 包虫病. 青海；青海人民出版社，2010.

[14] Group W I W. International Classification of ultrasound images in cystic echinococcosis for application in clinical and field epidemiological settings [J]. Acta Trop，2003：85.

[15] Kushwaha J K，Sonkar A A，Verma A K，et al. Rare disease：Primary disseminated extrahepatic abdominal hydatid cyst：a rare disease ［J］. Bmj Case Reports，2012，20（12）291-311.

[16] Gelmedin V，Spiliotis M，Brehm K . Molecular characterisation of MEK1/2- and MKK3/6-like mitogen-activated protein kinase kinases（MAPKK）from the fox tapeworm Echinococcus multilocularis ［J］. International Journal for Parasitology，2010，40（5）：555-567.

[17] Epping K，Brehm K，et al. Echinococcus multilocularis：molecular characterization of EmSmadE，a noval BRSmad involved in TGF-β and BMP signaling. Exp Parasitol，2011，129：85-94.

[18] Osman A，Niles E G，Verjovskialmeida S. Schistosoma mansoni TGF-beta receptor II：role in host ligand-induced regulation of a schistosome target gene. ［J］. Plos Pathogens，2006，2（6）：e54.

[19] Hemer S，Konrad C，Spiliotis M. Host insulin stimulates Echinococcus multilocularis insulin signalling pathways and larval development ［J］. BMC Biology，2014，12（1）：5.

[20] Cumino A C，Lamenza P，Denegri G M . Identification of functional FKB protein in Echinococcus granulosus：Its involvement in the protoscolicidal action of rapamycin derivates and in calcium homeostasis ［J］. International Journal for Parasitology，2010，40（6）：651-661.

[21] Shan J Y，W.-Z. J I，H.-T. L I. TLR2 and TLR4 expression in peripheral blood mononuclear cells of patients with chronic cystic echinococcosis and its relationship with ILâ 10 ［J］. Parasite Immunology，2011，33（12）：692-696.

[22] 杨乐，王丽敏，张传山. 细粒棘球蚴 TGF-β Ⅰ型受体全长和胞内域酵母双杂交载体的构建及自激活鉴定 ［J］. 中国病原生物学杂志，2013（11）：988-992.

[23] 邵英梅，赵晋明，温浩. 泡状棘球蚴感染对大鼠免疫学状态及移植心存活的影响 ［J］. 中华器官移植杂志，2006，27（3）：363-381.

[24] 细粒棘球蚴囊液对体外培养小鼠脾细胞 Foxp3 及 Smad4 基因表达的影响 ［J］. 中国病原生物学杂志，2011，6（3）：193-196.

[25] Osada Y，Shimizu S，Kumagai T. Schistosoma mansoni infection reduces severity of collagen-induced arthritis via down-regulation of pro-inflammatory mediators. ［J］. International Journal for Parasitology，2009，39（4）：457-464.

[26] Lin RY，Wang JH，Lu XM. Components of the Mitogen-Activated Protein Kinase（MAPK）cascade are activated in hepatic cells by Echinococcus multilocularis metacestode. World J Gastroenterol. 2009，15：2116-2124.

[27] Gottstein B，Wittwer M，Schild M. Hepatic Gene Expression Profile in Mice Perorally Infected with Echinococcus multilocularis Eggs ［J］. PLOS ONE，2010，23（9）：463-479.

第十篇

高原疾病与麻醉

我国高原和高山面积辽阔，占全国国土面积的1/6。青藏高原平均海拔在3000 m以上，有"世界屋脊"之称，是人类生存条件最严酷的自然环境之一。在高原低氧高寒等特殊环境下实施手术麻醉，有其独特的特点和规律，需高度重视在患者围术期低氧血症（hypoxaemia）所造成的危险，采取积极的预防措施，对于保证患者的医疗安全至关重要。

近年来麻醉学科发展迅速，麻醉新设备、新技术、新的麻醉药品不断引进及应用，麻醉理念的更新，监测技术的完善，促进了高原地区麻醉与围术期医学及外科等学科的发展。但鉴于高原有其特有的气候环境，还有某些物理因素，都足以导致机体出现病理生理改变，高原地区的麻醉与围术期是在低氧环境下实施的，应认识到高原低氧是导致围术期麻醉意外发生的高危因素，故要求麻醉医师对这类特殊性应有充分的理解，以便于作好术前评估和准备工作，正确实施麻醉，加强麻醉管理，在围术期创造一个"富氧"的环境，防止低氧血症的发生，保证手术麻醉患者的呼吸功能等生命体征及内环境的平稳，提高麻醉的安全性。

第三十七章

高原麻醉总论

第一节 麻醉学概述

一、麻醉前准备

(一)麻醉前访视与评估

术前访视需要了解患者的全身情况,包括贫血、低氧血症以及有无高血压、冠心病、心律失常、慢性阻塞性肺疾病(chronic obstructive pulmonary disease,COPD)、糖尿病、肺动脉高压、心功能不全,还应了解头颈活动度、张口度、咽、喉情况以及脊柱有无畸形等。术前是否完善心电图、血常规、肝、肾功能、肺功能、凝血功能及血气分析等相关检查。美国麻醉医师协会(American Society of Anesthesiologists,ASA)的评级是临床麻醉中对手术患者全身健康状况的评估分级方法,评估手术患者对麻醉的耐受及风险程度,共分为Ⅵ级[2],见表37-1。

表37-1 ASA病情评估分级

分级	标准
Ⅰ级	患者无器质性病变,发音、营养良好,能耐受麻醉和手术
Ⅱ级	患者心、肺、肝、肾等实质器官虽然有轻微病变,能耐受一般麻醉和手术
Ⅲ级	患者心、肺、肝、肾等实质器官病变严重,功能减低,对麻醉和手术的耐受较差
Ⅳ级	患者上述实质器官病变严重,威胁着生命安全,施行麻醉和手术需要冒很大风险
Ⅴ级	患者病情危重,随时有死亡的威胁,麻醉和手术非常危险
Ⅵ级	确证为脑死亡,其器官拟用于器官移植手术

(二)麻醉设备与药品

1. 麻醉设备:①每一个手术间/手术室外麻醉场所必须配备以下设备和设施:高流量(> 10 L/min)供氧源及吸氧装置、麻醉机、多功能监护仪(血压、心率、心电图、脉搏血氧饱和度)、体温监测、气道管理工具、吸引器、简易人工呼吸器、应急照明设施等。全身麻醉需配备呼末二氧化碳监测仪。婴幼儿、高龄、危重患者、复杂疑难手术应配备保温设备。儿童和婴幼儿须配备专用的气管插管装置、可用于小儿的麻醉机和监护仪。②麻醉后护理病房(postanesthesia care unit,PACU)须配备如下设备:麻醉机或呼吸机(至少一台)、吸引器、急救车、气道管理工具、简易人工呼吸器,除颤仪;每张 PACU 床位须配备吸氧装置、监护仪。③每一个麻醉治疗区域均须配备急救设备并保证功能完好,包括抢救车、困难气道处理工具、除颤仪等。④根据开展临床麻醉的特色、特殊手术和患者病情的实际情况,可选择下列专用设备:有创血流动力学监测仪、心输出量监测仪、呼吸功能监测仪、保温设备、肌松监测仪、麻醉深度监测仪、麻醉气体监测仪、血气分析仪、自体血回收机、出凝血功能监测仪、血球压积或血红蛋白测定仪、渗透压检测仪、血糖监测仪、超声定位引导装置、经食管心脏超声检查设备、神经刺激器、纤维支气管镜、困难气道处理装置、转运危重患者使用的转运呼吸机和监护仪、麻醉机专用消毒机等。

2. 麻醉药品 包括全身麻醉(general anesthesia)药、局部麻醉(local anesthesia)药以及急救药品如肾上腺素受体兴奋剂、血管扩张药、抗胆碱药、抗心律失常药等。

(三)禁饮、禁食

成人择期手术前需禁食 6 ~ 8 h、禁水 4 h,小儿禁食 4 ~ 8 h、禁水 2 ~ 3 h,(表37-2)。具体见《2017 版中国麻醉学指南与专家共识》[3]。

表37-2 清饮料及不同食物建议禁食时间

清饮料	≥ 2 h
母乳	新生儿和婴幼儿 ≥ 4 h
配方奶或牛奶	≥ 6 h
淀粉类固体食物	≥ 6 h
脂肪及肉类固体食物	≥ 8 h

二、临床麻醉方法（表37-3）

表37-3　临床麻醉方法分类

麻醉方法分类	麻醉药作用方式	作用的神经部位
全身麻醉		
吸入麻醉	经呼吸道吸入	中枢神经系统
静脉麻醉	静脉注射或静脉滴注、泵注、靶控输注	中枢神经系统
椎管内麻醉		
蛛网膜下隙麻醉	局麻药注入蛛网膜下隙	蛛网膜下隙脊神经
硬脊膜外腔麻醉	局麻药注入硬脊膜外隙	硬脊膜外隙脊神经
局部麻醉		
表面麻醉	局麻药涂或喷在黏膜、皮肤	神经末梢
局部浸润麻醉		
	局麻药浸润注射	神经末梢
区域阻滞	局麻药注射	神经末梢、神经干（丛）

（一）全身麻醉

全身麻醉（general anesthesia）是指麻醉药经呼吸道吸入或静脉注射抑制中枢神经系统，使患者意识暂时消失的麻醉方法。包括麻醉诱导、麻醉维持、麻醉苏醒三个阶段。全身麻醉的优点是患者意识消失、无痛觉、无记忆和肌肉松弛，为外科手术提供最佳条件，为患者提供最舒适的手术麻醉环境。气管内插管（endotracheal intubation）麻醉是将特制的气管导管经口或经鼻插入到患者气管内，行机械通气的全身麻醉方法，是麻醉医师必须熟练掌握的基本技能之一。喉罩（laryngeal mask，LMA）作为一种声门上气道管理工具，目前也有越来越广阔的应用前景。由于其使用简单，可以迅速建立人工气道，对一些困难气道和急救尤为适用。并且，喉罩通气时需要的麻醉深度较浅，在麻醉药物用量较少的情况下可以维持手术所需的麻醉深度，对患者心血管的影响较小。

（二）椎管内麻醉

椎管内麻醉是将局麻药注入椎管内的不同腔隙，药物作用于脊神经根，暂时阻滞脊神经的传导，使其所支配的相应区域产生麻醉作用称为椎管内麻醉。椎管内麻醉时患者神志清醒，镇痛效果好，肌肉松弛良好，但不能完全消除内脏牵拉反应。

（三）区域阻滞麻醉

区域阻滞是用局部麻醉药暂时阻断某些周围神经的冲动传导，使这些神经所支配的区域产生麻醉作用。这种麻醉方法简便易行、安全有效、并发症少，术中可保持患者意识清醒。麻醉科医师应熟悉局部解剖、神经干（丛）解剖以及局麻药的药理作用，进行规范操作。传统的神经阻滞方法是根据神经解剖标志盲探寻找异感定位注射局麻药，现在通过用神经刺激器或超声显像来联合定位所要阻滞的神经更准确，成功率高，真正实现精准麻醉和可视化麻醉。

三、麻醉药的分类及性能

（一）全身麻醉药

1．吸入麻醉药（inhalation anesthetics）　麻醉药经呼吸道吸入，经肺泡以弥散方式如血液循环作用于中枢神经系统，产生全身麻醉。吸入麻醉药氧化亚氮的麻醉作用弱，必须与氧气同用。安氟醚、异氟醚、七氟醚、地氟醚的麻醉效能强、麻醉可控性好、麻醉诱导快、苏醒快，可用于麻醉诱导及维持，这几种吸入麻醉药都有专用的挥发罐，可以调节吸入麻醉药的流量，控制患者麻醉深度。

2．静脉麻醉药（intravenous anesthetics）麻醉药经静脉注射通过血液循环作用于中枢神经系统产生全身麻醉作用。常用药物有：①依托咪酯麻醉起效快、麻醉效能强，主要用于全身麻醉的诱导，其静脉麻醉时的显著特点是对循环的影响小；②丙泊酚是目前应用最广泛的静脉麻醉药，起效快、作用时间短，可单次给药也可持续静脉泵注，但由于镇痛作用较差，需复合麻醉性镇痛药或吸入麻醉药；③氯胺酮是唯一具有镇痛作用的静脉麻醉药，可肌内注射或静脉注射；④咪达唑仑有镇静、催眠、抗焦虑、顺行性遗忘作用，可用于全身麻醉诱导和维持，也可在椎管内麻醉、神经阻滞时辅助应用，但有呼吸抑制的不良反应；⑤右美托咪定作用和咪达唑仑相似，其显著特点是几乎无呼吸抑制作用，可作为椎管内麻醉和神经阻滞麻醉的辅助用药。

3．麻醉性镇痛药　芬太尼、舒芬太尼、瑞芬太尼是临床麻醉中常用的最主要的麻醉性镇痛药，是人工合成的阿片受体激动剂，可用于全身麻醉诱导和麻醉维持。

（二）肌肉松弛药

肌肉松弛药（muscle relaxants）是全身麻醉中重要的辅助用药，用于在全身麻醉诱导时气管内插管和术中保持良好的肌肉松弛。肌松药分为去极化肌松药和非去极化肌松药两类。去极化肌松药琥珀胆碱起效快、作用强、时效短，用于快速麻醉诱导气管内插管，但其可引起眼内压增高和高钾血症等。非去极化肌松药包括短效药米库氯铵，中效药维库溴铵、罗库溴铵、阿曲库铵、顺阿曲库铵、罗库溴铵，长效药泮库溴铵等，静脉注射后可维持术中满意的肌肉松弛，时效 45 ～ 60 分钟，根据术中肌松要求程度，可分次静脉注射或微量泵持续泵注。

在应用肌松药之前要有实施人工或机械控制呼吸的准备和设备，先给予镇静药，静脉注射肌松药之后应立即行面罩加压给氧通气，施行气管内插管，保持呼吸道通畅。手术结束判断有肌松药残留作用时，需用新斯的明拮抗。电解质和酸碱失衡、低温（hypothermia）、肝肾功能损害及应用抗生素等都可影响肌松药的作用。

（三）局部麻醉药

局部麻醉药（local anesthetics）用于椎管内麻醉、局部浸润麻醉、神经干（丛）阻滞麻醉、表面麻醉。药物有：2% 利多卡因，为中效局麻药（成人一次最大剂量 400 mg）；0.75% 或 1% 罗哌卡因，为长效局麻药（成人一次剂量为 150 mg）；0.25% ～ 0.75% 丁哌卡因，为长效局麻药（成人一次剂量为 150 mg）；1% 普鲁卡因（成人一次剂量为 1 g）；丁卡因（成人一次剂量为 40 mg）。利多卡因、罗哌卡因用于硬膜外麻醉及神经干阻滞麻醉，罗哌卡因（未加防腐剂型）、丁哌卡因用于蛛网膜下腔阻滞麻醉，利多卡因或丁卡因可用于黏膜表面麻醉，利多卡因或普鲁卡因用于局部浸润麻醉。

四、麻醉中生命体征监测

麻醉中生命体征监测项目有：心电图（ECG）、血压、脉搏氧饱和度（SpO_2）、呼气末二氧化碳分压（$P_{ET}CO_2$）、氧浓度、中心静脉压（CVP）、体温、尿量、动脉血气、麻醉深度监测及肌松监测等。ASA 将体温、动静脉压、心电图、脉搏氧饱和度和呼气末二氧化碳分压作为麻醉中患者情况评估的必须监测项目。适时的连续监测使麻醉医师在手术麻醉中能及时发现患者的病情瞬间变化，有利于早期诊断和及时处理。对危重、重大手术包括严重创伤、休克、心血管手术、肝、肺部手术要进行有创血流动力学监测，包括放置漂浮导管（Swan-Ganz catheter）监测心排量、肺动脉压、肺毛细血管楔压。采用经食管超声心动图（transesophageal echocardiography，TEE）监测心功能、心脏瓣膜等。在麻醉中对患者镇静及麻醉深度监测的仪器有听觉诱发电位和脑电双频指数（bispectral index，BIS）以及脑电意识状态监测 AI 指数监测以便准确地进行麻醉诱导，掌握麻醉深度，精确使用麻醉药物，降低术中知晓。另外肌肉松弛监测仪可指导在全身麻醉中合理地使用肌松药，减少不良反应的发生，降低术后呼吸抑制发生率。在高原地区麻醉中血气监测、血乳酸浓度监测、血红蛋白或血细胞容积监测、血栓弹力图（thromboelastography，TEG）监测能及时判断麻醉中组织氧耗、氧供情况，指导呼吸机参数调节，评估患者凝血功能，判断术中失血量，术中合理使用血液和血制品。

五、麻醉中液体治疗

液体治疗是手术麻醉期间维持患者生命体征平稳，维持足够循环血容量的主要措施。围术期需要补充患者因禁饮、禁食而丢失的液体，补充正常生理需要量和麻醉手术导致的循环血容量改变和体液缺失，因此麻醉期间应及时补充液体，以维持足够有效的循环血容量，维护良好的组织灌注和内环境稳定。手术麻醉中常用的液体为晶体溶液如乳酸林格液、5% 葡萄糖溶液、0.9% 氯化钠溶液，胶体液有 6% 羟乙基淀粉、4% 明胶、血液制品等。晶体液主要补充细胞外液和细胞内液，而胶体液主要补充血管内容量，补偿失血量，可以改善组织氧合，改善微循环。手术麻醉中具体输液量应视手术大小、手术时间、失血量多少、循环功能状况来定。但对较大手术的患者，围术期大量晶体液的输入可导致术后并发症增多，住院时间延长。提倡对危重患者通过 TEE 来监测血流动力学变化的目标导向液体治疗，可降低患者死亡率，提高生存率。为保证输液的质量，麻醉前应建立通畅的静脉通道，包括外周静脉及中心静脉通道。中心静脉通道可选择经右颈内静脉、锁骨下静脉、股静脉置入中心静脉导管。通过中心静脉留置导管不但可以快速输液及给药，也可监测中心静脉压，还可输入营养液。结合中心静脉压的变化，还可指导输液量和速度。中心静脉压监测适用于严重脱水、休克、失血过多、心血管手术、心功能不全、手术时间长以及在 ICU 的患者。

第二节　高原麻醉

一、高原麻醉手术患者的特点

（一）初入高原者

高原地区的主要问题是大气氧分压降低，围术期缺氧可能性大，对高原初入者更是如此。机体对急性低氧血症的代偿反应是心率和呼吸增快，麻醉药如阿片受体激动药，对心动过速和呼吸深快均有抑制作用，自主呼吸时尤其无吸氧条件下会导致严重后果。如有条件，全身麻醉下行机械控制呼吸，术后辅以氧气吸入可减少麻醉并发症的发生。有报道吸入空气或氧化亚氮麻醉下静脉注射硫喷妥钠会使苏醒延迟，并增加麻醉后头痛的发生率。因此，围术期的关键是避免低氧血症的发生。

（二）高原世居者

高原世居者对缺氧耐受力较强，其主要问题是在高原习服过程中所发生的生理改变，如血细胞比容（HCT）增高，肺动脉高压、动脉血二氧化碳分压（$PaCO_2$）及血中碳酸氢盐浓度降低。麻醉处理的关键是将患者动脉血氧分压（PaO_2）和 $PaCO_2$ 水平保持在术前基础水平，而不是传统意义上的正常水平，为术后顺利恢复到空气环境创造条件。美国加州大学 Severinghaus 教授研究发现生活在高海拔地区（3810 m）的成人颈动脉化学感受器对低氧的敏感性只有海平面生活人群的 26%[5]，因此如何防治围术期低氧血症引起的一系列并发症是麻醉科医师值得重视的问题。对此，除了了解患者心肺功能、神经系统和肝肾功能外，要评估手术患者对高原环境的适应程度，对已诊断为急、慢性高原病、高原肺动脉高压、右心功能不全的患者术前应给予积极治疗。为保证手术患者的安全须选择恰当的麻醉方法，考虑到高原低氧对麻醉药物代谢的影响，应合理使用麻醉药物，做好麻醉中的监测和生命体征的调控。鉴于长期生活在高原地区的居民存在不同程度的早老、早衰，因此在高原地区对老年患者的麻醉选择和处理及麻醉用药更要慎重。

二、麻醉前准备

（一）麻醉前病情估计

除按常规估计外，还需紧密结合高原环境对人体的影响做出正确估计，特别应注意下列情况：

1. 患者对高原的适应程度　渐进地或长期置身于高原地区会发生一系列适应性反应，使人维持良好的生理功能并可进行大量的体力劳动，而刚到高原地区者则几乎不能正常工作[3]。适应高原能力较好的情况有：青年、世居、健康、瘦型、低海拔、缓慢进入高原、精神状态稳定、坚强等；适应高原能力较差的情况有：老年、新迁入、体弱多病、肥胖、高海拔、急速进入高原、精神状态不稳定、脆弱等。凡有高原适应不全及一定程度高原反应的患者，提示机体在围术期耐受低氧的能力很差，麻醉前对此潜在因素应作充分考虑。

2. 具体病情的判断　病期和病程；各器官波及的程度和现状；治疗措施及对治疗的反应；须紧急麻醉和手术的原因；是否合并高原疾病（如高原性心脏病、肺水肿、脑病、血压异常、雪盲和高原红细胞增多症）等，都对患者处理有一定的影响，需全面衡量，正确估计。此外，应将高原地区的交通、文化、经济等制约因素也考虑进去。

3．手术情况　择期手术前有充裕的时间，除常规准备外，还需对不同程度的高原反应做好充分的纠正。此外，需了解手术术式、范围、难易度、时间长短、手术者熟练程度，以及血源、氧源等条件是否满意，术前应做好充分的准备和检查。急诊手术前无充裕的准备时间，但仍应尽可能掌握全面的资料、正确判断和充分准备。

4．麻醉条件　首先要考虑麻醉者的实际经验和应变意外的能力，还需考虑设备、药品的供应条件，是否受高原交通不便的影响而供应不足，或已超过有效期等。

（二）麻醉选择

1．局部麻醉　包括神经丛及神经阻滞。可酌情选用，但必须防止麻醉不全时因疼痛、挣扎既增加氧耗量，又不能满足手术要求和避免各种不良反射，特别在高原低氧环境下更具有危险性。换言之，在高原环境中采用局部麻醉技术，并非绝对安全可靠。

2．硬脊膜外麻醉或蛛网膜下腔麻醉　要严格控制阻滞平面，平面过高抑制呼吸和循环的危险性远胜于平原地区，对此应有足够的认识。应强调在不具备有效给氧的条件下，不宜选用此类麻醉。

3．全身麻醉　以气管内插管、静吸复合麻醉多用，适用于高原大手术患者，尤其对体弱、休克、病情复杂、并存高原疾病的患者较为安全。

（三）麻醉前用药

用药的种类和原则与平原地区相同，但应充分注意高原低氧的影响，剂量应适当酌减，避免用药过量，如果药效不足，可临时适当追加。

（四）特殊注意事项

1．空腹　高原地区居民习惯高脂肪、肉类饮食，胃排空时间延长。因此，对择期手术前的禁食和禁饮准备，尤其对于要实施加速康复外科（enhanced recovery after surgery，ERAS）、日间手术的患者必须结合当地饮食习惯、实际医疗环境和条件认真做好交待。对饱腹患者，麻醉时要注意反流和误吸。

2．吸烟　是术后发生低氧血症的危险因素之一，对合并呼吸系统疾患及有吸烟史的患者，术前戒烟，并进行积极的治疗，做深呼吸锻炼，指导咳痰训练，有助于患者的康复。

3．输血　高原地区血源困难，可采用自身储血和血液稀释以节约用血。对患有高原红细胞增多症或血红蛋白较高的手术患者麻醉中可采用自体输血和等容血液稀释，急性血液稀释自身输血法，可满足 1000 ml 左右的供血量，但须注意循环功能以保证安全。居住在海拔 3000 m 以上的高原人群，红细胞增多、血液黏滞度高、微循环淤积，麻醉中采用血液稀释可降低血液黏滞度，有助改善微循环。但须指出在高原地区人群由于红细胞增多，血液黏滞度高，手术、创伤、肥胖、妊娠、长期卧床等可易发生围术期下肢深静脉血栓或造成肺栓塞，因此在围术期应给以足够的重视。

4．术后处理　高原低氧环境对手术后患者极为不利，并发症发生率明显高于平原地区。因此，必须重视术后处理，对手术后患者常规转入麻醉恢复室（PACU），重危患者转入 ICU 进行积极处理，待患者情况允许时，再送回普通病房。

5．易地治疗　在海拔高于 3500 m 的地区，对病情复杂的择期手术，技术设备条件又明显不足的情况下，应尽可能将患者转移到海拔较低的地区实施手术。

三、麻醉的实施

（一）高海拔环境对麻醉器械和药品的影响

1．高原气压较低，吸入麻醉药容易挥发，故挥发器输出的实际麻醉蒸气浓度要比挥发器刻度所指示的浓度为高，但吸入麻醉药气体分压不变，故其麻醉效能不受海拔高度的影响。

2．高原气体密度低，可使各种气体流量计的标定值比实际流量值小，海拔 3048 m 处测量氧气和氧化亚氮流率，发现所读流率比实际流率要低，最大误差达 20%。一般来讲，海拔每升高 350 m，流量的实际值可升高 1%。这在氧化亚氮麻醉中要尤其注意。与此相反，Venturi 型气体混合装置在高原时增高氧气浓度。在海平面地区 Venturi 吸氧面罩吸入氧浓度为 35% 时，在 3048 m 海拔高原时实际吸入氧浓度为 41%。

3．相同氧化亚氮浓度，在高原地区麻醉效能减低，加之流量有误差，海拔高度超过 2000 m 时不宜选用氧化亚氮麻醉。

4．使用吸入麻醉药欲达到预期麻醉深度时，所需的麻醉蒸气要比平原地区者高，如氟烷在平原地区用1%时，在海拔3000 m时需用1.7%。

5．局麻药的使用不受高海拔的影响，和平原地区相同。相关研究发现，利多卡因在高原藏族和汉族健康志愿者体内的药物动力学特征虽无显著性差异，但与平原地区研究结果比较，高原藏族和汉族志愿者盐酸利多卡因的半衰期均显著延长0.5～1小时，提示盐酸利多卡因在平原和高原地区患者体内代谢存在一定的差异[6]。

6．高原地区患者除长期生活于低氧环境外。常普遍有饮酒、抽烟等习惯，使各组织、器官，尤其是中枢神经系统、肝对静脉麻醉药的耐受力低下。因此，应慎重、减量使用吗啡、巴比妥或苯二氮卓类等药物。

（二）监测

高原地区患者由于全身各系统都已有不同程度的改变，因此，必须重视麻醉中及麻醉后的各项监测，应结合病情及当地条件，做出适当选择，其原则同平原地区。

1．生命体征监测　必须重视麻醉与围术期的监测，如心电图、血压、脉搏氧饱和度（SPO₂）、呼气末二氧化碳（P_{ET}CO_2）、中心静脉压（CVP）、氧浓度、体温、尿量、动脉血气、麻醉深度监测及肌松监测等。在高原地区逐步创造条件，开展这些监测以保证患者麻醉中的安全。

2．在高原地区麻醉实施中建立围术期"富氧"环境　即术前给予1～3天间断低流量吸氧治疗，术中全身麻醉给高浓度氧供，区域麻醉中持续高流量吸氧，术后手术患者从手术室转移到病房或监护室的途中仍给氧治疗，并保证术后持续1～3天或较长一段时间进行氧治疗，全程做好SpO₂的监测。有研究支持，这种"富氧"环境的建立可以提高血氧含量，增加脑血流，提高血液及脑血氧饱和度，降低围术期低氧血症引起的并发症，有利于高原手术麻醉患者的康复。有研究表明吸入高浓度氧还能调节炎症反应和宿主的防御功能，激发修复和提高细胞抗氧化的能力。高氧能改变麻醉对器官造成的损害，围术期给予高氧吸入能显著减少伤口的感染。Balestra等认为短期暴露在纯氧中可引起内源性促红细胞生成素的增加，促红细胞生成素有很好的脑保护、心脏

保护和肾保护的作用。

四、高原麻醉的特点和注意事项

（一）高原全身麻醉

1．在高原地区进行各类手术的麻醉，原则是预防围术期发生低氧血症，有良好的通气，保证手术中充分供氧，故气管插管全身麻醉方法为首选。特别是中、上腹部手术、开胸手术、腔镜手术、头面部及颈部手术、脊椎手术、颅脑手术及小儿手术等。

全身麻醉可选全静脉麻醉（total intravenous anesthesia，TIVA）或以静脉麻醉为主的静吸复合麻醉，吸入麻醉药可选用异氟烷、七氟烷等。氧化亚氮由于增加肺循环血管阻力，不推荐用于高原地区手术患者的麻醉，也不推荐用于有肺动脉高压的患者的麻醉。氯胺酮可增加肺血管阻力使肺动脉压升高，对合并肺动脉高压的患者慎用。

在高原临床麻醉中须注意人体长期暴露于慢性低氧环境，外周化学感受器对低氧敏感性是降低的，呼吸中枢对二氧化碳的敏感性也是降低的，如果术中芬太尼及其衍生物用量过大，术后再次释放出现第二次高峰，会加重抑制对低氧通气的反应，引起术后延迟性的呼吸抑制，呼吸频率减慢、潮气量减少，致麻醉意外发生，因此在麻醉中应掌握芬太尼及其衍生物的用量。另外术后肌松药的残留作用也会进一步降低颈动脉体对低氧状态的敏感性，引起呼吸中枢驱动不足，造成术后呼吸抑制，上呼吸道梗阻，加重低氧血症的发生。因此麻醉中应针对患者的手术及病情特点，合理使用肌松药。

在3000 m以上高原，人体对静脉麻醉药丙泊酚及依托咪酯的敏感性增加，在麻醉诱导及维持中掌握此药物的用量以维持循环稳定。芬太尼在体内代谢可能延迟，注意术后苏醒期的管理。瑞芬太尼和舒芬太尼消除半衰期短，停药后苏醒迅速，可安全用于高原地区的麻醉，较芬太尼有明显的优势。在高原地区对于胸科和上腹部手术推荐使用全身麻醉联合硬膜外麻醉。

2．预防低氧血症的发生，①应特别重视防止低氧，严防通气不足、药物过量、呼吸抑制（易见于氯胺酮、地西泮、芬太尼等药物）、呼吸道梗阻、肌松药残余效应、高热或低血压等诱发或

加重低氧的因素；②因高原紫外线强烈所致的皮肤黝黑，可严重妨碍肉眼判断是否缺氧。高原患者当还原血红蛋白 ≥ 55 g/L（5.5 g/dl）时仍能表现为发绀，但不一定严重低氧；③麻醉或休克期，患者对体液和酸碱平衡紊乱的耐受能力都很脆弱，因此，需保证各项波动尽可能在允许限度内；④麻醉后必须继续氧疗 24 ~ 48 小时，以预防低氧和低血压并发症；拔管后鼓励患者尽量咳嗽排痰，并早期活动；术后镇痛应控制使用麻醉性镇痛药，宜选用多模式镇痛。术后拔出气管导管时可使用拮抗肌松药，用新斯的明 0.015 ~ 0.025 mg/kg 联用阿托品 0.0075 ~ 0.0125 mg/kg 拮抗，并使用神经肌肉传递功能监测。由于顺式阿曲库铵及维库溴铵作用时间短，停药后恢复快，无蓄积作用，推荐在高原手术麻醉中应用。

3. 气管插管宜选择经口腔插管，选用经鼻腔插管时考虑到高原气候干燥，易损伤鼻腔黏膜导致鼻出血，故插管时应轻柔或导管表面涂润滑剂。短小手术提倡选用喉罩。

4. 麻醉期间应注意循环稳定，避免高血压或低血压的发生，预防心动过缓和心律失常。在动脉血气监测或 $P_{ET}CO_2$ 监测下调节呼吸参数做好呼吸管理。

5. 全身麻醉术后拔除气管导管前应具备下列条件：患者意识完全清醒，循环功能稳定，咳嗽、吞咽反射活跃，口、鼻分泌物已被吸尽，自主呼吸气体交换量恢复正常，肌肉松弛药的残余作用已经满意地逆转。

6. 危重患者、心胸外科患者、高龄患者、婴幼儿及手术时间长的患者术后应送回麻醉恢复室或 ICU 进行监护并予以机械通气支持治疗，提供充足的氧供。

7. 局部浸润麻醉的应用：在部分外科手术中推荐全身麻醉联合切口部位局部浸润麻醉，如颅脑手术，脊椎手术，胸科手术，腔镜手术打孔处等。局部浸润麻醉可增强镇痛效果，减少全身麻醉药的用量，并使患者在全身麻醉苏醒期更加平稳。可使用 0.3% ~ 0.5% 盐酸罗哌卡因 10 ~ 25 ml。这种麻醉方式需和外科手术医生进行沟通，得到他们的医疗配合。

8. 对短小手术或检查，可选用氯胺酮麻醉。Bishop 等报道在海拔 3900 m 用氯胺酮麻醉的 11 例经验，发现 2 mg/kg 氯胺酮对缺氧性代偿反应无

抑制作用[7]，对咽喉反射亦无影响，也不一定需要吸氧。如果术前药选择咪达唑仑，其不良反应如恶心也可以避免。

（二）高原椎管内麻醉

1. 在高原可安全选用硬膜外隙阻滞、腰麻或腰麻联合硬膜外隙阻滞。用于下腹部、下肢、会阴部和妇产科手术的麻醉，但在麻醉过程中必须严格控制麻醉平面，防止平面过高，并常规吸氧；在不具备维持呼吸功能设备（包括气管插管、机械呼吸等）的条件下，不贸然选用椎管内麻醉；手术结束时，如果麻醉平面仍在 T_7 ~ T_8 以上者，不应中断吸氧或送回病房；必须在各项生命体征指标达正常范围，并稳定一段时间后再考虑送回病房；高原环境的低温，易致硬膜外导管变硬发脆，置管拔管时容易发生断管意外，因此，必须强调每根导管只能作一次性使用，不应反复消毒使用。

2. 高原地区 60 岁以上的老年患者选择高位硬膜外麻醉行上腹部手术时对呼吸的影响较大应引起重视。如果选择高位硬膜外阻滞行上腹部手术应减少局部麻醉药的浓度和剂量，以减轻对呼吸的影响以防止低氧血症的发生。在上腹部手术硬膜外麻醉中不推荐使用罗哌卡因，以免阻滞范围较广而影响呼吸。在椎管麻醉时使用辅助镇静或镇痛药易发生呼吸抑制，应注意减少镇静和镇痛药物的应用，并应有呼吸支持的准备，麻醉中持续高流量吸氧 > 4 L/min。剖宫产麻醉推荐选用蛛网膜下隙阻滞联合硬膜外隙阻滞，这种麻醉方法可以减少局麻药的用量，并且对骶神经阻滞较完全，阻滞平面控制在 T_6 以下，对产妇和胎儿的呼吸、循环影响小，适应高原地区剖宫产的麻醉，局麻药可选用 0.75% 丁哌卡因 8 ~ 12 mg 或 0.75% 罗哌卡因 10 ~ 15 mg。

3. 高原地区手术患者血小板计数较平原低，因而有椎管内穿刺置管可能引起出血并发血肿的危险，血小板计数低于 $7 \times 10^9/L$ 的手术患者不主张选择硬膜外麻醉。凡血小板计数低即使凝血功能正常的手术患者也应选择全身麻醉。

（三）高原局部浸润麻醉和神经阻滞

在高原地区应用局麻药本身并无危害，但复合辅助药物，或在处理局麻药中毒、过敏、气胸、误注蛛网膜下腔等并发症时所用的药物，却有加

重低氧的可能[5]，应慎重选用。吗啡、哌替啶、芬太尼、阿芬太尼、苏芬太尼等呼吸抑制药应尽量少用或减量使用。应尽量避免麻醉操作不慎所引起的并发症，如气胸、局麻药误注血管内等，都足以致命。

（四）低温、低血压的应用

体外循环低温心内直视手术已在我国高原地区开展，机体的全身病理生理变化比平原地区施术者大，要谨慎处理药物选择、降温、转流、手术、监测和复苏复温等环节。低温全身麻醉体外循环心内直视手术在青藏高原（拉萨、西宁）已成功实施。麻醉选用瑞芬太尼、芬太尼、丙泊酚为主的静脉麻醉，体外循环转流中采用血液稀释、中度低温、高流量灌注的方法，加强心肌保护。术后给予一定时间的机械通气可降低高原低氧环境对心脏手术后的不利影响。由于高原低氧原因高原地区先心病动脉导管未闭患病率较平原高，多伴有肺动脉高压，术中应用硝普钠或硝酸甘油进行控制性降压是安全的。控制性降压亦可安全用于其他外科手术如脊椎手术、神经外科手术等。高原地区动脉导管未闭合并重度肺高压的患者可在深低温微流量体外循环下进行动脉导管闭合术，以提高手术的成功率。

五、麻醉后处理

（一）掌握全身麻醉后拔管时机

由于高原地区患者麻醉后出现低氧可能性更大，全身麻醉拔管应掌握严格的拔管指征，对有困难气道和未建麻醉恢复室的医院应等待患者完全清醒后拔出气管导管，拔管后鼓励患者尽量咳嗽排痰，防止肺部并发症的发生。

（二）氧疗

麻醉虽然结束，但麻醉药作用并未完全消除，呼吸功能也未恢复到术前水平，加之高原地区低氧环境，术后应吸氧治疗，待患者呼吸功能正常后，逐渐脱氧使患者恢复到空气环境。

（三）加强监测

在高原地区，机体对低氧的代偿反应是过度通气，使肺内氧分压增高，术中麻醉药可抑制机体的代偿反应，由于麻醉药的残留作用，在麻醉后可导致严重低氧血症。低氧血症所致易怒、躁动和意识模糊，往往易被误认为是疼痛引起，从而追加镇痛药，使问题更严重化，应该注意。因此，一定要加强对患者的监测，做出正确的判断，发现问题及时处理。

第三节 高原心脏手术的麻醉与体外循环

一、概况

高原低氧因素使先天性心脏病（congenital heart disease，CHD）的发病率明显高于平原。高原心脏手术的开展经历了一段不平凡的路程，早期在多次实施动物的麻醉、体外循环和心肌保护实验基础上，挑战高原低压、低氧对心脏手术麻醉的危险因素，首先在海拔 3000 m 的青海海西州建造的特殊的高压氧舱内，在全身麻醉低温体外循环下进行了先心病手术，打开了高原先心病手术的禁区。于 20 世纪 80 年代初，随着先进技术的引进，医疗水平的提高，对心脏外科医师、麻醉医师、体外循环灌注医师、手术室护士、ICU 医护人员的培养，以及对低氧环境驾驭能力的提高，重视围术期高浓度氧的治疗，先心病的手术脱离了高压氧舱，转移到了手术室，开创了心脏手术的新局面。由于高原低氧及地域原因，先心病患儿多有营养不良、发育差、体重低、反复发作呼吸道感染，动脉导管未闭多合并有中到重度的肺动脉高压，这给高原地区心脏手术、麻醉、体外循环带来了许多临床风险和困难。因此，麻醉科医师必须对心血管疾病的病理生理、心脏解剖、心功能、手术方法、心血管药物应用及体外循环技术有深入的了解和掌握，在全身麻醉中力求使麻醉诱导平稳，减少心肌氧耗，在全身麻醉药物的选择和麻醉深度的掌握上应使对循环功能的影响降到最低并合理应用正性肌力药和血管扩张药，使循环稳定，便于手术的进行。

二、麻醉方法与注意事项

1. 心脏手术麻醉是心脏手术成功的关键，采用气管插管全身麻醉，用芬太尼、咪达唑仑、依托咪酯或丙泊酚、维库溴铵诱导后行气管内插管，用100%氧机械通气。用中到大剂量芬太尼（20～50 μg/kg）或舒芬太尼、瑞芬太尼维持麻醉，间断静脉注射长效肌松药维库溴铵或罗库溴铵。婴幼儿先心病的麻醉采用静吸复合全身麻醉。监测有创动脉压、心电图、CVP、SpO_2、鼻咽温、肛温、尿量、血气、电解质、血红蛋白、静脉血氧饱和度。用变温毯及血流降温保持术中低温（hypothermia），心肌保护采用心肌表面冰屑及主动脉根部灌注4℃的心脏停搏液。在高原不推荐快通道心脏手术麻醉，心脏手术结束时不宜早期拔除气管导管，术后带气管插管送ICU继续机械通气提供良好氧供。

2. 麻醉药物选择和麻醉深度掌握上，力求全身麻醉诱导及维持平稳，使循环功能受到最轻的抑制。心功能差的手术患者常规用多巴胺、肾上腺素等正性肌力药维持循环。对动脉导管未闭合并中度肺动脉高压的患者在常温全身麻醉开胸手术中实施控制性降压，预防在动脉导管结扎缝合时破裂大出血的危险。先心病合并有肺动脉高压的患者，术前应给予吸氧及药物治疗。

三、体外循环的方法和注意事项

1. 体外循环（extracorporeal circulation）是心脏手术安全实施的必要条件，是在全身肝素化后将人体静脉血从上、下腔静脉引入人工肺，经人工肺排出二氧化碳再与氧气氧合后由血泵泵入主动脉，维持全身的血液循环。体外循环装置有血泵、人工肺（氧合器）、微栓滤器、循环管道、心脏插管、变温水箱等。体外循环转流前、转流中必须监测激活全血凝固时间（ACT）以监控肝素的抗凝，预防血栓形成。根据高原心血管手术的特点，开展的体外循环转流方法有：中度低温（鼻咽温降至30℃～32℃）、中度血液稀释（体外循环中用羟乙基淀粉或乳酸林格液使血液稀释到血红蛋白（Hb）在60～70 g/L）、高流量动脉灌注（灌注流量80～100 ml/（kg·min）或2.4～3.2 L/（min·m²））的体外循环方法，适用于房间隔缺损、室间隔缺损、风湿性心脏病瓣膜置换术及冠心病体外循环下搭桥术；深低温微流量体外循环，鼻咽温降至20℃、动脉灌注流量在闭合动脉导管时由80～100 ml/（kg·min）降至10～15 ml/（kg·min）的方法，用于动脉导管未闭合并重度肺动脉高压的手术；深低温停循环，即鼻咽温降至20℃、在心脏畸形矫正时暂停体外循环转流，便于手术畸形矫正，这种方法用于法氏四联症等复杂先心病的手术；左心半身流转方法用于降主动脉瘤的手术。

2. 体外循环转流须规范操作，转流前体外循环管道、氧合器、动脉滤器用胶体和晶体液预充排除空气，肝素化后当ACT＞480秒方可开始体外循环转流。在高原体外循环中实施高流量动脉灌注，以提供充足氧供，上、下腔静脉引流要通畅。术中按手术特点达到所要求的低温，复温速度不宜太快，水温高于血液温度2～3℃为宜，以缩小鼻温与肛温的差距，降低脑等脏器的氧耗。转流中深度稀释血液HCT控制在20%～30%是可行的，这对于改善微循环，增加器官组织的灌注有利，要注意晶体/胶体液比例和血浆胶体渗透压。心脏复苏成功后，循环稳定，血气及电解质在正常范围，鼻温和肛温达到36～37℃时停止体外循环转流，停止右心吸引后注入鱼精蛋白中和肝素。

总之，从麻醉安全考虑高原地区手术患者的麻醉以气管插管全身麻醉为首选，也可以根据手术部位选用椎管内麻醉和神经阻滞，具体的麻醉方法选择不仅取决于患者的病情，手术部位、麻醉医师的经验、技术及设备，更要考虑不同海拔高度低氧环境对围术期患者的影响。手术的创伤、麻醉药物对呼吸循环的影响较平原更易导致低氧血症的发生。人们多认为椎管麻醉方法及操作较全身麻醉简便，但没有认识到高原低氧环境下这种麻醉方法可能影响呼吸功能，如果麻醉效果不好并应用麻醉辅助药，呼吸循环管理不妥，可能会导致严重的低氧血症、低血压和心动过缓，会给手术患者带来危险，因此，高原麻醉要重视围术期"富氧"环境的建立，加强麻醉机和监测设备的保障，选择适宜的麻醉方法，应用麻醉深度监测，合理使用麻醉药物。维持氧供/氧耗平衡，加强呼吸功能管理和维持血流动力学稳定，并采取多模式镇痛减轻手术患者术后疼痛。不断健全和完善术后麻醉恢复室和重症监护室的工作，以保障患者安全渡过麻醉恢复期。要善于总结临床麻醉的经验和教训，遵循高原麻醉的特点，进一步完善高原麻醉的理论和实践，提高麻醉的质量和水平，减少不良事件的发生，确保高原手术麻醉患者的安全。

（王学军　王　升）

参考文献

[1] 国际高原医学会慢性高原病专家小组. 第六届国际高原医学和低氧生理学术大会颁布 慢性高原病青海诊断标准. 青海医学院学报，2005（1）：3-5.

[2] 郭曲练，姚尚龙. 临床麻醉学. 4版. 北京：人民卫生出版社，2016.

[3] 中华医学会麻醉学分会. 中国麻醉学指南与专家共识. 北京：人民卫生出版社，2017.

[4] 邓小明，曾因明，黄宇光. 米勒麻醉学. 8版. 北京：北京大学医学出版社，2016.

[5] Comp. Biochem Physiol A Mol Integr Physiol，2002，132（1）：221-229.

[6] 王学军，李向阳，刘唐春. 盐酸利多卡因在高原藏族和汉族健康志愿者体内的药物动力学研究. 华西药学杂志，2011，26（5）：404-406.

[7] Bishop RA，Litch JA，Stanton JM. Ketamine anesthesia at high altitude. High Alt Med Biol. 2000（1）：111.

附录一

高原地区正常人的部分生理参数

（一）血液细胞及凝血功能

项目	高原地区	平原地区
红细胞（10^{12}/L）	男　5.5 ~ 7.5	4 ~ 5.5
	女　5.5 ~ 6.5	3.5 ~ 5.0
血红蛋白（g/L）	男　160 ~ 250	120 ~ 160
	女　160 ~ 200	110 ~ 150
血细胞比积	男　0.55 ~ 0.75	0.4 ~ 0.5
	女　0.5 ~ 0.65	0.37 ~ 0.48
血小板（10^9/L）	100 ~ 300	100 ~ 300
白细胞计数及分类（10^9/L）		
白细胞	4.2 ~ 10.0	4.2 ~ 11.0
中性粒细胞	0.6 ~ 0.73	0.56 ~ 0.67
嗜酸性粒细胞	0.02 ~ 0.06	0.005 ~ 0.05
嗜碱性粒细胞	0.007 ~ 0.035	0.005 ~ 0.05
淋巴细胞	0.25 ~ 0.4	0.2 ~ 0.4
单核细胞	0.16 ~ 0.05	0.03 ~ 0.08
红细胞沉降率（mm/h）	男　4.3 ~ 8.0	0 ~ 15
	女　5	0 ~ 20
出血时间（min）	—	1 ~ 6
凝血时间（试管法 min）	4 ~ 6	6 ~ 17
凝血酶原时间（min）	11.5 ~ 13	11 ~ 16

（二）血液生化值

项目	高原地区	平原地区
纤维蛋白原（g/L）	2 ～ 4	2 ～ 4
尿酸（μmol/L）	120 ～ 240	120 ～ 240
肌酐（μmol/L）	—	88 ～ 170
胆固醇		
总量（mmol/L）	5.68	2.8 ～ 6
胆固醇酯	占总量的 0.7 ～ 0.75	占总量的 0.7 ～ 0.75
β- 脂蛋白（g/L）	＞ 4	＜ 7
三酰甘油（mmol/L）	—	1.36 ～ 107
血浆蛋白（g/L）		
总蛋白量	60 ～ 75	60 ～ 75
白蛋白	35 ～ 50	40 ～ 55
球蛋白	20 ～ 30	20 ～ 30
CO_2 结合力（mmol/L）	18 ～ 22.5	22 ～ 31

（三）肝功能指标

项目	高原地区	平原地区
麝香草酚浊度试验（U）	7	0 ～ 6
麝香草酚絮状试验	++	- ～ ++
脑磷酯胆固醇絮状试验	- ～ ++	- ～ ++
谷丙转氨酶（Reitman 法）（U）	＞ 100	2 ～ 40

附录二

减 压 病

潜水员在水中因胸廓受静水压力的作用，呼吸肌难以正常工作，只有呼吸压力与所潜深度（海水每深 10 m 增加 1 个大气压）静水压力相等的压缩气体，使胸廓内外压力相等时，呼吸肌方能进行正常呼吸动作，因而潜水员在水下是暴露于高气压环境中。在水下作业期间，呼吸的大量高压压缩气体逐步溶解在全身体液中，深度越深、作业时间越长，溶解气量体越多。当潜水作业任务结束，在从海底上升出水面到常压过程中，必须经过"减压"（decompression），即按照规定的科学程序缓慢降低环境压力，以使过多溶解在体液中的气体，特别是惰性气体得以从容地排出体外，确保潜水员的安全。因此，减压病（decompression sickness）是机体从某一气体环境下暴露一定时间后，由于减压不当，外界压力下降得太快、幅度太大，足以使机体组织内原来溶解的惰性气体游离为气相，形成气泡，导致一系列病理变化的疾病。

它主要发生在：①潜水作业（包括在干、湿式加压舱中的模拟潜水）；②高气压作业（包括沉箱、隧道等施工）；③失事潜艇艇员从海底离艇脱险上浮；④飞行人员乘坐无密封式增压座舱的飞机，或在低压舱中模拟飞行上升高空，或增压座舱的密闭性在高空突然破损；⑤高压氧治疗舱工作等情况下。

减压病在潜水作业中发生率的报告值差异较大，潜水部队的调查为 0.022% ~ 0.41%，近年来在近海（offshore）石油工业的商业潜水中，发生率可达 2% ~ 10%；在高气压作业中发生率为 0.04% ~ 3.51%。

中英文专业词汇索引

Z